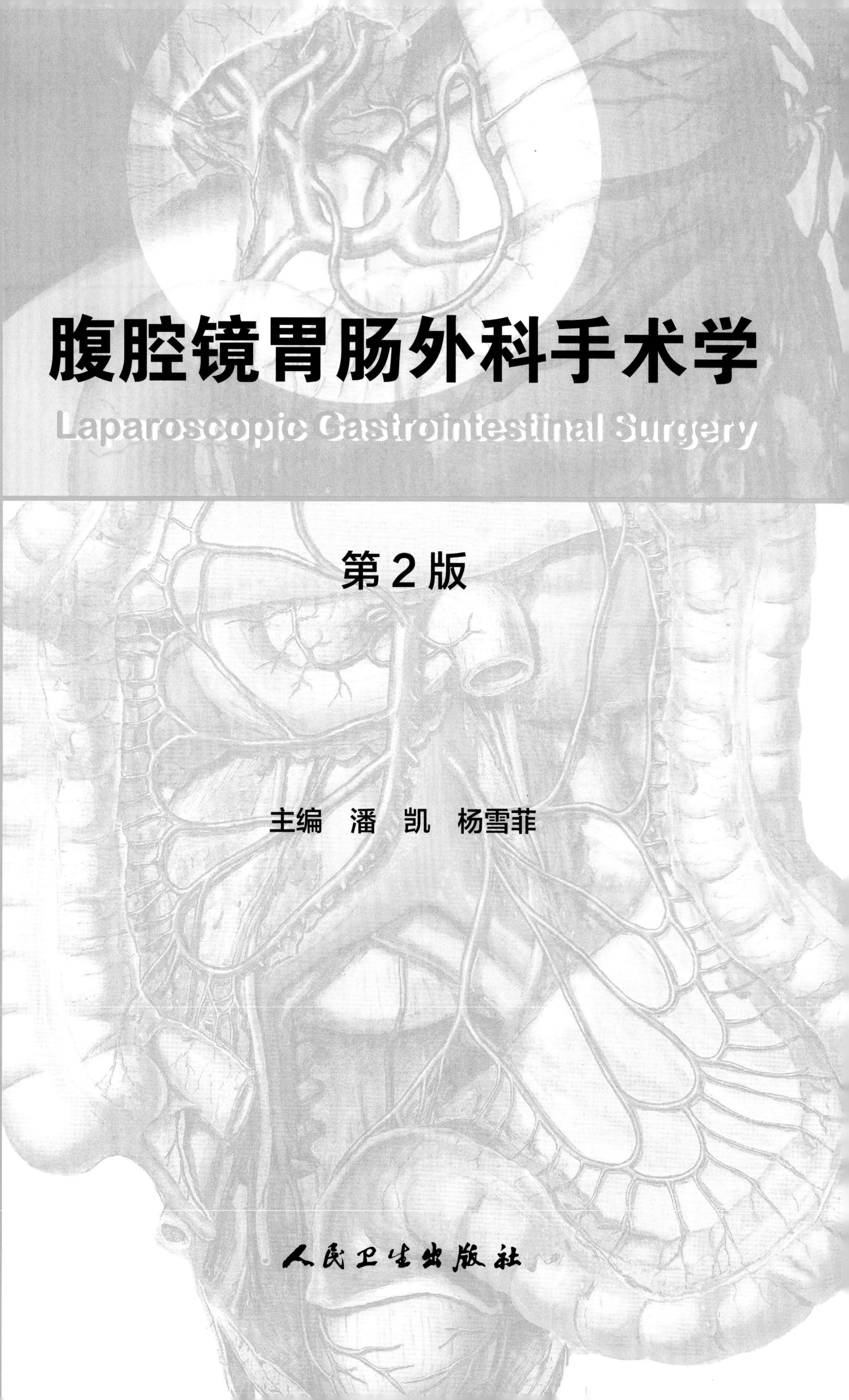

腹腔镜胃肠外科手术学

Laparoscopic Gastrointestinal Surgery

第2版

主编　潘　凯　杨雪菲

人民卫生出版社

图书在版编目（CIP）数据

腹腔镜胃肠外科手术学 / 潘凯，杨雪菲主编．—2 版．—北京：人民卫生出版社，2016

ISBN 978-7-117-23181-7

Ⅰ.①腹… Ⅱ.①潘… ②杨… Ⅲ.①腹腔镜检-应用-胃肠病-外科手术 Ⅳ.①R656

中国版本图书馆 CIP 数据核字（2016）第 206920 号

腹腔镜胃肠外科手术学

第 2 版

主　　编： 潘　凯　杨雪菲
出版发行： 人民卫生出版社（中继线 010-59780011）
地　　址： 北京市朝阳区潘家园南里 19 号
邮　　编： 100021
E - mail： pmph @ pmph.com
购书热线： 010-59787592　010-59787584　010-65264830
印　　刷： 北京盛通印刷股份有限公司
经　　销： 新华书店
开　　本： 889 × 1194　1/16　　**印张：** 37
字　　数： 1146 千字
版　　次： 2010 年 8 月第 1 版　2016 年 12 月第 2 版
2025 年 1 月第 2 版第 6 次印刷（总第 10 次印刷）
标准书号： ISBN 978-7-117-23181-7/R · 23182
定　　价： 299.00 元

编者（以姓氏汉语拼音为序）

白　洁（华中科技大学同济医学院附属协和医院）
包莉萍（深圳市人民医院）
陈　杰（深圳市人民医院）
陈景波（山东省千佛山医院）
陈起跃（福建医科大学附属协和医院）
陈　韬（南方医科大学附属南方医院）
陈致奋（福建医科大学附属协和医院）
程　勇（重庆医科大学附属第一医院）
池　畔（福建医科大学附属协和医院）
丁顺凯（深圳市人民医院）
樊敬文（香港大学玛丽医院）
傅宇翔（深圳市人民医院）
高春霞（深圳市人民医院）
郭春华（深圳市人民医院）
何　凯（复旦大学附属华山医院）
胡海军（深圳市人民医院）
胡志伟（中国人民解放军火箭军总医院）
花　荣（复旦大学附属华山医院）
黄昌明（福建医科大学附属协和医院）
江洪涛（深圳市人民医院）
金巍巍（浙江省人民医院）
康　亮（中山大学附属第六医院）
康向朋（厦门大学附属中山医院）
孔　静（中国医科大学附属盛京医院）
赖箭波（深圳市人民医院）
李　方（深圳市人民医院）
李国新（南方医科大学附属南方医院）
李明伟（深圳市人民医院）
李明岳（深圳市人民医院）
李银鹏（深圳市人民医院）
李　莹（香港大学深圳医院）
林　密（福建医科大学附属协和医院）
林烈文（深圳市人民医院）
刘嘉林（深圳市人民医院）

刘剑文（香港大学深圳医院）
刘贤明（深圳市人民医院）
刘忠臣（同济大学附属第十人民医院）
罗伟伦（香港大学玛丽医院）
牟一平（浙江省人民医院）
潘　凯（深圳市人民医院）
钱　锋（第三军医大学西南医院）
邱兴烽（厦门大学附属中山医院）
戎穗冰（深圳市人民医院）
帅晓明（华中科技大学同济医学院附属协和医院）
苏　洋（中国医科大学附属盛京医院）
孙艳武（福建医科大学附属协和医院）
孙跃明（南京医科大学第一附属医院）
唐　波（第三军医大学西南医院）
陶凯雄（华中科技大学同济医学院附属协和医院）
汪建平（中山大学附属第六医院）
王存川（暨南大学附属第一医院）
王光锁（深圳市人民医院）
王　勇（南京医科大学第一附属医院）
王　正（深圳市人民医院）
吴继敏（中国人民解放军火箭军总医院）
吴硕东（中国医科大学附属盛京医院）
吴　瑛（深圳市人民医院）
夏利刚（深圳市人民医院）
夏立建（山东省千佛山医院）
谢海珊（深圳市人民医院）
徐　维（重庆医科大学附属第一医院）
徐晓武（浙江省人民医院）
杨　华（暨南大学附属第一医院）
杨景哥（暨南大学附属第一医院）
杨菊芳（深圳市人民医院）
杨明利（深圳市人民医院）
杨雪菲（香港大学深圳医院）
姚琪远（复旦大学附属华山医院）
余　江（南方医科大学附属南方医院）
张雪萍（深圳市人民医院）
钟克力（深圳市人民医院）
朱　畅（深圳市人民医院）
朱勇军（深圳市人民医院）
宗　华（深圳市第三人民医院）

主编简介

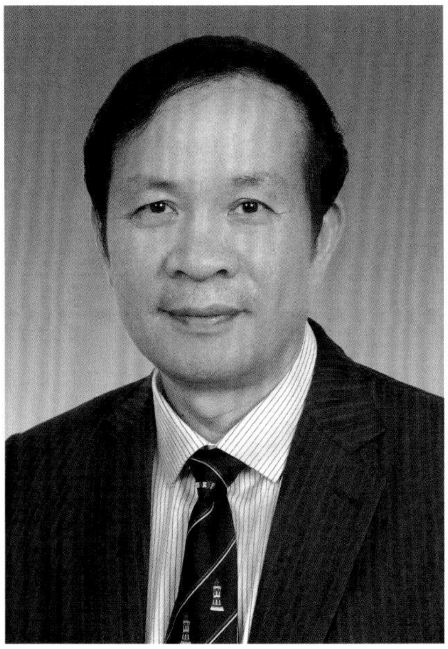

潘 凯

1990年获同济医科大学(现华中科技大学同济医学院)外科学博士学位。曾赴德国布莱梅港市中心医院、德国爱尔兰根大学医学院纽伦堡市医院学习腹腔镜外科。现为主任医师,深圳市人民医院(暨南大学第二临床医学院)胃肠外科主任,暨南大学医学院硕士研究生导师;中国医师协会微创外科专业委员会常务委员,减重与糖尿病治疗专业委员会委员;中华医学会广东省结直肠外科学会副主任委员,广东省胃肠外科学会常务委员;《中华胃肠外科杂志》编委会委员,《中国内镜杂志》编委会常务委员,《腹腔镜外科杂志》编委会委员。主编《腹腔镜胃肠外科手术图谱》(人民卫生出版社,2009)、《腹腔镜胃肠外科手术学》(人民卫生出版社,2010)、《腹部外科急症学》(人民卫生出版社,2013)。《佐林格外科手术图谱(第9版)》(人民卫生出版社,2012)副主译。

主编简介

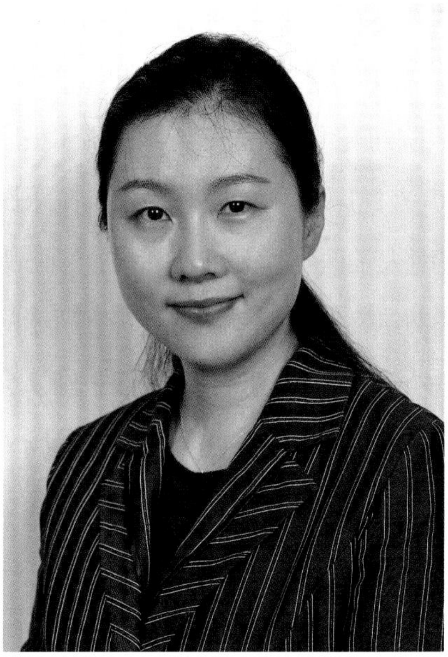

杨雪菲

2007年获华中科技大学同济医学院外科学博士学位。2006年赴美国宾夕法尼亚大学人类胰岛实验室访问学习，参与NIH临床胰岛移植研究，2016年再赴美国克利夫兰医学中心消化病学院结直肠外科访问学习。2007年至2013年就职于深圳市人民医院（暨南大学第二临床医学院）胃肠外科，2013年至今就职于香港大学深圳医院外科部，现为副主任医师、副顾问医生。《腹腔镜胃肠外科手术学》（人民卫生出版社，2010）副主编，《腹部外科急症学》（人民卫生出版社，2013）副主编，《佐林格外科手术图谱（第9版）》（人民卫生出版社，2012）译者。

第2版序

《腹腔镜胃肠外科手术学》第1版于2010年由人民卫生出版社出版，承蒙同仁认可，已经4次印刷，从一个侧面体现出微创胃肠外科在国内的蓬勃发展。腹腔镜胃肠外科手术在国内已广泛开展，很多中等城市也已建立微创胃肠外科中心，令广大患者受益。中国微创胃肠外科的发展与国际同步，很多知名团队频繁走上国际讲台，并已出版英文专著，更在术式和理念探索上，多有贡献。而与此同时，在中国广大地域内，地区发展不平衡亦是实情，且所有新培养的胃肠外科医生，都应该学习腹腔镜手术，故规范教材尤为必要。得益于同仁的辛勤努力，已经有多本不同侧重的腹腔镜胃肠外科手术专著出版，我们的《腹腔镜胃肠外科手术学》也有幸成为其中一个系列。

微创胃肠外科的发展是多维关联的进程，既包括设备和器械的更新，也包括技术、观念、解剖学、循证医学和医学伦理学的进步。这个进程非常迅速，《腹腔镜胃肠外科手术学》时隔6年即需再版，正是因为业界对微创胃肠外科的理解和技术掌握，已经提升到新的层次，很多术式逐渐成熟推广，比当时的初探究竟，已完全改观。本版仍延续第一版的图文风格，大比例更新内容和图片，并邀请全国各地顶级专家，呈现各团队宝贵经验，全体系介绍腹腔镜胃肠外科手术，全景展现当代中国微创胃肠外科的实力和风采。令人印象深刻的是，本版编写充分利用电子邮件、微信和云资源，使编委团队能在不同时空对大量细节即时商讨，与全国各地专家保持密切联络，在每天潮水般的信息流中，全书逐渐成形。书中视频，采用二维码扫描链接，方便读者随时参阅。这一切，更使本书具备了鲜明的时代气质。

本书编写最艰苦的阶段，恰遇深圳数十年来最寒冷的冬季，而全书成稿之时，又回归山海明媚、温润芳菲的南国。回望那些紧张工作的日日夜夜，无法不心生感慨。中国微创胃肠外科界群星闪耀，俊杰辈出，绝非偶然，由本书编写过程即可见一斑。各位编委与我们的信息往来，常常在深夜、凌晨和节假日，对所有烦琐细节，都给予快速精确的反馈，职业精神和热忱，令人感动，更使艰苦的过程，变成天涯咫尺、知己相惜的愉快过程，深觉与人乐乐、并肩奋斗的热情和激励。书中每个点滴，都饱含艰苦磨练，来自全体编委在繁忙临床工作之外的诚挚奉献，我们为自己是这个队列中的一员感到无比荣耀。

微创胃肠外科，仍在持续向更高层次进化，涵盖广阔的专业范围，为技术和理念创新提供了深远空间。身为胃肠外科医生，对困难和挑战，早就习以为常，而身处微创外科快速发展的时代，更需勤学笃行，永远在创伤与治愈间追求极致完美，在细微与博大间探寻生命真谛，让柳叶刀锋的优雅微芒，辉映倾尽所有才情与热血的外科人生，永无止境，不辍不息。

谨以此书与同仁共勉！

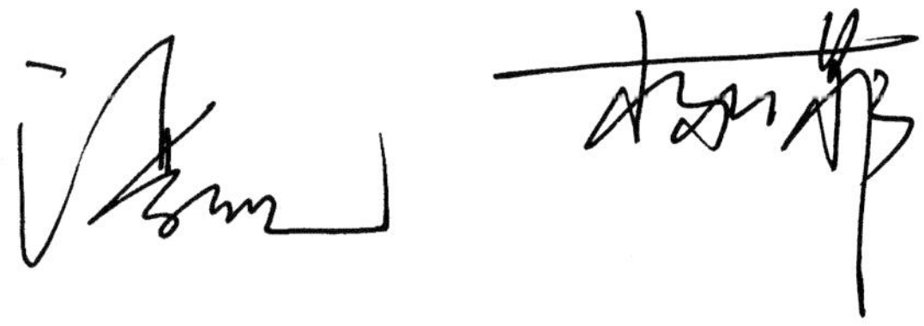

2016 年 4 月于深圳

第1版序

腹腔镜技术的发展的确非常迅速，而胃肠外科目前是推动和实现这些发展的主要领域，其开展术式最多，技术革新最快，许多基层医院都已经开展腹腔镜阑尾切除等手术，令更广大范围的患者受益。自我们上本《腹腔镜胃肠外科手术图谱》付梓至今1年的时间，国内外又有许多新的进展令人欣然可见。这本《腹腔镜胃肠外科手术学》即是在阐述基本理论和技术的基础上，吸纳近年来重要的学科进展，将讨论范围扩大到与胃肠外科紧密相关的妇科、泌尿外科、肝胆外科和胸腔镜领域，并阐述了将腹腔镜与内镜等技术关联的应用，介绍了将腹腔镜用于解决临床实际问题的经验和方法，力求使读者在学习基础知识和主流腹腔镜胃肠外科术式的同时，以更广泛的视野了解本领域实用现况，更深入地理解腹腔镜外科理念、模式和发展路径，希望对临床实际工作和未来创新有所帮助。

腹腔镜实用技术展现的是一个“管中世界”，而从全局的视野来理解腹腔镜外科和微创外科理念很有必要。思想意识与科学实践总是在相互修正中共同发展，站在现在的时间节点回顾过去和思考未来，会发现腹腔镜外科事实上是作为微创外科的初始阶段存在的，是外科学由传统的创伤大、风险高，走向在微小创伤下更安全地治愈疾病这个高级阶段的必然通路。微创外科绝不仅仅是缩小或消除手术切口这样简单，而是综合考虑人体病理生理、器质性创伤直到社会心理影响的整体思维。所以，开展腹腔镜外科时必须明确的是，完成腹腔镜手术并不是目的，对患者生命安全、整体疗效和社会心理因素的全面评估，才是医疗实践的金标准。腹腔镜外科的发展不但是手术模式和技术的转变，更是思想观念的转变，它得益于工业科学、材料科学等领域的创新成果，也必将在信息技术、自动化控制技术等多学科的交融合作中走向纵深。目前腹腔镜外科正致力于进一步减少手术创伤，包括尽量缩小或消除体表手术切口，缩短手术时间，追求精细手术和减少外科操作的生理影响，如单通道手术、软硬镜联合手术，以及胸腹腔镜联合手术等。腹腔镜外科医师也在技术精进、经验增长和对微创外科深入理解的同时，逐渐将视线投向更广阔的发展空间，力求从技术融合和学科交叉中寻找新的道路。当今各领域科技发展非常迅速，常有令人惊奇的成果面世，许多以往的科幻理想，现在已经变成现实，如机器人技术、数字化精细控制技术等，而未来微创外科手术必然依托于这些技术的医学应用。作为腹腔镜外科医师，或在将来被称为微创外科医师，必须关注领先科技信息，具有对新观念新事物的敏感性和接纳性，不断掌握新的技术，并积极参与开发研究。相信在这一方面，现在的年轻外科医师将会做得更好。可以预见，未来微创外科将不再局限于腹腔镜手术，而是将内镜技术、数字化技术、三维成像技术、机器人技术等联合应用的局面，而这个图景的实现并不会太远。

随着我国经济社会的发展，国际交流的频繁，我们认为从技术层面来讲，中国腹腔镜外科完全有实力跻身世界先进行列，而我们欠缺的是创新实践和在国际讲坛发表自己的声音，这需要国内学界的共同努力。微创外科必然是现代外科发展的主流方向，在现阶段仍是以腹腔镜外科为主体，开展腹腔镜手术的医师将越来越多。不同于前辈在摸索和尝试中奠定中国腹腔镜外科基础，年轻力量的成长应该在更规范、更高效的框架下进行。因此，总结实践经验，重新讨论争议问题，为腹腔镜医师提供全面、实用性和时效性强的学术专著很有必要，以令他们打好基础，并进一步开拓创新，为微创外科发展贡献中国力量。我们的团队为编写此书付出了非常艰苦的努力，但这仍是一个愉快的过程，对过去工作的总结也是为未来工作做好准备。由于时间仓促，书中难免疏漏之处，敬请不吝指正，我们也乐见同仁有其他优秀作品出版，以互相学习，共同提高。

身为中国当代外科医师，我们应该感谢这个和平而豪迈的时代，令我们能够在科学和社会蓬勃发展的宏图下，施展才华，付诸努力，体验科学探索的激情与成就，这是多么精彩的人生。在繁忙的临床工作和学术活动中，更感觉到时光飞逝，不可稍作停留，还有很多工作有待开拓，我们必须抓紧时间，任何懈怠和自满都意味着退步，而每一次进步都是新的起点。当我们逐渐踏入微创外科神奇的天地，呈现在眼前的，将是一个更广阔的世界。

谨以此书与同仁共勉。

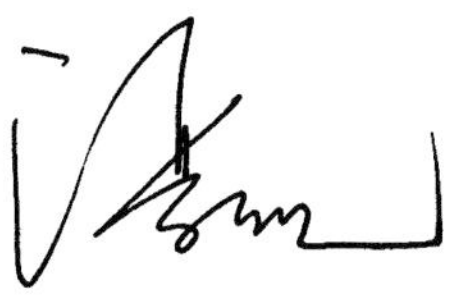

2010 年 3 月

目　　录

视频目录 请扫描二维码观看

第一章

腹腔镜胃肠外科发展简史

追求以尽可能微小的创伤治疗疾病，是外科发展的理想目标，无数前辈为此付出了艰辛努力。现代外科的手术模式和技术不断发展，医疗设备和器械逐代更新，使创伤不断减小而疗效逐渐提升，“微创外科”观念已深入人心，成为常规医疗服务。古老的胃肠外科领域也因微创外科的发展而焕发生机，主要体现为近30年腹腔镜胃肠外科的迅速发展，从最初的探索性尝试，到现在成为常规模式。若从更久远的医学历史着眼，腹腔镜胃肠外科发展至今，是一个漫长而曲折的过程，并将以更快的速度继续进展。

一、内腔镜的诞生与发展

微创外科的基本思想早在几千年前就已经提出，但在最近一百年才得以迅速发展。腔镜的应用是目前微创外科发展的主要支柱，而其发展史最早可追溯到古希腊时代。希波克拉底曾这样写道：“患者仰卧，然后用一个窥器观察其直肠里的病变。”(图1-1)，这可能是历史上最早的利用器械直接观察人体内部器官的记载，而到公元1世纪，各式各样的阴道窥器已经被广泛应用。

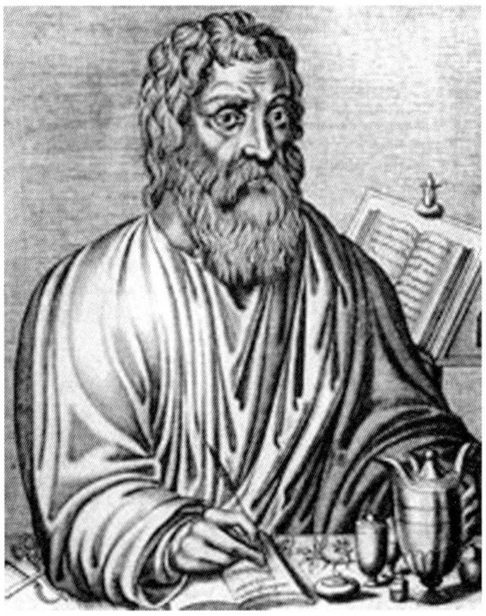

图1-1　希波克拉底(公元前460—前375年)

1805年，德国妇产科医生Bozzini P(图1-2)用一根金属管在蜡烛的反光下观察人体前尿道，可被视为最早的膀胱镜。4年后，年仅36岁的Bozzini P死于伤寒，以致他没能将这种原始的膀胱镜进一步改进。尽管如此，他仍然被认为是内镜之父。在法兰克福大教堂的外墙上，Bozzini P的墓志铭用拉丁文写着：“纪念已故的Philip Bozzini医学博士，他，一个德国人，第一次看到人体中空脏器的内部。恶性发热使他离开了我们，但正因为他的贡献治愈了许多人。”

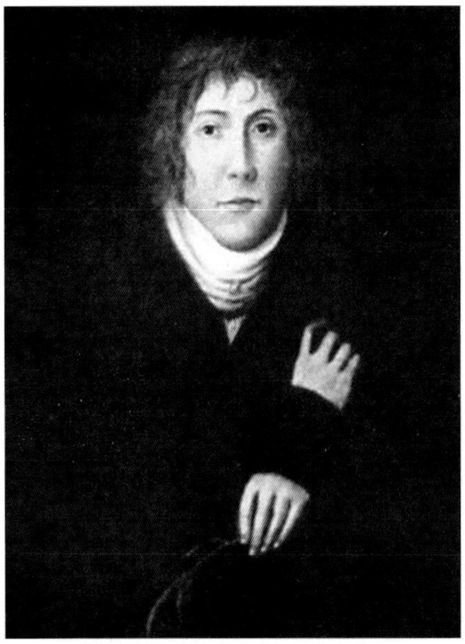

图1-2　Bozzini P(1773—1809)

1853年，法国外科医生Desormeauxn AJ（图1-3）发明了可直接窥视的膀胱镜（图1-4），这种膀胱镜带有反光镜和简单透镜系统，使用酒精和松节油燃烧产生的灯焰作为光源，检查时容易烫伤患者。带有光学透射系统的膀胱镜则是在1877年由奥地利人Max Nitze（图1-5）发明，尽管图像效果并不理想，但这是历史上第一次将光学透射系统引入内腔镜。1879年Nitze和同在维也纳的仪器制造商Joseph Leiter合作，在Nitze膀胱镜基础上，制成了第一台间接膀胱镜，基本解决了膀胱镜的视野问题，被称之为Nitze-Leiter膀胱镜（图1-6）。以后这种膀胱镜被广泛应用于临床，用于检查尿道膀胱疾患，后被一些医生用于经某些人体非天然孔道（如耻骨上膀胱穿刺）检查人体内部脏器，成为现代腹腔镜的雏形。

1880年，发明家Thomas Alva Edison（图1-7）发明了白炽灯，这种散热较少的光源更适合用于检查人体内部器官。1895年Casper制成了第一个具有实用价值的可做输尿管插管的膀胱镜，1908年出现了经尿道碎石器，一个崭新的外科领域——内腔镜

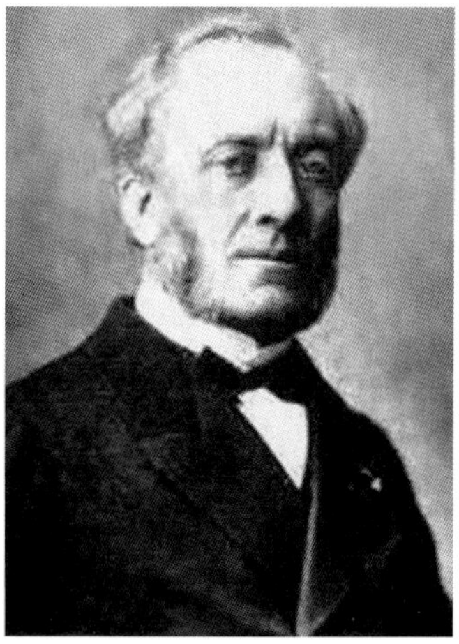

图1-3　Desormeauxn AJ

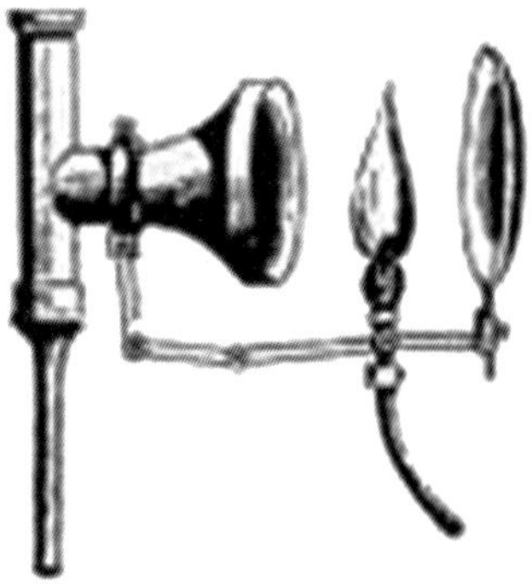

图1-4　最古老的膀胱镜

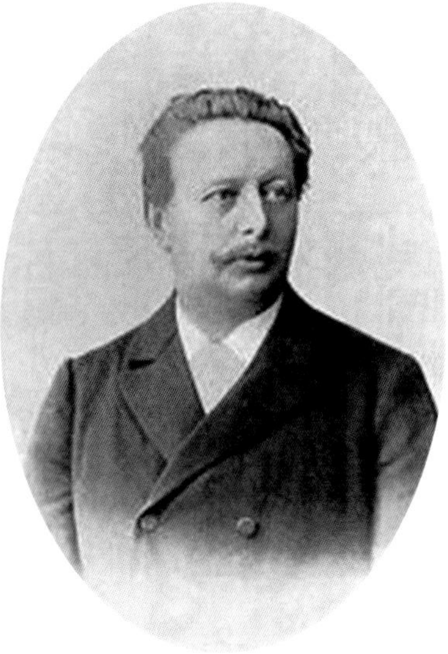

图1-5　Max Nitze（1848—1906）

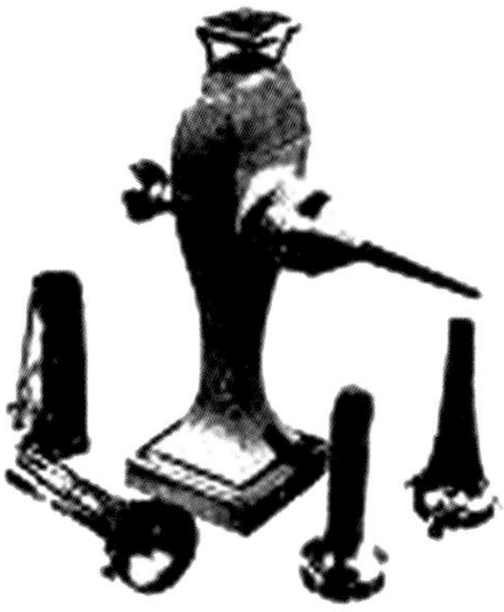

图1-6　Nitze-Leiter膀胱镜

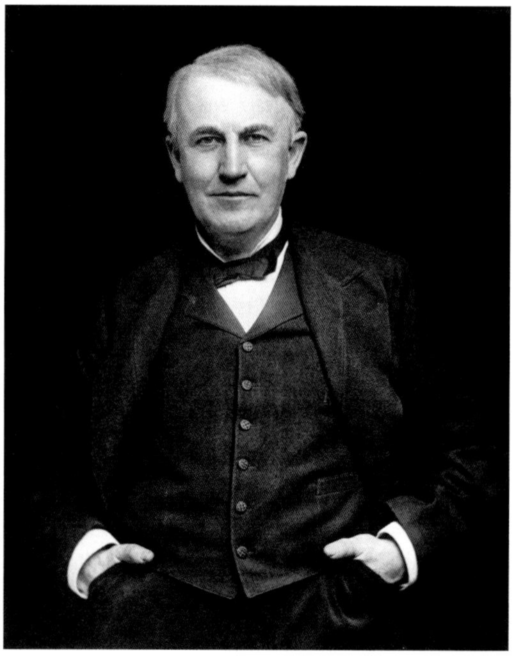

图1-7　Thomas Alva Edison（1847—1931）

外科（Endoscopic Surgery）就这样逐渐诞生了。

20 世纪，随着现代科技与制造工艺的飞速发展，大量的新技术、新成果应用于腔镜的设计及制造。1952 年，Fourestier N 等发明了新的光学传递系统，结束了腔镜的“内光源”时代，消除了灼伤局部组织之虞，即现在被各种内镜广泛采用的“冷光源”，自此腔镜及腔镜外科得到空前的繁荣发展。1954 年英国的 Hopkins HH（图 1-8）将可屈性光导纤维引入内镜，获得了现在我们能看到的人体腔内鲜明逼真的镜下图像。1926 年 Baird JL 发明了电视，次年 Farnsworth 发明了可采集管状视野的摄像系统。1959 年 Fourestier 将一根光导纤维连接于摄像机与内腔镜之间，取得了第一幅彩色的内脏器官镜下图像。20 世纪 70 年代，随着电子技术的发展，摄像镜头逐渐小型化。1973 年，小型摄像镜头（2 英寸 ×2 英寸 ×8 英寸，1 英寸 =2.54cm）开始直接与内腔镜连接。视频摄录系统的逐渐完善，不仅大大方便了腔镜操作，改善了视野，也为以后多人参与腔镜治疗（腹腔镜）提供了可能。

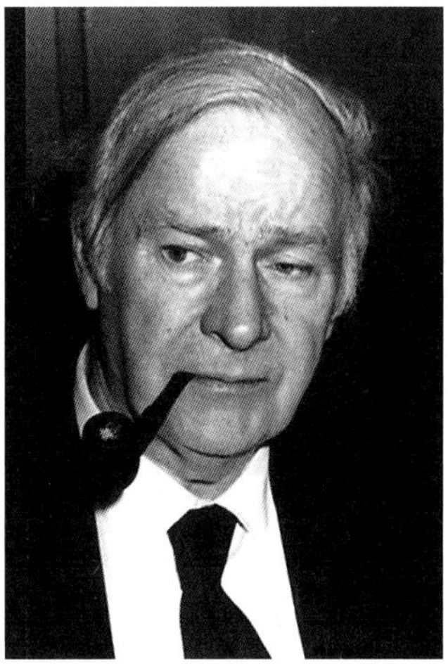

图 1-8　Hopkins HH

二、腹腔镜的诞生与发展

19 世纪末至 20 世纪初，麻醉和无菌术已经逐步完善和推广，外科发展的注意力逐渐转移到如何在保证治疗效果的前提下，尽可能缩小手术损伤。小切口手术一度风行于外科界，当时称之为“纽扣孔”（button hole）手术，而与此同时，腔镜与腔镜外科也有了一定发展，成为“纽扣孔”手术的主要竞争对手，著名的“柳叶刀”（*Lancet*）杂志曾多次报道两者之间的论战。在这样的历史背景下，腹腔镜外科应运而生。1889 年，Fenwick 用一带有套管针的膀胱镜行耻骨上穿刺检查膀胱，这是第一次利用非天然孔道检查人体内部器官。1901 年，在德国汉堡生物医学会议上，德累斯顿的外科医生 Kelling G（图 1-9）报告了在活狗腹腔内充入气体后，用一根 Nitze 膀胱镜检查狗的内脏，称为“coelioskope”，即体腔镜检查，并试图将该技术用于临床来解决胃肠道出血无法定位的问题，这应该是人类历史上最早的腹腔镜在胃肠外科的应用。同年，俄国彼得堡的妇产科医师 Ott（图 1-10）通过切开后穹隆，在额镜照明下使用膀胱镜检查一位妊娠妇女的腹腔。随后德国人通过动物实验进一步完善了这项技术，但是将之真正应用于临床的却是瑞典斯德哥尔摩的内科医生 Jacobeus HC（图 1-11），在他 1910 年发表的一篇文章中，评价这种检查技术具有重要意义，可用来研究肝脏的膈面。Jacobeus 没有在患者身上使用气腹，他

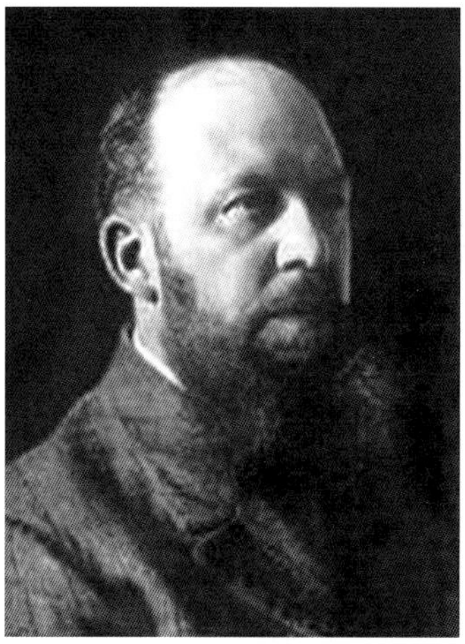

图 1-9　Kelling G（1866—1945）

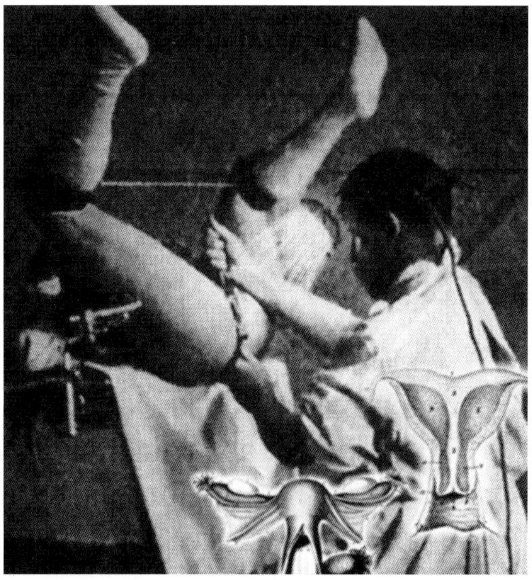

图 1-10　Ott

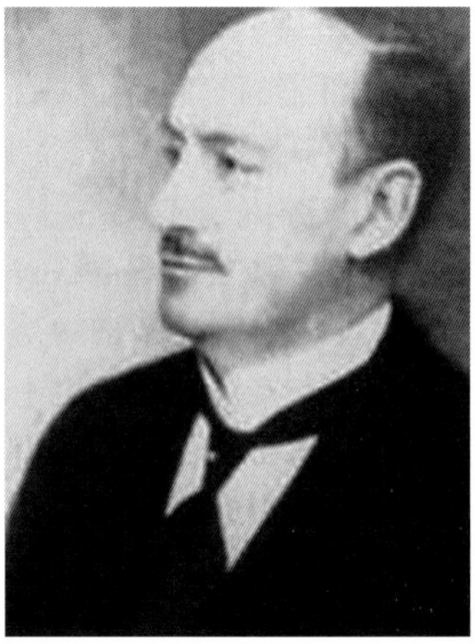

图 1-11　Jacobeus HC（1879—1937）

主要对有腹水的患者进行这种检查，并首次称这项技术为腹腔镜检查“laparothorakoskopie”。至 1911 年，他已进行了 115 例腹腔镜检查。这之后，该项检查方法在欧洲迅速传播开来。1923 年，他报道了这种检查也可能招致严重出血的并发症，需中转开腹治疗。Jacobeus 大量卓有成效的工作使腹腔镜与内腔镜逐渐分离。鉴于 Kelling 和 Jacobeus 对腹腔镜发展的贡献，他们被视为现代腹腔镜外科的鼻祖。

1920 年瑞士人 Zollikoffer R（图 1-12）第一次将 CO_2 用作腹腔充气的气体，取代了之前使用的经过滤的空气和氮气。1938 年匈牙利人 Veress Janos（图 1-13）发明了沿用至今的气腹穿刺针及人工气腹装置，使人工气腹的安全性得到显著提高。为纪念他，现在的腹腔镜气腹穿刺针被称为 Veress 针。早期腹腔镜多在内科使用，主要用于肝脏病检查和用气腹治疗结核病。真正的诊断性腹腔镜检查术的发明者是德国胃肠病学家 Kalk H（图 1-14），他改良了 Kremer 1927 年介绍的直前斜视透镜系统（135°），使之具有更好的自然视角并使盲点减至 1°。他于 1929 年首先提倡用双套管穿刺术，并于 1951 年报告 2000 例检查经验，无一例死亡且诊断准确率很

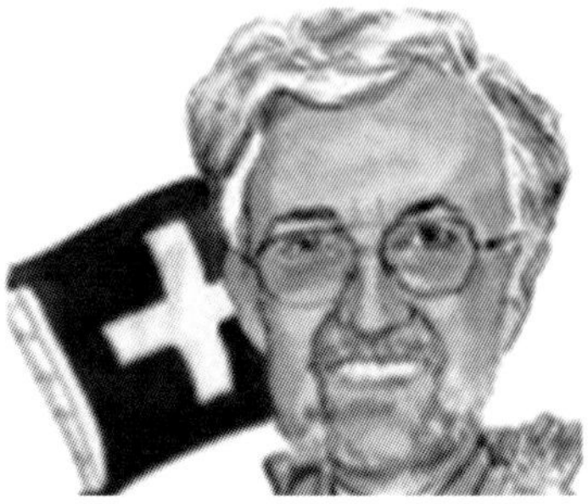

图 1-12　Zollikoffer R

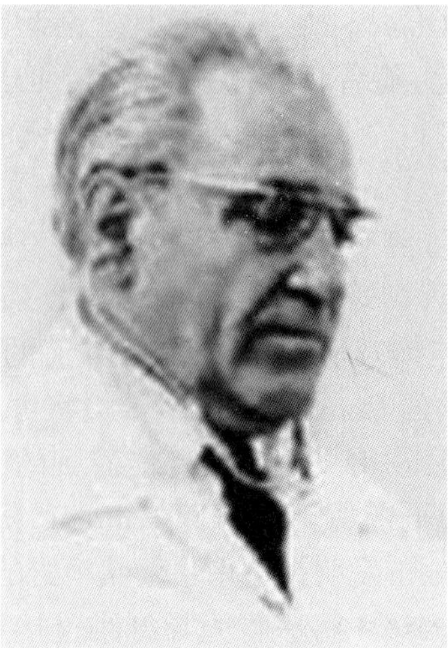

图 1-13　Veress Janos

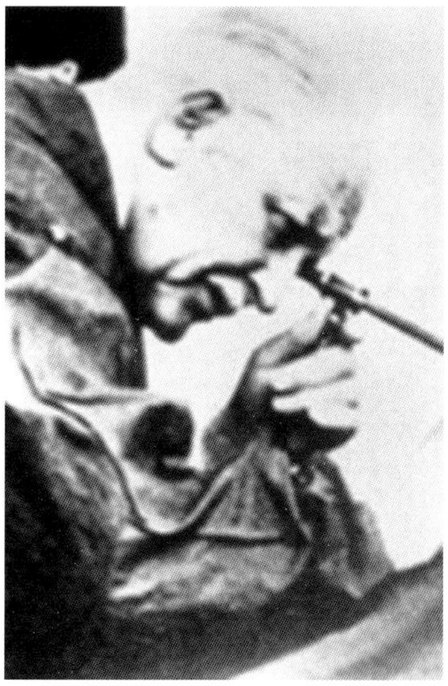

图 1-14　Kalk H

高，因此被认为是德国腹腔镜检查术的奠基人。法国医师 Palmer R（图 1-15）于 1944 年将该技术引入妇产科领域，并首次在检查时采用头低臀高位，提出术中应监测腹腔压力变化。1947 年，他报道了 250 例诊断性腹腔镜操作，总结并制订了腹腔镜检查的操作常规，建立了至今仍被遵循的技术规范。由于 Palmer R 本人的成就及他对腹腔镜临床医学的贡献，他被称为“现代腹腔镜之父”。

腹腔镜在其诞生后的二十余年内几乎仅用于诊断性检查。1931 年 Anderso 提出可用电凝术行输卵管绝育，并介绍了他设想的一整套相应器械，但最终未能实施。至 1941 年，美国人 Powers 和 Barnes 才将这种方法首次应用于临床。1961 年 Newman 和 Frick 用猴子进行试验，通过膀胱镜利用一个金属夹

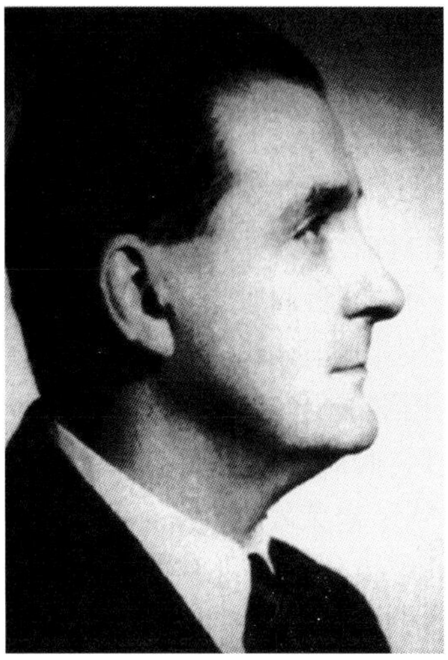

图 1-15　Palmer R

行输卵管结扎，获得成功。这些工作现在看来在腹腔镜外科发展史上都具有里程碑式的意义，但在当时却鲜为人注意。

三、腹腔镜外科的发展历程

20 世纪 70 年代，随着医疗检查技术日新月异的发展，利用腹腔镜技术仅进行有创检查显得越来越没有必要，人们开始重新审视这项技术的作用，并试图将其更多地应用于治疗。腹腔镜技术最早在妇科领域从单纯诊断转向诊断和治疗并举。由于临床的迫切需要，腹腔镜手术器械有了较大发展。德国妇科医生 Kurt Semm（图 1-16）在这方面作出了杰出贡献。他于 1966 年发明了自动 CO_2 气腹机和气腹压力监测系统、盆腔冲洗泵、腔内电凝器等，他发明的圈套结扎技术、钩型剪刀、组织粉碎器械等沿用至今。由于传统外科训练无法满足腹腔镜手术的需

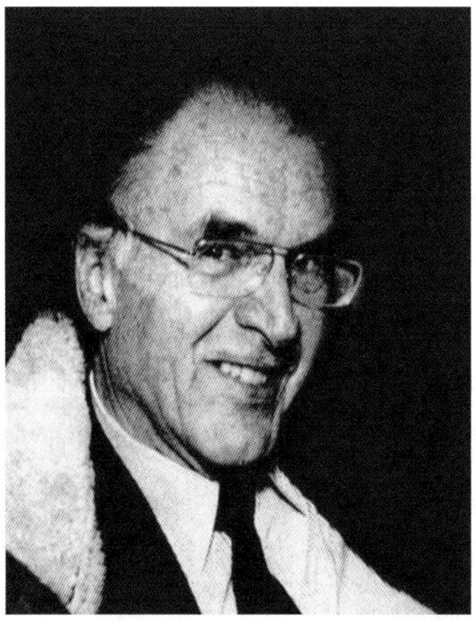

图 1-16　Kurt Semm（1927—2003）

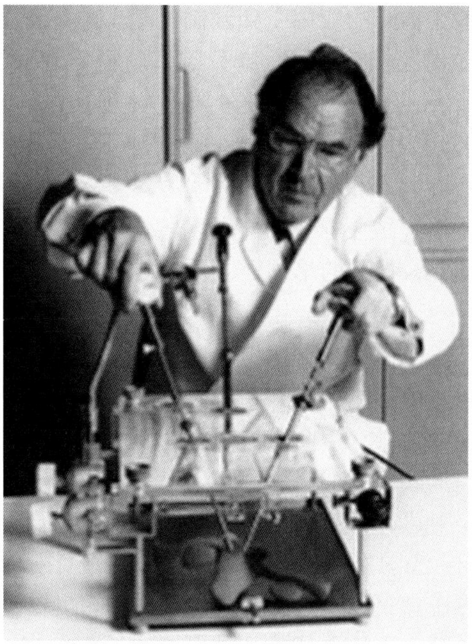

图 1-17　体外盆腔训练器

要，他还介绍了体外盆腔训练器（图 1-17），并强调腹腔镜医生的培训。他本人也进行了广泛的腹腔镜手术尝试，成功完成了腹腔镜下输卵管结扎、输卵管切除、肿瘤活检、恶性肿瘤和附件切除等手术。他领导的医疗小组进行的腹腔镜手术病例 2 倍于诊断性腹腔镜病例，对腹腔镜技术从诊断向治疗的转变做出了重要贡献。他的工作被后人认为是现代腹腔镜外科及微创外科的开端。

20 世纪 70 年代末期，美国妇科医生 Hasson HM（图 1-18）发明了腹壁套管，同时有人开始尝试将摄像机连于腹腔镜。1980 年，美国的 Nezhat 医生开始借助电视影像的监视进行腹腔镜操作，但由于摄像头较重和监视器分辨率低，20 世纪 80 年代初期这

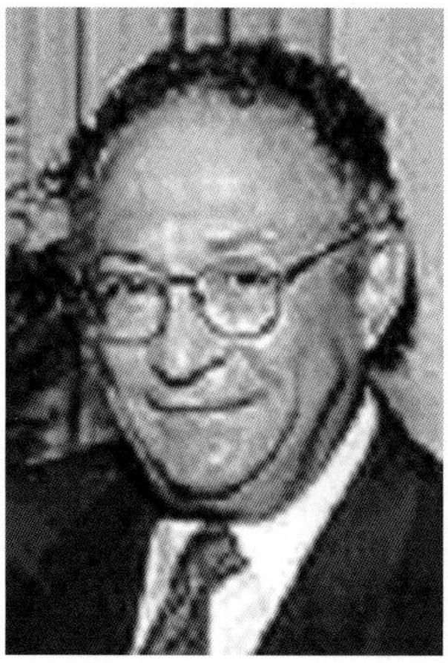

图 1-18　Hasson HM

项技术在临床的应用受到限制。随着电子工业的发展，摄像机逐渐小型化，高分辨率监视器问世，80年代中期出现了电视腹腔镜。通过将摄像机连于腹腔镜镜头，手术视野可以显现在电视屏幕上，术野更为清晰、开阔，更重要的是可使多人共享手术画面，使腹腔镜下完成复杂的手术操作成为可能，同时也为腹腔镜外科技术的培训建立了良好的平台。

四、腹腔镜胃肠外科的发展历程

腹腔镜手术技术在普通外科领域的最初成功是在胆囊切除术。1985年，德国人Mühe施行了全世界第一例腹腔镜胆囊切除术，并在1986年德国外科学会议上进行了发言，但当时并没有得到普遍关注。1987年，法国里昂的妇科医生Mouret P（图1-19）在电视腹腔镜的监视下完成了阴式子宫切除术，并同时在腹腔镜下切除了病变的胆囊。Mouret当时并没有将这一成果发表，而是将操作经验介绍给了法国巴黎的外科医生Dubois（图1-20）。随后Dubois在较短时间内成功完成50例腹腔镜胆囊切除术，并将其成果在1989年美国胃肠腔镜外科会议上发布，引起与会国际专家们极大的兴趣和重视。腹腔镜胆囊切除术因创伤小，痛苦少，术后恢复快，可达到与开腹手术同等目标，迅速得到普遍认同，传统的开腹胆囊切除术逐渐被腹腔镜胆囊切除术代替。与此同时，腹腔镜手术技术逐渐成熟，在其他传统普通外科领域的应用也相继展开。经过最初在胆囊切除术的成功普及阶段后，腹腔镜手术在术式繁多、范围广阔的胃肠外科得到了繁荣发展。

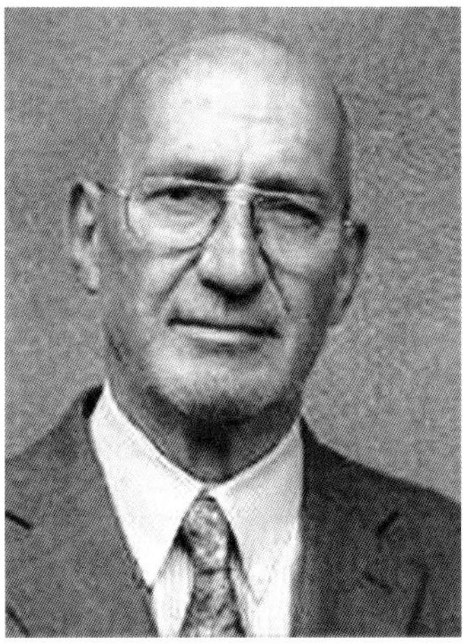

图1-19　Mouret P

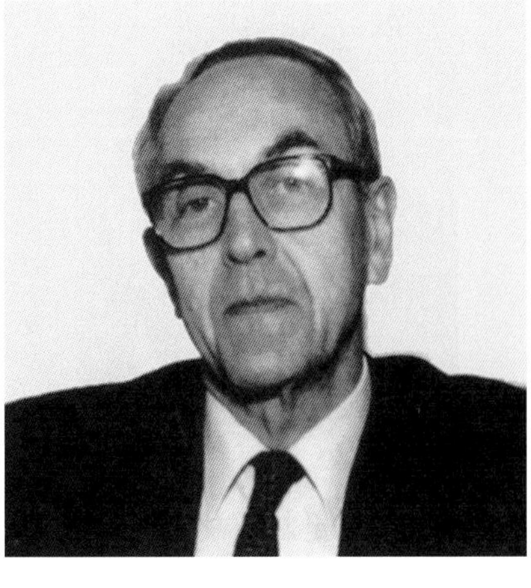

图1-20　Dubois

腹腔镜手术在胃肠外科的应用可以追溯到更早的时间，初期主要用于良性胃肠道病变的手术。1977年，德国人Dekok首次完成在腹腔镜辅助下的阑尾切除手术，但是通过右下腹辅助切口，将阑尾拖出腹腔完成系膜结扎和切除。1983年，德国妇科医生Semm完成了第一台真正意义上的完全腹腔镜下阑尾切除术。1990年，美国医生Bailey和Zucker完成了第一例腹腔镜下高选择性迷走神经切断术。同年，美国人Moises Jacobs完成了第一例腹腔镜辅助右半结肠切除术和直肠切除术。1991年美国人Joseph Uddo完成了第一例全腹腔镜下右半结肠切除术。随后，消化性溃疡穿孔修补术、胃良性肿瘤切除术、胃底折叠术、肠憩室切除术、结肠良性病变部分肠段切除术、炎性肠病病变肠段切除术、肠粘连松解术纷纷开展。随着腹腔镜胃肠外科的手术技术不断成熟，一些复杂手术也相继开展，1991年开始在腹腔镜辅助下完成胃大部切除、胃十二指肠吻合术，1992年首次完成完全腹腔镜胃大部切除及胃空肠吻合术。

在腹腔镜胃肠良性病变手术发展的基础上，一些医生开始探讨用腹腔镜手术治疗胃肠道恶性病变，如早期胃癌和结肠癌。但是，在初期只有单极电凝时，因其热损伤范围较大，难以完成精细的血管裸化，根治效果缺乏保证，加之在初期未重视防止肿瘤种植措施，导致切口肿瘤种植发生率高于开腹手术，这些都使人们对用腹腔镜手术治疗胃肠道恶性疾病产生怀疑，腹腔镜胃肠手术发展处于徘徊状态。1996年，腹腔镜手术超声刀问世，改变了腹腔镜胃肠外科发展的困难境地。超声刀将电能转换为超声机械能，能量传播范围仅500μm，可以安全地在血管表面清除淋巴组织，获得满意的根治效果，还可以直接凝固切断直径<5mm的血管，使术中分离、切断肠系膜和大网膜等操作变得简单快捷。超声刀推动了腹腔镜胃肠肿瘤根治手术的快速发展。

在此基础之上，腹腔镜手术在胃肠外科的应用范围进一步扩大，如腹腔镜胃肠道减重手术、各种腹腔镜腹壁疝修补术、腹腔镜抗胃食管反流手术以及高难度的腹腔镜胰十二指肠切除术等，几乎涵盖所有的胃肠外科术式，使胃肠外科成为腹腔镜手术术式最多、技术最成熟、发展最迅速的领域。随着腹腔镜技术的不断完善、规范，胃肠外科医生为进一步追求同等治疗目标下的微创效果，探索和开展了更多术式，如单孔腹腔镜技术，经自然腔道腹腔镜手术，经肛门内镜手术，经肛门或阴道取出标本的腹腔镜结直肠癌根治手术，经肛门腹腔镜全直肠系膜切除术等，并将内镜技术与腹腔镜技术相结合，进一步拓展了微创胃肠外科的领域。同时循证医学研究结果也表明，在腹壁疝修补术、结直肠癌根治术等诸多方面，腹腔镜手术可以达到与开腹手术同样的治疗效果，而创伤更小，恢复更快。

手术机器人的应用将腹腔镜胃肠外科提升到新的层次。1999 年，由美国 Intuitive Surgical 公司制造的“达芬奇”（Da Vinci）和 Computer Motion 公司制造的“宙斯”（Zeus）机器人手术系统分别获得欧洲 CE 市场认证，标志着“手术机器人”的诞生。机器人辅助手术比普通腹腔镜手术具有诸多优势，可以实现更加精细准确的操作，并使远程手术成为可能。意大利米兰工业大学远程机器人实验室于 1993 年 7 月 7 日成功进行了世界上第一例远程手术试验，意大利医生在美国加州通过卫星和光纤对位于意大利米兰的一个模型猪进行了表皮剖切、活组织检查等，试验两地相距 14 000 公里。2001 年“宙斯”手术机器人进行了首例远程遥控操作手术，这次手术的实施地点为法国斯特拉斯堡，主治医师在 3800 英里外的美国纽约，为一位患者成功实施了胆囊切除手术。目前机器人辅助手术几乎可以涵盖所有胃肠外科术式，更可以实施目前在腹腔镜下难以完成，而手术机器人可以精准完成的一些手术，例如内脏动脉瘤切除吻合、细口径胆管空肠吻合、复杂腹腔内淋巴结清扫等。截至 2015 年 9 月 30 日，全球达芬奇机器人装机数量已达 3477 台，其中美国 2344 台、欧洲 586 台、亚洲 398 台。中国首台“宙斯”手术机器人由周汉新教授在 2003 年 11 月引进深圳市人民医院，随后由他于 2004 年 4 月 26 日，为一位 32 岁的女性患者成功施行了中国首例机器人胆囊切除术（图 1-21）。至今我国大陆已装机 59 台“达芬奇”手术机器人，分布于北京、上海、广州、重庆、南京、沈阳等城市，并在继续增加中。

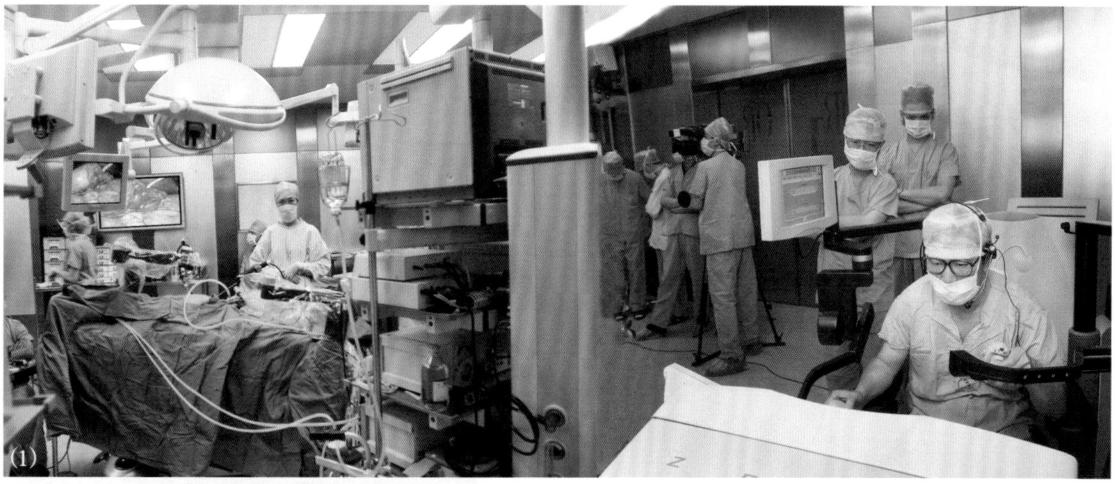

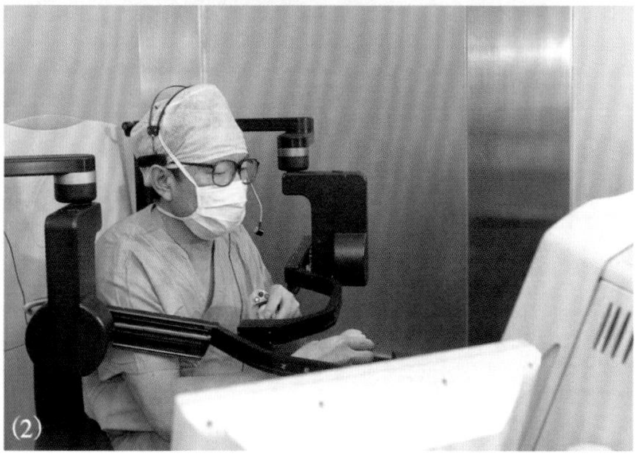

图 1-21 周汉新教授实施中国首台机器人胆囊切除术

需特别指出的是，腹腔镜胃肠外科的发展与手术器械的发展相辅相成，不断推陈出新的腹腔镜手术器械，使手术操作变得越来越简捷安全，使手术范围大、复杂程度高的腹腔镜胃肠外科手术，时间进一步缩短，精细程度和安全性进一步提高，达到所需各种切除和重建目标，并进一步探索新的微创术式。例如经口导入钉砧的圆形吻合器，带倒刺的免打结缝线，头部可弯曲的直线切割闭合器，电动直线切割闭合器，无线超声刀，经肛门内镜手术系统，单通道腹腔镜手术系统等，都是腹腔镜器械领域的卓越贡献（图 1-22~ 图 1-28）。

中国的腹腔镜胃肠外科发展自 20 世纪 90 年代初开始，1993 年，上海长海医院郑成竹和仇明医生开展了国内第一台腹腔镜胃切除手术。同年，上海瑞金医院郑民华医生率先在国内开展腹腔镜辅助结直肠手术。之后，广东、上海、广西、四川、福建等多

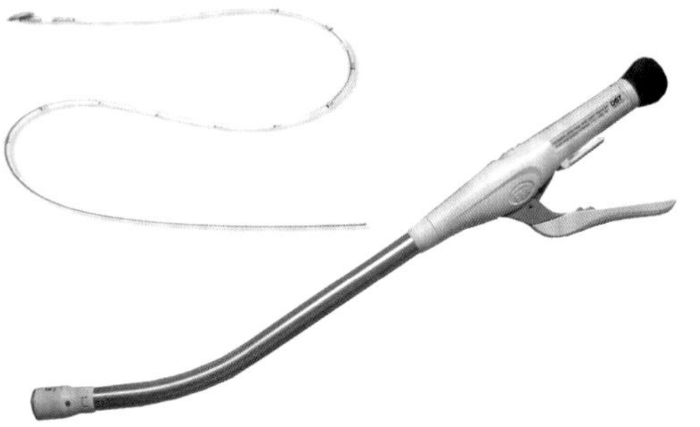

图 1-22　经口导入钉砧的圆形吻合器

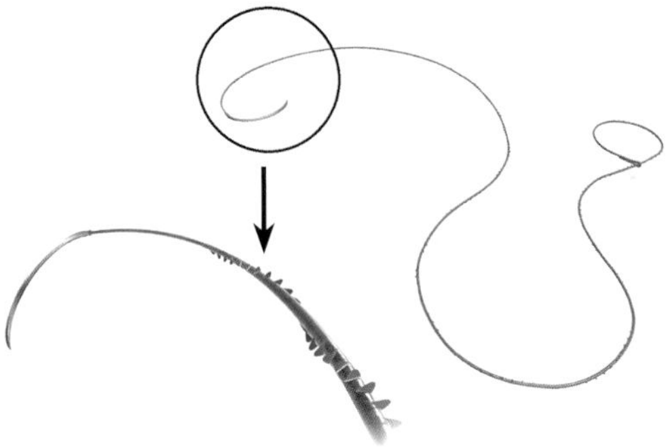

图 1-23　免打结缝线

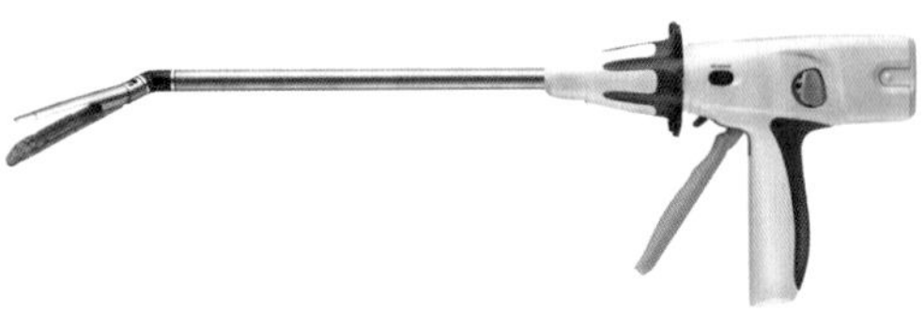

图 1-24　头部可弯曲的直线切割闭合器

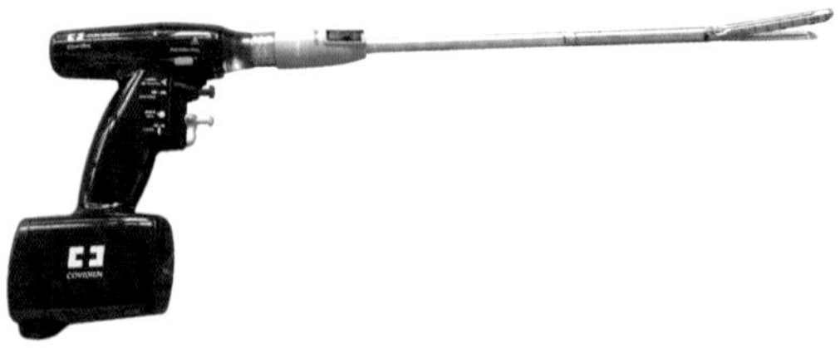

图 1-25　电动直线切割闭合器

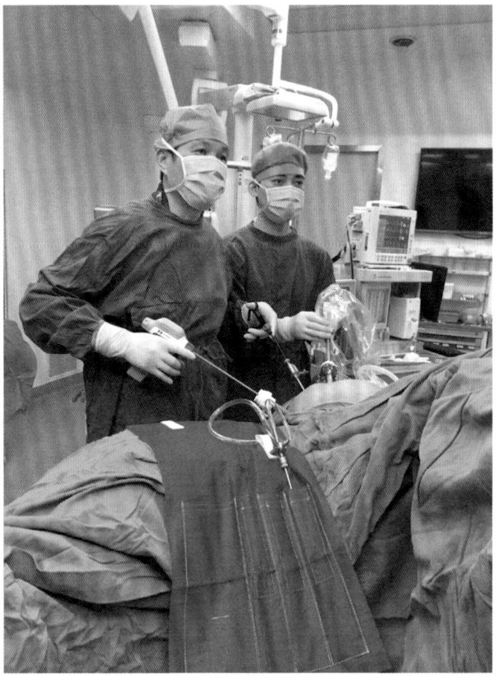

图 1-26　术者手持无线超声刀

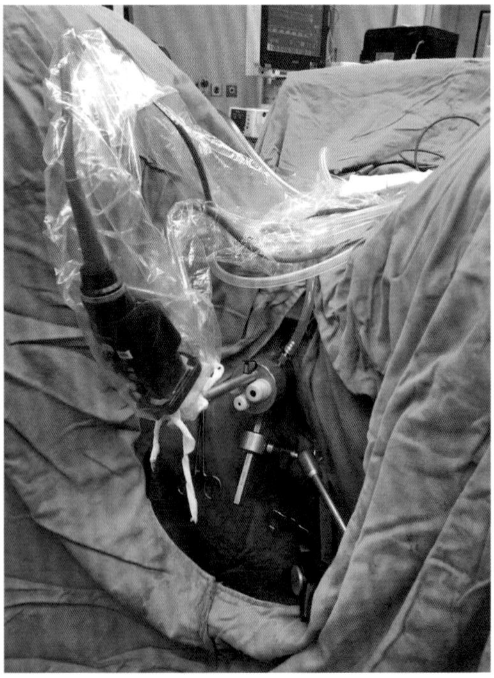

图 1-27　经肛门内镜手术系统

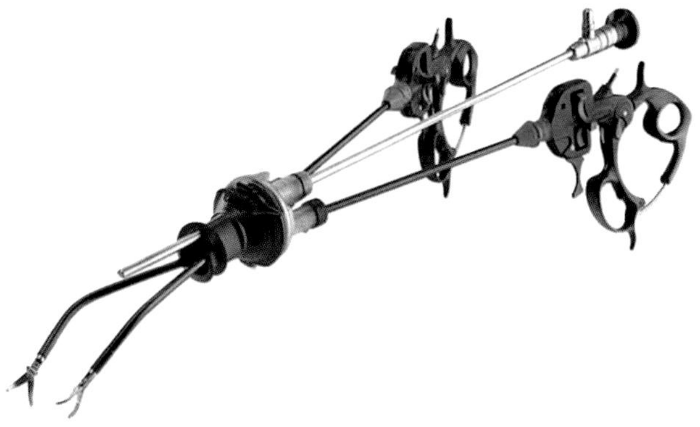

图 1-28　单通道腹腔镜手术系统

个中心陆续开展腹腔镜胃肠外科手术，发展至今，全国各地区均有微创胃肠外科中心，以腹腔镜手术为主体的微创技术和观念被患者和医生普遍接受，已成为常规首选。中国微创外科的发展早已改变既往与国际学术界隔离和滞后的状态，国内实力先进的中心和团队，与国际学术界保持密切联系，并对国内不同级别的中心起指导和带动作用，新观念、新技术和新器械也与国际同步地引入国内。中国微创胃肠外科医生已经不断向国际学术界呈现自己的精湛技术和丰富经验，在术式创新和探索上也作出更多贡献。当然，中国微创胃肠外科在循证医学研究方面尚需进步，由于地区发展水平的多样化，国内腹腔镜手术技术、标准和培训规范也尚有很大改善空间。

从最初简陋的火焰照明，到现在先进的机器人手术，腹腔镜胃肠外科发展的历史波澜壮阔，与工业科技的发展紧密相连，也与医学和外科模式的进化融为一体，已经成为现代胃肠外科的核心技术和常规医疗服务（图 1-29、1-30），构成微创胃肠外科的主体，为广义的微创外科发展作出重要贡献。现在的腹腔镜胃肠外科仍在向更高级阶段进化，与腹腔镜外科设备和器械创新一起，以加速度进展，进一步追求精细、准确、简捷、安全和微小创伤，同时与内镜技术、化学示踪技术等相结合，向多元联合的领域扩展，探索不同角度、不同入路的微创策略。随着病例数量的累积，循证医学研究与微创胃肠外科的发展将互相修正，互为推动力量，技术与理论的进步将交错前行，在胃肠疾病日益增多的现时，为广大患者减轻痛苦，带来希望。前辈与同仁的卓越贡献，值得致敬，而微创胃肠外科领域，也必将创造更神奇的未来。

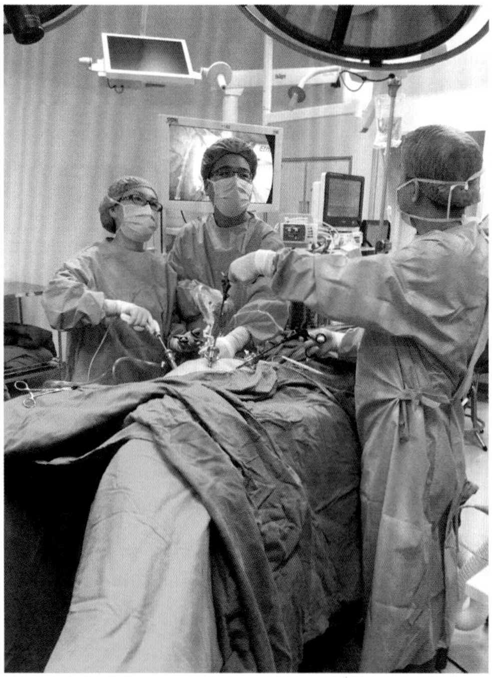

图 1-29　常规腹腔镜乙状结肠癌根治术

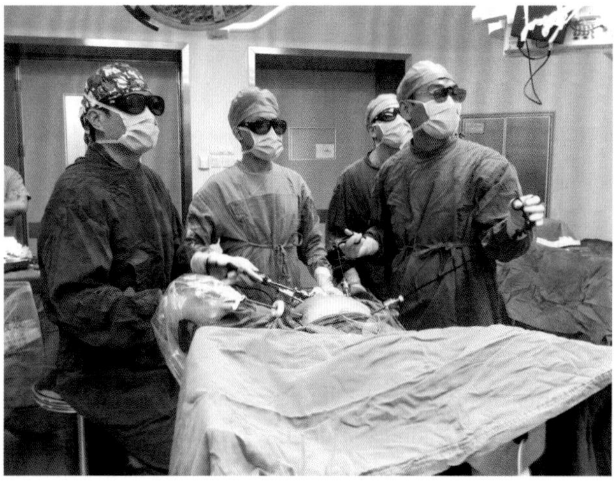

图 1-30　使用 3D 显示系统的腹腔镜手术

（钟克力　潘凯）

参考文献

[1] Niwa H, Sakai Y, Williams CB. History of endoscopy in the rectum and colon [J]. Colonoscopy: Principles and Practice, 2009, 16: 1-20.

[2] Rathert P, Lutzeyer W, Goddwin WE. Philipp Bozzini (1773-1809) and the lichtleiter [J]. Urology, 1974, 3(1): 113-118.

[3] Reiser SJ. Medicine and the Reign of Technology [M]. Cambridge University Press, 1981.

[4] Desormeaux AJ. De l'Endoscopie, instrument propre a'eclairer certaines cavities interieures de l'economie [J]. Compterendus de L'Academie des Sciences, 1855, 40: 692-693.

[5] Desormeaux AJ. The endoscope and its application to the diagnosis and treatment of affections of the genitourinary passages [J]. Chicago Med J, 1867, 24: 177-194.

[6] Bordelon BM, Hunter JG. Endoscopic technology [J]. Endoscopic Surgery, Philadelphia: WB Saunders, 1994: 6-17.

[7] Nitze M. Eine neue Beobachtungs und Untersuchungs Methode für Harnröhre, Harnblase and Rectum [J]. Wien Med Wochenschr, 1879, 24: 649-652.

[8] Casper L. On Catheterisation Of The Ureters In Both Sexes [J]. The British Medical Journal, 1898, 2 (1975): 1412-1414.

[9] Lewis B. Practical cystoscopy: Its scope and limitations. With a review of the prominent cystoscopies of the present day[J]. JAMA, 1908, 50 (19): 1510-1517.

[10] Fourestier N, Gladu A, and Vulmiere. Perfectionnements de l'endoscope medicale [J]. Press Med, 1952, 60 (61): 1292-1294.

[11] Hopkins HH. The frequency response of a defocused optical system [C]. Proceedings of the Royal Society of London A: Mathematical, Physical and Engineering Sciences, The Royal Society, 1955, 231 (1184): 91-103.

[12] Farnsworth HE. Energy Distribution of Secondary Electrons from Copper, Iron, Nickel and Silver [J]. Phys Rev, 1928, 31 (3): 405-413.

[13] Hopkins HH. On the diffraction theory of optical images [C]. Proceedings of the Royal Society of London A: Mathematical, Physical and Engineering Sciences, The Royal Society, 1953, 217 (1130): 408-432.

[14] Hopkins HH. The frequency response of a defocused optical system [C]. Proceedings of the Royal Society of London A: Mathematical, Physical and Engineering Sciences, The Royal Society, 1955, 231 (1184): 91-103.

[15] Fenwick EH. Clay and Wax Modelling of the Living Urinary Bladder under Electric Light[J]. Br Med J, 1889, 1(1462): 13-14

[16] Radojčić B, Jokić R, Grebeldinger S, *et al*. History of minimally invasive surgery [J]. Med Pregl, 2009, 62 (11-12): 597-602.

[17] Ott D. Illumination of the abdomen (ventroscopia) [J]. J Akush i Zhenk, 1901, 15: 1045-1049.

[18] Jacobaeus HC. Über die Möglichkeit die Zystoskopie bei Untersuchung seröser Höhlungen anzuwenden [J]. Munch Med Wochenschr, 1910, 57: 2090-2092.

[19] Jacobeus HC. Kurze Ubersicht uber meine Erfahrungen mit der Laparoskopie [J]. Munch Med Wochenschr, 1911, 58: 2017-2019.

[20] Zollikoffer R. Uber Laparoskopie [J]. Schweiz Med Wochenschr, 1924, 104: 264-272.

[21] Veress J. Neues instument zur Ausfuhrung von Brustoder Bauchpunktionen und Pneumothoraxbehandlung [J]. DMW-Deutsche Medizinische Wochenschrift, 1938, 64 (41): 1480-1481.

[22] Kalk H. Erfahrungen mit der Laparoskopie [J]. Z klin Med, 1929, 111: 303-348.

[23] Palmer R. Instrumentation et technique de la coelioscopie gynecologique [J]. Gynecol Obstet (Paris), 1947, 46 (4): 420-431.

[24] Powers FH, Barnes AC. Sterilization by means of peritonoscopic tubal fulguration: Preliminary report [J]. Am J Obstet Gynecol, 1941, 41: 1038-1041.

[25] Semm K. Method of and device for causing blood coagulation: U.S. Patent 4, 074, 719 [P]. 1978-2-21.

[26] Semm K. Advances in pelviscopic surgery [J]. Progress in clinical and biological research, 1981, 112: 127-149.

[27] Semm K, Neumann P. Apparatus for the insufflation of gas: U.S. Patent 4, 676, 774 [P]. 1987-6-30.

[28] Hasson HM. A modified instrument and method laparoscopy [J]. Am J Obstet Gynecol, 1971, 110 (6): 886-887.

[29] Mühe E. Laparoscopic cholecystectomy—late results [M]. Die Chirurgie und ihre Spezialgebiete Eine Symbiose. Springer-Verlag Berlin Heidelberg, 1991: 416-423.

[30] Mouret P. From the first laparoscopic cholecystectomy to the frontiers of laparoscopic surgery: the future prospectives [J]. Dig Surg, 1991, 8 (2): 124-125.

[31] Dubois F, Berthelot G, Levard H. Cholecystectomy by coelioscopy [J]. Presse Med, 1989, 18 (19): 980-982.

[32] De Kok HJ. A new technique for resecting the non-inflamed not-adhesive appendix through a mini-laparotomy with the aid of the laparoscope [J]. Arch chir Neerl, 1976, 29 (3): 195-198.

[33] Semm K. Endoscopic appendectomy [J]. Endoscopy, 1983, 15 (2): 59-64.

[34] Zucker KA, Bailey RW. Laparoscopic truncal and selective vagotomy for intractable ulcer disease [J]. Semin Gastrointest Dis, 1994, 5 (3): 128-139.

[35] Jacobs M, Verdeja JC, Goldstein HS. Minimally invasive colon resection (laparoscopic colectomy). Surg Laparosc Endosc. 1991, 1 (3): 144-150.

[36] McCarus SD. Physiologic mechanism of the ultrasonically activated scalpel [J]. J Am Assoc Gynecol Laparosc, 1996, 3 (4): 601-608.

[37] 仇明．腹腔镜下胃次全切除一例[J]. 中华医学杂志，1994,74(5):305.
[38] 郑民华．我国腹腔镜结直肠外科的发展[J]. 腹腔镜外科杂志，2010(6):401-403.
[39] Sung GT, Gill IS. Robotic laparoscopic surgery: a comparison of the da Vinci and Zeus systems [J]. Urology, 2001, 58(6):893-898.
[40] 周汉新，余小舫，李富荣，等．遥控宙斯机器人胆囊切除术的临床应用[J]. 中华医学杂志，2005,85(3):154-157.
[41] 周汉新，郭跃华，余小舫．Zeus 手术机器人胆囊切除术与常规腹腔镜胆囊切除术的对比研究[J]. 中华普通外科杂志，2005,20(6):341-343.
[42] 周汉新，余小舫，鲍世韵，等．遥控手术机器人动物实验模型的建立[J]. 中华实验外科杂志，2004,21(9):1141-1142.

第二章

腹腔镜胃肠外科手术设备和器械

近年来，腹腔镜手术设备和器械发展迅速，与手术实践的需求和体验相结合，不断完善，并推陈出新，是腹腔镜胃肠外科迅速发展的基础，也对微创胃肠外科的手术方式、安全性和难度产生重要影响。腹腔镜手术设备和器械大量应用先进的工程学、材料学和数字化精密控制等技术，在手术范围扩展的同时，简化手术操作，并使创伤更加微小，手术更加精细安全。腹腔镜外科医师应该经常关注器械和设备的新进展，了解其性能特点，在术中正确选择和使用，以充分发挥腹腔镜手术的微创优势，并保证手术安全进行。

腹腔镜手术设备与器械主要包括：①成像设备（包括腹腔镜镜头、摄像头及光纤、光源、显示器）；②气腹设备；③腹腔镜手术器械。以上设备配套安装，形成完整的腹腔镜手术间（图 2-1）。

一、成像设备

1. 腹腔镜镜头　腹腔镜镜头按镜身直径有 3mm、5mm、10mm 三种。成人胃肠外科手术常用 5mm 镜和 10mm 镜。10mm 腹腔镜传送的光强度明显大于 5mm 镜，能提供较大的视野和更好的清晰度。胃肠外科手术复杂，难度大，范围广，要求腹腔镜视野宽阔，因此最常用 10mm 腹腔镜，成人手术中 5mm 镜有时用于需转换观察孔，从 5mm 套管放置镜头时。3mm 和 5mm 镜多用于儿童患者的手术。

腹腔镜镜头按其物镜平面角度有 0° 和 30° 镜两种（图 2-2）。0° 镜较 30° 镜视野可变换的角度小，观察范围受到限制。30° 镜可通过沿镜身长轴旋转变换观察角度，加上镜头位置的调整，达到多方位观察的目的。初学者不易掌握 30° 镜的操作规律，有一个适应的过程。胃肠外科手术解剖复杂，胃肠道游离度大，术中从多角度暴露术野十分重要，故常用 30° 镜。

另外还有带操作通道的腹腔镜镜头（图 2-3），即镜身除了传递光线外，还带有一个 5mm 器械通道，

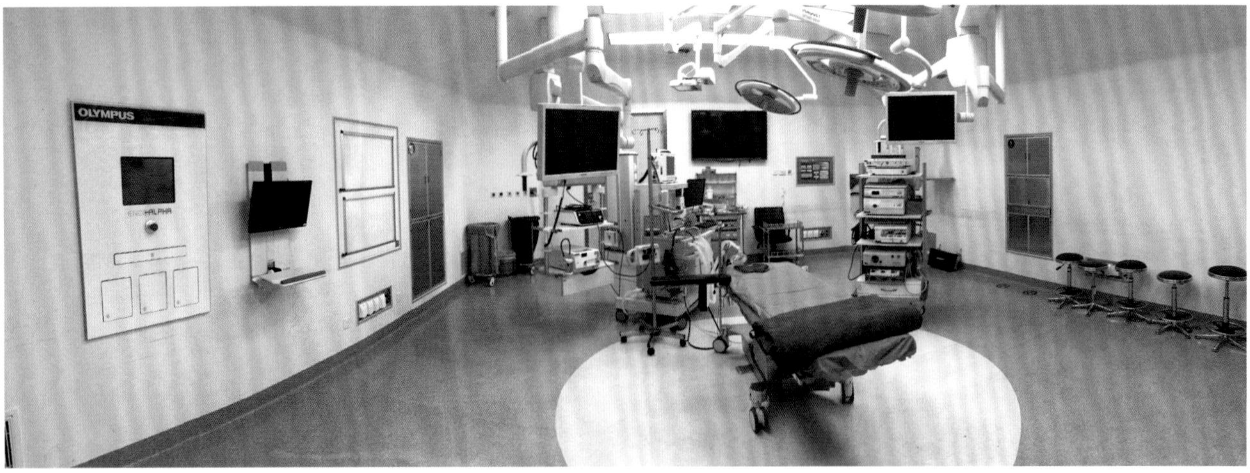

图 2-1　腹腔镜手术间

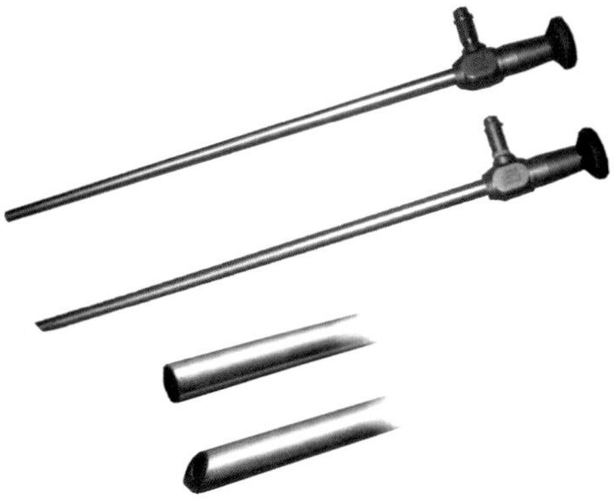

图 2-2 0°镜和 30°镜

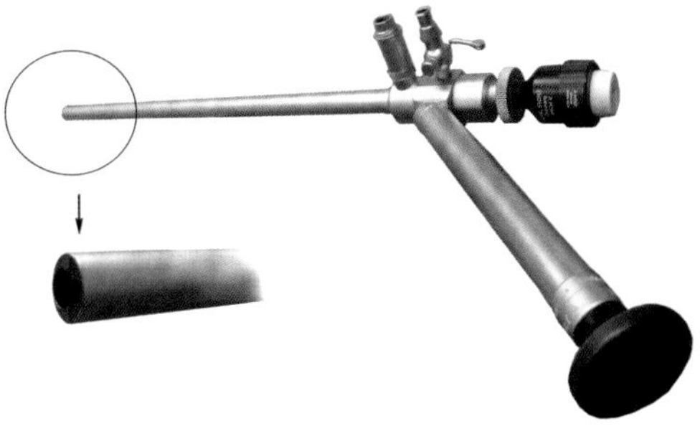

图 2-3 带操作通道的腹腔镜镜头

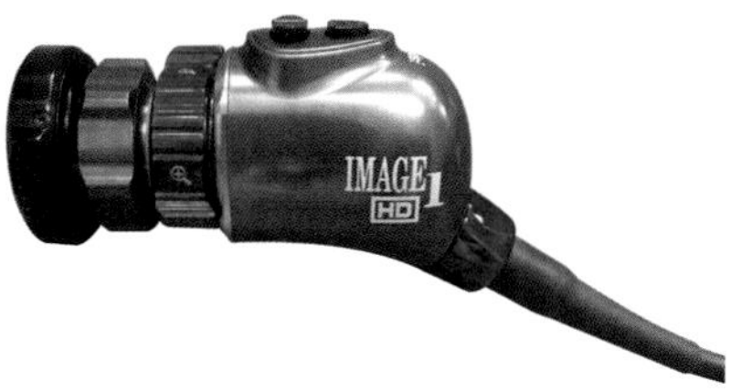

图 2-5 高分辨率摄像头

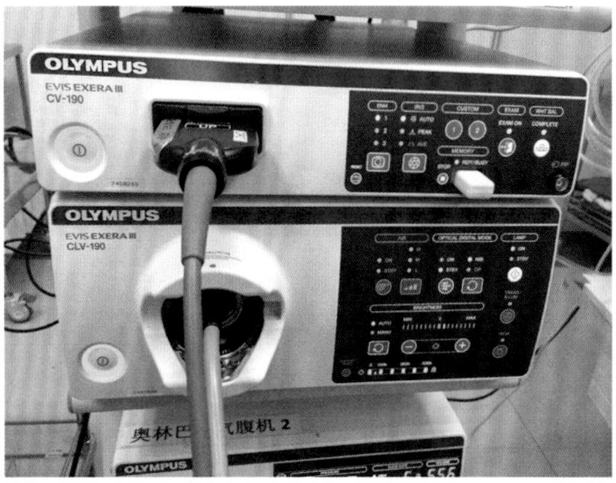

图 2-6 信号转换器(上方机器)

从而达到减少一个腹壁操作孔的目的,进一步减少手术创伤,可用于简单的单孔腹腔镜手术,如阑尾切除术等。但这种镜头因器械与视野同时运动,视野不稳定,不适用于复杂的手术操作。

2. 光源 腹腔镜均使用冷光源(图 2-4),包括冷光源机和导光纤维。目前光源多为 300W 氙灯,它具有接近自然光的发光光谱,范围包括从紫外线到红外线。冷光源连接后必须调整“白平衡”,以保证真实色彩传导。

3. 摄像机及监视器 摄像机包括摄像头(图 2-5)、连接线和信号转换器(图 2-6)。摄像头与腹腔镜镜头连接,形成的电信号被信号转换器转换为视频信号,输出到监视器上。腹腔镜视野图像用监视器显示,外科医生通过观察监视器进行操作。超高分辨率显示器和摄像头可以提供超高清宽屏图像,目前已普遍使用(图 2-7)。现在已有一体化设计的高清电子腹腔镜,集腹腔镜镜头、光源和摄像头于一体,具有免调焦、减少连接,降低工作干扰的优势(图 2-8)。

目前普遍使用的成像和监视系统仍是二维成像,三维成像系统(3D)近年正在逐步应用于临床。与常规腹腔镜和开放手术相比,3D 高清成像的优势在于,还原了真实视觉中的三维立体手术视野,而且

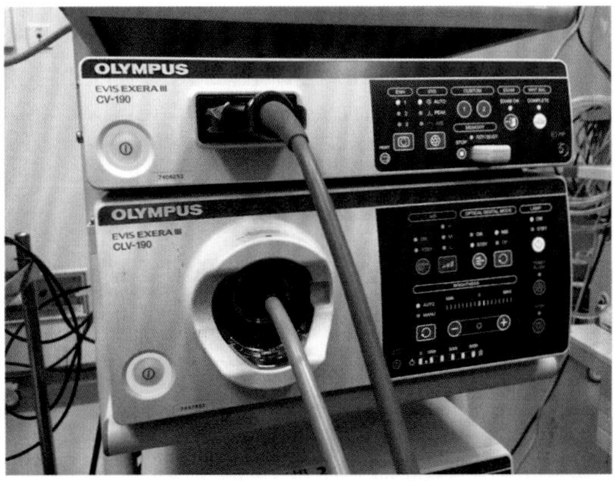

图 2-4 冷光源(下方设备)

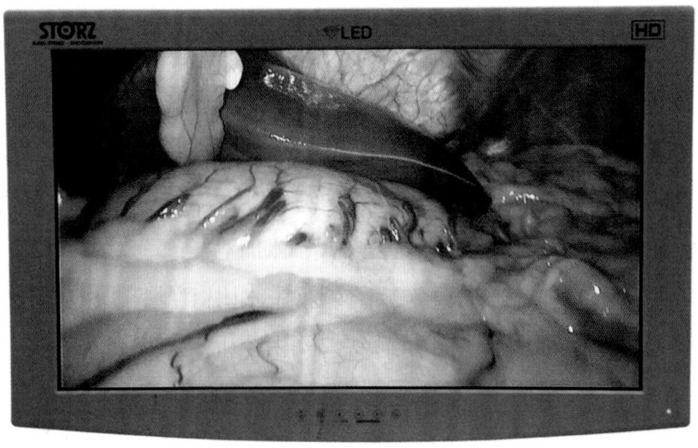

图 2-7 16 : 9 宽屏高清图像

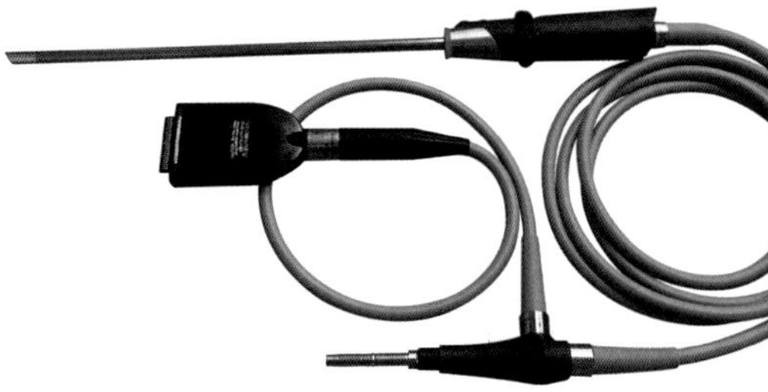

图 2-8 一体化高清电子腹腔镜

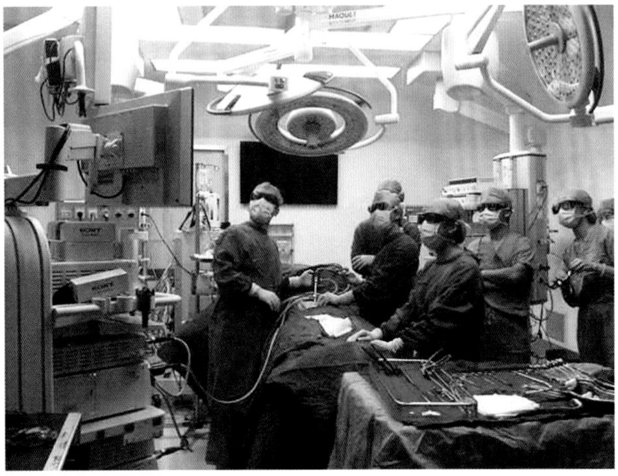

图 2-9 3D 腹腔镜手术

具有放大作用，更有助于医生进行精确操作（图 2-9）。目前主流的 3D 成像系统尚需佩戴辅助设备（3D 眼镜、头盔等），观看时间长时可能使人产生眩晕恶心感，目前已有裸眼 3D 设备进入临床应用，克服了这一缺陷。

二、气腹设备

腹腔镜胃肠外科手术要求充足的腹腔内操作空间，需要通过稳定的人工气腹来实现。气腹由气腹机（图 2-10）经套管向腹腔内充气来建立和维持，并实时监测腹腔内压力，以保证安全。成人腹腔镜手术的气腹压力多选择在 10~15mmHg，儿童多维持在 9~12mmHg，另还需根据患者体型、年龄及术中实际情况等酌情调整。气腹使用的气体应该无色、无毒、不会燃烧，目前普遍使用的是二氧化碳（CO_2）。CO_2 气腹会对患者机体产生各种生理或病理影响，如 CO_2 分压升高、皮下气肿、深静脉血栓等，主要与 CO_2 吸收和气腹压力有关，外科医生和麻醉师都必须了解这些因素，以观察和避免可能的并发症。

三、冲洗吸引设备

在腹腔镜胃肠外科手术中，术野常有积血、积

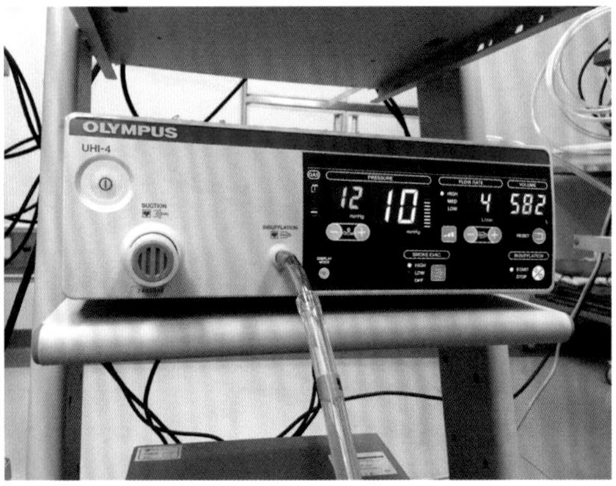

图 2-10 气腹机

液、烟雾等，造成术野不清，故冲洗吸引设备即成必备（图 2-11）。腹腔镜吸引器要求有足够的长度，通过套管进入腹腔，可探及术野各个部位，后端连接吸引管和冲洗管，通过一个可单手控制的双向阀门转换功能，进行有效的吸引和冲洗。

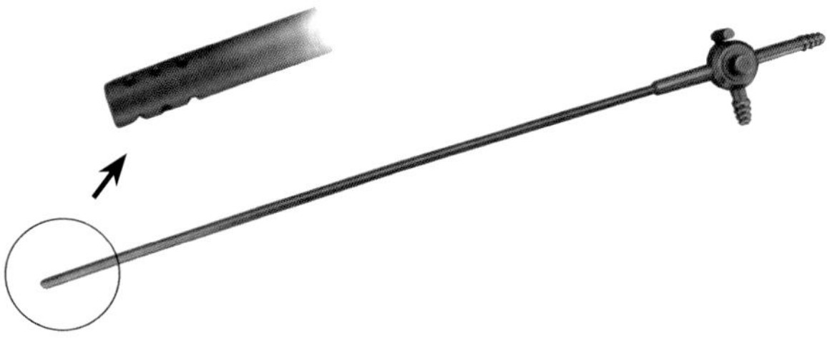

图 2-11 冲洗吸引器

四、手术器械

腹腔镜胃肠外科手术通过腹壁套管置入长柄器械在腹腔内操作，故要求器械轻便易控，有足够长度，能单手操作，主要包括建立腹壁通道的器械、分离和钳夹器械、切割和吻合器械、血管结扎器械、缝合器械、腹腔内拉钩等。

1. 气腹针　建立气腹有闭合式和开放式两种方法，前者需使用 Veress 针（图 2-12）。针的长度为 10~15cm，外径 2mm，内有针芯。针芯中空、前端圆钝有侧孔，可以通过针芯注水、注气和抽吸。针芯尾部有弹簧保护装置，穿刺腹壁时，针芯遇阻力退回针管内，由外鞘顶端的锋利边缘切割组织刺入腹壁，在穿透腹壁进入腹腔的一瞬，阻力消失，圆钝的针芯头弹出，超过外鞘顶端，可避免损伤腹腔内脏器。

2. 套管（trocar）　各类套管是腹腔镜手术建立腹壁通道的基本器械，大多包括穿刺锥和套管两部分。穿刺锥尖端呈三角锥形或圆锥形，有的带有可

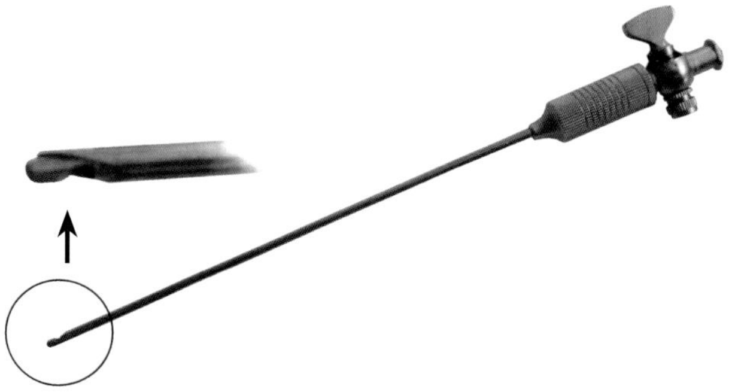

图 2-12　气腹针

伸缩刀片。腹腔镜手术使用的穿刺套管上都有弹性活瓣，可容器械通过，并因弹力与器械杆紧密贴合，器械退出后即因弹力闭合，以免漏气。目前常用的套管直径有 3mm、5mm、10mm 和 12mm 几种，按材料不同有金属套管（图 2-13）和塑料套管。有些金属套管芯内有弹簧保护装置，穿刺腹壁时，穿刺锥尖端遇阻力退回管内，由芯外鞘顶端的锋利边缘切割组织进入腹壁，在穿透腹壁进入腹腔的一瞬，阻力消失，钝头锥尖弹出，超过外鞘顶端，避免损伤腹腔内脏器。塑料套管穿刺锥尖端较钝，安全性较好，为弥补其穿刺力度，部分产品穿刺锥尖端带有可伸缩的刀片，刀片推出时需严格在腹腔镜监视下操作，避免误伤。一些套管尾部需连接转换帽，配合不同直径器械使用。套管在腹壁的固定非常重要，手术中频繁出入器械容易导致套管脱出，影响手术进度。金属套管可通过缝线固定于腹壁，塑料套管管身上有螺纹设计，可良好地固定于腹壁。可视化套管可以实现穿刺过程全程监视，提高了放置套管的安全性，专用的可视套管管芯有手柄和透明锥尖设计，便于操作。一些套管有可插入腹腔镜的透明管芯，也可以进行可视化穿刺（图 2-14）。

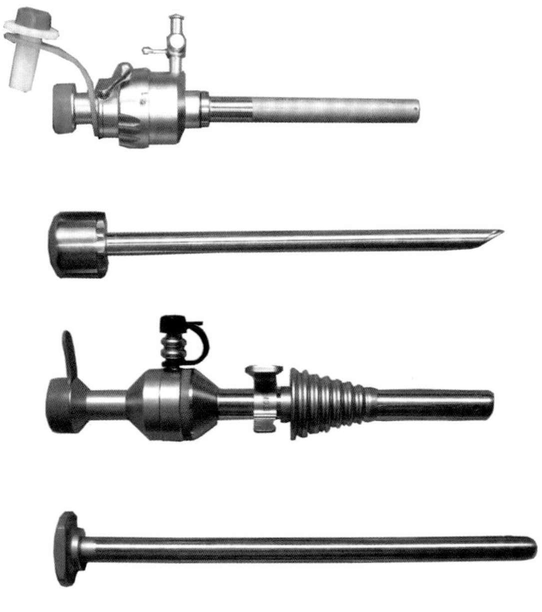

图 2-13　金属套管

(1)

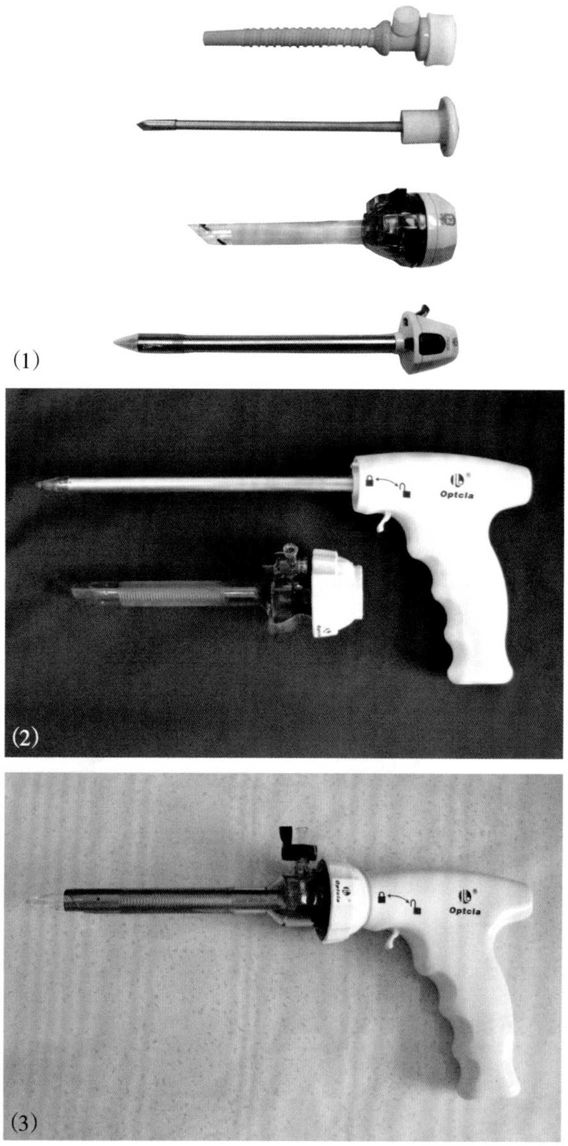

图 2-14

(1) 塑料套管；(2) 专用可视化套管，管芯有手柄和透明锥尖；(3) 可视化套管组合后

3. 分离和钳夹器械　腹腔镜器械一般由手柄、可旋转的杆和各种端头组成（包括肠钳、分离钳、抓钳等）。端头都可随杆作 360° 转动，器械都可用手柄单手操作。手柄和器械杆都是绝缘部分，避免在带电操作时损伤其他组织。手柄上有接电插头，通电时可用金属端头进行电凝止血、电切等操作。分离钳是最常用的器械，有直钳、弯钳、尖头、钝头等多

种选择，用于钳夹、钝性分离、止血、打结等操作（图2-15）。抓钳用于钳夹、抓持组织，分为无创和有创两种，钳口咬合部有锯齿状、双齿状等（图2-16）。无创抓钳用来抓持需保留的肠管、系膜等组织，有创抓钳用于钳夹粘连带、需切除的脏器等。另有一些特殊用途的抓钳，如钉砧钳用来抓持圆形吻合器钉砧头的中心杆，以便与抵钉座接合（图2-17）。一些器械手柄带有锁扣，需长时间使器械端头处于闭合状态时，上紧锁扣可减轻长时间握持动作引起手部疲劳（图2-18）。所有腹腔镜器械在使用时都应力求动作精细准确，力度适当，即使是无损伤抓钳也应轻柔操作，不可使用暴力，以免引起损伤。

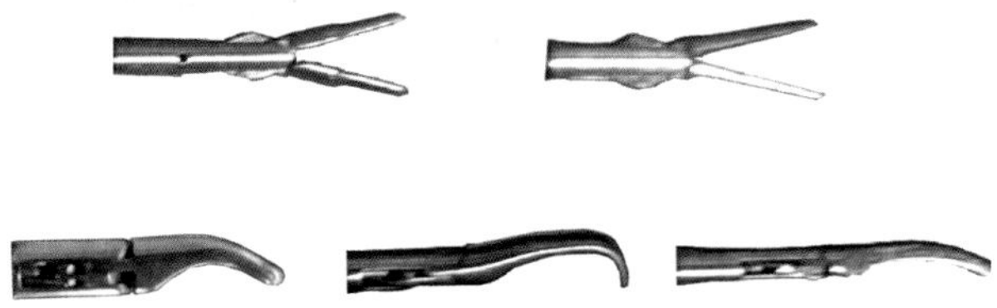

图2-15　各种分离钳

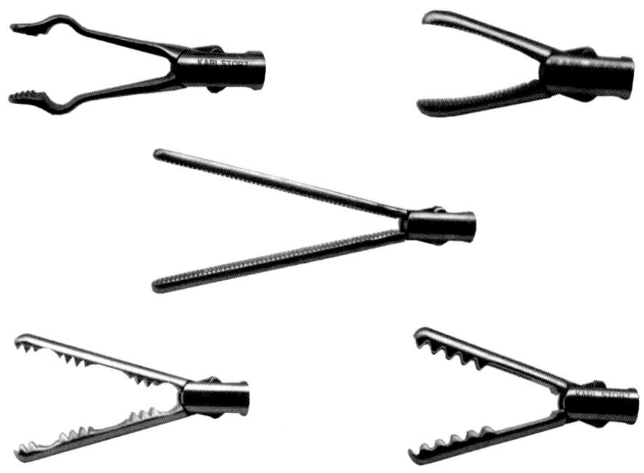

图2-16　各种抓钳

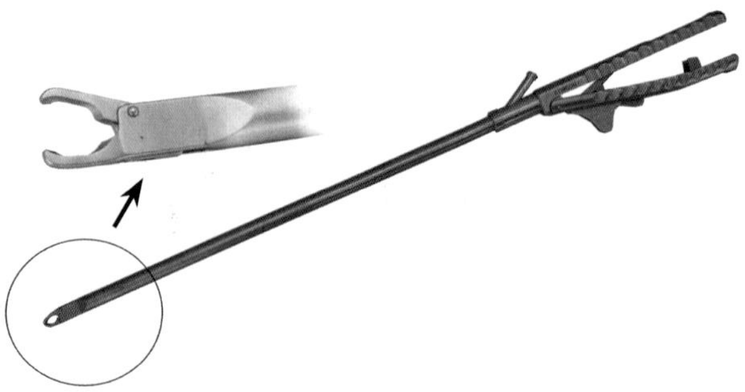

图2-17　钉砧钳

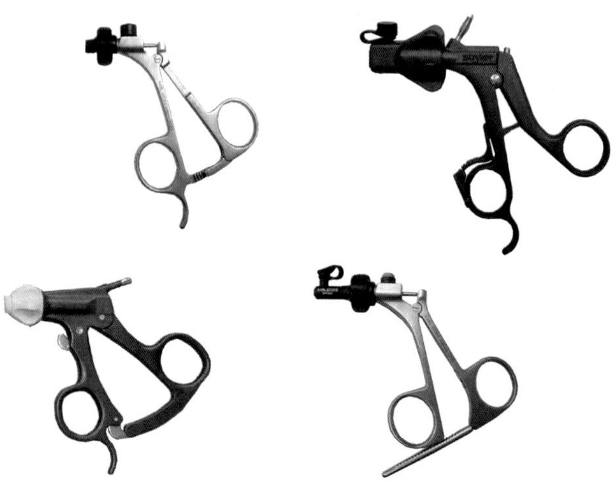

图2-18　带锁扣的抓钳

4. 剪刀　腹腔镜剪刀（图2-19）在胃肠外科手术中经常用到，如锐性分离粘连、剪线、离断血管等。剪刀头有各种形状，可接电极，在剪断同时进行电凝止血，或电切组织。

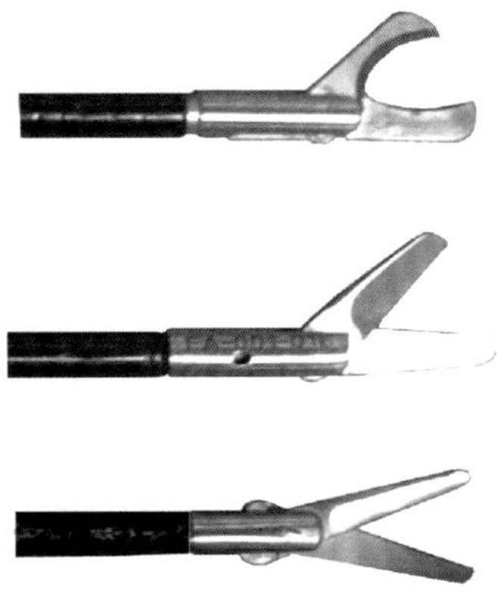

图2-19　各种形状的剪刀头

5. 电钩　常用于组织的分离、切开、电凝止血，杆身绝缘，仅尖端带电（图2-20）。

6. 血管夹和施夹器　施夹器和血管夹（图2-21）主要用于血管的夹闭结扎，如肠系膜下血管的结扎。目前有单发和自动多发的施夹器（图2-22），杆身直径有5mm和10mm两种，端头均可360°旋转，方便

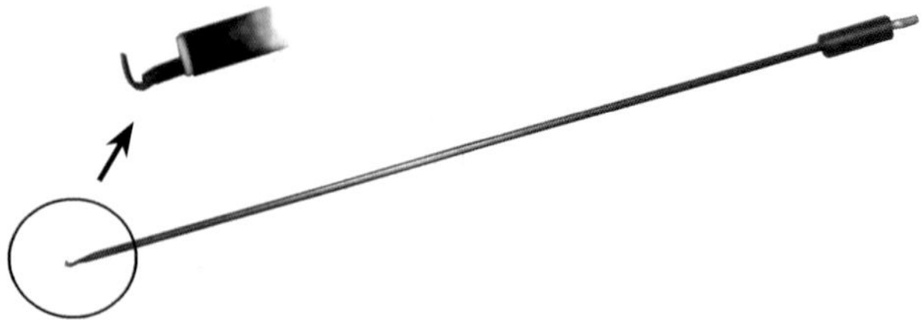

图2-20　电钩

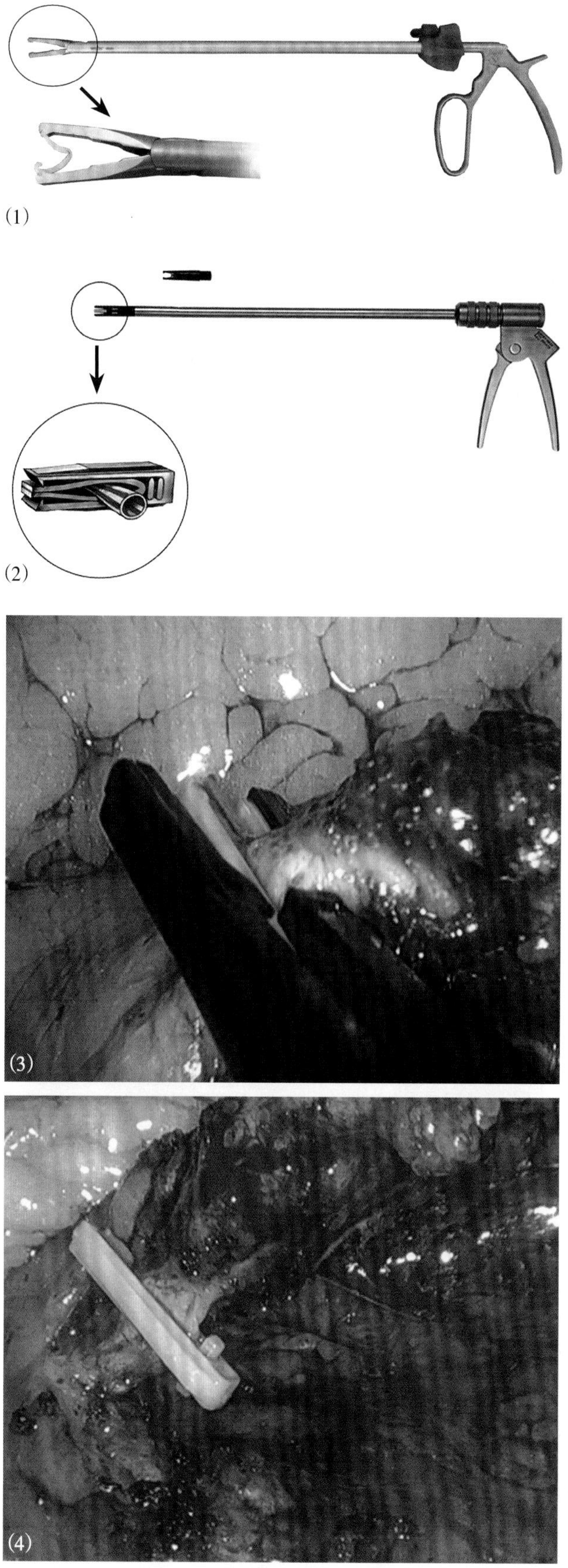

图 2-21　施夹器与血管夹

(1)不可吸收血管夹;(2)可吸收血管夹;(3)(4)可吸收血管夹夹闭肠系膜下动脉

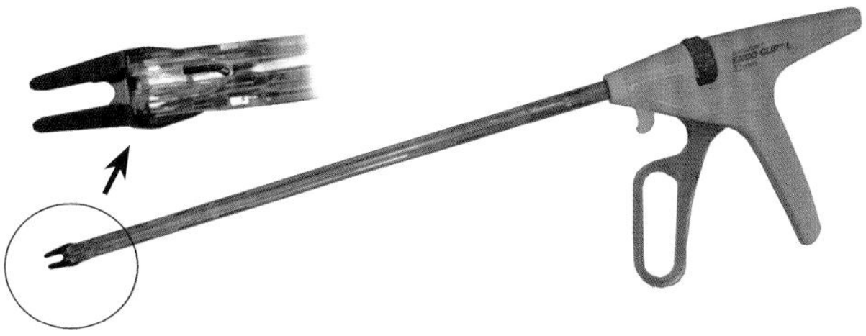

图 2-22　多发钛夹施夹器

从各种角度放置血管夹。血管夹的材料有聚乙醇酸、不锈钢、钛等,现在已广泛使用可吸收材料的血管夹。血管夹有不同大小以匹配各种直径的血管。血管夹在夹闭前应确认所夹组织,扣合式夹的尖端扣合部应跨过拟夹闭的范围而露出,切实闭合,避免钩挂近旁组织,造成扣合不稳固,影响安全性。有些可吸收血管夹可以不必将血管完全裸化游离,也可以切实夹闭,降低了分离血管的难度。结扎重要血管时近端可放置两个血管夹双重闭合,以保证安全,血管夹距断端应有一定距离,以免脱落。

7. 持针器　腹腔镜持针器(图 2-23)手柄处有锁定装置,扣紧后端头可稳定抓持缝针。持针器有很多种类(图 2-24),术者可依自己的习惯选择。

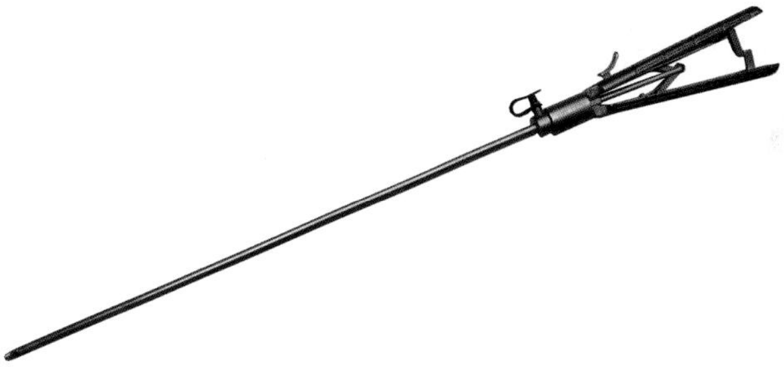

图 2-23　持针器

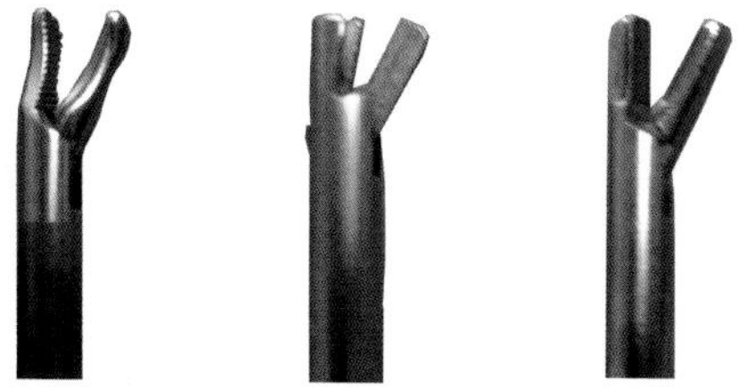

图 2-24　各种持针器

8. 拉钩　腹腔镜胃肠外科手术常需各种腹腔内拉钩来暴露术野(图 2-25,图 2-26),如常用的扇形拉钩,其手柄后端旋钮可改变扇形的张开度和弯曲角度,适用于较为固定的器官,如在女性腹腔镜直肠癌手术中用来拨开子宫。小肠长度长,游离度大,

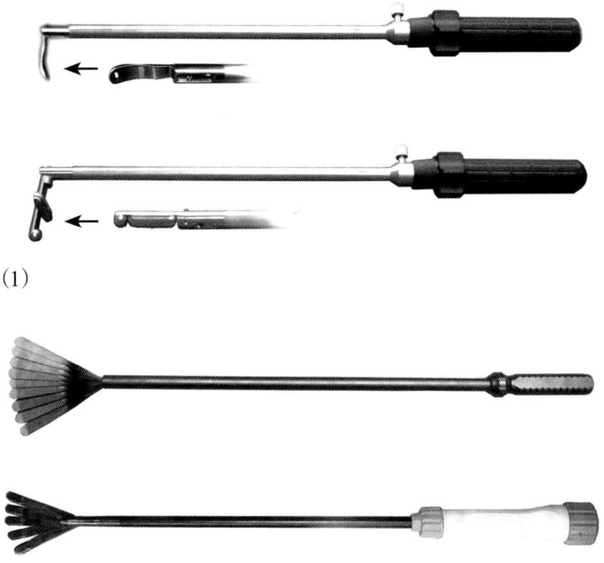
(1)
(2)

图 2-25　腹腔镜手术拉钩

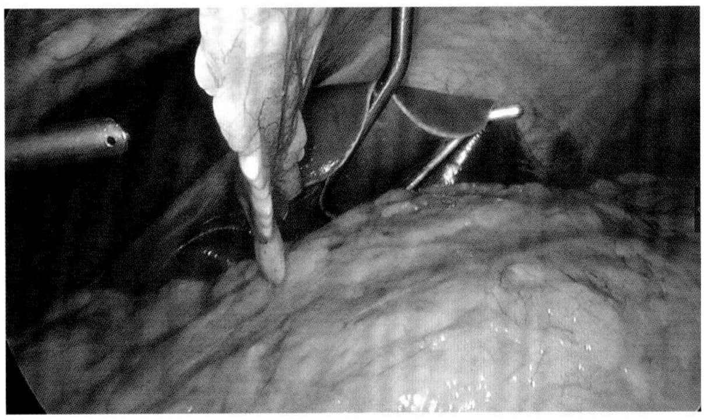

图 2-26　腹腔镜手术肝叶拉钩

在胃肠道手术中常影响术野暴露，目前尚无理想牵开器适用于小肠，一般通过改变患者体位，使肠管因重力作用离开术野，同时使用无损伤抓钳辅助牵开。

9. 标本袋　腹腔镜手术切除的肿瘤或感染标本必须装入标本袋后再取出，以避免造成肿瘤种植或感染扩散。标本袋有不同大小和材质可以选择，可折叠后经套管送入腹腔，袋口设置有活结线绳，可在腹腔镜下用器械牵拉以收紧袋口。有带手柄的标本袋袋口固定在金属环上，金属环连接手柄，将标本袋经套管送入腹腔后，金属环弹开，袋口打开，手柄可帮助将标本放入袋中，拉紧连接金属环的牵引线，袋口即从金属环上撕脱并收紧关闭，使用方便（图 2-27）。

10. 超声刀　超声刀是腹腔镜胃肠外科手术最重要的器械之一。超声刀设备由超声频率发生器（图 2-28）和手持部分组成（图 2-29）。发生器将电信号

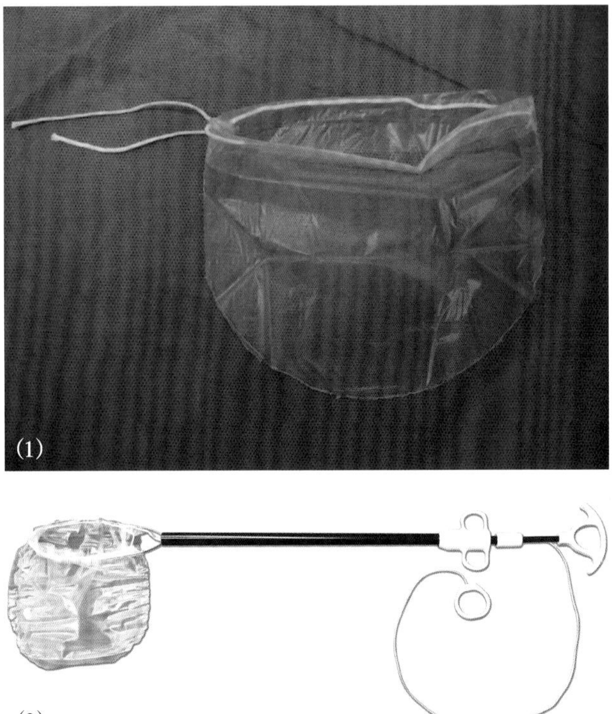
(1)
(2)

图 2-27　标本袋
（1）普通标本袋；（2）带手柄标本袋

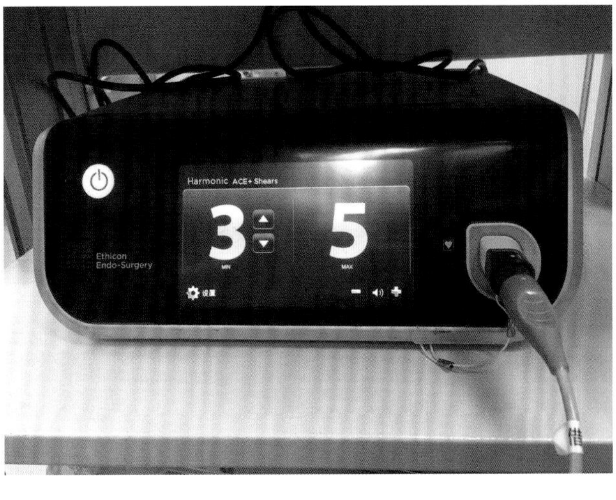

图 2-28　超声频率发生器

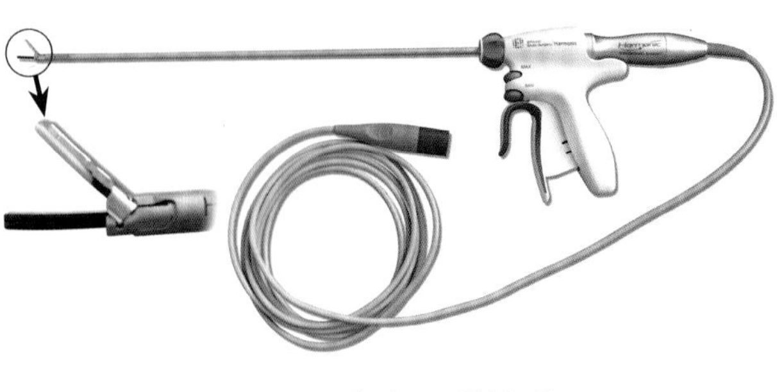

图 2-29　超声刀手持部分

传到手持部分，通过换能器转变成超声振动机械能，手持部分的声学装置可将来自换能器的超声频率成倍扩大，使超声刀头以55.5kHz的频率进行机械振荡，机械能转换成热能，可使组织凝固，达到切割、分离及止血的目的。超声刀对5mm以下血管均可有效止血，从而减少大量转换器械、放置血管夹和打结结扎的时间，并减少烟雾产生，减少镜头污染，大大提高手术效率。现在无线超声刀系统正逐渐应用于临床，其将超声频率发生器整合在手持部分，从而无须线缆连接手术台下设备，可避免连线的拖拽纠缠，减少安装时间，使台上器械传递安全便捷。手持部分装有充电电池，电信号可通过整合的换能器转变成超声振动机械能（图2-30）。

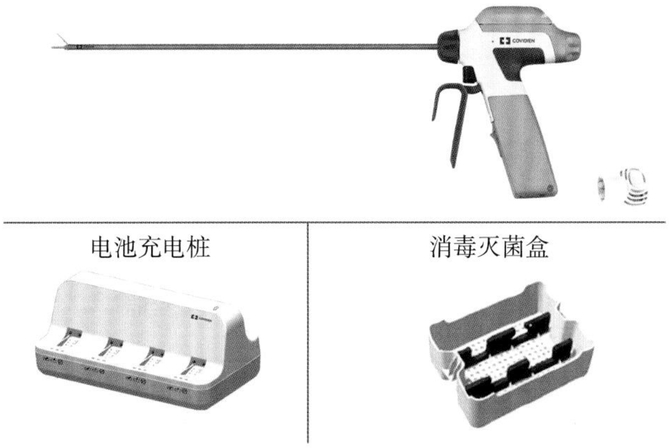

图2-30　无线超声刀

11. Ligasure血管闭合系统　Ligasure血管闭合系统也叫电脑反馈控制双极电刀系统（feedback-controlled bipolar），是对双极电刀系统改进的成果。虽然通过Ligasure刀片之间的电压大大低于传统双极电刀，但Ligasure刀片与组织的接触面积明显大于传统双极电刀，因此可使更大的电流通过。主机可以通过反馈控制系统感受刀片之间靶组织的电阻抗，当组织凝固到最佳程度时，系统自动断电。Ligasure血管闭合系统是应用实时反馈和智能主机技术，输出高频电能，结合电刀片之间的压力，使组织胶原蛋白和纤维蛋白熔解变性，从而使血管壁熔合形成一透明带而永久闭合（图2-31、图2-32）。Ligasure可闭合直径7mm以内的血管，闭合组织中的血管时无须过多分离，形成的闭合带可以抵御超过三倍正常人体收缩压的压力，且闭合速度较快，无烟雾，无异味，不产生炭化，闭合时局部温度不高，热扩散少，热传导距离仅1.5~2mm，对周围组织无损伤。

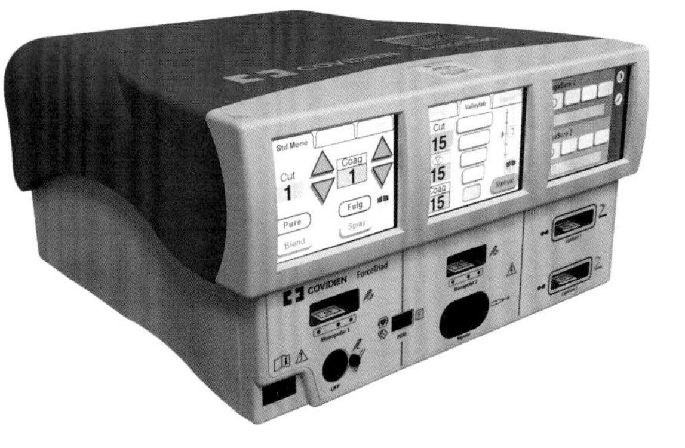

图2-31　Ligasure智能主机

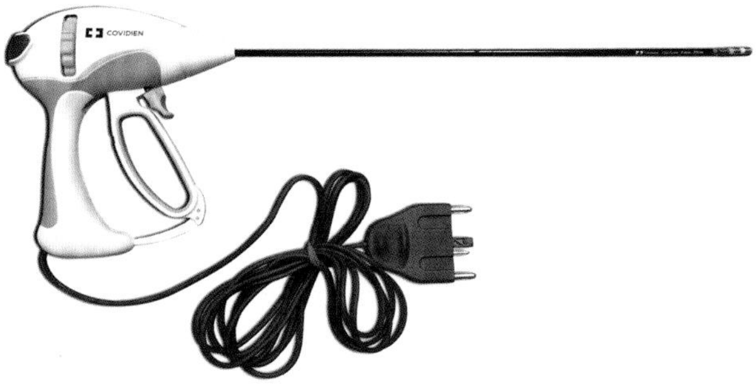

图2-32　Ligasure手持部分

12. 腹腔镜直线切割闭合器　腹腔镜直线切割闭合器是胃肠外科手术的重要器械，主要用于切割和关闭胃、肠管等空腔脏器，还可用来闭合大血管。直线切割闭合器激发时，钉仓中的刀片将组织切开，同时切线两侧各三排钉合钉将切开的组织钉合。钉仓长度有30mm、45mm、60mm等规格，用于不同宽度组织的钉合，钉合钉钉脚高度亦有不同选择，可根据组织厚度选用，以保证切实的闭合。腹腔镜直线切割闭合器需通过12mm套管进入腹腔，部分型号头端可以弯曲，以尽量使切割闭合线与肠管垂直，避免闭合线成角，影响闭合端血运和后续操作（图2-33）。现已有电动腹腔镜直线切割闭合器应用于临床，通过电动机械装置自动出刀，降低了手动操作时的头端晃动和手部疲劳，具有较高的稳定性和操控性（图2-34、2-35）。

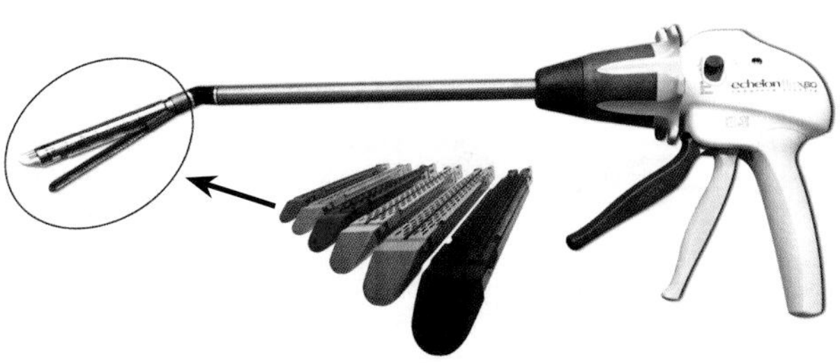

图2-33　腹腔镜直线切割闭合器

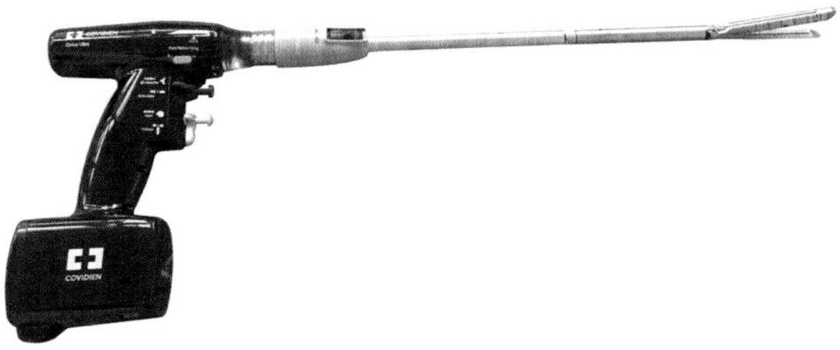

图 2-34 电动腹腔镜直线切割闭合器

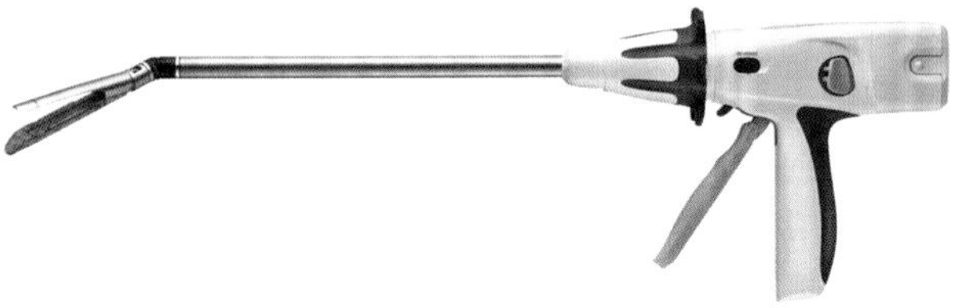

图 2-35 电动腹腔镜直线切割闭合器

13. 圆形吻合器 圆形吻合器用于空腔脏器之间的吻合，如胃空肠吻合、结直肠吻合等。吻合器的闭合直径有 21mm、25mm、28mm、31mm、33mm 等规格，并有不同的钉脚高度适合不同厚度的组织钉合（图 2-36），根据轴身弯曲与否分为直轴型和弯轴型两种，胃肠外科使用较多的是弯轴型，因其可适应解剖学自然弯曲，在直肠手术中有重要作用。一些圆形吻合器带有组织压缩厚度指示窗，可观察吻合组织的压缩情况以及成钉高度（图 2-37）。此外，尚有加长杆身的弯轴型圆形吻合器，适合于消化道深部吻合操作（图 2-38）。经口输送钉砧的圆形吻合器，其钉砧与导管一端相连，导管另一端经口送入食管，穿出食管残端后将导管剪断，即可将钉砧和吻合器接合完成吻合，适用于食管与消化道吻合的手术，降低了此类操作的难度，提高了安全性，也为胸腹腔镜联合进行微创食管癌、贲门癌手术创造了条件（图 2-39）。圆形吻合器采用钛合金高强度钉合钉，钉脚高度有 3.5mm、4.8mm 等，吻合完成后钉合钉成型侧面呈 B 形，止血及吻合效果可靠（图 2-40）。

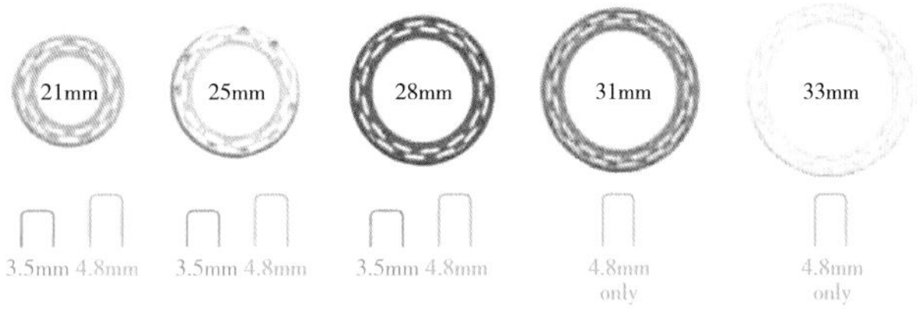

图 2-36 圆形吻合器规格

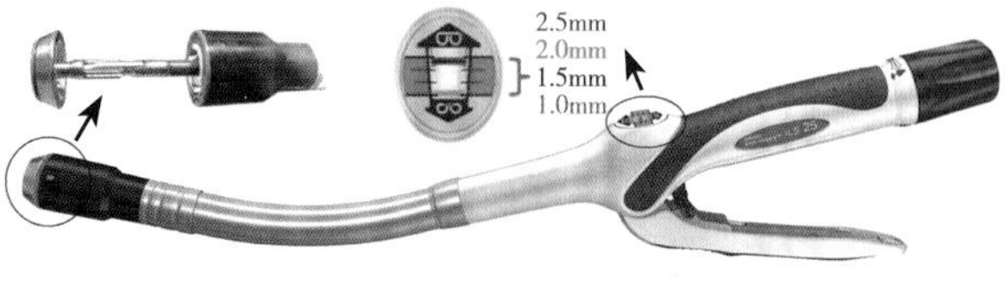

图 2-37 可见成钉高度的圆形吻合器

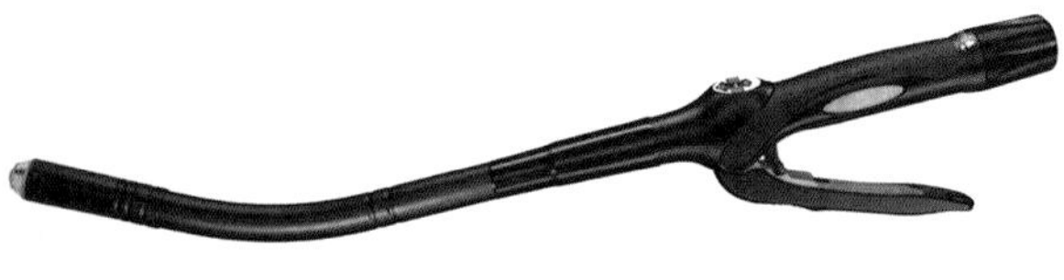

图 2-38 加长杆身的弯轴型圆形吻合器

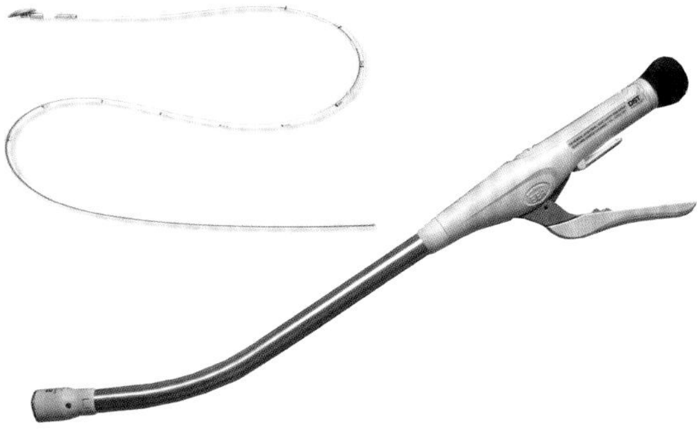

图 2-39 经口输送钉砧的圆形吻合器

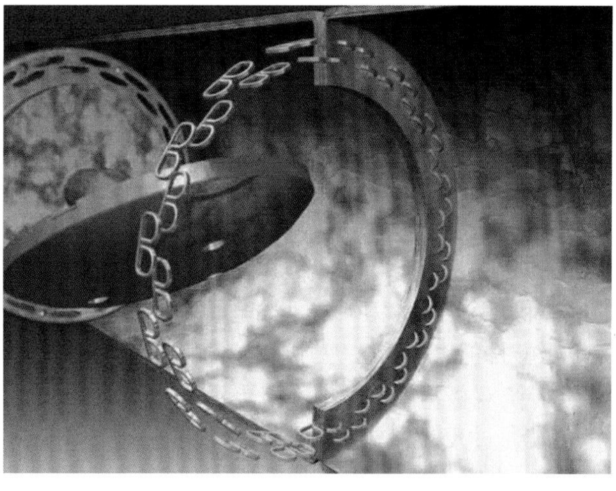

图 2-40 圆形吻合器吻合完成后示意图

14. 腹腔镜疝修补钉合器（疝钉枪） 腹腔镜疝修补钉合器（图 2-41）主要用于疝补片的固定。常用的钉合器可通过 5mm 套管，钉合钉呈螺旋状或矛头状，有金属材料和可吸收合成材料。放置疝钉时需注意避免神经和血管损伤。

15. 腹壁缝合器 腹腔镜手术常用的腹壁缝合器为 Endoclose 针（图 2-42），用于缝合套管孔、腹壁疝缺损等，还可用于腹腔内疝补片与腹壁的缝合，及

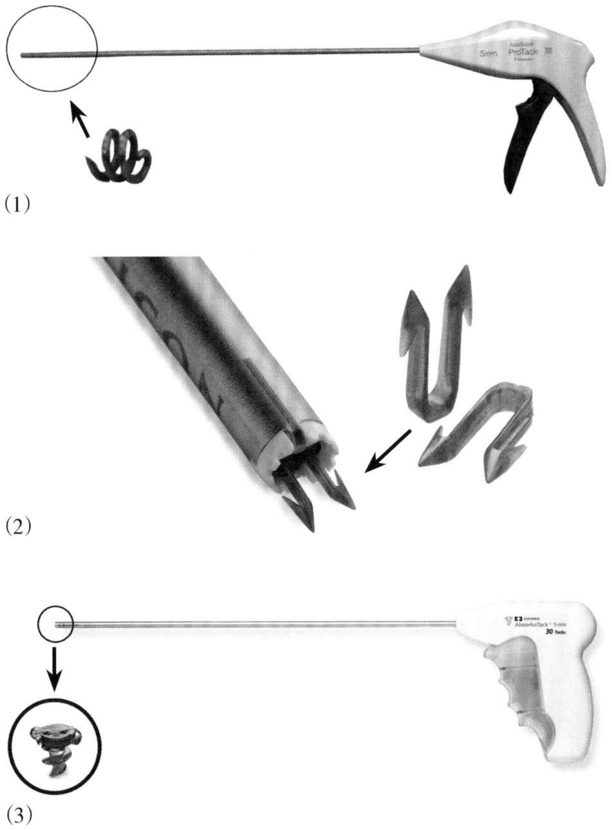

图 2-41 腹腔镜疝修补钉合器及钉合钉
(1)金属螺旋钉;(2)可吸收矛头钉;(3)可吸收螺旋钉

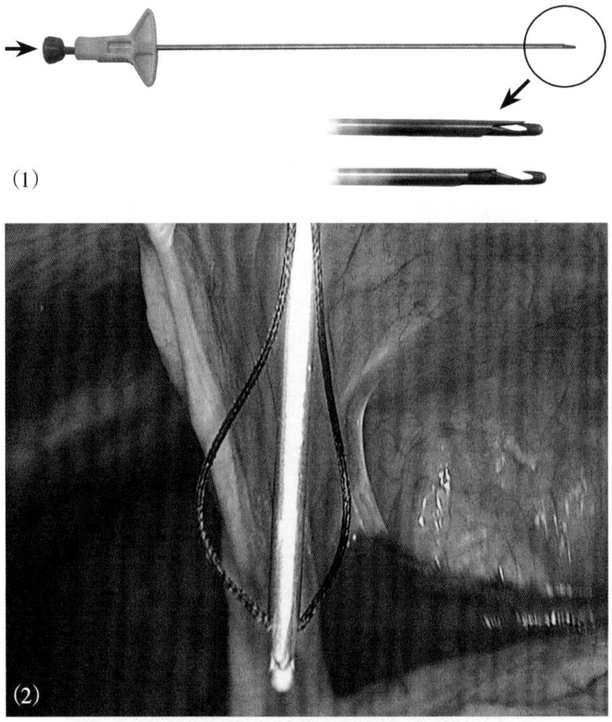

图 2-42
(1)Endoclose 针;(2)Endoclose 针在腹腔内带线

小儿腹腔镜疝囊高位结扎术带线。该针顶端有可推开的带线孔,可在腹腔镜监视下带线穿刺进入腹腔,将缝合线放开留在腹腔内后退出,再从另侧空针刺入腹腔,利用带线孔带住缝线拉出腹腔打结,完成切实的腹壁全层缝合。用于小儿腹腔镜腹股沟疝囊高位结扎术时,带线在腹膜外环绕内环口。用于腹腔镜疝修补术腹腔内补片缝合时,可将预置于补片上的缝线带出腹壁打结。

16. 腹腔镜自动缝合器　腹腔镜下缝合操作是难度最大的技术,很多医生难以掌握熟练。腹腔镜自动缝合器(Endo Stitch)(图 2-43)可在一定范围内简化镜下缝合操作。该器械通过端头两持针臂交替接针完成缝合,避免了普通持针器操作角度受限的困难,也降低了缝针误伤其他脏器的风险。但需在平面上缝合时,尚不能完全替代传统持针器。

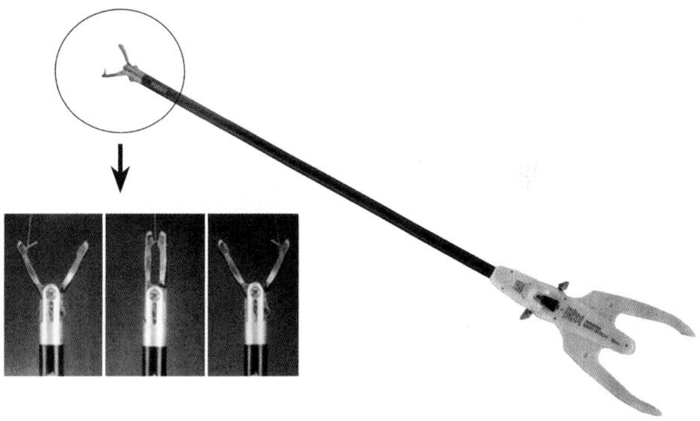

图 2-43 腹腔镜自动缝合器

17. 免打结缝线　免打结缝线是一种双向带倒刺缝线,可免去外科手术中繁琐的打结操作。缝线表面 360°分布着 DNA 螺旋式倒刺,倒刺间距 0.8~0.98mm,可实现连续缝合,通过倒刺锚定组织,无须打结。相对于传统打结,极大地节约了手术时间,且缝合后张力分布均匀,有利于组织愈合。特别对腹腔镜下的缝合操作,如腹腔镜下胃肠道吻合、穿孔修补等,避免了难度较大的镜下打结,并可安全稳定地保持每一针缝合的张力,避免松脱,显著简化和易化手术,提高安全性,具有极大的优势(图 2-44)。

18. 腹腔镜手术专用纱条和器械袋　腹腔镜手术专用纱条是必备器材,安装有钽线(X 线显影),折叠整齐,边缘轧线,不留絮边,在术中作用非常重要。现有可以通过 10mm 和 5mm 套管的成品纱条。纱条在术中可以随时用来压迫小的渗血,或血管出血时临时压迫止血,也可由器械夹持作钝性分离,或协助挡开肠管等组织器官,暴露术野。术野出血较多

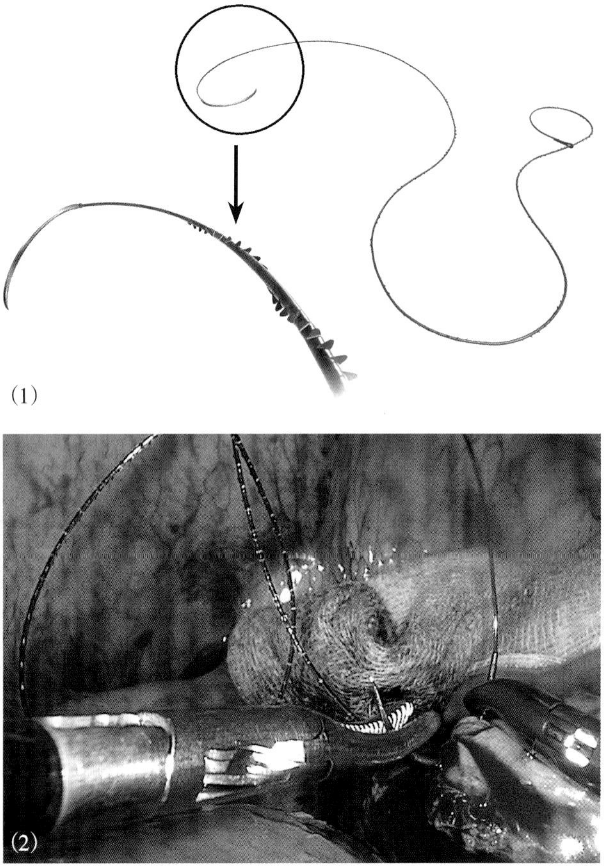

图 2-44
(1)带倒刺的免打结缝线;(2)用倒刺线修补十二指肠球部穿孔

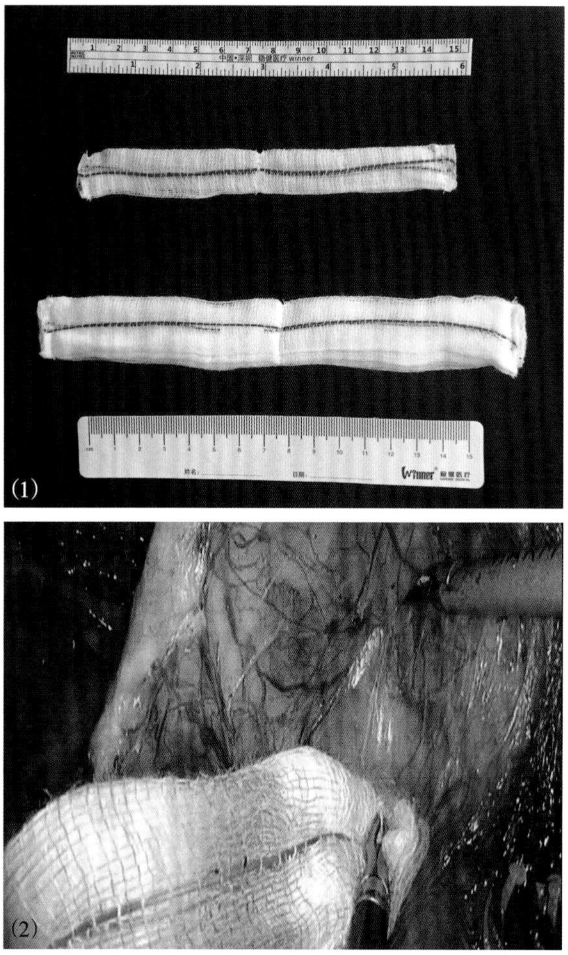

图 2-45
(1)可经 5mm 和 10mm 套管置入的腹腔镜手术专用纱条;(2)夹持纱条作钝性分离

时,白色纱条的置入有利于改善血液造成的视野变暗。在腹腔镜胃肠肿瘤根治等大手术中,都需常规置入专用纱条于术野旁边,随时取用。因专用纱条体积较小,进出腹腔时应注意计数(图 2-45)。

腹腔镜手术专用器械袋用于术中台上器械管理,因腹腔镜手术需使用多种长柄器械,腹腔镜及超声刀等还需连线,台上器械管理不同于开腹手术。专用的器械插袋可以方便医生随时将更换的器械插入袋中,避免掉落、污染或影响台上操作,也方便随时取用,令台上整洁有序(图 2-46)。

19. 腹腔镜单通道手术器械　腹腔镜单通道手术(laparo-endoscopic single-site surgery,LESS)是腹腔镜外科追求进一步减少腹壁创伤的产物。通常是在脐部做一个小切口进入腹腔,通过该孔置入一个多通道的 LESS 专用软质构件(图 2-47),该构件具有伸缩性,可接气腹管,并能通过 12mm 和 5mm 等不同直径的器械实施手术(图 2-48),术后脐部切口愈合回缩后腹壁外观几乎无瘢痕。目前已经可以通过 LESS 完成胆囊切除、阑尾切除、结直肠癌根治手

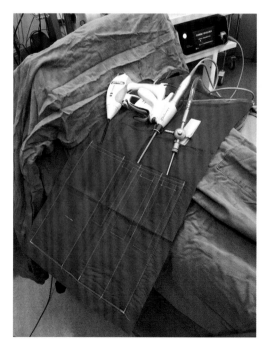

图 2-46　腹腔镜手术专用器械袋

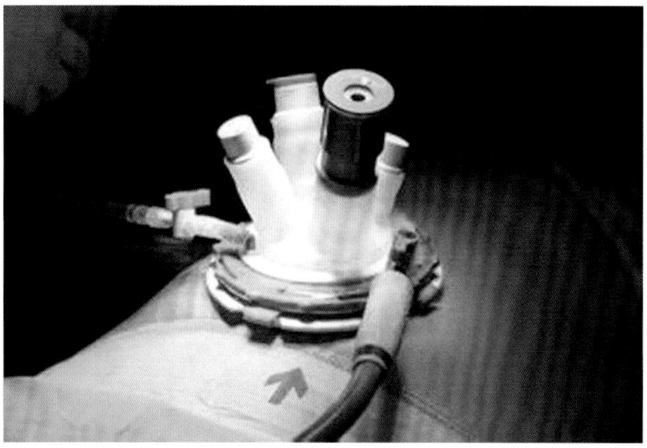

图 2-47 LESS 软质构件和套管

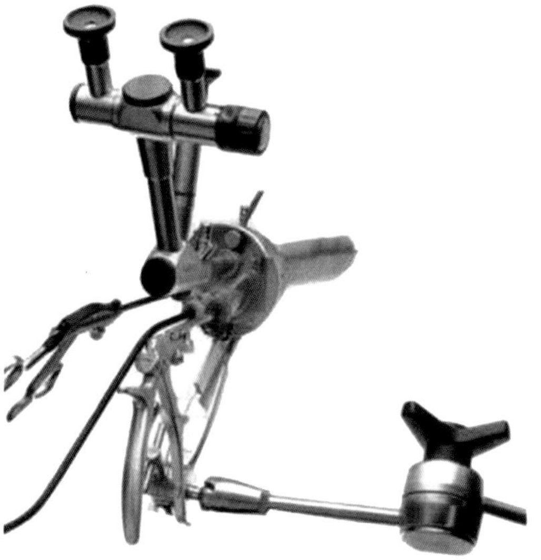

图 2-49 TEM 专用直肠镜、双目镜和固定装置

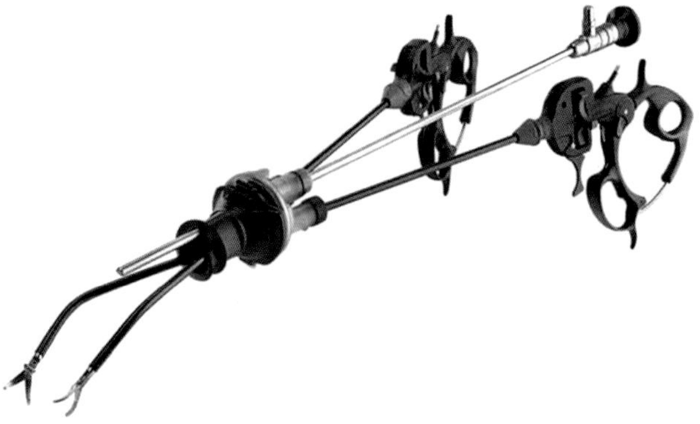

图 2-48 LESS 手术示意图

术等。当然,降低创伤的代价是手术难度的提高,LESS 手术的器械操作自由度比普通腹腔镜手术大大减小,外科医师需在狭小范围内进行精细操作,故LESS 目前并没有得到广泛应用,但随着手术例数的增多,其改进和效能评价也会随之进展。

20. 经肛门内镜显微外科手术和经肛门内镜手术器械 经肛门内镜显微外科手术(transanal endoscopic microsurgery,TEM)由德国医生 Buess 在 20 世纪 80 年代发明,适用于直肠中上段良性小肿物和一些早期恶性肿瘤,是一种局部切除手术。手术设备包括专用的直肠镜、双目镜(提供放大的三维视野,操作纵深感和精确度更佳)和固定装置(图 2-49)。其直肠镜带有四个橡胶套密闭的操作孔,可放入各种器械进行操作,器械有专用的持针器、针式电刀等(图 2-50)。经肛门内镜手术(transanal endoscopic operation,TEO)与 TEM 区别在于用腔镜镜头代替了双目镜,连接监视器,类似于腹腔镜手术的操作模式,有利于术中多人讨论和教学观摩,医生不用弯腰直视目镜,操作姿态较为自由放松,但目前仅提供二维图像(图 2-51)。

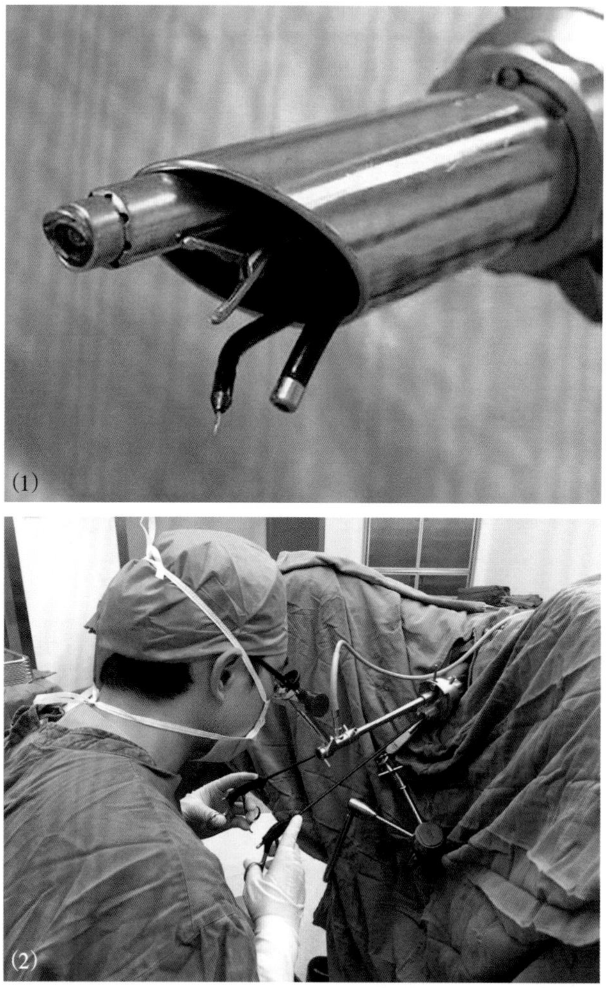

图 2-50
(1)TEM 专用直肠镜;(2)TEM 操作

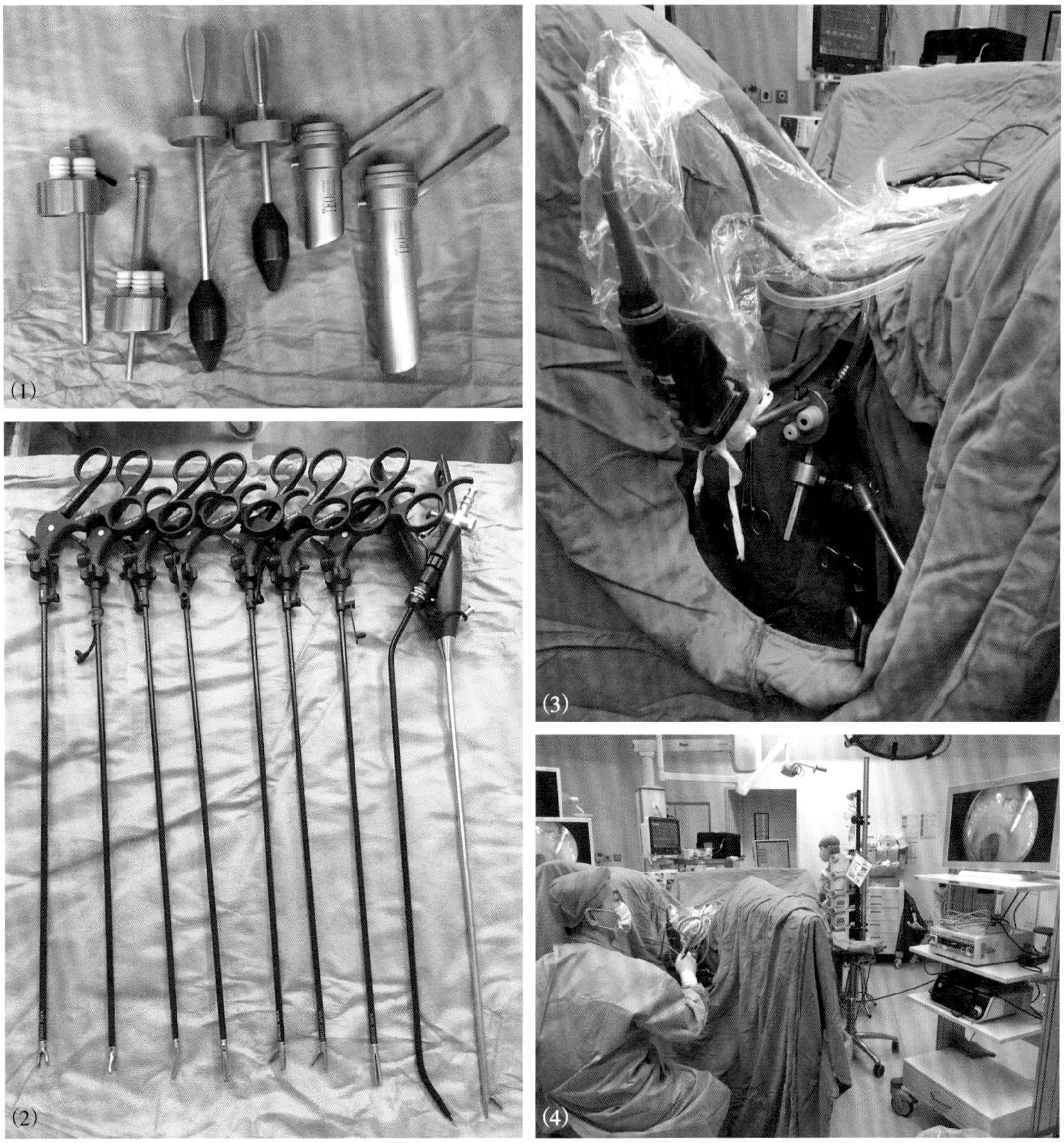

图 2-51
(1) TEO 专用直肠镜；(2) TEO 器械；(3) TEO 器械术中设置；(4) TEO 操作

21. 达芬奇机器人外科手术系统　达芬奇机器人外科手术系统是一种高级机器人平台，由三部分组成：外科医生控制台，床旁机械臂系统，成像系统(图 2-52~ 图 2-54)。达芬奇机器人手术具有 3D 高清成像，机械臂操作可减少和消除手部颤动，机器人手腕具有多自由度，能达到普通腹腔镜手术器械难以达到的角度，进行更加精确的操作，术者可在更轻松的状态下进行手术，减少疲劳。

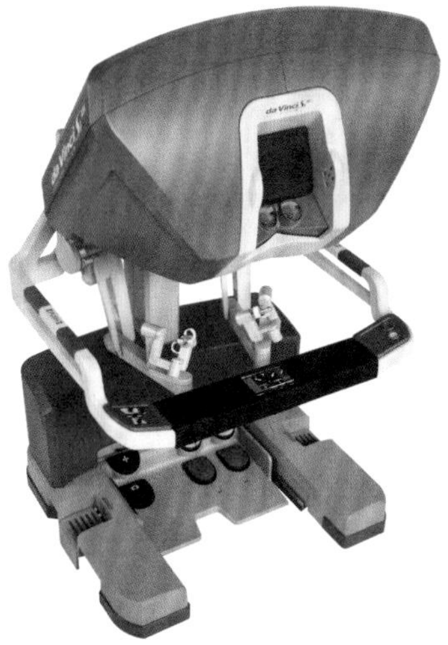

图 2-52　外科医生控制台

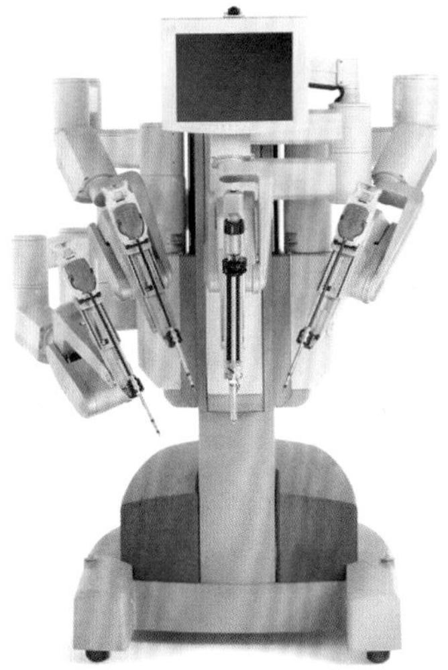

图 2-53　机器人床旁机械臂系统

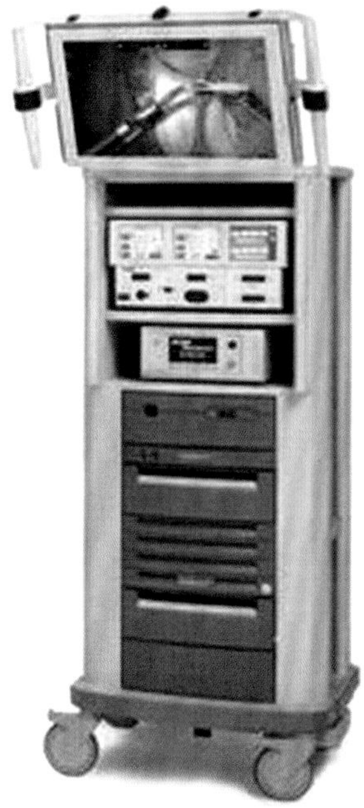

图 2-54　机器人成像系统

（陈杰）

第三章

腹腔镜胃肠外科基本操作技术

第一节　腹腔镜手术基本操作技术

腹腔镜手术的基本模式，是通过气腹制造腹腔内操作空间，外科医生通过监视器观察手术野，使用各种长柄器械经腹壁通道伸入腹腔，进行分离、结扎、缝合等各种手术操作。腹腔镜手术中术者不能直接触摸腹内脏器，缺乏直接探查的手感，只能通过视觉和器械的间接感觉来判断。腹腔镜外科医生必须掌握各种器械的规范操作技术，培养立体空间感觉和镜下动作的方向感，并谨记腹腔镜手术安全事项。

一、患者体位

在腹腔镜胃肠外科手术中，采用适当的患者体位对术野暴露非常重要，且术中常需调整体位，故手术准备时需将患者完备固定。

Trendelenburg 体位非常常用，又称屈氏位。即患者仰卧，头端向下倾斜 10°~20°，呈头低足高，可使肠管移向上腹部，有利于显露肠系膜根部、下腹部和盆腔，常用于阑尾切除、乙状结肠和直肠肿瘤切除等手术。行上腹部手术的患者需要采用 Reverse Trendelenburg 体位，又称反屈氏位，即患者仰卧，足端向下倾斜 10°~20°，呈头高足低，可使肠管移向下腹部，有利于上腹术野暴露，通常用于腹腔镜胃大部切除术、胃癌根治术，及贲门食管下段、十二指肠、横结肠和空肠的手术。在一些手术中为利于术者或扶镜手站位，需在反屈氏位基础上，将两下肢分开呈“人”字形（图 3-1）。采用上述体位时，可根据需要使手术台左倾或右倾进一步协助暴露。

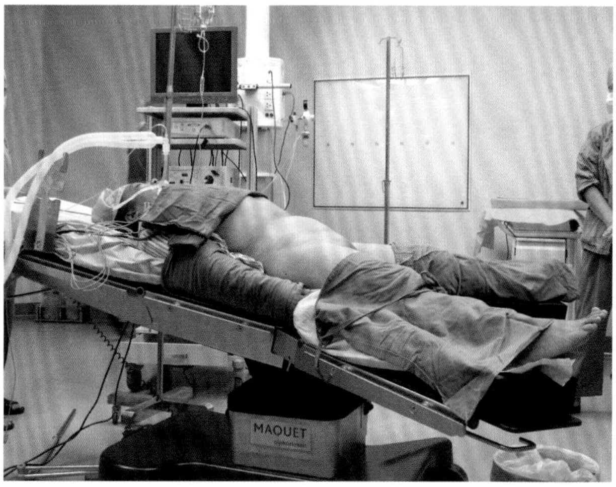

图 3-1　人字位

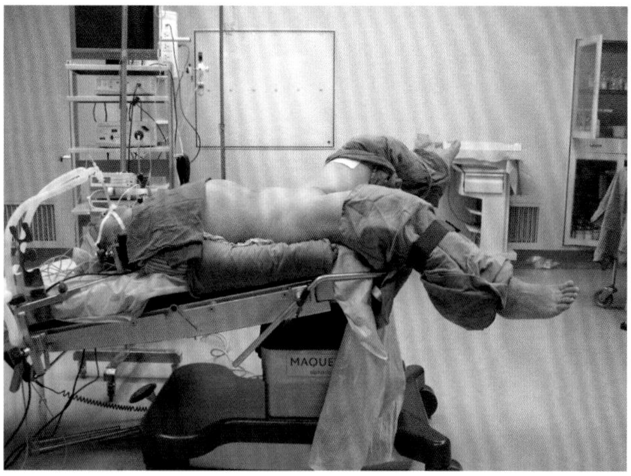

图 3-2　改良截石位

改良截石位也是常用的体位（图 3-2），即患者仰卧，将双下肢分开，膝部稍屈曲，以便于将吻合器插入肛门，适用于腹腔镜直肠癌或乙状结肠癌切除术。使用该体位时右下肢应适当放低，以避免影响右下腹主操作孔的操作。当同时取头高足低位时，也适用于上腹部手术，术者可站在患者两腿之间。

二、建立气腹

腹腔镜手术有赖于气腹造成的操作空间，气体可通过 Veress 针或套管充入腹腔。目前普遍使用的气体是二氧化碳，因其性质稳定，不易燃，容易获取，无毒，被机体吸收后可通过正常的碳酸代谢途径排出。

（一）Veress 针充气法（闭合法）

Veress 针由外鞘和中空的内芯组成，外鞘末端为锋利的切割刃，中空内芯比外鞘稍长，并带有弹簧使末端钝头可伸缩，钝头处开有一侧孔，气体由此通过。Veress 针穿刺时，所遇阻力使内芯钝头末端回缩，露出外鞘末端的切割刃切割组织。一旦进入腹腔，阻力消失，内芯钝头弹出，超出外鞘，可保护腹腔内脏器不受损伤。

操作方法：在腹壁拟穿刺处做 10mm 皮肤切口，用两把巾钳将切口两侧皮肤钳夹提起，使腹壁与脏器间有足够的空间，用拇指和示指轻捏 Veress 针中部，自切口进入，针尖与腹壁垂直逐层进入，穿破腹膜后有一落空感（图 3-3）。可通过下列方法验证气腹针头是否已进入腹腔。“挂滴”试验，先放松腹壁，将一滴生理盐水滴在 Veress 针尾，再提起腹壁，若水滴被吸入，说明针头已进入腹腔；或将装有 10ml 生理盐水的注射器接在 Veress 针尾部，推注 3ml 后回抽，若针头在腹腔内，推注时无阻力感，回抽时注意观察是否有血液、尿液或肠内容物抽出。完成上述试验后将气腹管与 Veress 针尾端的进气孔连接，低流量充气，此时气压监测显示应小于 5mmHg，如大于 5mmHg 提示针头位置可能滑动至腹壁、腹膜前间隙，靠近或穿入腹腔内脏器，或埋在大网膜中，应再次调整。正常气腹时腹部逐渐均匀膨胀，气压逐渐升高至设定值（成人 10~13mmHg，儿童 9~12mmHg）并保持稳定。充气完毕后拔出 Veress 针，自切口处垂直腹壁置入穿刺套管（图 3-4）。闭合法建立气腹在不明确腹腔粘连情况时存在一定风险。

(1)
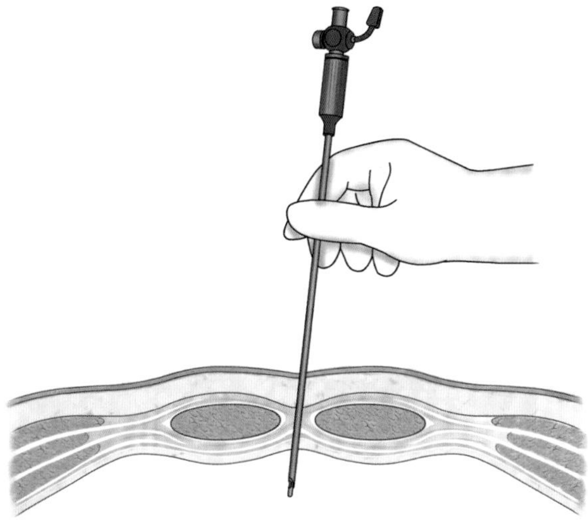

图 3-3
(1)气腹针穿刺示意图;(2)气腹针穿刺;
(3)注水回抽试验

(2)
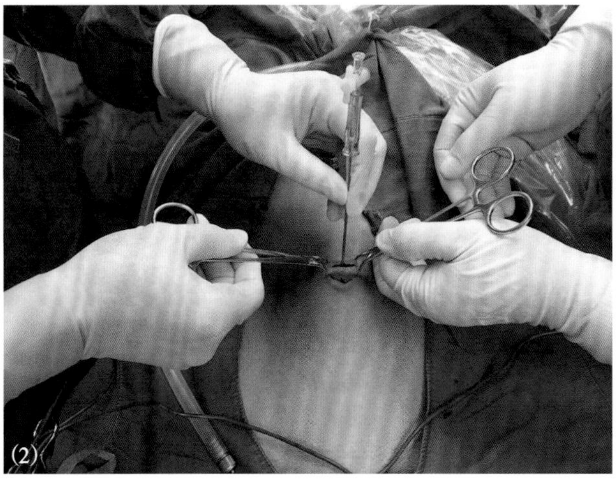

(3)
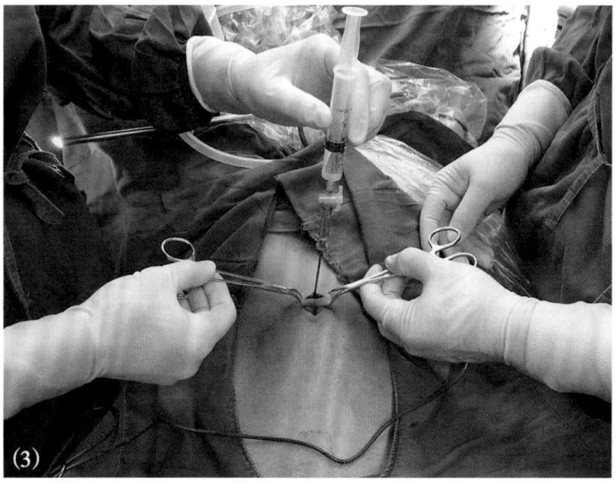

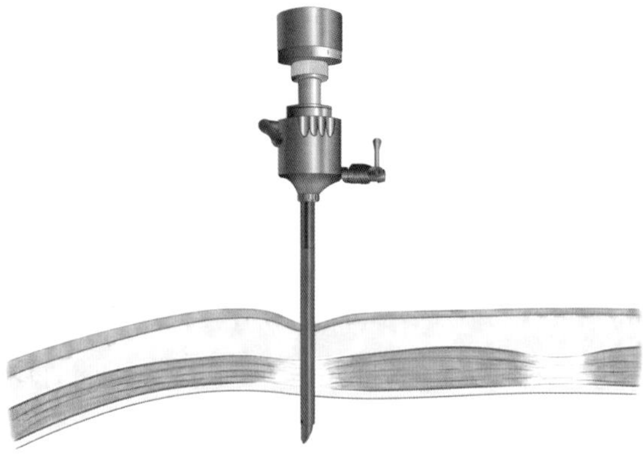

图 3-4　垂直腹壁置入套管

（二）套管充气法（开放法）

目前腹腔镜手术最常用的置入第一套管、建立气腹的部位是脐部。根据手术需要，在脐环上缘或下缘，作 10mm 纵行或横行皮肤切口，皮肤镊提起切口两侧皮肤，向下切开皮下脂肪组织，直至腹直肌前鞘，两把 Kocher 钳提起腹白线两侧前鞘，组织剪剪开腹白线及腹膜，用钝头器械轻探证实进入腹腔，并检查切口处有无粘连、出血，然后自此处置入 10mm 套管，将气腹管与套管进气孔连接后开始充气。若套管孔较大致套管松动，可在套管孔皮肤缝线固定，并防止漏气（图 3-5~ 图 3-9）。切开套管孔时应掌握大小，使套管置入时与套管孔腹壁紧贴，并有一定张力，现在的一次性套管前部都有螺纹设计，套管孔大小合适时，都可稳定地固定在腹壁。观察套管因有腹腔镜在其中反复进出，容易上下滑动，在时间较长的手术，可以缝线固定。在腹壁其他部位置入第一套管时方法相同，即逐层进入腹腔后直视下置入套管。开放法建立气腹避免了穿刺部位存在粘连时可

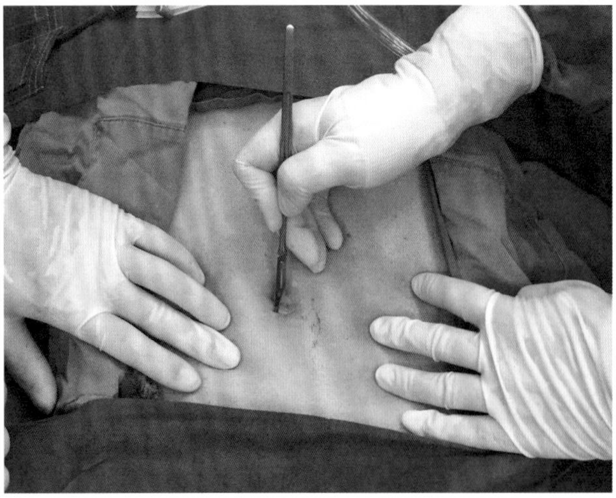

图 3-5　脐下缘做横向小切口

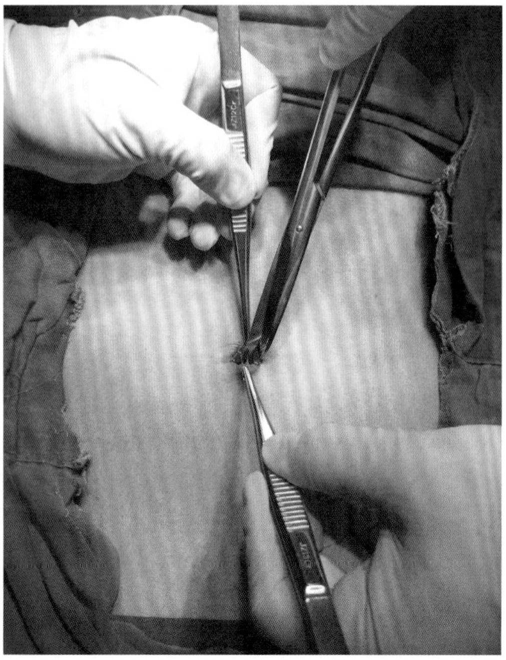

图 3-6　切开皮下组织

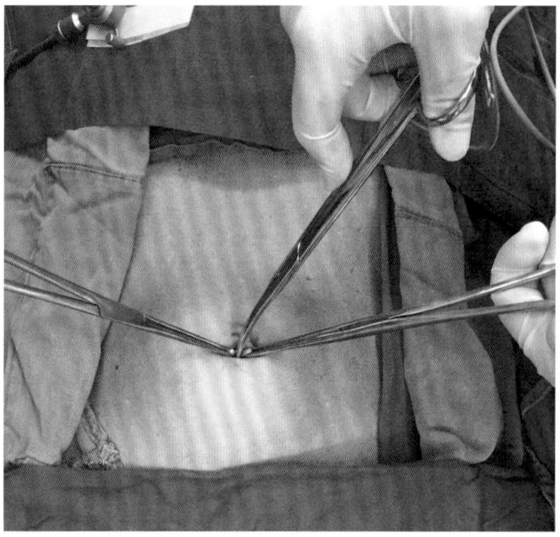

图 3-7　切开腹白线和腹膜

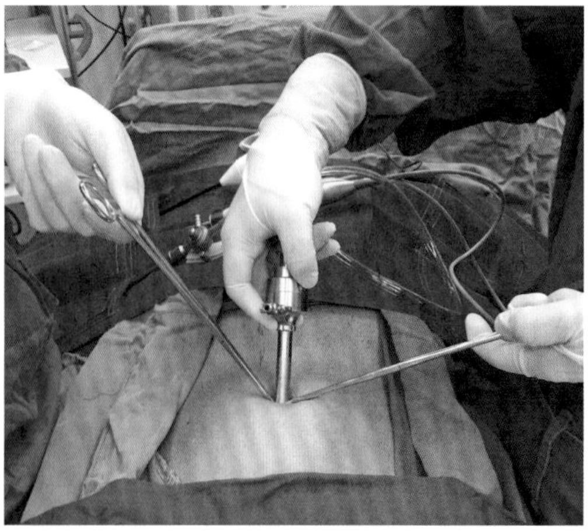

图 3-8　置入套管

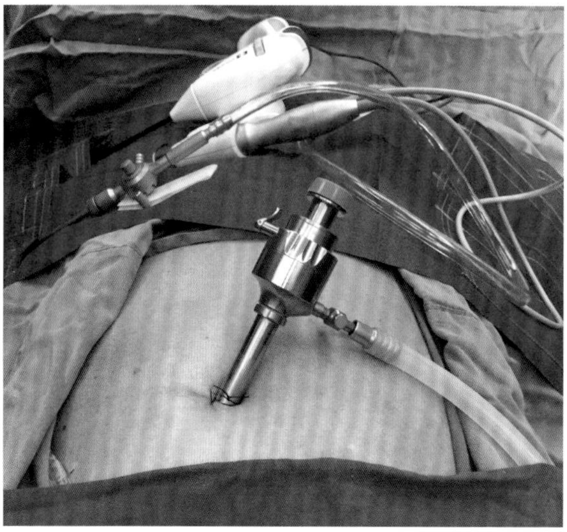

图 3-9 缝皮固定套管

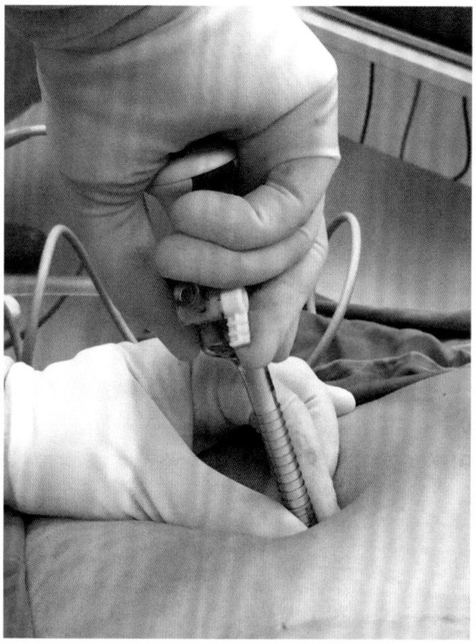

图 3-10 放置套管的手法

能引起的损伤，更加安全。

腹腔镜胃肠外科手术多选择脐部入路制造气腹并放置观察套管，可根据术者经验和患者情况选择以上方法，患者有既往腹部手术史时需谨慎选择第一套管位置，并用开放法操作。

三、套管放置

腹腔镜手术通过放置套管在腹壁建立通道，包括操作套管及观察套管，前者用于插入各种腹腔镜手术器械，据作用不同可分为“主操作孔”和“辅助操作孔”，后者则用于置入腹腔镜。各套管的作用可据术中需要互相转换，故术前就应对套管位置及直径详细设计。

1. 套管放置　常用套管主要分为反复使用的金属套管和一次性使用的塑料套管，有 3mm、5mm、10mm 和 12mm 直径可选，中心穿刺锥有钝头或尖头，部分产品还带有可推出的刀片。放置第一套管时不建议使用尖头套管，在其他部位放置时应在腹腔镜监视下进行，以避免损伤腹内器官。放置套管时应避免使用暴力，防止其突然深入腹腔造成损伤，应注意避开重要脏器的方向，而向空腔方向穿刺。操作时应用一手在腹壁处控制套管体部，另一手握持套管后端，适当用力垂直腹壁稳定推进，同时可左右旋转（图 3-10）。闭合法放置套管时穿透腹膜会有明显的落空感。放置第一观察套管后，其他套管均应在腹腔镜监视下置入。

2. 套管位置　在腹腔镜胃肠外科手术中，套管位置非常重要，首先应以便于操作为原则，有时可兼顾考虑美容效果。第一套管通常作为观察孔，位置多选在脐部，其他套管位置需根据所施手术来设计，各套管之间距离应尽量大于 10cm。具体套管定位见本书各章节。

3. 套管固定　套管置入腹腔后，各种器械反复进出，可能使之脱出，或进入腹腔过深，在腹壁松弛、瘦弱和儿童患者尤易发生。现在普遍使用的一次性塑料套管前部均有螺纹设计，套管孔大小合适时，多可固定良好。金属套管表面光滑，作观察套管时常需固定。常用缝线法固定套管，用 4 号丝线在套管旁做贯穿皮肤的缝合，打结后环绕套管数次后再次打结固定（图 3-9）。

4. 可视穿刺套管的使用　专用的可视穿刺套管有可插入腹腔镜镜头的透明杆芯，尖端呈锥形，套管芯带有侧向手柄，便于操作。将连接好光源和摄像头的镜头插入杆芯，即可在显示器上看到杆芯尖端突破不同组织层面的图像。使用时做皮肤小切口后将穿刺套管插入，将镜头插入杆芯，在腹腔镜监视下用持续左右旋转的力量推进穿刺套管，在推进中是撑开组织层面而不是切开（图 3-11、图 3-12）。当观察到穿刺套管进入腹腔后，通过套管注气建立气腹。具有可插入腹腔镜透明管芯的一次性套管，也可以进行可视化穿刺（图 3-13）。可视套管穿刺时应使用 0°镜，可以有完整视野观察套管逐层进入腹腔的过程，若使用 30°镜，由于镜头前端的斜面角度，只能看见一半视野（图 3-14）。套管的可视化放置，可以降低套管孔出血几率，降低误伤腹内脏器几率，进一步提高了操作安全性，尤其适合腹壁特别肥厚的

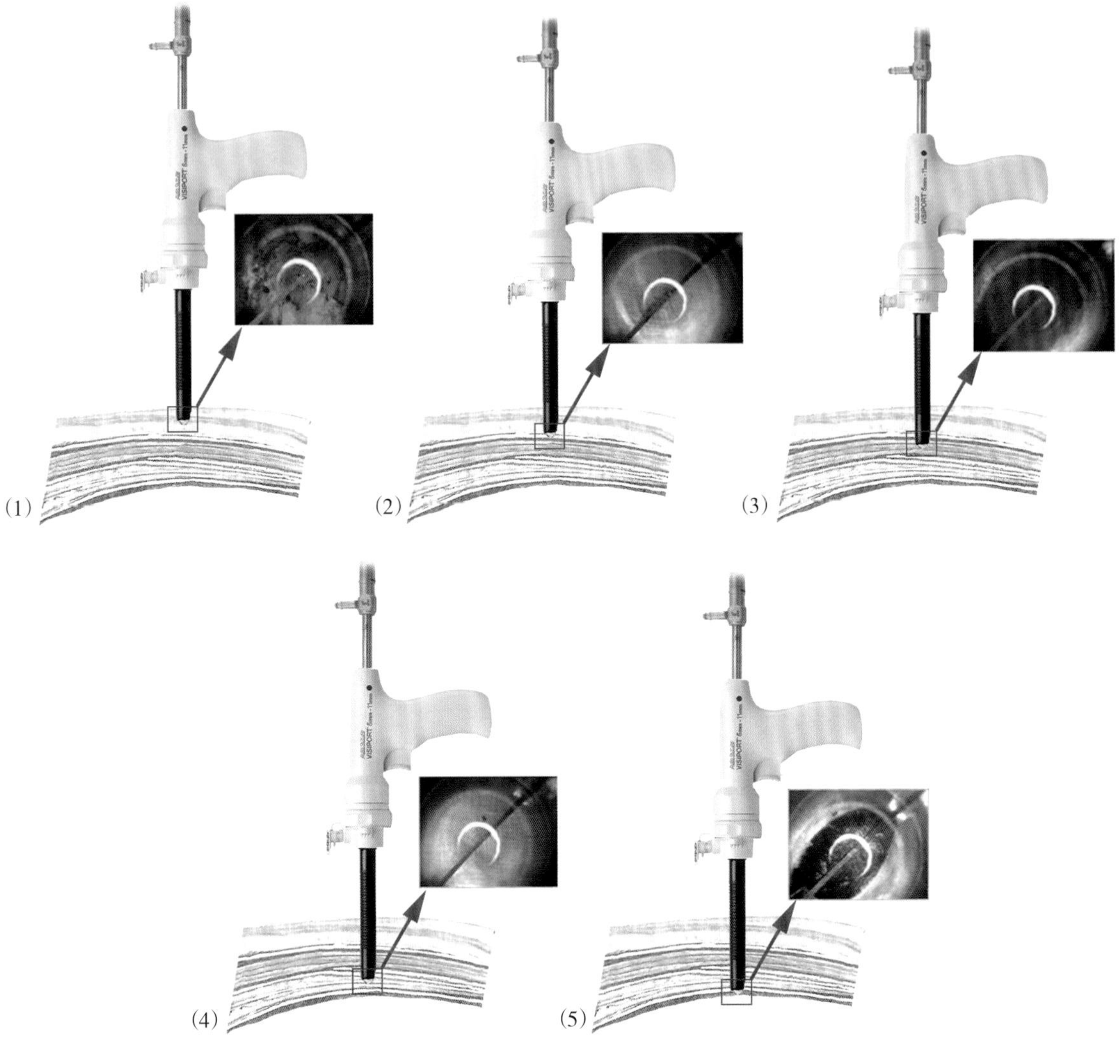

图 3-11　可视穿刺套管，依次穿过皮下脂肪、腱膜、肌肉和腹膜进入腹腔

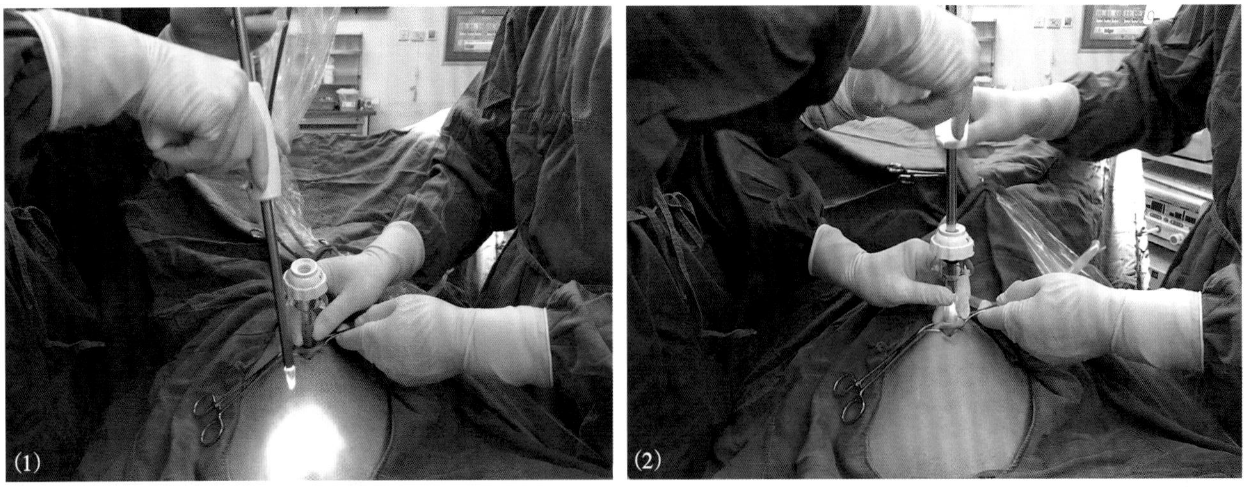

图 3-12　专用可视套管穿刺

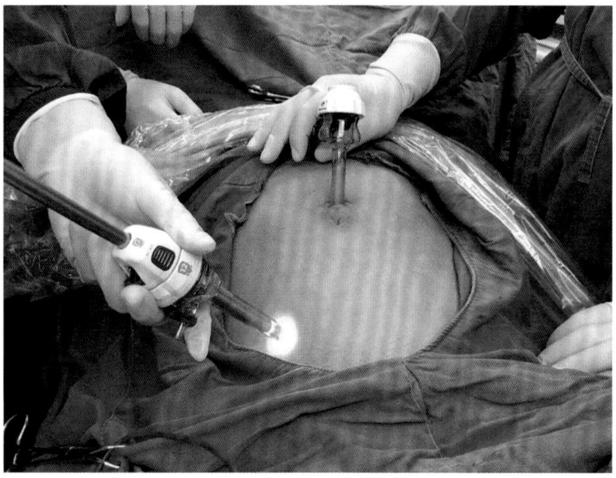

图 3-13　用透明管芯套管进行可视化穿刺

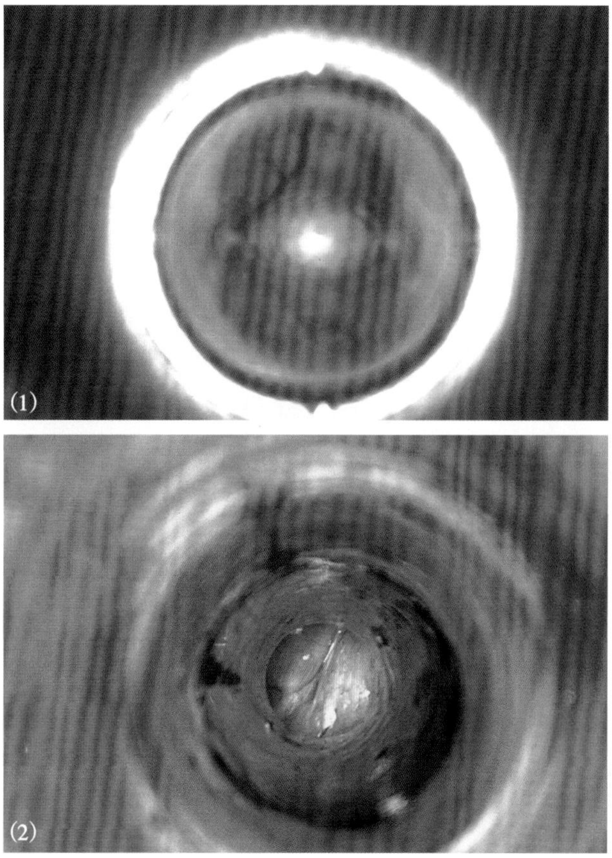

图 3-14
(1) 可视穿刺中腹腔镜所见;(2) 可视穿刺进入腹腔

患者,也适用于腹腔镜疝修补术中建立腹膜外充气空间。

四、腹腔镜的扶持

扶镜手在腹腔镜手术中非常重要,好的扶镜技能可为术者展现最佳视野,使手术顺利进行,并且尽可能避免视觉疲劳,减少擦镜次数,节省手术时间。因腹腔内温度高于镜头,水蒸气在镜头表面凝聚,造成镜头模糊,镜头进入腹腔前可用60℃水浸泡,并用防雾液体涂抹镜面。腹腔镜经套管进入腹腔时应小心放入,影响视野的腹内脏器应通过调整体位或用器械移开。镜头移动时应平稳匀速,避免视野过度晃动引起视觉疲劳。应将术者的操作区域置于视野中央区,并随手术进程逐渐移动。根据操作精细程度调整近距或远景视野,这需要熟悉手术过程并与术者默契配合。手术过程中电刀、超声刀等产生的烟雾经常污染镜头,有经验的扶镜手应在此时将镜头适当避开。在术者进行电凝或电切操作时,视野应包括器械全部金属部分,避免金属部分误伤其他组织。尽管采用"冷光源",光线通过导光纤维时仍会发热,并引起镜头发热,不应将腹腔镜随意搁置于腹腔内,导致镜头接触脏器表面引起烫伤。

五、结扎技术

腹腔镜结扎技术主要用于血管或其他管道的处理,包括夹闭法和线扎法。

1. 夹闭法　夹闭法是较简单的结扎方式,一般用于小血管和小管道(如较细的阑尾根部)的结扎,所用的血管夹有金属材料(钛夹)和合成材料,现在可吸收血管夹也已普遍使用。金属夹可能在拨动时滑脱,对于重要管道,进行双重夹闭更加稳妥。结扎锁前端有一倒钩,夹闭后不易脱落(图 3-15)。某些可吸收血管夹的优势是不要求将管道完全游离,可简化部分操作(图 3-16)。施夹时需判断拟夹闭的结构是否已完全置入夹闭范围,应尽量使血管夹长轴与拟夹闭的管道垂直,闭合前需检查是否误夹了其他组织。

2. 打结法　腹腔内打结方式与开放手术相同,只是改用腹腔镜器械(如分离钳,持针器)抓线完成。另有腹腔外打结法也应掌握。

腹腔内打结法,结扎线需在预结扎处的两侧合理摆放,一侧留线尾较长,另侧较短。一手器械夹长线尾,另手器械将长线尾在自身前端绕一周(方结)或两周(外科结)后夹持短线尾,两器械向两端拉紧线尾,线结点和线两端应三点一条直线,完成打结。打结时两手动作需协调配合,即可顺利完成,注意避免过度拉扯结扎内容(图 3-17)。

腹腔外打结法有两种:①路德结(Roeder knot),由 Roeder 首先应用于扁桃体摘除术,后在 20 世纪

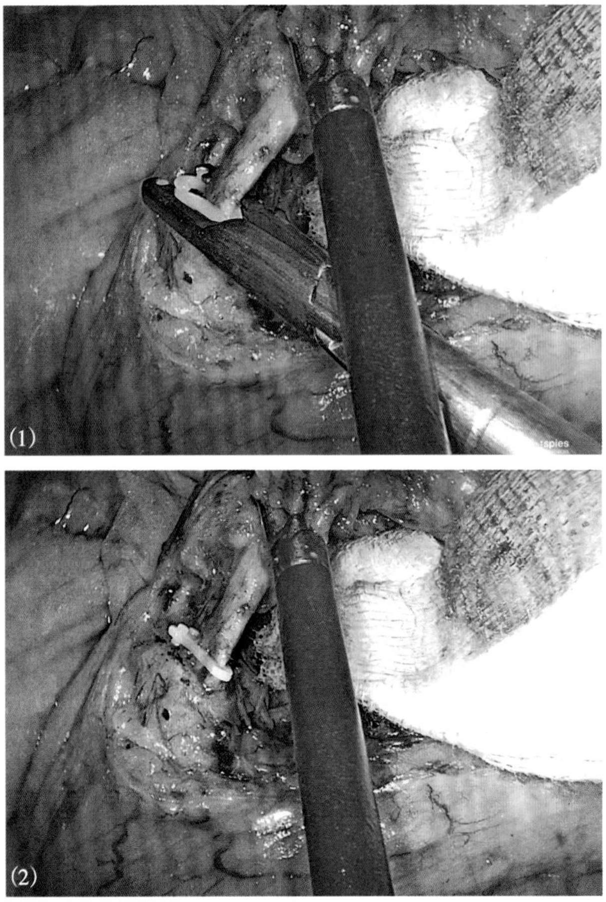

图 3-15 结扎锁夹闭血管

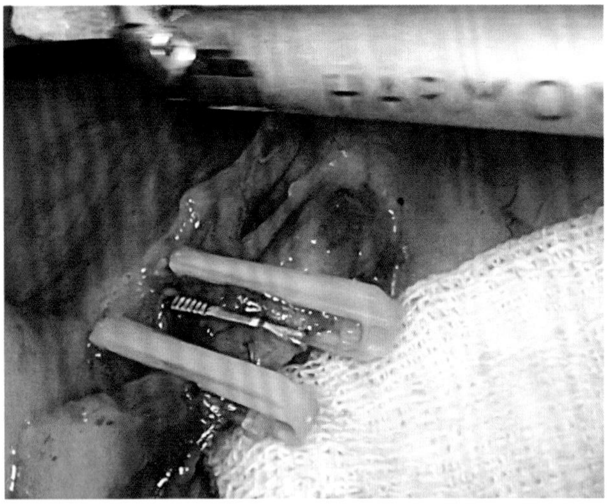

图 3-16 可吸收血管夹结扎血管，近端钛夹双重结扎

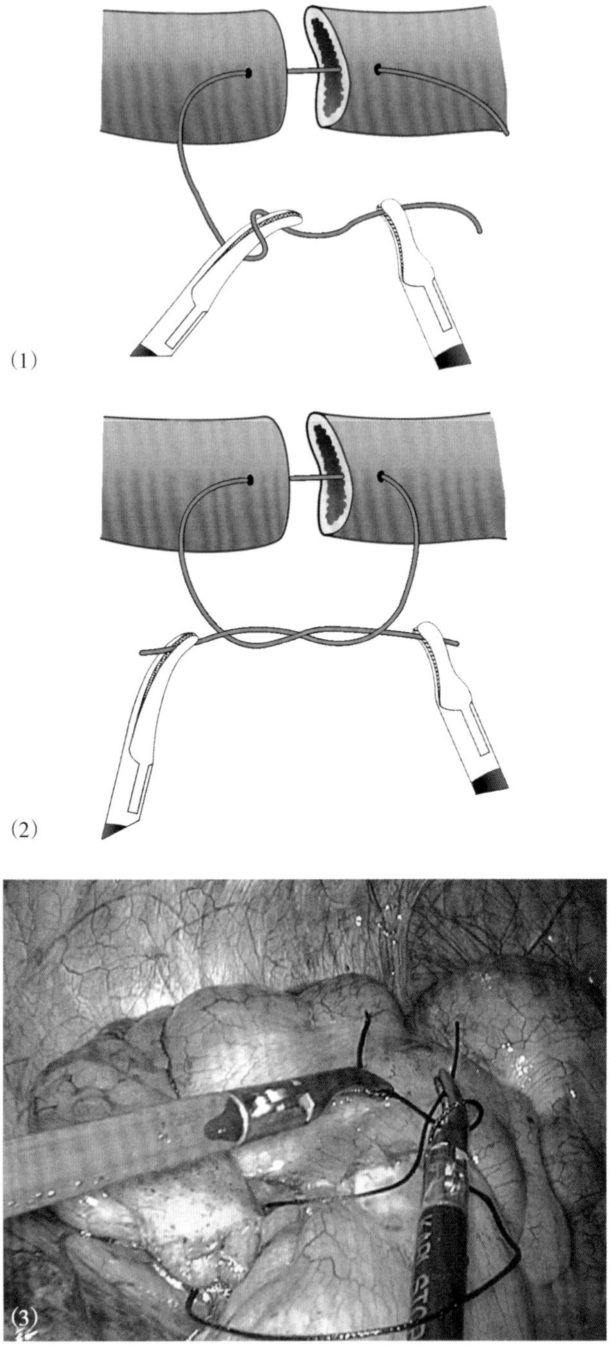

图 3-17 镜下器械打结

70 年代中期被引入妇科腹腔镜手术，现在腹腔镜手术的一次性圈套器均采用此结，可用推结器推至结扎部位收紧；②滑正结，需用光滑的合成缝线，以使线结可以顺利推动，用较长的结扎线在体内摆放好后，线尾拉出套管，先在体外打滑结，稍收紧后拉紧长线尾，用推结器推结，或用器械夹持短线尾将线结推进体内收紧。若线结滑动顺利，在某些情况下也可直接拉动长线尾至线结滑至体内收紧，例如腹腔镜全腹膜外腹股沟疝修补术中结扎疝囊时，但要注意这种直接拉长线尾的方法牵拉幅度较大，可能对所结扎组织造成损伤，不建议用于血管等结构的结扎（图 3-18）。

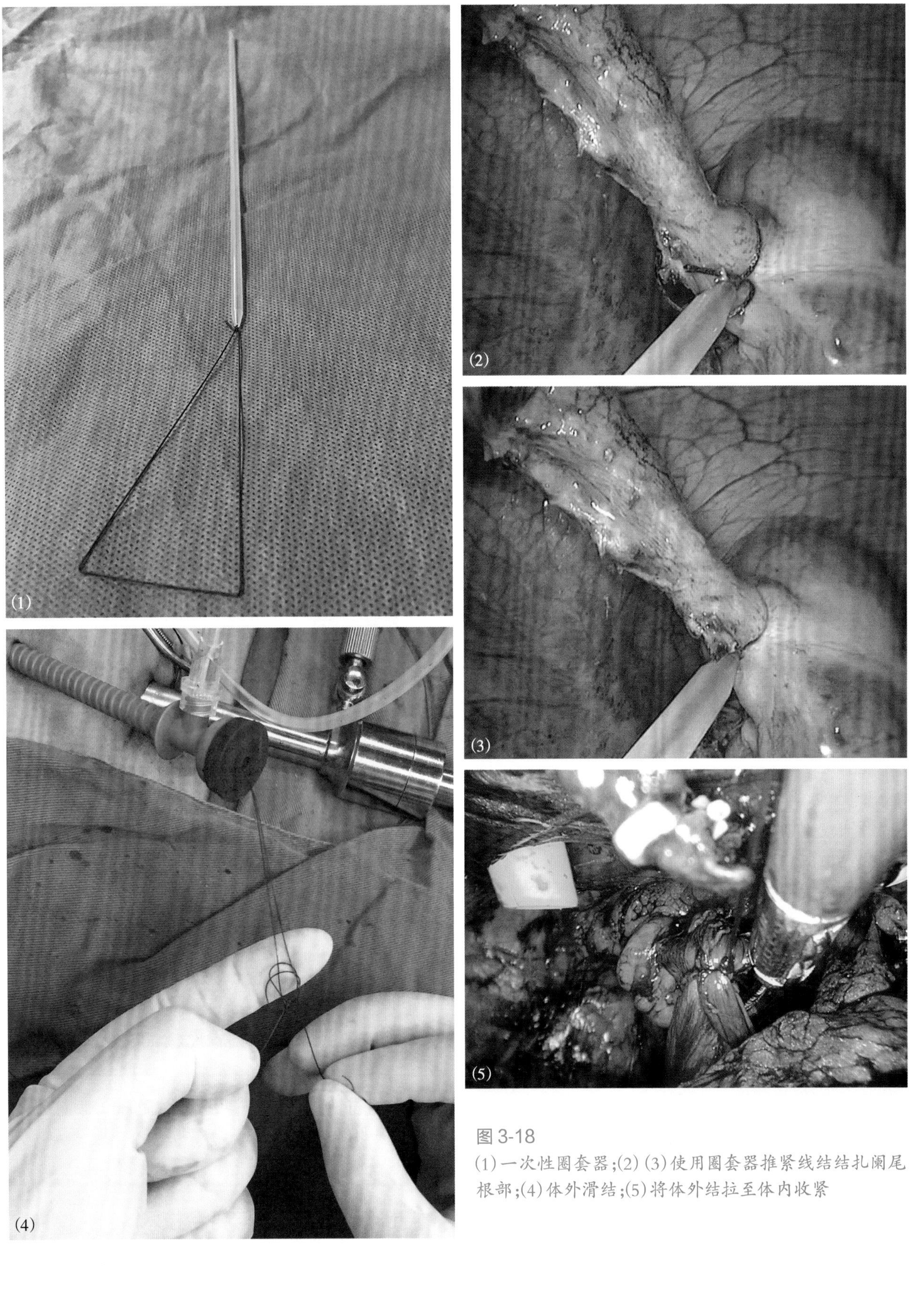

图 3-18
(1)一次性圈套器;(2)(3)使用圈套器推紧线结结扎阑尾根部;(4)体外滑结;(5)将体外结拉至体内收紧

六、缝合技术

腹腔镜下缝合是较难掌握的技术，初学者在进行腹腔镜下缝合操作之前，应先做大量的模拟练习。一些缝合器械的发明使镜下缝合难度有所改观。

1. 间断缝合　带线缝针可经 10mm 或 12mm 套管送入腹腔。腹腔镜直视下将缝针小心送达缝合部位，注意避免刮伤其他组织。用持针器夹持针体中段，针尖朝上。针尖以适当的角度刺入进针点，按顺时针方向旋转，将针穿过组织，在适当的出针点穿出，可用左手抓钳抓住针尖协助出针。将针上的缝线渐次拉出至合适长度后打结，余线剪断后连同缝针一起自 10mm 或 12mm 套管取出。取针时持针器也需夹住紧挨针体的缝线以便取出。缝合过程中缝针应一直在视野内，避免误伤及丢失。

2. 连续缝合　连续缝合的第一针与间断缝合方法相同，第一针打结后，后续缝合可由助手用分离钳帮助逐次拉紧缝线，再进行下一针缝合，缝合结束后打结固定。在经肛门内镜手术中，由于直径仅 4cm 的操作空间非常狭小，且无助手配合，连续缝合可以用专用的银夹固定缝线（图 3-19）。带倒刺免打结缝线的出现，对简化腔镜手术缝合具有重要意义，在经肛门内镜手术中直肠的狭小空间内，尤其有优势。倒刺线缝合后拉紧即可，线可自动固定在组织内，不会回缩滑动，缝合结束可在线尾夹一枚结扎锁固定（图 3-20、3-21）。

3. 自动缝合器缝合　自动缝合器通过两臂交替接针实现连续缝合，简化了镜下缝合操作，是腹腔镜缝合器械的重要进步，但在平面上缝合时，尚不能完全代替传统缝针（图 3-22）。

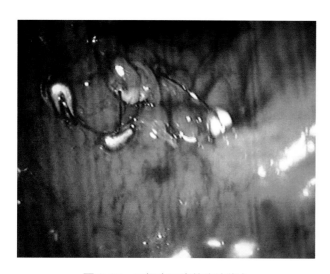

图 3-19　用银夹固定的连续缝合

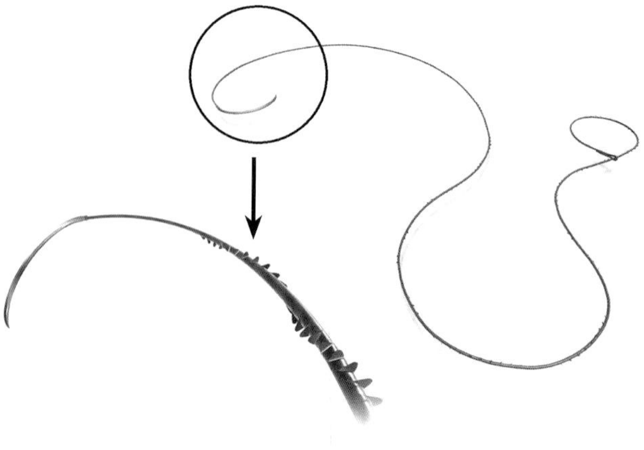

图 3-20　带倒刺免打结缝线

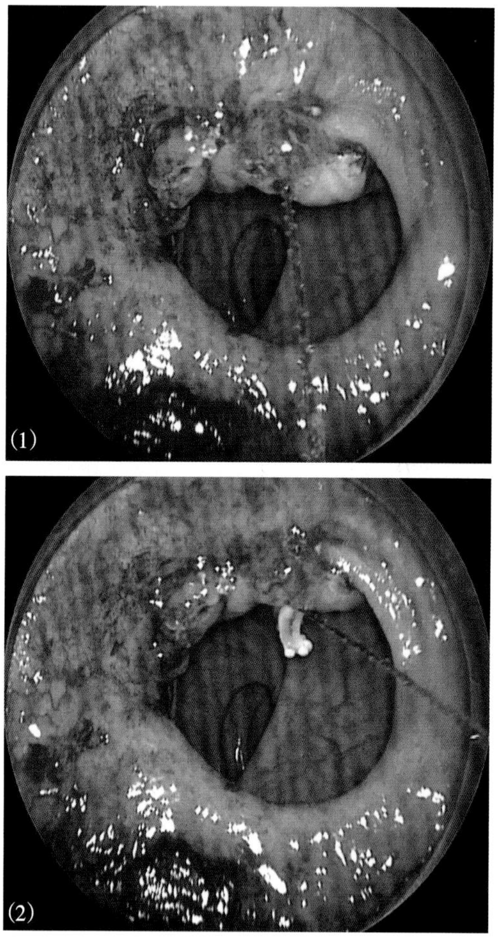

图 3-21

(1) 经肛门内镜术中用倒刺缝线连续缝合；(2) 倒刺线连续缝合结束用结扎锁固定

七、切割、吻合与钉合技术

腹腔镜胃肠手术中的切除吻合和疝补片固定等，需要特殊器械完成，如直线切割闭合器、圆形吻合器，疝钉枪等。

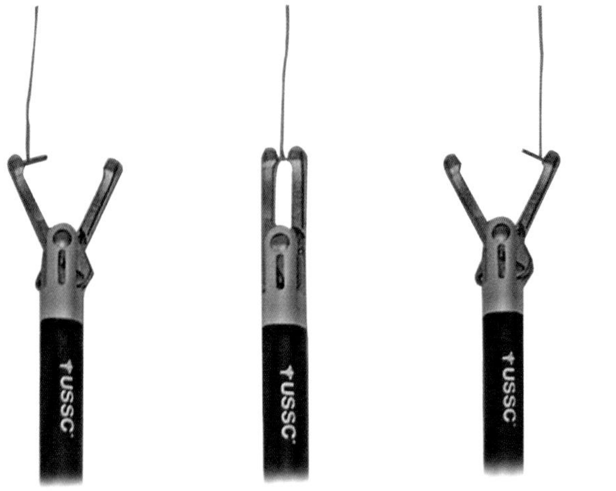

图 3-22　自动缝合器

1. 直线切割闭合器的使用　腹腔镜直线切割闭合器可打出相互交错的成排金属钉，排钉中间有一把刀刃，在钉合的同时切割组织。钉合钉成型后的高度有 2.5mm、3.5mm 和 4.8mm 等，钉仓长度有 30mm、45mm 和 60mm 等，需根据组织的厚度和宽度选用，主要用于胃肠道的切除和闭合。使用时需注意切割闭合器的钉仓长度应超过预切断的组织宽度，以保证完全的切割和闭合，在切割范围较大的情况下，可通过几次首尾相连的切割闭合来完成。切割肠管时应尽量使切割闭合线与肠管长轴垂直，以利于后续吻合，现有的腹腔镜直线切割闭合器头部多可作一定角度的弯曲，以达到更好的切割角度（图 3-23）。闭合器闭合压紧组织后击发前，应静待 20 秒以上，以压出组织中的水分，使组织变薄，再击发钉合，可确保钉合完全而牢固，对避免钉合线出血也非常重要。现已有电动直线切割闭合器，切割闭合过程以电动完成，可减轻手疲劳并保持击发过程中器械稳定。

2. 圆形吻合器的使用　圆形吻合器多用于空腔脏器之间的吻合，如肠管与肠管、肠管与胃或食管与空肠吻合。可拆开的圆形头部是钉砧，导入吻合部位的一侧，作荷包结扎固定，吻合器主体插入另一侧后与钉砧中心杆对合，收紧击发后打出三排互相交错的钉合钉，同时切掉钉合线以内的组织，完成吻合。按钉合直径有 25mm、28mm、29mm、31mm 和 33mm 可供选择（图 3-24）。

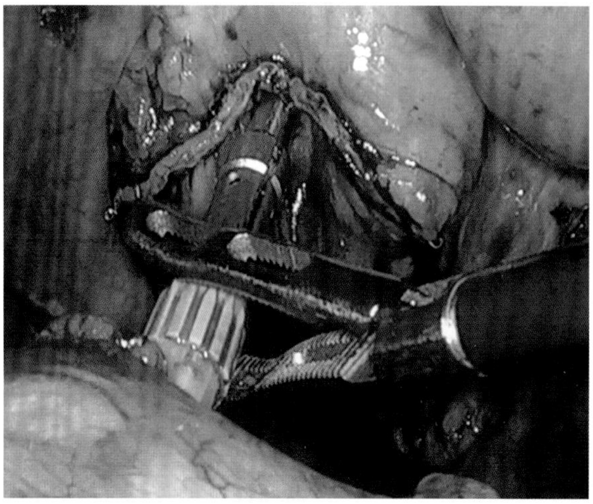

图 3-24　圆形吻合器与钉砧对合

3. 疝修补钉合器（疝钉枪）的使用　疝修补钉合器是腹腔镜疝修补术的主要器械，用于放置固定补片的疝钉，疝钉需放置在骨骼（如耻骨结节）、韧带（如 Cooper 韧带）和腹壁肌肉上。放置疝钉时应注意避开重要的血管和神经，以避免难以控制的出血或疝修补术后神经痛。目前常用的疝钉有金属螺旋钉和可吸收钉（图 3-25、图 3-26）。

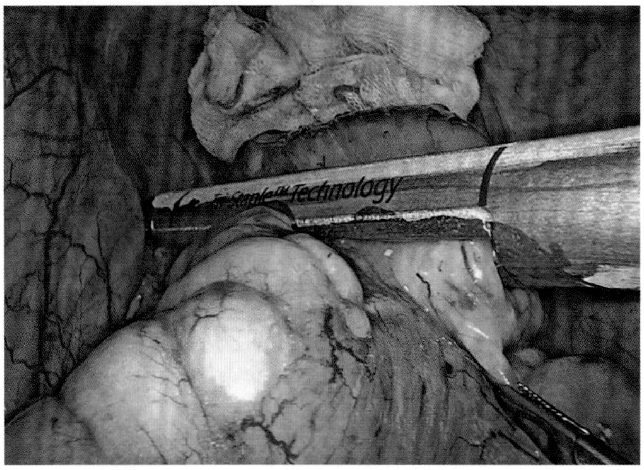

图 3-23　直线切割闭合器切断乙状结肠

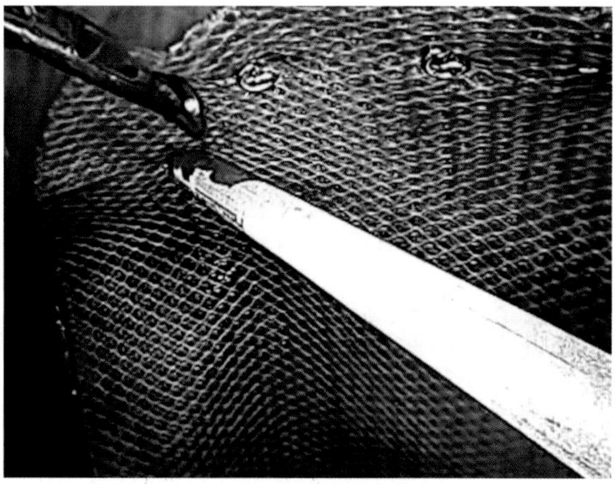

图 3-25　金属螺旋钉固定补片

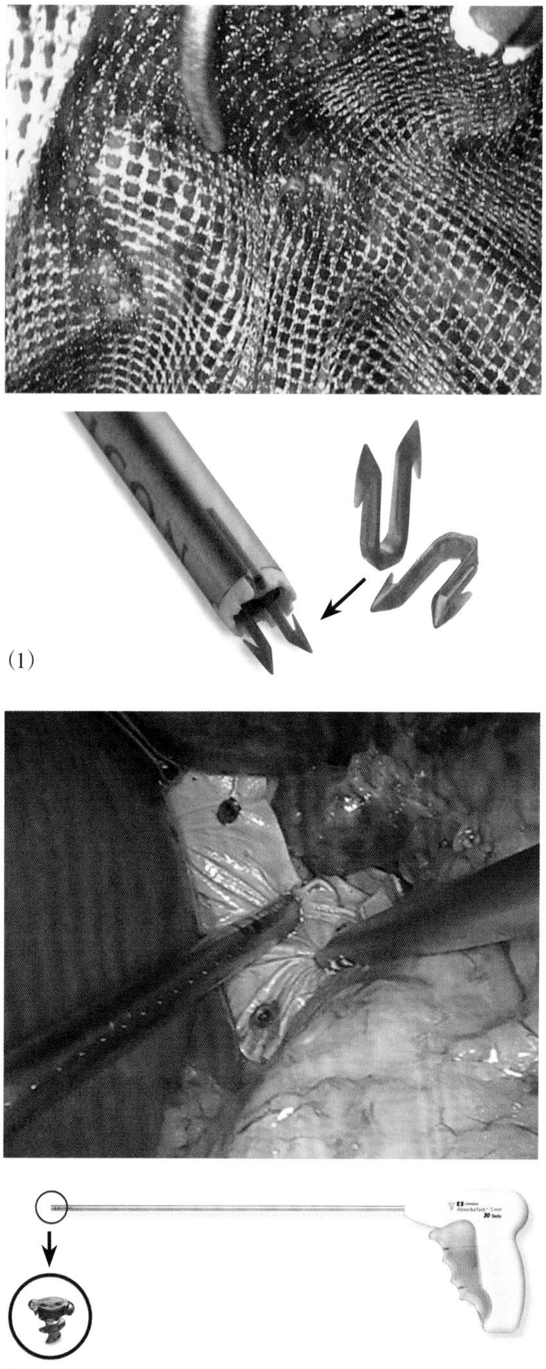

图 3-26　可吸收疝钉固定补片

八、术野暴露技术

良好的术野暴露是腹腔镜手术成功的关键，需要以下几方面因素相互配合才能完成。复杂手术中的良好暴露，需要手术组医生的长期配合训练。

1. 充分的气腹　充分的气腹来自良好麻醉下的腹肌松弛以及持续稳定的 CO_2 气体注入。成人患者气腹压力维持在 10~13mmHg、儿童患者在 9~12mmHg 时，可提供良好的腹腔内空间。套管孔周围封闭不严及术中吸引等操作均可造成气体漏出，气源不稳定或供气道故障可造成供气不足，都可致腹腔空间缩小。故在整个手术过程中，需排除各种漏气因素，吸引操作采用间断点吸，并保证 CO_2 供气管道通畅，气源稳定，保持良好的腹部肌松，持续监测腹腔压力。

2. 合适的体位　体位对术野暴露非常重要。各种腹腔镜胃肠外科手术有不同的体位选择，且在术中需随时调整。例如胃手术时选择头高足低位，而胃大弯或胃底部操作还需调整为右倾位；右半结肠手术时选择左倾位，而手术进行到回盲部或结肠肝曲时应分别调整为头低足高和头高足低位；直肠或乙状结肠手术应选择略右倾的头低足高位，可较好地显露肠系膜下动脉根部。

3. 牵拉和推移　腹腔镜胃肠外科手术中常需牵开或推开阻碍视线的脏器来暴露术野，如在腹腔镜结直肠手术中，可使用无损伤抓钳轻柔地牵开小肠和大网膜等结构；使用扇形推开器或肝叶拉钩拨开肝脏；或在分离结直肠系膜时用器械撑起系膜协助暴露（图 3-27）。使用器械暴露术野时需注意把握力度、方向等，避免过度牵拉推移造成损伤，尤其是辅助暴露器械不在视野内时。

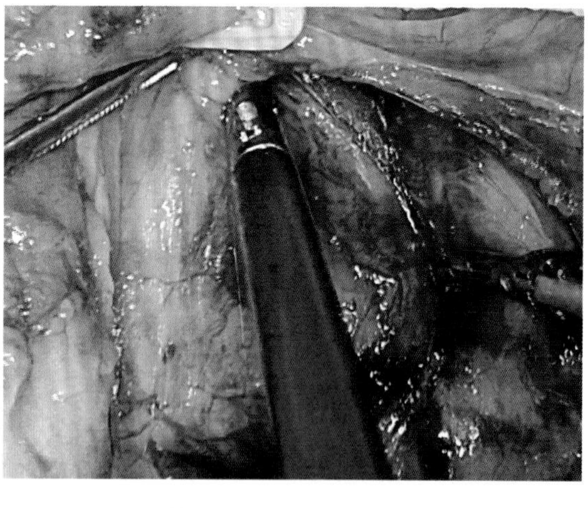

图 3-27　用器械撑起结肠系膜，在系膜下层次内分离

另一个简单技术是使用腹腔镜手术专用纱条，可增加器械的推移效果，同时对肠管和柔软组织起隔离保护作用，在出血较多时还可及时用于吸血和压迫止血。现有可经过 5mm 套管或 10mm 套管的成品腹腔镜手术专用纱条（图 3-28~ 图 3-31）。

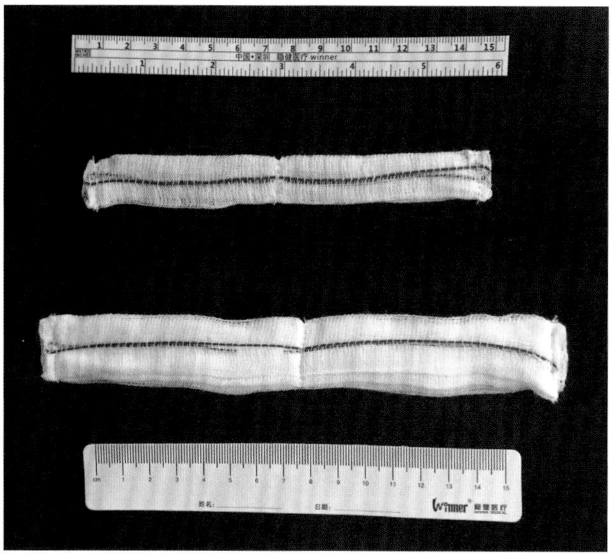

图 3-28　腹腔镜手术专用纱条

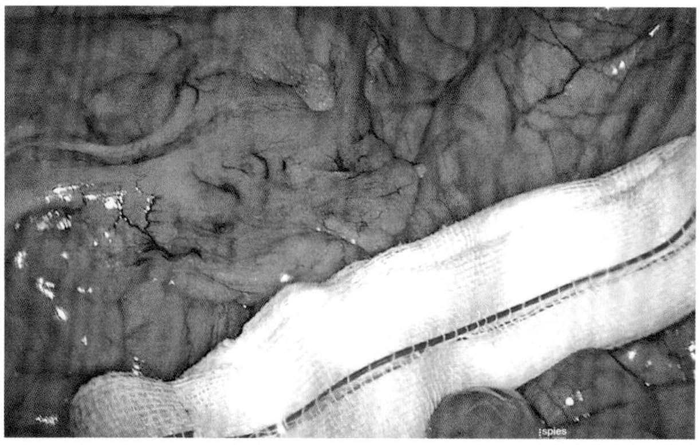

图 3-29　纱条协助挡开小肠

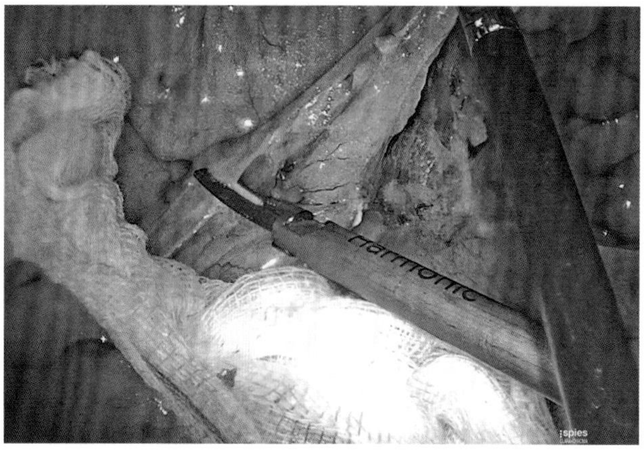

图 3-30　分离操作时纱条隔离保护肠管

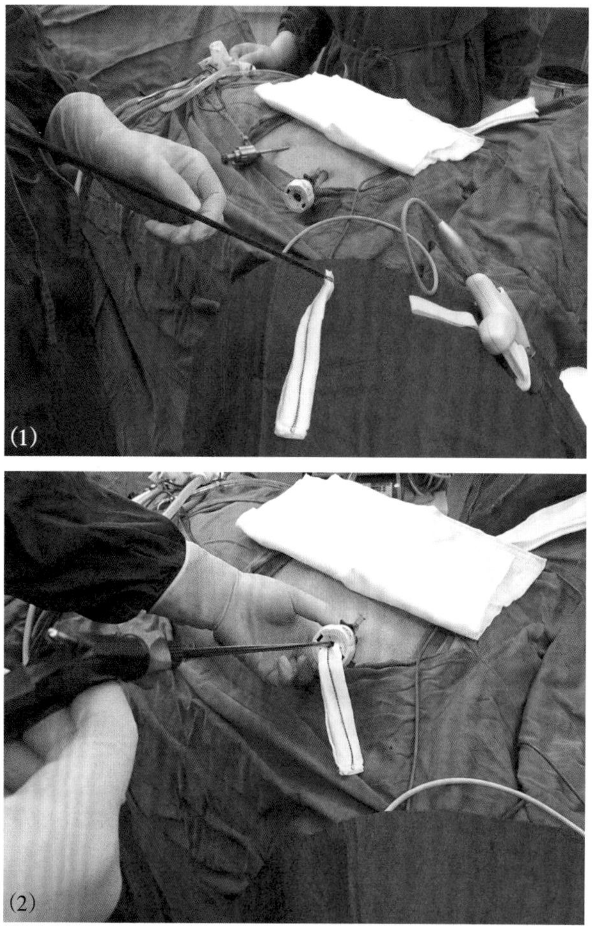

图 3-31　夹住纱条一端，顺套管放入腹腔

九、三角形操作技术

三角形操作技术是腹腔胃肠外科手术的基本技术。术者与助手密切配合，使组织在三把抓持器械间形成三角形，其中两把器械由助手控制，另一把由术者掌握，这样可使组织形成良好的张力，使切割操作准确而有效。例如，胃手术中处理胃大弯和胃小弯的网膜时，结肠或小肠手术处理肠系膜、大网膜时。三角形牵拉后可用电剪、超声刀或 Ligasure 血管闭合系统分离组织（图 3-32）。

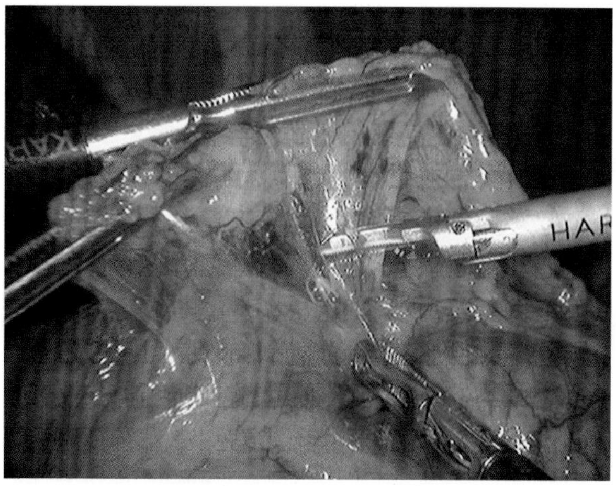

图 3-32　三角形操作技术

十、手术标本取出

在腹腔镜胃肠道手术中，切除标本的取出是一个重要步骤，根据标本情况，有不同的解决方法。较小标本，如阑尾、小肿瘤等，需装入标本袋，多经脐部套管孔取出。标本袋置入腹腔前在袋口线绳上绑全长7号丝线一根，置入后丝线尾留在套管外，在腹腔内装好标本收紧袋口后，拔除套管同时拉紧丝线，即可将标本袋口拉至套管孔取出（图3-33）。取出较大的胃肠道切除标本时需扩大套管口为小切口，如扩大麦氏点或左下腹套管孔为小切口，或在较隐蔽处作顺皮纹的切口，以达到更好的美容效果，如取出乙状结肠、直肠切除标本时作耻骨上横切口。这些切口也可用于体外肠管吻合。切口一般4~5cm即可，若肿瘤较大或患者肥胖，需适度延长，取出标本前需放置切口保护器（图3-34）。腹腔镜全胃切除术中，若需经上腹正中纵向切口作食管空肠吻合，可稍扩大至约6~8cm。乙状结肠和直肠切除手术的标本还可以通过直肠肛门或阴道切口取出，这样腹壁仅有套管孔，微创和美容效果更好。

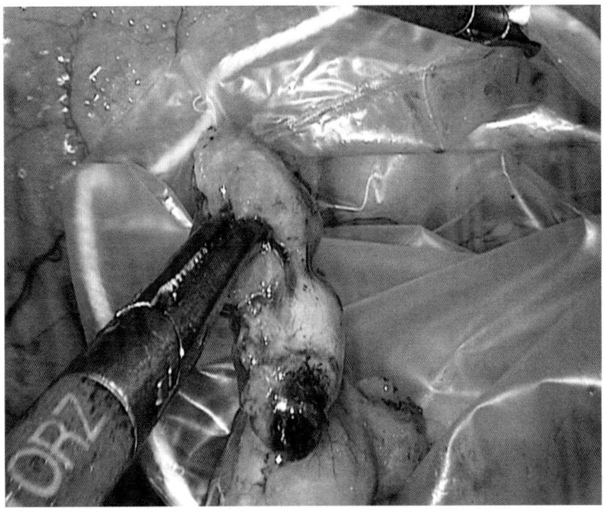

图3-33　阑尾标本装袋取出

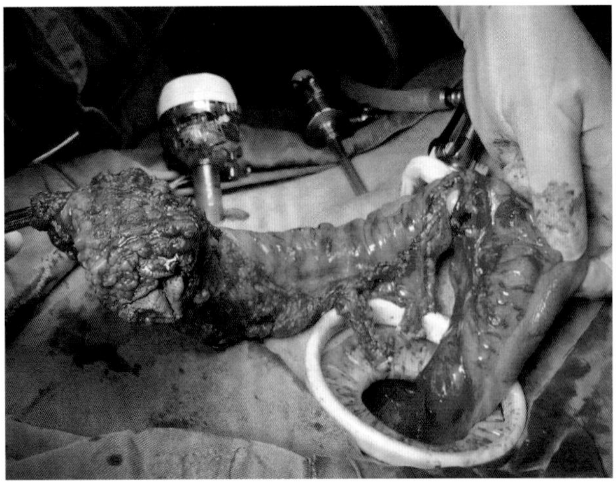

图3-34　放置切口保护器取标本

十一、腹腔镜手术的冲洗与引流

1. 腹腔镜下冲洗及吸引　腹腔镜吸引器同时具有吸引和冲洗的功能，吸引器可用于排出烟雾、吸除积血积液。腹腔镜胃肠外科手术后常需进行腹腔冲洗（图3-35），其优势是可以直视下冲洗腹腔各个部位，冲洗液不会污染腹壁切口，可较彻底的吸除腹腔积液。因吸引操作会将腹腔内的气体吸出，使气腹空间消失，故需采取短时断点吸引动作，吸引时将吸引孔置于液面下也可避免此问题。在脂肪等软组织表面吸引时较易吸入组织而堵塞，可将纱布置于局部，在纱布表面吸引。

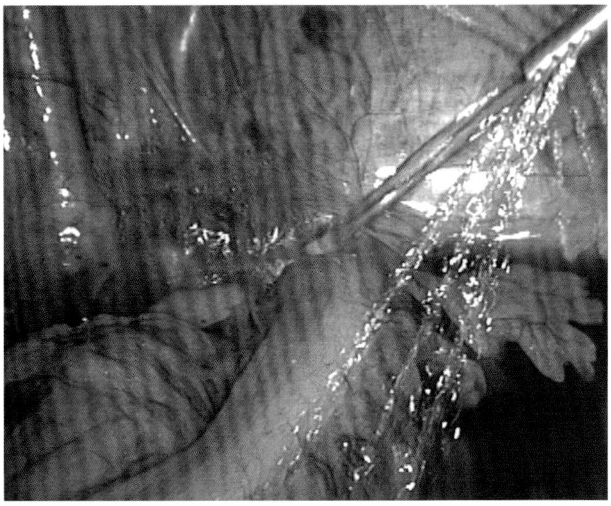

图3-35　腹腔冲洗

术中冲洗应使用37℃生理盐水或蒸馏水。手术结束前应尽量吸除积血和液体，适当调整体位有助于在腹腔最低部位抽吸积液。在出血点不明的情况下，适当的冲洗和抽吸对精确定位出血点是必不可少的。用超声刀或电凝止血后，应避免吸引器直接抽吸止血点处，在止血点周边吸引清理即可。

2. 腹腔镜手术引流管的放置　腹腔镜手术放置腹腔引流管的适应证与开腹手术相同，方法如下：①将引流管从直径可通过的套管放入，在腹腔镜监视和器械帮助下摆放在合适位置，拔除套管，在腹壁缝线固定引流管；②利用两个套管，从一个套管伸入一把抓钳，在腹腔内将该钳经另一套管伸出体外，拔出第二个套管，用钳夹住引流管体内端，将引流管拉入腹腔内，摆放在合适的位置后在腹壁固定。将引流管拉入腹腔时，需将其体外端用止血钳夹住，防止腹腔内的气体漏出。

十二、关闭套管口

腹腔镜手术结束时，应在腹腔镜直视下逐一拔出套管，同时观察套管孔有无出血。当拔出每个套管时，助手应用手指压住切口，以维持气腹压力。当所有操作套管拔出后，再将腹腔镜退入套管内4~5cm，将套管缓慢拔出，同时观察套管口是否有出血。

5mm、3mm套管孔和未经腹白线的10mm套管孔无须缝合。但在少数老年和腹壁薄弱的患者，应缝合10mm及以上套管孔，以避免术后套管孔疝。经腹白线的10mm及以上套管孔，不经腹白线的12mm套管孔，均需在拔出套管后，在良好肌松下妥善缝合。可直接在腹壁外拉开小切口逐层缝合，也可在腹腔镜监视下用腹壁缝合针（Endoclose针）缝合，方法是用针钩住缝线经套管孔切口内刺入套管孔旁5~7mm处腹壁，将线带入腹腔，在腹腔镜观察下将缝线放开，将针退出，再由套管孔另侧进针穿入腹腔，带住缝线拉出，打结后线结埋于皮下（图3-36）。也可在手术开始所有套管放置完成后，即进行套管孔带线缝合而暂不打结，手术结束拔除所有套管，直接打结关闭切口。皮肤切口缝合可用皮肤钉、粘合带、皮肤粘合剂等，皮下脂肪较厚时也可用可吸收缝线行皮下缝合。

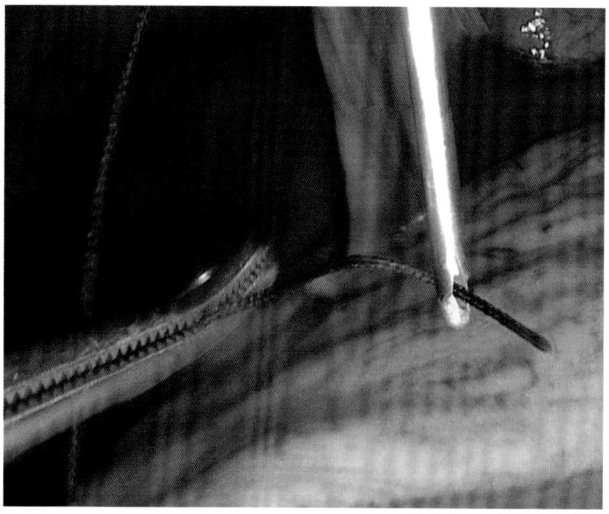

图3-36　Endoclose针在腹腔内带线

附录　腹腔镜手术器械护士基本操作

基本操作		
传递穿刺套管	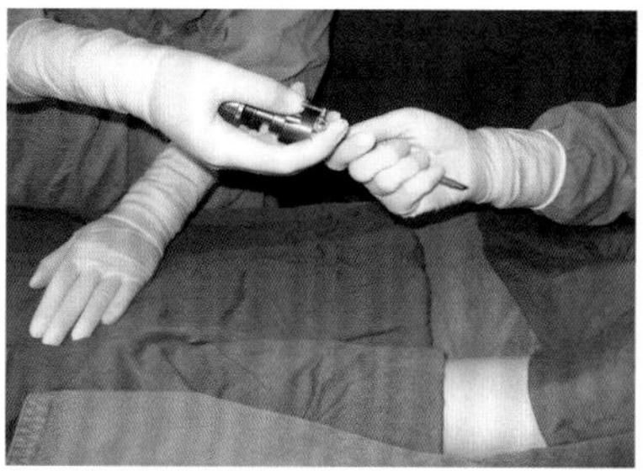 图3-附1	手持穿刺套管的下1/2递给医生，传递前先关闭气阀（图3-附1）。
持针器夹持缝针（1）	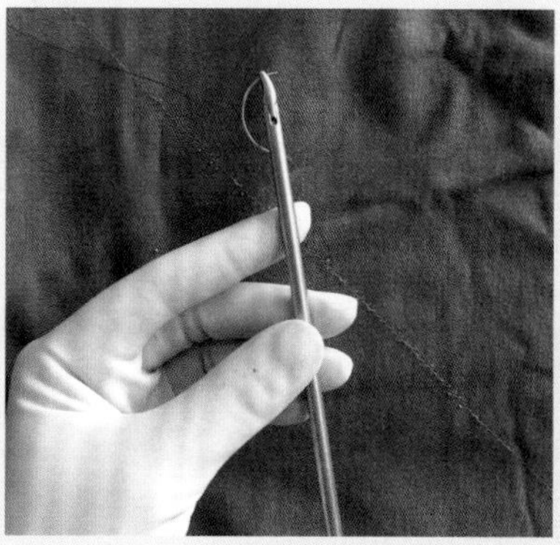 图3-附2	用持针器夹住缝针前1/3处后固定手柄，使缝针纵轴与持针器纵轴平行，将持针器手柄递给医生，可最大限度利用套管直径将针送入腹腔（图3-附2、3-附3）。

续表

基本操作		
	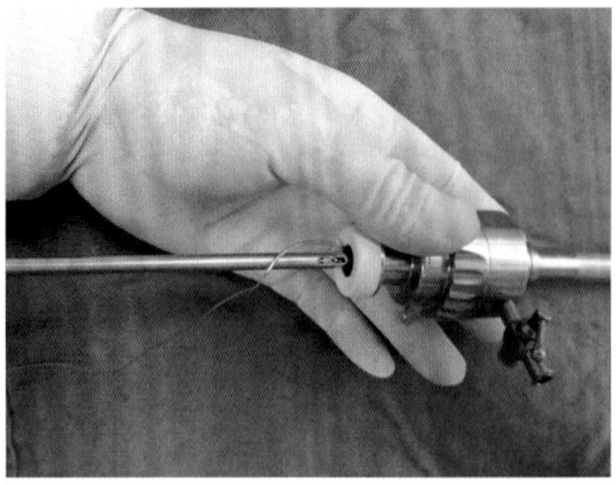 图 3- 附 3 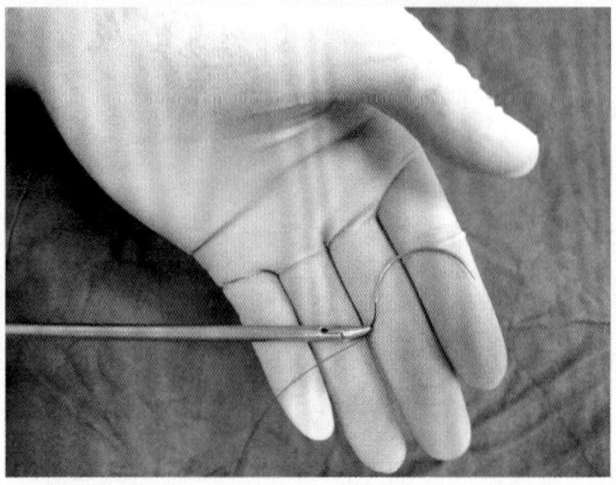 图 3- 附 4	
持针器夹持缝针(2)	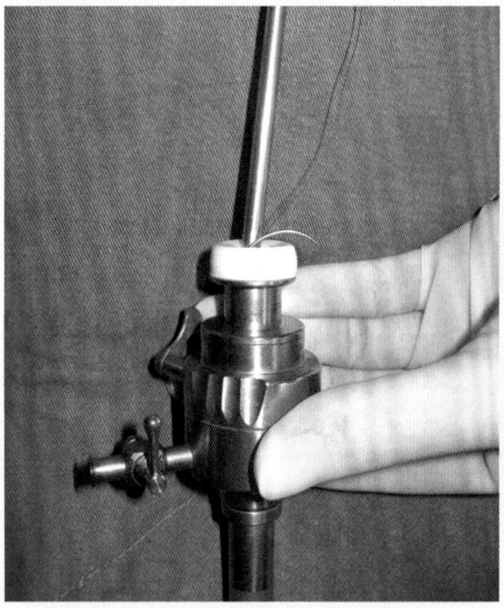 图 3- 附 5	用持针器夹住距缝针约 1cm 的缝线处,将持针器手柄递给医生,持针器进入套管时缝针会自然沿套管长轴摆顺通过(图 3- 附 4、3- 附 5)。
传递长柄器械	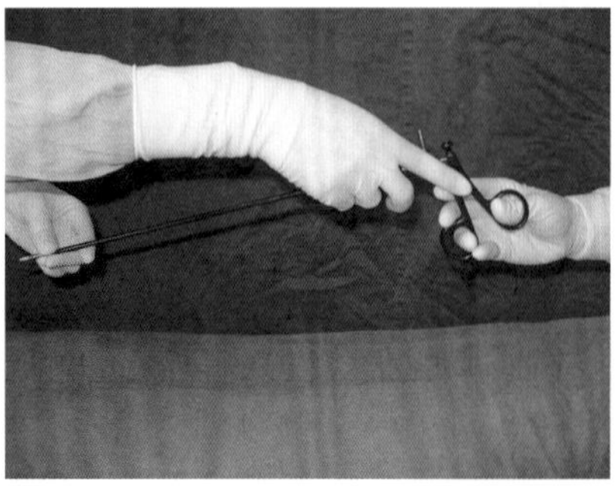 图 3- 附 6	左手托起器械前端 1/3 处,右手将手柄递给医生(图 3- 附 6)。

续表

基本操作		
带线	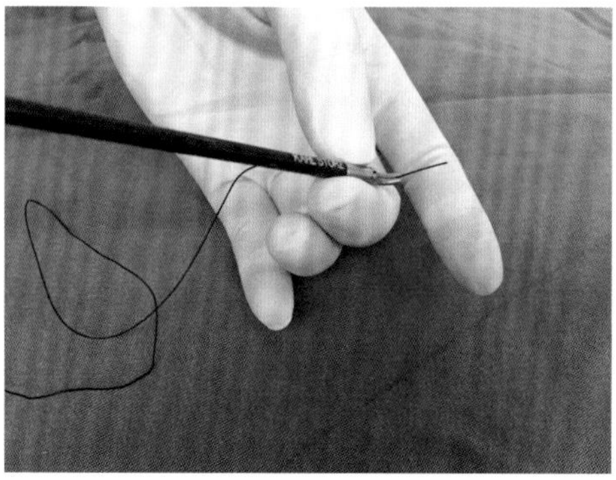 图 3- 附 7 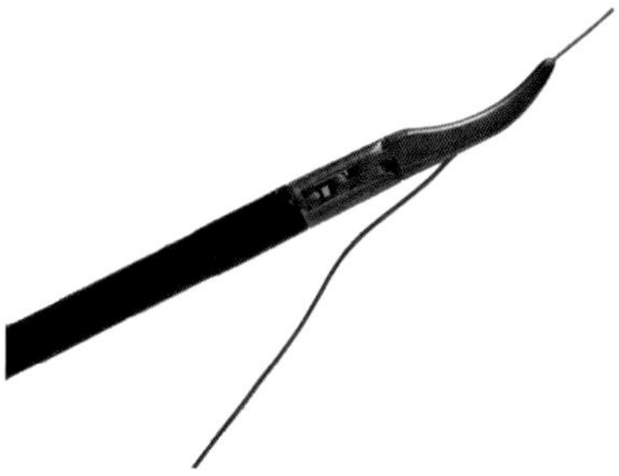 图 3- 附 8	用分离钳夹住线末端约 1cm 处，线头露出分离钳尖端，线尾与长柄同向，便于医生将线放入腹腔后直接放置到位。夹好线头后将手柄递给医生（图 3- 附 7、3- 附 8）。
安装结扎锁	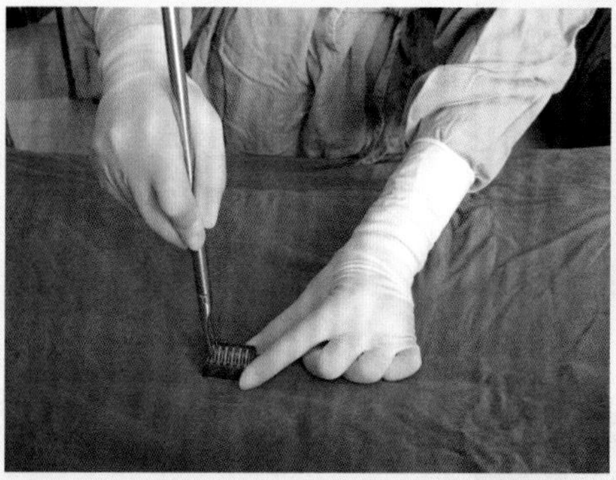 图 3- 附 9	左手固定锁钉，右手握住施夹器杆前端 1/3 处，向下垂直用力安装锁钉。左手托起施夹器前端 1/3 处，右手将手柄递给医生（图 3- 附 9）。
安装电凝钩	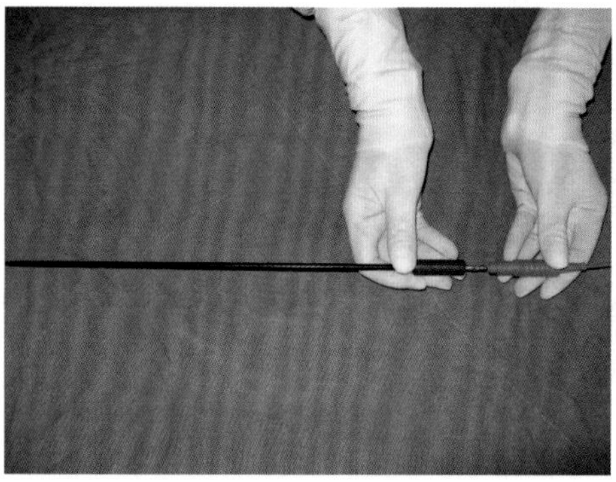 图 3- 附 10	传递前先连接好导线，左手托起电凝钩前 1/3 处，右手将手柄递给医生（图 3- 附 10）。

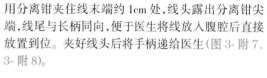

续表

基本操作		
套无菌套	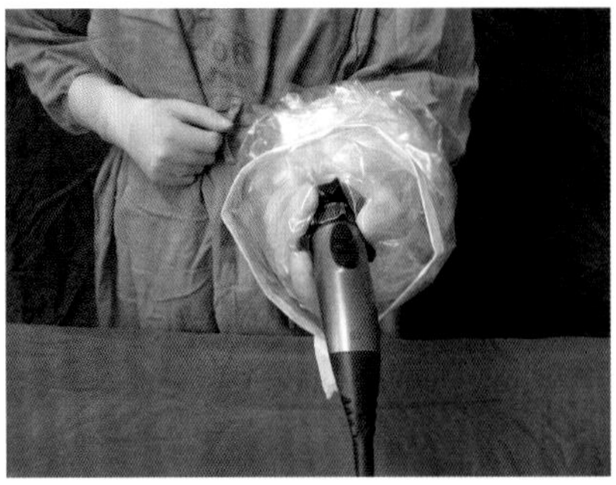 图 3- 附 11 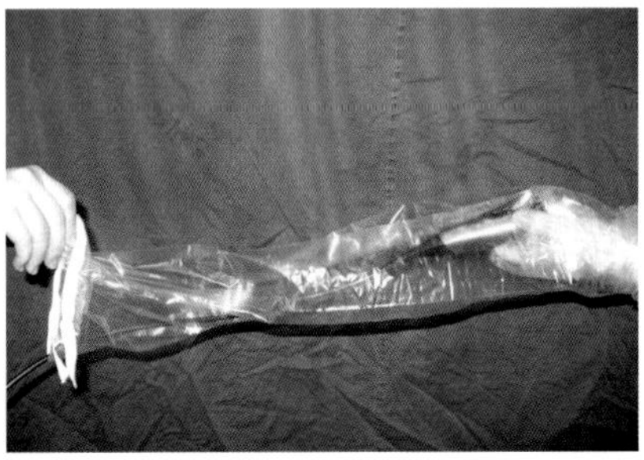 图 3- 附 12 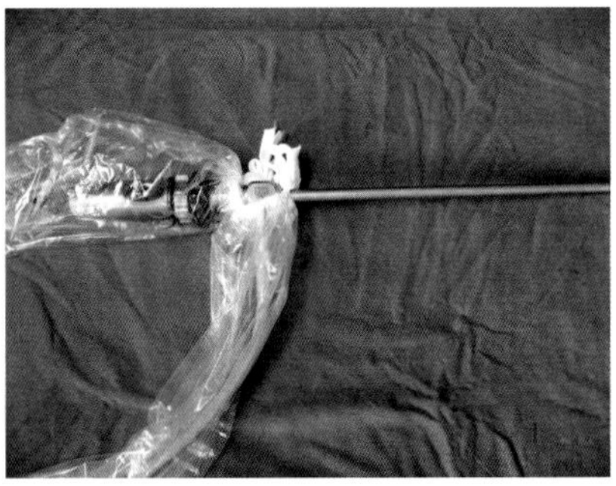 图 3- 附 13	首先将无菌套套在手臂上，隔近端无菌套用手握住摄像头或光纤，巡回护士捏住无菌套远端边缘，由无菌区向非无菌区拉出，套住光纤或摄像头，打结固定（图 3- 附 11~ 图 3- 附 13）。
手术台管理	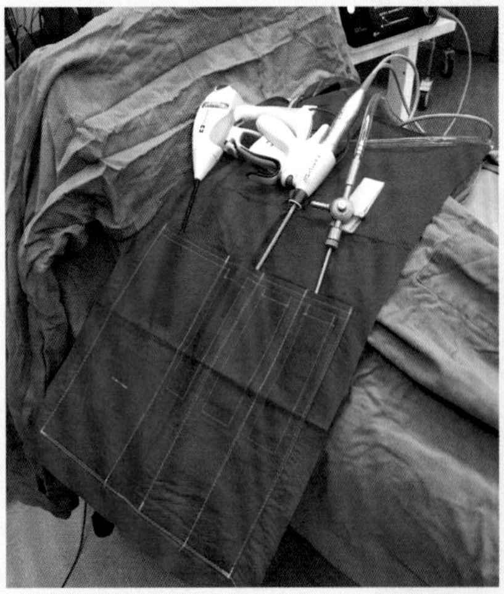 图 3- 附 14	使用专用器械袋用于插放器械（图 3- 附 14），随时注意管理台上管线，避免阻挡医生操作，避免脱落、污染。对进出腹腔的腹腔镜手术专用纱条及时计数并记录。

（陈杰　高春霞）

第二节　超声刀的使用技巧

超声刀是腹腔镜胃肠外科手术的重要设备，具有气雾产生少，切割、止血性能优良等特点，使腹腔镜胃肠手术操作更加快捷安全，在胃肠癌等复杂手术中显得尤为重要。微创胃肠外科医生必须掌握超声刀的使用方法。

一、超声刀的组成及工作原理

现有的超声刀产品有多种品牌和型号，但主要组成及工作原理基本相同。超声刀设备包括主机（超声发生器）、工作手柄、脚控开关（手控超声刀不需要）、刀头和连接线（图 3-37~ 图 3-39），现已有无线超声刀可以选择（图 3-40），其超声发生器和电池整合于工作手柄内，使用前电池充电，使用时不需连线，安装及使用更加方便。

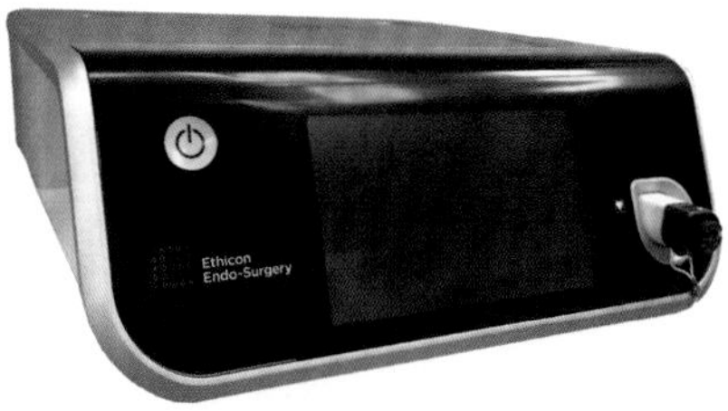

图 3-37　超声发生器

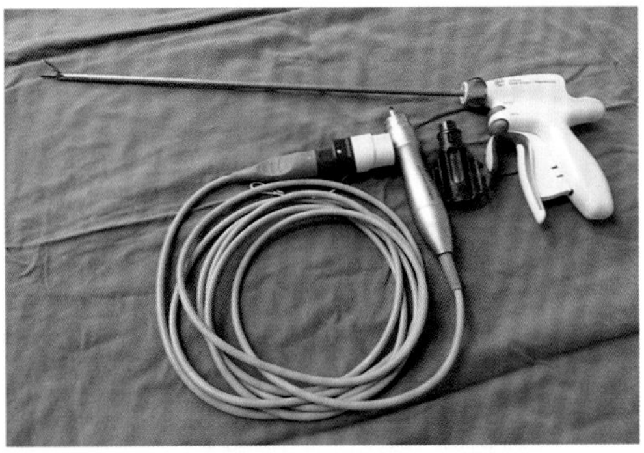
图 3-38　工作手柄和连接线

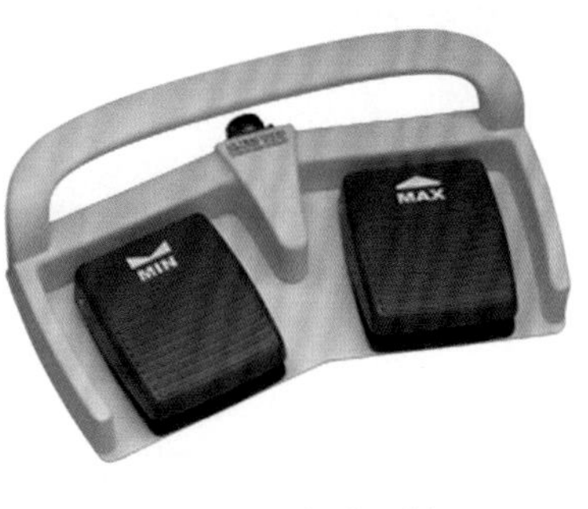

图 3-39　脚踏开关

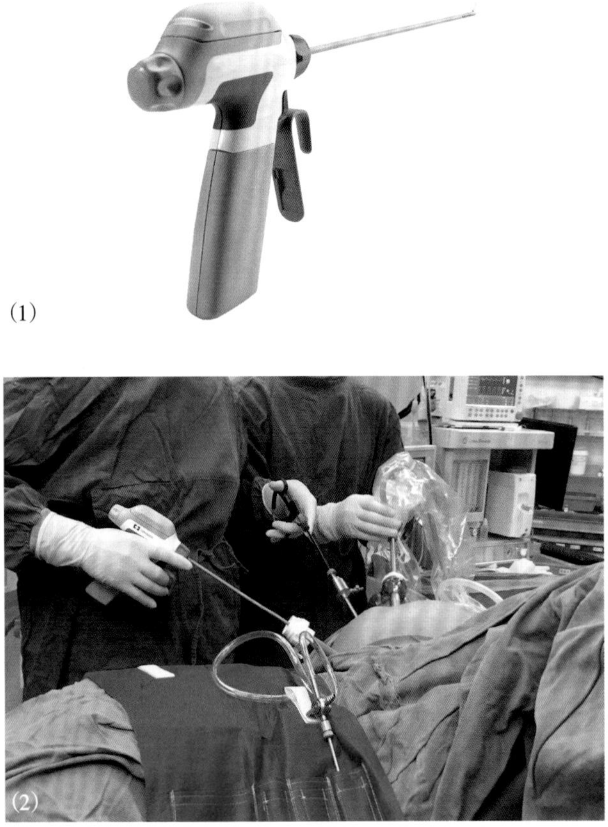
(1)
(2)
图 3-40　无线超声刀

超声刀的工作原理是将电能转化为机械能，由超声发生器提供可调节的电信号，通过一条同轴导线传导到工作手柄，工作手柄内的一块压电陶瓷可转换电信号，使金属刀头以 55.5kHz 的频率发生超声机械振动，使所接触组织中的水分子汽化、蛋白质氢键断裂、细胞崩解，产生“空泡效应”，使组织被切开或凝固、血管闭合，可以安全凝固 5mm 以下的血管。某些新型超声刀（图 3-41）能同时输出高频双极电能量和超声波能量，实现快速切割，并可有效闭合 7mm 以下的血管，且刀头可反复使用而不影响其切割止血效果。

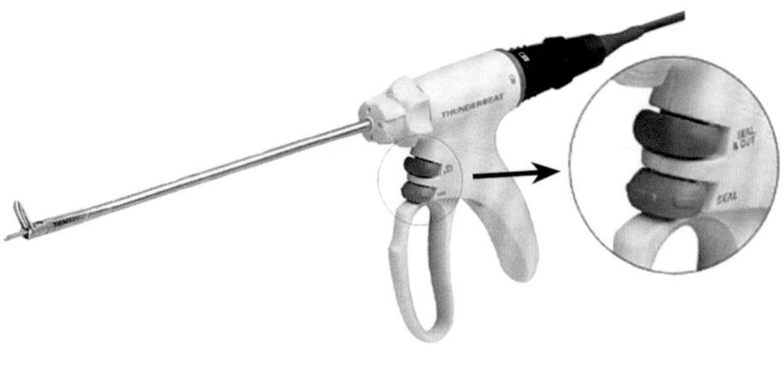
图 3-41　新型超声刀

二、超声刀的优点

超声刀与传统电刀相比具有许多优势。单极电刀是利用高频电流使机体组织局部产生高温，使组织细胞变性、坏死、炭化，形成焦痂，从而达到止血和切割的效果，其本质上属于热损伤，通常使用的电刀工作温度为150~400℃，只能凝固较细的血管(<2.5mm)，热效应在组织内的传导可达2.5~4mm，易损伤周围组织。而超声刀属于机械损伤和部分热损伤，工作温度远低于电刀和激光，使用时局部温度在80~100℃以内，其能量向周围传播不超过500μm，使热传导损伤周围组织的风险降低。超声刀使用时没有电流通过机体，不会发生传导性组织损伤；腹腔镜胃肠手术使用的超声刀头多为剪刀式，具有分离、抓持、凝血、切割的功能，可避免频繁更换器械；切割时产生的气雾较少，在腹腔镜手术时对视野影响小；适用于不宜使用电刀的患者，如带有心脏起搏器的患者和体内有金属植入物的患者。

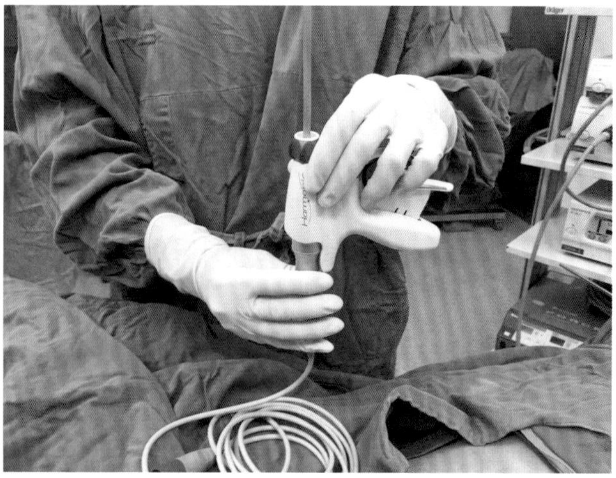

图3-43　手旋转刀头至旋紧

三、安装准备

超声刀有重复使用或一次性的不同类型，各种产品安装方法不尽相同。图示以目前普遍使用的型号为例，接通主机电源后，脚踏开关与主机背面连接(手控型号不需要)。能量转换器连接在主机前面，另一端与手柄连接，再将刀头与手柄旋紧，最后用扳手旋紧刀头，听到“咔咔”两声为旋紧标准(图3-42~图3-45)。

无线超声刀术前主机电池及备用电池应充好电。手术前需通过功率调节键选择能量级别，共1~5挡，多选择切割为5挡，凝血为3挡。按下存档按钮，主机会保存本次选择，下次开机时自动显示。

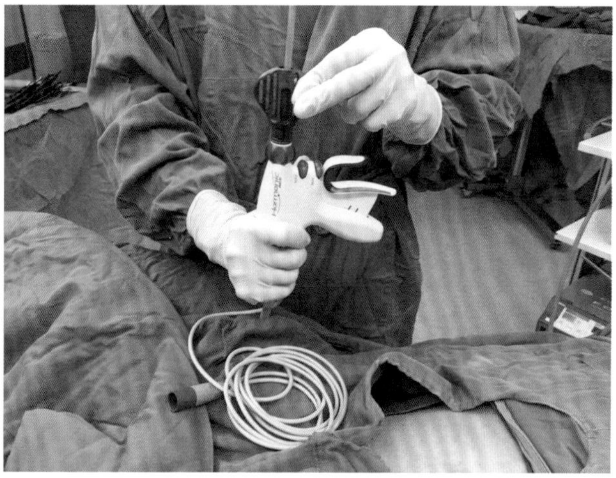

图3-44　旋转扭力扳手

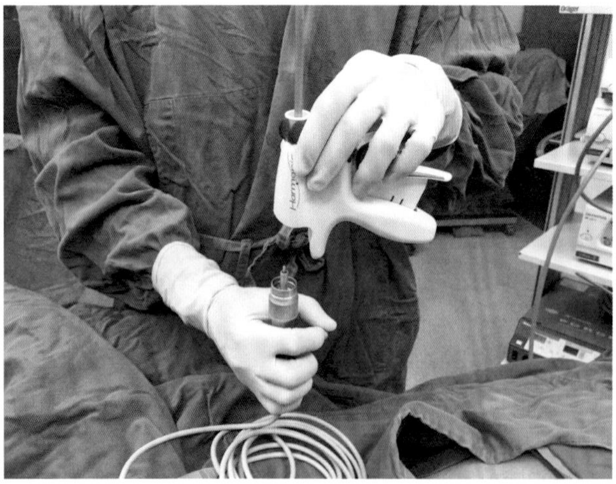

图3-42　连接手柄和连接线

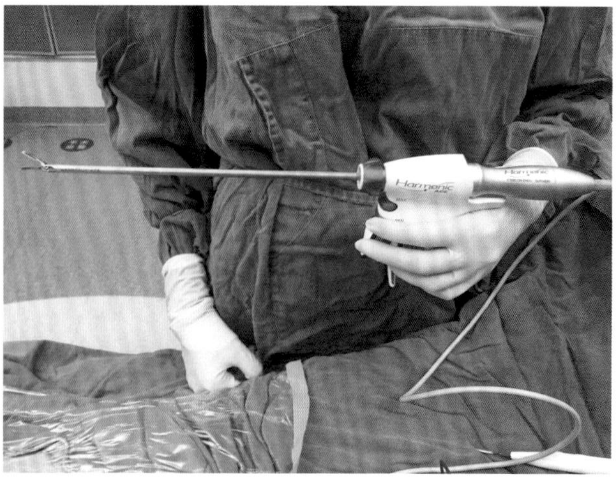

图3-45　刀头张开，主机自检

四、刀头选择

腹腔镜胃肠手术使用的超声刀多选择剪刀形刀头（图 3-46），适用于腹腔内操作，包括切割分离组织、切闭血管等，也可利用刀头进行钝性分离、夹持等操作，较细长的刀头有利于分离血管等精细操作。另外还有球形和钩形刀头，较少选用。

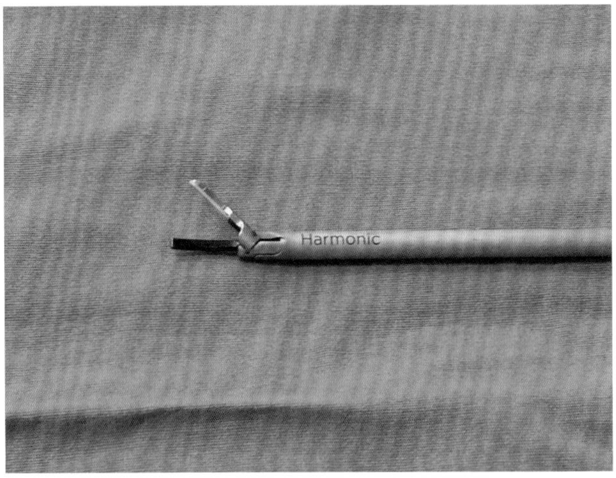

图 3-46　剪刀形刀头

五、操作技巧及注意事项

超声刀具有分离、抓持、凝血、切割等功能。将组织夹持在刀头中，点击脚踏开关或按下手动开关即可进行切断或凝固操作。超声刀工作时发出“滴滴”提示音，不同能量级别提示音不同。切断组织时应注意通过术者另一手器械和助手的协助，保持被切割组织的张力，以达到安全快速的切割效果，凝固止血时所夹持的组织需较松弛，以保证止血效果。其他操作包括单纯利用超声刀工作面进行直接切割，或利用其顶端平面进行凝血，可根据术者的经验和熟练程度选择。操作时应注意：刀头一次夹持的组织不宜太多；止血多用低挡，而切割多用高挡；无线超声刀轻按手柄为切割，用力按压为止血；刀头污物积存过多时应及时清洁，确保切割和止血效果；安装刀头时要用扳手旋紧，不能强行用手旋紧，不要用其他物品代替扳手，以免扭断手柄；切割过程中，严禁刀头与金属物接触，如钛夹、金属钳等，以免刀头断裂；切割或凝固操作时应根据组织类型及血管大小选择适当的工作挡位，超声刀理论上能安全凝固5mm 以下的血管，但重复使用超声刀可能降低凝固效果，对直径 3mm 以上的动脉及 5mm 以上的静脉，仍建议先用血管夹夹闭再切断（图 3-47）。

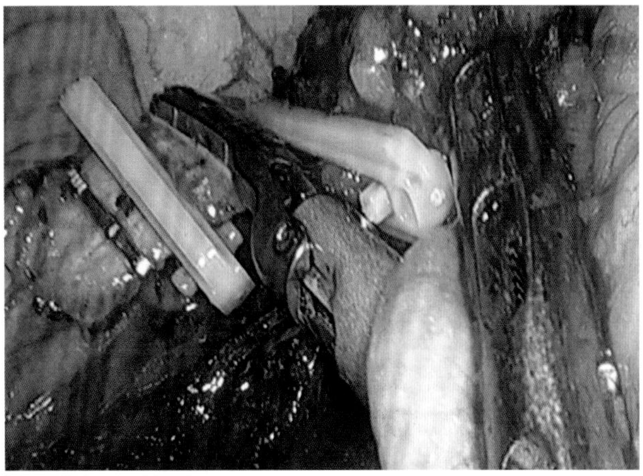

图 3-47　超声刀切断已夹闭的血管

超声刀的止血效果与血管的粗细、压力有关，也与工作面作用时间和术者的熟练程度相关。对于 2mm 以下的小血管，不需要先将血管分离出来，可以使用超声刀直接切开，同时凝闭。对于 2~3mm 的动静脉血管，可先在拟离断部位近端将血管凝固，然后于凝固远侧切断。对于 3mm 以上动脉，如脾血管、胃的动脉血管及结肠的主要动脉，仍建议将其分离出来，先于近端结扎或夹闭，然后于远侧用超声刀凝固切断，断端与结扎处需留有 1~2mm 的距离。

另外，刀头力度掌握也会影响切割和止血效果，包括抓持牵引力和刀头夹持力。牵引力度大则组织张力大，切割速度快而止血效果较弱，故止血时应避免组织张力过大。刀头夹持力度大则切割速度快而止血效果较弱，力度小则切割慢而凝固止血效果好，使用时应根据情况掌握。超声刀工作时能量影响范围很小（500μm 以内），故在恰当使用其刀头工作面和非工作面时，对周围组织的副损伤机会比电刀大大减少，但仍应谨慎操作，如使用超声刀进行血管周淋巴结清扫时，应注意不要误夹血管壁，剥离血管外膜时，启动前应将所夹持的外膜稍提离血管表面。技术熟练的术者可巧妙利用超声刀的工作面进行各个角度的分离、凝固，这需要长期的手术训练和摸索（图 3-48~ 图 3-52）。

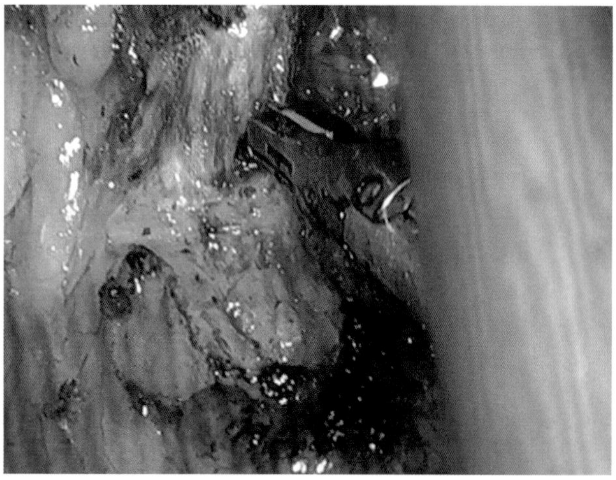

图 3-48　超声刀分离血管

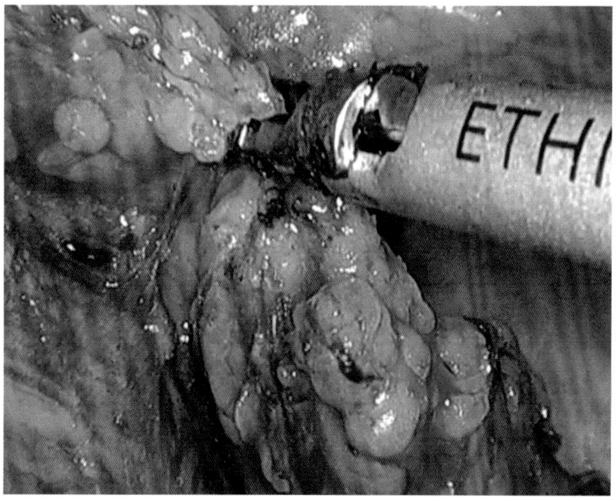

图 3-49　超声刀切开乙状结肠表面系膜脂肪组织

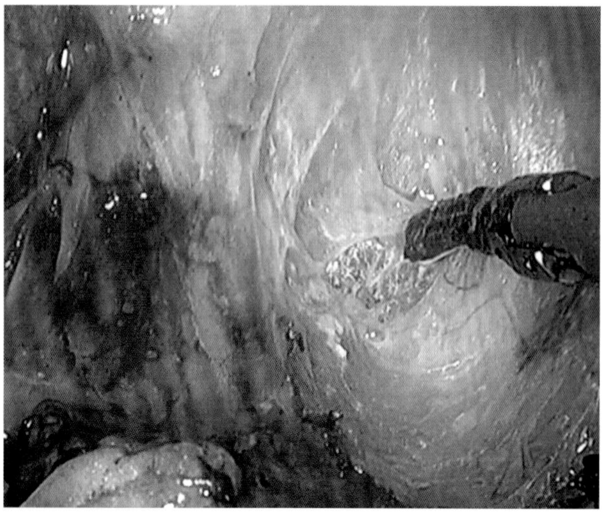

图 3-50　超声刀分离直肠后骶前间隙

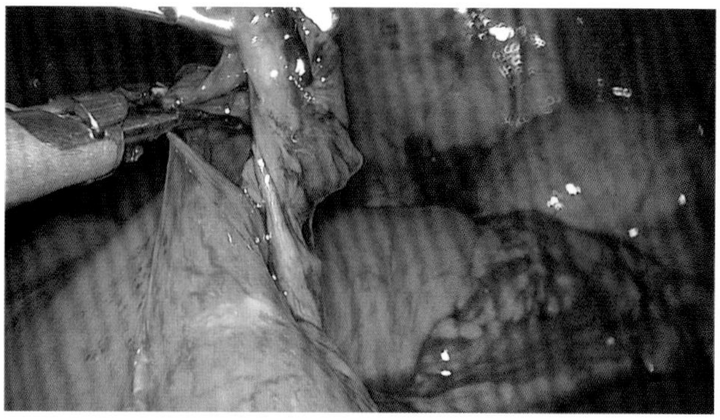

图 3-51　超声刀分离肠粘连

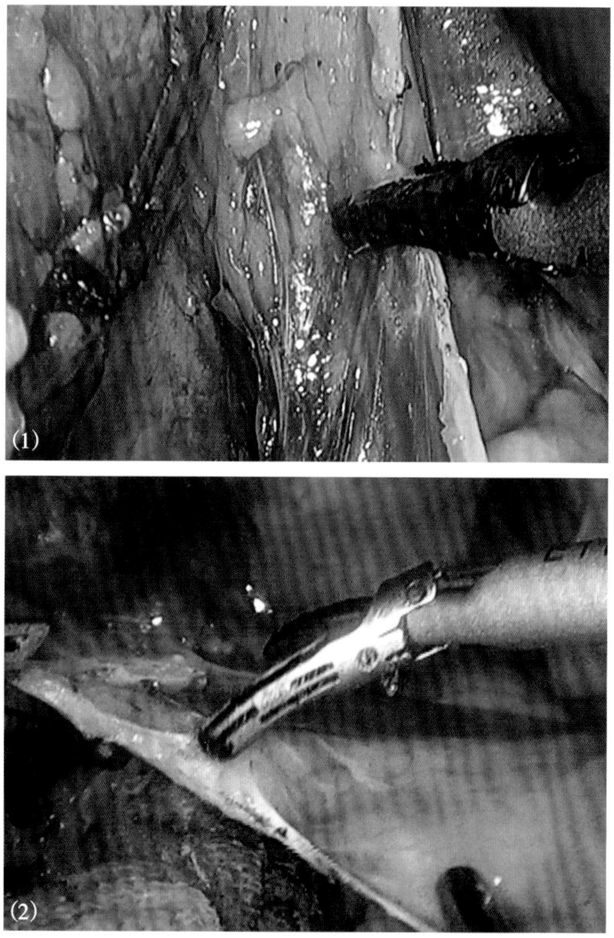

图 3-52　超声刀分离操作时牵拉组织造成张力

（胡海军　傅宇翔）

第三节　扶镜手的作用和技巧

现代胃肠外科已经进入以腹腔镜技术为主体的微创外科时代。腹腔镜手术通过观察监视器图像进行，目前临床普遍使用的监视器是二维平面成像，在表现术野纵深感方面有所欠缺，而“一体镜”和三维成像即3D腹腔镜手术系统现在也已经越来越多地用于临床。腹腔镜的优势是可以通过镜头位置和方向调节，获得腹腔内各个角度、距离适当的清晰视野，使外科医生可以进行更精细、安全的手术操作。腹腔镜镜头在术中由一位扶镜手专门控制，扶镜手作为腹腔镜手术团队的"眼睛"，作用极其重要，而每一位腹腔镜外科医生的训练，都首先从做扶镜手开始。

一、扶镜手的作用

扶镜手的工作是腹腔镜手术顺利进行的基本条件。扶镜手要为手术组展现清晰稳定的手术图像，且需随手术进程调整远近、范围和角度适当的术野。例如术者对血管进行精细解剖时，需要近距放大的视野；牵拉胃肠道暴露术野时，需要退后镜头，展现范围较大的视野；在盆腔等狭小空间内操作时，需要调整镜头角度，从侧面或下面观察，使每一个动作都在可视可控的范围内。扶镜手要保持镜头洁净清晰，尽量减少擦镜次数，减小对手术连贯性的影响。特别是在大出血等紧急情况下，保持术野图像是腹腔镜下止血成功的首要条件，一旦镜头被污染失去视野，往往在很短时间内失去腹腔镜下止血的机会，而被迫中转开腹。扶镜手技术欠佳将导致手术图像模糊、晃动、视野偏离、角度不到位，会明显影响术者操作的准确性，容易造成术者视觉疲劳，甚至诱发烦躁情绪，影响手术进程和安全，延长手术时间，甚至造成血管或脏器损伤等严重后果。

二、对扶镜手的基本要求

扶镜手首先要有吃苦耐劳、谦虚谨慎的工作态度，因扶镜手需长时间集中注意力和保持手臂抬起等姿势，是一项辛苦的工作，但每个腹腔镜外科医生都是从做扶镜手开始的。扶镜手应先认真学习腹腔镜的设备组成、工作原理和使用方法，再循序渐进地从腹腔镜阑尾切除术等简单手术开始训练。尤其重要的是镜头控制方法，目前常用的是0°前视镜和30°前斜视镜，另有45°镜与30°镜使用方法类似。0°镜视野较窄，不能提供多角度视野，只能前视，仅用于简单的腹腔镜手术，如小儿腹股沟斜疝疝囊高位结扎术等，而前斜视镜是广角视镜，可提供多角度视野。多数胃肠外科腹腔镜手术都使用30°镜。现已有光源和镜头整合的一体化腹腔镜，减少了台上线路，安装也更加方便，但使用方法并没有很大变化(图3-53)。

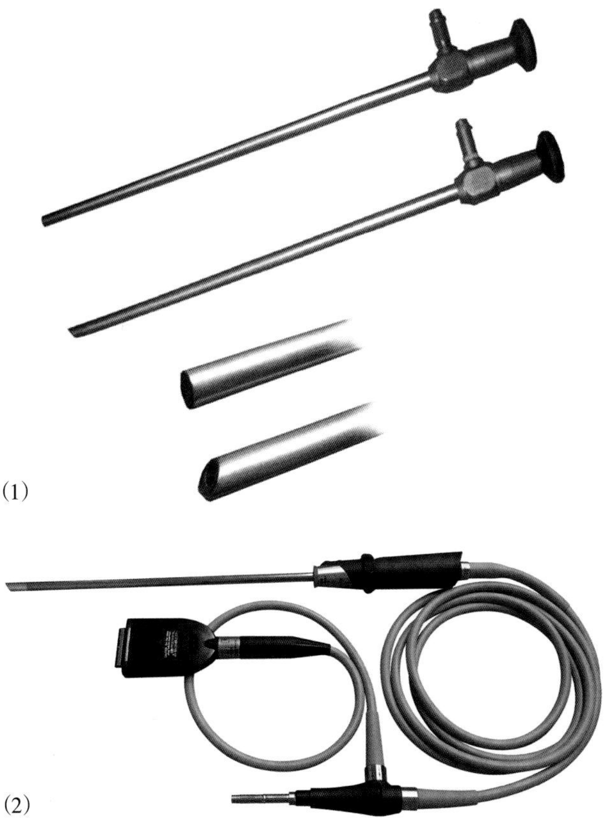

(1)

(2)

图3-53
(1)0°镜和30°镜；(2)一体镜

扶镜手需掌握从腹腔镜内观察空间和方向的方法，了解镜头及光缆处于不同位置时所观察的方向。首先将30°镜镜头摆放在正立位，使视野图像处于正常解剖位置，如腹壁在上，脏器在下，子宫在上，直肠在下等。在此基础上，光缆位于正上方时，镜头斜面向下，视野为前视和俯视角度，是最常用的观察角度，适用于大多数情况(图3-54)。将光缆向左或向右摆动，即获得前视和"向右看"、"向左看"的侧向视野，可满足精细解剖、放置血管夹或摆放切割闭合器时的特殊角度要求。将光缆调至正下方时，即可获得前视和仰视视野，适用于摆放腹壁套管时观察穿刺情况，以及狭小空间内操作，如直肠癌根治术中游离直肠后方时(图3-55)。兼顾镜头位置改变和调整视角角度，就可实现多方向观察，而在此过程中，首要动作是调整镜头使视野内解剖结构处于正立位，并保持这个基本方向。

三、腹腔镜胃肠外科手术中的扶镜技巧

首先，扶镜手应根据不同手术站在正确的位置，例如阑尾切除术中站在患者左侧、术者右侧，直肠癌根治术中应站在患者右侧、术者左侧，而胃癌根治术

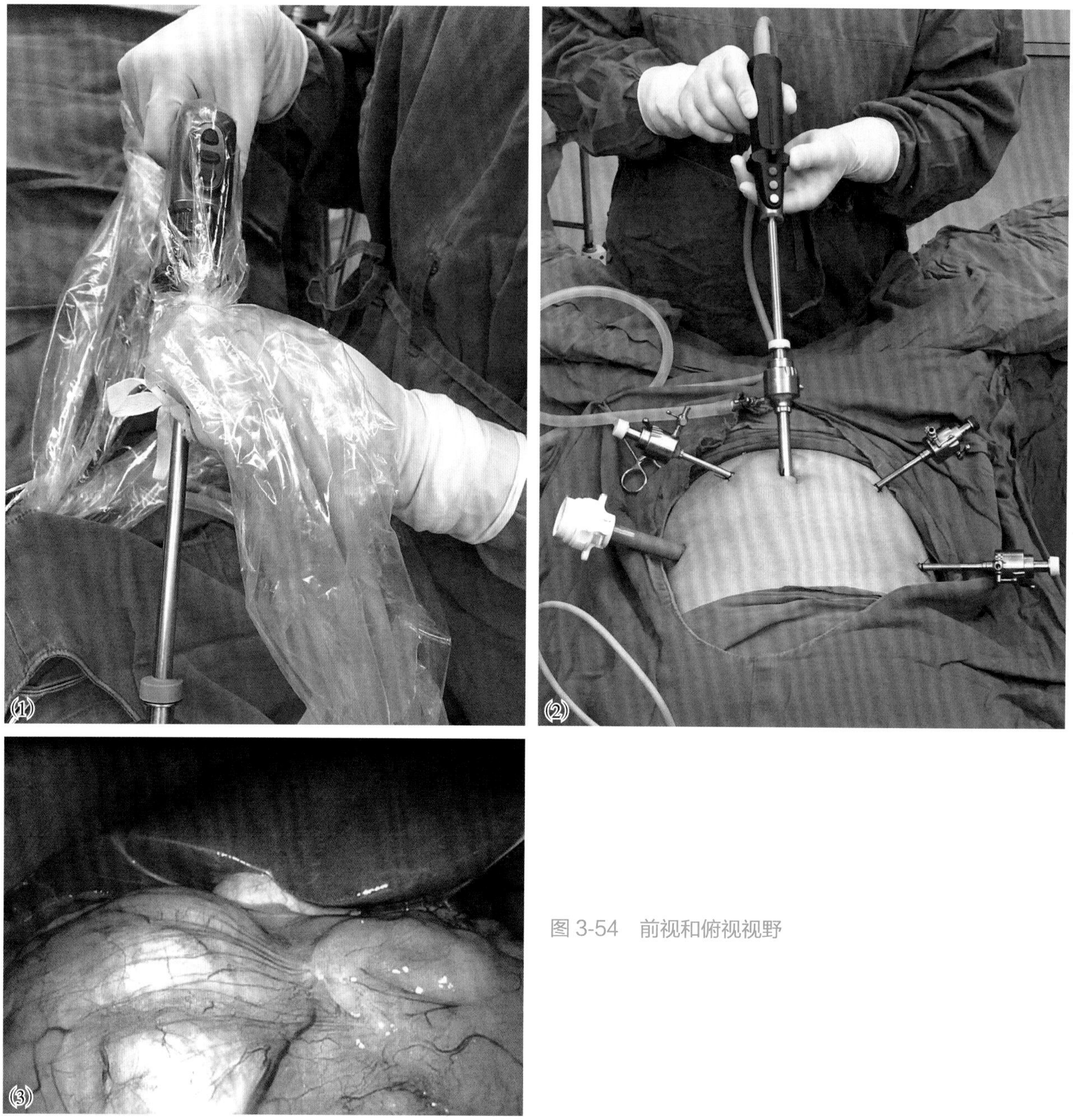

图 3-54　前视和俯视视野

中站在患者两腿之间。

镜头进入腹腔前，要先调整好焦距和白平衡，以保证图像清晰，色彩逼真。为镜头预热，使用防雾液体擦拭镜头，可避免进入腹腔后形成水雾。为充分利用腹腔内空间，调整好观察套管的深度非常重要，一般进入腹腔内 1~2cm 即可，当镜头退至套管口时，可获得腹腔内整体观，这对涉及范围广，脏器游离度大的胃肠道手术非常重要。

术中保持镜头清洁，尽量减少因擦拭镜头对手术进程的影响。镜头可能被液体喷溅，带电操作和超声刀的气雾、逆流入套管的液体都会污染镜头，可在镜头进入腹腔前用腹腔镜专用干纱条清理套管内部。在进行带电和超声刀操作时，将镜头略向后或向旁边躲开，可避免镜头被气雾直接覆盖污染，但不要动作过大偏离术野。遇有较大出血，特别是动脉喷射性出血时，应及时移动镜头，离开血液喷射的方向，但不要离开术野，以避免术者失去对出血处控制的机会。术中镜头不清晰需擦镜时，应先提醒术者停止操作后再退出，不要随意退出镜头，以避免术者突然失去视野、造成损伤。取出镜头后迅速用生理盐水纱布擦净镜身污物，并用防雾液体擦拭镜头至清晰。总之，扶镜手的操作必须以术者需要为主导。

扶镜手要熟悉手术过程，集中注意力，与术者形成默契，根据手术进程随时调整焦距和镜头方位，随

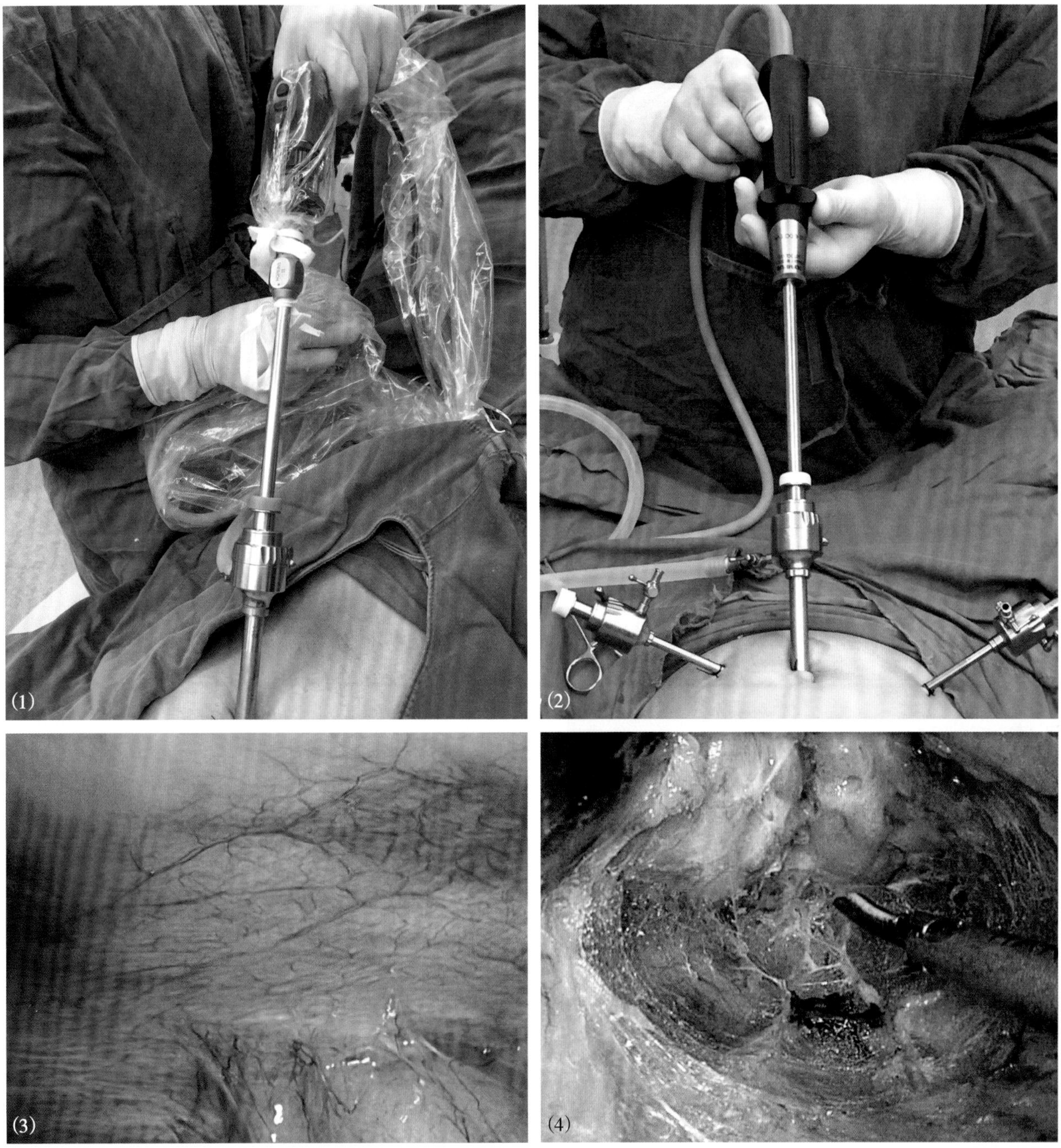

图 3-55　前视和仰视视野

术者的主要操作器械移动镜头，使之始终处于图像中心区域。扶镜手持镜必须稳定，不要晃动和旋转镜头，为避免手臂悬空抬起时间过长引起的疲劳抖动，可以设法为肘关节找一个支点，如靠在身体上或头架上，来增加手臂稳定性。移动镜头时动作切忌过快，否则易致视觉疲劳。合格扶镜手的镜头移动是缓慢平稳的，不会被明显察觉。

扶镜手应根据操作的精细程度来调整视野，根据镜头与组织的距离分为远距、中距和近距视野。远距视野开阔，有利于探查腹腔，了解腹腔整体观、了解病变的位置及其与周围的关系，例如腹腔镜胃、结直肠癌根治手术在手术开始和结束时探查腹腔，就需要用远距视野（图 3-56）。器械进出腹腔时也可用远距视野观察，以避免盲目进出导致脏器损伤。中距视野有利于了解更详细的局部解剖情况，适用于比较精细的操作，如腹腔镜直肠癌根治术中结扎肠系膜下动、静脉时（图 3-57），寻找和辨认输尿管时（图 3-58）。近距视野用于清晰显示细微结构，如清扫血管周围淋巴结和剥离血管鞘时（图 3-59）。

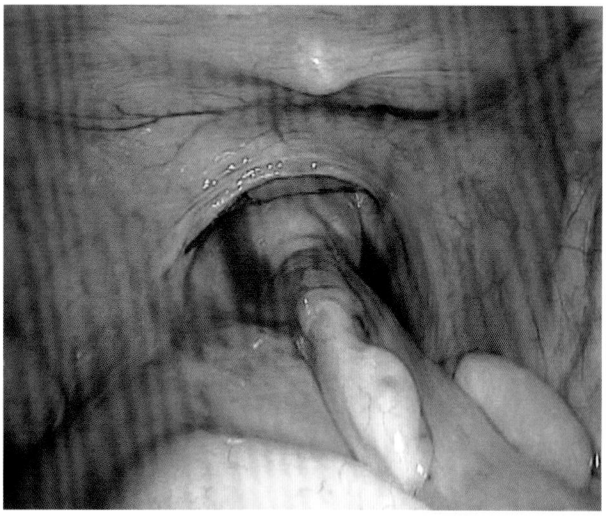

图 3-56 远距视野探查肿瘤位置

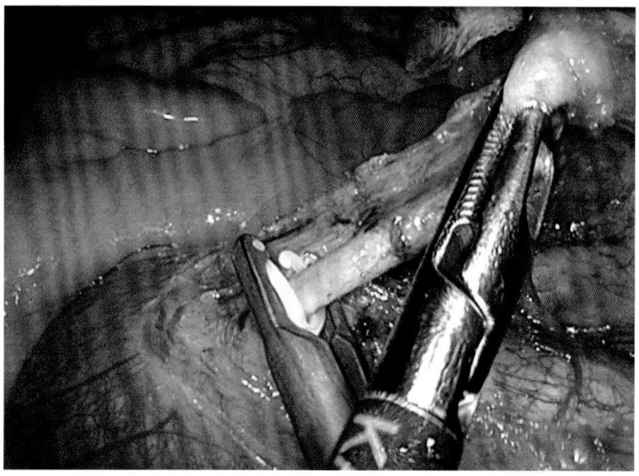

图 3-57 中距视野处理肠系膜下动脉

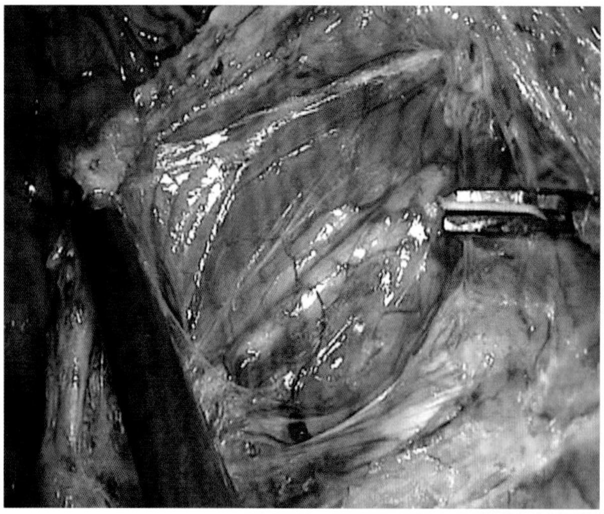

图 3-58 中距视野辨认输尿管

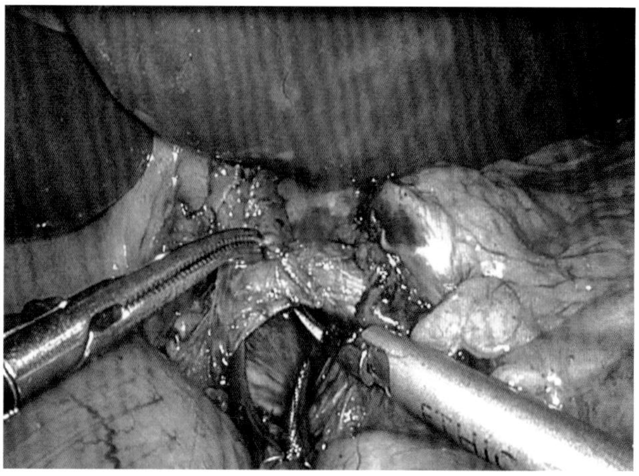

图 3-59 近距视野清扫淋巴结

在狭小空间内近距视野观察时，镜头与器械可能互相干扰，如在腹腔镜直肠癌根治术中，如果肿瘤位置很低，需深入盆腔解剖，容易出现镜头与操作器械的相互干扰，这时需巧妙利用 30° 前斜视镜特点，通过左右调节光缆，从不同视角观看操作部位。胃肠外科手术常在特定解剖层面内进行，手术入路常在组织层面下作隧道式推进，如经常解剖的 Toldt 筋膜间隙，直肠癌根治术中分离直肠后间隙，常需将镜头伸入层面空间内或隧道内，调整光缆角度和镜头位置，仰视或侧视，才能看清操作部位。这些技巧都需在大量手术实践中认真训练。

腹腔镜设备更新很快，不同型号的腹腔镜具体调节方式各有不同，如一些单孔腹腔镜手术器械的镜身前端可弯曲，通过拨动镜身后部的两个调节键来改变方向，即使在单孔操作的狭小空间内，也可以获得尽可能大的多角度视野。“一体镜”无光缆，通过旋转旋钮调整角度，可以自动对焦。3D 腹腔镜成像系统较普通的平面成像有明显的层次感和纵深感，会有“身临其境”的感觉，还原真实视觉中的三维立体手术视野，但镜头在正立位解剖方向上调整角度的基本原则不变。扶镜手需关注设备更新信息，适应腹腔镜设备的发展。

（杨明利）

第四章

腹腔镜胃肠外科手术应用解剖

腹腔镜手术治疗疾病的外科学原则与开腹手术相同，但其视野由腹腔外俯视变成放大的腹腔内视野，术中观察角度更加多样，可以实现非常精细的解剖，也对外科医生的解剖学知识有更高要求，既需要有腹腔解剖的大局观，也需要熟悉局部精细解剖，特别是理解腹腔解剖的层次和各重要间隙，才能安全顺利地实施手术，并尽量减少出血和手术并发症。

第一节 腹腔镜手术相关胃解剖

胃（stomach）由胚胎期前肠的一段膨大，从内胚层和脏壁中胚层衍化而来。胃介于食管腹段与十二指肠之间，是消化道最膨大的部分。胃容量随年龄增长而增加，婴儿约30ml，3岁时约600ml，青春期约1000ml，成年约达1500~3000ml。胃的形态、位置可因充盈程度和体位而变化，也可受年龄、性别、体质以及周围器官的影响。

一、胃的形态和分区

胃呈前后略扁平的曲颈瓶状，其长轴从左上方斜向右下方，可分为占胃大部分的垂直部（包括贲门部、胃底和胃体部）和占小部分的水平部（包括胃窦部和幽门）（图4-1）。

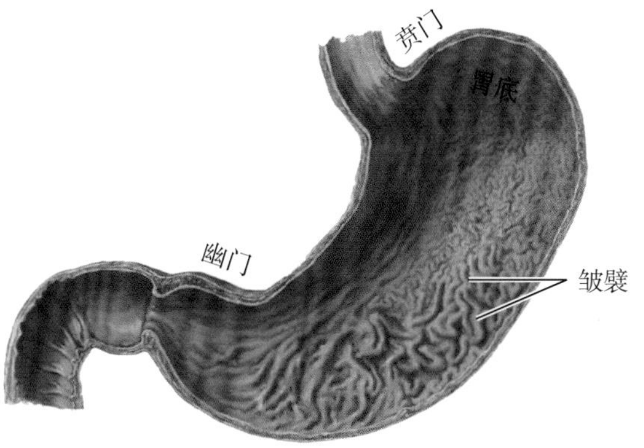

图4-1 胃的分部

目前能在腹腔镜下完成的胃手术有多种，比如腹腔镜胃穿孔修补术、胃肿瘤根治手术、迷走神经切断术、胃大部切除术、胃底捆扎带减肥手术、食管裂孔疝修补术等。根据上述腹腔镜胃手术操作的重点和难点部位，我们将胃的大体解剖特点分为如下几个区域进行阐述。

1. 食管贲门区　贲门在前腹壁深面约10cm，离门齿约40cm，食管裂孔下方2cm处。食管腹段与贲门的右侧面包于小网膜内，前面及左侧为腹膜所覆盖，后面为膈食管韧带。因此，尽管胃体的移动度大，但贲门位置却较固定。以上胃周各部分的位置关系对胃相关手术至关重要。比如各类迷走神经切断术中迷走神经的前、后干及其变异迷走神经的寻找切断，近端胃切除及全胃切除等手术操作的重要部分均在此处进行。通常贲门与腹前壁的距离接近10cm，对于肥胖及肋弓夹角过小、桶状胸的患者，其食管腹段、贲门和前腹壁的距离明显增高。传统开腹手术时该处的手术野窄小、高而深，贲门的显露及手术操作困难，有时不得不采用经胸手术，或者被迫咬除剑突来帮助显露，但在腹腔镜下此处显露较为容易（图4-2）。

食管与胃大弯之间所形成的交角叫贲门切迹或称希氏角（His angle），切迹内面的黏膜皱襞为贲门皱襞。贲门切迹为迷走神经切断术时寻找迷走神经前干的重要标志（图4-3）。

正确地识别和利用解剖标志是安全实施该区腹腔镜手术的关键。膨大的胃与食管之间的交界区域

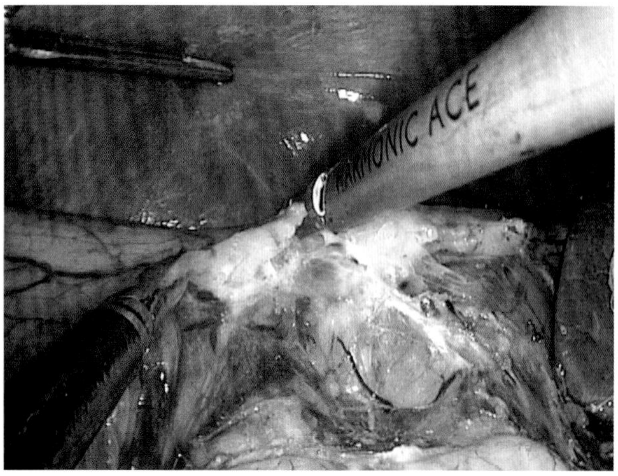

图 4-2　胃贲门左侧

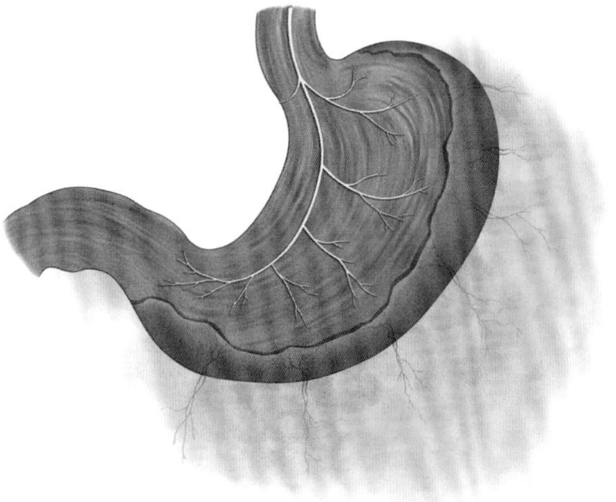

图 4-3　胃迷走神经前干

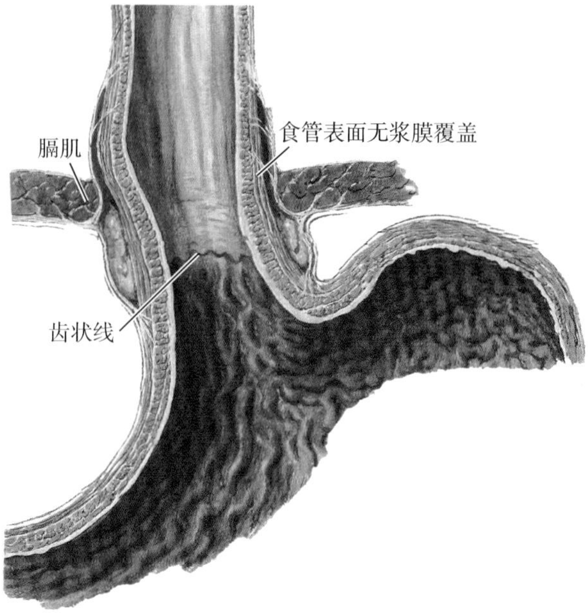

图 4-4　食管穿过膈肌处

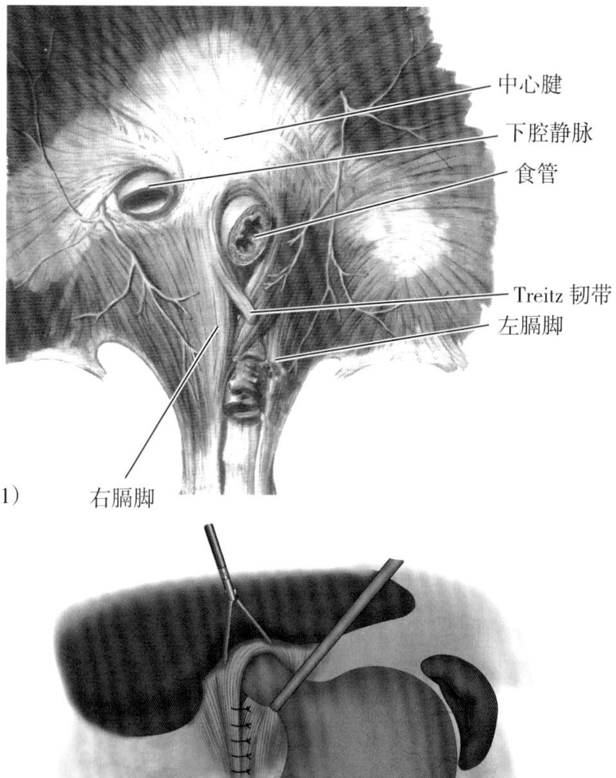

(1)

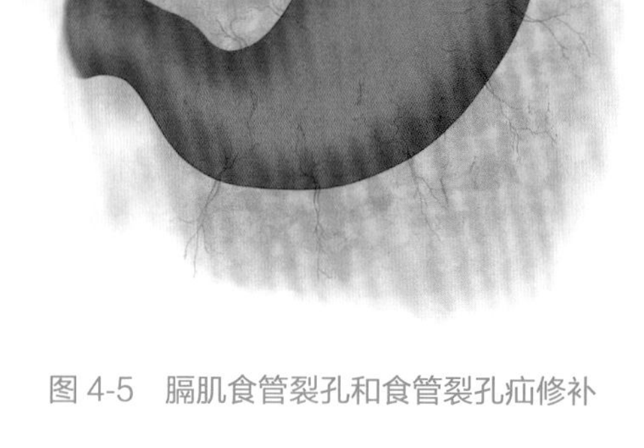

(2)

图 4-5　膈肌食管裂孔和食管裂孔疝修补

在腹腔镜下容易辨认，需要注意的是食管腹段被腹膜覆盖，但切开膈肌脚与食管之间进入纵隔游离时应注意胸段食管无浆膜层，仅有纵行的肌纤维，在游离食管时注意其与周围组织的层次，防止损伤食管造成穿孔（图 4-4）。

左右膈肌脚是贲门食管区重要的解剖标志，右侧膈肌脚纤维来源于右侧，左侧膈肌脚纤维则来源于左右两侧。连接食管与膈肌的弹性纤维组织，延续于胸腹内的结缔组织，嵌入胸膜与腹膜，称为膈食管韧带。当打开膈肌脚表面腹膜，可见含有微小腔隙的疏松结缔组织，容易钝性分离，这是进行食管游离必须进入的正确层面。在行腹腔镜下食管裂孔疝修补时，沿此间隙显露左侧膈肌脚，充分游离食管，为建立食管后窗做好准备。对于疝囊较大的病例，由于疝内容物的反复摩擦，可能导致疝囊与胸膜粘连，界限不清，游离时易损伤胸膜（图 4-5）。

腹腔镜下高选择性迷走神经切断术目前通常采

用迷走神经后干切断加胃前壁小弯侧浆肌层切开缝合术。后干的显露和切断通常在食管后方与左侧膈肌脚之间的间隙进行，简单分离即可发现后干。对于前干的“鸦爪支”，以伴行血管为引导来辨别，但对于局部脂肪沉积较多者尚存在困难。

由于胃脾韧带上缘的脂肪垫在大多数患者中均能轻易确认，所以在行腹腔镜下食管裂孔疝修补术、腹腔镜胃底折叠术或者全胃切除术中，为避免术中损伤脾脏和胃壁，常将该处作为游离胃底的解剖标志。笔者认为以胃网膜左右血管的交界处为标志也有优势，其原因有：①根据血管走行定位容易；②目前以超声刀离断血管较以往分别施夹容易。但应注意的是游离胃底后壁胃膈韧带时结扎胃后动脉，该动脉多起源于脾动脉，经胃膈韧带至胃后下方，还供应食管腹段后壁、贲门区后壁或胃底后壁，切断胃膈韧带时应注意防止损伤。

2. 胃底（fundus） 指贲门切迹的最低处起一水平线与胃大弯边缘相交，水平线以上部分为胃底。胃内的气体充盈于胃底，因此在站立位X线腹平片上或腹部透视时，胃底轮廓清晰可见。

胃体（body）：是指胃底与胃窦部之间的部分。

胃小弯（lesser curvature）：延伸于贲门与幽门之间，构成胃的右上缘，由于胃小弯从贲门开始垂直向下，至肝网膜结节的下方转弯向右呈水平位，在垂直走向改为水平走向之间，构成角切迹（angular notch）。在仰卧位时，角切迹常不明显，对手术意义不大。

胃大弯（greater curvature）：胃大弯构成胃的上缘、左缘和下缘。胃大弯从贲门切迹开始，弧形向上构成胃底上缘（胃大弯最高点与第5肋间隙相当，约在左乳头的下方），这一点对腹腔镜手术定位有意义。

3. 胃窦幽门区（antrum part） 指自胃角切迹向相对应的胃大弯边缘所作的连线，该连线与幽门之间的部分称胃窦部。胃窦部的大弯侧，常有一浅沟，称为中间沟，此沟的左侧为幽门窦，临床称胃窦（gastric antrum），微膨大，是胃的最低部分，右侧部分称幽门管（pyloric canal），较狭窄，长约2~3cm。幽门部是胃溃疡的好发部位。

幽门（pylorus）：幽门为胃的出口，位置个体差异较大，而且随体位和胃的盈虚情况而有所不同。幽门的浆膜面有一环行浅沟，幽门前静脉经此沟的前面下行。幽门前静脉在手术中被作为确定幽门的标志，在上消化道穿孔行腹腔镜下修补术中，对于术中明确是十二指肠球部穿孔还是胃穿孔有重要临床意义（图4-6）。若穿孔位于十二指肠，多为良性病变，术中可暂不行溃疡组织活检，穿孔若位于胃窦部，患者年龄偏大，在条件允许的情况下（不影响修补操作），可行局部组织活检，排除恶性溃疡可能。穿孔修补术两周后，患者腹痛消失，恢复饮食无碍后，都需行胃镜检查明确胃十二指肠病变情况。

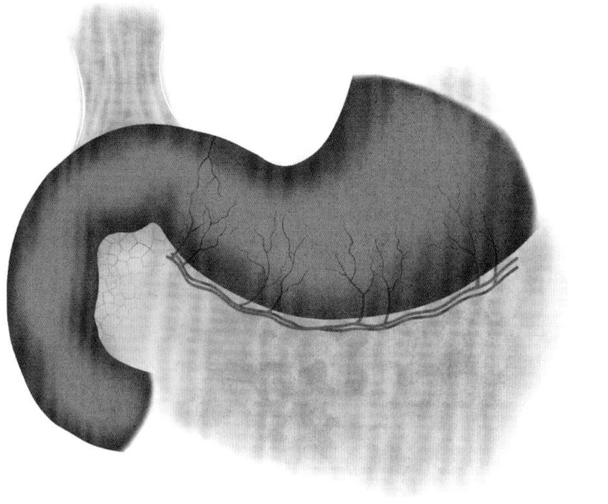

图4-6 幽门前静脉

二、胃的韧带

了解胃的韧带分布，对腹腔镜下行远端胃、近端胃、全胃切除术以及胰腺、十二指肠、结肠手术均有重要意义。基于目前国内外科专家提出的“膜解剖”理论，胃周韧带均为胃背系膜前层在胃周围融合形成的解剖结构。

1. 胃膈韧带 贲门部及近贲门的胃体、胃底后壁有胃膈韧带与膈肌相连，为连接于胃贲门右侧与膈之间的单层腹膜结构，向左移行为胃脾韧带，向右转折覆盖食管裂孔为膈食管韧带，膈食管韧带的右侧移行于肝胃韧带。胃膈韧带为较固定的腹膜皱襞，其内常有胃后动、静脉通过，在全胃切除术时，需切断此韧带才能游离出贲门部及食管腹段，并要注意结扎胃后动、静脉。腹腔镜下行胃手术，超声刀可以直接离断该韧带及其内血管（图4-7）。

2. 小网膜 包括肝门和胃小弯之间的肝胃韧带，其右侧的肝幽门韧带，及后者右侧的肝十二指肠韧带，三者无明显界限。小网膜较大的左侧部是肝胃韧带，上方循肝门横沟和静脉韧带裂折返至肝，下方沿胃小弯延续为胃前上壁和后下壁的浆膜层。肝胃韧带和肝十二指肠韧带组成的小网膜是网膜囊的前壁。在胃癌根治性切除术中是必须被清除的部分。

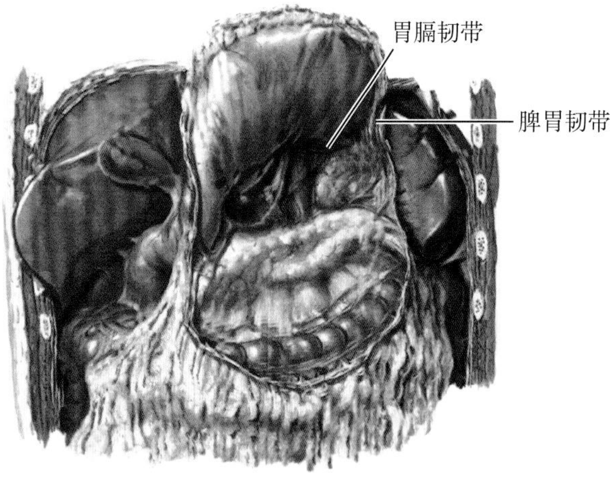

图 4-7 胃膈韧带

然而，由于肝十二指肠韧带内含重要的血管和胆管，对其清除仅限于前叶。

肝胃韧带与第 1、3 组淋巴结：肝胃韧带在食管胃移行部移行于膈食管韧带，于幽门右侧移行于肝十二指肠韧带。肝胃韧带头侧缘近贲门右侧内含第 1 组淋巴结，于胃小弯中段胃左、胃右血管吻合部内含第 3 组淋巴结。

3. 大网膜 包括胃底胃大弯上部与脾之间的胃脾韧带、胃大弯下部与横结肠之间的胃结肠韧带。大网膜是由胃背侧系膜前层演化而来，其前两层的上部连接于胃大弯和横结肠前面之间，内含胃网膜左、右血管和淋巴结，其横结肠附着缘是进入横结肠系膜两叶之间解剖间隙的突破口（图 4-8）。

横结肠系膜两叶之间的间隙与胰周间隙：理论上讲，横结肠系膜两叶之间的间隙是胃背侧系膜前叶表面腹膜与横结肠系膜表面腹膜粘连、融合后形成的潜在间隙，越接近胰腺下缘，间隙越明显。其与相通的胰周间隙，均属于消化管系膜与腹膜相互愈着后形成的融合筋膜间隙，特征为内部充满疏松结缔组织，并有消化管的重要血管、神经、淋巴管穿过，比如中结肠血管和腹腔血管。这一相互贯通的间隙位于网膜囊后壁内，是腹腔镜胃手术胃后方解剖的外科平面；在此间隙仔细解剖，就能将胃背侧系膜衍生物所围成的腹腔镜胃癌根治手术中的网膜囊完整切除。在胰周间隙中，胰前间隙是腹腔镜胃手术胃系膜剥离的外科平面；而位于胰腺上下缘的胰后间隙是手术中解剖血管的外科平面，比如胰头下方的肠系膜上静脉及其属支、胰体上方的腹腔动脉及其主要分支。腹腔镜的放大视野，有利于术者精准把握该区域系膜间隙解剖层次，减少横结肠系膜内血管损伤的机会。

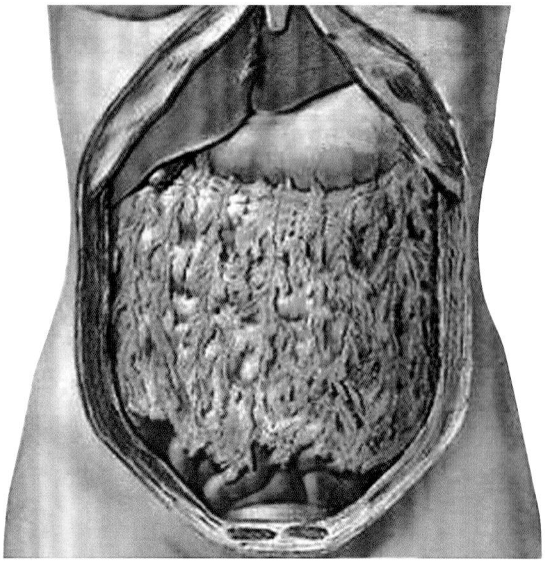

图 4-8 大网膜

4. 胃胰韧带 为胰腺上缘到胃体、贲门和胃底后面移行的腹膜皱襞。韧带右侧缘有胃左静脉通过而构成的胃胰皱襞，胃胰韧带左 2/3 是由单层腹膜构成，右 1/3 是由两层腹膜构成。

5. 幽门胰韧带 位于胃出口部和胰体开始部的角内，是胃窦部的后壁与胰体、颈部包括右横结肠系膜根部相连的腹膜皱襞，由两层腹膜构成。在胃切除时，将此韧带切开后，方能游离出幽门部及足够长度的十二指肠。

在胃胰韧带和幽门胰韧带之间为胃胰孔。

6. 脾胃韧带 为胃背侧系膜前层的衍生物，连于胃体大弯上部与脾门之间（图 6-7），上接膈胃韧带，下续大网膜暨胃结肠韧带，是网膜囊左侧壁的一部分。脾胃韧带上部含胃短动静脉及部分第 10 组淋巴结，下部有胃网膜左动静脉、淋巴结和脾动脉的终末支。腹腔镜下行保脾的胃癌根治术第 10 组淋巴结清扫在此区域进行。由于脾动脉、胃网膜左血管及其分支均在胃背系膜前后叶的间隙内行走，无论是否变异，此间隙与胰腺前后间隙相通，所以清扫第 10、11 组淋巴结时可以沿胰腺前筋膜剥离后的间隙顺势进行。

三、胃的血液供应和静脉回流

1. 胃的动脉 胃的血液供应十分丰富，由腹腔动脉发出分支，在胃周形成吻合供血。因此，在胃大部切除术时，结扎胃的主要动脉只保留部分胃短动脉和左膈下动脉的胃支，残胃亦不至于发生严重缺血和坏死（图 4-9）。

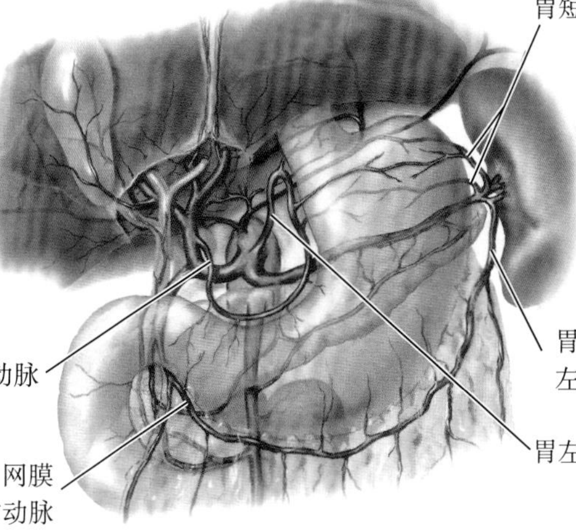

图 4-9 胃的动脉

(1) 胃左动脉：胃左动脉（left gastric artery）也称胃冠状动脉（coronary artery），恰在胰颈上方起于腹腔干，在腹腔镜下表现为胰腺上缘的自然隆起，可作为寻找胃左动脉的标志。在网膜囊后壁腹膜后，紧挨左膈下动脉及左肾上腺内侧或前方，向左上方行于左胃胰襞内，与迷走神经后干的腹腔支并行，达胃贲门处即折向前向下进入小网膜两层之间，沿胃小弯向幽门下行，最终约在胃小弯中部与胃右动脉吻合形成动脉弓。依胃左动脉行程可将其分为三段，即升段、弓形段和降段。胃左动脉在未转折向下之前，于近贲门处发出 2~3 支食管支至食管，向上经膈食管裂孔至食管胸段，并与来自腹主动脉的食管支有吻合。胃左动脉降段发出 5~6 支胃支，分别至胃前、后壁，血管与胃长轴呈直角进入浆膜层。这些胃壁支可作为胃切除的血管标志。胃部分切除需结扎胃左动脉；胃癌根治性切除需在胃左动脉起于腹腔干处结扎切断；而对良性疾病的胃切除术则在胃左动脉的食管支与第一支胃壁支之间结扎切断。溃疡病的胃大部切除，要求将 3/4 的胃酸分泌区切除，即胃远端约 75% 切除，其切除线是从小弯侧胃左动脉第一胃壁支至胃大弯侧胃短动脉与胃网膜左动脉间的“无血管区”之间的连线。

胃胰襞的标志作用：胃胰襞是联系于胃体小弯侧与胰体上缘间的腹膜皱襞，是原始胃系膜后层前叶的衍生物，其内部埋有胃左血管，这一关系恒定而显著，可作为腹腔镜胃癌根治术解剖胃左血管和脾血管的指引。将胃体向上方挑起并充分牵拉时，胃胰襞暴露更为明显，在体质纤瘦者可以透过表面腹膜观察到行走其内呈蓝色的冠状静脉和搏动的胃左动脉。

(2) 胃右动脉：胃右动脉的起源极不恒定，一般发自肝固有动脉（31%~40%）或肝总动脉（24.3%），也可起自肝左动脉、胃十二指肠动脉、肝右动脉、十二指肠后动脉、胰上后动脉或迷走于肠系膜上动脉的肝固有动脉。胃右动脉沿胃小弯边缘后面向左上方走行，与胃左动脉吻合，需打开小网膜才能发现。行腹腔镜下胃癌根治手术时需将胃体向头侧翻转，胃右动脉往往位于肝十二指肠韧带内，可沿肝固有动脉寻找向右上方走向幽门上方的细小分支。从胃右动脉起始部切断并将淋巴结缔组织向上方剥离，就能清除第 5 组淋巴结。

(3) 胃网膜左动脉：起于脾动脉脾下极支或脾动脉本干。起始处近脾门，往往在胰尾左上后方发出，经脾胃韧带下部进入大网膜前两层之间，沿胃大弯右行，终支与胃网膜右动脉吻合，形成胃大弯血管弓。由此可见，定位胃网膜左血管根部的标志是胰尾。所以，在腹腔镜胃手术解剖寻找胃网膜左血管根部时，需在脾下方向胰尾解剖，进入胰后间隙，找到胰尾后方的脾血管末端，进而向远侧追踪至胃网膜左血管根部。此血管结扎时应在根部处理，避免损伤由胃网膜左动脉与脾下极动脉组成脾胃网膜干，造成脾下极缺血坏死。胃网膜左动脉沿途发出多支胃支和网膜支，胃支向上分布于胃大弯的胃前、后壁。各胃支之间的距离约为 1~2cm，胃网膜左、右两动脉的最后一支胃支均细小，二者之间的距离也加大，两动脉的末端支（吻合或不吻合）也很细小。这一解剖特点，在行胃部分切除时，可作为胃网膜左、右动脉的分界标志，也是胃切除范围的一个标志点，从此点至胃小弯侧胃左动脉第一个胃壁支处的连线是切除胃远端 50% 的切除线。

(4) 胃网膜右动脉：来源于肝总动脉分支——胃十二指肠动脉（gastroduodenal artery），偶有来源于肠系膜上动脉。胃十二指肠动脉在十二指肠上部后方（距幽门 1.25cm 处）分出，沿网膜囊的右缘下行，然后沿胃大弯下方一横指处大网膜前二层之间（即胃结肠韧带内）转向左行，最后与胃网膜左动脉吻合。该动脉在行程中向上、下各发出多支胃支和网膜支，胃支至胃大弯的胃前、后壁。

(5) 胃短动脉：起自脾动脉，有 4~10 条，分上、中、下三组，分别起自脾动脉的本干和脾上动脉、脾下动脉。胃短动脉离开膈脾韧带进入胃脾韧带分布到胃底、贲门，在胃底前后面，上部与胃左动脉、左膈下动脉的分支吻合，下部与胃网膜左动脉吻合。脾切除时应尽量靠近脾门切断脾动脉，以便有可能保留少数发自脾动脉本干的胃短动脉支，对脾切除术后避免胃底、贲门的血液供应减少有利。

(6) 胃后动脉：或称胃上极动脉，其出现率可达60%~80%，主要起自脾动脉干中1/3段的上缘或脾动脉的上极支。该动脉自起始部分出后在网膜囊后壁的腹膜皱襞下向左上方斜行，经膈胃韧带进入胃壁，主要供应胃底后壁贲门侧区域。腹腔镜下行远侧胃大部切除尤其同时行脾切除时，术中应高度重视本血管的存在，并应尽可能予以保留，否则可能导致残胃缺血、坏死或吻合口漏（图4-10）。

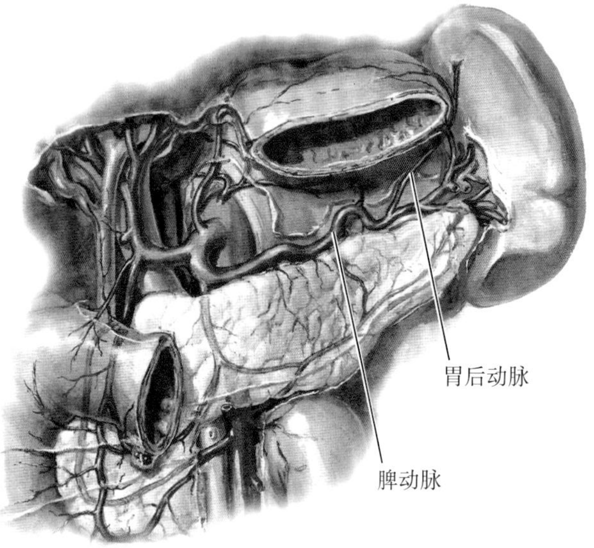

图4-10 胃后动脉

2. 胃的静脉 胃的静脉大体与同名动脉伴行，没有静脉瓣，彼此之间交通支丰富，分别注入脾静脉、肠系膜上静脉或直接注入门静脉。

胃左静脉与肝总动脉的位置关系存在变异，多数胃左静脉于肝总动脉头侧注入脾静脉，少数于肝总动脉尾侧注入脾静脉，在解剖肝总动脉时容易误伤。还有约1%的患者胃左静脉不与同名动脉伴行于胃胰襞中，而是独自走行于肝胃韧带，直接于肝门部汇入门静脉。胃左静脉是门静脉系的重要属支，在门脉高压症中，因为转流门静脉血而增粗，并导致食管静脉曲张，后者若破裂，会造成上消化道大出血。因此，阻断包括胃左静脉在内的胃周静脉对门静脉血的转流，是治疗食管静脉曲张破裂出血的方法之一，即门奇静脉断流术的重要组成部分（图4-11）。

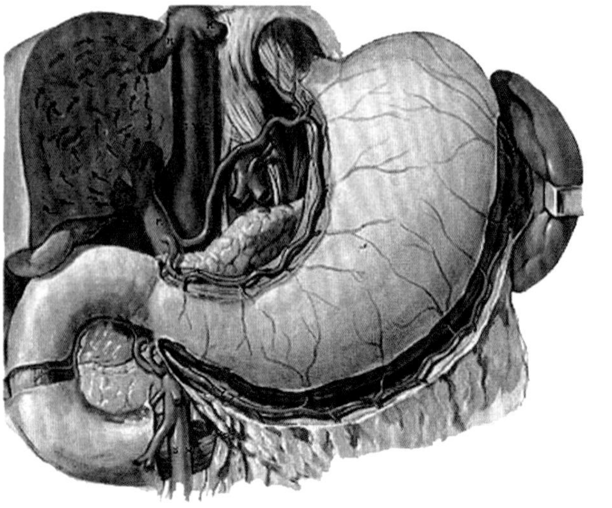

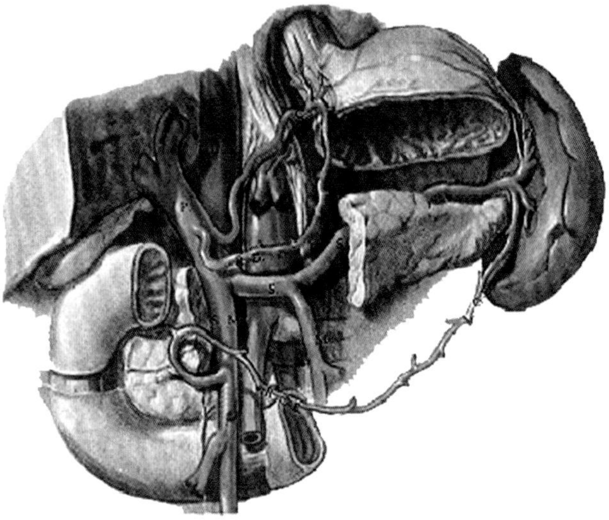

图4-11 胃周静脉

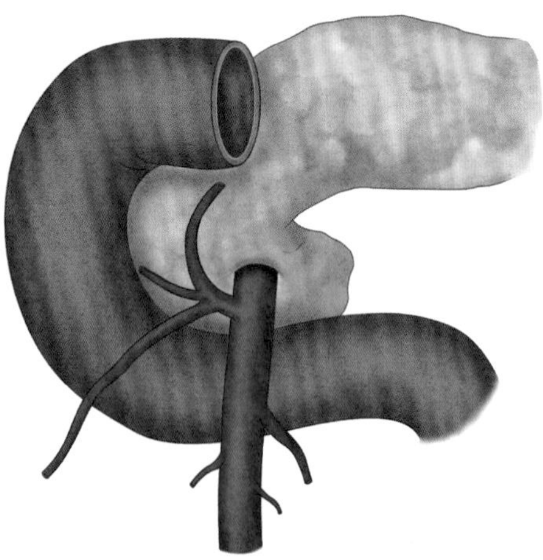

图4-12 Henle干

胃结肠干（图4-12）：又称Henle干，由胃网膜右静脉和右结肠静脉汇合而成，出现率为50%，一般在胰颈下方1~2cm处自右侧汇入肠系膜上静脉，找到肠系膜上静脉胰下段是定位Henle干的先决条件，循Henle干向右上方可追溯到胃网膜右静脉。Henle干与肠系膜上静脉交汇点至回结肠静脉汇入

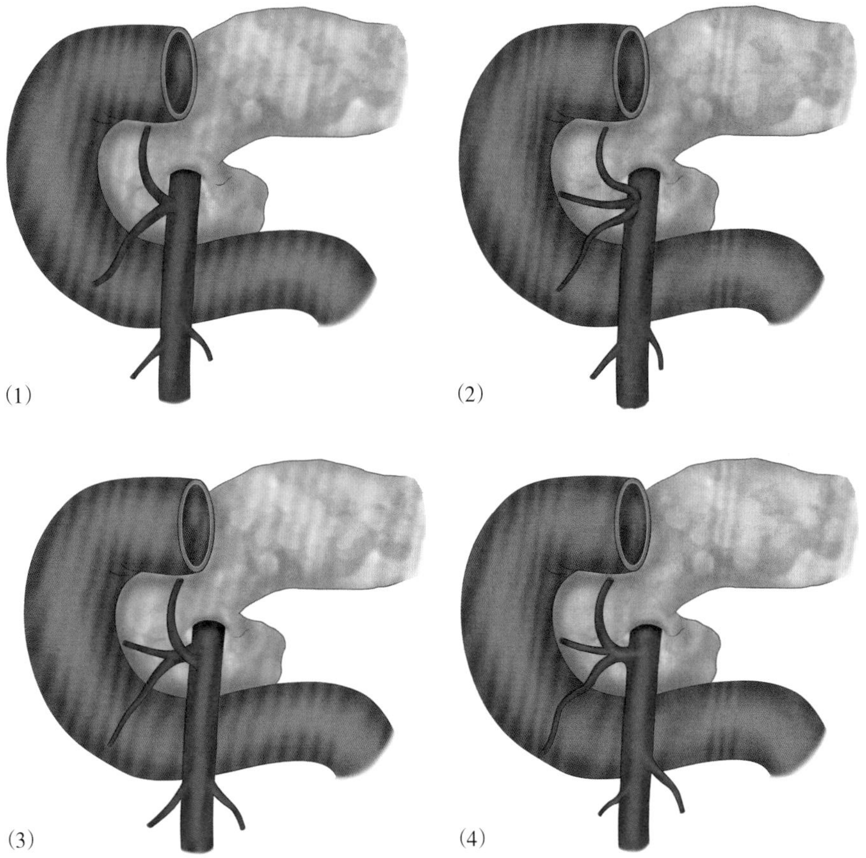

图 4-13　Henle 干变异及所占比例
(1)8%;(2)10%;(3)38%;(4)43%

处的一段肠系膜上静脉称为“外科干”。由于外科干是门脉高压症中肠 - 腔分流术的理想部位，因此，对其长度、直径、属支研究较多，Henle 干有如下几种解剖变异(图 4-13)。

胃网膜右静脉：自幽门下方发支后循胰头表面下行，中途收集幽门下静脉、胰十二指肠上前静脉，然后在胰颈下缘汇入 Henle 干。因而在胰头表面向头侧分离胃网膜右静脉时，必须注意来自右后方的胰十二指肠上前静脉，以免引起不必要的出血。胃网膜右静脉的同名动脉一般走行于静脉左后方的胰头表面。

3. 胃的淋巴　胃的淋巴非常丰富，胃壁各层中都分布着丰富的毛细淋巴管，胃黏膜的固有层中有毛细淋巴管网，以后汇成淋巴集合管进入黏膜下层，再形成淋巴网，穿过肌层至浆膜下层，并穿过浆膜经淋巴输出管注入胃周围淋巴结，其走行方向大体与胃的主要动脉方向一致。日本胃癌学会(Japanese Gastric Cancer Association)2013 年最新版的胃癌分类中，对胃周淋巴结有详细的描述(表 4-1)(图 4-14、图 4-15)。

由于胃壁淋巴管互相广泛吻合，形成一个相当密集的丛。因此，胃癌容易在胃壁内扩展至胃的各个部分。以前认为胃和十二指肠的浆膜淋巴管不存在联系，但近年来的研究认为两个器官间的黏膜下淋巴管仍存在彼此交通，部分病例中两者间的淋巴管并没有明确界限，而且临床资料发现部分胃窦癌可直接累及十二指肠。因此，腹腔镜下胃窦部胃癌手术，至少要切除十二指肠 2~3cm。另外，由于胃和食管的黏膜下层的淋巴管相互吻合、自由交通，贲门癌的癌细胞易于通过黏膜下层的淋巴管扩散到食管，并向纵隔转移，部分患者甚至向食管方向呈跳跃性转移，所以，行贲门癌手术时，确定食管残端是否有癌残留必须相当慎重，有时需要行连续冷冻切片来明确食管端是否存在跳跃性转移病灶。

四、胃的神经

支配胃的神经，有传出神经和传入神经，前者由内脏传出纤维构成，取道交感神经分支和副交感神经分支到达胃，后者由内脏传入纤维构成，伴随交感神经和副交感神经纤维走行，最后进入中枢神经

表 4-1　胃周淋巴结

组号	淋巴结
1	贲门右侧淋巴结,包括沿胃左动脉升支第一分支淋巴结
2	贲门左侧淋巴结,包括沿左膈下动脉食管贲门分支淋巴结
3a	胃小弯沿胃左动脉各分支淋巴结
3b	胃小弯沿胃右动脉第二分支和远侧部淋巴结
4sa	左侧胃大弯沿胃短动脉胃旁淋巴结
4sb	左侧胃大弯沿胃网膜左动脉胃旁淋巴结
4d	右侧胃大弯沿胃网膜右动脉第二分支及远侧部淋巴结
5	幽门上沿胃右动脉第一分支及近侧部淋巴结
6	幽门下沿胃网膜右动脉第一分支及近侧部至胃网膜右静脉与胰十二指肠前上静脉汇合点淋巴结
7	胃左动脉主干根部至升支起点淋巴结
8a	肝总动脉前上淋巴结
8p	肝总动脉后淋巴结
9	腹腔干淋巴结
10	脾门淋巴结,包括胰尾远侧脾动脉旁淋巴结、胃短动脉根部淋巴结及胃网膜左动脉第一胃支近侧淋巴结
11p	脾动脉近侧,脾动脉根部至其与胰尾末端中点淋巴结
11d	脾动脉远侧,脾动脉根部与胰尾末端中点至胰尾末端淋巴结
12a	肝十二指肠韧带淋巴结,沿肝固有动脉头侧半、左右肝管交汇点与胰腺上缘之间
12b	肝十二指肠韧带淋巴结,沿胆管头侧半、左右肝管交汇点与胰腺上缘之间
12p	肝十二指肠韧带淋巴结,沿门静脉头侧半、左右肝管交汇点与胰腺上缘之间
13	胰头后面、十二指肠乳头头侧淋巴结
14v	沿肠系膜上静脉淋巴结
15	沿结肠中血管淋巴结
16a1	主动脉旁淋巴结,膈肌主动脉裂孔处
16a2	主动脉旁淋巴结,腹腔干上缘至左肾静脉下缘
16b1	主动脉旁淋巴结,左肾静脉下缘至肠系膜下动脉根部上缘
16b2	主动脉旁淋巴结,肠系膜下动脉根部上缘至主动脉分叉

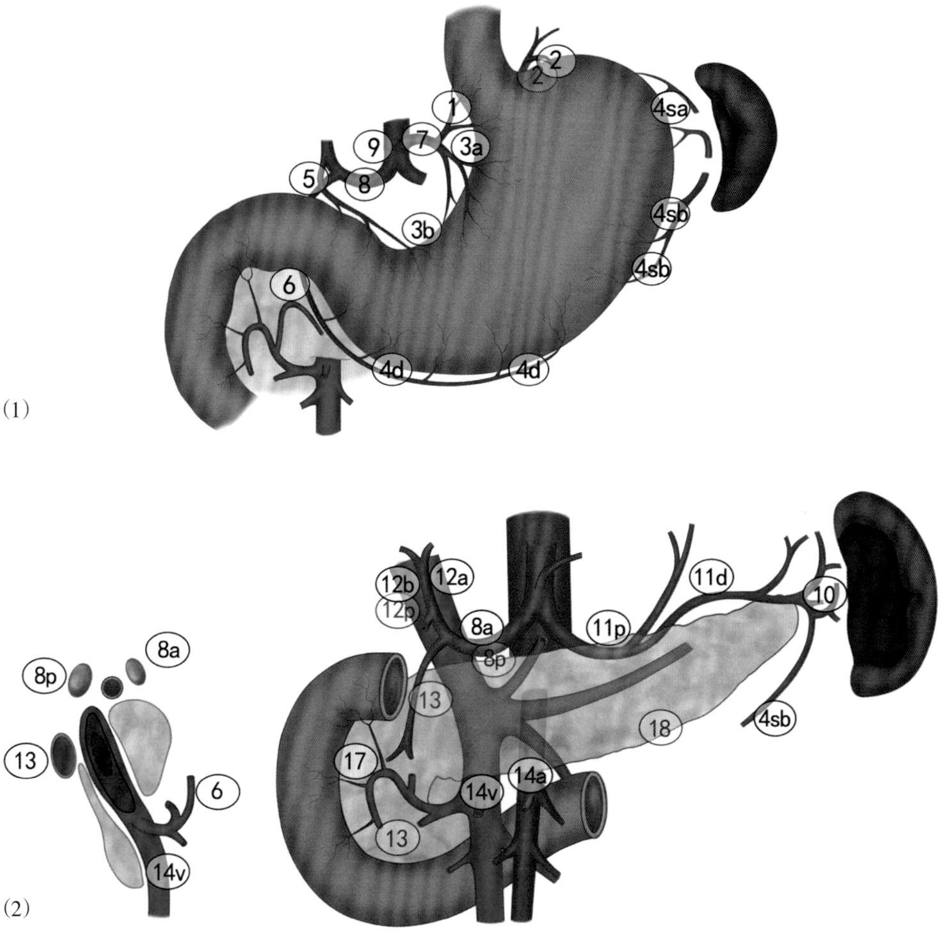

图 4-14　胃周淋巴结

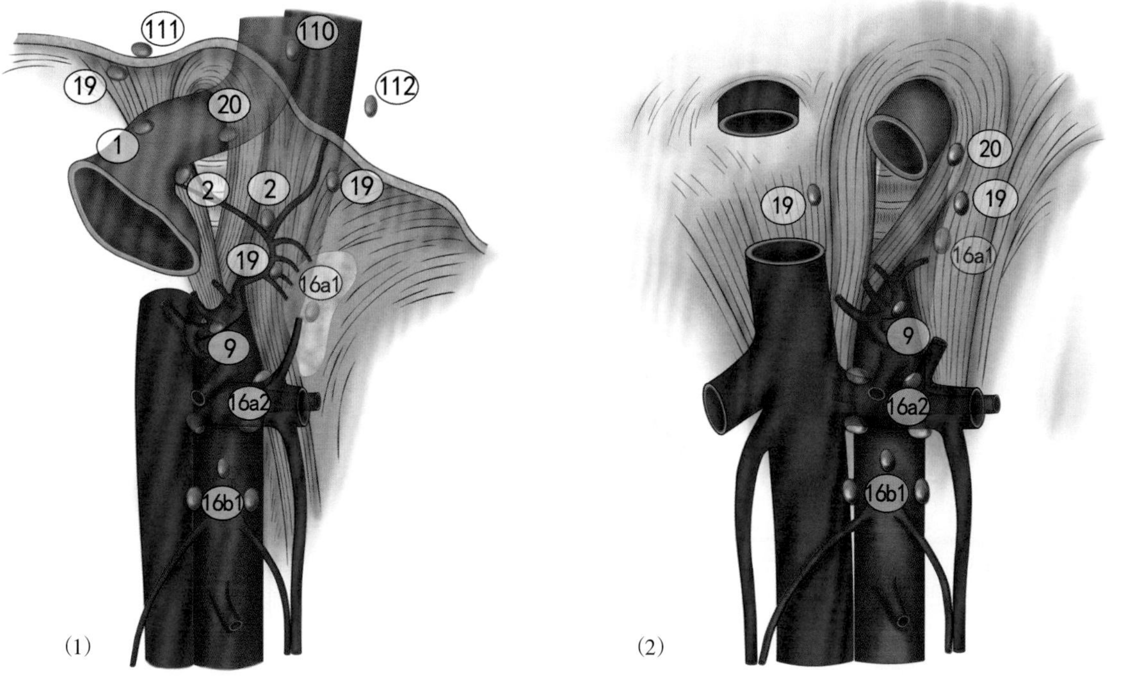

图 4-15　食管裂孔及膈下主动脉周围淋巴结

系统。

1. 迷走神经(副交感神经) 胃的副交感神经纤维来自两侧迷走神经的分支。迷走神经在胸腔内于食管前面和后面构成食管前丛和食管后丛。前丛在食管下端延续为迷走神经左干,后丛向下成为迷走神经右干,分别沿食管下端纵轴两侧随食管穿过膈肌食管裂孔进入腹腔,分布于胃的前、后壁。迷走神经左右干在贲门及胃小弯以下转为前(左)、后(右)干(图4-16、图4-17)。

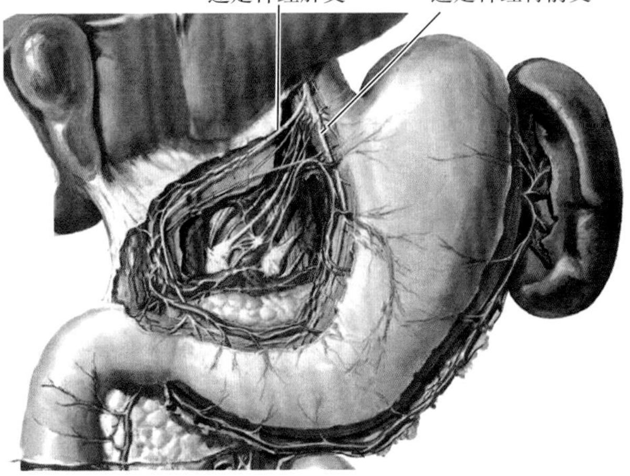

图4-16 迷走神经前干

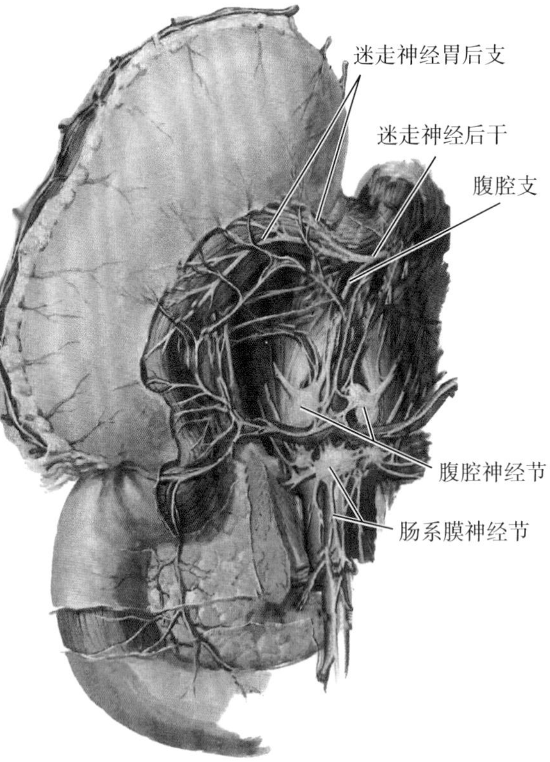

图4-17 迷走神经后干

(1) 迷走神经的前(左)干:迷走神经前干一般为1~2支,在食管腹段左前壁肌层和腹膜之间自左上向右下走行。约在贲门水平胃左动脉接近胃小弯的上方分2~4条肝支,经过小网膜上部,一部分纤维向上到肝门参加肝丛组成,另一部分纤维沿肝动脉左侧下降,分布到幽门及幽门括约肌,并且还有分支到胆囊、胰及十二指肠第一部,肝支有纤维伴随肝动脉到腹腔丛。迷走神经前干发出肝支后即称为胃前支,即前拉氏(Latarjet)神经,伴胃左静脉沿胃小弯并距其约1cm处右行,发出4~6个分支分布到胃底、体的前壁,它继续向右走行至胃角切迹附近以鸦爪(crow's foot)形分支分布于胃窦前壁。

迷走神经前干下行中,常在贲门以上2~3cm处分出 小支,进入食管肌层,称Harkins支,腹腔镜胃手术时应予保留,如误伤术后可引起贲门痉挛,产生咽下困难。

(2) 迷走神经的后(右)干:后干有1~2支,通常比前干粗,走行于食管后壁的疏松组织中,常偏离食管而靠近主动脉。除没有发出肝支,其余分支与迷走神经前干类似。迷走神经后干下行至贲门稍下方发出腹腔支后,沿胃小弯后壁右行称胃后支或后拉氏神经,后拉氏神经向胃底胃体后壁分出2~3支后,于胃角切迹处延续为后鸦爪支至胃窦后壁,迷走神经后干在胃左动脉到达胃小弯这个点上发出腹腔支并沿胃左动脉近段到达腹腔丛。

2. 胃的交感神经 胃的交感神经来自脊髓第6~9胸节,经内脏大神经至腹腔神经节,由节细胞发出的节后纤维经腹腔丛随血管分支分布于胃壁(血管壁、平滑肌、腺体),其作用使胃蠕动减慢,胃液分泌减少,幽门括约肌紧张,胃血管收缩。交感神经与副交感神经在肌层间和黏膜下层分别形成肌间神经丛(Auerbach神经丛)和黏膜下神经丛(Meissner神经丛),副交感神经在此二丛的神经节内转换神经元后,发出的节后纤维与交感神经节后纤维共同支配平滑肌、腺体等效应器官。临床上胃、十二指肠溃疡时采用选择性迷走神经切断术,即切断迷走神经的胃前、后支,保留肝支和腹腔支,以减少胃的分泌和蠕动,但术后容易出现胃排空障碍。后来有人主张行高选择性迷走神经切断术,即仅切断胃前、后支向胃体发出的小支,而保留分布于幽门部的鸦爪支,使术后胃仍具有良好的排空功能,但容易因神经离断不彻底而致溃疡复发。

3. 内脏传入神经 胃的内脏感觉神经纤维是通过两个途径传入的,一是经过腹腔丛、交感神经干的内脏神经、胸交感神经节、白交通支、胸神经后根（细胞位于脊神经节内），最后进入脊髓（胸 7、8、9 脊髓节段），传导痛觉和膨胀感。另一途径是通过迷走神经（细胞体在迷走神经的结状神经节内）进入脊髓，传导牵拉感和饥饿感。

五、与胃肠外科手术相关的胃生理

胃具有运动和分泌两大功能。食物进入胃后，胃通过蠕动将食物与胃液研磨、搅拌、混合，初步消化后形成食糜，逐步排入十二指肠，是为胃的主要生理功能。此外，胃黏膜还有部分吸收功能。

胃的运动：胃蠕动和有规律的排空过程，主要由胃壁肌肉运动参与完成。胃的蠕动波由胃体推向幽门，幽门发挥括约肌作用，调控进入十二指肠食糜的量和速度。胃蠕动的起搏点位于胃底近大弯侧的肌层，可发出频率约为 3 次 / 分钟的脉冲信号，该信号频率决定胃蠕动收缩的最高频率。每次蠕动后食糜进入十二指肠的量取决于蠕动的强度与幽门的开闭状况，幽门开放时，每次胃蠕动大约将 5~15ml 食糜送入十二指肠。容受性舒张是迷走神经感觉纤维介导的主动过程，胃的迷走反射能加速胃蠕动，食物的质与量对于胃排空亦起到调节作用（图 4-18）。

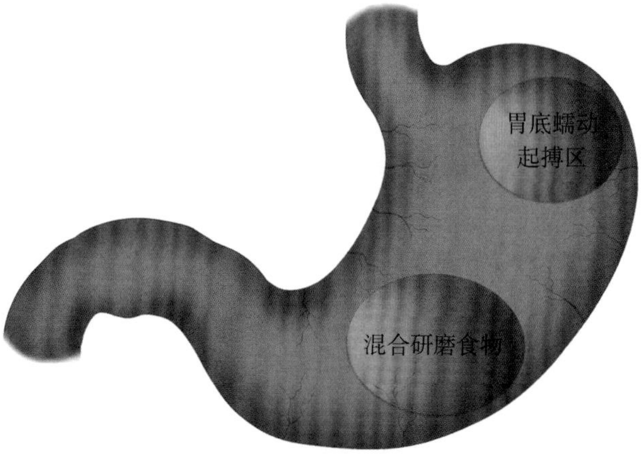

图 4-18　胃功能分区

胃液分泌：正常人每日分泌胃液的量约 1500~2500ml，胃液的主要成分为胃酸、胃消化酶、电解质、黏液和水。壁细胞分泌盐酸，其他成分由非壁细胞分泌。胃液的分泌分为基础分泌和餐后分泌，前者为消化间期分泌，后者为消化期分泌。餐后分泌可分为：①头相（迷走相），食物的色、香、味经过了人体的视觉、味觉、嗅觉等刺激兴奋神经中枢，兴奋沿迷走神经下传至壁细胞、主细胞、黏液细胞等，这一时相作用时间短，仅占消化期泌酸总量的 20%~30%。②胃相，指食物进入胃以后引起的胃酸分泌。该相中促胃液素介导的由食物成分刺激引起的胃酸分泌占主要成分。这一过程是负反馈过程，当胃窦部的 pH<2.5 时促胃液素释放受到抑制，当 pH 达到 1.2 时候，促胃液素的分泌完全停止。③肠相，指食物进入小肠后引起的胃酸分泌，占消化期胃液分泌的 5%~10%。包括小肠因接受食糜而引起的膨胀以及食物中的化学成分刺激十二指肠和近端空肠产生肠促胃液素，促进胃液分泌。

六、腹腔镜手术对胃与十二指肠生理的影响

术后早期（4~24 小时）胃肠道移动性运动复合波（MMC）被抑制，正常的胃肠运动完全消失，称为生理性肠麻痹。以后肠蠕动逐渐恢复，但没有正常的节律，不能有效地将肠内容物向肠管远端输送，48~72 小时后肠道即恢复正常的协调而有节律的运动。术后胃肠道动力恢复延迟的主要形式为：手术引起的肠麻痹延长，术后肠粘连、肠梗阻的发生，急性胃扩张等。无论传统开腹手术或腹腔镜手术后都会不同程度地发生上述情况，而且腹腔镜腹部手术同开腹手术一样，术后早期正常的胃肠运动完全消失，但许多临床资料表明，腹腔镜手术后发生肠粘连、肠梗阻的情况明显低于剖腹手术，胃肠道功能恢复得更早。在相同类型手术，腹腔镜手术对胃肠动力的影响小，术后肠道功能恢复快，这可能与如下因素有关：①腹腔镜手术腹壁切口小，术后很少使用麻醉或镇痛药，减少了术后肠麻痹的发生；②腹腔镜手术过程中手术器械为光滑面，相对开腹手术对胃肠道牵拉少，直接刺激小，较少影响术后胃肠动力；③腹腔镜手术应激反应较小，较少刺激儿茶酚胺分泌，而后者可抑制促胃液素分泌，低水平的促胃液素可致胃肠功能紊乱，动力降低。

腹腔镜手术由于其技术设备的特殊，使其对胃肠道功能存在另外的影响，如：气腹和体位。腹腔镜术中弥散和术后残留的 CO_2 是一种酸性物质，可影响平滑肌细胞肌浆网内钙离子的释放，导致 MMC 第三相波延迟，但对整体胃肠道功能恢复影响不大。术中 CO_2 通过腹膜或组织吸收，进入全身循环，可引起腹膜间皮细胞低氧症，会在一定程度上促进粘连形成。气腹压力可刺激迷走神经，减少静脉回流和引起血压变化，导致腹内脏器功能损害，直接的机械

性压迫也会影响功能恢复,对这些不利因素,可通过控制腹腔镜手术时间和适当的气腹压力来减少对胃肠功能的负面影响。

第二节　腹腔镜手术相关小肠解剖

一、小肠的分布与结构

小肠在解剖上分为十二指肠、空肠和回肠三部分。十二指肠起自胃幽门,回肠末端通过回盲瓣连接盲肠。正常成人小肠全长约 3~5.5m,但个体差异甚大(图 4-19)。十二指肠长约 25~30cm。空肠与回肠间并无明确的解剖标志,一般按上段 2/5 为空肠,下段 3/5 为回肠。十二指肠和空肠交界处为十二指肠悬韧带(Treitz 韧带)所固定,为胃肠手术中常用的确定空肠起始的定位标志(图 4-20)。空肠和回肠全部在腹腔内,活动性甚大,仅通过小肠系膜从左上向右下附着于腹后壁。空肠黏膜有高而密的环状皱襞,愈向远端则皱襞愈低而稀,至回肠远端常消失,故肠壁由上而下逐渐变薄,肠管也逐渐变细。

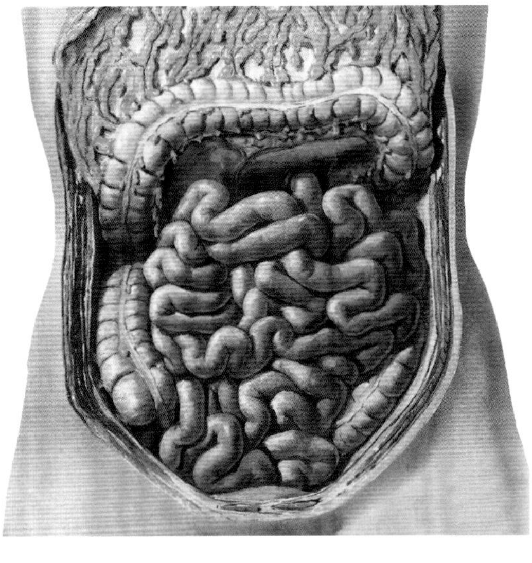

图 4-19　小肠位置

二、小肠的血液、淋巴循环

空肠和回肠的血液供应来自肠系膜上动脉,该动脉从腹主动脉分出,在胰腺颈部下缘穿出,跨过十二指肠水平部,进入小肠系膜根部,分出胰十二指肠下动脉、中结肠动脉、右结肠动脉、回结肠动脉和 12~16 支空肠、回肠动脉,各支相互吻合形成动脉弓,最后分出直支到达肠壁。近端小肠动脉仅有初级动脉弓,直支较长,故系膜血管稠密,肠系膜的脂肪也较少,愈向远端则逐渐出现 3~4 级动脉弓,因而分出的直支较短,且肠系膜脂肪较多,这有助于从外观上判断空肠和回肠(图 4-21、图 4-22)。小肠的静脉分布与动脉相似,最后集合成肠系膜上静脉,与脾静脉汇合成为门静脉干。

空肠黏膜下有散在的孤立淋巴小结,至回肠则有许多淋巴集结(Peyer 集结)。小肠淋巴管起始于黏膜绒毛中央的乳糜管,淋巴液汇集于肠系膜根部淋巴结,再经肠系膜上动脉周围淋巴结、腹主动脉前的腹腔淋巴结而至乳糜池(图 4-23)。

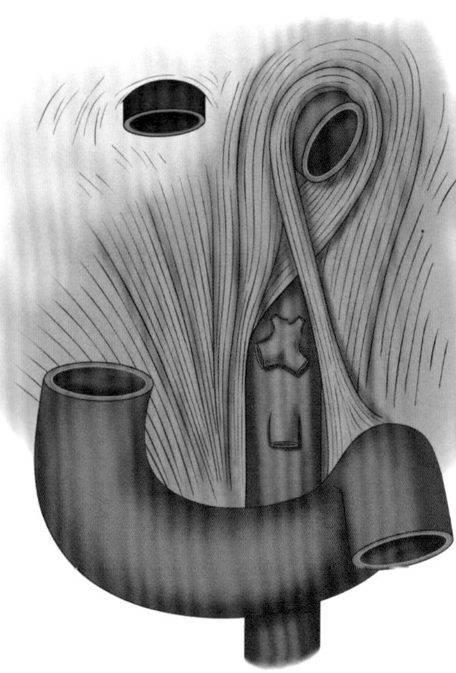

(1)

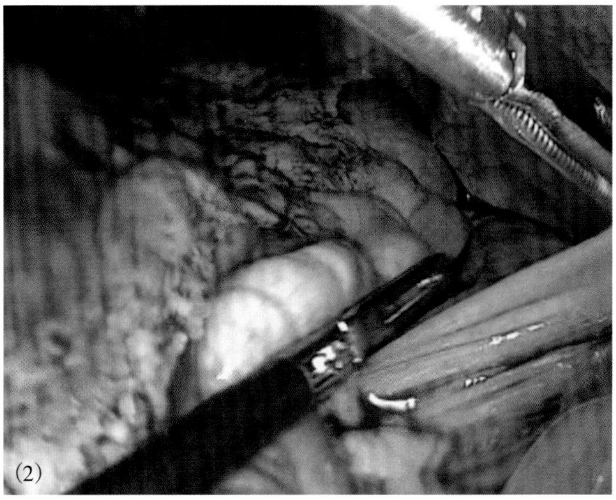

(2)

图 4-20

(1)Treitz 韧带示意图;(2)腹腔镜术中所见 Treitz 韧带

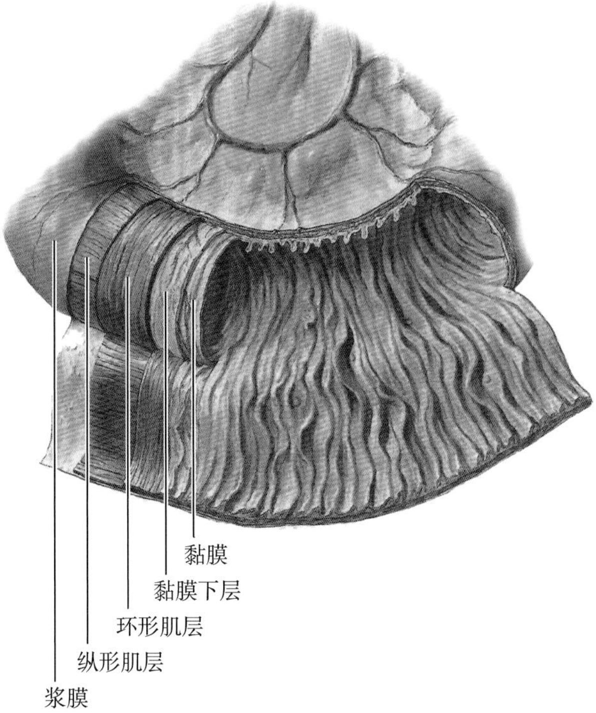

图 4-21　空肠黏膜和血管弓

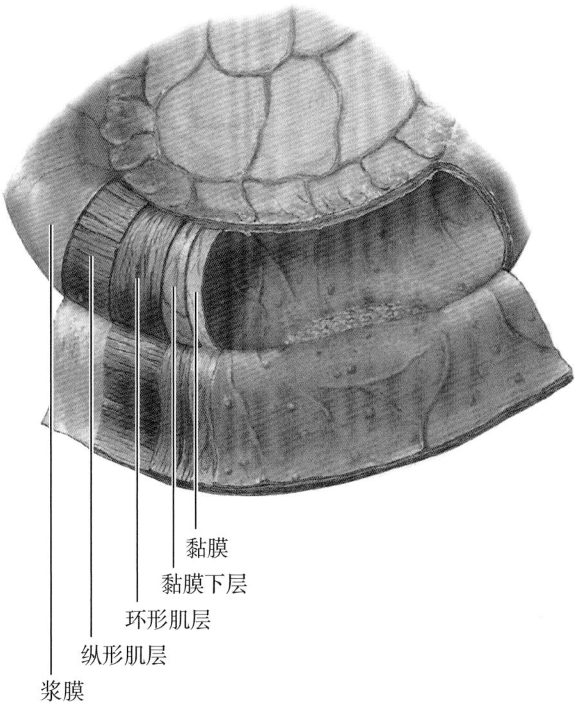

图 4-22　回肠黏膜和血管弓

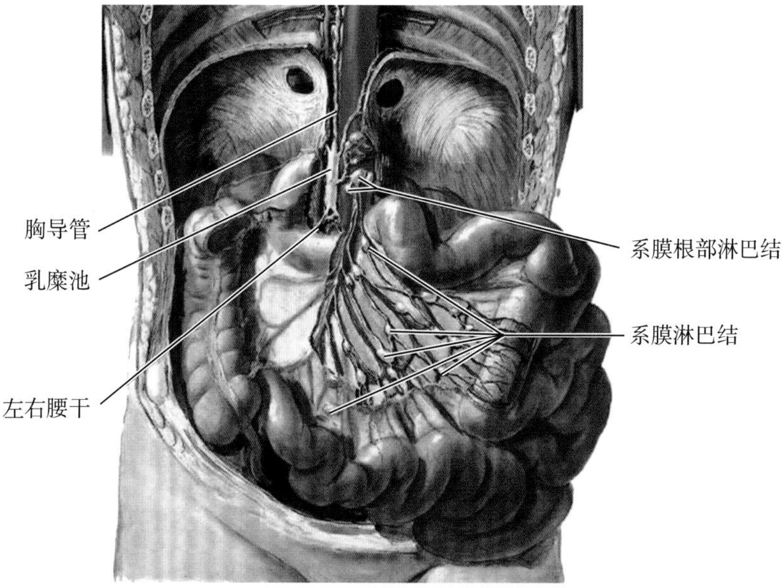

图 4-23　腹腔淋巴系统

三、小肠的神经支配

小肠接受交感和副交感神经支配。来自腹腔神经丛和肠系膜上神经丛的交感神经节后纤维和迷走神经的节前纤维，沿肠系膜血管分布至肠壁。交感神经兴奋使小肠蠕动减弱，血管收缩，迷走神经兴奋使肠蠕动和肠腺分泌增加。小肠的痛觉由内脏神经的传入纤维传导。

四、小肠生理

小肠是食物消化和吸收的主要部位。除了来自肝脏和胰腺的消化液外，小肠黏膜分泌含有多种酶的碱性肠液。食糜在小肠内经消化分解为葡萄糖、半乳糖、果糖、氨基酸、二肽、三肽、脂肪酸、单酸甘油酯后，由小肠黏膜吸收。水、电解质也主要在小肠吸收。此外，还有某些微量物质如铜、铁、维生素 B_{12}，以及包括胃肠道分泌液和脱落的胃肠道上皮细胞成分的大量内源性物质。男性成人这些内源性物质的液体量估计每天达 8000ml 左右，再加每天摄入的水分约 2000ml，而最后仅约 500ml 进入结肠，因此在小肠疾病如肠梗阻或肠瘘发生时，可引起严重的营养障碍和水、电解质平衡失调。小肠还分泌多种胃肠激素，如肠促胰泌素、肠高血糖素、生长抑素、肠抑胃肽、胃动素、胆囊收缩素、血管活性肠肽、促胃液素、脑啡肽、神经降压素等。小肠具有丰富的肠淋巴组织，有重要免疫功能，包括抗体介导和细胞介导的免疫反应。小肠固有层浆细胞分泌 IgA、IgM、IgE 和 IgG 等多种免疫球蛋白，主要是 IgA，以分泌型 IgA（sIgA）出现，其不易被肠道的水解酶破坏。

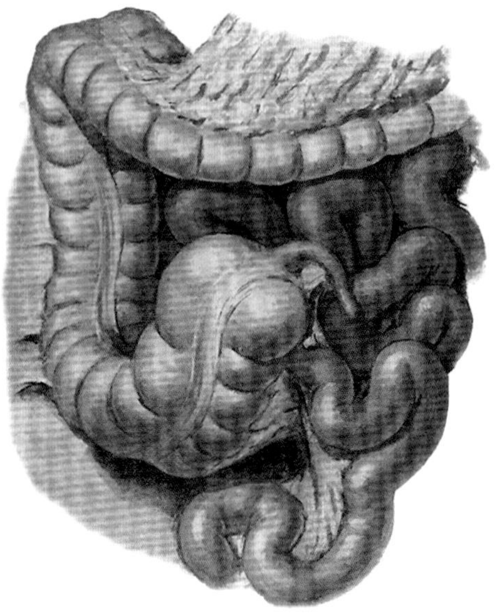

图 4-24　回盲部

第三节　腹腔镜手术相关盲肠和阑尾解剖

在急腹症中，以急性阑尾炎最为常见。在临床实践中，急性阑尾炎的术前临床诊断并不简单，容易与其他急腹症相混淆，造成阴性阑尾切除率（包括急性肠系膜淋巴结炎、妇科疾病、盲肠炎、梅克尔憩室炎、胆囊炎、胰腺炎等切除阑尾）较高，有报道约占 20%~42%。究其原因，除忽视必要的检查和客观分析外，对盲肠和阑尾的形态学特点没有引起足够重视，也是原因之一。

一、盲肠的形态与位置

盲肠是大肠的起始部，下端以膨大的盲端起始，左侧与回肠末端相连，上接升结肠，内侧以回盲瓣与回肠和升结肠为界。盲肠正常位于右侧髂窝，文献报道位于肝下者尚占 15%~20%。由于盲肠位置有较大的活动性，当盲肠位置过低或者长度较长而伸入盆腔，则可能成为滑动性疝的疝内容物之一。加上覆盖盲肠的腹膜较多，腹膜返折形成盲肠或者升结肠的系膜，产生“移动性盲肠”，这一解剖特点不仅是发生盲肠扭转的主要原因，也是盲肠成为腹股沟疝疝内容物的原因之一（图 4-24）。

二、阑尾的形态与位置

文献报道，90% 以上的阑尾起自于盲肠后内侧壁、三条结肠带的汇集处。由于阑尾系膜的游离缘短于阑尾，故阑尾多有不同程度的卷曲。阑尾也并非全部游离，完全游离的占 51%，其余部分阑尾在不同部位，比如中段、末端等均有不同程度的固定。所以，在腹腔镜下行单孔阑尾拖出切除手术中，仅有一半左右的阑尾可以行该术式，其余病例需另外建立套管孔，或者在腹腔外用线悬吊阑尾，游离系膜后才能将阑尾拖出切除。

阑尾根部的位置虽然决定于盲肠的位置，但由于其活动性较大，阑尾尖端所指的方向很不一致，临床描述阑尾位置主要有回肠后位、回肠前位、盲肠后位、盆位、盲肠下位以及较少见的腹膜外位、高位和左下腹。实践中阑尾位置的临床意义在于术前阑尾炎的诊断和开腹阑尾切除术中手术切口的选择。在腹腔镜下寻找阑尾位置更加直观，对于异位阑尾以及不能明确诊断的腹膜炎，在腹腔镜下完成腹腔探查，同时完成阑尾切除，与开腹探查手术相比，具有明显的微创优势（图 4-25）。

三、回盲部的结构与临床意义

回肠的末端与盲肠连接处，是盲肠和升结肠的分界处，因此，回盲部和盲肠结肠部有着共同的结构，如回盲角、回盲瓣和回盲口等。

1. 回盲角　回盲角为回肠下缘与盲肠内侧缘的交角，成人平均 103.1°（32°~145°），但个体差异较大。婴儿回盲角小于 90°者占 80%，加上回盲瓣括约肌和回盲瓣系带等结构发育均不完善，若肠蠕动紊乱时，回肠容易向上套入升结肠，造成回盲套叠。

2. 回盲瓣　回盲瓣分为上下两唇，上下唇的表面均分为回肠面和结肠面，两者黏膜结构有明显不

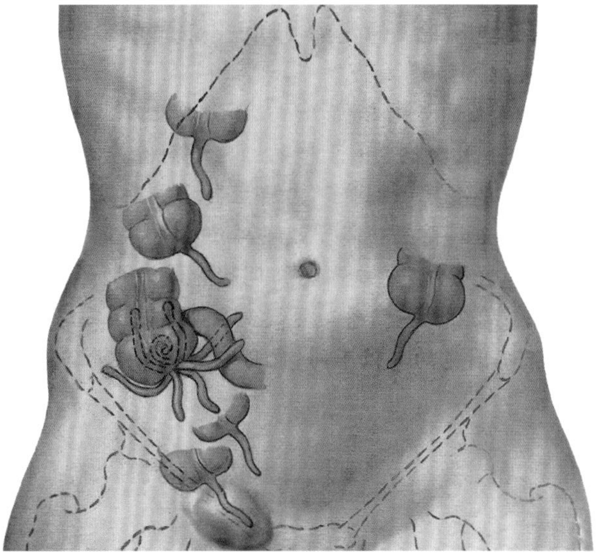

图 4-25　阑尾不同位置

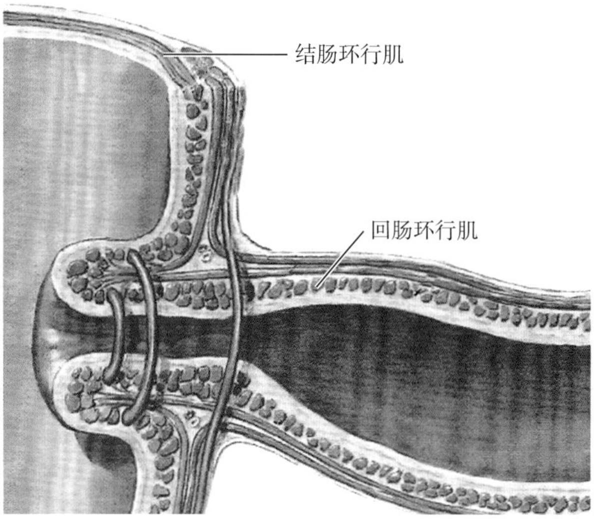

图 4-26　回盲瓣肌层结构

同。从婴儿到成人，回盲瓣向盲肠的突出长度逐渐缩短。回盲瓣的生理意义在于防止结肠内容物向回肠逆流。有学者曾研究发现人体回盲瓣抗逆流阻力平均为 3.59kPa，超过此压，回盲瓣才开放。在对患者进行钡灌肠的过程中，在 11.76kPa 的压力下，见钡剂充盈结肠各段，但回盲瓣始终未开放，由此可见回盲瓣强大的抗反流和减压作用。在临床的低位肠梗阻病例中，若胃管引流出混浊或者粪渣样胃液，或者影像学资料提示近端结肠和回肠扩张明显，则提示回盲瓣的抗反流功能完全丧失，说明结肠远端梗阻相当严重。从另一个角度来看，正因为回盲瓣的减压和抗逆流功能强大，而且减压作用对于结肠和回肠是双向的，在病理条件下，肠内容物从回肠流入结肠亦存在障碍。所以，在回盲瓣功能没有丧失时，如果在回肠末端做肠切除、吻合，吻合口应尽量距离回盲瓣 15~20cm 以上，以避免吻合口愈合受回盲瓣影响（图 4-26、图 4-27）。

四、盲肠和阑尾的血液供应

盲肠、阑尾和回盲瓣的血液供应均来自回结肠动脉的分支。盲肠前动脉行走于回盲上襞内，分布于回盲部前面及盲肠前壁；盲肠后动脉行走于腹膜后或回盲下襞内，分布于回盲部及盲肠壁后面。阑尾的血液供应来自于阑尾动脉。因阑尾动脉是单支末梢血管，若血管痉挛，或者血管内血栓形成，容易造成阑尾局部或全部坏疽。

传统观念认为，距回盲瓣 10~15cm 内这一特殊末段回肠的供血由回结肠动脉的回肠支提供，回肠

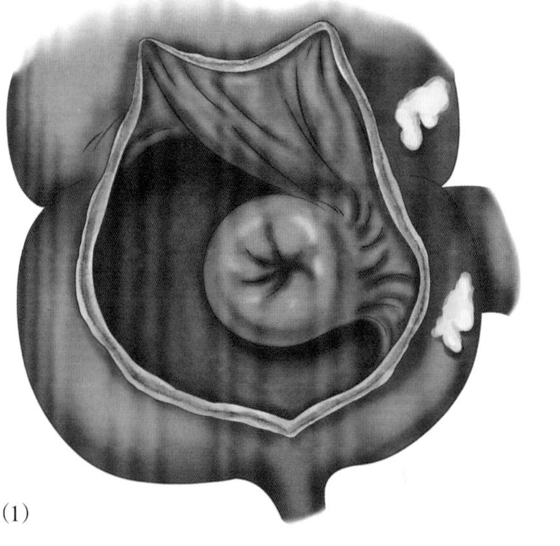

(1)

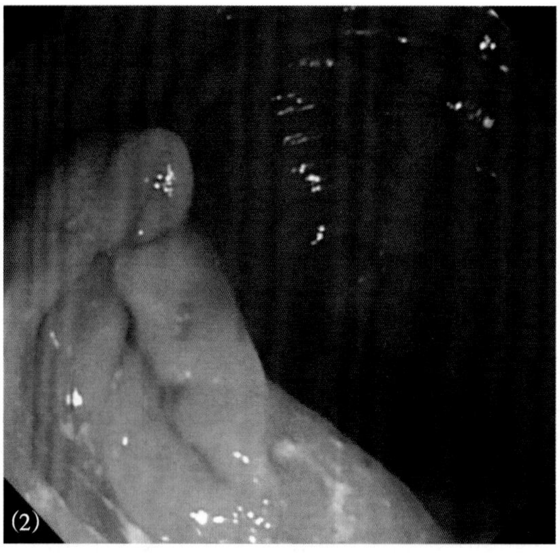

(2)

图 4-27

(1) 回盲部；(2) 肠镜所见回盲瓣

支为一终末血管，与供应其他盲肠和阑尾的终末血管不存在交通支；如果行右半结肠切除，需切除末端回肠至少15cm，否则，吻合口回肠端会存在血运障碍。但目前研究发现，末端回肠除接受回结肠动脉的终末血管供血外，在肠壁的黏膜下层还存在黏膜下血管丛，通过黏膜下血管丛，相邻肠段的血液供应相互吻合，即使阻断回结肠动脉的血液供应，回肠通过肠壁内吻合可以延续长约15cm的肠管血运。所以，在行开腹或者腹腔镜下右半结肠切除术中，无须教条地切除15cm小肠，而需要仔细观察回肠断端血运情况，若血供良好，即可完成吻合（图4-28）。

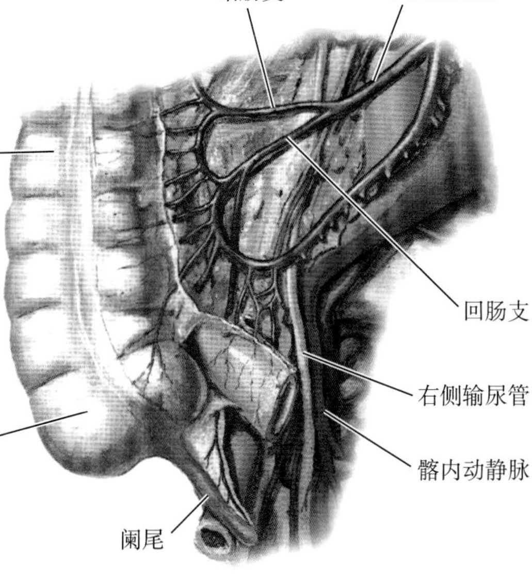

图4-28　回盲部血液供应

第四节　腹腔镜手术相关结肠解剖

结肠癌的发病率逐年上升。随着腹腔镜技术的不断成熟，腹腔镜技术治疗结肠疾病的范围也不断扩大。从先天性巨结肠的病变肠段切除、吻合，结肠憩室，结肠息肉病到结肠恶性病变，均可以采用腹腔镜下完成手术操作。近年来，欧美国家针对以腹腔镜技术行结肠肿瘤根治手术的效果进行了随机、双盲对照研究，初步结果显示腹腔镜下行结肠肿瘤根治手术，可以获得与开腹手术相同的根治效果，且具有术后恢复快的特点。因此，美国国家癌症网制定的结肠癌治疗指南中推荐使用腹腔镜手术治疗中早期结肠癌。要顺利完成腹腔镜结肠手术，腹腔镜相关的结直肠解剖就显得尤为重要了。

一、结肠各部的形态与分布

结肠是盲肠与直肠之间的肠段，围绕在空、回肠周围，分为升结肠、横结肠、降结肠和乙状结肠四部。结肠的外形具有结肠袋、肠脂垂和三条结肠带的特点。但从血液、淋巴循环途径来看，可分为右半结肠（包括升结肠和横结肠右半，血供由肠系膜上动脉和结肠中动脉供给）和左半结肠（包括横结肠左半、降结肠和乙状结肠，血供由肠系膜下动脉和结肠中动脉供给）（图4-29）。

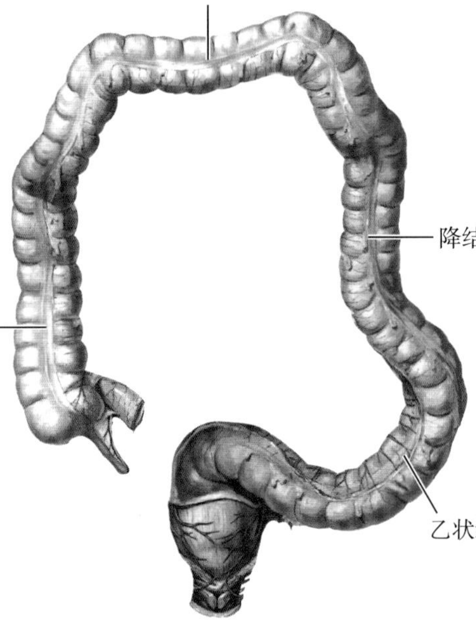

图4-29　结肠各部形态

1. 升结肠　居于盲肠和结肠肝曲之间，其长度因盲肠的位置高低而异，通常12~20cm，升结肠的后壁与腹后壁愈着，后壁的浆膜覆盖于右肾表面，成为一种愈合筋膜，称Toldt筋膜。开腹或腹腔镜右半结肠手术游离升结肠，即是从此筋膜表面从内侧向外侧剥离右半结肠及其系膜，出血少，符合无瘤原则。升结肠外侧为结肠旁沟，此沟向下经右侧髂窝通入盆腔，向上通肝下间隙。阑尾脓肿可以沿此间隙向上下扩散。

2. 横结肠　由结肠肝曲自右向左，横贯腹腔，是结肠中较为活动的部分。与网膜相连的特点，可以在行横结肠造瘘手术中，作为辨别横结肠的标志。横结肠及其系膜介于腹腔的结肠上区和结肠下区之间，成为此两区间感染互相蔓延的天然屏障。

3. 降结肠　自结肠脾曲下降，在左侧髂嵴处与乙状结肠相延续，全长25~30cm。降结肠后壁缺乏腹膜而借Toldt筋膜与左肾下极和左侧腰部肌肉相隔，经结肠旁沟向上与膈结肠韧带相接，向下直至盆腔，所以降结肠后壁穿孔导致脓肿形成时，脓肿可以向上到脾下极，向下至直肠后方，范围较广。

4. 乙状结肠　是结肠中内径最窄处，内径约为2.5cm，常常为便秘患者自发性结肠破裂的诱因。黄种人因种族和饮食习惯与西方人不同，乙状结肠较长。若结肠系膜较窄而乙状结肠冗长时，容易扭转而梗阻。

二、结肠的重要毗邻

1. 大网膜　是自胃大弯和横结肠之间向下悬垂遮覆于横结肠与空回肠前方的腹膜结构，为最大的腹膜皱襞，呈围裙状。网膜囊发育期间，背侧胃系膜向左膨出，分化为大网膜。大网膜由四层腹膜构成。前两层起始于胃后壁脏腹膜，下垂覆盖结肠横部，自远到近互相融合，网膜囊远侧腔闭合直到横结肠水平，故又称为胃结肠韧带（图4-30）。大网膜后二层包绕横结肠，更贴近于横结肠系膜的头侧表面。大网膜前两层常与横结肠系膜融合，尤其右侧。当开腹手术或腹腔镜手术切开胃结肠韧带时，若对上述网膜融合结构不理解，可能横断横结肠系膜，导致横结肠血液供应阻断。所以，术中若要进入网膜囊，常选择从靠近胃大弯侧偏左入路。如果需松解横结肠或结肠脾曲，则选择紧贴横结肠离断大网膜，层次会较为清晰。

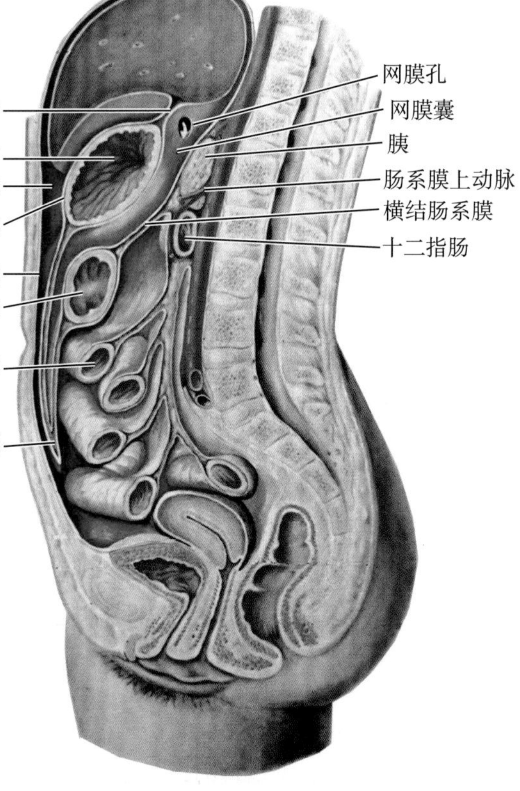

图4-30　大网膜及网膜囊侧面观

2. 侧腹膜　结肠与侧腹膜的黄白交界线（Toldt线）在腹腔镜下结肠切除手术中是一个常见的解剖标志，交界线两侧组织来源的差别是从该处切开的解剖学依据。结肠外侧系膜和侧腹壁之间纵行的白色愈合线，即所谓Toldt线，其内侧是结肠系膜的黄色脂肪及其表面覆盖的脏腹膜，外侧为腹壁白色的腹横筋膜和壁腹膜，因此Toldt线在腹腔镜视野下被形象地称为“黄白交界线”（图4-31）。对于Toldt线的经典描述是：覆盖于升结肠和降结肠系膜上的壁腹膜外侧返折，位于肾前筋膜和肾后筋膜在结肠后方愈着缘的外侧。有学者认为，从胚胎学角度来看，它是结肠系膜在发育过程中与后外侧腹壁的愈着边界；从解剖学角度来看，它是结肠系膜脂肪与侧腹壁结缔组织的分界线以及两者表面腹膜的返折部位；从外科学角度来看，它是结肠外侧分离的腹膜切开线，是寻找正确外科平面的标志。手术实践也表明，沿Toldt线处切开侧腹膜后，只需轻柔分离就能将结肠向中线侧翻转，进入无血管而充满疏松结缔组织的Toldt筋膜间隙，可保留结肠系膜及后方肾前筋膜的完整性，既能保持肿瘤学的无瘤原则，又能做到基本无血的操作，符合微创肿瘤外科的特点。

3. 腹膜后结构　腹后壁结构是理解结肠与毗邻脏器关系的关键。腹腔大血管和输尿管位于筋膜与壁腹膜之间，被筋膜中间层包裹。网膜囊形成和

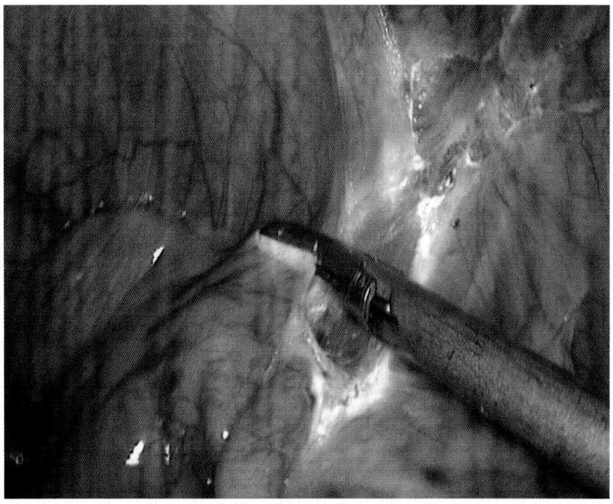

图4-31　腹腔镜下切开侧腹膜

中肠旋转期间，十二指肠和胰腺是第二层结构。已旋转的结肠固定于此层结构的下面，形成左、右两个三角的融合筋膜，横结肠系膜斜形附着部越过十二指肠降部和胰腺。

组织胚胎学研究表明，原始结肠系膜经过顺时针旋转，其外侧表面与后腹壁相融合，两者之间原有的腹膜形成双层折叠，并在生长发育的过程中逐渐演化为疏松结缔组织，联系并隔离于结肠系膜和肾前筋膜之间，形成"融合筋膜"，这一筋膜也就是我们临床中常说的 Toldt 筋膜。实际上 Toldt 筋膜并无真正的膜性结构存在，把 Toldt 筋膜理解为 Toldt 间隙应更为准确。这一间隙是人类胚胎发育过程为结肠外科提供的天然手术平面，结肠系膜后的分离操作，实际上就是在这一外科平面中进行的。这一潜在间隙内无重要血管通过，只需轻柔分离就能到达结肠旁沟。正确地进入和维持外科平面，对顺利游离结肠系膜、避免副损伤至关重要。

(1) 内侧界：紧贴肠系膜上静脉（SMV）右侧切开结肠系膜，即进入融合筋膜间隙；SMV 成为外科平面的内侧界，是中线入路定位融合筋膜间隙的重要解剖学标志。

(2) 外侧界："黄白交界线"构成融合筋膜间隙的外侧边界。沿此线切开即进入融合筋膜间隙。

(3) 前界：结肠系膜作为融合筋膜间隙的前界，同时也是外科平面的前界。保持结肠系膜的完整性，符合肿瘤学原则。

(4) 后界：肾前筋膜是存在于后腹膜的膜性结构，钟世镇院士将其描述为"填充于肌间和脏器之间，包埋着肾血管、输尿管、睾丸血管、下腔静脉和腹主动脉的中间层"，覆盖于肾、输尿管和生殖血管的表面，向外侧与侧腹壁的腹横筋膜相延续，向中线覆盖主动脉并与对侧的肾前筋膜相延续。作为融合筋膜间隙的后界，肾前筋膜是保持正确外科平面的重要标志，保持其完整性是避免副损伤的关键。

4. 结肠与输尿管　输尿管走行于腹膜后的腰大肌前内侧，跨越髂总动脉末端进入盆腔，左右侧输尿管与左半、右半结肠均为毗邻。清晰理解结肠分布路线中与两侧输尿管在各个层面的解剖关系，对于防止术中输尿管损伤具有重要意义。输尿管在腹腔镜结肠切除术的如下几个关键步骤中，因与术野毗邻而容易误伤（图 4-32）：

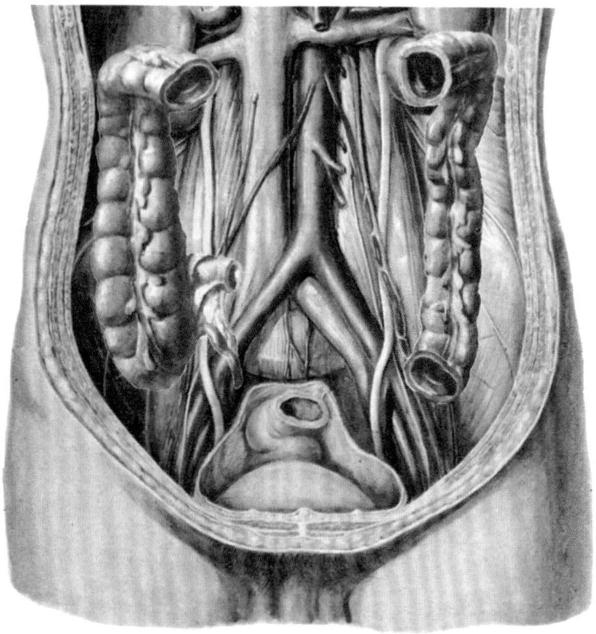

图 4-32　双侧输尿管走行

(1) 右半结肠系膜根部外侧：在腹腔镜右半结肠切除术中，当处理完右结肠动静脉、回结肠动静脉后，提起右半结肠系膜根部，由内侧向外侧从 Toldt 间隙或者肾前筋膜表面剥离右半结肠系膜时，可能损伤右侧输尿管。右侧输尿管沿下腔静脉的右侧下行，在中腹部与性腺血管、右侧结肠血管及回结肠血管相交。输尿管和性腺血管走行于肾前筋膜的深面，而右半结肠血管走行于肾前筋膜的表面。所以，术中避免损伤右侧输尿管的关键在于剥离右半结肠系膜的层次。在肾前筋膜表面剥离右半结肠系膜，使右侧输尿管处于剥离面下方，出血既少、也不会损伤输尿管和性腺血管。如果腹膜后脂肪较多、层次不清时，手术要点是尽量紧贴右半结肠系膜剥离，使输尿管处于术野层次下方。如果在一个剥离方向层次不清，可在处理完血管后，选择从外向内或由上向下等其他方向逐渐剥离右半结肠系膜。

(2) 乙状结肠中线侧：乙状结肠系膜后游离是左输尿管暴露于术野的最早阶段，切开乙状结肠系膜中线侧腹膜返折，在 Toldt 间隙中向左稍微分离，就可在肾前筋膜深面看见左输尿管。由于左输尿管腹段行程靠近中线，在乙状结肠系膜根部后方，如果未分清解剖层次，就可能破坏肾前筋膜的完整性而误伤之。因此，在腹腔镜左半结肠或乙状结肠切除术中，应尽量将乙状结肠系膜向前方挑起，使结肠系膜远离肾前筋膜，扩大 Toldt 间隙，保持外科平面于 Toldt 间隙中，贴近乙状结肠系膜分离。总之，分离、夹闭和离断肠系膜下动脉的任何操作，都必须与左输尿管保持一定的距离（图 4-33）。

(3) 乙状结肠外侧：胚胎发育过程中，左半结肠

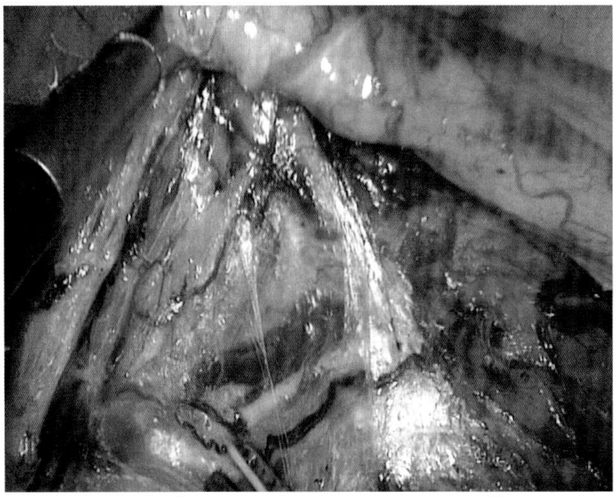

图 4-33　乙状结肠系膜下的左侧输尿管

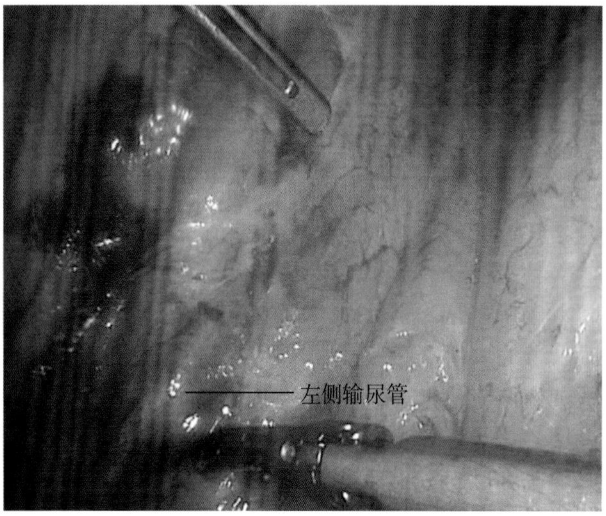

图 4-34　腹腔镜下的左侧输尿管

按顺时针转位，最终使乙状结肠第一曲外侧缘与左侧腰大肌筋膜发生粘连，乙状结肠系膜向外上方越过左输尿管前面，使输尿管位于粘连带的内后方。因此，充分牵引侧腹膜并靠近外上方切开乙状结肠外侧粘连带是较为合理的操作。此外，向中线侧翻转乙状结肠系膜，保持在 Toldt 间隙内操作，避免靠近肾前筋膜也是避免损伤输尿管的重要技巧。

左输尿管跨越左髂总动脉分叉部并越过骶岬进入盆腔，在此处的易损伤因素有：①骶岬是腹盆腔后壁最向前突出的结构，输尿管入盆时随之暴露于术野；②术中需要在左髂总动脉表面操作乙状结肠系膜，此处与左侧输尿管邻近，容易损伤位于其外侧的左输尿管；③术中患者体位使乙状结肠第二曲自然伸直，遮挡了在乙状结肠系膜根左侧平行入盆的左输尿管。因此，手术要点是在骶岬部游离结肠系膜时，应向右前方拉紧乙状肠系膜，使其远离骶岬，使系膜和肾前筋膜之间保持宽松的操作间隙，并尽量贴近结肠系膜分离（图 4-34）。

（4）直肠侧面：直肠系膜位于骨盆后壁，与输尿管关系并不密切，但对直肠系膜的牵拉可能改变两者的解剖关系，且腹腔镜下直肠根治性切除术要求完全切除直肠系膜，必须剥离直肠侧后方的全部疏松结缔组织，增加了输尿管损伤的可能性。故操作时要紧贴直肠系膜，适当牵引，与输尿管保持安全距离。输尿管在直肠侧韧带前外侧通过，术中应紧贴直肠系膜侧面操作，避免靠近盆侧壁。切断侧韧带之前，向前外侧牵引直肠，直视下操作；盆侧壁发生出血时，切忌盲目电凝止血；术前预防性输尿管置管也是减少损伤的有效手段。

5. 结肠脾曲和肝曲　脾曲位置易变，CT、钡灌肠等影像学检查常显示其比肝曲位置更高，而且角度更锐（图 4-35）。由于结肠脾曲前方大部分被胃大弯所覆盖，故结肠脾曲的肿瘤容易被遗漏。在手术游离结肠脾曲时，由于位置较深，与脾脏下极紧贴，要注意避免损伤脾脏和结肠脾曲。腹腔镜结肠手术的套管位置必须考虑结肠额外移动的范围。同时由于左半结肠脾曲位置不同于结肠肝曲，腹腔镜左

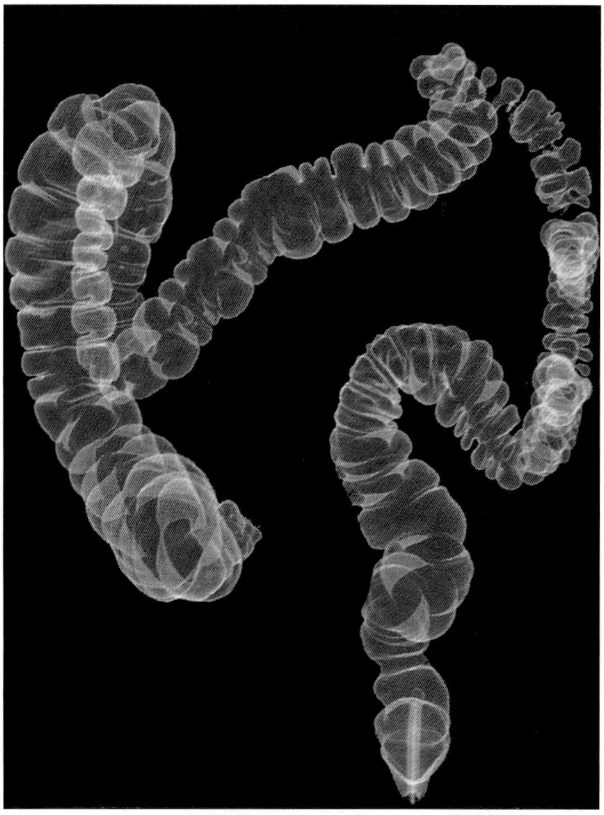

图 4-35　CT 透明化成像技术所示的结肠形态

半结肠切除时操作套管的位置要较右半结肠切除时相对高。横结肠下垂、远端横结肠位于近端降结肠的前方，乙状结肠冗长等都会使腹腔镜手术操作复杂化。

三、结肠的血液供应（图 4-36）

1. 结肠的动脉　结肠的动脉主要有起自肠系膜上动脉的回结肠动脉、右结肠动脉及中结肠动脉，以及起自肠系膜下动脉的左结肠动脉、乙状结肠动脉和直肠上动脉。肠系膜上动脉起源部位的变异不直接涉及结肠切除的问题，但当肠系膜下动脉干发自肠系膜上动脉时，术中要注意辨认，但这种情况少见。术者在移动或切除肠系膜时，应熟悉外周血管分支走向。

自从腹腔镜技术在胃肠道手术中应用以来，重新唤起了医学界对肠系膜动脉解剖研究的兴趣。由于肠系膜上动脉及其分支变异相当丰富，许多外科教科书上所描写的"正常"情况在临床当中其实较少出现，所以，迄今对结肠血管的正常解剖尚无统一的认识（图 4-37）。

肠系膜上动脉一般存在三个分支，中结肠动脉起自肠系膜上动脉前壁，越过胰腺颈部，向右下行于横结肠系膜右侧，随后进入结肠，中结肠动脉约 2/3 呈单根血管，1/4 和右结肠动脉呈共同起源；右结肠动脉仅 1/4 单独发自肠系膜上动脉，通常是与中结肠动脉或回结肠动脉存在共同起源，约 6% 的人缺少右结肠动脉；回结肠动脉与中结肠动脉相似，约 2/3 呈单根血管，1/3 与右结肠动脉存在共同起源，回结肠动脉发出盲肠和回肠支，终于阑尾动脉，后者行于回肠末端深部。虽然右结肠动脉发生率在 10.7%~38.0%，但大多数标本中只有两条动脉起源于肠系膜上动脉，供应右半结肠，而非经典描述的 3 条。右结肠动脉并非肠系膜上动脉的常见分支，回结肠动脉则是唯一持续存在的供应右半结肠的分支。

肠系膜下动脉在 Treitz 韧带的正下方起自腹主动脉，结扎肠系膜下动脉后，经由中结肠动脉左支通过边缘动脉可维持降结肠的血液供应。直肠上动脉是直肠血液供应中最重要的血管，在直肠后面第 3 骶椎水平分为左右两支，由直肠后面绕至两侧下行，

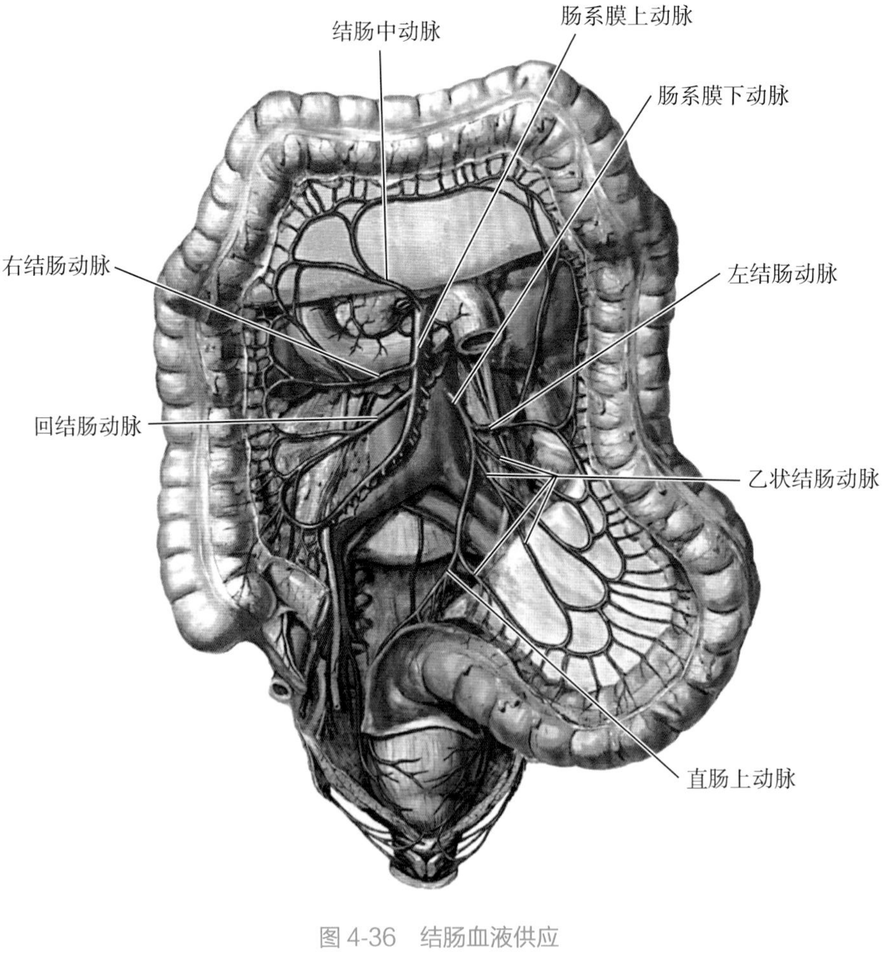

图 4-36　结肠血液供应

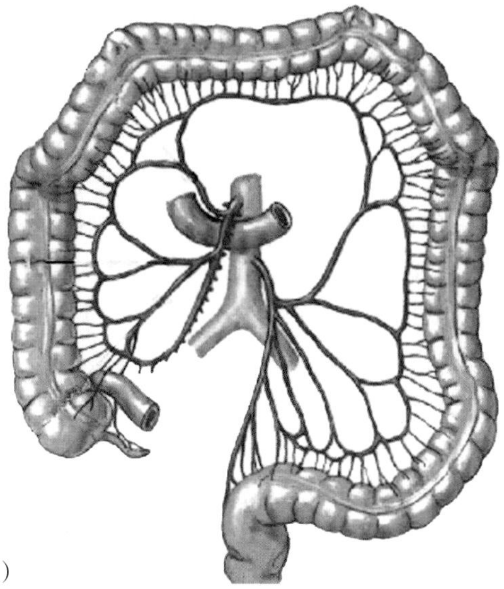

(1)

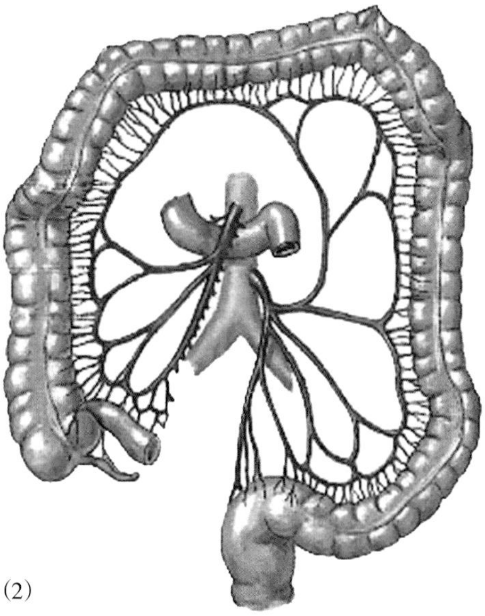

(2)

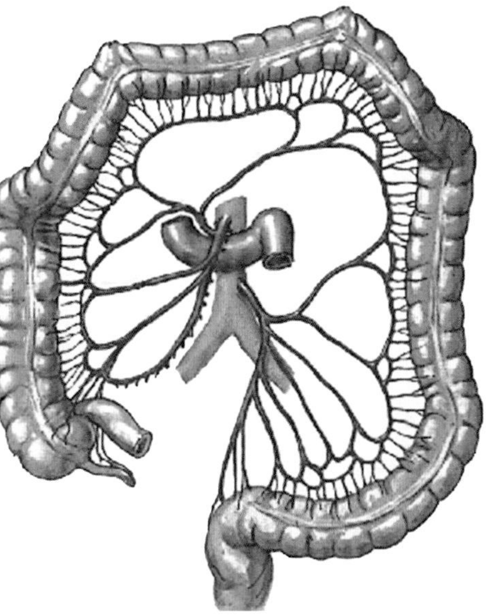

(3)

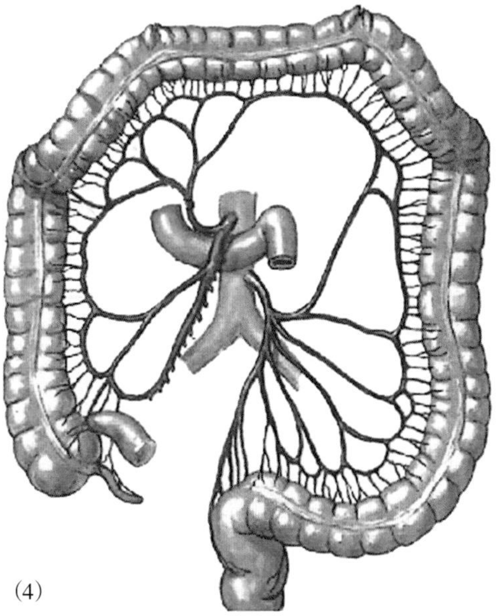

(4)

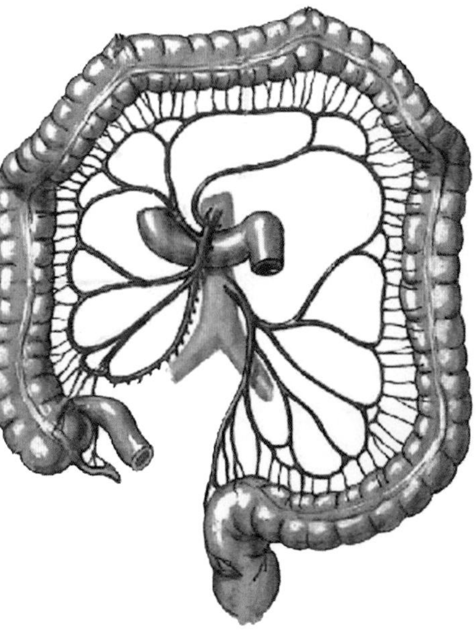

(5)

图 4-37　肠系膜上动脉的变异情况

分布于直肠，与来自髂内动脉的直肠中动脉相吻合（图 4-38）。

2. 结肠的边缘血管　结肠各中心血管之间正常的交通支是边缘血管，即从回盲部、横结肠至乙状结肠与直肠移行处，各动脉交通支在近结肠边缘形成动脉弓，称边缘动脉（Drummond artery），不仅是结肠血液供应的直接来源，而且构成结肠动脉间及肠系膜上、下动脉间的侧支循环通路，其吻合是否良好，对结肠手术有重要实用价值。

边缘动脉一般由回结肠动脉升支与右结肠动脉降支吻合；右结肠动脉升支与中结肠动脉右支吻合；中结肠动脉左支与左结肠动脉升支（或右支）吻合；左结肠动脉降支与上位乙状结肠动脉吻合；乙状结肠动脉与乙状结肠直肠动脉吻合；乙状结肠动脉下支与直肠上动脉吻合。各动脉发出的升支和降支或左右支长短不同，因此吻合位置差异较大。中结肠动脉的左支与左结肠动脉升支较长，因此在吻合处的内侧形成了一个相对无血管区域，称为横结肠系膜无血管区。乙状结肠动脉的升降支比较短，因此在其内侧出现血管相对密集区。左半结肠切除手术结扎肠系膜下动脉后，若结肠中动脉缺如，左半结肠血供只能靠肠系膜上动脉的右半结肠血管“长途奔袭”来供应。中结肠动脉左支与左结肠动脉升支之间的边缘动脉往往吻合较差，甚至中断，如中结肠动脉左支受损，可能引起横结肠左侧部坏死。另外，最下一条乙状结肠动脉与直肠上动脉分支间也常缺少吻合，如最下乙状结肠动脉受损，可能引起乙状结肠下部缺血。但近年也有研究证明上述部位仍存在恒定吻合，可保证侧支循环血流通畅。

1907 年 Sudeck 把最下乙状结肠动脉发出点平面定为“危险点”（称 Sudeck 点）。Sudeck 认为，边缘动脉的最低部分为最下的乙状结肠动脉与上位分支相吻合，在最下乙状结肠动脉起点平面以上结扎肠系膜下动脉后，血液经边缘动脉建立侧支循环途径供应直肠上缘。若在最下乙状结肠动脉起点平面以下结扎，将会阻断直肠上份的血液供给。但 McGowan 认为，最下乙状结肠动脉与直肠上动脉之间虽无血管弓存在，但是在最下乙状结肠动脉以下结扎，仍有良好的侧支循环途径（包括盆壁肌肉内的血管吻合）。因此，他怀疑“Sudeck 点”的临床实用

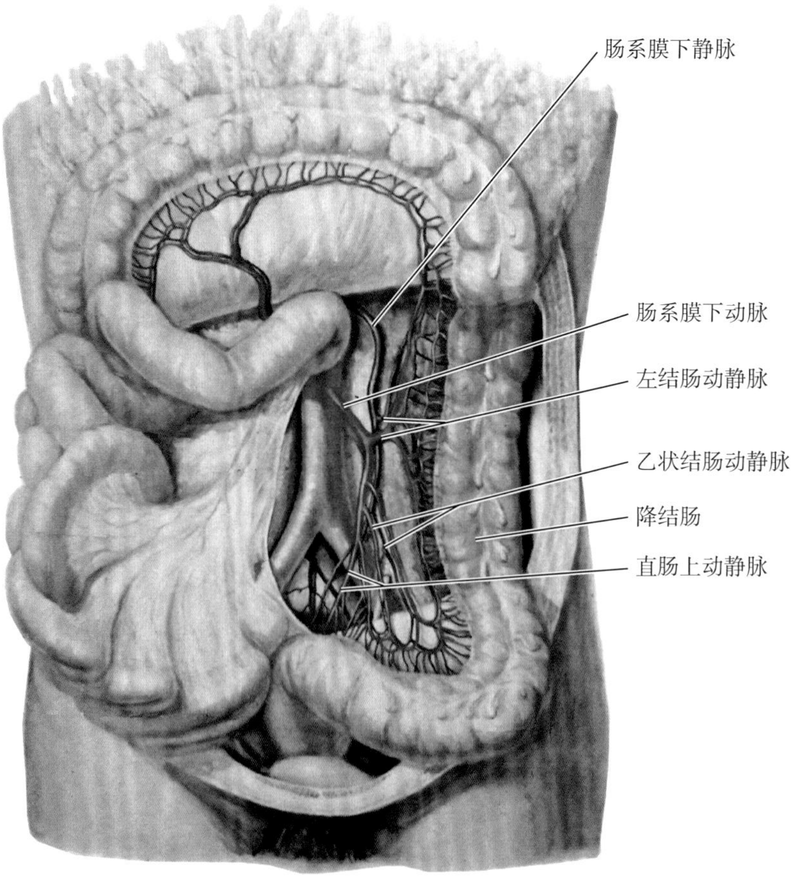

图 4-38　肠系膜下动静脉

意义。钟世镇院士认为,边缘动脉吻合终止部位相当分散,并不像 Sudeck 所指出的那样集中。综上所述,笔者认为,在肠系膜下动脉入盆腔之前,均可结扎,如要在更低的平面结扎动脉干,则应在手术中根据边缘动脉吻合的具体情况处理。结扎肠系膜下动脉后,需要观察乙状结肠吻合口断端出血情况,若血流量明显减少,则不宜作吻合,反之若血流量变化不大,则可以作吻合。

分布到结肠壁的动脉为终动脉的长支和短支,相互之间吻合不充分,在进行结肠切除吻合时,一定要注意观察两断端结肠壁的血供情况,必须确保吻合口两端结肠壁有充足的血供,以免发生吻合口漏。这一点非常重要,尤其在切除边缘动脉吻合不良肠段时更应注意。根据终动脉走行、分布到结肠壁的特点,如需切开结肠壁探查肠腔,应在游离带和网膜带之间做纵向切口,以免损伤终动脉的长短支,导致缝合后该处肠壁因血供不足而坏死。因终末动脉在脂肪垂根部行走,切除脂肪垂时要避免过度牵拉,否则,离断脂肪垂时会造成边缘动脉长支的损伤,使对应系膜缘肠壁缺血、坏死(图 4-39)。

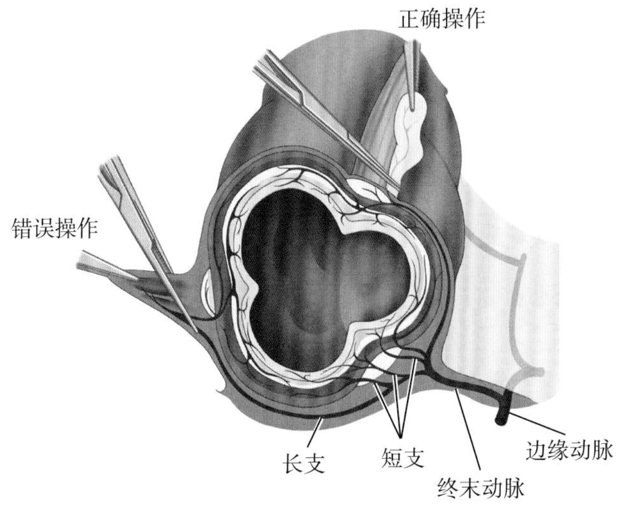

图 4-39　结肠边缘动脉的分支分布

结肠系膜内各中心血管之间除上述边缘血管的吻合外,还存在另外一条吻合支——中心血管吻合。当肠系膜上或下动脉狭窄或闭塞时,形成结肠区域间的压力差,此时中心连接通道明显扩大,成为主要交通支,该扩大的动脉称为弯曲肠系膜动脉(Riolan 弓)。

3. 结肠的静脉回流　结肠的静脉基本与动脉伴行,结肠左曲以上静脉分别经回结肠静脉,右结肠静脉及中结肠静脉汇入肠系膜上静脉;结肠左曲以下的静脉血经左结肠静脉、乙状结肠静脉汇入肠系膜下静脉,最后均汇入门静脉。

回结肠肠段的静脉较恒定,在目前流行的回结肠移植代胃或代膀胱的手术中发挥重要作用。术前仔细评估回结肠附近的血管特点,对保证移植肠段血液供应,防止缺血坏死具有重要意义。

右结肠静脉 70% 呈多属支状,属支间在结肠缘很少形成充分的次级吻合,因此结扎右结肠静脉强调在其主干进行。其主干较短,属支汇合点较动脉分叉处更靠近心端,对右结肠静脉干的结扎宜与动脉干的结扎分开进行。主干过短时,结扎尚需在 Henle 干上进行,并同时结扎胃网膜右静脉。部分 Henle 干仅 0.5~1cm,术中应避免过分牵拉而误将肠系膜上静脉部分管壁结扎,造成肠系膜上静脉狭窄或撕破导致大失血等严重并发症。对升结肠无右结肠动脉者,其右结肠静脉并不缺如,而是单独走行于肝曲内下方,术中应仔细辨认后在主干部结扎(图 4-40)。

中结肠静脉缺如者约 4%,横结肠的血液经右结肠静脉升支回流,此时右结肠静脉较正常的中结肠静脉位置低且偏右,主干短,如果选作血管蒂行回结肠代食管手术,静脉干易扭曲而且蒂短,影响静脉回流。因此,中结肠静脉缺如者不适宜行回结肠代食管手术。

腹腔镜下解剖肠系膜上动静脉的技巧:将升结肠系膜、小肠系膜分别向右侧和左侧牵引,在骶岬头侧、L_3 椎体右侧、下腔静脉前方的升结肠系膜内,可见自右下略向左上斜行,微微隆起的蓝色条纹,即肠系膜上静脉(图 4-41)。切开肠系膜上静脉血管鞘并向近心端追踪,在十二指肠水平段下缘尾侧 1~2cm 处,可观察到来自于右侧、微微隆起而轻微搏动的条索状结构,即回结肠血管蒂;回结肠动脉往往位于静脉头侧,并从肠系膜上静脉前面向右侧进入结肠系膜。右结肠静脉大多与胃网膜右静脉合干,形成经典的 Henle 胃结肠干;Henle 干根部多紧贴胰颈下缘,位于胰腺钩突前表面。中结肠静脉紧贴 Henle 干头侧,在胰颈下缘或后方注入肠系膜上静脉。肠系膜上动脉总是位于静脉的左侧,其向右侧的分支多位于同名静脉的头侧并从前面跨越肠系膜上静脉。在右半结肠 C 形肠管的中心侧,盲肠、升结肠和横结肠系膜将肠管固定于后腹壁。在结肠系膜和肾前筋膜之间,存在融合筋膜间隙,其前界为结肠系膜,后界为肾前筋膜,外侧界为结肠系膜脂肪与侧腹膜相互融合形成的“黄白交界线”,内侧界为肠系膜上静脉

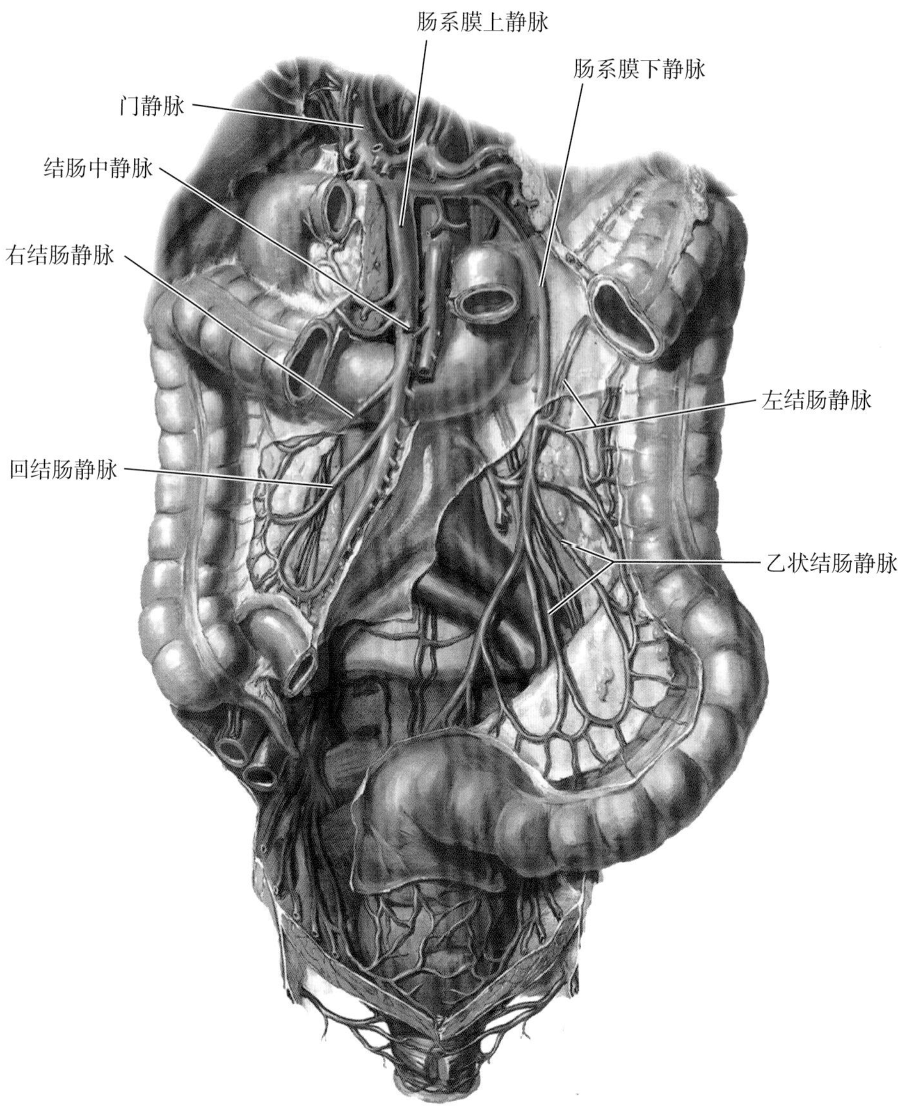

图 4-40　结肠静脉回流

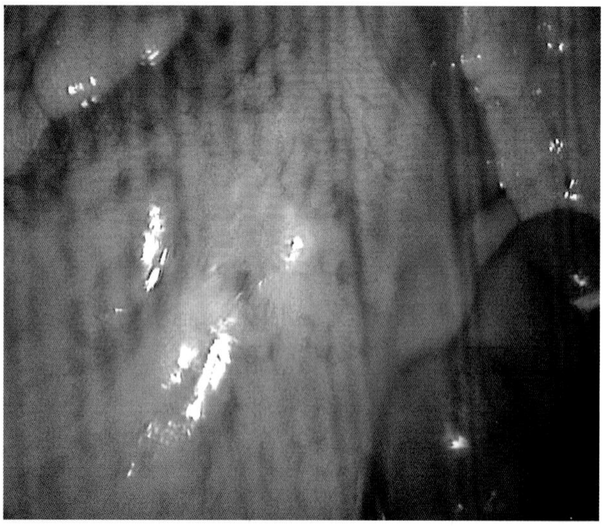

图 4-41　腹腔镜下的肠系膜上静脉

主干。在右半结肠C形肠管的外周侧，以盲肠外侧襞为端点的结肠外侧腹膜返折、膈结肠韧带、胃结肠韧带将肠管固定于腹壁。传统开腹手术对于系膜血管寻找主要依靠手的触觉；腹腔镜手术则主要依靠视觉定位，肠系膜上静脉位置表浅并表现为腹膜后蓝色条纹，较易辨认，故成为寻找系膜血管和进入正确层面的主要标志。以肠系膜上静脉为主线、以融合筋膜间隙为指引的中间入路解剖法是腹腔镜结肠手术的常用路径。

四、结肠淋巴结

结肠的淋巴间接或直接汇入肠系膜上、下淋巴结。根据结肠淋巴结在肠系膜上、下动脉系统的分布特点，从末梢向中枢把淋巴结分为结肠上淋巴结、

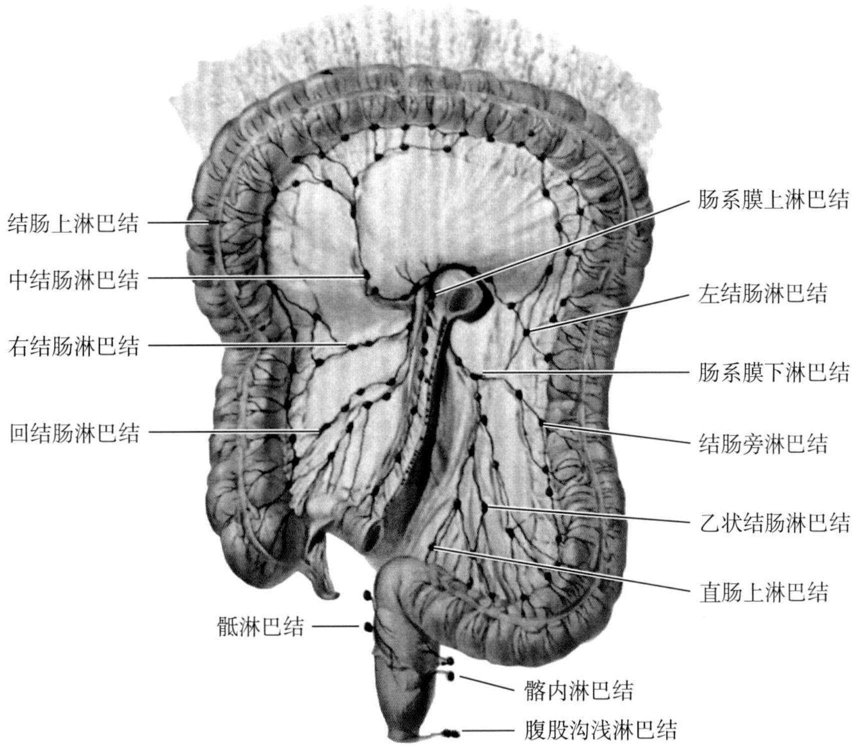

图 4-42　结肠系膜淋巴结分布

结肠旁淋巴结、中间淋巴结和中央淋巴结。结肠上淋巴结位于肠壁浆膜下及脂肪垂中。浆膜下淋巴管丛与黏膜下淋巴丛在肌层内汇合，再汇入结肠上淋巴结。结肠旁淋巴结位于边缘动脉周围，中间淋巴结沿动脉弓分布，肠旁淋巴结汇入中间淋巴结。右半结肠至横结肠脾曲近侧淋巴汇入肠系膜上动脉根部的中央淋巴结，脾曲远侧的左半结肠淋巴汇入肠系膜下动脉周围中央淋巴结，最后汇入腹主动脉周围的淋巴结群（图 4-42）。

第五节　腹腔镜手术相关直肠解剖

一、直肠位置、形态和分段

直肠长约 12~15cm，位于盆腔后部，上端于第 3 骶椎平面接乙状结肠，在手术中将乙状结肠由盆腔牵出，拉紧直肠，以骶骨岬为标志，上方为乙状结肠，下方为直肠。直肠向下穿盆膈延续为肛管，按解剖学肛管的定义，以齿状线作为直肠肛管的分界，而按外科学肛管的定义，直肠远端边界为“肛管直肠环”上缘。解剖学观点是基于胚胎发生的观点，将来源于后肠末段泄殖腔的部分肠管称为直肠，而将来源于肛凹内陷的部分肠管称为肛管（图 4-43）。

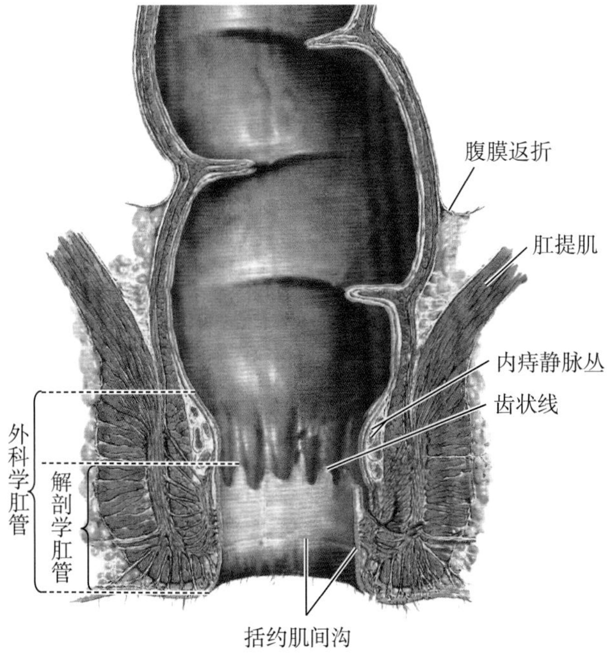

图 4-43　肛管

直肠表面无结肠带、脂肪垂和结肠袋三结构。在矢状面上有两个弯曲，上部弯曲与骶骨曲度一致，称为骶曲，下部绕尾骨尖时形成凸向前的会阴曲。这两个弯曲增加了远端直肠的长度，在开腹和腹腔镜低位直肠癌保肛手术中具有相当重要的意义。当低位直肠肿瘤的肠段游离后，弯曲的低位直肠被拉直，增加了肿瘤远端与肛缘的距离，也就增加了低位直肠癌的保肛率。在冠状面上，直肠还有3个侧曲，从上到下依次凸向右、左，但直肠的上下两端处于正中平面上。以骨盆底腹膜返折可把直肠分为两部分，腹膜返折以上直肠被腹膜覆盖，是腹腔内脏器，腹膜返折以下直肠无腹膜覆盖，是腹腔外脏器。男性前腹膜返折距离肛外缘7~9cm，女性前腹膜返折距离肛外缘5~7.5cm。日本大肠癌研究会把腹膜返折以下至耻骨直肠肌附着上缘段称为直肠下段(R_b)，把腹膜返折以上至第2骶骨下缘称为直肠上段(R_a)，从第2骶骨下缘至骶骨岬段称为直肠-乙状结肠段(R_s)。我国把直肠分为三段：肛管3.5cm，肛缘上3.5~8cm为直肠下段；8~12cm为直肠中段；12~15cm为直肠上段。直肠分段对直肠肿瘤根治手术中的术式选择、能否保留肛门具有重要意义。一般上中段直肠癌保留肛门较为容易，但对距离肛缘5cm以下的直肠癌，能否保留肛门需根据患者的具体条件评估，包括身高、体重、性别等因素。有时能否保留肛门在术前判断非常困难，甚至需要在手术的最后一刻才能确定(图4-44)。

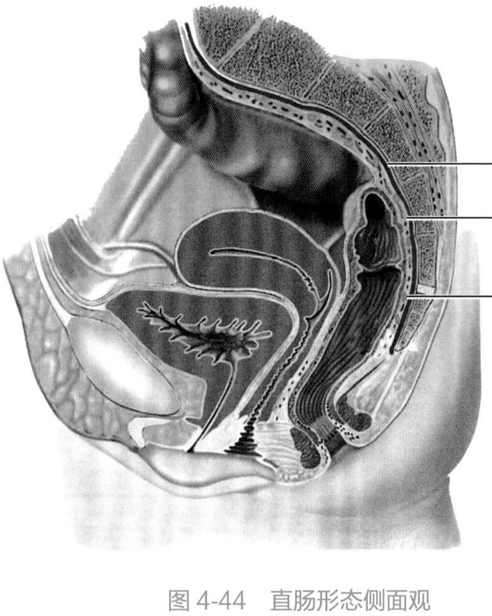

图4-44　直肠形态侧面观

直肠横襞又称Houston瓣或直肠皱襞，是直肠壶腹部内呈半月形的横行皱襞，由环形肌和黏膜形成。最上方的横襞位于肠腔的左侧壁或前壁，距肛门10~6cm；中间的横襞最大且恒定，居于壶腹部上份肠腔的前右侧壁上，距肛门约7.5~10cm，相当于腹膜返折处，即直肠膀胱陷凹或直肠子宫陷凹的底部；最下的横襞位于肠腔的左侧壁，距肛门约5~8cm。直肠横襞是安全施行直肠活检的位置，穿孔的危险性很低。

二、直肠系膜及周围的主要筋膜、韧带

解剖学上的肠系膜是指由浆膜包裹支配该肠段的脂肪、神经、淋巴和血管组织，故按照传统解剖学定义直肠是没有系膜的。直肠系膜是个外科概念，是指盆筋膜脏层所包裹的直肠后方及两侧的脂肪、结缔组织、血管和淋巴组织。直肠系膜从直肠的后方及两侧包绕直肠，对限制肿瘤扩散有一定的作用。系膜上部较厚，内侧有许多纤维束深入直肠壁；下部菲薄，纤维束细密，脂肪逐渐减少，末端部分系膜与直肠肌层紧密相贴。矢状切面上直肠系膜附着缘的最低点约在尾骨尖以上2cm。Heald等曾经把直肠系膜描述为“神圣平面”(Holly plane)，有的学者把直肠系膜描述为一个有完整包膜的囊(envelope)。在行开腹或者腹腔镜下直肠肿瘤根治手术时，如果找准骶前直肠系膜后的间隙，用电刀或者剪刀进行锐性分离，出血很少(图4-45)。如果在骶前用手指进行钝性分离或者误入直肠系膜以外的平面，就容易损伤骶前血管导致大出血，同时直肠系膜切除不彻底也会导致肿瘤残留。直肠系膜内残存的淋巴和脂肪组织是直肠癌术后复发的主要来源，正确应用直肠系膜全切除(TME)技术是降低术后复发率的关键。

直肠侧方由侧韧带与盆腔侧壁相连，无明显分界，上自第三骶椎前方，下达盆膈。解剖学直肠两侧的间隙内富含大量的疏松结缔组织，两侧的后下方可见含有血管、内脏神经的结缔组织束垂直穿入直

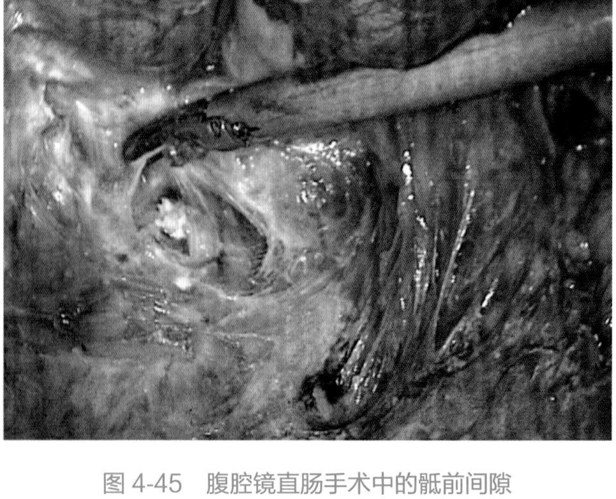

图4-45　腹腔镜直肠手术中的骶前间隙

肠壁，即所谓的“直肠侧韧带”（图 4-46）。而外科学界对该结构的存在与否一直存在争议。直肠侧韧带并无明显而强韧的束状外形，且解剖位置不恒定。Jones 等研究 28 例尸体标本的盆腔中并无以前描述的直肠“侧韧带”结构，仅部分标本在直肠系膜与盆腔侧壁间有不太坚固的结缔组织索带。索带距直肠肛管平面 0~10cm，中位高度 4cm，直肠下动脉及自主神经丛不参与该索带的组成。研究表明直肠侧面并无任何重要结构穿过，有时可见比较疏松的结缔组织索带，并不代表直肠“侧韧带”，而且经常缺如。另有学者认为，由于所有神经血管均被脂肪和纤维组织包绕，将直肠系膜向侧方牵拉时，直肠下动静脉、骶神经即构成所谓“直肠侧韧带”，但如果没有手术分离过程中人为的牵拉因素，人体中实际上并不存在此结构。而 Rutegard 等不同意此种说法，认为双侧的直肠“侧韧带”是存在的，其内均有神经，脂肪及纤维组织等。笔者在实际开腹直肠癌和腹腔镜下直肠癌根治手术中，在该区域经常是用电刀和超声刀直接锐性分离，很少需要结扎，体会是该区域大血管不多见。但由于直肠侧韧带内存在盆腔内脏神经的许多细小的分支，如盆丛，管理阴茎勃起，手术中应注意保护，在保证根治效果的前提下，尽量贴近直肠操作可避免损伤盆腔内脏神经（图 4-47）。

直肠前方的 Denonvilliers 筋膜在男性即直肠膀胱隔，在女性则为直肠阴道隔，组织学上为一坚韧的结缔组织隔膜。该筋膜位于男性膀胱、前列腺、精囊及输精管壶腹后面与直肠之间，女性在阴道后壁与直肠之间。Denonvilliers 筋膜上起自直肠膀胱陷凹（女性为直肠子宫陷凹），下连会阴中心腱，两侧与直肠系膜融合。该筋膜的两侧将支配泌尿生殖器的神经血管束与直肠系膜相分隔，故全直肠系膜切除应尽可能在 Denonvilliers 筋膜的后方进行，以避免损伤盆腔自主神经，对于降低局部复发率和减少泌尿生殖功能损伤有重要意义。

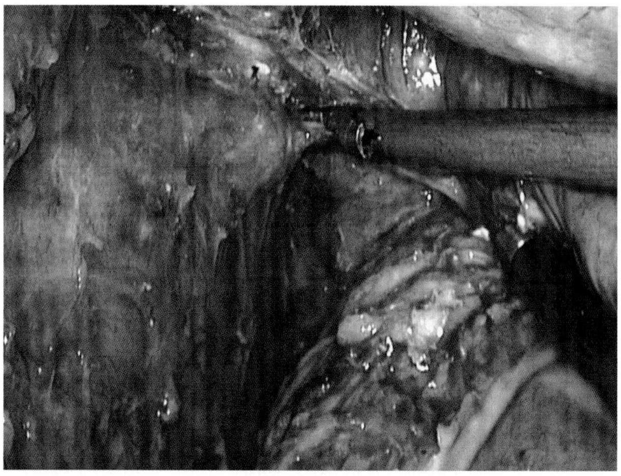

图 4-46 腹腔镜直肠手术时处理直肠侧韧带

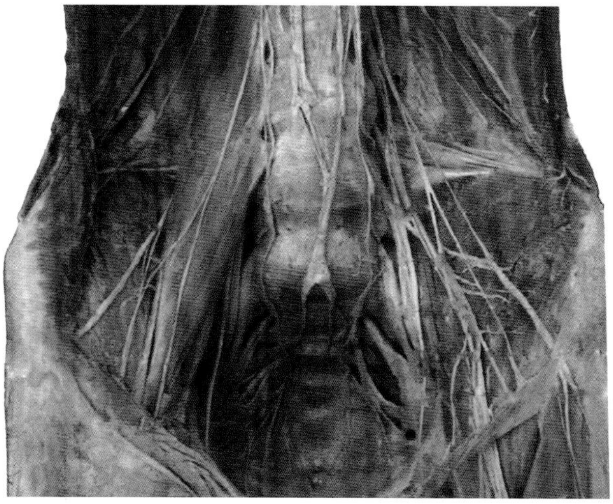

图 4-47 直肠周围盆腔内脏神经

骶前筋膜是盆筋膜壁层增厚的部分，位于骶骨前面，上方附着于第 3 骶椎前面，下方在直肠与肛管之间连于直肠浆膜，又称为 Waldeyer 筋膜，此筋膜与骶骨之间夹有骶前静脉丛。在行全直肠系膜切除时，此区域应锐性分离，防止损伤盆腔筋膜导致骶前静脉破裂大出血和损伤盆腔内脏神经。

直肠周围间隙：直肠、肛管周围存在数个充满脂肪、结缔组织的解剖间隙，这些间隙既是手术操作的空间，又是直肠肿瘤术后癌细胞残存的空间和盆腔积液、脓肿、瘘管形成的好发部位。以肛提肌为界，肛提肌以上的间隙分成骨盆直肠间隙和骶前间隙，肛提肌以下的间隙分成坐骨肛管间隙和肛门周围间隙。骨盆直肠间隙位于肛提肌之上、盆腔腹膜以下，直肠两侧，骨盆内脏神经和直肠侧韧带在该间隙中走行，间隙内结缔组织丰富，含有大量直肠旁淋巴结，对该间隙内淋巴结清扫是否彻底决定术后复发率。骶前间隙位于直肠系膜与骶前筋膜之间，是游离和切除直肠系膜的空间。在骶 4 椎体前方，盆筋膜脏壁两层汇合成一束致密纤维束带，即直肠骶骨筋膜，连于直肠系膜与骶前筋膜之间，术中应锐性分离。在直肠骶骨筋膜的两侧可见发于骶 2~4 的骨盆内脏神经分支汇入盆丛。直肠癌术后如发生吻合口漏，易在骶前间隙内形成盆腔积液或骶前脓肿，必要时可穿刺引流。坐骨肛管间隙和肛门周围间隙均位于肛提肌以下，分居坐骨肛管横隔上下，是肛周脓肿和肛瘘的好发部位（图 4-48）。

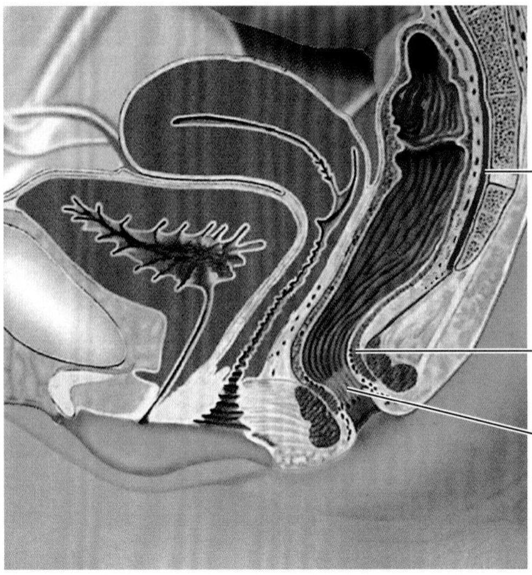

(1)

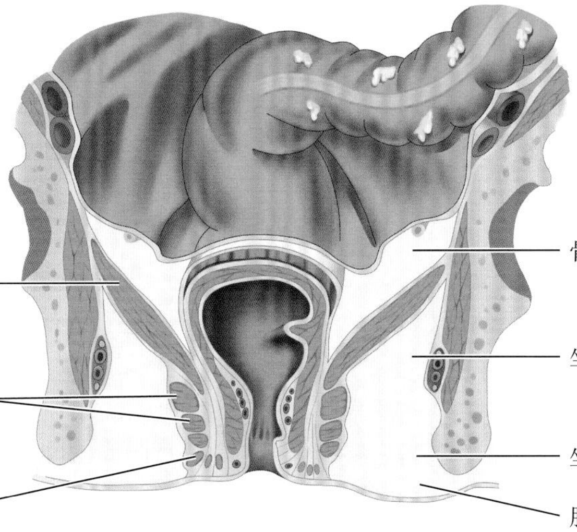

(2)

图 4-48　直肠周围间隙

三、直肠的血管、淋巴和神经

直肠的血液供应主要包括直肠上动脉、直肠中动脉和直肠下动脉，彼此间有吻合。直肠上动脉是肠系膜下动脉的直接延续，供应直肠上半部和下半部后壁，是直肠的主要供应血管；直肠下动脉多起自阴部内动脉或髂内动脉前干，主要供应齿状线周围及肛管。直肠中动脉解剖变异较大，常起自髂内动脉，走行于直肠侧韧带内，其分支供应直肠下半部前壁和侧壁，约有 40%~80% 的人该动脉缺如。此外尚有骶正中动脉发出小支经直肠后面分布于直肠后壁。由于直肠下动脉的出现率各家报道不一，因此对该动脉的外科重要性，即能否代偿结扎直肠上动脉后的直肠血供也存在不同看法。Konstantionowistch 认为，直肠下动脉的重要性是第 2 位的；Mammana 也持有相同观点，他认为在直肠血供当中直肠上动脉的作用是最显著的；Litxinova 也认为直肠下动脉在直肠的血供中是一支可以忽视的动脉；Boxal 等则持不同观点，他强调了该动脉在结肠终末部和直肠外科中的重要作用，认为在外科手术中应保留直肠下动脉，以确保直肠残株的血供和促进直肠吻合口的愈合。国内多数学者认为直肠下动脉、直肠上动脉和肛门动脉间存在丰富吻合，但在外科手术中，由于该动脉细小，故损伤后一般不会引起严重出血。笔者通过对直肠下动脉的存在率、管径、长度及分布、吻合的观测，并将结果与其他学者的结果对比，认为该血管一般是较恒定和明显，在直肠血供中起补充供血的作用，在直肠切除术中应予保留。上述各动脉均有同名静脉伴行。低位直肠癌保肛手术的吻合口多位于齿状线以上 3cm 之内，该区域的血供在TME操作中被破坏较多，故TME术后吻合口漏的发生率比其他术式明显增高。由于直肠末端系膜与直肠后壁间几乎无脂肪组织，在分离系膜时要尤其小心，否则易损伤肠壁，造成术后肠瘘（图4-49、图4-50）。

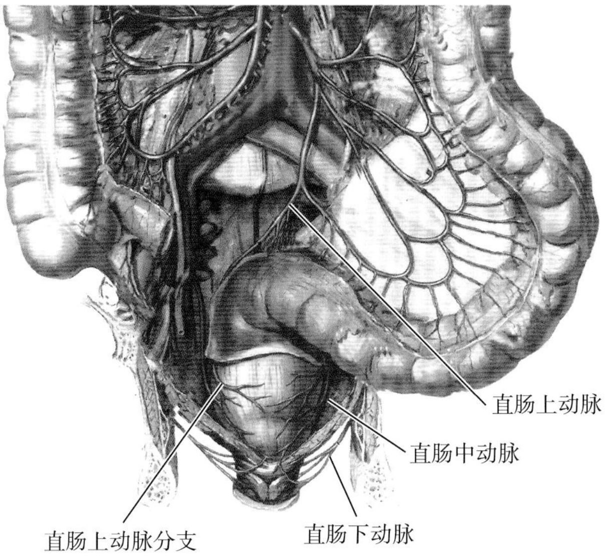

图4-49　直肠血液供应

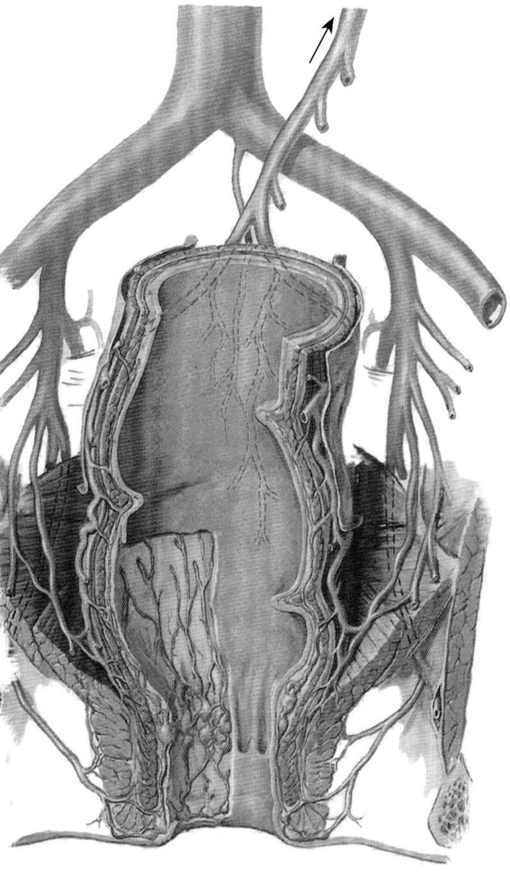

图4-50　直肠静脉回流

目前，人们认识到Miles提出的直肠癌经淋巴结向上、中、下三个方向转移的观点存在一定错误。大量实验和临床研究认为腹膜返折以上直肠的淋巴只向上引流，并无向侧方和向下引流；腹膜返折下直肠的主要淋巴引流方向也是向上的，同时可有向侧方引流，但无向下引流；唯有肛管的淋巴引流既有向上和向侧方、又有向下引流。直肠旁上组淋巴结收集直肠壶腹部的淋巴回流，其输出管沿直肠上血管走行，最后注入肠系膜下淋巴结。这是直肠的主要淋巴回流途径，也是直肠癌向腹腔转移的主要途径，特别是直肠上段癌。中组淋巴结收集直肠壶腹以下至齿状线以上的淋巴回流，输出管有以下几种途径：①经直肠侧韧带向外侧注入髂内淋巴结，再经过髂总淋巴结回流腹腔，这是直肠癌向盆腔转移的主要途径；②部分直肠后壁淋巴输出管注入骶中淋巴结，沿骶中血管向上注入腹主动脉旁淋巴结；③部分淋巴管向下穿过盆膈，进入坐骨直肠窝，再注入髂内淋巴结。下组淋巴管汇集齿状线以下肛管和肛门周围皮下淋巴管丛的淋巴回流，注入腹股沟浅淋巴结群。直肠癌的局部淋巴结转移主要集中于3个区域：①直肠肿瘤周围2cm区域；②直肠上动脉分叉处；③肠系膜下动脉根部。其中以第1区域最多(78%)，其次为直肠上动脉根部的分叉处(34%~41%)，肠系膜下动脉根部转移率较低(9%~24%)。关于直肠癌肠系膜下动脉的处理，过去一直认为高位结扎肠系膜下动脉并做淋巴结清扫，是直肠癌手术必须遵守的原则。然而，近年来对直肠癌高位结扎(high ligation)从循证医学证据上看并没有明显延长手术后存活率，因此这一做法遭到置疑。美国国家癌症综合网(National Comprehensive Cancer Network，NCCN)关于直肠癌治疗的指南中并没有强调高位结扎肠系膜下动脉的问题。日本学者多主张低位直肠癌应积极行侧方淋巴结清扫，认为可以降低术后复发率，然而有证据表明术后复发灶主要来自吻合口和直肠周围残存的脂肪组织，即第1区域，侧方盆腔淋巴结并非复发的主要来源，故侧方淋巴结清扫的价值也受到质疑（图4-51）。

了解盆底自主神经丛的解剖对直肠癌手术有极其重要的意义。由胸髓T_{11}~T_{12}及高腰髓节段发出的交感神经组成腹腔神经丛包绕腹主动脉，向下延续为上腹下神经丛（简称上腹下丛）。上腹下丛由腹主动脉分叉延伸至骶骨岬水平，紧贴肠系膜下血管的后方走行，肠系膜下血管可作为寻找上腹下丛的标志，在结扎肠系膜下血管时应注意勿损伤其后方

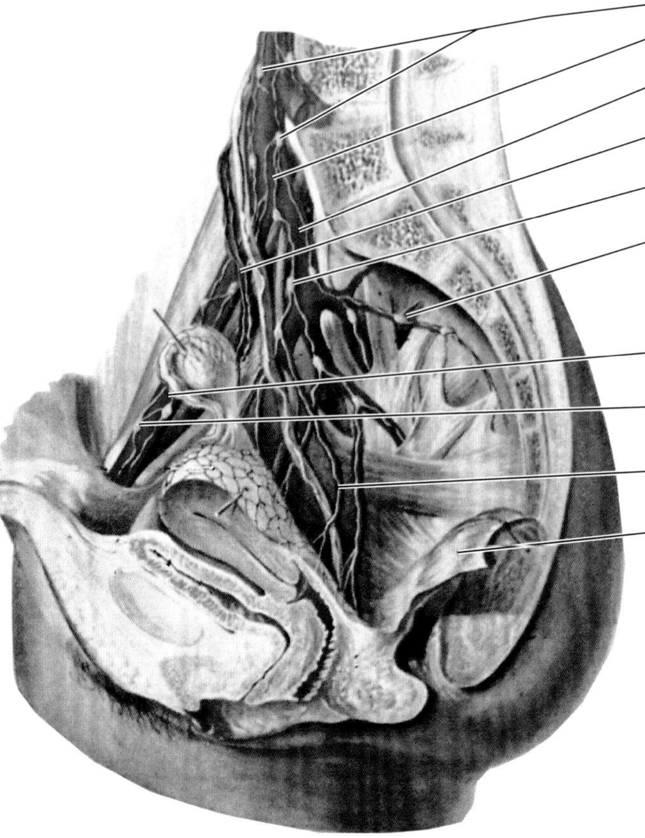

图 4-51　直肠侧方淋巴结

的上腹下丛。上腹下丛于髂血管分叉处发出左、右侧腹下神经(图 6-46)。腹下神经在骨盆入口处位于输尿管和髂内血管的内侧,沿盆侧壁向下走行,与骶 2~4 骨盆内脏神经汇合形成骨盆神经丛(简称盆丛)和下腹下丛,两者难以区分。盆丛位于腹膜后,在男性直肠、精囊、前列腺及膀胱后部的两侧(侧韧带内)形成次级神经丛,即直肠丛、膀胱丛和前列腺丛,与髂内动脉的分支伴行,分布于相应脏器。盆丛的交感成分来自腹下神经和骶交感干,副交感成分来自骶髓 2~4 节段发出的盆内脏神经。盆丛前方与下 1/3 段直肠相邻,部分神经纤维参与直肠侧韧带的构成。腹下神经相对粗大,位置较为固定,在术中较易辨认,司射精功能。骨盆内脏神经较为细小,为直肠侧壁周围的丛状纤维,其中的副交感成分司阴茎勃起。手术中牵拉、切断直肠及侧韧带过程中易损伤盆丛及盆内脏神经,导致勃起障碍;行腹主动脉和髂血管周围淋巴结清扫时易损伤腹下神经,导致射精障碍;经腹会阴联合切除术还会损伤阴部神经及其分支,破坏感觉传入纤维;以上损伤均可导致术后性功能障碍。近年来广泛开展的保留盆腔自主神经的直肠癌根治术(pelvic autonomic nerve preservation, PANP)可明显降低术后性功能障碍的发生率,生活质量显著提高(图 4-52)。

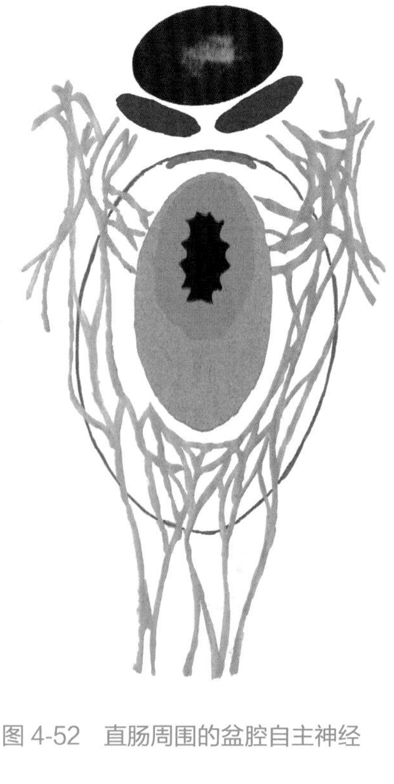

图 4-52　直肠周围的盆腔自主神经

第六节 腹腔镜手术相关肛管解剖

一、肛管的解剖学分段

解剖学和胚胎学所指肛管是从肛缘到齿状线，成人肛管约3~4cm，前壁较后壁略短。外科学肛管上界是直肠肛管线，此处直肠突然变窄，并转向下后方，终止于肛门皮肤。平时肛管呈前后裂隙状闭合，仅在排便时呈圆柱状开放。肛管周围被两层括约肌系统所包绕。内括约肌由直肠末端肥厚的环形肌构成，外括约肌则是由横纹肌在肛门周围形成的环形结构(图4-42)。肛管腔分为三个部分：①柱状区，位于肛管上半部约1.5cm(小儿为0.5~1cm)，黏膜出现8~10个纵形皱褶，称为肛柱，每个柱都包含着一根直肠上血管的终末支。其静脉扩张，即为痔核，这里覆盖的是柱状上皮。柱的底部变大，由黏膜皱褶相连，称为肛瓣，此瓣排列成锯齿状，故称齿状线或梳状线、栉膜线，此线是鳞状上皮的上界，肠吻合不可低于此线。肛瓣之上、肛柱之间黏膜形成的皱褶凹陷称为肛窦，常为感染的起源。②移行区，在齿状线之下1.5cm(小儿为0.5~1cm)，覆盖复层黏膜上皮，其下方静脉丛使黏膜呈蓝色，黏膜下密集的结缔组织使黏膜紧贴。其下界是一个略带紫色的环，称之为白线，是内括约肌下界和外括约肌皮下部之间形成的沟，即括约肌间沟。括约肌间沟在腹腔镜下超低位保肛手术中具有重要意义。对于浸润深度没有超过内括约肌的直肠肿瘤，可以经括约肌间沟切除内括约肌及其表面肿瘤，将近端结肠肠管与白线附近的肛缘吻合，术后肛门功能良好。③皮肤区，在白线之下0.8cm(小儿为0.4cm)，呈白或棕色，含有汗腺和皮脂腺，称为环肛腺。

肛管周围是一个可收缩的肌肉筋膜鞘，由来自肛提肌的纵形纤维构成。肛门背侧是肛门尾骨韧带，腹侧是会阴体和尿生殖膈。侧方是坐骨直肠窝和坐骨肛管窝，被叶状脂肪组织填充，包含直肠下血管和神经。肛管周围是内外括约肌。内括约肌位于直肠肛管线至白线之间，由直肠末端环肌层增厚形成，它包绕肛管上3/4，大约3cm，上方超过外括约肌约1cm。外括约肌是由横纹肌组成，围绕在内括约肌之外，受脊神经支配，可分为三部分：①深部，包绕在肛管上方，最上方纤维和耻骨直肠肌纤维混合，前方和会阴横肌纤维相延；②浅部，椭圆形，包绕在内括约肌的下半部，是括约肌中最稳定的一部分，前方附着在会阴体，后方与肛尾韧带相连；③皮下部，厚1.2cm，围绕肛管皮肤区，在括约肌间沟下方。耻骨直肠肌的一些纤维向下延伸，和直肠外纵肌纤维融合在一起，呈裙状下垂，形成肛管内外括约肌之间的联合纵肌袖(conjoint longitudinal coat)，随肛周下降，固定在肛周皮下结缔组织。联合纵肌最后分为10~12个弹力纤维隔，放射状延伸至三个方面，其中大部分进入外括约肌皮下部，并固定在肛周真皮；外侧部分纤维穿过外括约肌浅部和皮下部，消失在肛管坐骨大切迹窝内；内侧部分纤维贯穿内括约肌，附着于肛管黏膜下层和括约肌间沟的皮下。在肛管直肠交界部，耻骨直肠肌、外括约肌和内括约肌深部组合成肛管直肠环，围绕肛直肠的侧后方，形成袢状把肛直肠向耻骨方向牵拉，使肛直肠角变锐，此袢任何部位损伤都会引起肛门失禁。腰交感神经支配肛门的控制能力，使直肠壁松弛，肛管张力增加。盆腔内脏神经的副交感神经纤维支配排便功能，使直肠壁收缩，肛门松弛(图4-53)。

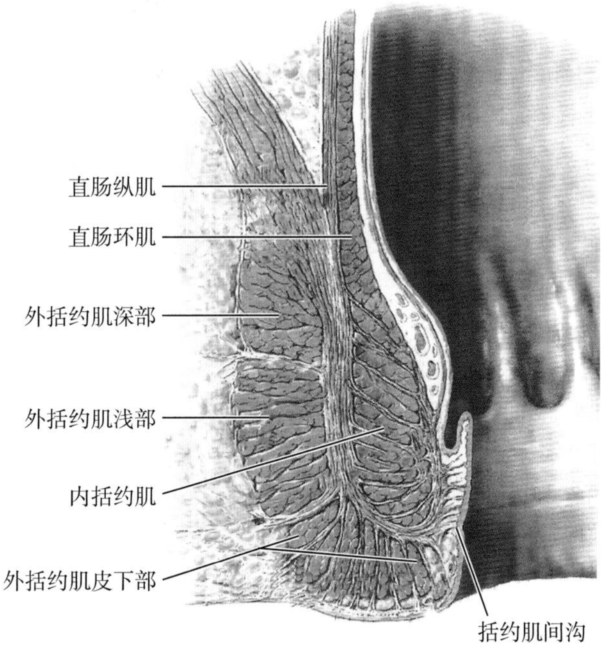

图4-53 肛门内外括约肌分布

二、肛管神经支配

肛管的神经支配可从肛管的双重起源来理解。齿状线以上肛管来自内胚层，由自主神经支配，可辨别腔内张力变化。肛管下部来源于外胚层的原肛(proctodeum)，腔内覆盖皮肤，由体神经支配，对疼痛、触觉和温度都很敏感，这可解释外痔痛感强烈而内痔无明显痛觉。

三、直肠肛管排便生理

人类排便机制是一个涉及多种因素的复杂生物调节过程。导致排便异常的因素往往不是单一的，而是数个因素并存，起相互协同作用或连锁反应，甚至形成恶性循环。近年来，随着便秘的发生率有明显上升趋势，排便生理学的研究引起人们的关注，并取得了长足进展。

排便控制生理：参与排便控制的主要组成有直肠、肛门内括约肌、肛门外括约肌、耻骨直肠肌、肛提肌复合体和肛周的结缔组织系统。直肠的功能为储存粪便并感受扩张，结肠内容物进入直肠依赖于乙状结肠的运动，乙状结肠中粪便达一定容积时可排入直肠壶腹使其扩张。当直肠内粪便容积增加时，直肠呈适应性松弛，储存更多的粪便，直到适当时机再排出体外。肛门内括约肌可使肛管处于关闭状态，维持肛管腔内的较高压力，是控制排便的重要压力屏障。在排便机制中，当直肠扩张容积增大时，首先会诱发直肠肛管抑制反射，在肛门内括约肌反射性松弛的同时，神经冲动传至中枢神经产生便意和排便冲动，如果条件许可，启动排便机制，关闭声门，膈肌下降，腹肌收缩，腹内压升高，肛提肌群收缩，减少粪便下排阻力。同时肛门外括约肌收缩使消化道远端关闭，抑制结肠节段性收缩，粪块下移加快。当粪便进入直肠后，肛提肌群松弛，直肠肛管角变直，会阴下降，粪便继续下移，最后肛门外括约肌松弛，粪块排出体外。因此，排便生理过程是人体中一系列复杂而协调的生理反射活动，需要有完整的肛门直肠神经结构、肛门括约肌群、排便反射的反射弧和中枢的协调控制，缺一不可。

可以看出，直肠肛管腔内压力梯度的变化是驱使粪块从直肠到肛管，再到排出体外这一过程的原动力。肛管直肠内压力的混乱可导致便秘或大便失禁。目前系统评估肛管内压力变化主要依靠肛管直肠压力检测系统，检测参数主要有静息压、收缩压、高压区长度、感觉容量、最大耐受容量、顺应性、肛门直肠抑制反射等。对直肠肛管内压力的系统检测也可了解盆底肌功能状态，从而协助某些疾病的诊断，并有助于预测肛管直肠术后的肛门直肠功能，例如对便秘、大便失禁类型的确定及手术方式的合理选择，低位直肠癌保肛术后肛门直肠功能的评估，慢性便秘的生物反馈治疗等。

（钟克力　丁顺凯　刘贤明）

参考文献

[1] 丁自海. 临床解剖学[M]. 北京：人民卫生出版社，2014：12.

[2] 吴涛，李国新，丁自海，等. 腹腔镜下远端胃癌根治术中胃背系膜及系膜间隙的解剖形态特点[J]. 中国临床解剖学杂志，2007，25(3)：251-254.

[3] John Calam，JH Baron，王玉珍. 上消化道疾病基础知识(三)胃十二指肠溃疡和胃癌的病理生理[J]. 英国医学杂志：中文版，2003(2)：101-104.

[4] Bae S U，Kim C N. Laparoscopic Complete Mesocolic Excision and Central Vascular Ligation for Right-sided Colon Cancer Using the Retroperitoneal Approach [J]. Dis Colon Rectum，2015，58(8)：816-826.

[5] 谢忠士，刘铜军，张海山，等. 腹腔镜下右半结肠癌根治术中的肠系膜上血管解剖[J]. 中华胃肠外科杂志，2013，16(10)：1010-1011.

[6] 林谋斌，尹路，陈伟国，等. 从直肠系膜的解剖学形态来认识直肠系膜全切除术[J]. 中国实用外科杂志，2008(8)：629-632.

[7] 张天飞，张连阳. 人体直肠肛管形态解剖的现状[J]. 中华胃肠外科杂志，2004，7(4)：336.

第五章

胃肠外科相关影像学检查

第一节　消化道内镜检查

消化道是一条自口腔延续到肛门的肌性管道，包括咽、食管、胃、小肠(十二指肠、空肠、回肠)及大肠(盲肠、结肠、直肠)。随着内镜技术的发展，目前全程消化管大体形态学病变均可实现内镜下诊断。目前用于消化道疾病诊断的内镜主要包括胃镜、十二指肠镜、小肠镜、结肠镜、胶囊内镜和超声内镜。小肠镜和胶囊内镜主要适用于小肠疾病的诊断，对消化道清洁度要求较高。十二指肠镜主要用于胆胰疾病的诊疗，但诊断性经内镜逆行性胰胆管造影术(ERCP)目前已基本被超声内镜和磁共振胰胆管造影术(MRCP)取代，因此，本章节主要讨论胃镜、结肠镜、小肠镜、胶囊内镜和超声内镜在胃肠外科疾病诊断中的应用。

一、胃镜检查

【适应证】

1. 有上消化道症状者，如反酸、嗳气、上腹不适及不明原因的体重下降、贫血等；

2. 呕血、黑便，怀疑上消化道出血者；

3. 上消化道钡餐造影检查不能确定病变，或症状与钡餐检查结果不符者；

4. 需随访的病变，如溃疡病、萎缩性胃炎、癌前病变、术后胃出现症状等；

5. 高危人群(胃癌高发区、有胃癌家族史)普查。

【禁忌证】

心肺功能不全，高度脊柱畸形，消化道出血血压未稳定者，均为相对禁忌证。但以下情况为胃镜检查的绝对禁忌证：

1. 严重心脏病，如严重心律失常、心肌梗死急性期、心力衰竭，严重肺部疾病，如哮喘发作期、重度慢性阻塞性肺疾病、呼吸衰竭等无法耐受内镜检查者；

2. 不能合作的精神病患者；

3. 腐蚀性食管损伤急性期；

4. 上消化道穿孔急性期；

5. 急性重症咽喉疾病；

6. 明显的胸腹主动脉瘤。

【并发症】

胃镜检查安全性较高，但病例选择或操作不当也可出现并发症，包括一般并发症和严重并发症。并发症发生率约0.13%，死亡率为0.014%。

一般并发症主要有：咽喉部黏膜损伤、食管贲门黏膜撕裂、下颌关节脱臼、喉头痉挛、腮腺肿大等。严重并发症主要有：心脏意外、消化道穿孔等。

【检查前准备】

行胃镜检查前必须向患者及家属交代检查的目的及可能发生的并发症，在履行签字手续后进行。上消化道急诊内镜检查通常没有足够的时间行消化道准备，对有呕血者，胃腔内通常会有血液或凝血块堆积，少有食物残留，一般不需洗胃。术前应对患者的全身状态有所了解，注意生命体征是否平稳，特别是对上消化道出血有休克者，应迅速纠正休克后再行胃镜检查。胃镜检查前5分钟可静脉给予咪达唑仑，鼻导管吸氧，监测脉搏和血氧饱和度。

【操作方法】

患者取左侧卧位，放置口垫并妥善固定。操作者左手持胃镜手柄，右手持胃镜前端，将前端经口垫沿舌面送至咽喉部，即可见会厌、声带、梨状窝、杓间切迹(图5-1)。对着左侧梨状窝进镜，从左杓状结节

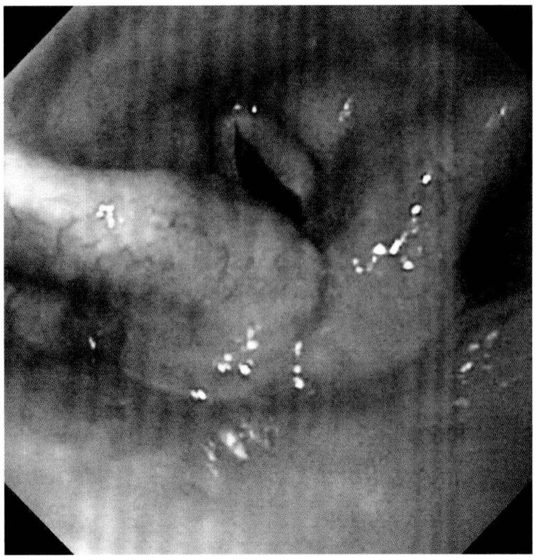

图 5-1　咽喉部

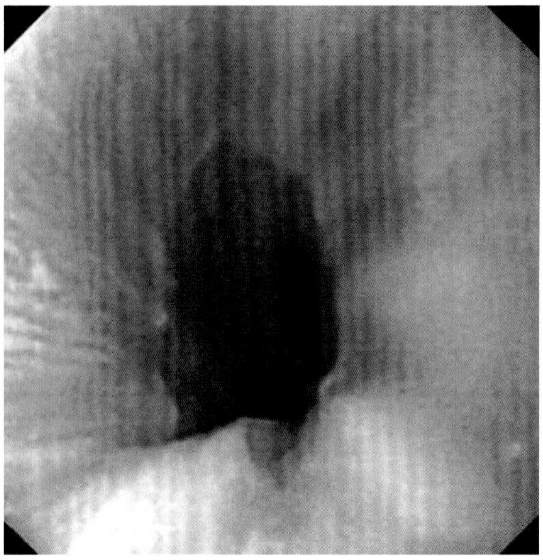

图 5-3　贲门

的背侧向正中方向轻轻捻转镜身推进即进入食管。

胃镜进入食管后，边充气边循腔进镜至十二指肠降部，依次可见食管（图 5-2）、贲门（图 5-3）、胃底（图 5-4）、胃体（图 5-5）、胃角（图 5-6）、胃窦（图 5-7）、十二指肠球部（图 5-8）、降部（图 5-9），对胃底贲门下应行 U 形反转观察（图 5-10）。

正常食管全长约 25cm，有三个生理性狭窄区。食管入口处为第一狭窄，距门齿约 15cm，主动脉弓和支气管压迫处形成第二狭窄，距门齿约 23cm，第三狭窄是食管通过食管裂孔处，距门齿约 40cm。这些狭窄是食管异物最易嵌顿的位置，也是食管癌的好发部位。胃镜检查时应首先观察胃液的颜色，有无新鲜血迹，以取得大体印象，然后观察黏膜的形态，注意有无糜烂、溃疡或肿瘤性病变。对有呕血者，

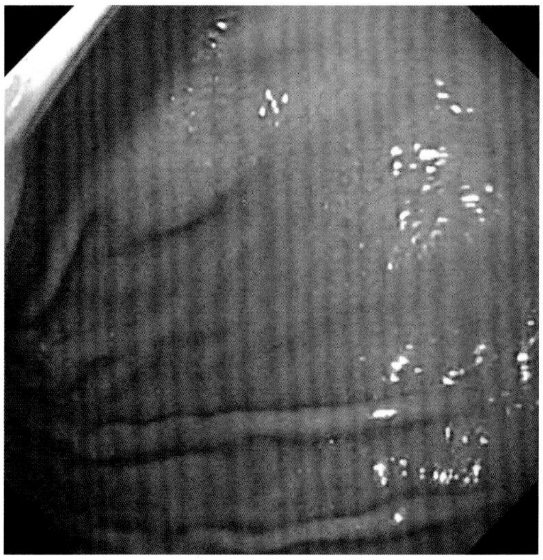

图 5-4　进镜时观察到的胃底

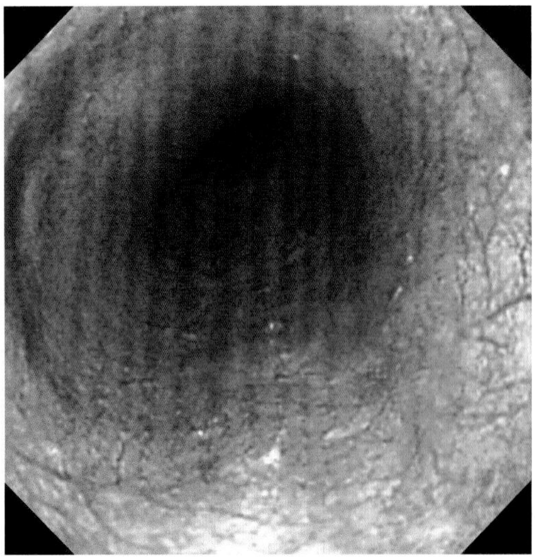

图 5-2　食管

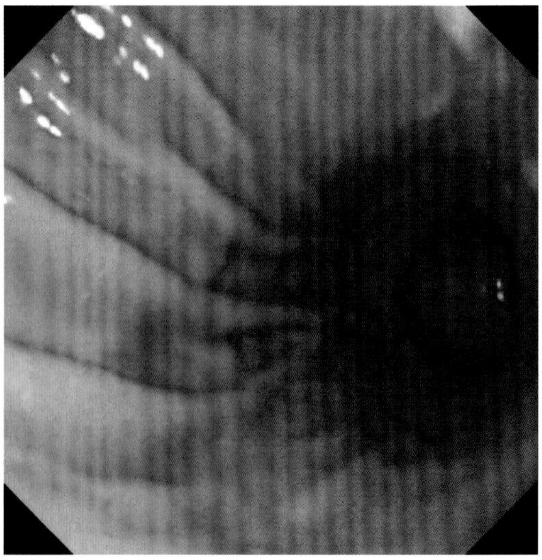

图 5-5　胃体

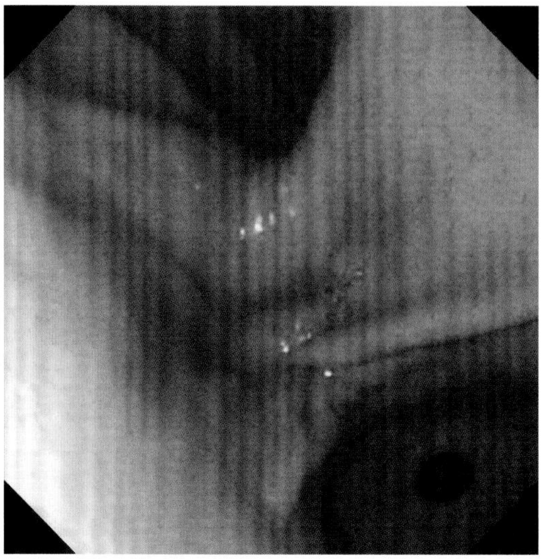

图 5-6 胃角

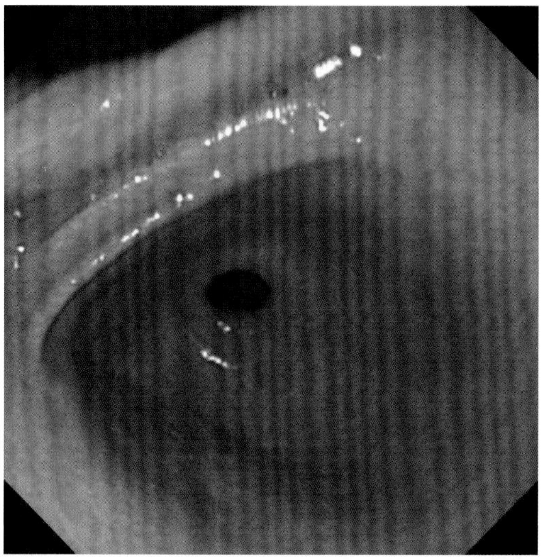

图 5-7 胃窦

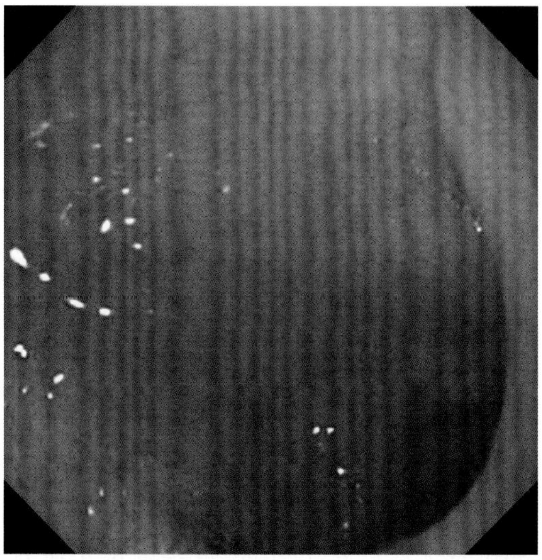

图 5-8 十二指肠球部

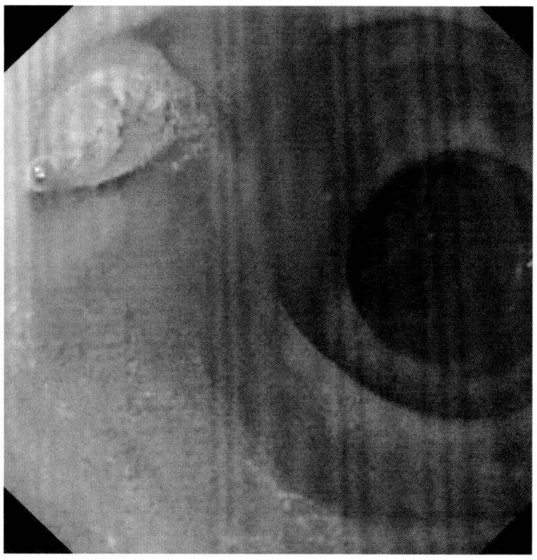

图 5-9 十二指肠降部，可见主乳头

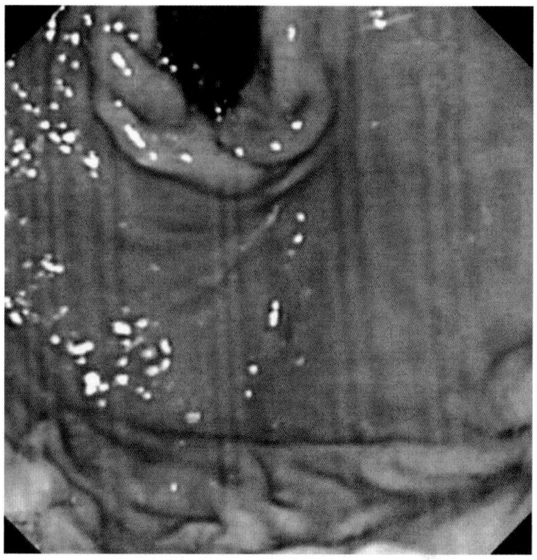

图 5-10 胃镜 U 形反转观察胃底

应充分注气，使黏膜皱襞充分展开，以便发现隐藏病灶。

【胃镜诊断】

1. 上消化道出血 是指 Treitz 韧带以上的食管、胃、十二指肠、上段空肠以及胆管和胰管的出血，死亡率约 7%~10%。85%~90% 的消化道出血发生在上消化道，对患者生命的威胁程度远超过下消化道出血。上消化道出血在内镜下可分为静脉曲张性出血和非静脉曲张性出血，前者主要见于门脉高压症所致的食管胃底静脉曲张破裂出血（图 5-11、5-12），后者见于溃疡（图 5-13）、肿瘤（图 5-14）、食管贲门黏膜撕裂症（图 5-15）等。

在上消化道出血原因中，消化性溃疡约占 35%~50%，胃十二指肠黏膜糜烂占 8%~15%，食管静

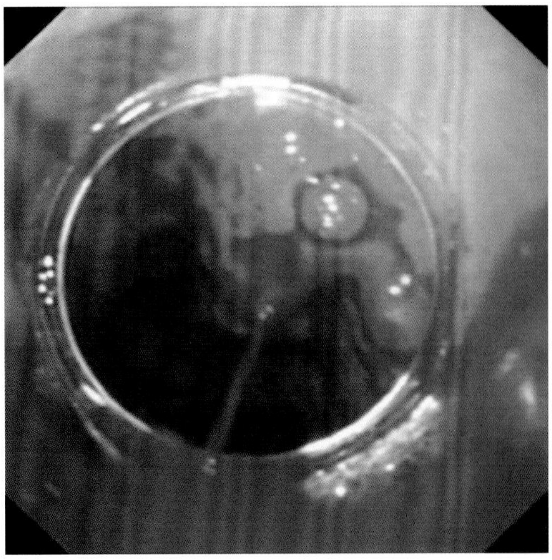

图 5-11　食管静脉曲张破裂出血

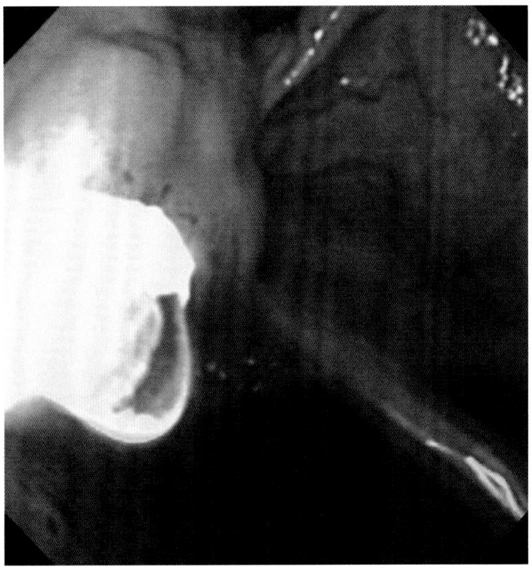

图 5-12　胃底静脉曲张破裂出血

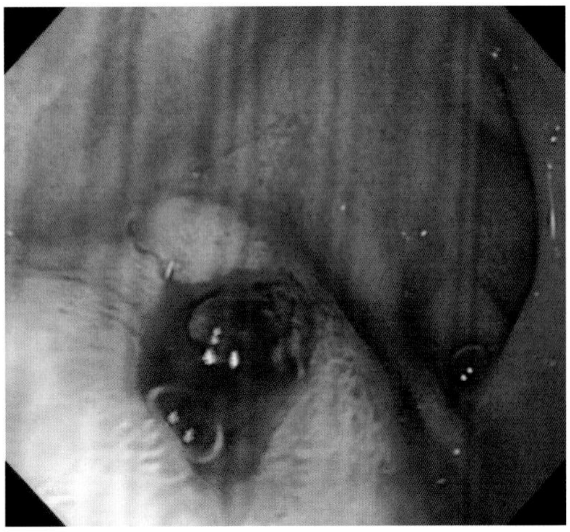

图 5-13　十二指肠球部溃疡出血

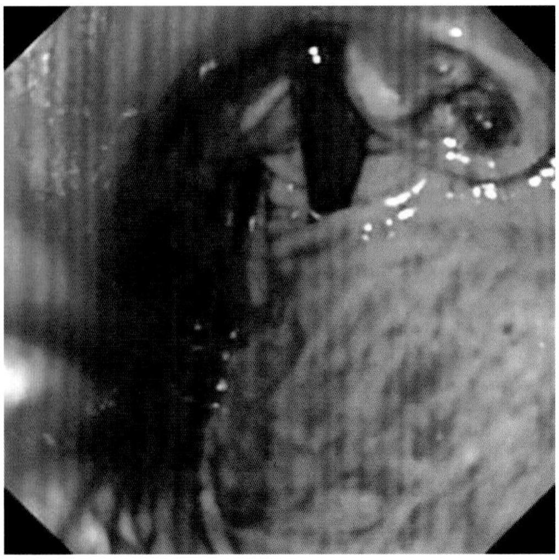

图 5-14　胃底间质瘤并出血

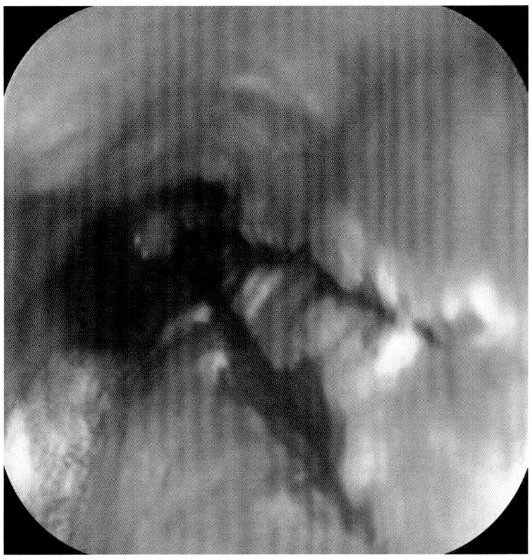

图 5-15　食管贲门黏膜撕裂

脉曲张破裂占 5%~10%，食管炎占 5%~15%，食管贲门黏膜撕裂症占 15%，血管畸形占 5%，其他原因如恶性肿瘤占 5%，以及内镜治疗后出血等。上消化道出血的急诊胃镜检查通常在 24 小时内进行，目的在于明确出血的部位和原因，同时对部分病例可行内镜下止血，并对有无复发出血倾向进行评估。急诊内镜检查时胃镜应常规到达十二指肠降部，对于怀疑胆胰管出血者，应注意观察十二指肠乳头部有无血液流出（图 5-16）。由于质子泵抑制剂（PPI）等强效药物及内镜治疗技术的发展，现在消化性溃疡出血通常不需外科手术治疗，但因急性大量出血掩盖出血部位致无法内镜下处理，或经内镜止血后再次大出血，应积极外科手术。食管胃底静脉曲张破裂

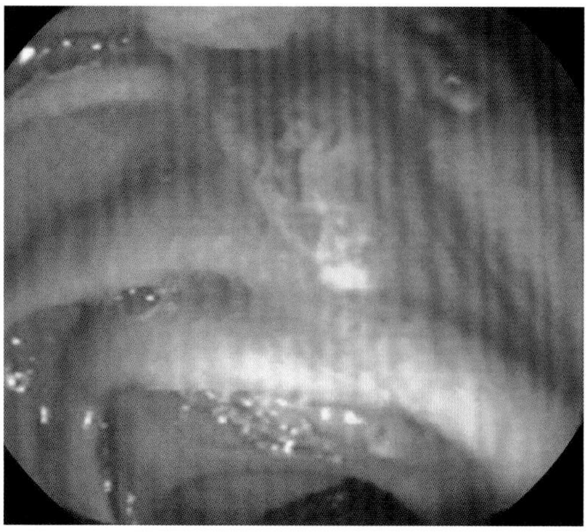

图 5-16　胆道出血，十二指肠主乳头见血液流出

出血首选药物及内镜下治疗，对于内镜下止血无效者可选用经颈静脉肝内门体分流术（TIPS）或外科分流、断流术。

消化性溃疡出血内镜下多采用 Forrest 分级法：Ⅰ级，有活动性出血（Ⅰa 为有喷射性出血（图 5-17），Ⅰb 为有活动性渗血（图 5-18））；Ⅱ级，近期出血灶，现无活动性出血（Ⅱa 可见血管显露（图 5-19），Ⅱb 有凝血块形成（图 5-20））；Ⅲ级，无出血征象（图 5-21）。其中Ⅰ级和Ⅱ级均需采用止血措施，并有复发出血可能，对于药物及内镜下止血效果不佳者，应及时手术治疗。

2. 上消化道异物　上消化道异物主要来源于吞服或胃石形成。前者主要见于儿童、精神异常者或囚犯。吞服的异物经过食管和胃肠道时，约 1% 的病例可发生穿孔，主要发生在食管和回盲部，发生在胃部的穿孔鲜有报道。长期的胃石可导致胃内溃

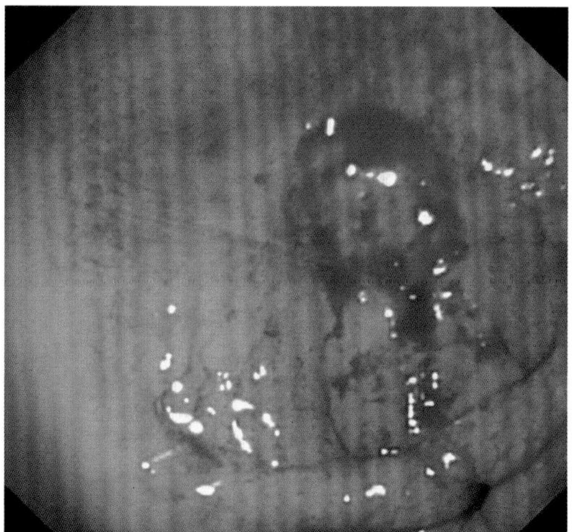

图 5-17　胃溃疡并喷血（Forrest Ⅰa）

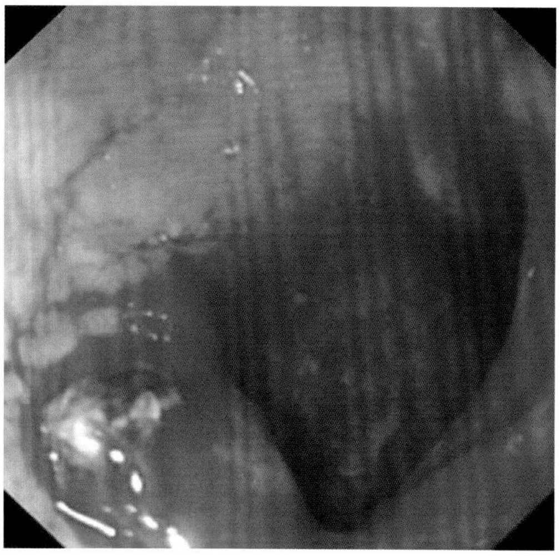

图 5-18　十二指肠球部溃疡出血（Forrest Ⅰb）

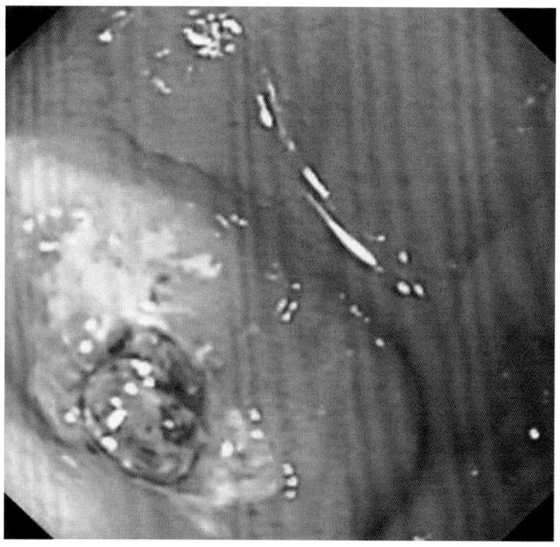

图 5-19　十二指肠球部溃疡出血，可见血管显露（Forrest Ⅱa）

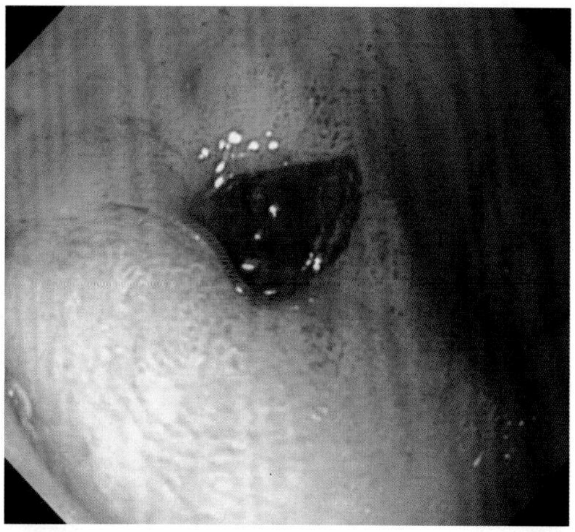

图 5-20　十二指肠球部溃疡出血，可见凝血块附着（Forrest Ⅱb）

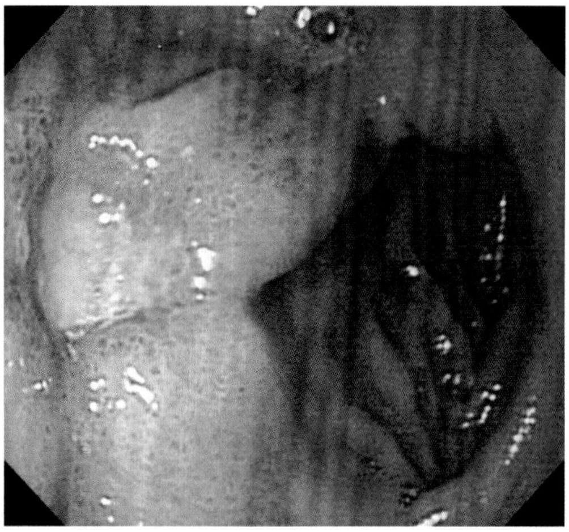

图 5-21　十二指肠球部溃疡（Forrest Ⅲ）

疡形成，胃石经过幽门进入十二指肠后，少数可能发生嵌顿。胃镜检查的目的在于明确异物大小、形状及确切位置。长度超过 3cm 的尖锐异物容易造成消化道穿孔，应及时取出，圆球形异物直径较大者易嵌于食管狭窄处，进入胃内的绝大多数可自行排出。通常 80%~90% 的异物可自行排出，10%~20% 需要通过内镜下取出，约 1% 的患者需手术治疗（图 5-22、图 5-23）。

3. 黏膜下肿瘤　黏膜下肿瘤（submucosal tumor，SMT）泛指一类来源于黏膜层以下（主要是黏膜肌层、黏膜下层和固有肌层）的消化道病变，主要包括脂肪瘤、异位胰腺、平滑肌瘤、间质瘤和神经源性肿瘤等。患者通常无特异性表现，多在内镜检查时偶然发现。消化道 SMT 以良性肿瘤多见，少数为恶性肿瘤，主要为高风险和极高风险间质瘤、脂肪肉瘤等。此类

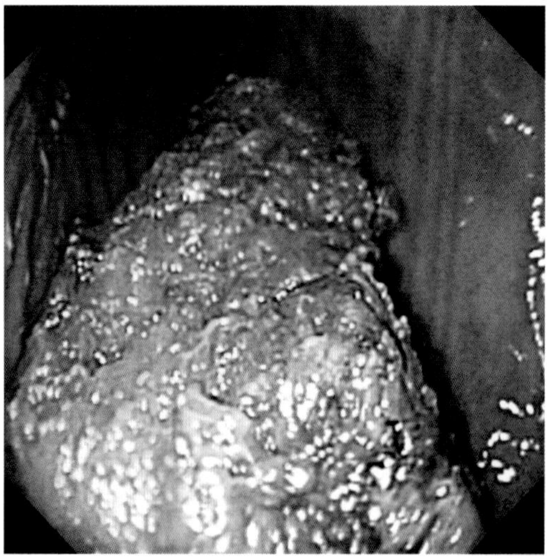

图 5-22　胃石，经内镜下碎石后排出

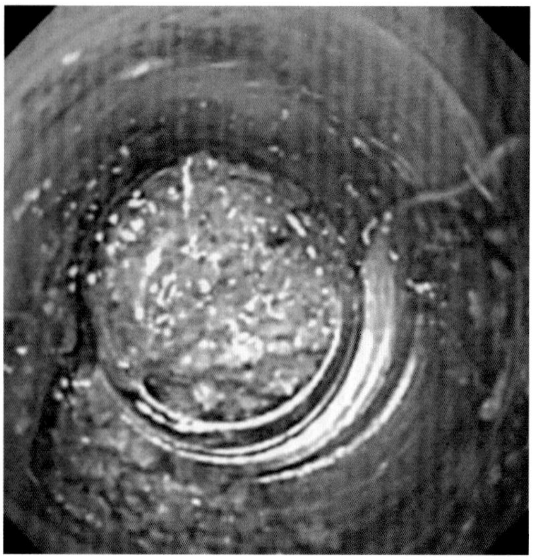

图 5-23　胃石嵌顿于十二指肠，内镜下无法取出，转手术治疗

肿瘤除少数巨大的间质瘤表面可产生溃疡外，绝大多数肿瘤表面黏膜光滑，与周边正常黏膜无差别，仅表现为隆起性改变，单凭胃镜难以诊断，常需利用超声内镜鉴别（图片见第五章第一节）。而对于起源于固有肌层的 SMT 是平滑肌瘤还是间质瘤，即使行超声内镜也无法确诊，常需组织标本行病理切片和免疫组织化学检查才能鉴别。典型的间质瘤免疫组织化学表型为 CD117 和 CD34 阳性，近 30% 病例中 SMA 阳性，少部分病例 S—100 和 Desmin 肌间蛋白阳性。

4. 胃癌和胃淋巴瘤　胃癌是我国常见的恶性肿瘤之一。胃癌的好发部位以胃窦最多见，其后依次为贲门、胃体、全胃或大部分胃，可分为早期和进展期。早期胃癌多无明显症状，疼痛与体重减轻是进展期胃癌最常见的症状。胃癌发生的部位不同，有时会出现其特殊表现，贲门胃底癌可有胸骨后疼痛和进行性吞咽困难；幽门附近胃癌有幽门梗阻表现；皮革胃可有上腹胀及早饱症状；肿瘤破坏血管后可有呕血、黑便等消化道出血症状（图片见下文）。

胃淋巴瘤指原发于胃而起源于黏膜下层淋巴组织的恶性肿瘤（图片见下文），也可为全身恶性淋巴瘤的一部分。常见的临床表现有上腹痛、恶心、呕吐、厌食、上消化道出血及上腹部扪及肿块。继发的胃淋巴瘤则可出现发热、体重减轻、肝脾肿大等全身症状。

二、肠镜检查

【适应证】

主要适用于下消化道出血、慢性腹泻、低位肠

梗阻、腹部包块不能除外肠道来源者、经其他检查怀疑结直肠病变者,或肠道疾病手术中需内镜协助探查或治疗者,如重症溃疡性结肠炎明确切除范围等。此外,少数乙状结肠扭转或肠套叠病例可于肠镜下行扭转复位或套叠整复。

【禁忌证】

主要禁忌证包括严重心肺功能不全、休克、腹主动脉瘤、肠穿孔、肠坏死、急性心肌梗死等。

妊娠、腹腔内粘连、重症溃疡性结肠炎、多发肠憩室等均为相对禁忌证。此类情况下应由有经验的医生轻柔、小心操作。

【并发症】

发生率约为0.1%~1.9%,主要由于适应证选择不当、准备不充分及操作粗暴。并发症主要有穿孔、疼痛、肠系膜和浆膜撕裂、心脑血管意外等。

【检查前准备】

主要包括饮食准备和肠道准备。检查前1~2天进少纤维素饮食。肠道准备目前多采用检查前4~5小时冲服聚乙二醇电解质散。对于肠道大出血者,由于血液刺激肠道蠕动,肠道内粪便已基本排出,急诊肠镜时可不需特殊肠道准备,但检查前应对患者的全身状态有所了解,注意生命体征是否平稳,对有休克者,应迅速纠正休克后再行肠镜检查。

【操作方法】

左侧卧位是基本体位。操作方法包括单人操作和双人操作。单人操作手感灵敏、患者痛苦小、安全程度高,且便于对病变进行详细观察,目前已成主流操作方法。操作过程中应注意保持肠道的纵轴不发生偏转,遵照循腔进镜、少注多吸、去弯取直的原则,通过拉镜及旋转镜身最终达到顺利进镜目的。进镜困难时,可通过变换体位以获得良好的视野,使进镜更加顺利,还有利于对病灶进行全面仔细地观察。体位变换时需考虑气体移动的影响、脏器的下垂和压迫作用以及镜身自重的影响。通过脾曲时可采用右侧卧位,通过肝曲则左侧位或右侧位均可。必要时可根据内镜到达肠腔的位置,由助手按压腹部相应部位以协助进镜。

【正常肠道内镜下特征】

从直肠到回肠末端,不同肠段在内镜下的特征有所不同,了解肠道的不同分段便于肠镜下对病灶定位。

1. 直肠　长约12~15cm,两端细,中间膨大形成直肠壶腹部。同有三条半月形直肠皱襞,即亨氏瓣(图5-24)。

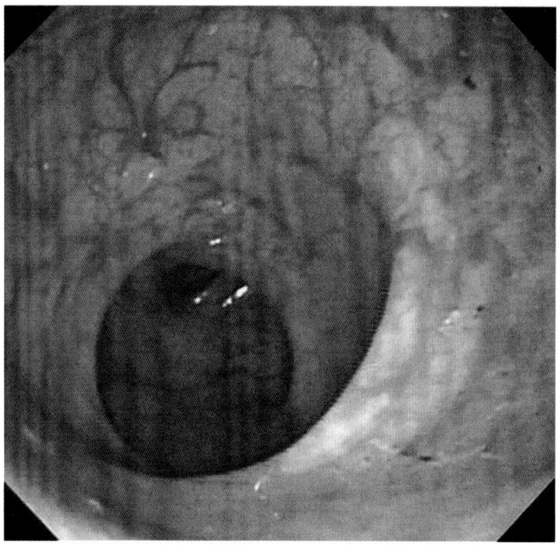

图5-24　直肠

2. 乙状结肠和降乙移行部　肠腔呈圆筒形,半月襞及结肠袋较不明显,充气后内镜下无特征性结构(图5-25)。

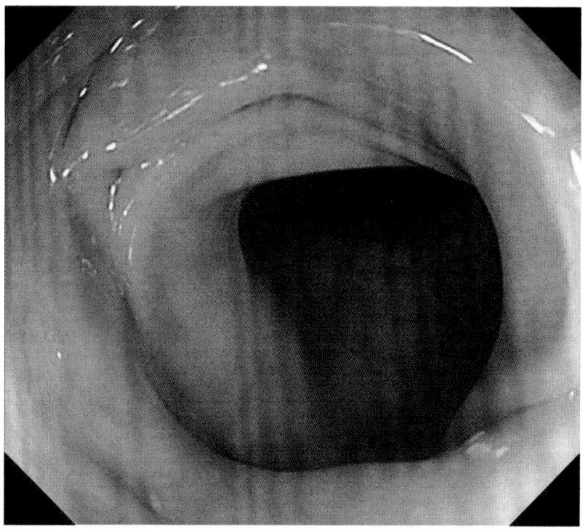

图5-25　乙状结肠

3. 降结肠和脾曲　降结肠内半月襞较低,结肠袋较浅,肠腔呈圆筒形或等边三角形。因其结肠带的游离带位于肠壁前方,网膜带和系膜带位于后外侧和后内侧,造成三角形的顶角位于视野上方(图5-26)。脾曲是降结肠与横结肠分界部,透过黏膜可见脾脏呈淡蓝色(图5-27)。

4. 横结肠和肝曲　此处半月襞和结肠袋较明显,半月襞呈等边三角形,因其结肠带的游离带位于横结肠下缘正中,网膜带和系膜带分别位于前上缘和后上缘,造成内镜下观察到三角形的顶角向下(图5-28)。肝曲是横结肠和升结肠的分界,透过黏膜可见邻近肝脏和胆囊呈蓝色改变(图5-29)。

5. 升结肠　肠管短直,半月襞和结肠袋更明

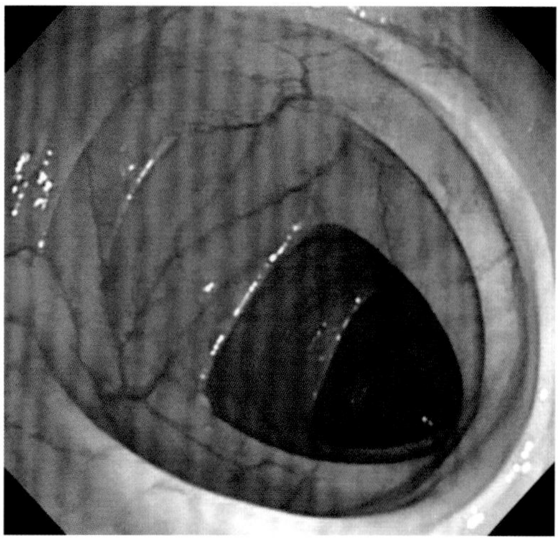

图 5-26 降结肠

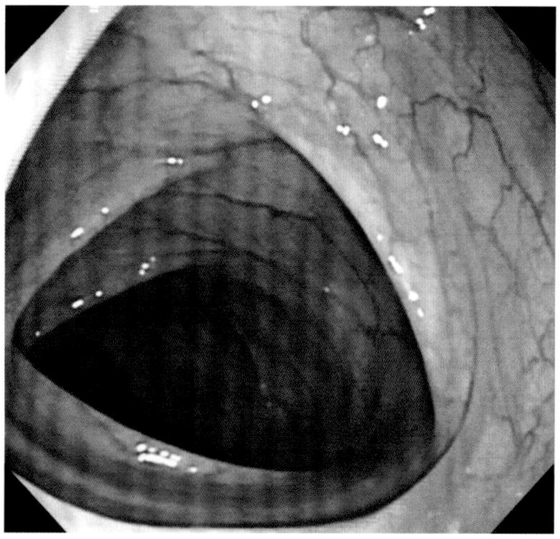

图 5-27 脾曲

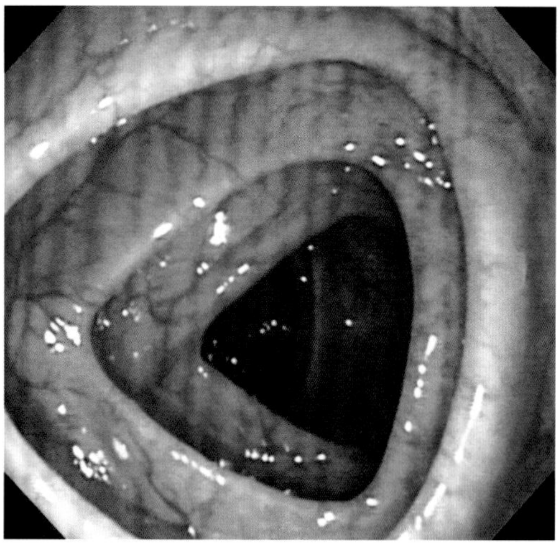

图 5-28 横结肠

显，即使大量充气，半月襞依然明显（图 5-30）。

6. 盲肠 此处可见不规则走向并稍隆起的黏膜皱襞，呈 V 形或 Y 形，因三条结肠带汇聚于阑尾根部，因此，在 V 形或 Y 形皱襞的夹角附近可见阑尾开口（图 5-31）。

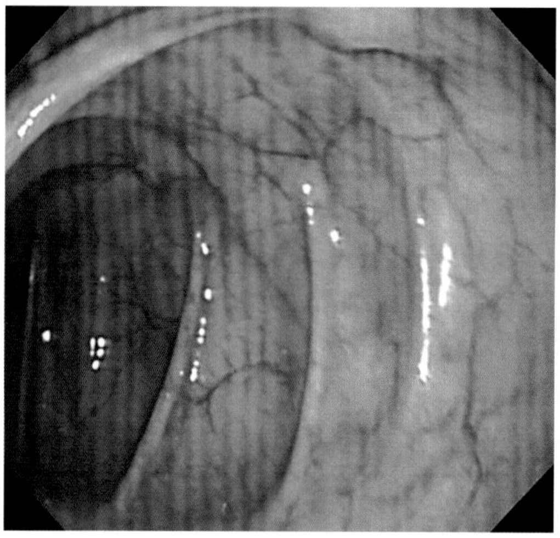

图 5-29 肝曲

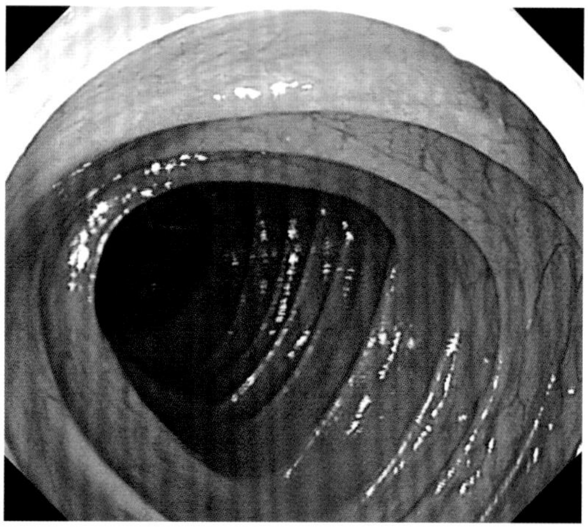

图 5-30 升结肠

7. 回盲瓣 是盲肠和升结肠的分界，由两条唇样黏膜组成，两唇之间的开口即回盲瓣口（图 5-32）。

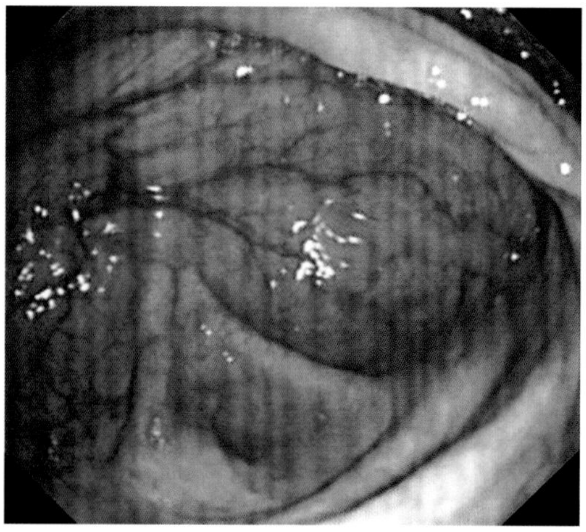

图 5-31 盲肠，可见阑尾开口

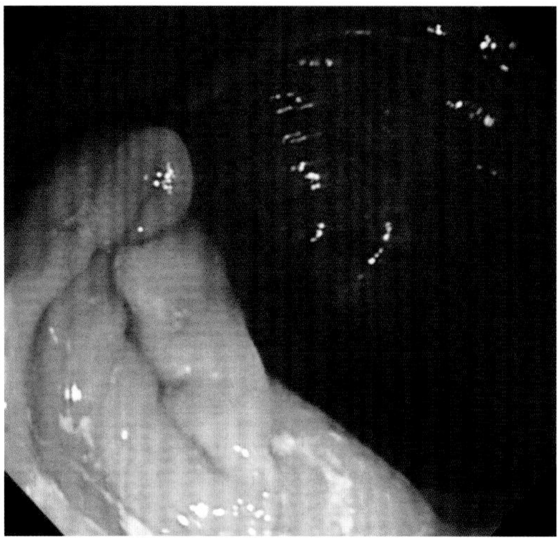

图 5-32 回盲瓣

8. 末端回肠 内镜通过回盲瓣即进入末端回肠，此处黏膜表面呈绒毛状，可见大小不均颗粒状隆起，即淋巴滤泡（图 5-33）。

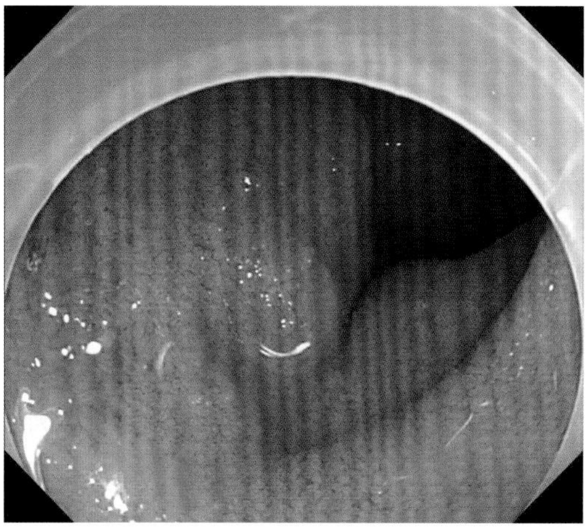

图 5-33 回肠末端

【肠镜诊断】

1. 下消化道出血 10%~15% 的消化道出血为下消化道病变所致。下消化道出血最常见的原因是憩室出血，其次是血管畸形、肿瘤、息肉和缺血性肠病和炎性肠病（图 5-34~ 图 5-39）。70%~80% 的憩室出血可自发停止，与消化性溃疡等所致的急性上消化道出血相比，下消化道出血的致死率极低。

2. 急性肠梗阻 急性结直肠梗阻是胃肠外科常见急诊，腹部 X 线片和 CT 检查是经典诊断方法，而急诊肠镜除可明确病因外，还能施行各种有效的治疗措施，特别是放置支架或肠梗阻导管引流，可以避免急诊手术和结肠造瘘。国内一组 459 例急性结直肠梗阻资料显示，病因中直肠癌占 71.3%，乙状

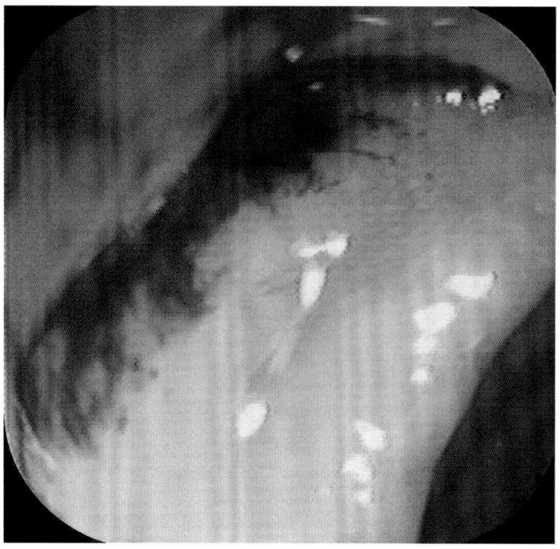

图 5-34 结肠憩室出血

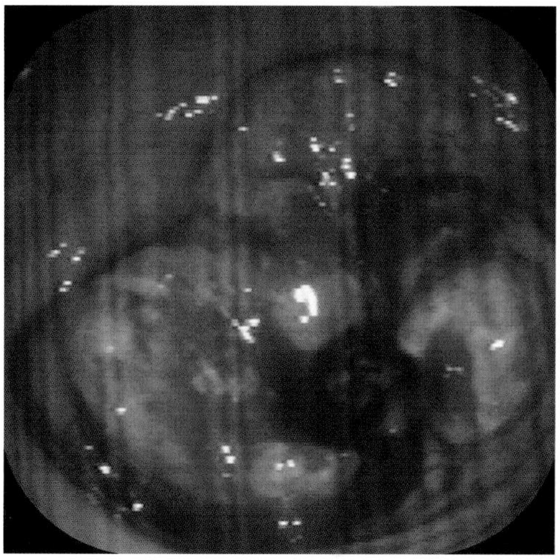

图 5-35 结肠癌并出血

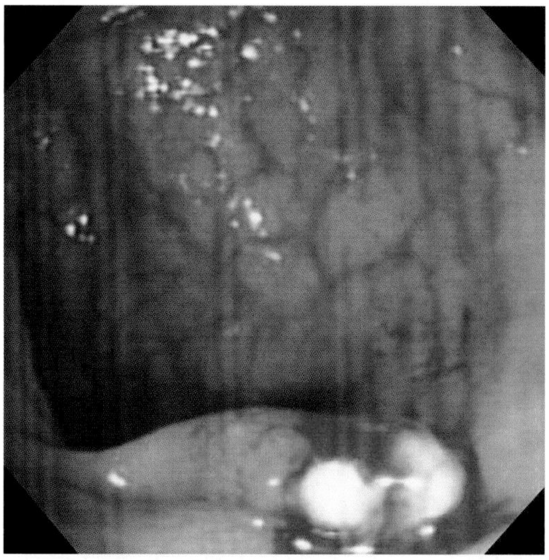

图 5-36 结肠息肉出血

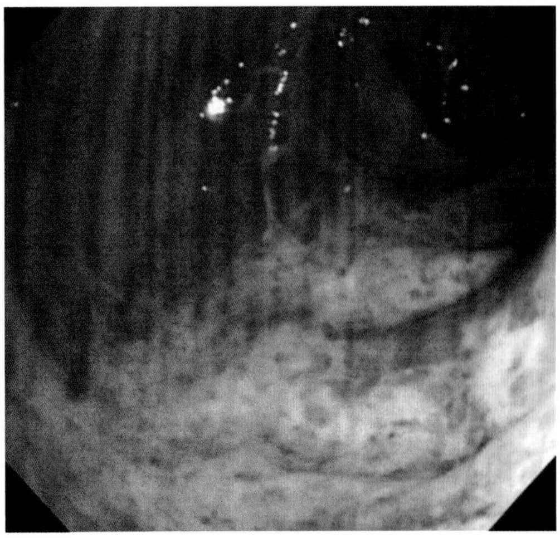

图 5-37　缺血性肠病

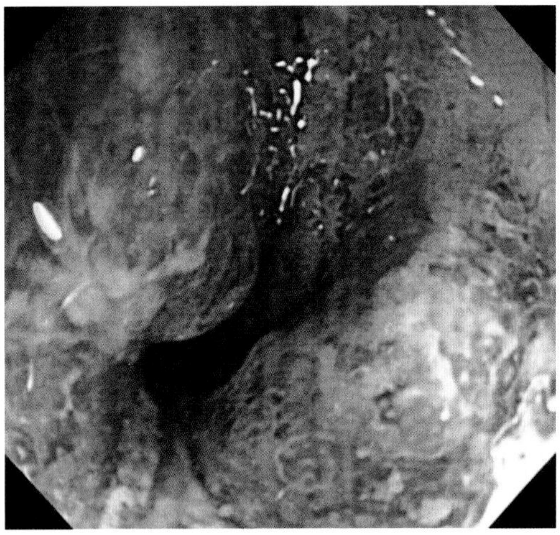

图 5-38　溃疡性结肠炎

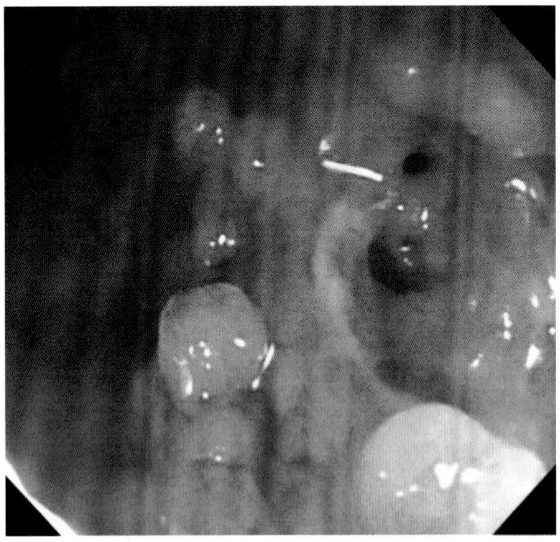

图 5-39　克罗恩病，假息肉伴瘘管形成

结肠扭转占 11.3%，膈疝占 0.4%，先天性巨结肠占 0.6%，粪石性梗阻占 2.7%，无异常发现占 13.7%。

三、超声内镜检查

超声内镜（endoscopic ultrasonography，EUS）是内镜与超声的有机结合，在内镜前端带有超声探头。根据超声扫描平面与内镜镜身的关系可分为横轴超声内镜和纵轴超声内镜，前者扫描平面与内镜长轴垂直，后者扫描平面与内镜长轴平行，两者都可用于诊断，后者同时可对病灶行超声引导下细针穿刺活检及相关治疗，如腹腔神经丛阻滞术、胰腺囊肿内引流术等。超声内镜在腹部外科中主要用于上消化道，特别是胃十二指肠管壁疾病的诊断，以及胆胰系统疾病的诊断。

【适应证】

1. 肝外胆管疾病如胆总管结石、壶腹部肿瘤等；

2. 胰腺疾病如胰腺肿瘤、急慢性胰腺炎；

3. 上消化道管壁病变，如判断胃内隆起的来源，胃癌浸润深度、淋巴结及周边脏器的转移等。

【禁忌证】

与普通胃镜检查基本相同。此外，有食管腔狭窄、严重的食管静脉曲张以及行胆胰检查时有十二指肠球部前壁及小弯侧深大溃疡均属相对禁忌，应谨慎操作。

【检查前准备】

同普通胃镜检查。但胃腔内有较多食物残留时，可干扰超声传导，特别是观察管壁病变时，通常需要注水，此时残留食物会干扰管壁超声成像，因此，此类患者通常无法进行超声内镜检查。

【并发症】

1. 误吸　常由于胃腔内注水过多造成；

2. 消化道出血与穿孔；

3. 咽喉部损伤　由于超声内镜多为斜视镜，通过咽喉时不能直视下通过，因此，其咽喉损伤的发生率可能会高于普通胃镜检查。

【操作方法】

患者取左侧卧位，同胃镜检查。纵轴超声内镜操作相对横轴超声内镜困难，操作中较难通过的位置主要有三处：进入食管入口、通过幽门及进入十二指降部。行纵轴超声内镜检查时，在口腔内放好口垫并行镇静或静脉麻醉后，将患者头稍后仰，操作者将内镜进至咽喉部，见部分劈裂时，此时内镜前端已达食管入口处，此时，将内镜大旋扭稍向上，同时可将镜身轻度逆时针旋转，右手顺势即可将超声内镜送入食管。准备通过幽门时，先于内镜下观察到幽门的位置，将内镜视野对准胃小弯，然后直接推送内镜至幽门位置即可通过。由于超声内镜超声硬性部分较长，当胃镜前端进入十二指肠后，内镜视野可能仍在胃腔内。内镜进入十二指肠后，镜身右转，使视野对向十二指肠球降交界部，推进内镜越过球降交界后，采用类似十二指肠镜检查的提拉法使内镜前端进入十二指肠降部，即可观察十二指肠乳头，并于乳头平面扫描乳头部及胰头部。

观察上消化道管壁病变时，通常内镜下找到病变后，先将胃腔内的黏液及残渣冲洗干净，再向胃或十二指肠腔内注入脱气水，使病灶淹没于水中进行超声扫描，即水充盈法。部分病灶也可直接用探头接触进行扫描，或将超声内镜前端的水囊注入脱气水后进行扫描。对于未行胃部分切除的患者，用纵轴超声内镜可观察到大多数患者的全部胰腺，因此，观察胰腺时，可首先在胃内从胰尾开始，然后追踪扫描胰体和胰头部，最后再分别进入十二指肠球部及乳头水平，对胰头部再次扫描。扫描胰尾时，可将探头置于胃体近胃底处，使探头方向朝向后壁，可很容易找到胰尾。当然，也可先进入乳头水平，从胰头至胰尾扫描。

【胃部病变超声内镜诊断】

正常胃壁在超声内镜下分为5层，由内向外依次为，第一层高回声，对应黏膜浅层，第二层低回声，对应黏膜深层，第三层高回声，对应黏膜下层和黏膜下层与固有肌层之间的界面，第四层低回声，对应剩余的固有肌层，第五层高回声，对应浆膜层和浆膜下脂肪（图5-40）。

局限于第一层的高回声病变最常见的是息肉（图5-41），局限于第二层的低回声病变多为平滑肌瘤（图5-42），第三层的高回声病变多为脂肪瘤（图5-43），第四层的低回声病变为间质瘤或平滑肌瘤（图5-44～图5-46），但二者单凭超声下表现难以区分，通常需免疫组织化学检查。胃癌、淋巴瘤等恶性肿瘤通常为低回声改变，且同时侵及多个层次（图5-47～图5-49）。

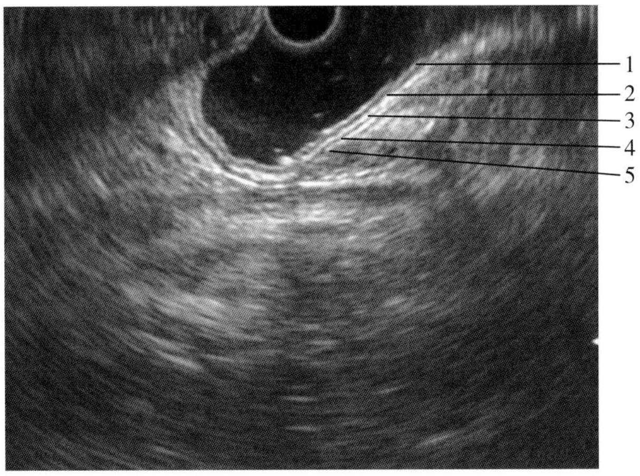

图5-40　正常胃壁超声内镜下显示的5层结构

胃异位胰腺是胃窦最常见的病变，多呈中等回声或混合回声改变，多位于胃壁的第二至四层中的任一层，也可同时发生于多层内（图5-50）。囊肿是胃壁内的无回声灶，伴有后方回声增强，可位于胃壁的任一层次（图5-51）。

内镜下见到的胃腔内隆起性病变，除胃壁本身病变外，也有可能是胃壁外正常脏器或病变压迫所致，EUS可清楚区分。胃底常见的外压性改变多来源于脾脏，部分来源于胰腺，胃窦多见于胆囊压迫（图5-52、图5-53）。

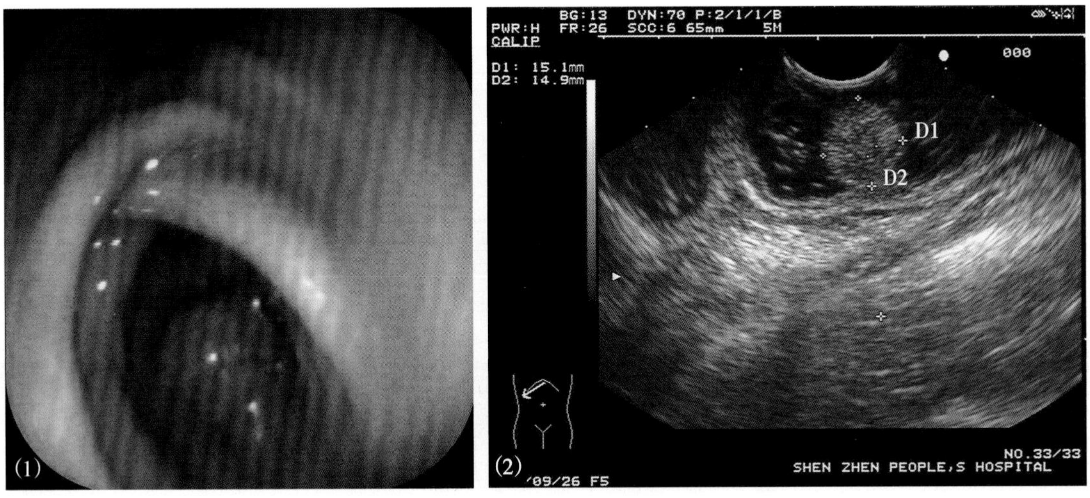

图5-41　胃息肉

（1）内镜下胃窦大弯侧息肉；（2）EUS下见位于胃壁黏膜层的均匀高回声影

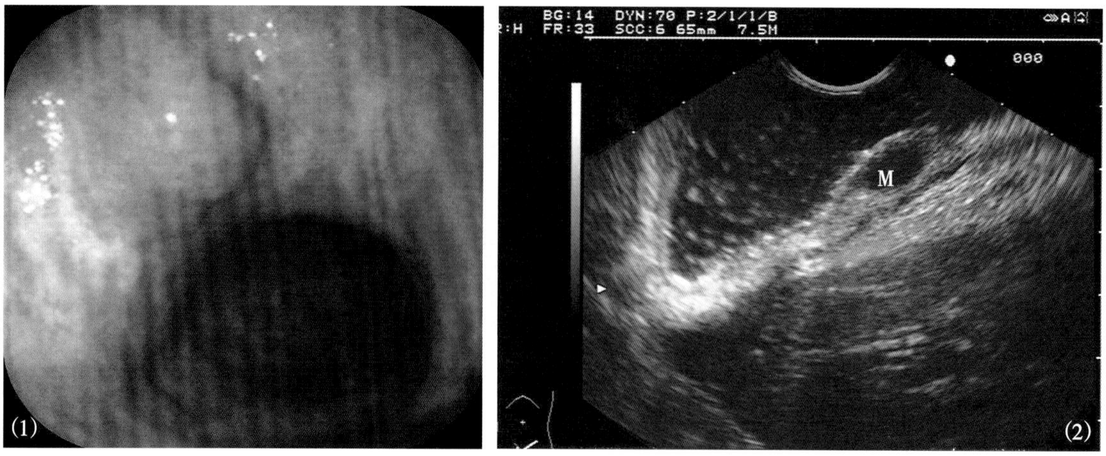

图 5-42　胃平滑肌瘤
(1)内镜下胃窦小弯侧广基隆起;(2)EUS下见位于胃壁黏膜深层的均匀低回声影,术后病理证实为平滑肌瘤

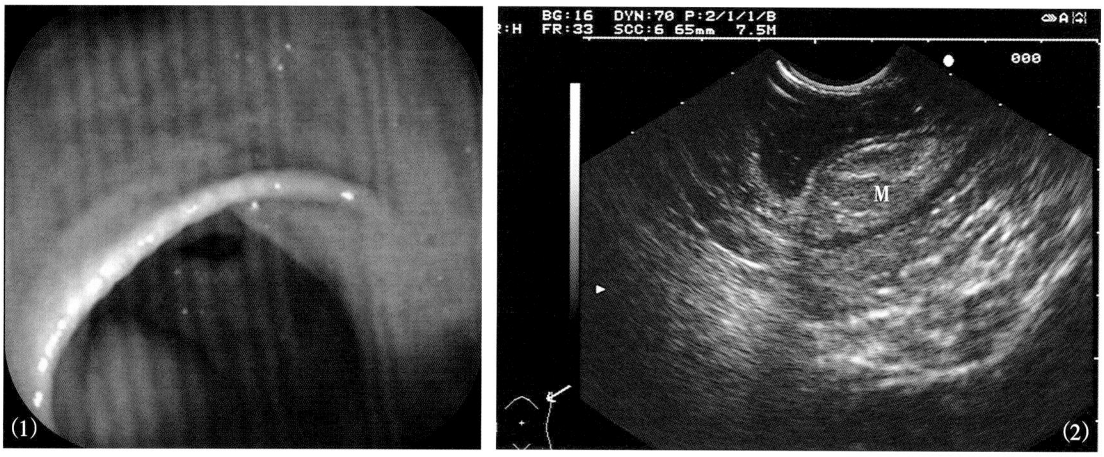

图 5-43　胃窦脂肪瘤
(1)内镜下胃窦大弯侧隆起,表面光滑;(2)EUS下见胃壁黏膜下层高回声影

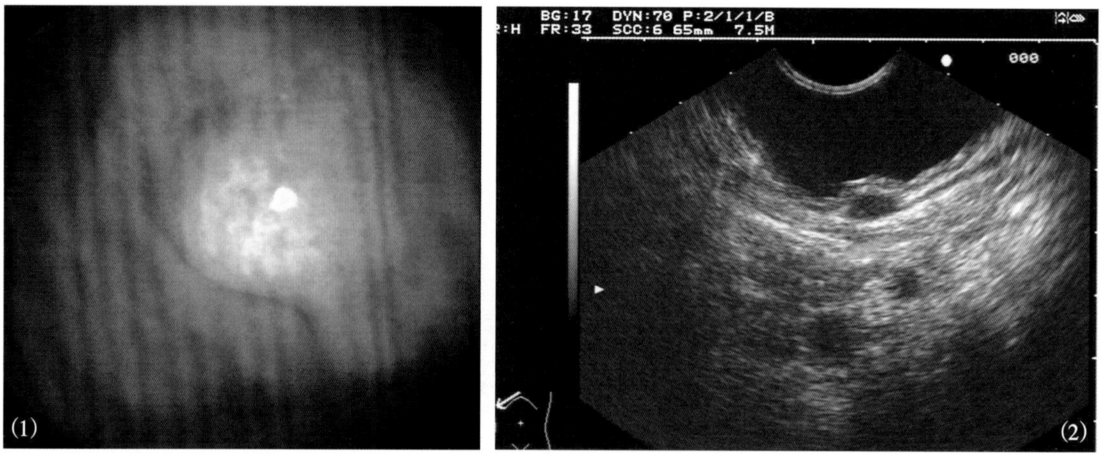

图 5-44　胃平滑肌瘤
(1)胃体后壁广基隆起,表面光滑;(2)EUS显示胃壁固有肌层占位,内镜下切除后病理证实为平滑肌瘤

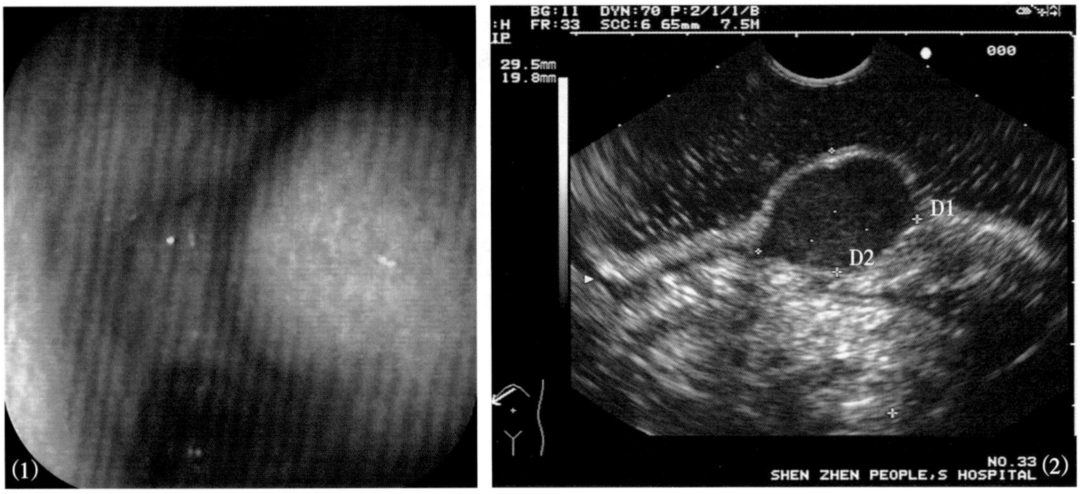

图 5-45 胃窦间质瘤

(1)胃窦后壁近小弯侧直径约 3cm 广基隆起，表面黏膜光滑；(2)EUS 显示位于固有肌层，回声不均匀的低回声占位，切面大小 29.5mm×19.8mm，手术标本证实为间质瘤

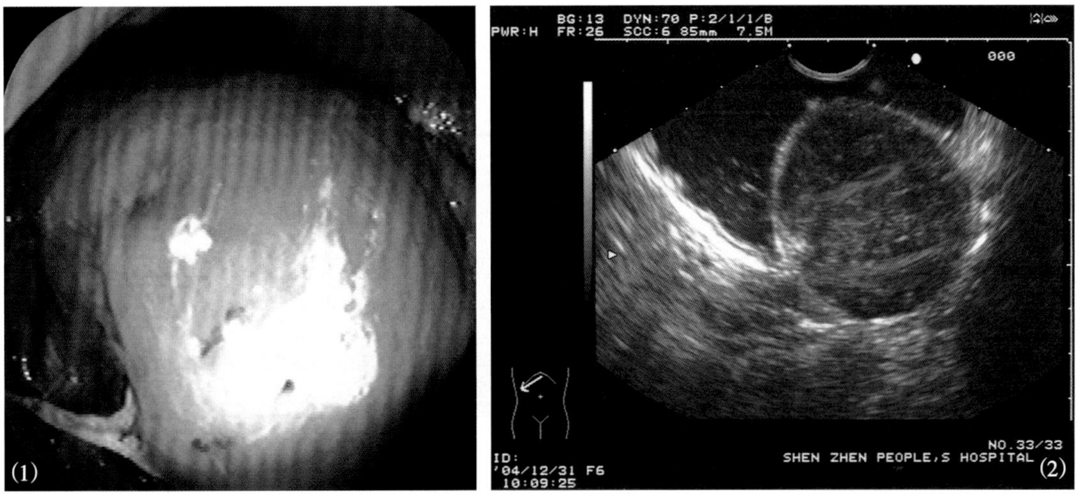

图 5-46 胃底间质瘤

(1)胃底巨大广基隆起，表面有溃疡形成；(2)EUS 显示胃壁固有肌层不均匀低回声占位

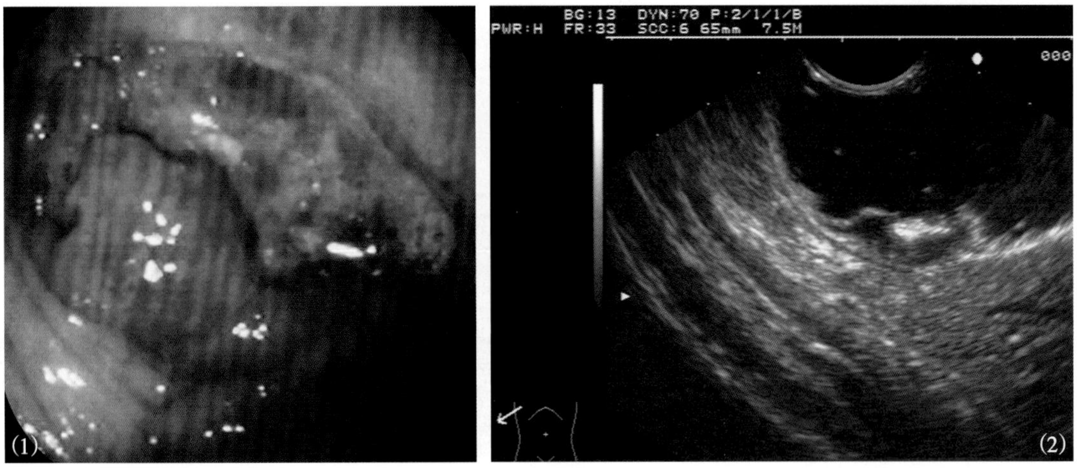

图 5-47 胃淋巴瘤

(1)内镜下胃溃疡性病变，周边结节状改变；(2)EUS 下见起源于黏膜深层，侵及黏膜下层，固有肌层完整

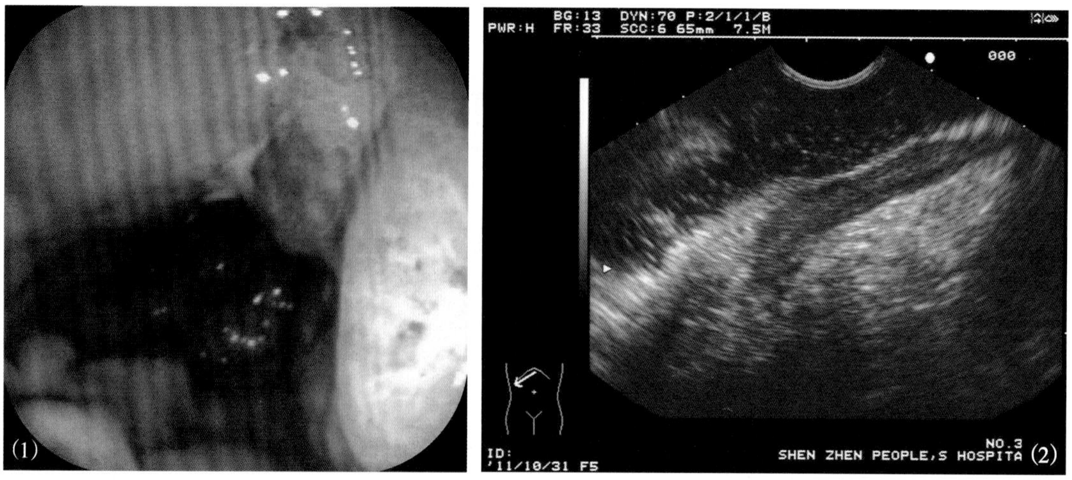

图 5-48 胃癌

(1)胃小弯侧黏膜肿胀增厚伴溃疡形成;(2)EUS 显示胃壁正常层次结构消失,呈不均匀低回声改变,局部浆膜层不完整,经病理诊断胃癌

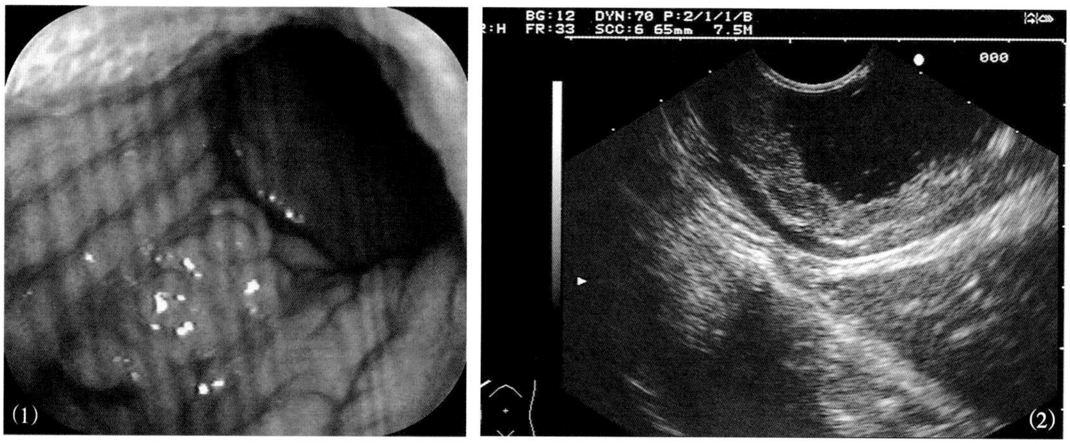

图 5-49 Borrmann Ⅳ型胃癌

(1)胃壁弥漫性肿胀、增厚、失蠕动;(2)EUS 显示胃壁正常层次结构消失,呈不均匀低回声改变,浆膜层尚完整,经病理诊断胃癌

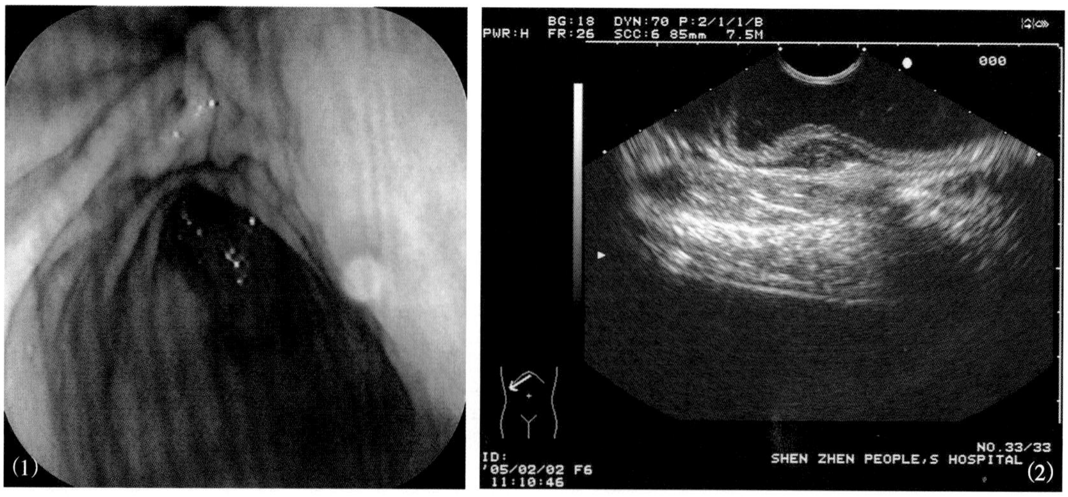

图 5-50 胃异位胰腺

(1)胃窦广基隆起;(2)EUS 显示胃壁黏膜下层和固有肌层混合回声影,内镜切除后病理证实为异位胰腺

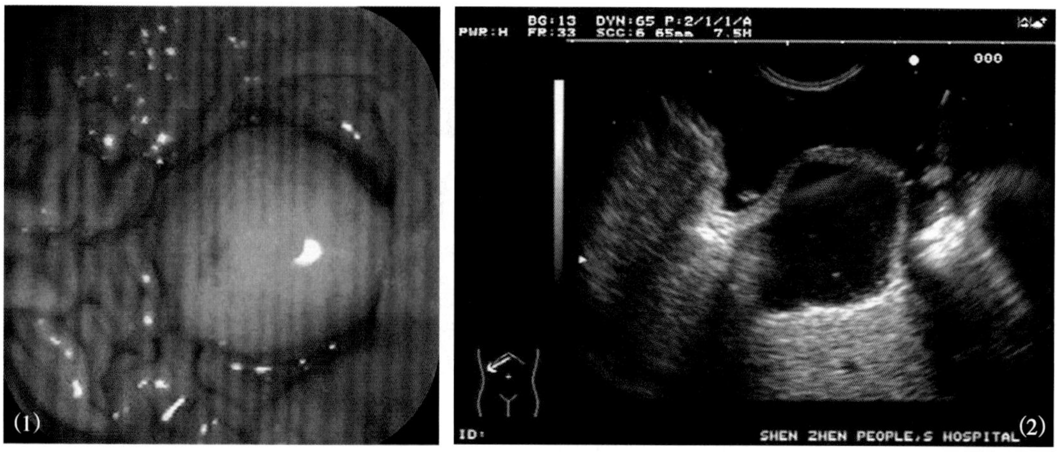

图 5-51　胃底囊肿

(1)胃底见广基隆起，表面光滑；(2)EUS 显示胃壁固有肌层无回声占位，后方回声明显增强

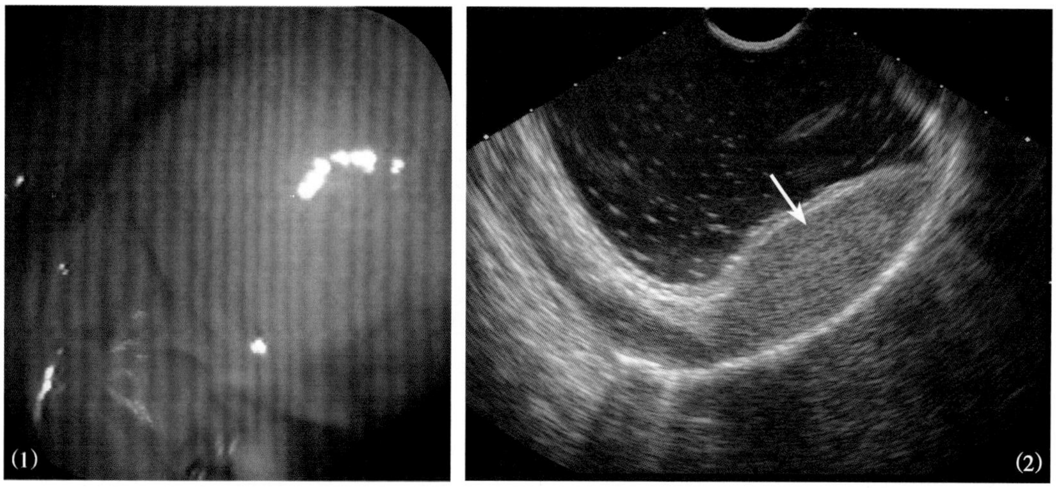

图 5-52　胃底脾压迹

(1)胃底巨大广基隆起；(2)EUS 显示胃壁各层无明显增厚，胃壁外见脾脏

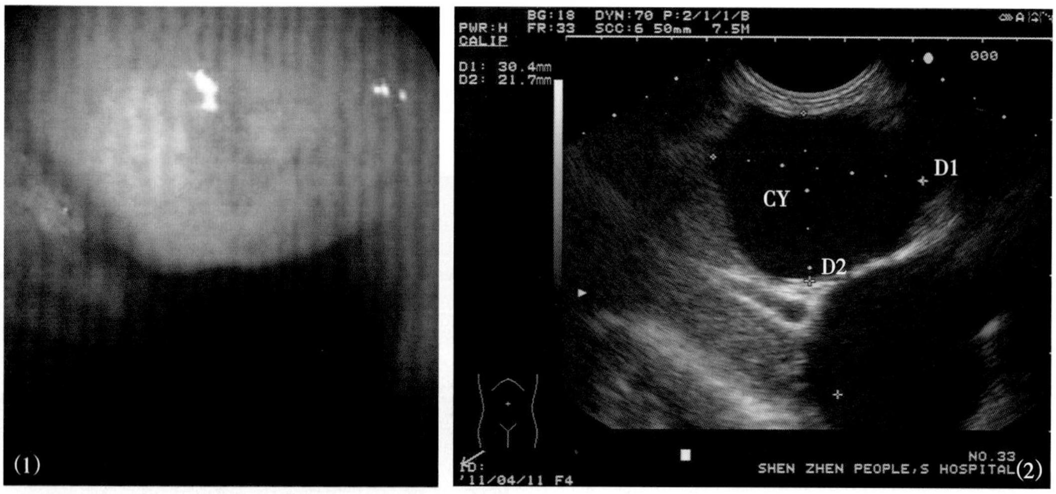

图 5-53　胃体肝囊肿压迫

(1)胃体小弯侧巨大广基隆起；(2) EUS 显示胃壁各层无明显增厚，胃壁外见接近肝表面的均匀无回声囊性病变，后方回声增强

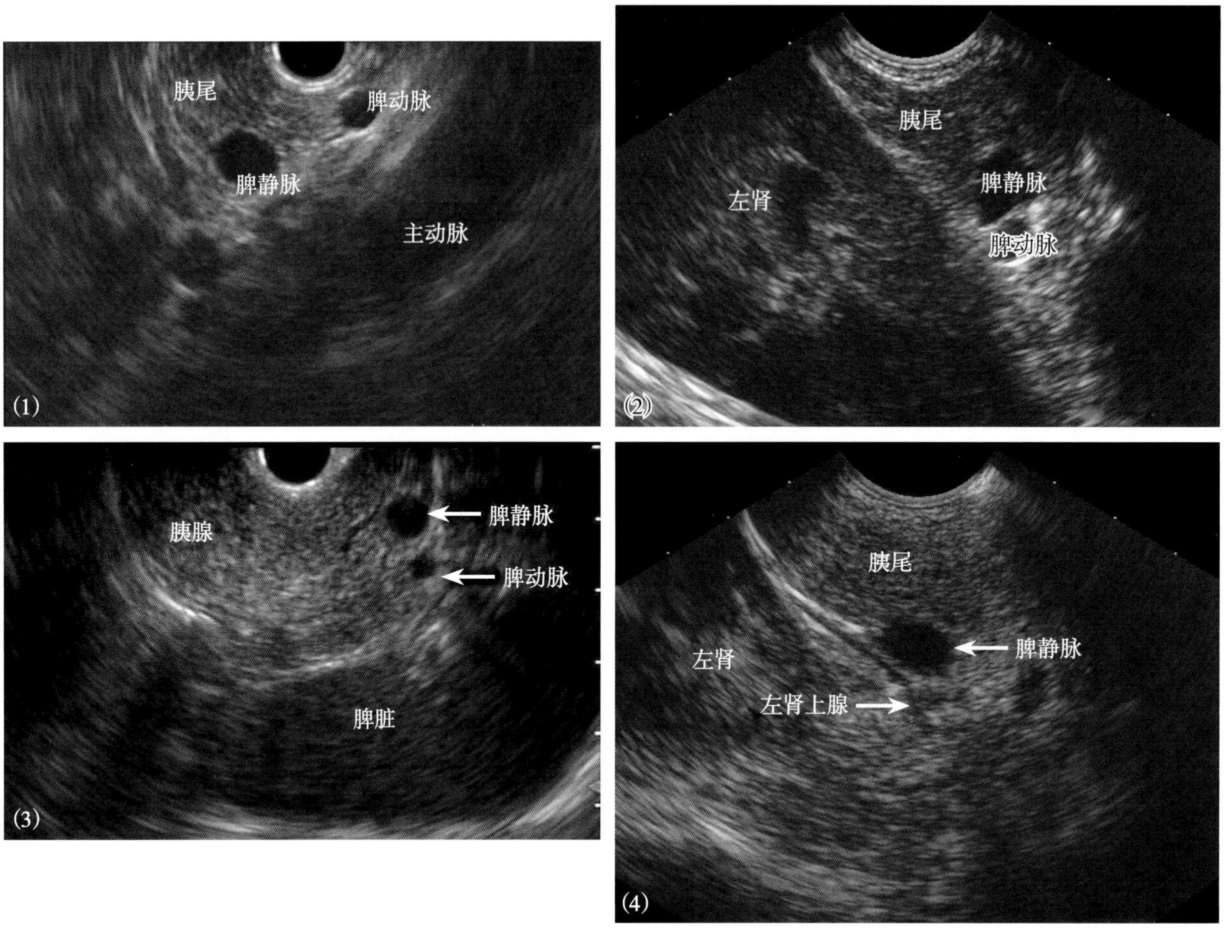

图 5-54　胰尾及其周边结构

【肝外胆管和胰腺病变超声内镜诊断】

近端的胆管及胆囊病变通常采用体表超声即可诊断，远端胆管、壶腹部及胰头部由于肠内气体的影响，体表超声检查有时难以清晰显示。超声内镜排除了气体的干扰，且其超声频率通常高于腹部超声探头，可清楚显示上述部位的病灶。纵轴超声扫描胰腺时常分段进行，探头置于胃底体交界处向背侧扫描可显示胰尾部，胰腺的回声较粗，胰尾的标志性结构是其内可见脾静脉和脾动脉，其下方有左肾上腺，其旁可见左肾、脾脏及腹主动脉（图 5-54）。超声下找到胰尾后，将镜身稍向前推进并左转镜身，即可显示胰体（图 5-55），胰颈、胰头和钩突（图 5-56）。胆总管远端可于胃内、十二指肠球降部观察（图 5-57）。于十二指肠降部可观察乳头及壶腹部（图 5-58）。

常见的肝外胆管疾病主要是肝外胆管结石及肿瘤。肝外胆管结石多伴有腹痛症状，阻塞胆管时可出现黄疸及发热，即 Charcot 三联征。胆管结石在超声内镜下表现为胆管内强回声影，后伴声影，可伴有胆管扩张（图 5-59）。EUS 诊断胆石症的敏感性超过95%，与 ERCP 相当，甚至超过 ERCP。肿瘤所致的胆道急症多见于肿瘤阻塞胆管，以无痛性黄疸为主要表现，可发生于肝门部至十二指肠乳头部的任一部位，包括十二指肠乳头和壶腹部肿瘤及胰头肿瘤，超声内镜下表现为回声不均匀、边界不规则的低回声病灶，侵及胆总管或同时影响胰管，并导致胆总管及主胰管扩张（图 5-60~ 图 5-62）。

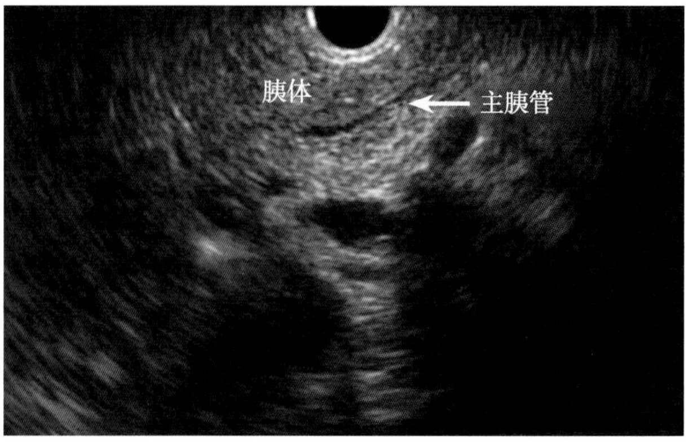

图 5-55　EUS 显示胰体切面

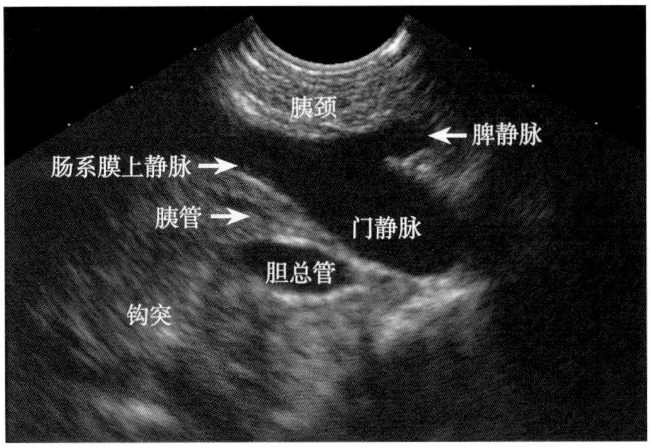

图 5-56 EUS 显示胰颈、胰头及钩突切面

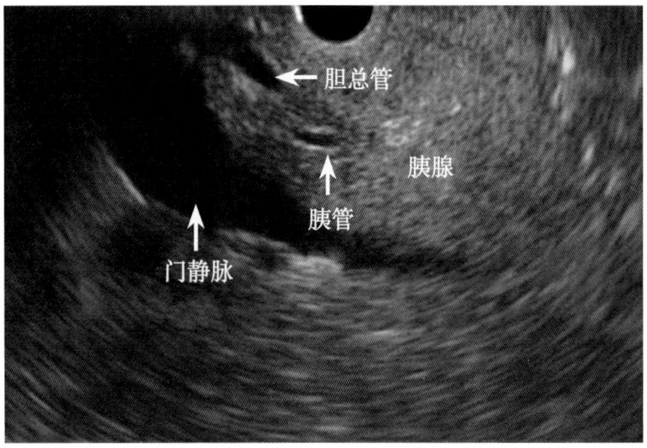

图 5-57 超声探头位于十二指肠球部观察胰头及胆总管

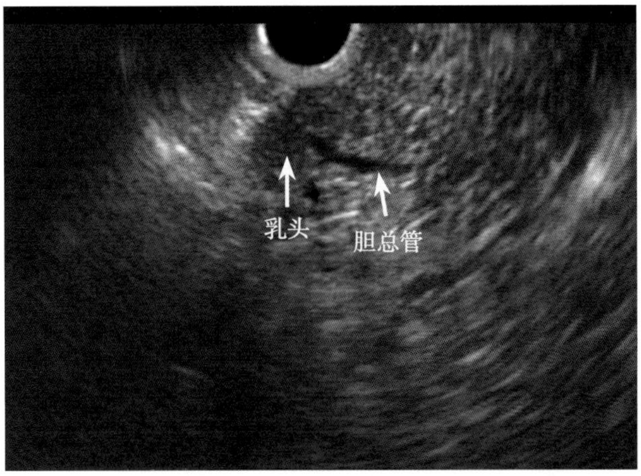

图 5-58 在十二指肠乳头水平显示主乳头及壶腹部

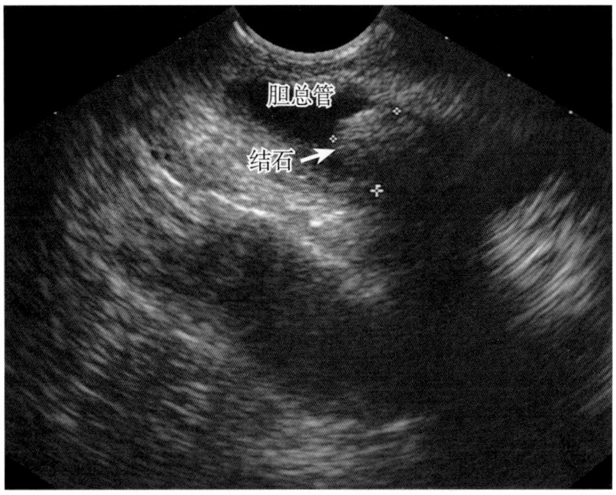

图 5-59 EUS 显示胆总管结石

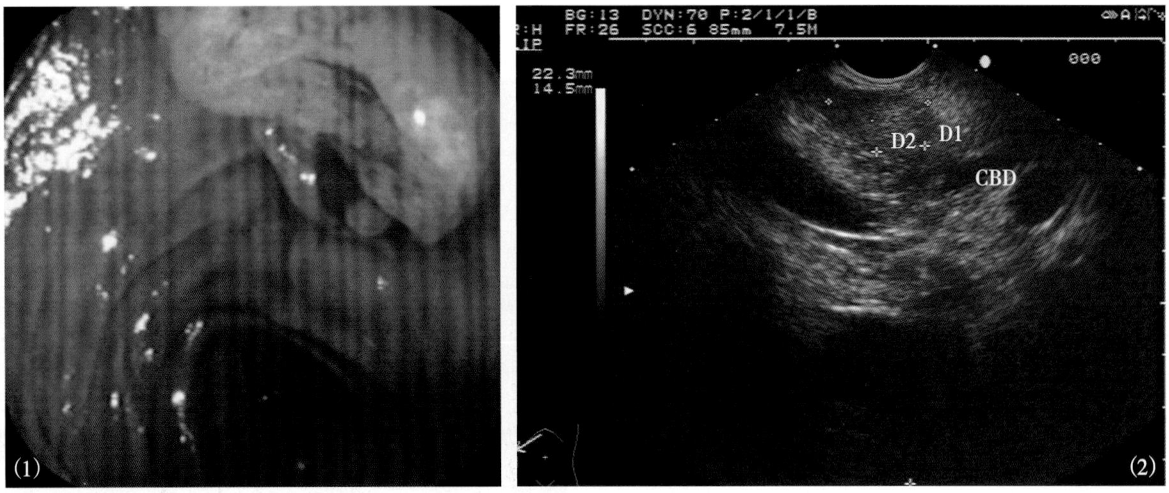

图 5-60 十二指肠乳头及壶腹癌

(1) 内镜下见主乳头肿大，表面糜烂并溃疡形成；(2) EUS 下表现为边界不清的低回声影，侵及胆总管（CBD）

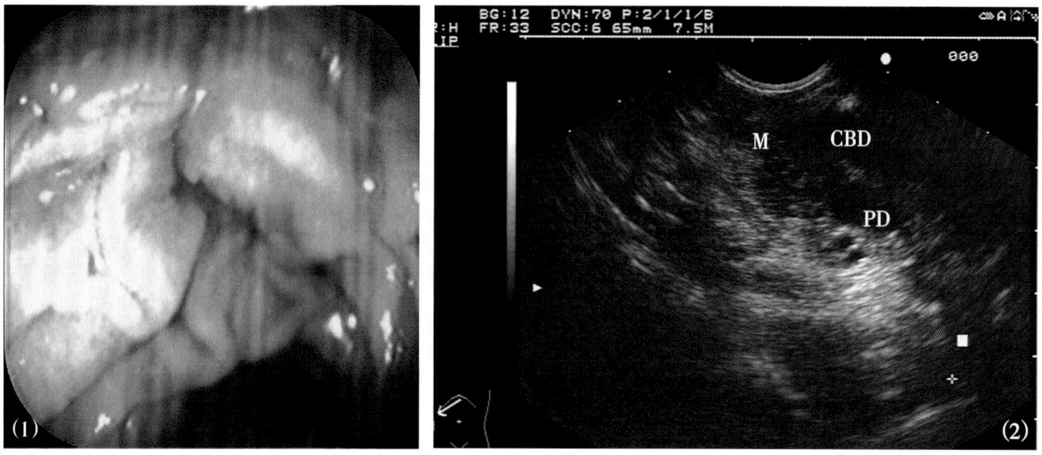

图 5-61　壶腹部癌

(1)内镜下见主乳头外形正常;(2)EUS 显示壶腹部低回声占位,侵及胆总管(CBD)及主胰管(PD)

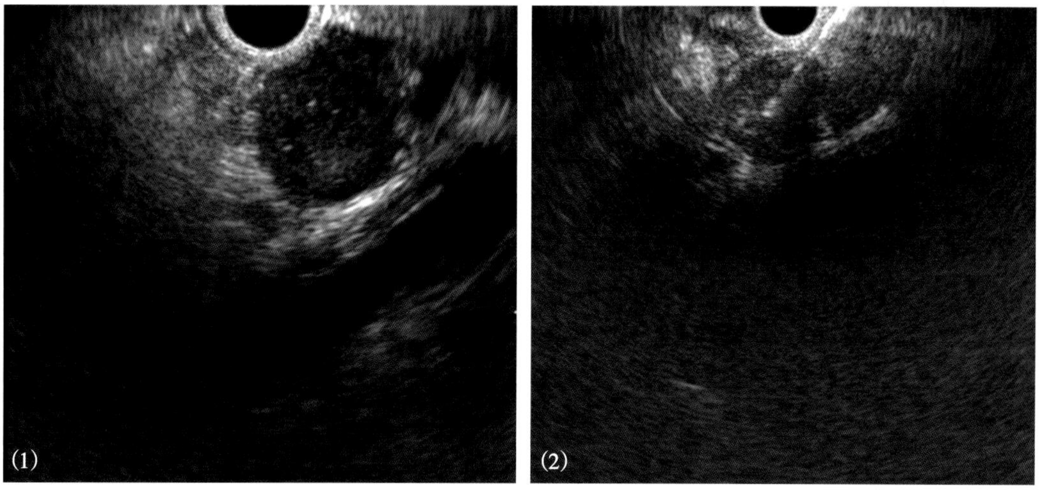

图 5-62　胰腺癌

(1)EUS 下表现为胰腺低回声团块;(2)超声内镜引导下行细针穿刺活检

胰腺疾病除胰腺肿瘤外,以急慢性胰腺炎为常见。急性胰腺炎根据临床症状多可诊断,EUS 检查可评价胰腺炎症的程度及是否存在胆源性因素,在 EUS 下可表现为胰腺肿大,内部回声不均,胰周渗液(图 5-63)。慢性胰腺炎则出现主胰管扩张,胰管内结石及胰腺钙化灶形成(图 5-64、图 5-65)。

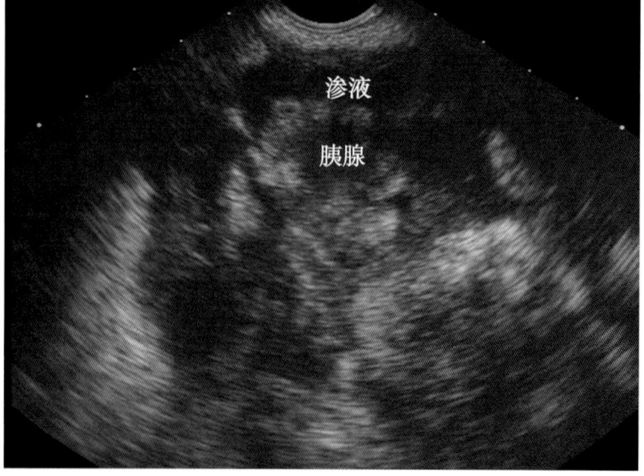

图 5-63　急性胰腺炎 EUS 表现,胰腺正常形态结构消失,其内出现不均匀低回声影,胰周有明显积液

四、胶囊内镜和小肠镜检查

胶囊内镜和小肠镜最初是为小肠疾病诊断开发的内镜产品。胶囊内镜检查系统由智能胶囊、数据记录仪和数据处理工作站三部分组成。检查时由受检者口服智能胶囊,该胶囊内置摄像与信号传输装置,在消化道内以 2~4 帧 / 秒的速度拍摄图像,并将图像无线传输至体外的数据记录仪上。检查结束后

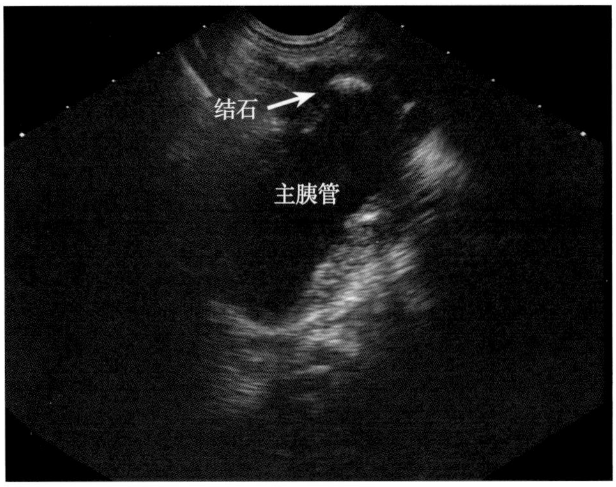

图 5-64　慢性胰腺炎，EUS 显示主胰管扩张并胰管内结石

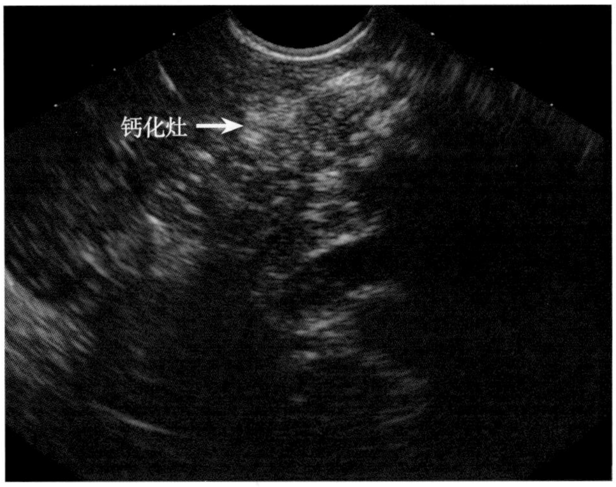

图 5-65　慢性胰腺炎，胰腺实质内钙化灶

将数据记录仪从患者身上取下，将其中的图像资料下载至工作站，并由相关软件进行处理，从而了解受检者的消化道，特别是小肠的情况。

最初的小肠镜是由日本医师山本博德与富士公司于 2002 年合作研制的双气囊小肠镜，该镜运用外套管气囊与内镜头端气囊的交替膨胀与收缩来固定小肠管壁，同时通过外套管和内镜的交替插入，以及对充气气囊外套管的收拉等操作，将小肠远侧肠段牵拉到近侧，如此反复进镜，实现对全部小肠的观察。双气囊小肠镜之后，Olympus 公司又推出单气囊小肠镜。两种小肠镜在性能及对疾病的诊断率方面并无明显差异，但与胶囊内镜不同，小肠镜不仅能观察全部小肠，还能对病灶行活组织检查，以及止血、息肉切除等内镜下治疗。

【适应证】

1. 不明原因消化道出血；
2. 不明原因缺铁性贫血；
3. 疑似克罗恩病或需监测和指导克罗恩病治疗；
4. 疑似小肠肿瘤；
5. 监测小肠息肉病综合征的发展；
6. 疑似或难以控制的吸收不良综合征（如乳糜泻等）；
7. 非甾体类抗炎药相关性小肠黏膜损害；
8. 临床上需要排除小肠疾病者；
9. 胶囊内镜检查有异常，但无法确诊者，有小肠狭窄需要明确原因或行干预治疗者，以及有小肠异物需取出者需行小肠镜检查。

【禁忌证】

胶囊内镜检查的绝对禁忌证主要是无手术条件或拒绝接受任何腹部手术者，因为一旦胶囊滞留将无法通过手术取出。相对禁忌证为已知或怀疑胃肠道存在梗阻、狭窄以及瘘管者，有心脏起搏器或其他电子仪器植入者，吞咽障碍者及妊娠期妇女。

严重心肺功能不全、休克等危重状态，小肠镜插入途径有严重急性炎症和内脏穿孔为小肠镜检查的禁忌证。

【常见小肠疾病的胶囊内镜和小肠镜诊断】

与胃肠外科相关的小肠疾病主要是不明原因的消化道出血（obscure gastrointestinal bleeding，OGIB）和小肠狭窄、梗阻。OGIB 是指经食管胃十二指肠镜检查、结肠镜检查、小肠放射学检查（小肠钡餐造影或小肠 CT）后仍不能明确病因的反复性或持续性消化道出血，其中 44%~94% 由小肠病变引起，出血原因包括血管扩张病（图 5-66）、小肠肿瘤（图 5-67）、克罗恩病（图 5-68）、小肠憩室（图 5-69）等。小肠镜

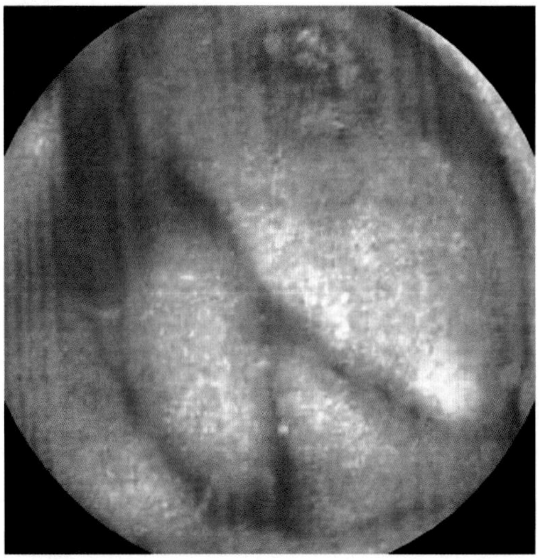
图 5-66　小肠毛细血管扩张胶囊内镜图

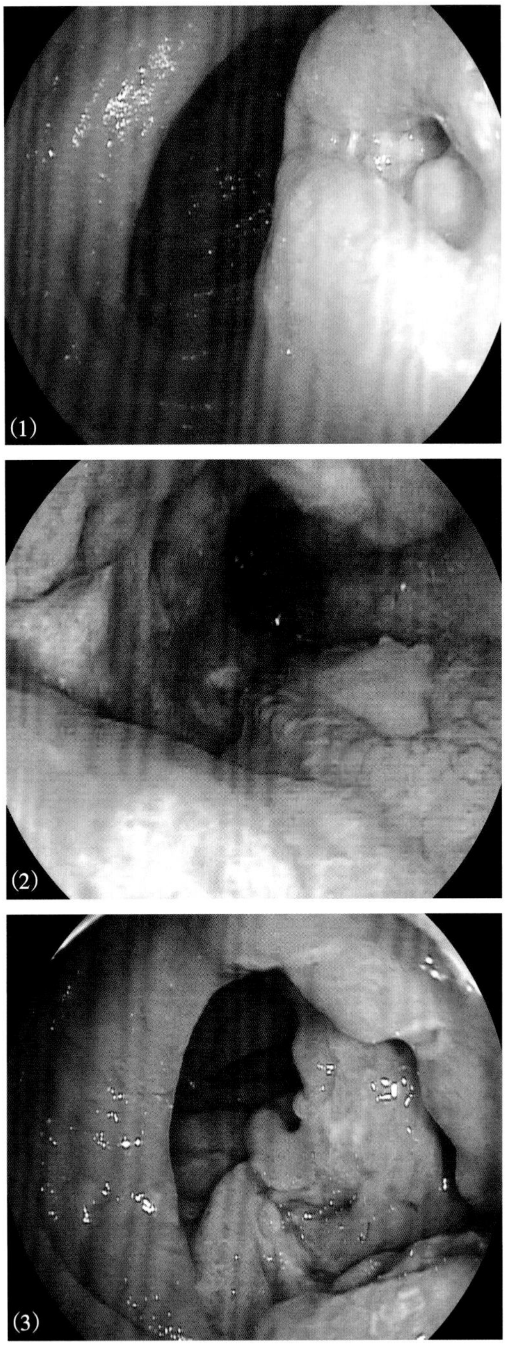

图 5-67 小肠镜所见
(1)小肠间质瘤;(2)小肠淋巴瘤;(3)小肠癌

与胶囊内镜对 OGIB 的检出率总体上没有明显差别,由于胶囊内镜是无创检查,现倾向于将其作为 OGIB 的首选检查,其次才为小肠镜。但在一些特定情况下,如高度怀疑小肠血管畸形、患者存在术后解剖改变等,小肠镜可作为 OGIB 的首选诊断方法。造成小肠狭窄或梗阻的主要原因则为小肠肿瘤性病变和溃疡性病变,而后者以克罗恩病最为常见。

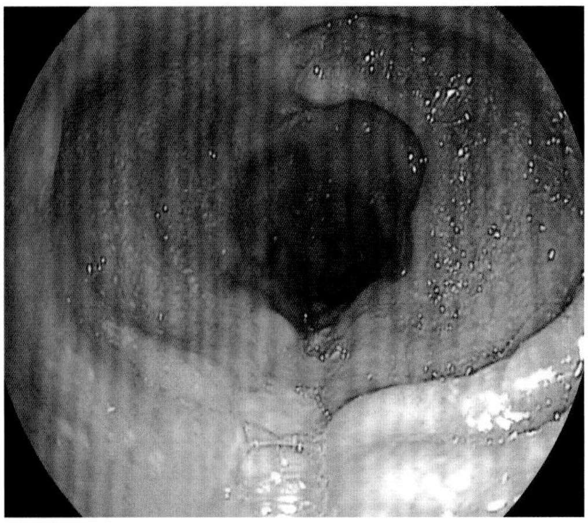

图 5-68 小肠克罗恩病(小肠镜)

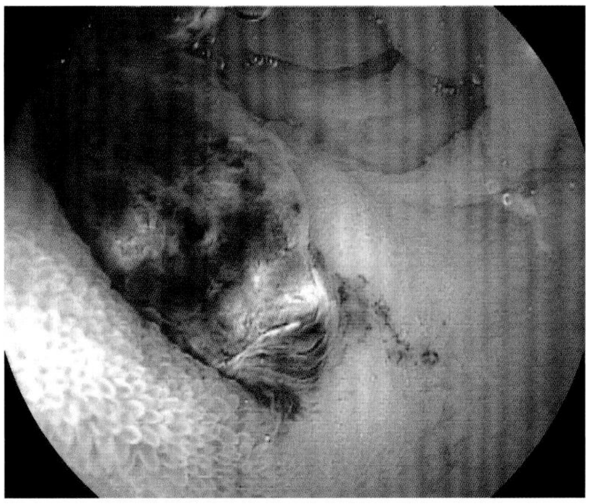

图 5-69 小肠憩室并出血(小肠镜)

(李银鹏)

参考文献

[1] Eiesn G, Baron T, Dominitz J, *et al*. Complications of upper GI endoscopy [J]. Gastrointest Endosc, 2002, 55(7): 784-793.

[2] Yavorski RT, Wong RK, Maydonovitch C, *et al*. Analysis of 3294 cases of upper gastrointestinal bleeding in military medical facilities [J]. Am J Gastroenterol, 1995(4), 90: 568-573.

[3] Rockall TA, Logan RF, Devlin HB, *et al*. Incidence of and mortality from acute upper gastrointestinal haemorrhage in the United Kingdom. Steering Committee and members of the National Audit of Acute Upper Gastrointestinal Haemorrhage [J]. BMJ, 1995, 311: 222-226.

[4] Kavic SM, Basson MD. Complications of endoscopy [J]. Am J Surg, 2001, 181(4): 319-332.

[5] Forrest JA, Finlayson ND, Shearman DJ. Endoscopy in

gastrointestinal bleeding [J]. Lancet, 1974, 2(7877): 394-397.
[6] Schwartz GF, Polsky HS. Ingested foreign bodies of the gastrointestinai tract [J]. Am Surg, 1976, 42(4): 236-238.
[7] Balalykin AS, Razzhivina AA. Role of colonoscopy in emergency surgery of the colon [J]. Khirurgiia, 1989, (4): 70-74.
[8] McGuire HH. Bleeding colonic diverticula. A reappraisal of natural history and management [J]. Ann Surg, 1994, 220(5): 653-656.
[9] Longstreth GF. Epidemiology and outcome of patients hospitalized with acute lower gastrointestinal hemorrhage: a population-based study [J]. Am J Gastroenterol, 1997, 92(3): 419-424.
[10] Fusaroli P, Caletti G. Endoscopic ultrasonography: current clinical role [J]. Eur J Gastroenterol Hepatol, 2005, 17(3): 293-301.
[11] 中华医学会消化内镜学分会. 中国胶囊内镜临床应用指南[J]. 中华消化内镜杂志, 2014, 31(10): 549-558.

第二节 胃肠外科相关超声检查

超声探头发射的超声波在人体组织中传播时，因不同组织密度形成不同的回波，经计算机接收处理后在荧光屏上显示为二维或三维图像。目前超声用于胃肠疾病诊断的方法包括实时二维（多普勒）超声、超声充盈剂造影、腔内超声和超声内镜等技术，三维超声在此领域尚未广泛应用。超声检查对胃肠道疾病诊断的优势是无创性和可重复性，不仅可显示胃肠壁内、壁外的病变形态和血流变化，还可定期追踪观察周围器官转移情况，患者亦乐于接受，是胃肠外科术前诊断和术后复查的重要手段。但由于超声波本身的局限性，胃肠道内的气体与内容物会对超声成像产生干扰，使其应用受到一些限制。胃肠超声造影是近些年兴起的新技术，通过超声造影剂充盈胃肠道，减少了气体与内容物对成像的干扰，从而使胃肠壁结构及其病变显示更为清晰。

【专科适应证】

1. 腹部外科急症的诊断，如胃肠穿孔、消化道出血；
2. 腹部闭合性损伤等；
3. 胃肠道肿瘤、炎症、异物、肠系膜上动脉疾病的诊断与鉴别诊断；
4. 胃肠道手术前常规检查肝、胆、脾、胰、腹膜后淋巴结情况及相应术后复查。

【禁忌证】

经腹壁常规超声检查无禁忌证。但怀疑胃肠穿孔、梗阻时禁服造影剂。

【检查前准备】

1. 胃、小肠检查　禁食8~12小时，检查前晚进流质饮食。

2. 结直肠检查　需排净大便，必要时提前服缓泻剂或清洁灌肠。直肠检查前应适量充盈膀胱。

【检查方法】

1. 经腹壁直接检查法　探头频率3~7.5MHz，患者取仰卧、左侧或右侧卧位、坐位等，按胃肠走行顺序扫查。

2. 胃肠造影剂充盈检查　检查胃、小肠时需空腹饮水500~800ml，或口服胃肠超声造影剂300~600ml，检查结直肠时向肛门内灌注温生理盐水或造影剂800~1500ml，然后经腹壁顺序扫查已经充盈的胃肠道。

3. 腔内超声　将超声耦合剂50~100ml注入肛门，然后将直肠探头插入肛管，可直接显示直肠壁的病变情况。

4. 介入超声　超声引导下进行病灶的穿刺活检与介入治疗，如超声引导下胃造瘘术等。

5. 内镜法　包括超声胃镜、超声肠镜或超声腹腔镜。

【常见胃肠外科疾病的超声表现与诊断价值】

1. 胃肠外科急症　胃肠外科急腹症发生率占急腹症的首位，超声检查作为常规急诊检查方法，如能恰当应用，在许多胃肠道急症的诊断方面可提供重要线索。但胃肠道急症时患者腹部往往高度胀气，对超声成像产生干扰，使超声检查的应用范围受到一些限制。

(1) 胃肠道穿孔：半坐位或站立位时在上腹部肝前间隙、两侧膈下出现游离气体强回声，后方伴多次反射（图5-70），同时常可探及少量腹腔积液，但很少能直接显示胃肠道穿孔的部位。

(2) 急性胃扩张：可见胃明显扩张占据整个上腹部，其内大量液体积聚形成无回声区，伴有食物残渣形成的点片状强回声。胃壁变薄，蠕动减弱（蠕动少于2次/分钟，且幅度减低），严重者蠕动消失。

(3) 幽门梗阻：可见空腹胃腔内积聚大量液体无回声，排空明显延迟，幽门管无开放征象，或在上腹部加压后见少量液体通过，胃壁蠕动可亢进或减弱。

(4) 肠梗阻：可见梗阻近端肠管扩张伴肠腔内积液、积气，远端肠管呈空虚塌陷状态。小肠梗阻时近

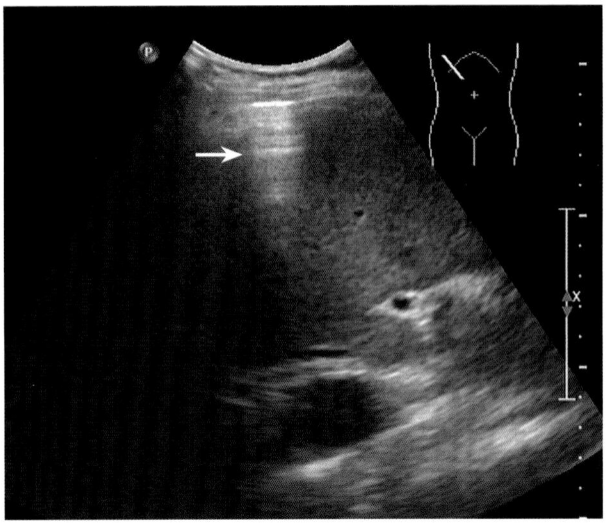

图 5-70 胃穿孔腹腔游离气体

端内径常 >3cm，结肠梗阻内径常 >5cm。根据扩张肠管的分布可大致判断梗阻水平，如小肠高位梗阻时，上腹部和左侧腹可见扩张的空肠回声，呈“琴键征”（图 5-71）；小肠低位梗阻时，回盲瓣附近扩张肠管壁较光滑（回肠）；而低位结肠梗阻时在左下腹形成袋状扩张。但严重结肠梗阻时肠管明显扩张，小肠与结肠的形态常难以区分。机械性肠梗阻时近端肠管蠕动增强，扩张肠管无回声区内的强回声斑点呈往返或漩涡状流动；麻痹性肠梗阻时肠壁蠕动减弱或消失，肠管广泛扩张积气；绞窄性肠梗阻时肠管粘连坏死呈团块状，肠壁无血流信号，需结合临床表现与肠道占位性病变鉴别。国内外文献报道超声诊断肠梗阻的敏感性可达 89%~96%，而且对于梗阻病因，如肿瘤、嵌顿疝等也可提供重要诊断线索。

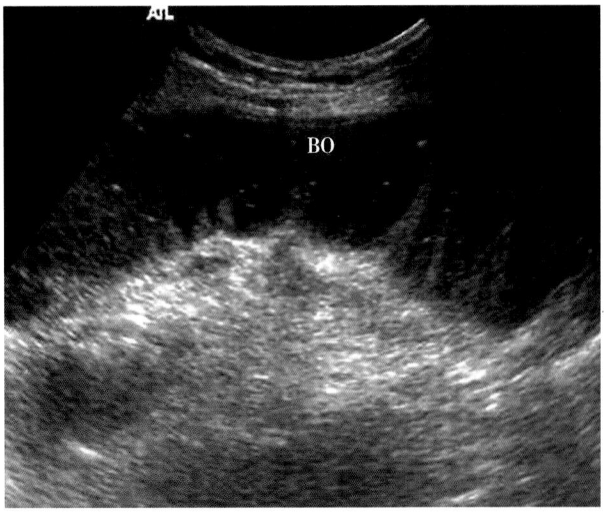

图 5-71 小肠梗阻（BO）

（5）嵌顿疝：腹股沟疝囊无回声区内可见肠管强回声（图 5-72），且不能经疝环回复，内无血流信号。引起肠壁血运障碍时可出现绞窄性肠梗阻征象。

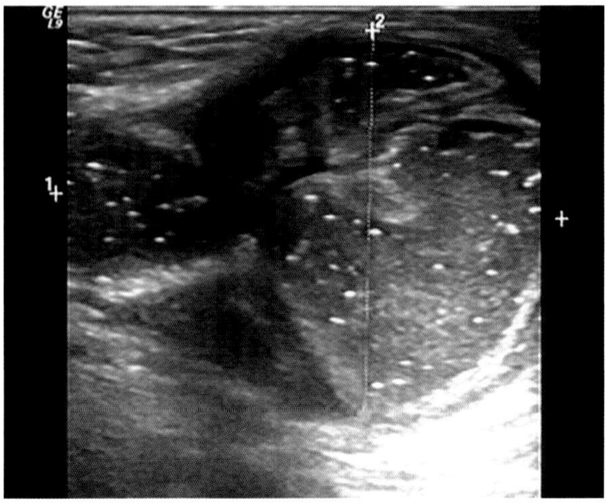

图 5-72 腹股沟斜疝嵌顿

（6）肠套叠：在超声横切面图像上显示为“同心圆征”（图 5-73），长轴切面显示为低回声和稍强回声相间的结构。可在超声监视下，利用加温生理盐水灌肠试行复位治疗。

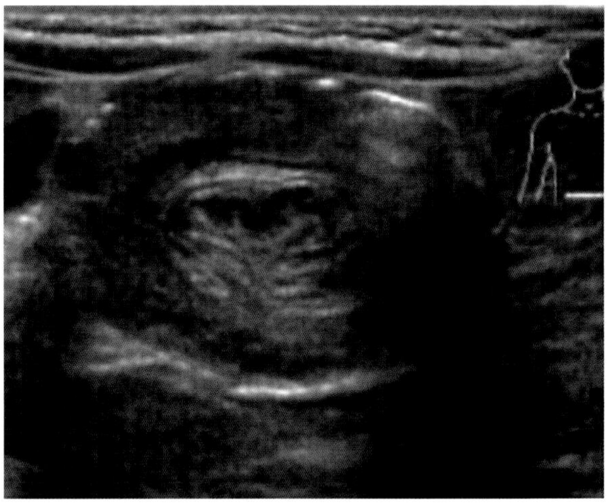

图 5-73 肠套叠同心圆征

（7）急性阑尾炎：典型者在下腹部麦氏点加压扫查时可见阑尾肿大呈“手指状”低回声（图 5-74），短轴直径多为 6~10mm，管腔可扩张，其内有时可见粪石强回声团和脓液点状回声。阑尾周围如出现强回声或混合性回声包块时，提示周围炎性包块或脓肿形成。因阑尾位置深在、形态差异和肠道气体的干扰，超声检查易出现假阴性。

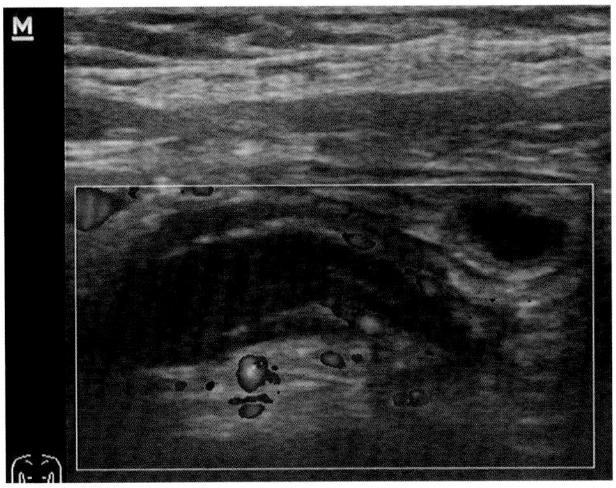

图 5-74 急性阑尾炎

(8) 腹部闭合性损伤:超声检查擅长显示肝、脾、肾等实质性脏器有无破裂及腹腔积血的程度,并可实时观察腹部大血管的损伤情况。其中,显示腹腔积液(血)十分敏感,但对于实质性脏器的小挫裂伤、肝门或脾蒂部裂口不易探及。对胃肠空腔脏器损伤的诊断价值亦有限。常见腹部闭合性损伤的超声诊断要点包括:当肝、脾或肾脏包膜下出现梭形无回声区时,提示包膜下血肿;脏器实质内出现类圆形或不规则形强回声提示有新鲜出血;包膜回声中断伴有伸向实质内的无回声或低回声带,提示存在破裂伤,此时于破裂脏器周围和腹腔内可见无回声区,为积血的可靠征象。少量积血时无回声区呈窄带状,局限于肝肾间隙或脾肾间隙(图 5-75),侧卧位时在腹侧最低位置;大量积血时无回声区遍布腹腔,肠管漂浮其内。腹部闭合性损伤造成胃肠道穿孔时,超声检查可见上腹部腹腔内游离气体征和少量游离积液征。腹膜后血肿的超声表现为在腹膜后间隙内出现低回声或无回声包块。外伤造成的假性腹主动脉瘤显示为在腹主动脉外侧的无回声包块,彩色多普勒可见包块内有高速血流信号射入。

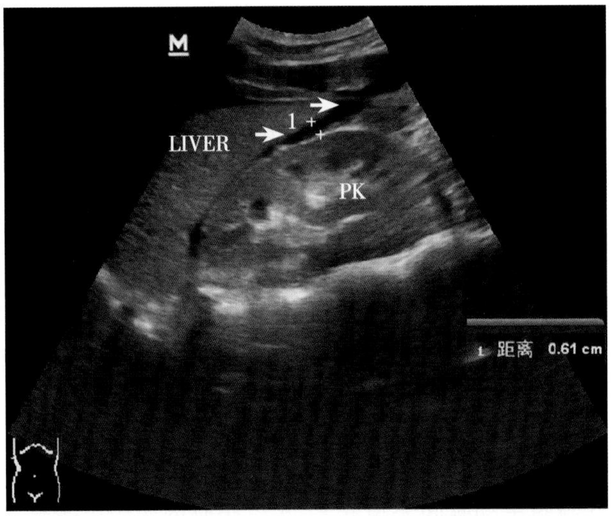

图 5-75 腹腔积血(LIVER:肝脏,RK:右肾)

(9) 上消化道大出血:在病因诊断方面超声可以提供重要线索,尤其对于肝硬化的诊断有较高准确性。二维超声可观察肝脏的大小和质地、脾脏大小和有无腹水。彩色多普勒更可进一步提示门静脉高压的血流改变及侧支循环开放与否,如胃左静脉扩张的程度及有无反流、脐静脉开放、胃底静脉曲张等(图 5-76)。

2. 胃肠道肿瘤 早期胃肠癌在常规空腹超声检查时常难以发现,但在超声造影剂充盈胃肠道后,可以发现胃肠壁异常隆起或凹陷性病灶,但需进行胃肠镜活检才能确诊。进展期恶性肿瘤在空腹超声检查时常出现"假肾征"或"靶环征",即外周为增厚的胃肠壁低回声,中央夹杂有管腔气体强回声(图 5-77)。

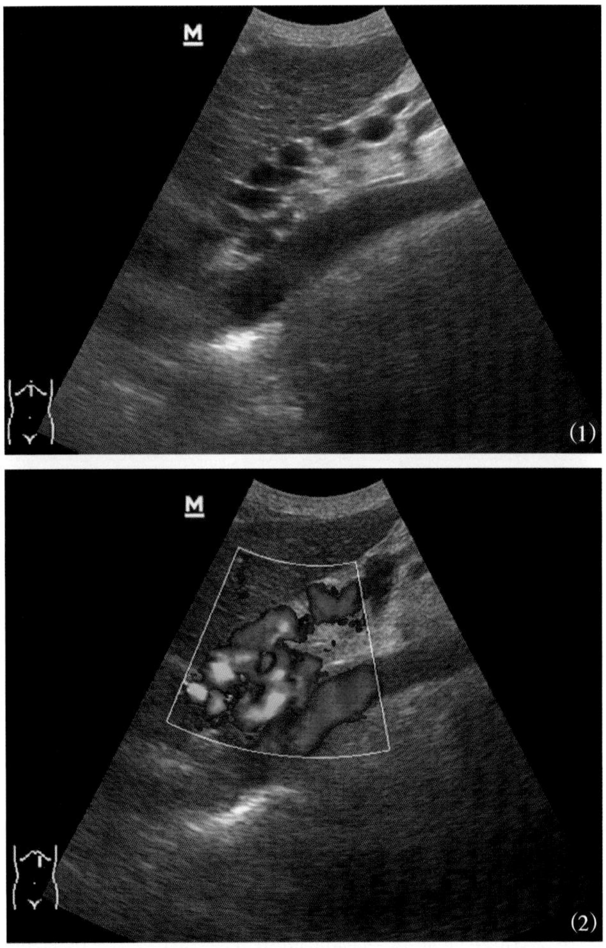

图 5-76 胃底静脉曲张
(1) 二维图像;(2) 彩色多普勒血流图

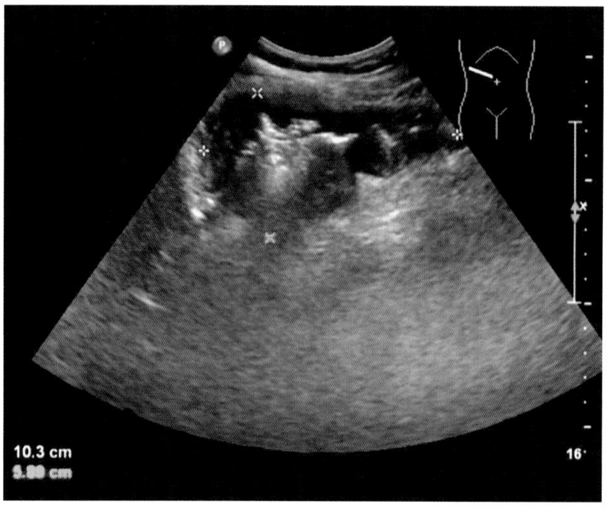

图 5-77　肠道肿瘤假肾征

在超声造影剂充盈胃肠道后，可清晰显示病变部位、形态、浸润程度及转移情况，尤其对于胃壁的外生型肿瘤有独特的优势（图 5-78）。典型进展期胃恶性肿瘤的超声表现为：肿块型呈“菜花状”凸入胃腔；溃疡型胃壁异常隆起范围 >50mm，厚度 >15mm，其上可见“火山口状”回声；弥漫型胃壁大部呈不对称性增厚隆起，活动僵硬，伴有不同程度的胃腔变形与狭窄。进展期肠癌在超声充盈剂造影时除具有与胃癌相似的声像改变外，病变区肠壁增厚常超过 10mm，并伴有不同程度的肠道狭窄与梗阻声像。

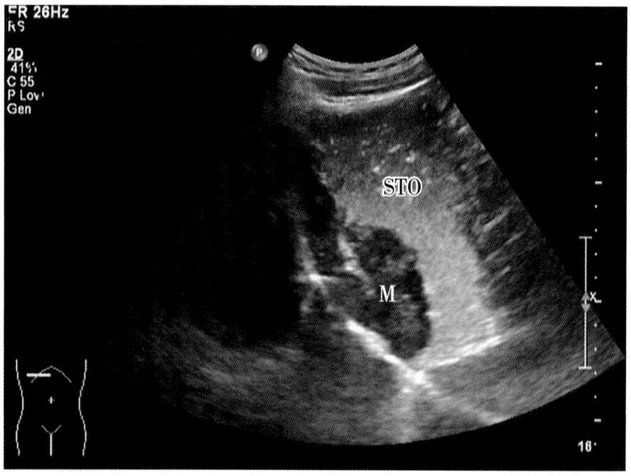

图 5-78　胃癌超声造影（STO：胃，M：胃壁癌肿）

3. 肠系膜上动脉疾病　急性肠系膜上动脉闭塞可造成肠管急性缺血坏死，患者起病急骤，临床上因缺乏特异性症状与体征而难于早期诊断。选择性动脉造影是诊断本病的最可靠方法。彩色多普勒超声可用于筛选性检查。在腹主动脉长轴切面上，彩色多普勒可以显示肠系膜上动脉的起始段，如此处栓子阻塞或血栓形成导致急性肠系膜上动脉狭窄或闭塞时，管腔内充填低回声斑点，血流信号变细或无血流通过（图 5-79）。脐周小肠壁广泛增厚呈低回声，肠壁内亦无血流显示。

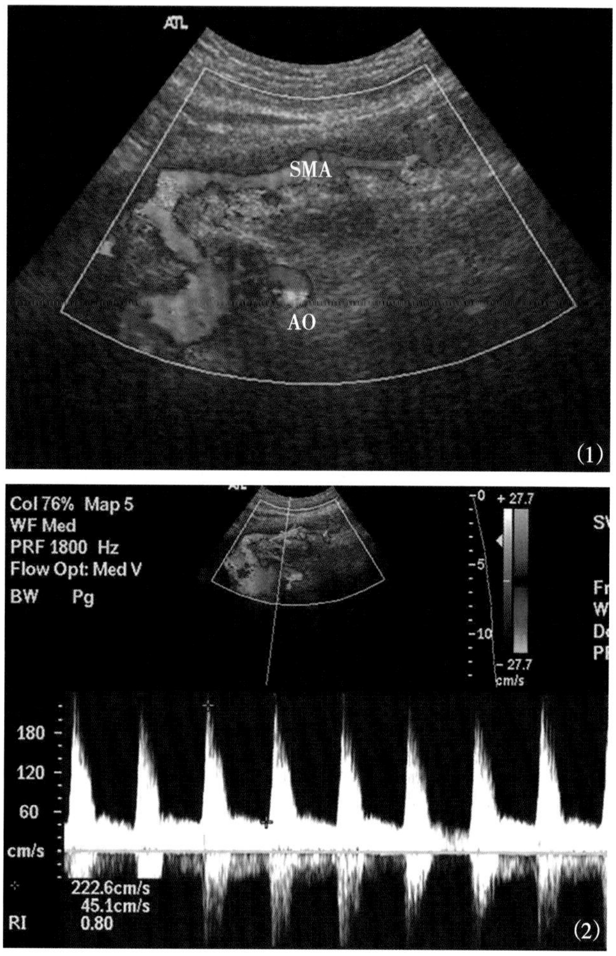

图 5-79　肠系膜上动脉狭窄

(1) 彩色多普勒血流图；(2) 脉冲多普勒频谱图（AO：腹主动脉，SMA：肠系膜上动脉）

肠系膜上动脉综合征是由于肠系膜上动脉与腹主动脉的夹角过小，十二指肠水平部受压，造成近端肠管扩张。以往本病只能借助 X 线上消化道造影或 CT 诊断。超声检查作为诊断本病的新手段，目前临床应用尚不广泛。有文献报道该病典型超声表现为，可见肠系膜上动脉与腹主动脉间夹角过小，进食后十二指肠球部和降部肠腔明显扩张，可见频繁逆蠕动，胃内容物通过幽门顺利，但在十二指肠末端难以进入升部和空肠。患者取胸膝卧位后，肠系膜上动脉与腹主动脉间夹角变大，十二指肠内淤积可缓解。

（吴瑛）

参考文献

[1] American Institute of Ultrasound in Medicine.AIUM practice guideline for the performance of an ultrasound examination of the abdomen and/or retroperitoneum [J]. J Ultrasound Med, 2012, 31(8):1301-1312.

[2] Shi H, Yu XH, Guo XZ, *et al*. Double contrast-enhanced two-dimensional and three-dimensional ultrasonography for evaluation of gastric lesions [J]. World J Gastroenterol, 2012, 18(31):4136-4144.

第三节 胃肠外科相关 CT

计算机断层扫描(computed tomography scan, CT)应用于临床三十余年,得到快速的更新和发展,1992 年多排探测器的应用使 CT 技术正式进入了多排 CT 的飞速发展阶段。多排 CT(multi-detector CT, MDCT)是利用高度准直的 X 线束,在连续进床的过程中对人体某一部位进行连续扫描,经多排探测器采集到三维容积数据后经计算机处理模拟成像。

快速成像、提高成像质量、降低辐射剂量、降低造影剂用量一直是 CT 技术关注的焦点。CT 扫描简便、安全、快速、无创,适用于急重症患者,而且不受患者体型影响,成像范围大,图像标准化容易,能提供丰富的诊断信息,是腹部、特别是胃肠疾病最优选的诊断方法之一。MDCT 克服了普通 X 线胃肠造影、超声、胶囊内镜及常规纤维内镜视野的局限性,不仅能直接显示胃肠腔和管壁,还能评估病灶累及深度及周围脏器、血管及淋巴结情况。

一、适应证

1. 胃肠道良、恶性肿瘤的术前诊断,尤其对于恶性肿瘤的分期有辅助作用;

2. 胃肠道非肿瘤性病变的鉴别,如胃肠道炎性疾病、缺血、溃疡、肠梗阻等;

3. 腹壁、肠系膜、网膜、腹腔及腹膜后病变的诊断;

4. 消化道血管性病变的诊断,如肠系膜动脉狭窄,肠系膜静脉血栓;

5. 术后随访复查,了解有无术后并发症或肿瘤复发。

二、禁忌证

1. 妊娠妇女慎用 CT 检查,早期妊娠禁用 CT 检查;

2. 碘过敏或严重心、肝、肾功能不全等为 CT 增强扫描的禁忌证。

三、检查前准备

1. 检查前 1 周内禁服重金属药物,如 1 周内曾做过胃肠道钡餐造影,应于检查前先行腹部透视,确认腹腔内无钡剂残留。

2. 空腹,做结、直肠检查前一天服缓泻剂或检查前进行清洁灌肠。

3. 胃及小肠平扫及增强需饮用大量水或等渗液(甘露醇),行直肠和结肠扫描则需在扫描前肛门插管注入等渗液体充盈肠道。

4. 增强扫描前应了解有无过敏史和高危因素,告之患者检查过程和可能出现的问题,并签署知情同意书。应用离子型对比剂前需做碘过敏试验。非离子型对比剂是否需做碘过敏试验应根据药品说明书及国家药典规定执行。

5. 训练患者呼吸及屏气配合方法。

四、CT 扫描方法及后处理技术

对腹部进行整体评估及正确诊断需行全腹 CT 平扫及增强扫描,即从膈肌顶部到耻骨联合。增强 CT 包括动脉期及门脉期扫描,如果有腹部实质脏器病灶还需行 CT 延时扫描。

MDCT 的容积数据经工作站计算机软件后处理,能生成多维、立体图像,使病灶的显示立体、直观、准确,能清楚的显示病灶的部位、形态、大小、密度、血供及与周围血管和脏器的关系。常用的 MDCT 后处理技术有:

1. 多平面重建(multi-planner reformation, MPR) 即按照需求进行不同层厚和任意轴向的重建,特别有利于观察胃肠壁的局限性增厚,肿块的范围及与周围结构的关系(图 5-80、图 5-81)。

2. 曲面重建(curved-planner reformation, CPR) 对形态和走行复杂的病灶或器官进行同平面整体观察,对累及范围较大的胃肠病变通过曲面重建能清楚完整地显示病灶累及的范围及管壁增厚和管腔狭窄程度(图 5-82、图 5-83)。

3. 最大密度投影(maximum intensity projection, MIP) 主要用于增强后血管的显示,有利于显示血管狭窄的程度、动脉瘤、动脉破裂、肿瘤血管,但对血管壁的显示不佳,空间定位较差(图 5-84、5-85)。

4. 容积再现法(volume rendering, VR) 能直观

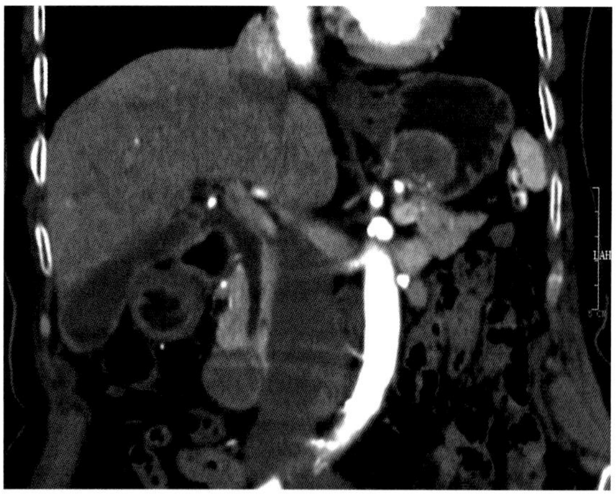

图 5-80　胃间质瘤 CT 冠状位 MPR 图像

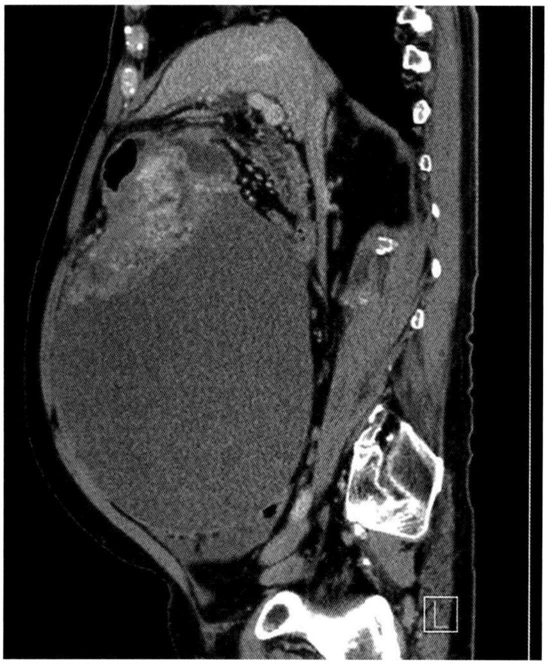

图 5-81　胃恶性间质瘤 CT 矢状位 MPR 图像

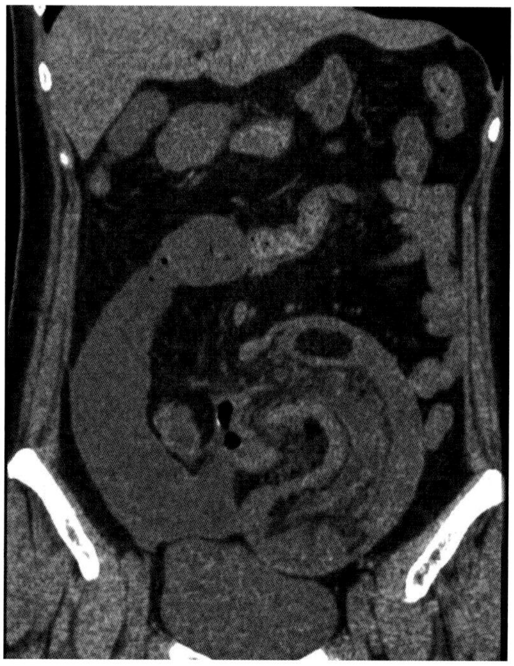

图 5-82　小肠脂肪瘤并肠套叠 CT 冠状位 MPR 图像

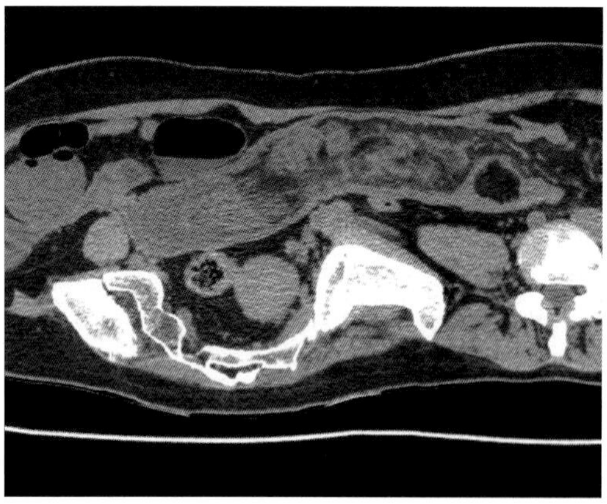

图 5-83　小肠脂肪瘤并肠套叠 CT 曲面重建图像

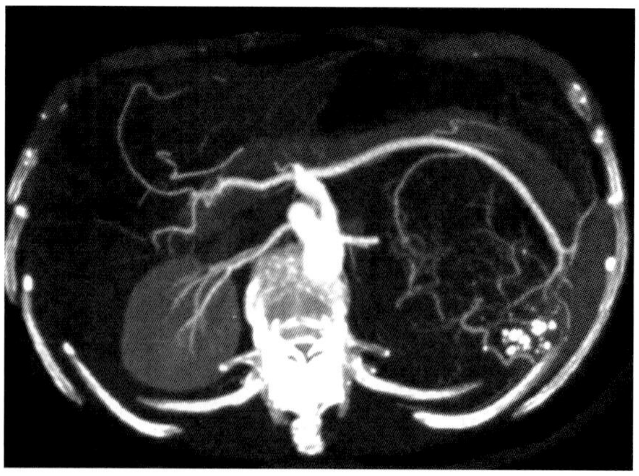

图 5-84　胃巨大恶性间质瘤 CT 轴位 MIP 图像，显示左上腹巨大肿块推压脾动脉，肿瘤血供丰富，血管来自脾动脉分支，还可见肿块内成簇分布的粗大钙化

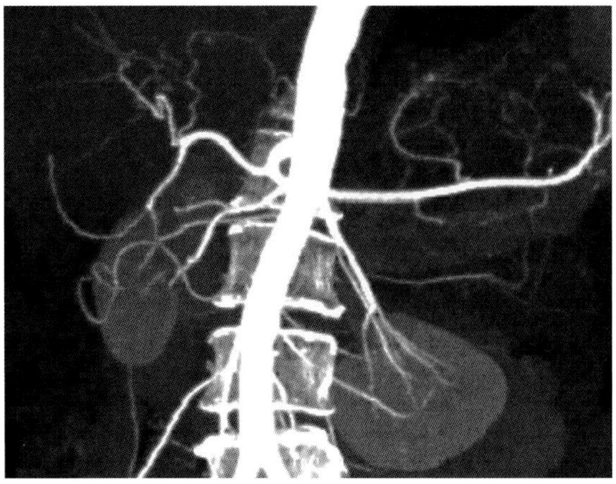

图 5-85　胃巨大恶性间质瘤 CT 冠状位 MIP 图像，显示左上腹巨大肿块推压脾动脉，左肾明显向下移位，提示肿瘤腹膜后生长

显示富血供病灶的供血血管及周围实质脏器的推移情况，对腹部大血管病变的血管腔变化能直观显示，但不能显示少血供肿块、胃肠道及血管壁情况（图 5-86）。

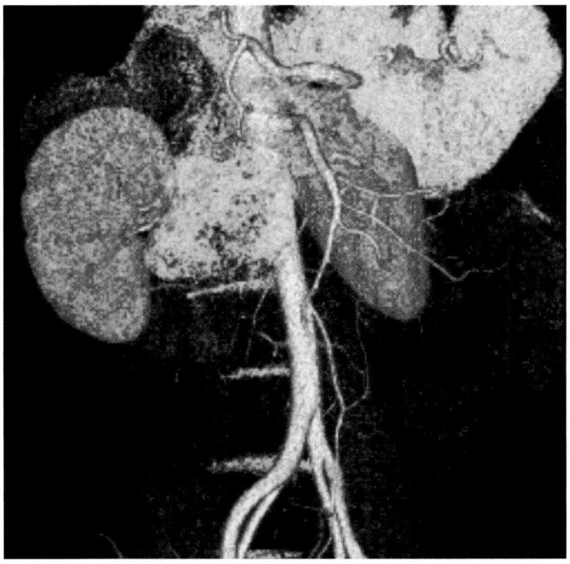

图 5-86　十二指肠间质瘤 CT，动脉期 VR 重建图像，显示十二指肠降段形态不规则肿块，肿块强化程度低于肾脏和脾脏

5. 仿真内镜（virtual endoscope，VE）　采用薄层容积数据三维重建与虚拟导航技术相结合，模拟纤维内镜检查的过程和视野，图像清晰逼真，可为胃肠道腔内病变提供更加丰富的诊断信息，开辟了无创性消化道检查的新途径（图 5-87）。但对肠腔的清洁度要求高，肠内容物可造成假阳性。

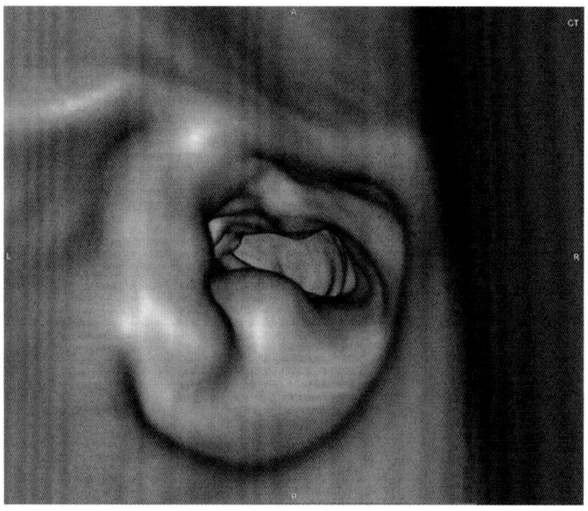

图 5-87　CT 仿真内镜显示空腔脏器内附壁肿块，肿块呈宽基底，形态不规则，有明显坏死及溃疡形成

6. 透明化技术（raysum，tissue transition projection）能直观整体显示肠管，肠腔、肠壁对比度高，对黏膜、肠壁改变显示清楚，特别是对多发病变和大范围病变有明显优势。但对肠腔的清洁度要求高，肠内容物可造成假阳性（图 5-88）。

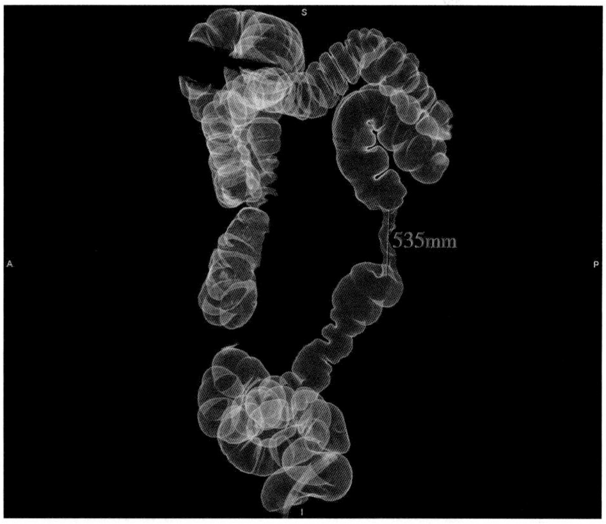

图 5-88　降结肠癌 CT 透明化技术结肠成像，完整清楚显示降结肠局限性向心性狭窄和狭窄程度及范围，但不能对肠壁及周围结构提供信息

五、胃肠疾病的 CT 诊断

1. 全面了解病变累及长度　一般肿瘤性病变仅累及局部肠管，而炎性病变、缺血病变、感染性病变常累及较大范围的肠管，或多节段受累（图 5-89~图 5-91）。

2. 胃肠腔　CT 能明确腔内隆起性病变或溃疡

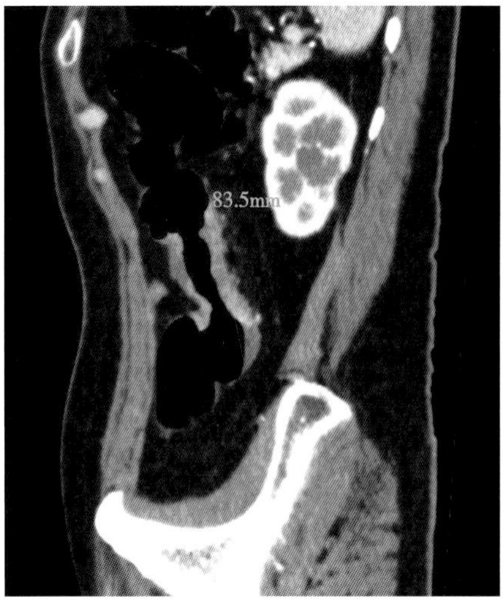

图 5-89　CT 多平面重建矢状位，显示降结肠局限性环形受累，肿瘤累及肠壁全层，周围脂肪间隙稍模糊

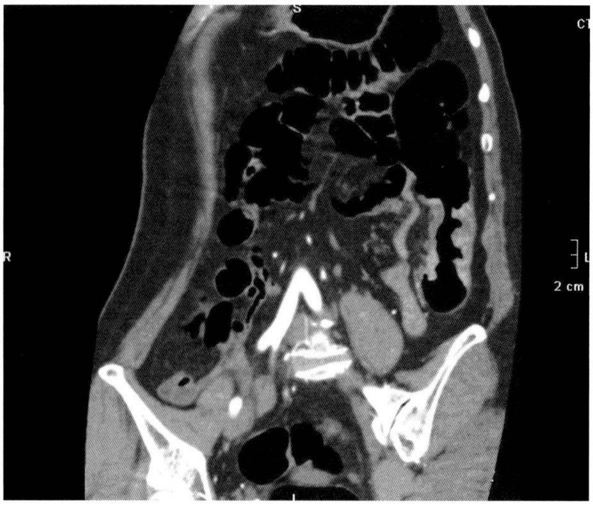

图 5-90　CT 多平面重建冠状位，显示降结肠局限性环形受累，肿瘤累及肠壁全层，周围脂肪间隙稍模糊，同时能提供邻近腹膜、淋巴结及周围脏器情况

范围、管腔狭窄程度及胃肠内容物密度（血性、脂肪、粪便）。随着 CT 技术的发展，空间分辨力明显提高，对胃肠道早期肿瘤的敏感性明显提高（图 5-92、图 5-93），有报道早期胃癌的检出率可高达 94%，进展期胃癌高达 96%~100%（图 5-94~ 图 5-96），可用于肿瘤术前分期和术后追踪观察。

3. 胃肠壁　肿瘤病变浸润深度的准确判断有利于肿瘤分期，管壁的强化方式有助于肿瘤性病变、炎性病变、缺血病变、感染性病变的诊断和鉴别诊断。

4. 腹膜　CT 对腹膜病变敏感，增加窗宽不仅有利于发现早期腹膜水肿，诊断早期炎性病变，还能发现空腔脏器穿孔后的腹腔积气。

5. 淋巴结　淋巴结饱满或增大、淋巴结内出现低密度坏死区、淋巴结包膜模糊及淋巴结门消失均提示异常，有助于肿瘤术前分期，术后疗效观察及与非肿瘤病变的鉴别。

6. 血管　CT 增强结合后处理技术对血管壁增厚、管腔狭窄、血管侵袭包绕及血管破裂渗漏均能清楚显示。另外对异常增粗的肿瘤血管及其来源的显

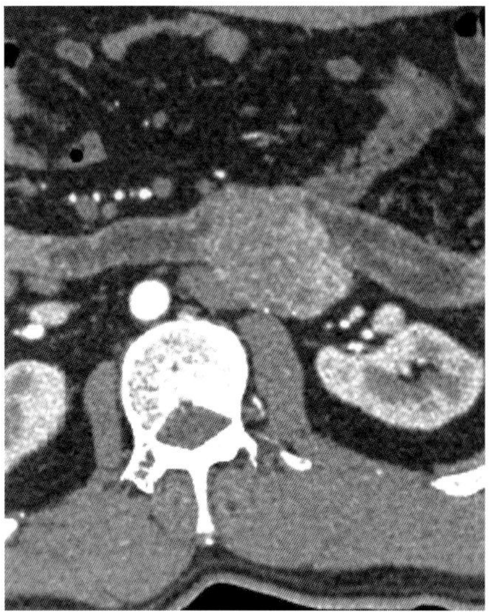

图 5-91　十二指肠降段间质瘤 CT 曲面重建，十二指肠整体显示，直观显示肿块大小、范围及与肠管的关系

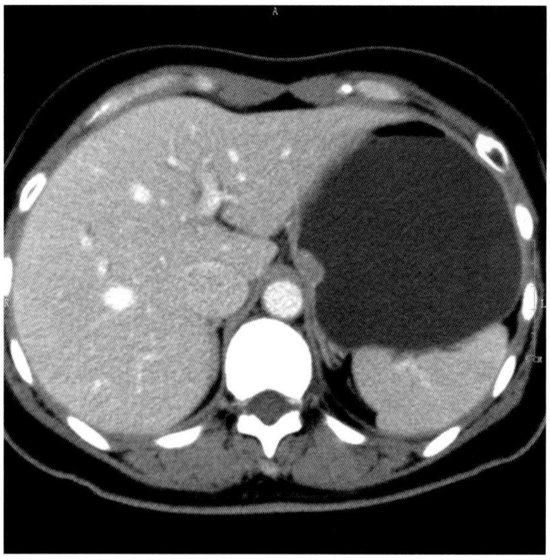

图 5-92　胃体局灶性间质瘤，CT 门脉期增强横轴位显示胃体近贲门小弯侧黏膜下局限性隆起病变

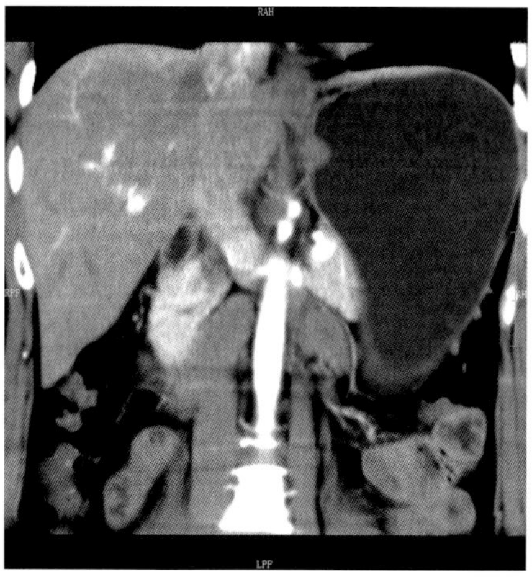

图 5-93 胃体局灶性间质瘤，CT 门脉期增强冠状位显示胃体近贲门小弯侧黏膜下局限性隆起病变

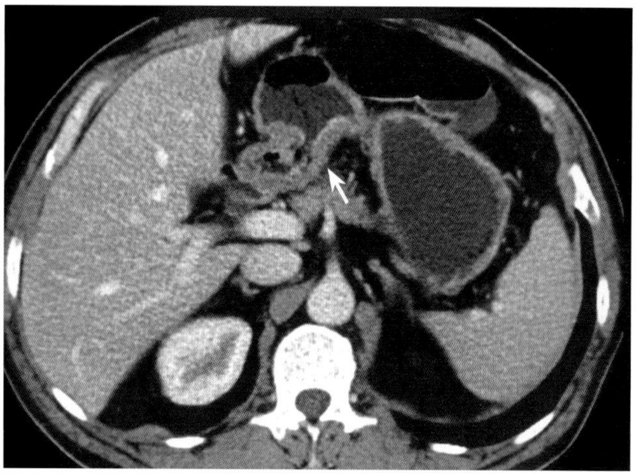

图 5-94 胃窦癌，CT 门脉期增强横断面显示胃窦壁弥漫不均匀增厚，胃周围脂肪间隙清楚

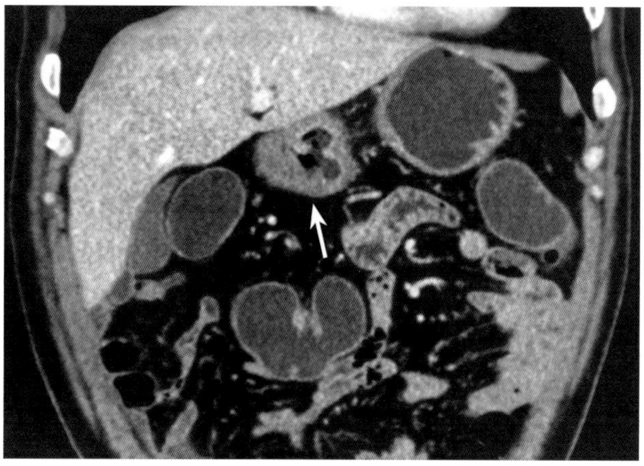

图 5-95 胃窦癌，CT 门脉期增强冠状面重建图显示胃窦壁弥漫不均匀增厚，胃周围脂肪间隙清楚

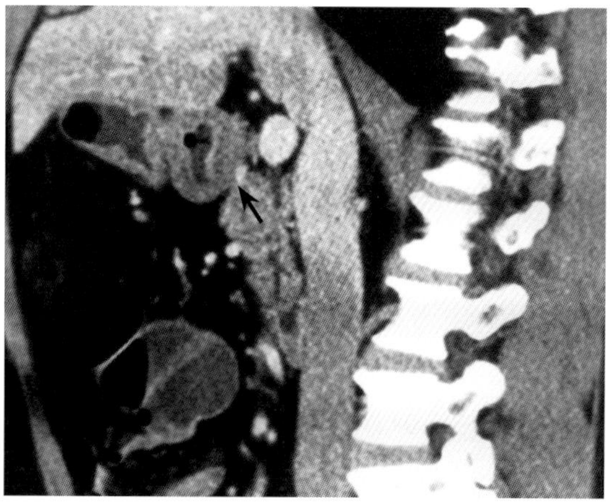

图 5-96 胃窦癌，CT 门脉期增强矢状面重建图显示胃窦壁弥漫不均匀增厚，胃周围脂肪间隙清楚

示不仅有助于手术中准确结扎止血，或术前辅助介入栓塞治疗，也有利于对较大肿块的定位诊断，为手术方案提供重要依据（图 5-97、图 5-98）。

六、临床应用价值

虽然目前 MDCT 不能提供胃肠动力学的影像信息，但能提供胃肠腔内、管壁及壁外病变重要诊断信息，评估淋巴结、腹膜后及毗邻脏器的浸润和转移情况，以及病变的血供和邻近血管的关系，这对精细解剖的腹腔镜手术非常重要。

CT 在胃肠外科急诊中也发挥重要作用，可显示腹腔积气、积液、胃肠道扩张和腔内气液积存、腹膜水肿、腹腔粘连，并可提示胃肠壁增厚水肿形态，对是否合并穿孔、脓肿、出血及缺血梗死等并发症提供重要信息。CT 通过病灶的形态、密度、强化特点及伴随征象，也能对胃肠道周围病变，或有相似症状或体征的其他系统来源病灶，做出有效的诊断和鉴别诊断。

CT 检查在术后复查中起主要作用。与存在一定风险和耐受性问题的消化道内镜检查相比，无创的 CT 检查更容易被接受，不仅能排查术后并发症（如出血、感染、吻合口漏、肠粘连、肠梗阻、肠缺血等），也能评估肿瘤术后有无复发及转移。多数学者主张胃肠肿瘤术后首次复查在术后 3~4 个月，因此时组织炎症水肿已消散，以后每半年复查一次至 2~3 年，之后改为每年复查一次至 5 年。

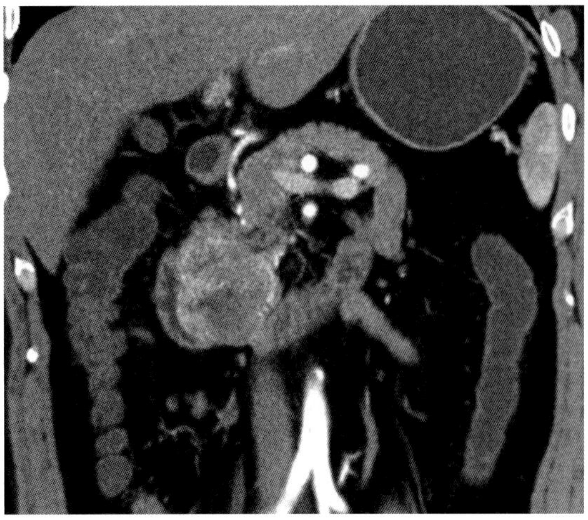

图 5-97　十二指肠降段间质瘤，CT 动脉期增强冠状面重建图显示十二指肠降段黏膜下富血供肿块，肿块内密度不均匀，中央密度降低，提示肿瘤坏死，肿瘤边界较清楚，邻近肠腔狭窄

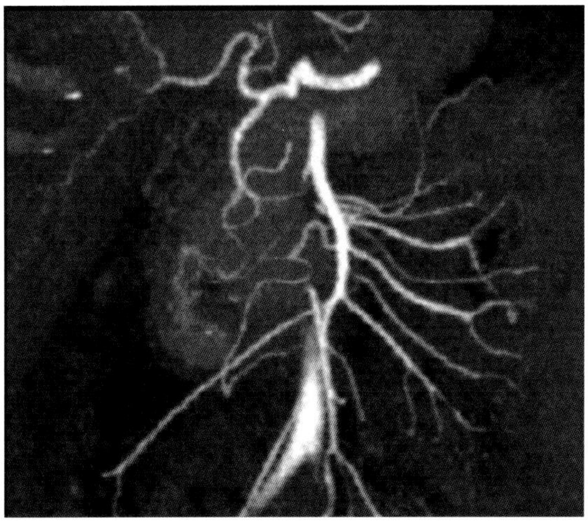

图 5-98　十二指肠降段间质瘤，CT 动脉期增强冠状面厚层 MIP 图显示十二指肠降段肿块周边血供丰富，肿块供血来源于腹腔干胃十二指肠动脉

（李莹）

参考文献

[1] Rakesh S, Prabhakar R, Iswaran R, *et al*. Diffusion-weighted MR Imaging of the Gastrointestinal Tract: Technique, Indications, and Imaging Findings [J]. RadioGraphics, 2013, 33(3): 655-676.

[2] Nam KL, Suk K, Gwang HK, *et al*. Hypervascular Subepithelial Gastrointestinal Masses: CT-Pathologic Correlation [J]. RadioGraphics, 2010, 30(7): 1915-1934.

[3] Yann G, Mathieu HR, Isabelle BC, *et al*. Multidetector CT Angiography in Acute Gastrointestinal Bleeding: Why, When, and How [J]. RadioGraphics, 2011, 31(3): e35-46.

[4] Woong Y, Yong YJ, Sang SS, *et al*. Acute Massive Gastrointestinal Bleeding: Detection and Localization with Arterial Phase Multi-Detector Row Helical CT [J]. Radiology, 2006, 239(1): 160-167.

[5] Blachar A, Federle MP, Pealer KM, *et al*. Gastrointestinal Complications of Laparoscopic Roux-en-Y Gastric Bypass Surgery: Clinical and Imaging Findings [J]. Radiology, 2002, 223(3): 625-632.

第四节　胃肠外科相关 MRI

磁共振成像（magnetic resonance imaging，MRI）利用人体氢质子在磁场内受到射频脉冲激励产生共振，在弛豫过程中发出一定频率的电磁波信号，信号被采集并由电子计算机处理成像。MRI 无电离辐射，成像范围广，成像参数复杂，可多序列、多层面成像，有较高的软组织分辨率，并能将形态学和功能学相结合，已成为当今影像医学中的佼佼者。

一、适应证

术前判断消化道肿瘤侵犯范围，腹腔实质脏器、腹腔及腹膜后淋巴结及腹膜种植情况；腹痛或肠梗阻查因；消化道肿瘤术后或治疗后疗效评估；炎性肠病或肠结核病灶范围及是否合并肠瘘；肛瘘分型等。

二、禁忌证

1. 体内有磁性金属异物；
2. 危重患者需心电监护者；
3. 幽闭恐惧症患者；
4. 不能耐受及早、中期妊娠患者属相对禁忌证。

三、检查前准备

检查前禁食 12 小时，清洁肠道，上消化道检查前 1 小时需饮水 1000ml 充盈胃肠道，上检查床前再口服纯水 800ml。下消化道检查需在检查前两小时内分两次口服纯水 600ml，上检查床后经肛门注入 1000~1500ml 等渗生理盐水。胃肠检查前 5~10 分钟肌内注射山莨菪碱 20mg。进入检查室前需去除所有金属物品、磁性物品和电子器件。检查前训练患者屏气。

四、常用检查序列方法

1. 腹部 MRI 平扫　以快速自旋回波及扰相梯

度回波序列为基础的 T1 及 T2 加权序列。

2. 腹部增强扫描常用三维容积内插扰相梯度回波序列。

3. 弥散加权成像(diffusion weighted imaging，DWI)。

4. MRI 胃肠道造影水成像(magnetic resonance gastrointestinal hydrography，MRGIH)。

5. MRI 仿真内镜技术。

6. MRI 血管成像(magnetic resonance angiography，MRA)。

五、临床应用价值

近十年来，随着快速序列及功能技术的研发和计算机技术快速发展，MRI 对腹部胃肠道的应用得到拓展。MRI 具有优越的形态及功能成像特点，对其他影像学诊断不明确的病灶能作出更加明确的诊断，如鉴别原发、复发恶性肿瘤和炎性病变。但由于 MRI 成像速度较慢，价格昂贵，受磁场不均匀、呼吸运动和肠蠕动影响较大等原因，在胃肠道疾病的诊断中没有大范围使用，目前多用于直肠肿瘤、中晚期肿瘤的术前分期和了解腹部血管、淋巴结情况。

在直肠肿瘤的影像诊断中 MRI 为首选，因 MRI 对生殖器无放射性损伤；直肠位置固定，无运动伪影；直肠周围系膜脂肪含量丰富，易于衬托肠壁的早期病变(图 5-99~ 图 5-102)；MRI 软组织分辨力高，不仅能清楚显示肠壁早期形态和信号变化，而且能显示直肠系膜、筋膜、腹膜及肛提肌和周围淋巴结情况，从而判断环周切缘(circumferential resection margin，CRM)是否阳性，有无肠壁外血管侵犯和淋巴结转移(图 5-103~ 图 5-105)。在胃肠道 MRI 检查中，直肠是最理想的器官，与其他影像方法相比，

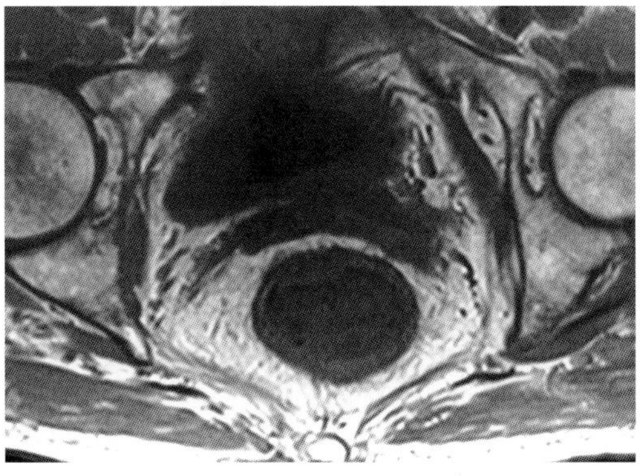

图 5-99　直肠短轴位 T1W，清楚显示直肠轮廓及直肠系膜

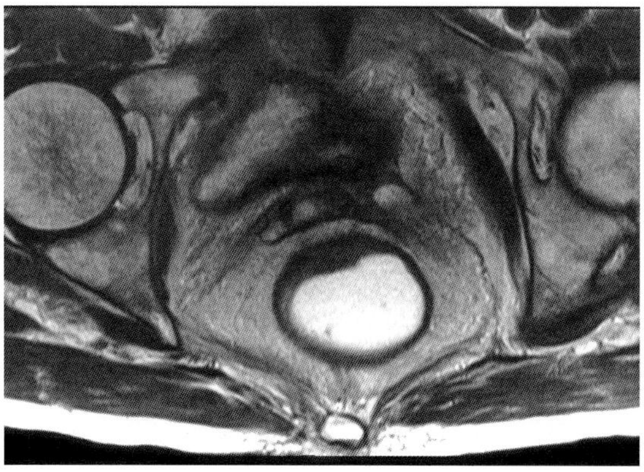

图 5-100　直肠短轴位 T2W，清楚显示直肠壁厚度及内壁、周围轮廓，直肠前壁局限性增厚，内膜不光整，未侵犯直肠系膜，为局限性直肠肿瘤

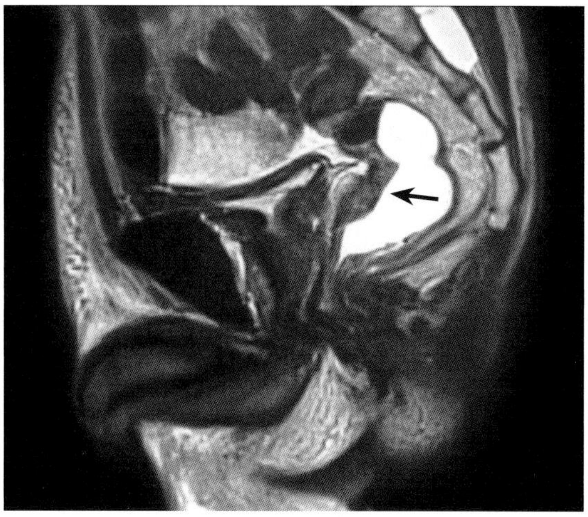

图 5-101　直肠矢状位 T2W 清楚显示直肠癌病灶累及直肠范围、直肠系膜、腹膜及骶前筋膜情况

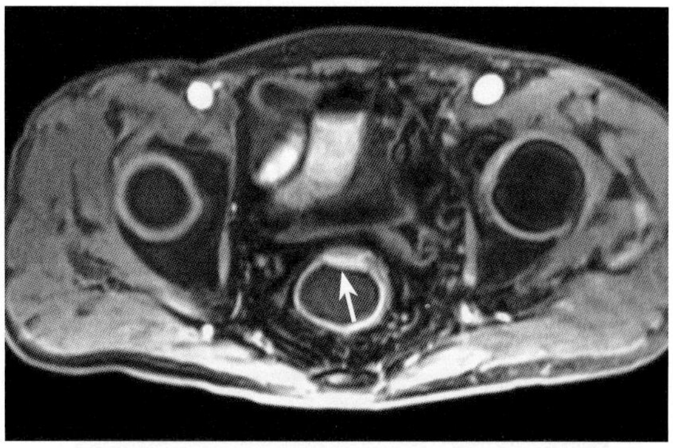

图 5-102　直肠癌 T_2 期，MRI 动态增强早期直肠短轴位示直肠前壁黏膜增厚，并邻近肌层侵犯，直肠系膜未见异常

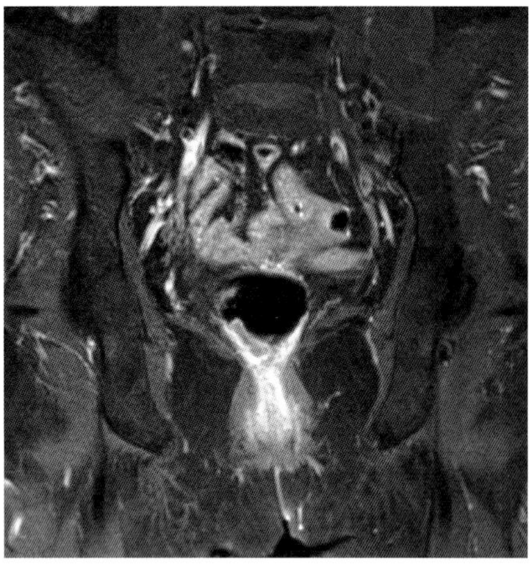

图 5-103　低位直肠癌，冠状位增强对低位直肠癌有无肛提肌受侵显示清楚

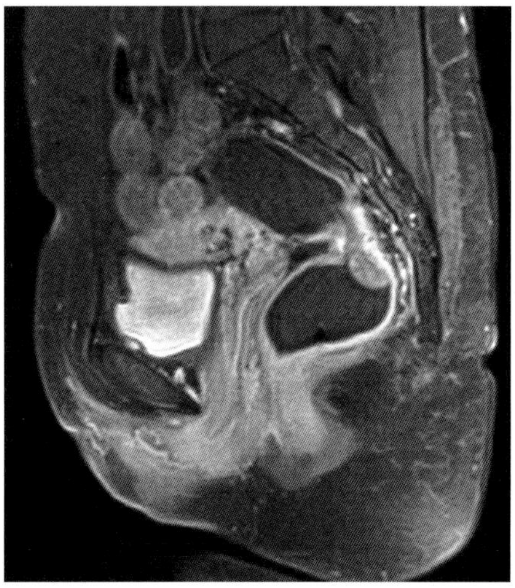

图 5-104　矢状位增强 MRI，能显示直肠肿瘤的位置、范围、距肛门的距离及有无腹膜、骶前筋膜及盆腔脏器受侵

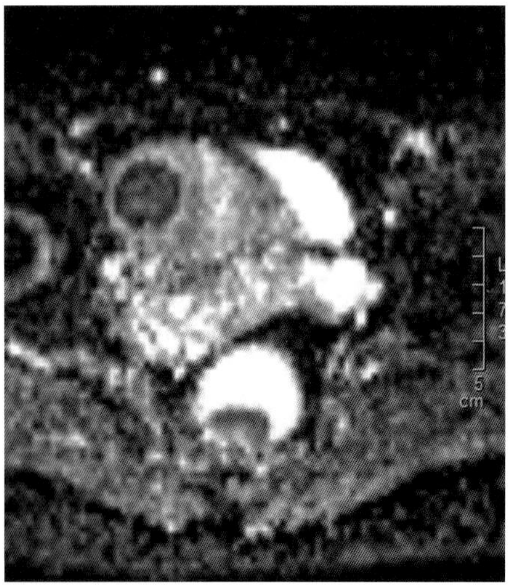

图 5-105　弥散加权表观弥散系数（ADC）图，显示直肠后壁肿块弥散明显受限，放化疗后肿瘤的疗效可表现为肿瘤体积缩小、肿瘤血管减少、ADC 值增高

MRI 对直肠癌 TN 分期的准确性更高。直肠癌术后复查中 MRI 也起主要作用，对明确有无局部复发及排查肝、脑、淋巴结转移，及腹腔或胃肠道复发均有良好效果。

近年问世的 MRI 仿真内镜技术，利用原始 MRI 信号进行计算机三维重建，产生类似内镜视角的逼真影像。可直观显示消化道黏膜皱襞和腔内病变，小至 5mm 的结肠息肉都可被发现，但对扁平状病灶敏感性差。

（李莹）

参考文献

[1] 杨正汉，冯逢，王霄英. 磁共振成像技术指南[M]. 北京：人民军医出版社，2010：23-25.

[2] Luna A，Ribes R，Soto JA，*et al*. Diffusion MRI Outside the Brain：A Case-Based Review and Clinical Applications[M]. New York：Springer，2012：56-57.

第五节　胃肠外科相关 PET/CT

正电子发射断层成像（positrons emission tomography，PET）是现代分子影像技术的代表，PET 与 CT 结合即 PET/CT，是将 CT 与 PET 前后排列在同一扫描轴上，两种扫描一次完成，不仅能获取 CT 高分辨率解剖成像信息，而且能获得脏器组织血流灌注、细胞代谢、受体、酶、基因表达等功能信息。PET/CT 使解剖与代谢信息有机结合在一起，相互印证、优势互补，提高诊断的特异性和灵敏度，利用放射性核素显影显示组织代谢、受体、酶和基因表达信息，从蛋白质和基因水平研究和探讨疾病发生及发展规律，使影像学从单纯的形态学研究上升到形态与功能相结合的新高度，是目前最先进的影像设备之一。

PET/CT 目前在临床诊治、基础研究等方面的应用越来越广泛，在全身肿瘤诊断方面有突出优势，在肿瘤筛查、定性与鉴别诊断、分期、治疗计划修订、疗效评价、转移和复发灶检测等方面均具有较高敏感性和特异性。在胃肠外科主要用于术前疑难病例诊断、肿瘤分期和术后复查。

一、适应证

胃肠道肿瘤的定性及定位诊断；肿瘤分期；术后疗效评价；复发监测与再分期。

二、禁忌证

胎儿和儿童对放射特别敏感，故儿童、妊娠妇女和哺乳期妇女应慎重选择此项检查。其余禁忌证同CT检查。

三、检查前准备

检查前至少禁食4小时以控制血糖水平，以免血糖过高对肿瘤摄取放射性核素示踪剂(如^{18}F-FDG等)产生竞争性抑制，禁食也有助于减少消化道非特异性摄取。胃肿瘤检查前饮水、服发泡剂、用解痉药以减少胃肠部位的非特异性摄取。注射示踪剂之前应保持安静、舒适的休息状态，尽量放松，并减少不必要的说话，以减少肌肉非特异性摄取干扰检查结果。

四、常用检查方法

胃癌、结直肠癌原发灶和转移灶的检测主要用^{18}F-FDG示踪剂，检查过程分为摆位、采集、重建和分析多个步骤。为提高检测的准确性还可用药物抑制生理性摄取，使用造影剂或液、气扩张胃肠道。

五、临床应用价值

PET/CT在保持PET高度生物学优势的同时，发挥多层CT的强项，高清晰显示放射性示踪剂浓聚部位的精细结构和周围解剖关系，实现了活体状态下核医学与影像学的完美结合。近年来示踪剂发展很快，除不断有新显像核素出现，还不断发展出新型化学或生物底物、生物功能阶段性示踪剂。在胃肠外科的应用包括：检出胃肠道原发良恶性肿瘤，肿瘤分期；肿瘤生物学特性的预测，如肿瘤分级、增殖状态、受体表达程度等；协助确定肿瘤治疗方案，早期监测疗效，检测抗治疗现象；肿瘤复发、转移早期诊断，坏死与存活组织的鉴别；肿瘤基础研究；运用PET/CT为肿瘤适形调强来确定生物靶区等(图5-106)。

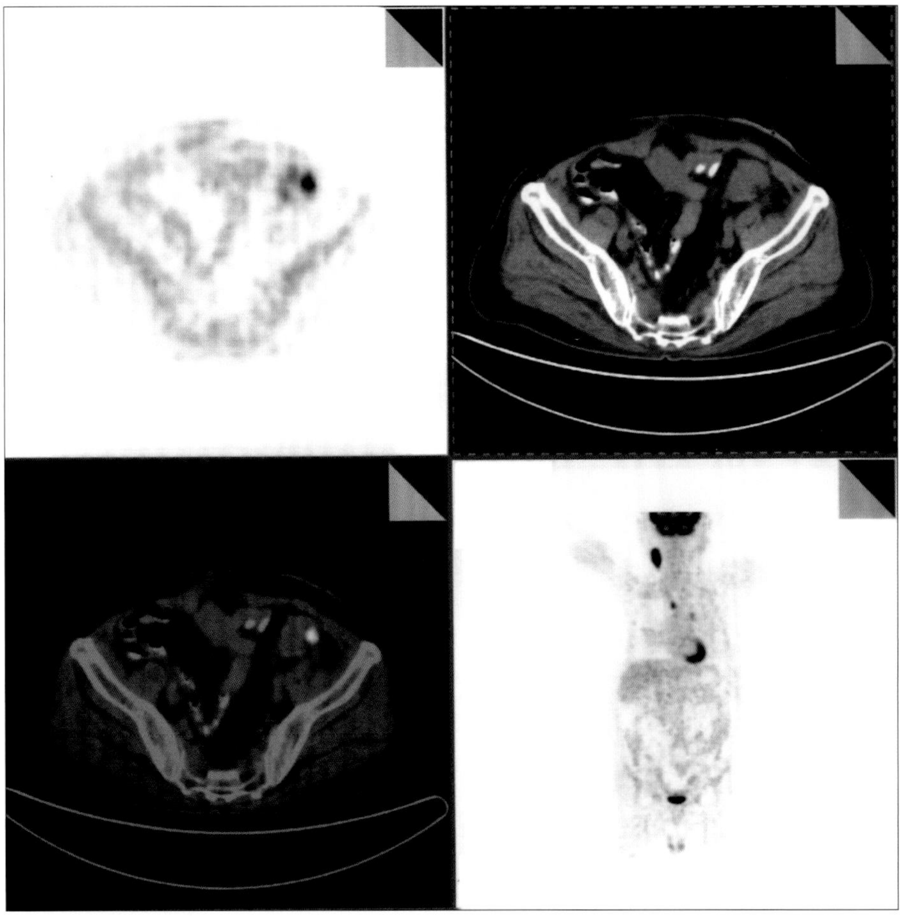

图5-106 结肠癌术后PET/CT显示左下腹肿块，局部见放射性核素浓聚，全身放射性核素显像示两侧纵隔及右侧颈部淋巴结肿大并葡萄糖代谢增高，提示肿瘤术后复发并远处淋巴结转移

六、PET/CT 的局限性

因示踪剂、设备质量、性能、操作和分析技术方面的原因，可能造成检查结果伪像，如：图像融合要求 CT 图像与 PET 空间信息的一致性，但由于种种原因（体位移动、胃肠道蠕动等）造成配准精确性失误时，会出现肿瘤定位的误差；示踪剂的组织摄取、分布受各种体内、体外因素影响较大，可出现假阳性和假阴性结果。

胃肠壁富含腺体、平滑肌组织，回盲部及乙状结肠富含淋巴组织，且较多粪便，均会增强示踪剂的生理性摄取，因此可造成假阳性结果，但动态观察这些区域逐渐移行成带状，有助于生理性浓聚的诊断，反之随时间变化形态不改变的浓聚灶则为病变。^{18}F-FDG 为目前最常用的示踪剂，但印戒细胞癌、黏液腺癌及类癌等的 ^{18}F-FDG 的摄取很低，另一方面炎症、肉芽肿等良性病变有时会有葡萄糖代谢的变化，这些因素均降低了胃肠肿瘤早期诊断和鉴别诊断的敏感性和特异性。因此 PET/CT 目前主要用于中晚期胃肠癌分期，尤其是排查远处转移效果很好。PET/CT 在术后疗效监测和排查术后复发方面优于 CT、MRI 和骨扫描。但应注意消化道术后胃肠吻合口或造口部位均可能见放射性摄取增多，容易造成假阳性结果，需要加以判别。

总之胃肠道 PET/CT 诊断要结合患者年龄、病灶部位、累及范围、胃肠壁及肠腔形态变化，淋巴结及其他脏器情况，病灶摄取浓度及随时间改变，示踪剂浓度和形态改变等综合因素，才能作出较准确的诊断和鉴别诊断。

（李莹）

参考文献

于丽娟. PET/CT 诊断学[M]. 北京：人民卫生出版社，2009：23-24.

第六章

腹腔镜胃肠外科手术前准备

腹腔镜胃肠外科手术前准备与开腹手术有相同之处，但因其操作方式不同，也有一些特定的准备需要完善。

一、一般准备

1. 心理准备　患者在术前普遍存在焦虑、紧张、恐惧等情绪，还可能对腹腔镜的手术方式及效果存在疑问，术前应向其耐心讲解此类手术的优势和特点，同时也要说明适用范围及中转开腹的可能性，以取得患者的信任和配合，减轻心理应激反应。应履行书面知情同意手续，由患者本人签署，本人无法签署时，由具备合法资格的亲属(或监护人)签署。对可能行结肠造口术的患者应特别重视其心理准备，主管护士要配合医生向患者说明手术的必要性，告知患者只要掌握了造口护理技巧，术后完全可以重返社会生活，增强其信心。术前由主刀医生和造口师共同完成造口定位(图 6-1~ 图 6-6)。术前请经验丰富的造口患者协助，现身说法，也有良好效果。

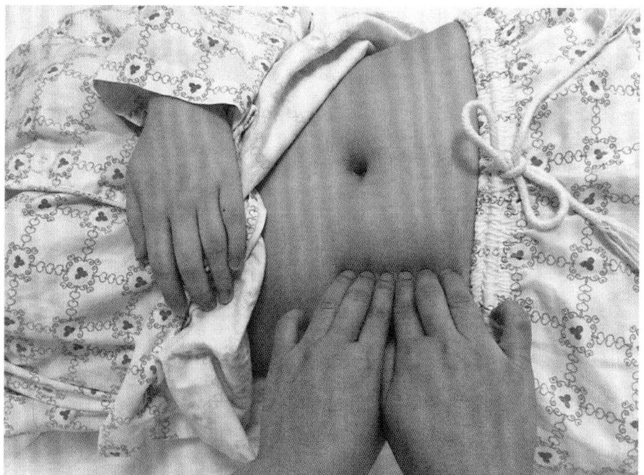

图 6-1　腹直肌外缘定位

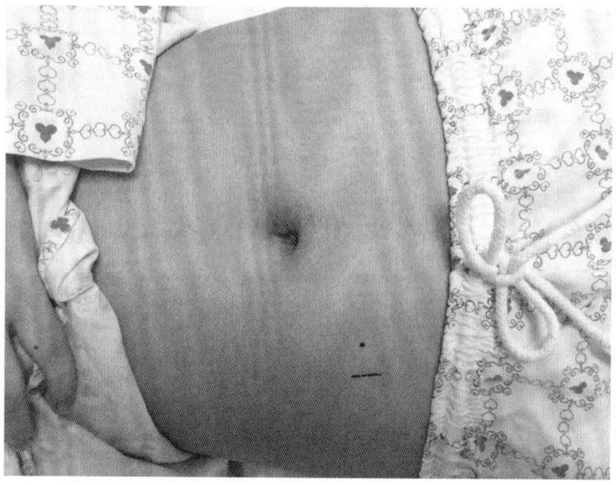

图 6-2　初步标记造口位置

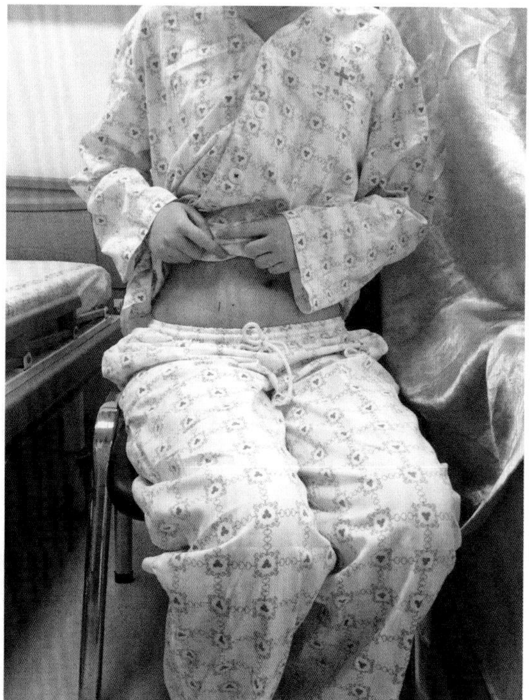

图 6-3　患者坐位时自己低头能看清造口

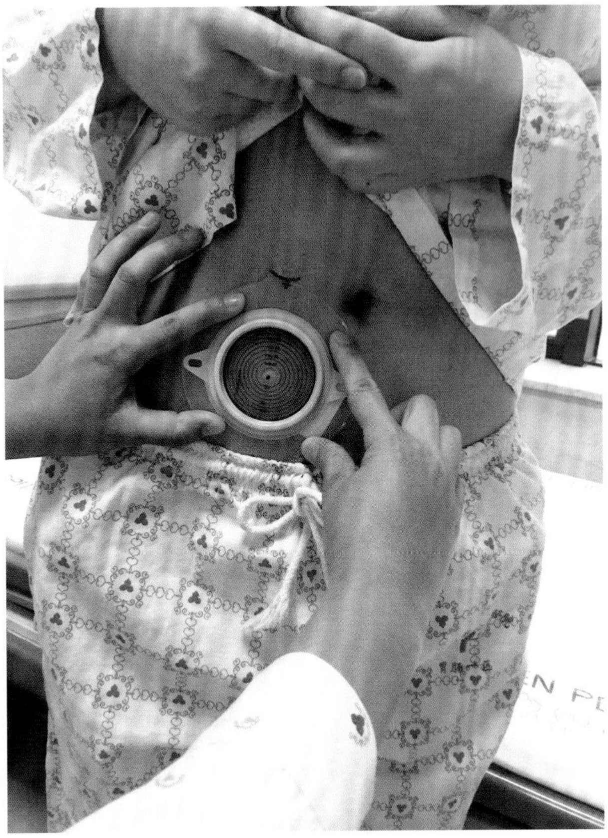

图 6-4　站立位模拟佩戴造口袋

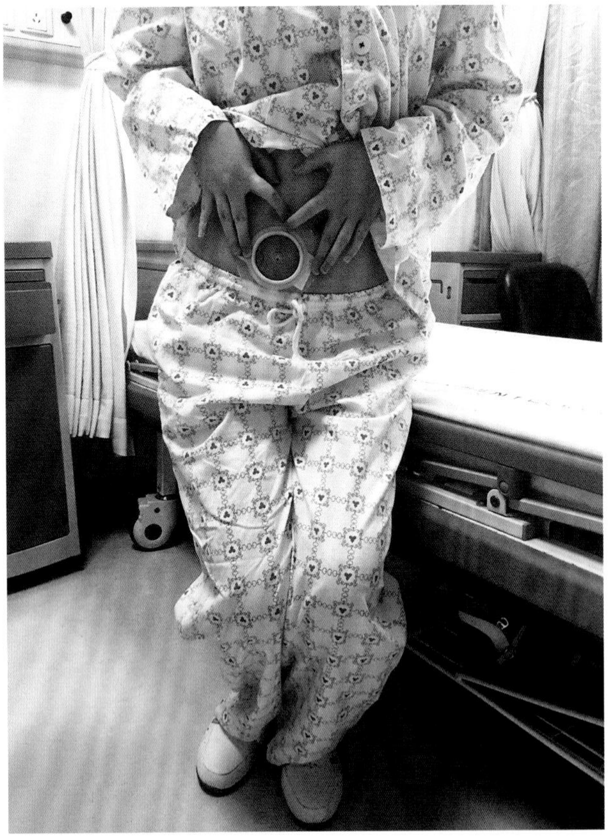

图 6-5　向前弯腰模拟佩戴造口袋

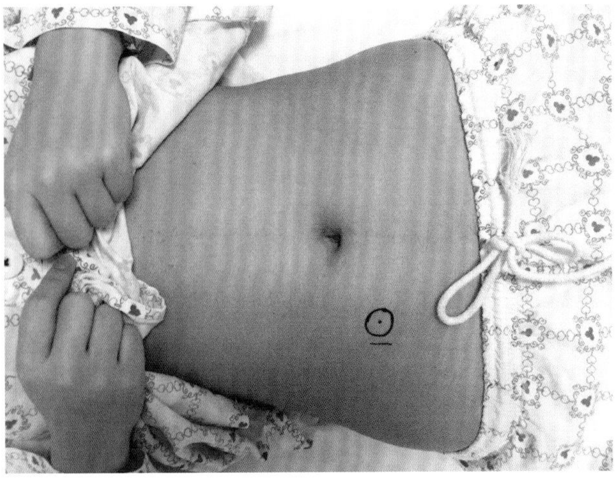

图 6-6　确定标记造口位置

2. 生理准备

(1) 术前常规检查血常规、凝血功能、心电图、胸片等，纠正贫血和低蛋白血症，纠正水、电解质平衡紊乱，治疗和控制合并症。对存在营养不良者，酌情行肠内或肠外营养支持，使用无渣流质肠内营养剂可兼顾肠道准备。

(2) 胃肠道准备：胃肠道准备是胃肠外科术前准备的重要内容，准备不良可能导致一期吻合失败而被迫造口。常规术前 2 天改为全流质饮食，术前 12 小时禁食、4 小时禁饮水。对于拟行结直肠手术而无肠梗阻的患者，口服容量腹泻剂（如复方聚乙二醇电解质散）效果良好。服用方法：术前晚冲服复方聚乙二醇电解质散，128g 兑温开水 2000ml，2 小时内喝完，之后多走动以促进肠蠕动，继而会多次排稀便清空肠道，直至排出物为清亮液体无粪渣，一般不需要再灌肠，患者耐受良好。对存在不完全性肠梗阻的患者不能使用泻药，其肠道准备需时较长，术前 5~7 天开始口服乳果糖等缓泻药，使大便软化促进排空，结合每天普通灌肠，术前 1 天及术晨清洁灌肠，也可达到较好效果。胃及小肠手术肠道准备较结直肠手术简单，不需服泻药及灌肠，而仅予饮食调整及简单的促排便措施。但若估计胃手术可能涉及横结肠时，应予预防性肠道准备。

(3) 术前留置胃管：腹腔镜胃手术患者术前需留置胃管胃肠减压。胃管顶端必须到达胃腔中下部，距贲门 10~15cm。留置胃管的最佳长度为 55~68cm。存在幽门梗阻的患者，在肠外营养支持同时，术前需留置胃管 1 周，并每天用高渗盐水经胃管灌洗胃腔，减轻黏膜水肿，以利手术进行。

近年兴起的快速康复外科(enhanced recovery

after surgery，ERAS）观点与上述传统处理有很大不同，主要包括：术前不进行机械灌肠；手术前不再整夜禁食，反而鼓励在术前 2 小时喝糖水，可减少烦渴、饥饿、烦躁及术后胰岛素抵抗；不再等到术后 4~5 天肠道通气或排便后才恢复进食，而是在术后第 1 天就开始少量进食，至术后 3~4 天已恢复普通饮食；不再使用鼻胃管、腹腔引流管等各类导管，尽量减少患者不适和疼痛。在全身基础情况好的中青年患者，且手术顺利的情况下，以上快速康复外科处理均可安全执行，有利于患者恢复。但在年老体弱、存在胃肠道梗阻和其他并发症的患者，应慎行以上快速康复外科处理。且手术所遇情况千差万别，在很多情况下为吻合口减压和术后观察、引流，胃肠减压管和腹腔引流管仍是必需的措施。

（4）术前留置尿管：涉及盆腔的结直肠手术和估计需时较长的手术都应在术前留置尿管，使膀胱处于空虚状态，利于暴露术野，避免膀胱损伤，并可在术中观察尿量和颜色，作为监控循环状况和泌尿道损伤的指标。建议将尿管带入手术室，麻醉后再放置，以避免患者疼痛不适。

（5）术前备皮：除常规清洁身体及手术区域外，因腹腔镜手术常在脐部放置套管，故需重视脐窝的清洗（图 6-7），以避免套管孔感染。脐窝常藏有大量污垢和细菌，通常先用肥皂水浸泡清洗，软化污垢，再用酒精棉签清洗消毒数次，操作时动作要轻柔，避免损伤脐部皮肤。拟行直肠 TME 和 Miles 手术的患者，建议将肛周毛发剃净。

（6）血管通道准备：在腹腔镜胃肠道手术中，为保证输液输血顺利进行，术前通常在前臂粗直、富有弹性、易于固定的大血管置入静脉留置针。此外，还需考虑根据不同术式选择不同血管，以避免术中主刀医生站位和管道操作相互影响，如胃和小肠手术宜选择右前臂血管，左半结肠、乙状结肠和直肠手术宜选择左前臂血管。留置针可保留 3 天，减少了反复穿刺的血管损伤，也减轻患者痛苦。对恶性肿瘤预期行术后静脉化疗的患者，可考虑留置经外周静脉穿刺置入中心静脉导管（PICC）（图 6-8）或输液港（图 6-9），兼顾近期和长期输液。

（7）预防感染：胃肠外科手术多为可能污染或污染手术，应重视预防性抗生素使用，但也要避免滥用。急诊和肠道手术前半小时内预防性使用抗生素有助于控制感染和减少术后感染。对操作时间长、创伤大的手术也建议术前半小时静脉使用预防性抗生素，手术进行 4 小时可追加剂量。

（8）特殊物品准备：术前准备好腹带和翻身垫。对于切口较大的手术，术后早期使用腹带，可以相对固定伤口，减轻患者疼痛，利于伤口愈合。翻身垫可以帮助患者取舒适的体位，鼓励患者床上活动，预防压疮，促进肠蠕动及引流液排出。

（9）手术部位标记：行腹腔镜疝手术的患者，主管医生应在签署各种同意书时或术前一天在患者术侧体表用记号笔作上标记，以避免左右出错。

（10）其他：择期手术前如发现发热、妇女月经来潮等情况，应推迟手术。术前应取下患者的可活动义齿，以免脱落误吸。吸烟患者术前应戒烟至少 2 周，并指导其多做深呼吸，掌握正确的咳嗽咳痰方法，进行胸式呼吸训练。鼓励患者提前适应卧位大小便等。

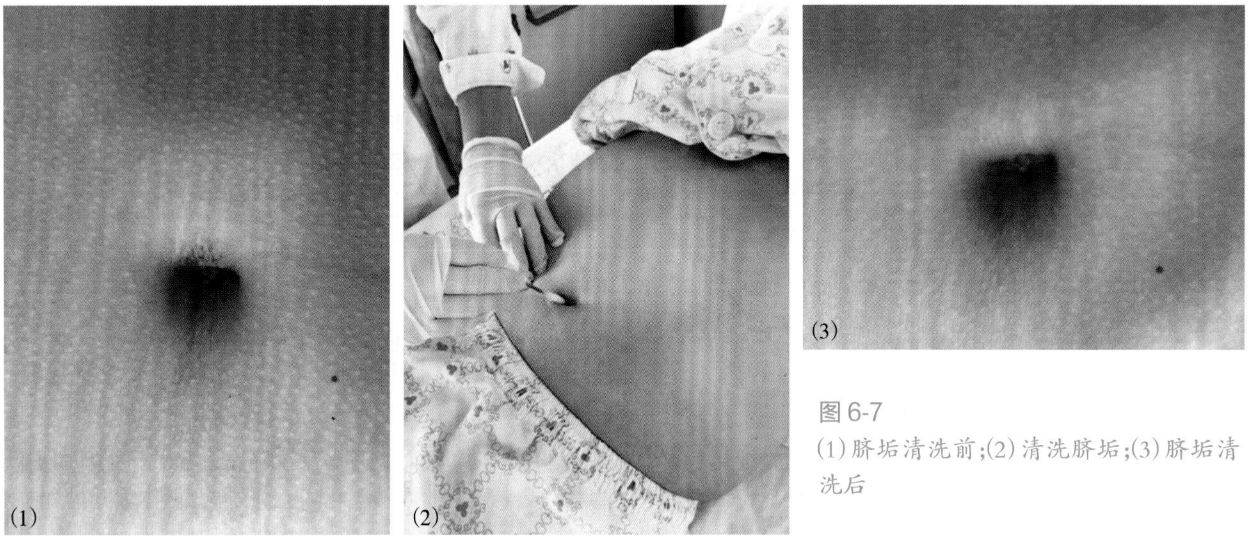

图 6-7
（1）脐垢清洗前；（2）清洗脐垢；（3）脐垢清洗后

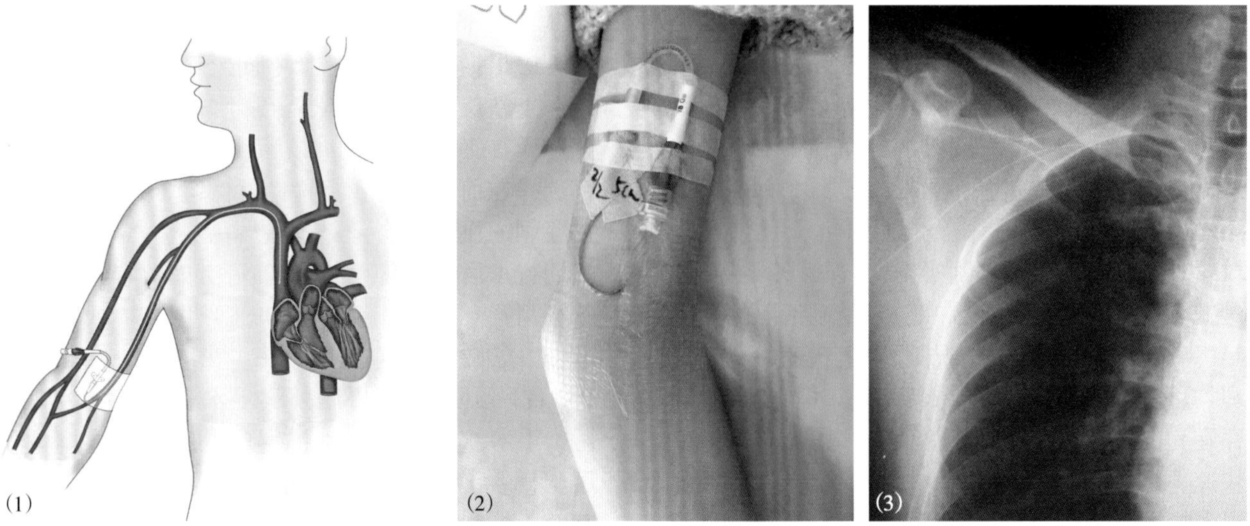

图 6-8
(1)PICC 示意图;(2)PICC 外部观;(3)PICC X 线定位

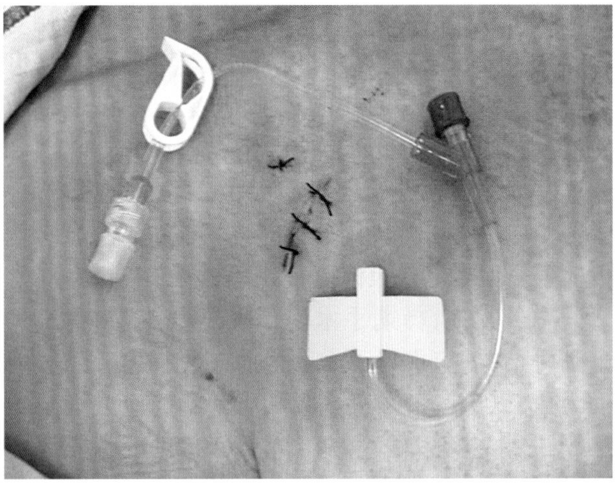

图 6-9　输液港

二、特殊准备

合并各系统严重疾病的患者不能耐受气管插管全身麻醉并需建立气腹的腹腔镜手术，如恶性高血压、心力衰竭、严重肾衰竭等，但轻度和可以控制的重要器官疾病并不是腹腔镜手术的禁忌证。对合并心、肺、肝、肾等重要器官疾病的患者，术前需与相关专科共同评估手术适应证并制订详细的围术期处理方案。

1. 合并心血管疾病　冠心病患者术前可使用钙通道阻滞剂、普萘洛尔、长效硝酸盐类、复方丹参注射液等扩张冠状血管、减慢心率的药物，有利于减少心肌缺血、缺氧的发生。心肌梗死发生 6 个月内不适宜行择期手术。存在房室传导阻滞的患者，无症状的一度房室传导阻滞一般无需处理，可以耐受手术。已有三度传导阻滞者，手术风险较大，如非紧急不宜行外科手术，在紧急状态下，应做好充分准备，术前或术后应用阿托品或异丙肾上腺素等，必要时安装起搏器。有高血压病史患者应按平时规律服药至术日晨，术后情况平稳的患者自第二日即可尽早恢复口服平时药物，除有食管吻合口的病例应在恢复饮水后恢复服药外，口服少量药物并不会威胁胃肠道吻合口安全。尽早恢复习惯用药有利于控制血压平稳和避免静脉使用降压药物的副作用。

2. 合并慢性呼吸道疾病及肺功能不全　长期慢性呼吸道疾病患者，如慢性支气管炎、支气管哮喘、支气管扩张、慢性阻塞性肺疾病、肺结核、肺源性心脏病等，多有不同程度的呼吸功能不全。术前应戒烟、禁酒，选择有效抗生素控制感染，根据痰培养结果调整抗生素应用，若患者反复使用多种抗生素，可选用抗革兰阴性杆菌药物。超声雾化吸入扩张气管，祛痰，可选用沙丁胺醇、异丙托溴铵、氨溴索联合用药。经常发生哮喘的患者，可口服地塞米松，以减轻支气管黏膜水肿。鼓励患者咳嗽、排痰、深呼吸及胸式呼吸，锻炼呼吸功能，并指导其学会正确的咳嗽咳痰方法，以利于术后呼吸功能维护。

3. 合并糖尿病　与内分泌专科共同制订方案，术前规律使用口服降糖药物或注射胰岛素控制血糖接近正常范围(7.2~8.3mmol/L)，对老年患者可放宽至 9.4mmol/L 以下。至术日晨停止服药和停止注射胰岛素，以 1U 胰岛素∶4~6g 葡萄糖配制含糖液维持静脉滴注。如需急诊手术的患者，可用 0.9% 氯化钠

50ml 加胰岛素 20U 以微量泵控制静脉推注，随时复查血糖控制推注速度，当血糖控制在 10mmol/L 左右时可手术，在术中应监测血糖。须注意部分老年人为隐性糖尿病患者，平时临床症状不典型或无症状，但手术应激可能引发糖尿病酮症酸中毒或高渗性非酮症昏迷，故对空腹血糖在 6.7mmol/L 以上的可疑患者和老年患者，应加强围术期血糖监测，及时发现和处理异常情况。

4. 合并肝功能不全　对肝功能不全患者应在术前进行 Child 分级，Child C 级不宜择期手术；B 级经充分准备转为 A 级后可行手术治疗；A 级患者也应经充分术前准备再进行手术治疗。此类患者在行营养支持时应注意增加支链氨基酸比例。重视纠正贫血和低蛋白血症，补充维生素 K，改善凝血机制，纠正水、电解质平衡紊乱，使用护肝药物，并应用抗生素预防感染。

5. 合并肾功能不全　腹腔镜手术的气腹压力会对肾功能造成一定影响，但正常情况下都可代偿恢复。合并肾功能不全的患者行腹腔镜手术前，需经慎重评估和充分准备。轻度肾功能指标（尿素氮、肌酐）升高而无明显水肿和电解质紊乱的情况，可以在严密监护下施行腹腔镜手术，但需控制手术时间，围术期需重视维持水、电解质平衡。因肾功能不全需透析的患者，可在透析第二日内环境稳定的状况下尽快行腹腔镜手术，围术期严密监测水、电解质平衡状况，术中重视止血处理，并严格控制手术时间（<4 小时），术后 18 小时后可再行透析治疗。

6. 合并凝血功能异常　胃肠外科腹腔镜手术可进行精细解剖控制血管，并常规使用超声刀，术中出血较开腹手术大大减少。但因凝血功能不良造成术野大面积渗血时，在腹腔镜下处理非常困难，可能导致手术失败。对有出血倾向的患者应在术前与血液科协同处理，积极治疗原发病，制订详细的抗凝药物使用和术前停用方案，将凝血酶原时间及活化部分凝血活酶时间调整至正常范围。腹腔镜手术气腹压力会在一定程度上影响下腔静脉回流，增加了术后深静脉血栓形成的风险，而与此相关的肺栓塞等并发症将造成严重后果。所以对术前已存在静脉血栓形成危险因素的患者，包括年龄 >40 岁、肥胖、有血栓形成病史、静脉曲张、吸烟、术后可能长时间卧床等，应重视深静脉血栓形成的预防，提前制订详细的术后抗凝治疗方案，如使用肝素，定时按摩四肢、穿弹力长袜、空气波压力治疗等。

7. 其他　近期有脑卒中者，择期手术应在 6 周后进行。正在应用皮质激素治疗或在 6~12 个月内曾用激素治疗超过 1~2 周者，肾上腺皮质功能受到不同程度的抑制，应重视围术期激素水平的维持。可在术前 2 日开始给予氢化可的松（100mg/d），手术当天再给 300mg，并持续至术后 3 日。

（戎穗冰　包莉萍）

参考文献

[1] Uratani R, Toiyama Y, Shimura T, *et al*. Preoperative Lower Body Mass Index Correlates with Poorer Prognosis in Patients Undergoing Curative Laparoscopic Surgery for Colorectal Cancer [J]. Anticancer Res, 2015, 35 (10): 5639-5648.

[2] Morris MS, Graham LA, Chu DI, *et al*. Oral antibiotic bowel preparation significantly reduces surgical site infection rates and readmission rates in elective colorectal surgery [J]. Ann Surg, 2015, 261 (6): 1034-1040.

[3] Huang G, Zheng H, Ao Y. The Study on Perioperative Nursing for the Patients with Inguinal Hernia [J]. Br J Nurs, 2015, 4 (2): 5-8.

[4] Xu D, Lin WH, Xu M, *et al*. Implementation of Standardized Perioperative Care for Laparoscopic Roux-en-Y Gastric Bypass in a New Program at a Chinese Hospital [J]. Bariatr Surg Pract and Patient Care, 2015, 10 (2): 49-54.

[5] Indrakusuma R, Dunker MS, Peetoom JJ, *et al*. Evaluation of preoperative geriatric assessment of elderly patients with colorectal carcinoma. A retrospective study [J]. Eur J Surg Oncol, 2015, 41 (1): 21-27.

[6] Fecher-Jones I, Taylor C. Lived experience, enhanced recovery and laparoscopic colonic resection [J]. Br J Nurs, 2015, 24 (4): 223-228.

[7] Salvadalena G, Hendren S, McKenna L, *et al*. WOCN society and ASCRS position statement on preoperative stoma site marking for patients undergoing colostomy or ileostomy surgery[J]. J Wound Ostomy Continence Nurs, 2015, 42(3): 249-252.

[8] O'Donnell KF. Preoperative pain management education: A quality improvement project [J]. J Perianesth Nurs, 2015, 30 (3): 221-227.

[9] 江志伟，黎介寿 . 快速康复外科——优化的临床路径 [J]. 中华胃肠外科杂志，2012，15 (1): 12-13.

[10] Lyman GH, Khorana AA, Kuderer NM, *et al*. Venous thromboembolism prophylaxis and treatment in patients with cancer: American Society of Clinical Oncology clinical practice guideline update [J]. J Clin Oncol, 2013, 31 (17): 2189-2204.

第七章

腹腔镜胃肠外科手术麻醉

腹腔镜手术自20世纪70年代应用于临床以来，已推广到阑尾切除术、疝修补术、胃切除术、脾切除术、结直肠手术、肝切除术等，其应用范围不断拓展，必然给麻醉学提出新的要求。本章主要论述腹腔镜胃肠手术麻醉的相关问题。

第一节 腹腔镜手术病理生理

腹腔镜手术麻醉的特殊性主要是针对气腹带来的一系列影响，为确保患者安全及快速复苏，麻醉医生有必要了解相关病理生理改变。

一、呼吸功能改变

CO_2气腹对呼吸功能的影响主要有两方面，一是CO_2负荷增加引起的内环境改变，二是人工气腹和术中特殊体位导致的肺部机械力学变化。

腹腔镜手术中CO_2可经腹膜吸收，导致通气/血流(V/Q)比例失调，生理无效腔增加，引起高碳酸血症。在压力平稳的气腹过程中，充气后15~20分钟，全麻机械通气的患者动脉血二氧化碳分压($PaCO_2$)升高到一定程度，而在局麻下实施的腹腔镜手术中，$PaCO_2$虽维持不变，分钟通气量将显著增加。正常情况下，呼气末二氧化碳($PETCO_2$)监测可以间接反映$PaCO_2$，但在气栓、气胸、纵隔与心包积气、单侧肺通气等情况下，$PaCO_2$与$PETCO_2$差值明显增加，因此气腹时除监测$PETCO_2$外，最好同时监测$PaCO_2$。一般情况下，当患者停止机械通气时，绝大部分CO_2负荷可以排出。但本身就存在呼吸功能损害的患者，术后发生呼吸衰竭的危险将大大提高。

人工气腹会引起膈肌上移，加之术中某些特殊体位导致肺通气血流重新分布，可使肺顺应性和功能残气量(FRC)降低20%~50%，对于肥胖患者，这种下降更为明显。如果不增加吸入氧浓度，这种改变可引起动脉血氧分压降低。呼吸末正压通气(PEEP)可部分改善这种力学改变。研究发现，虽然气腹手术会给通气造成不利影响，但术后患者肺功能可恢复良好，如腹腔镜胆囊切除术后第一个24小时肺活量下降约21%(开腹手术肺活量下降约为50%)，而且术后肺部炎症浸润和肺不张的发生率很低。这表明腹腔镜手术的术后优越性超过其术中对肺功能的不利影响。

二、血流动力学改变

腹腔镜手术对血流动力学的影响来源于三方面：人工气腹使腹腔内压升高；某些特殊体位；气腹状态下的神经内分泌改变及CO_2吸收。患者自身状况也决定了心血管副作用的严重程度。高龄、肥胖及合并心肺疾病的患者血流动力学改变更为明显，心血管副作用更为严重，术后恢复时间也明显延长。

腹腔镜手术中腹腔内压(IAP)升高，通常维持在12~15mmHg。研究表明，一旦IAP超过10mmHg，即可引起明显的血流动力学改变，主要表现为心排出量下降(10%~30%)，全身循环阻力增加，动脉压升高。主要原因是升高的腹内压压迫了腹腔内容量血管，使血液淤滞于下肢，导致静脉回心血量减少，进而引起心排出量下降。心排出量的减少一般与IAP增加成比例。同时腹腔内充入CO_2可增加交感神经张力，使全身血管阻力增高。

腹腔镜胃肠道手术常需采取一些特殊体位，如常用的头低足高位和截石位。头低位可致中心静脉压和心排出量增加，减少血管阻力增加的影响。头高位则会引起下肢静脉淤滞，在截石位时，膝部固定使之更为严重。值得注意的是，头低位降低了盆腔脏器的跨壁压，使气栓的危险性大大增加。有时特殊体位还会造成不同程度的神经损伤，如头低位时过度伸展上肢可导致臂丛神经损伤，截石位的腓总神经损伤及下肢骨筋膜间隔室综合征，所以应重视手术期间患者的肢体保护。

气腹可引发交感神经兴奋，使儿茶酚胺、肾素血管紧张素、血糖等明显增加，从而导致全身血管阻力增加，后负荷升高。CO_2吸收所致的高碳酸血症可使平均动脉压升高，血浆肾上腺素、去甲肾上腺素浓度增加。

三、局部血流

除了对全身血流动力学的影响，气腹也影响各个器官的血流，特别是腹腔脏器。

1. 肝功能的影响　气腹状态下肝动脉、门静脉及肠系膜动脉的血流随腹内压力升高而进行性减少，门静脉压力和门脉 - 肝内血流阻力进行性上升，这些改变直接导致了胆囊和结肠切除术后的亚临床功能障碍。

2. 肾功能的改变　气腹可致肾脏血流量、肾小球滤过率和尿量减少，原因是腹内高压使肾静脉的血流减少。在腹腔镜胆囊切除术中减少可达50%以上。

3. 脑血流动力学改变　气腹手术中$PaCO_2$和腹内压升高可使脑血流量增加，流速增快，颅内压及脑脊液压力上升。

4. 对有孕动物的研究表明，CO_2气腹可引起子宫血流量显著降低，并引起母体及胎儿酸中毒。若$PaCO_2$维持在正常水平，则可避免此现象发生。

四、内分泌及免疫功能改变

研究表明，腹腔镜手术与开腹手术相比，可减少术后急性期反应，炎症反应很少，反应组织损害的C-反应蛋白和白介素 -6 血浆浓度显著降低。腹腔镜术后的代谢反应，如高血糖、白细胞增多、红细胞沉降率增快也减少，故可更有效地维持氮平衡和免疫功能。但两者应激反应并无明显差异，血浆儿茶酚胺、皮质醇、抗利尿激素和麻醉药物的需要量都几乎相同。这可能是由于气腹过程同开腹手术的腹膜牵拉都可引发显著的应激反应，使应激激素水平增加，同时激活肾素血管紧张素系统，这些改变将导致全身血管阻力升高，后负荷增加。

第二节　腹腔镜胃肠手术麻醉

腹腔镜胃肠外科在近二十余年取得了突出成就，已从最初的阑尾切除术扩大到各类良恶性疾病的治疗。胃肠外科中老龄患者较多，合并情况较复杂，如恶性肿瘤引起的贫血和营养不良、肠梗阻导致的水电解质平衡紊乱等，使麻醉风险大大增加。腹腔镜胃肠手术涉及范围广，解剖和重建复杂，且胃肠道游离度大，手术难度大，术中要求充足的腹内空间，故对麻醉的要求高，包括麻醉深度、肌松程度、患者内环境维持等，要求麻醉医师具备丰富的临床经验，熟知气腹状态下的病理生理改变，并能应付突发情况。

一、术前准备

1. 对患者的评估　仔细复习病史，了解疾病发作史、心脏病病史、高血压病史、凝血系统病史、呼吸系统病史、药物治疗史及过敏史等；常规检查及其他必要检查，包括血、尿、便常规，出凝血时间，血电解质，肝肾功能，胸透或胸片，心电图；大于60岁者或有慢性心肺疾病者应做动脉血气分析、肺功能检查，评估心功能等级并做ASA分级，ASA Ⅰ~Ⅱ级的患者对体位及气腹的影响一般都能耐受，但心肺储备功能受损的ASA Ⅲ~Ⅳ级患者可能发生严重并发症。

2. 积极纠治各种合并症　胃肠外科患者合并症多且复杂，如心肺疾病、糖尿病、高血压等，有些是此次疾病引起的后果，如贫血、营养不良、水电解质平衡紊乱、休克等。术前积极治疗合并症对降低麻醉风险，提高患者耐受力，改善预后都至关重要。

3. 肠道准备　择期手术应禁食8小时，禁水6小时，以避免术中呕吐和误吸。除时间短、对生理干扰较小的手术外，如腹腔镜阑尾切除、疝修补术等，其他胃肠手术前均应常规置胃管，进行胃肠减压，预防胃反流和误吸。

4. 麻醉的选择　腹腔镜手术应选择气管插管全身麻醉，其优点是安全、可控性强、患者舒适，可使用肌松药，循环紧闭机控呼吸可保证适当的通气和氧合，足够的麻醉深度和良好肌松，也有利于控制膈肌活动，便于手术操作。

喉罩麻醉在腹腔镜手术中是否适用仍存在争议。有观点认为喉罩通气会使胃内压升高，易致反流误吸，但笔者认为对于某些无严重合并症患者，若所行腹腔镜手术时间短，无反流危险因素存在时，如诊断性探查、阑尾切除、疝修补等手术，喉罩麻醉是安全的。其具备全麻的优点，而无气管插管时的剧烈血流动力学波动和拔管时的强烈呛咳，苏醒更加平稳舒适（图 7-1）。

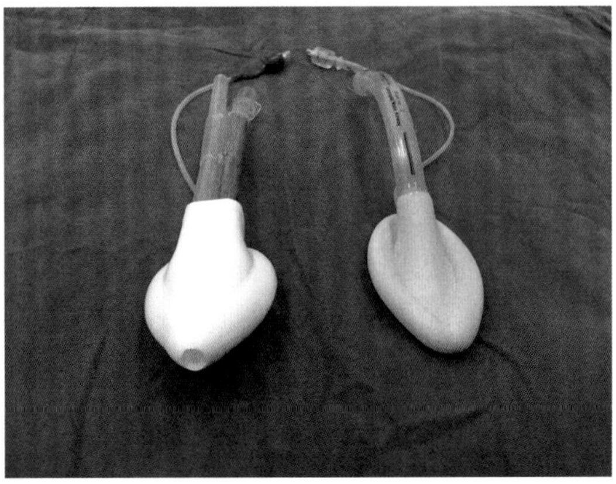

图 7-1　喉罩

某些地区因经济条件限制，下腹部腹腔镜手术仍在使用硬膜外麻醉，这种做法安全性欠缺，患者在气腹状态下会有强烈不适，常需强效麻醉镇痛药辅助。多数麻醉医生不主张使用该方法。局部麻醉只能在某些腹腔镜诊断性探查中使用。

5. 术前用药　为了便于麻醉诱导和实施，维持患者围术期稳定，常在麻醉前给予一定的药物，包括：①镇静药，可解除紧张焦虑情绪，减少麻醉诱导药用量，如咪达唑仑；②抗胆碱药，可减少胃液及唾液分泌，预防反流和误吸，如阿托品；③止吐药，恩丹西酮能明显减少围术期的恶心呕吐；④抗酸药，如 H_2 受体阻滞剂，能降低胃酸，有利于减少呕吐反应；⑤扩容剂，手术中腹内压增高及头高位会影响静脉回流，可能引起血压下降，因此建议在麻醉诱导之前适当扩容，可静脉输入 5~10ml/kg 的晶体液。

二、麻醉的诱导和实施

由于腹腔镜胃肠手术时间较长，且患者多存在不同程度的合并症，应尽量选择对机体功能干扰小、能迅速清除、术后残存作用低的药物，以确保术中完善的麻醉和术后快速复苏。诱导药物通常使用异丙酚复合芬太尼，辅以肌松剂来实施插管。麻醉维持常用静吸复合麻醉。可选的吸入麻醉剂有异氟烷、七氟烷和地氟烷。其中地氟烷气 / 血分配系数低，可避免蓄积，复苏快，且对平均动脉压（MAP）、外周血管阻力（SVR）及心肌收缩力影响小，能增加冠脉血流量，是比较理想的吸入麻醉剂。在吸入麻醉同时使用瑞芬太尼（雷米芬太尼），可使所需的呼气末肺泡浓度降低约 50%，且可减少吸入麻醉药对心肌收缩的抑制作用。肌肉松弛剂有助于达到理想的气腹，中短效且无心血管影响的肌松药是最佳选择，目前多用的是维库溴铵和顺阿曲库铵。术中根据 $PETCO_2$ 或 $PaCO_2$ 来调整呼吸频率和潮气量，如 $PETCO_2$ 或 $PaCO_2$ 过高，可适当调快呼吸频率和加深潮气量。

近年来，在短时腹腔镜手术中也开始采用异丙酚复合瑞芬太尼行全凭静脉麻醉（TIVA）及靶控输注（TCI）技术。异丙酚起效快，苏醒迅速而彻底，还有明显的止吐作用。瑞芬太尼是一种超短效吗啡类药物，具备独特的药代动力学特点，可用于整个手术过程，停药后无代谢延迟作用。这两种药物被公认为静脉全麻中的黄金搭档。

麻醉管理中几个需要注意的问题：

1. 腹腔镜手术应更加重视呼吸循环功能监测。基本监护应包括 ECG、NIBP、血氧饱和度（SpO_2）和 $PETCO_2$（图 7-2）。对于复杂而时间较长的手术，以及某些特殊患者，还应进行有创动脉血压、中心静脉压、动脉血气分析、体温、肌松程度等的监测。

2. 应随时注意气管内插管的位置，因气腹后横膈抬高可致气管插管移位造成单肺通气。

3. 严格预防术中反流误吸。胃肠外科患者本身因胃肠道疾患而存在不同程度的梗阻，导致胃肠内压力增高，而气腹进一步使胃内压升高，使反流误吸的几率大大增加。

4. 对伴有心脏疾病的患者，应该用更低的气腹压力（8~10mmHg）。正常情况下，引起血流动力学轻微波动的腹内压阈值为 12mmHg，而对于心脏病患者，一个轻微波动就可能造成严重后果。

5. 在腹腔镜手术中应缓慢改变患者体位，尤其头低位可使 FRC 和肺顺应性下降。对老年和过度肥胖患者，机械通气中可给予少许 PEEP。

6. 应避免使用氧化亚氮（N_2O），氧化亚氮可引起空肠扩张，并造成气体栓子溶解延迟。

三、术后处理

腹腔镜手术对循环、呼吸的干扰可持续至术后，包括外周阻力升高和循环高动力状态、高碳酸血症和低氧血症等，所以仍需建立基本监护，并常规吸氧。对高风险手术患者，如伴有慢性阻塞性肺疾病（COPD）、哮喘、缺血性心脏病、过度肥胖、老年患者等，应格外警惕，术后严密监护，及时发现和处

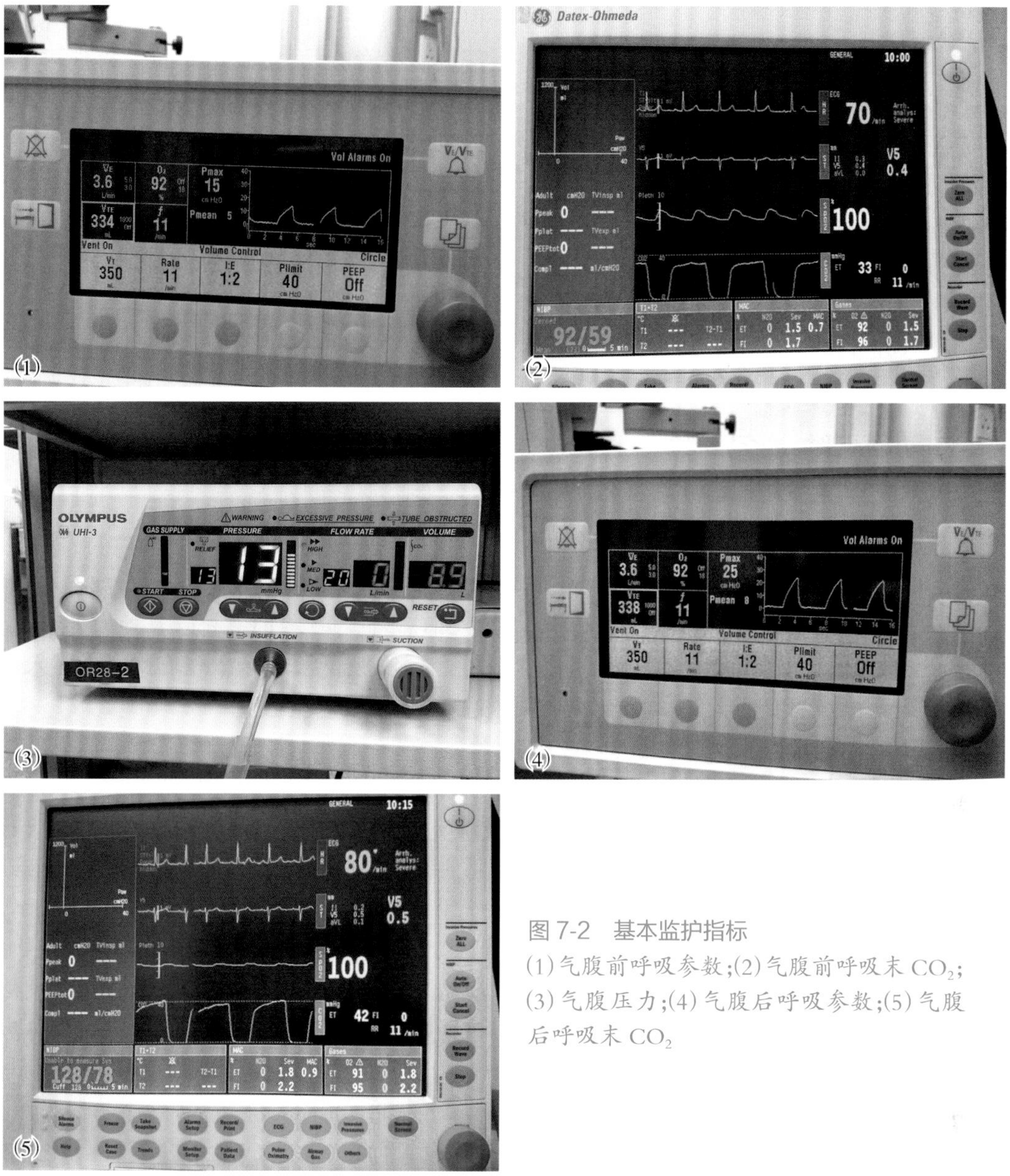

图 7-2 基本监护指标
(1)气腹前呼吸参数;(2)气腹前呼吸末 CO_2;(3)气腹压力;(4)气腹后呼吸参数;(5)气腹后呼吸末 CO_2

理可能的并发症,必要时需送 ICU 监护治疗。术前应用恩丹西酮,术中应用丙泊酚,可减少术后恶心呕吐。术后内脏牵拉痛、肩部不适与膈肌受牵拉有关,腹腔残余 CO_2 亦可加重术后疼痛,故手术结束前应充分冲洗腹腔,尽量排尽气体,可以减轻术后疼痛。

第三节 腹腔镜手术麻醉并发症及处理

一、气体栓塞

尽管气体栓塞很少发生,却是腹腔镜手术中非常凶险的并发症。气腹针和穿刺套管直接刺入血管,或气体直接充入腹腔脏器都会导致气体直接入血。这种并发症主要发生于气腹充入时,有腹腔手术史的患者更易发生。因此开始充入 CO_2 时一定要缓慢(速度不要超过 1L/min)。大量 CO_2 气团进入肺动脉可引起肺栓塞而危及生命,临床表现为血压突然急剧下降、急性肺动脉高压、$PETCO_2$ 突然下降或为零、右心衰致心搏骤停,胸前壁听诊闻及水车样杂音,此时应立即停止充气并排气,调整患者至头低左侧位,可使气泡置于心尖一侧而远离右心室流出道,迅速插入中心静脉或肺动脉导管吸出气体。心搏骤停患者立即行心肺复苏。大量 CO_2 气栓需使用体外循环排除,脑部气栓应进行高压氧治疗。

二、皮下气肿

一般发生在充气后30分钟左右,表现为$PETCO_2$升高,经过度通气不能下降,SpO_2下降,颈部、胸壁肿胀,触诊捻发感,按压皮肤凹陷。多由于穿刺针没有正确进入腹腔而停留在腹壁组织中所致。轻度的皮下气肿不需特别处理,可在停止充气后自行吸收。对于伴发$PaCO_2$升高或COPD患者,需暂停气腹手术。严重的皮下气肿可用粗针排气,并予过度通气。术毕在$PaCO_2$恢复正常后再拔除气管导管。

三、气胸,纵隔气肿,心包气肿

气腹时气体可能会通过横膈缺损或手术撕裂处进入胸腔,造成纵隔气肿、单侧或双侧气胸、心包气肿等。若气腹时间过长,压力过高,为保证通气量而增大压力也可能造成张力性气胸。主要表现为SpO_2下降,气胸侧呼吸音降低,同时可能伴有皮下气肿。发现此种情况应立即停止N_2O吸入,尽可能降低气腹压力。少量气胸对循环影响不大,大量气胸或出现低氧血症时应立即解除气腹,并行胸腔闭式引流。如发现纵隔与心包积气,可做心包穿刺或胸骨上凹穿刺排气。

四、胃内容物误吸

气腹使腹内压及胃内压升高,使胃内容物反流误吸的风险增加。对此应以预防为主,包括充分的禁食禁饮,术前使用抗胆碱类药、止吐药及抗酸药,放置胃管减压。如发生误吸应立即停止手术,取头低足高位,持续胃管吸引,通过气管导管用生理盐水冲洗气道,并应用皮质激素。

五、心律失常

主要原因包括患者术前即已存在心脏疾患;充气过快导致血流动力学剧烈波动;$PaCO_2$过高及低氧血症;腹膜牵拉可能反射性增加迷走神经张力,出现心动过缓,心律失常,甚至心脏停搏。术前应积极纠治心脏疾患,充气速度适当并酌情采用适当的腹内压,术中注意纠正高碳酸血症及低氧血症,使用血管活性药物及抗心律失常药。

第四节 腹腔镜胃肠外科术后镇痛

腹腔镜手术创伤小,恢复快,疼痛轻,已大大减少了术后疼痛治疗的需要,也减少了相关并发症。但气腹和取标本小切口牵拉等引起的术后疼痛仍在部分患者存在,一般程度不重。疼痛可能影响患者心理和术后恢复,严重时甚至导致心、肾等功能受损,加重病情,因此术后镇痛对部分腹腔镜胃肠手术仍是必要的。腹腔镜术后疼痛原因复杂,需根据患者病情、手术方式、时间及其他条件制订术后镇痛方案,单一方法不能有效控制时可联合几种方式。

一、腹腔镜术后疼痛特点

1. 传统的开腹手术后疼痛主要来自腹壁创口和腹腔内,而腹腔镜手术是微创手术,此类疼痛明显减轻,较特殊的是肩胛部疼痛,目前认为可能由于CO_2气腹刺激膈肌引起。

2. 腹腔镜术后疼痛程度和持续时间个体差异很大。从无痛到持续较长的严重疼痛在临床都有存在,但后者少见,有时需排除其他内外科原因。

3. 腹腔镜术后疼痛峰值均出现在术后早期,在24小时内会逐渐减轻。

二、腹腔镜术后疼痛原因

1. 手术因素　手术本身的创伤会导致术后躯体性质、内脏性质及神经性质的疼痛,疼痛程度决定于手术种类和涉及范围。

2. CO_2气腹因素　CO_2和腹腔内液体反应生成碳酸,使腹腔内形成酸性环境,引起内脏神经疼痛。气腹时膈肌抬升,膈下神经纤维因受牵拉刺激引起疼痛。气腹空间内腹腔脏器因重力牵拉引起腹腔神经反射,造成肩部及腹腔内疼痛。气腹压力引起内脏缺血再灌注过程,产生大量氧自由基,引起腹膜炎症反应而致疼痛。研究发现,使用湿化和接近体温的气体,减慢充气速度和采用较低的腹内压,术毕前尽量冲洗术野并放尽腹腔气体,有助于减轻术后疼痛。

三、术后疼痛治疗

可通过患者自控镇痛(patient controlled analgesia, PCA)和多模式镇痛等途径进行术后疼痛治疗,时间一般为术后24~48小时,有利于患者顺利康复。

1. 切口周围浸润麻醉　通过阻断体表神经产生镇痛作用,但只能缓解腹壁创口疼痛,对其他来源疼痛效果欠缺。常用药物是丁哌卡因和罗哌卡因。

2. 腹腔内注射局麻药　可直接阻断内脏神经传导,局麻药通过腹膜吸收还可产生中枢镇痛作用。注射部位通常在手术野及周围组织韧带,同时阻滞膈下神经可缓解肩胛部疼痛。大量研究显示这种方法对下腹部手术效果良好，但对上腹部手术的效果却存在差异。使用此法需注意局麻药毒性问题，一般常用的浓度和容量比中毒剂量小很多，多可放心使用，目前一些新型局麻药如罗哌卡因和左旋丁哌卡因长效且低毒，更适用于此法。

3. 腹膜或胸膜注射局麻药　可有效缓解腹腔镜术后肩胛部疼痛。

4. 非甾体抗炎药（NSAIDs）　NSAIDs 对大多数患者安全有效，可通过中枢及外周作用产生镇痛效果。给药方式有口服、静脉注射及腹腔内注射。口服一般在术前使用一次，术后完全清醒后再用一次，可提高疼痛阈值，减少其他镇痛药用量，缓解轻至中度疼痛。腹腔内注射较静脉注射全身副作用少，可更有效地抑制患者活动时产生的疼痛，有利于肠道功能恢复。对胃酸过多患者不宜选用 NSAIDs，可能引起溃疡和出血。

5. 阿片类药物　因镇痛作用强大，阿片类药物一直处于术后镇痛的主导地位，但成瘾、呼吸抑制、皮肤瘙痒等副作用限制了其使用范围。给药方式包括肌内注射、静脉注射及腹腔内注射。目前有新型芬太尼透皮贴剂，使用方便，镇痛效果良好，但有观点认为更适用于慢性疼痛和晚期肿瘤疼痛，对其术后镇痛效果存有争议。据笔者体会，该贴剂可以安全有效地用于术后镇痛。

6. 经硬膜外患者自控镇痛（patient controlled epidural analgesia，PCEA）　PCEA 是使用 PCA 泵将小剂量阿片类药物（或与低浓度局麻药配伍）以均匀速度注入硬膜外间隙而发挥镇痛作用，主要优点是镇痛作用确切、持续而稳定，特别是对患者的呼吸、循环等影响小；阿片类药物、局麻药剂量小且浓度低，发生不良反应的比例较低；可以明显降低患者情绪异常和相关并发症发生率，防止快速耐药性。PCEA 近年来在国内临床使用较广泛，并取得了理想的镇痛效果。使用方法是在手术即将结束时通过硬膜外导管注入镇痛复合液，局麻药直接作用于神经纤维，阿片类药物通过作用于脊髓有关阿片类受体而发挥镇痛作用，两者协同既可以达到良好的镇痛效果，又可以减少阿片类药物用量，降低其不良反应发生率。目前临床上最常使用的 PCEA 配伍多为阿片类药物（如吗啡）复合低浓度局麻药（如丁哌卡因、罗哌卡因等）。

7. 经静脉患者自控镇痛（patient controlled intravenous analgesia，PCIA）　即患者感觉疼痛时按压 PCA 泵中的启动键，通过由计算机控制的微量泵向静脉注射设定剂量的药物。其特点是在医生设置的范围内，由患者按需调控注射止痛药的时机和剂量，达到不同时刻、不同疼痛强度下的镇痛要求。PCIA 较单次给药和一次性镇痛泵持续给药的安全程度大大提高，但药物的不良反应尚未能完全消除，且 PCA 泵机械故障也时有发生。为保证疼痛治疗质量，PCIA 必须由以麻醉医生为主要成员的急性疼痛服务（acute pain service，APS）小组严格按技术规范实施。目前临床上最常使用的 PCIA 配伍为阿片类镇痛药（如芬太尼）、非阿片类镇痛药（如曲马多），还可以辅助一些镇静药、镇吐药（图 7-3、图 7-4）。

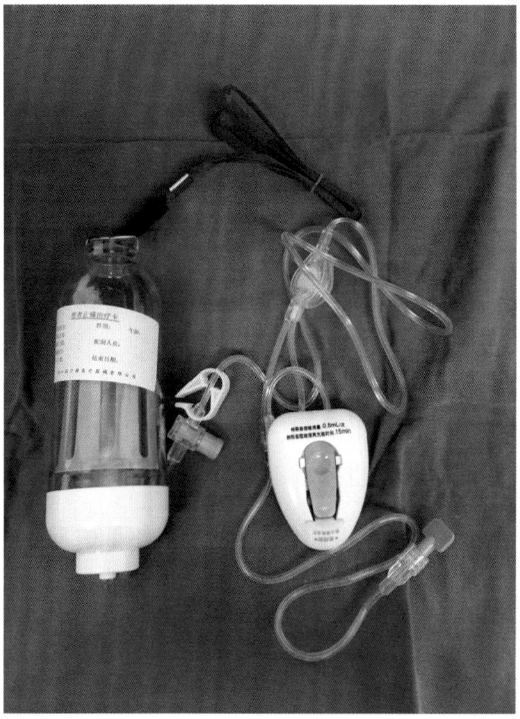

图 7-3　一次性自控镇痛输注泵

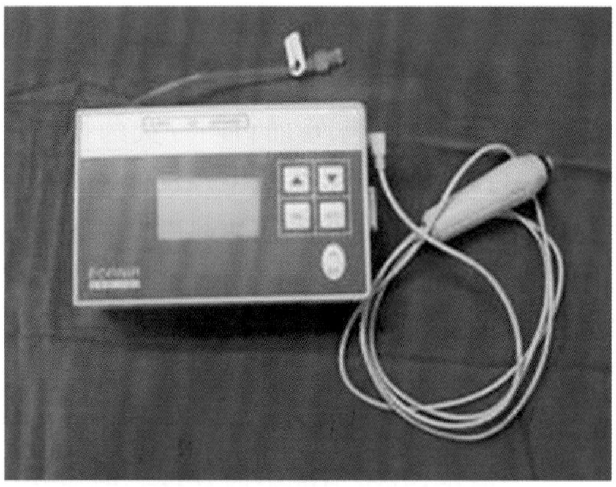

图 7-4　电子自控镇痛输注泵

8. 多模式镇痛　多模式镇痛(multimodal analgesia,MMA)通过联合阿片类药、COX_2 抑制剂等不同作用机制的镇痛药物和多种镇痛方法,阻断疼痛病理生理机制的不同时相和靶位,减少外周和中枢敏感化,从而获得最佳疗效。由于作用机制不同而互补,镇痛作用相加或协同,同时每种药物的剂量减小,不良反应和并发症也降低。疼痛刺激(手术、外伤、炎症)引发的系列痛反应(痛敏感、疼痛感觉异化)及神经生理反应,严重影响手术患者内环境的稳定,降低其免疫力,使并发症增多,有碍患者康复。国内外文献研究结果发现,为有效地控制术后疼痛,预防慢性疼痛的发生,目前均趋向采用 MMA 或预防性镇痛,并已广泛应用于胸科、腹部及四肢等手术的术后镇痛。

MMA 常用药物包括非甾体抗炎药、阿片类药物、NMDA 受体拮抗剂、COX_2 选择性抑制剂、α_2 受体激动剂等。MMA 为现代医疗提供了一种新的镇痛管理理念和方法,为传统镇痛开辟了新的发展方向,通过对多种药物在不同疼痛传导途径作用的合理联合,获得比传统镇痛方法更为理想的镇痛效果,提高患者在围术期、术后,甚至出院后的生活质量,提高患者对医疗服务的满意度,同时也可减轻医务工作者的负担,这无疑对未来的医疗发展起到积极作用。随着相关研究的不断增多,也有学者表示 MMA 似乎并没有预期中的效果,且对能否减少术后并发症、提高预后等问题也持有不同意见。

四、术后疼痛治疗副作用的预防及处理

1. 恶心、呕吐　目前术后疼痛治疗用药常复合甲氧氯普安、氟哌利多、恩丹西酮及格拉司琼。特别是氟哌利多,是一种强镇静药,具有多巴胺及 5-HT 受体拮抗作用,镇吐作用为氯丙嗪的 700 倍,硬膜外给药抑制恶心、呕吐的效果优于静脉给药。恩丹西酮是一种强效高选择性外周和中枢神经系统 $5\text{-}HT_3$ 受体拮抗药,有强镇吐作用,近来报道能有效治疗阿片类药物诱发的呕吐。

2. 尿潴留　未插尿管而行阿片类药物 PCA 易发生尿潴留,以下肢手术和老年人发病率高。由于骶部副交感神经阻滞,阿片激动剂可增加输尿管张力,并使膀胱括约肌收缩。镇痛液中加入胆碱酯酶抑制剂新斯的明,使副交感活性加强,有利于利尿,可使下肢术后尿潴留发生率显著降低。

3. 皮肤瘙痒　椎管内注射吗啡引起瘙痒的确切机制尚不清楚,大多情况不需处理。但瘙痒严重时会影响患者术后安定情绪,据报道恩丹西酮可治疗此类皮肤瘙痒,可能是由于 $5\text{-}HT_3$ 受体与椎管内吗啡引起的瘙痒有关。

4. 呼吸抑制　阿片类药物可引起呼吸抑制,尤其对老年人影响更为明显。全麻术后的老年患者行 PCIA 时,必须吸氧,以防低氧血症发生。

第五节　快速康复外科概念在胃肠外科的应用

近年来,欧美特别是欧洲的一些国家极力推广快速康复外科(enhanced recovery after surgery,ERAS)理念。ERAS 是指为加快手术患者术后康复、减少并发症、缩短住院时间及降低患者死亡率,而采取的一系列围术期多学科技术综合运用措施,主要包括快速通道麻醉、微创技术、最佳镇痛技术及强有力的术后护理等。ERAS 一般包括以下几个重要内容:①术前患者教育;②更好的麻醉、止痛及外科技术,以减少手术应激反应、疼痛及不适反应;③强化术后康复治疗,包括早期下床活动及早期肠内营养。快速康复外科必须是一个多学科协作的过程,良好而完善的组织实施是保证其成功的重要前提,不仅包括外科医生、麻醉师、康复治疗师、护士,也包括患者及家属的积极参与。

ERAS 的核心理念是通过围术期的优化措施来降低手术创伤和应激反应,维护内环境稳定,使机体各器官功能快速恢复,并达到出院标准,是一系列有效措施组合而产生的协同结果。其中许多措施已在临床应用,如围术期营养支持、重视供氧、不常规应用鼻胃管减压、早期进食、应用生长激素、微创手术等。ERAS 在胃肠外科的应用在国内已有较多报道,研究发现 ERAS 能有效促进开腹胃癌根治术患者术后肠功能恢复,缩短住院时间,不增加术后并发症发生率和再入院率。ERAS 在腹腔镜胃癌手术中的安全性和有效性也得到不断证实。ERAS 可以通过多种控制围术期病理生理反应的方法,降低老年结直肠癌患者术后氧化应激炎性反应,减少手术对各脏器的炎性损伤,加快重要脏器功能恢复,降低并发症发生率,有助于患者临床结局的良好转归。

ERAS 已在许多疾病的外科治疗中成功应用,其中结直肠切除手术的快速康复外科是其中较成功的方面,其他成功应用的领域还有骨科、泌尿外科、妇科等。大多数相关研究结果肯定了快速康复外科的效果,如可以缩短住院日、减少并发症、降低再住

院率,其安全性和有效性也逐渐提高。与传统方法相比,其优点包括早期下床活动,可以更好地维护术后肌肉功能,术后早期口服营养摄入,减少术后肺功能损害,早期恢复胃肠蠕动功能,增加活动能力,增强心血管功能。ERAS 还增加了患者的满意度,同时减少了治疗费用。总而言之,ERAS 的基本概念是通过多模式控制围术期病理生理变化,改善手术患者预后,未来需要大样本的临床研究数据进一步证实 ERAS 的重要性。

(张雪萍)

参考文献

[1] Han C, Ding Z, Fan J, *et al*. Comparison of the stress response in patients undergoing gynecological laparoscopic surgery using carbondioxide pneumoperitoneum or abdominal wall-lifting methods [J]. J Laparoendosc Adv Surg Tech A, 2012, 22(4): 330-335.

[2] Nirula R. Two case studies of cardiopulmonary effects of intraabdominal hypertension [J]. Surg Clin North Am, 2012, 92(6): 1679-1684.

[3] Zhang J, Zhang W, Li B. The effect of epidural anesthesia with different concentrations of ropivacaine on sevoflurane requirements [J]. Anesth Analg, 2007, 104(4): 984-986.

[4] O'Hare RA, Mirakhur RK, Reid JE, *et al*. Recovery from propofol anaesthesia supplemented with remifentanil [J]. Br J Anaesth, 2001, 86(3): 361-365.

[5] Lewis C, Gunta K, Mitchell K, *et al*. Effectiveness of muitimodal pain management protocol in total knee arthroplasty patients [J]. Orthop Nurs, 2012, 31(3): 153-159.

[6] Kukushkin ML. Mechanism of development and principles of etiopathogenic therapy of chronic pain [J]. Zh Nevrol Psikhiatr Im S S Korsakova, 2012, 112(2): 89-94.

[7] Wilmore DW, Kehlet H. Management of patients in fast track surgery [J]. BMJ, 2001, 322(7284): 473-476.

[8] Nicholson A, Lowe MC, Parker J, *et al*. Systematic review and metaanalysis of enhanced recovery programmes in surgical patients [J]. Br J Surg, 2014, 101(3): 172-188.

[9] 陆炯炯,张敏峰,施长鹰,等. 双环醇对肝切除术后急性肝损伤患者保护作用的随机对照研究[J]. 中华肝胆外科杂志,2013,19(1):19-22.

[10] Teeuwen PH, Bleichordt RP, *et al*. Enhanced recorerey after surgery (ERAS) Versus conventional postoperative care in colorectal surgery [J]. J Gastrointest Surg, 2010, 14(1): 88-95.

第八章

腹腔镜抗胃食管反流手术

胃食管反流病(gastroesophageal reflux disease,GERD)是指胃内容物反流至食管、口腔(包括咽喉)和(或)肺导致的一系列症状、终末器官效应和(或)并发症。GERD的消化系统症状包括反酸、反食、胃灼热、嗳气、胸背痛、腹胀、吞咽困难等,但显得更为重要的是其食管外表现,包括咽异物感、咽喉疼痛、声音嘶哑、鼻塞、流涕、口腔溃疡、咳嗽、咳痰、喘息、憋气以至窒息等。

GERD在全球有较高的患病率,但具有一定的地区差异性,就GERD的典型症状(如反流、胃灼热等)而言,患病率在北美为18.1%~27.8%,南美约为23.0%,欧洲为8.8%~25.9%,中东为8.7%~33.1%,澳洲约为11.6%,亚洲为6%~10%。1999年北京和上海两地同时进行的调查显示GERD患病率为5.77%,而随着国人生活水平提高和饮食结构改变,预计我国GERD的发病率将会逐渐上升。

胃食管反流症状可造成明显不适,保守治疗可能要求部分患者终生改变生活方式并长期服用药物,导致降低生活质量,并带来较大经济负担。上海的一项研究显示GERD影响47%患者的饮食,32%患者的睡眠,以及32%患者的工作能力,对患者的健康状况和情绪均有负面影响。

一直以来,GERD被认为是内科疾病,以药物治疗为主。大部分GERD患者药物治疗有效,但部分患者难以永久停药,多采用维持治疗或按需治疗,另有部分患者仅可部分缓解,而难以控制症状,伴食管外症状的患者则更难以靠药物取得满意疗效,故外科抗反流手术成为进一步治疗的选择。外科手术的原理是修复胃食管交界处抗反流屏障,理论上可持久控制任何形式的反流,实践证明符合手术适应证的GERD患者可获得良好的有效性、安全性和满意度。

【GERD发病机制】

1. 胃食管接合部的抗反流屏障功能削弱　是本病发生的根本机制。胃食管接合部的抗反流屏障功能主要包括:①下食管括约肌形成高压带,阻止胃内容物反流;②膈肌脚对下食管括约肌的外压迫作用;③食管与胃底间的锐角(His角)形成活瓣,在胃内压升高时起关闭作用。抗反流屏障功能减弱主要表现在以下几个方面:①食管裂孔疝破坏了解剖学结构;②不伴有解剖结构异常的一过性下食管括约肌松弛增加;③食管下括约肌压力降低和(或)食管裂孔功能不全。

2. 食管对反流物的清除能力下降　食管清除主要借助于食管蠕动、重力作用和唾液、食管内黏液的中和等,其中食管蠕动为最主要的清除方式。

3. 胃排空障碍　胃排空延迟使胃内压力升高,使胃内容物容易进入食管。

4. 反流物的攻击作用　反流物刺激食管黏膜和食管外部位,损伤食管和食管以外部位黏膜,主要损伤因素包括胃酸、胆汁及各种消化酶。

5. 反流导致食管外症状的可能机制　①反流物通过咽喉部形成微喷射机制,可形成细颗粒或雾状物而被喷至咽喉部、口腔、鼻腔、中耳,并可吸入气管、支气管和肺部,反流物中的酸性物质、胆汁及各种消化酶对这些部位的黏膜造成强烈刺激,引起咳嗽、喉痉挛、气管痉挛、咽异物感、痰液分泌增多、鼻涕、鼻塞、喷嚏、耳鸣、耳痒等症状;②食管-支气管反射,远端食管酸化时,刺激食管的化学感受器触发迷走反射,引起支气管收缩;③来自食管的炎性介质影响呼吸功能;④食管敏感神经将刺激传入中枢,诱发气道高反应性,在这些患者中,即使酸反流很少,也能引起支气管痉挛，这是不少患者抗酸疗效不佳的原因之一，且大部分患者内镜检查阴性，甚至部分患者食管pH检测亦在正常范围。

【病理】

GERD的组织病理学改变包括一系列提示上皮损害和修复的特征，复层鳞状上皮基底细胞层增生增厚超过整个上皮厚度的15%（增生超过3层）；黏膜固有层乳头向上皮腔内延长大于上皮厚度的2/3，浅层毛细血管扩张，充血和（或）出血；固有层内炎性细胞浸润，主要是中性粒细胞和淋巴细胞；糜烂及溃疡；胃食管交界处以上出现Barrett食管改变，即食管下段正常的复层鳞状上皮被单层柱状上皮替代，可伴有或不伴肠化生，根据病变长度，以3cm为界，分为长段Barrett食管和短段Barrett食管两种类型。

【术前检查】

1. 内镜检查　该方法可以明确有无反流性食管炎及其程度，是否伴有食管裂孔疝，是否出现胃食管反流病的并发症，如食管溃疡、狭窄、食管癌等。胃食管反流病根据其内镜下表现可以分为非糜烂性胃食管反流病、反流性食管炎和Barrett食管。非糜烂性胃食管反流病（non-erosive reflux disease，NERD）是指有典型的GERD症状，但内镜检查无食管黏膜破损，据报道70%的胃食管反流病属于NERD。反流性食管炎的分级法多采用洛杉矶标准：A级，一个或一个以上食管黏膜破损，长径<0.5cm；B级，一个或一个以上食管黏膜破损，长径>0.5cm，但相互不融合；C级，病变在黏膜顶部有融合，累及部分食管壁；D级，病灶出现相互融合，而且病变至少累及75%以上的食管壁全周。

2. X线钡餐造影　传统的食管钡餐检查将胃食管影像学和动力评估结合起来，可显示有无黏膜病变、狭窄及食管裂孔疝等，并显示有无钡剂的胃食管反流，诊断上有互补作用，但灵敏度较低。

3. 同位素扫描　令患者平卧位饮下用同位素^{99m}锝标记的试验餐，在闪烁照相机下进行扫描，以定量地发现胃食管反流。扫描时可采用一些促使反流的方法，以提高阳性率，如Valsalva试验和腹部缚腹带加压。该法的不足之处是敏感性和特异性不够高，目前多被食管pH监测代替，但如果在肺内发现同位素分布，则是食管外反流的有利证据。

4. 食管24小时pH监测　该法目前仍是诊断胃食管反流病的金标准。正常情况下食管pH>4，而胃内pH<3，所以放置电极在食管内，若食管内pH<4，则提示有胃酸反流入食管。正常人也会有生理性的酸反流，达到一定程度即可诊断为胃食管反流病。24小时食管pH监测能详细显示酸反流、昼夜酸反流规律、酸反流和症状的关系及对治疗的反应，有利于治疗个体化。

5. 多通道腔内阻抗技术　其优点是可监测出所有的反流事件，明确反流物的性质（气体、液体或气液混合物），与食管pH监测联合应用可以明确反流物为酸性或非酸性，明确反流物与反流症状的关系。

6. 食管测压　食管测压，特别是高分辨率食管测压能帮助评估食管体部的蠕动功能及下食管括约肌的压力，外科医生还可以根据测压结果来选择手术方法，在食管运动功能正常的患者可选择Nissen手术，对食管蠕动功能减弱的患者宜采用Toupet手术或Dor手术。另外，高分辨率食管测压还可以通过下食管括约肌区域两个压力带的分离来诊断食管裂孔疝。

7. 食管胆汁反流测定　部分GERD患者有非酸性反流物因素的参与，特别是与胆汁反流相关。可通过检测胆红素来反映胆汁反流存在与否和其程度。但多数十二指肠内容物的反流与胃内容物的反流同时存在，并在抑酸后症状有所缓解，因此胆汁反流检测的应用有一定局限性。

8. 对拟诊患者或怀疑反流相关食管外症状的患者，尤其是上消化道内镜检查阴性时，可采用诊断性治疗。质子泵抑制剂诊断性治疗（PPI试验）已被证实是行之有效的方法。建议用标准剂量PPI，1天2次，疗程1~2周。如服药后症状明显改善，则支持为与酸相关的GERD，如服药后症状改善不明显，则可能有酸以外的因素参与，或不支持诊断。本试验的优点是方便、无创、灵敏度高，缺点是特异性较低。

【适应证】

1. 诊断明确的GERD患者，经系统而充分的药物治疗，历时半年以上，仍不能完全控制反流症状或消除并发症。

2. 药物治疗有效，但患者要求进一步积极治疗，包括要求改善生活质量、不愿终生服药或出现药物副作用。

3. 经咽部或食管内反流监测证实，反复发作的咽喉部或肺部症状与反流相关，且药物治疗效果不佳者。

4. GERD出现严重并发症，如Barrett食管有癌变倾向，重度食管炎形成食管狭窄，需反复扩张者。

5. 食管裂孔疝合并胃食管反流病，且伴有疝本身引起的症状，如胸闷气促、上腹胀、呕吐、贫血等，不能用抗反流药物治疗缓解者。

【禁忌证】

1. 合并心肺疾病不能行气管插管全身麻醉者。

2. 未经过充分内科治疗者。

3. 诊断不明确，症状是否由胃食管反流引起尚难肯定，不能排除胃肠动力性疾病或功能性疾病。

4. 无症状的食管裂孔疝。

【术前准备】

1. 纠正全身状况，调节水、电解质平衡，对于合并哮喘等呼吸道症状的患者术前强化内科治疗，使患者呼吸功能达到最佳状态。

2. 术前禁食水 8 小时，术前晚清洁肠道。

3. 术前留置尿管、胃管。

【手术器械】

30°腹腔镜、超声刀、Babcock 钳、无损伤抓钳、肠钳、分离钳、持针器、剪刀、吸引器。

【麻醉】

气管插管全身麻醉。

【体位和套管位置】

患者取 20°~45° 反 Trendelenburg 体位（头高脚低位），双上肢置身旁，用压手单固定，或外展固定于托板上，两下肢外展，为防止患者从手术台上滑落，必须将患者两腿妥善固定于手术床上（图 8-1）。也有选择截石位者，但必须注意髋部屈曲不能超过 20°，以避免影响第一助手器械的操作。术者站立于患者两腿之间，第一助手位于患者左侧，扶镜手位于患者右侧，器械护士位于患者足侧（图 8-2）。

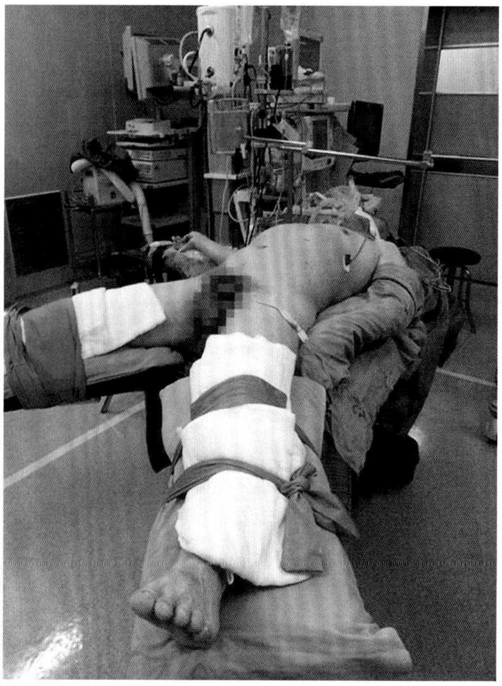

图 8-1　手术体位

套管位置有几种不同方案，常用套管位置如图所示（图 8-3）。腹腔镜镜头通常自脐上套管孔置入，若患者体型较长，或术前判断食管裂孔疝巨大，可能需要深入至纵隔内分离时，为避免腹腔镜长度不够的问题，可以根据患者的体型和裂孔疝大小，将观察

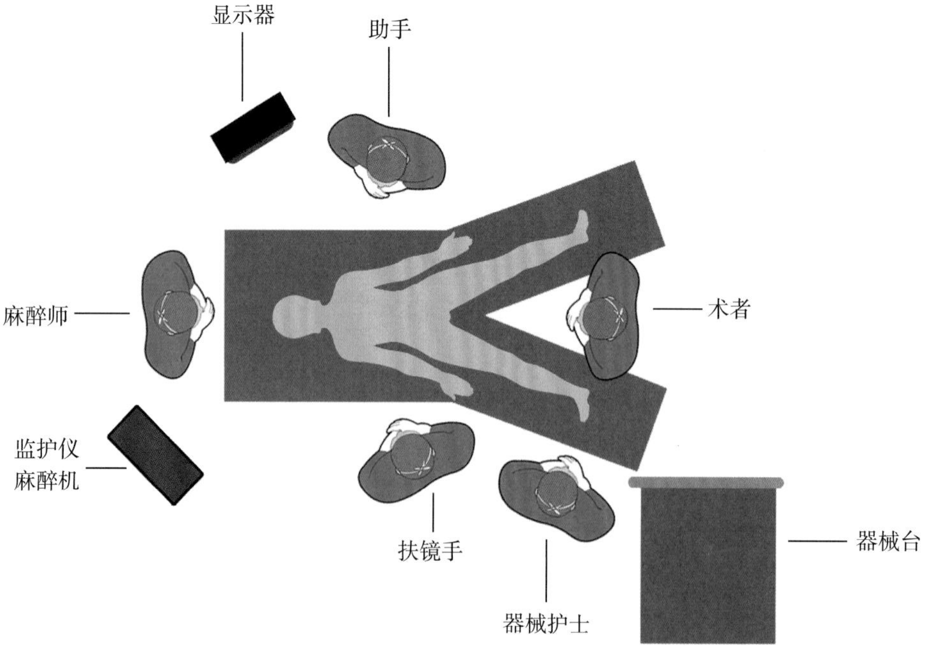

图 8-2　手术室布局

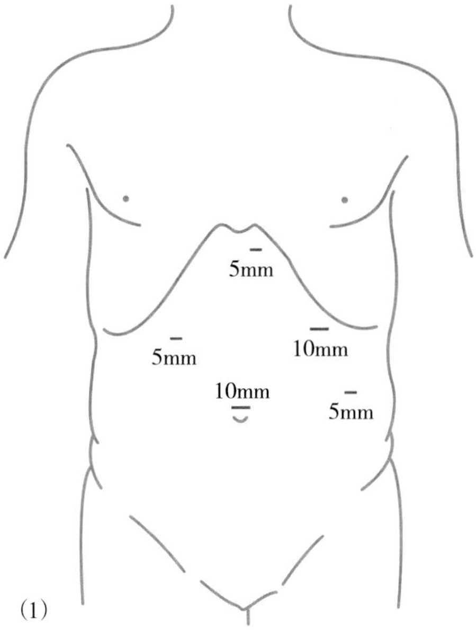

(1)

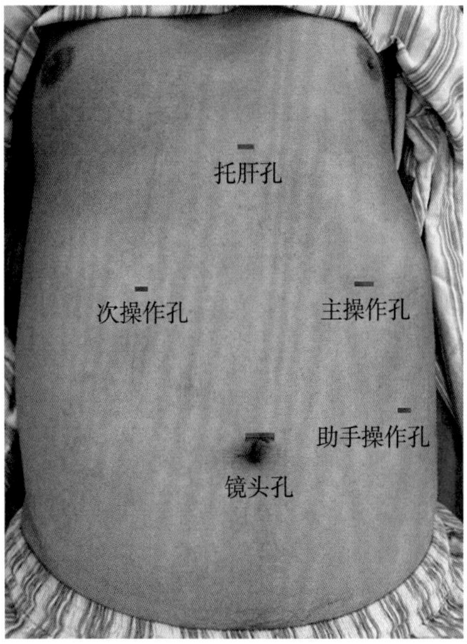

(2)

图 8-3　常用套管位置

孔改在脐与剑突连线中点以下的不同位置。术者主操作孔（10mm）设置在左锁骨中线肋缘下 2cm，次操作孔（5mm）设在右锁骨中线肋缘下 2cm。助手操作孔(5mm)设置在左侧腋前线脐水平。剑突下孔(5mm)置入托肝器械。

【手术步骤】

1. 进入腹腔探查后，自剑突下套管伸入 Babcock 钳夹住膈裂孔上方组织，借助钳杆将左肝托起以暴露术野，也可以使用肺叶拉钩或扇形牵引器托起左肝（图 8-4）。气腹压力维持在 12~15mmHg。

2. 第一助手用无损伤肠钳夹持肝胃韧带向左下牵拉，自肝尾状叶前方透明薄层无血管区开始，用超声刀逐段向头侧切开（图 8-5）。大部分患者肝胃韧带内可见一支走向左肝的动脉，往往与迷走神经肝支伴行，若动脉直径小于 3mm，可以用超声刀直接切断或结扎后切断，若直径超过 3mm，建议将之保留。切开右侧膈食管膜，游离食管右侧壁、前壁和后壁（图 8-6），显露迷走神经后支以及左右膈肌脚汇合处，沿左膈肌脚表面游离食管后方窗孔（图 8-7）。

3. 术者用 5mm 无创钳将远侧胃底部向患者右侧腹方向牵引，助手将脾胃韧带向左侧牵拉，从胃底体交界处靠近胃壁切开脾胃韧带，依次向上分离并切断胃短血管，注意避免损伤脾及胰体尾（图 8-8）。部分肥胖患者的脾胃韧带很肥厚，脾上极暴露困难，此时需在左上腹置入第 6 个套管，以便再置入器械协助获得较好暴露。游离膈胃韧带、胃食管接合部与膈肌之间的韧带和脂肪组织（图 8-9）。将胃近端向右下牵拉，分离左侧膈食管膜，继续游离食管的

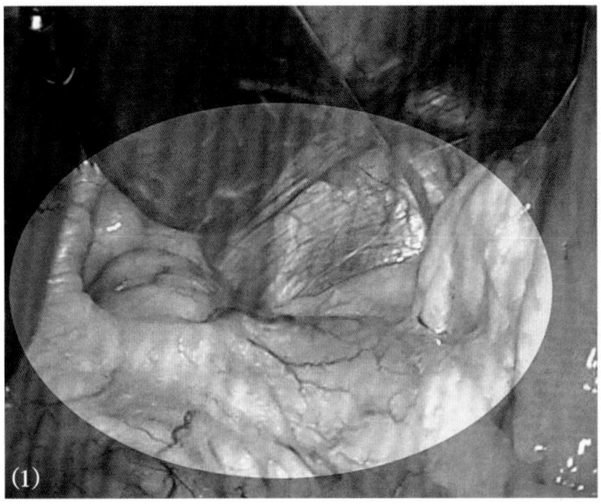
(1)

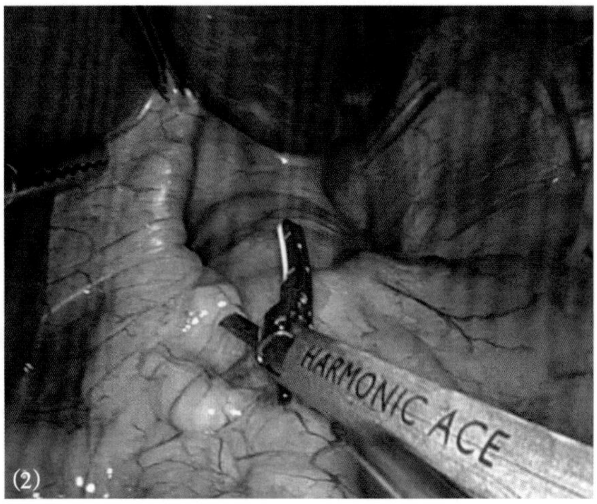

(2)

图 8-4　显露术野

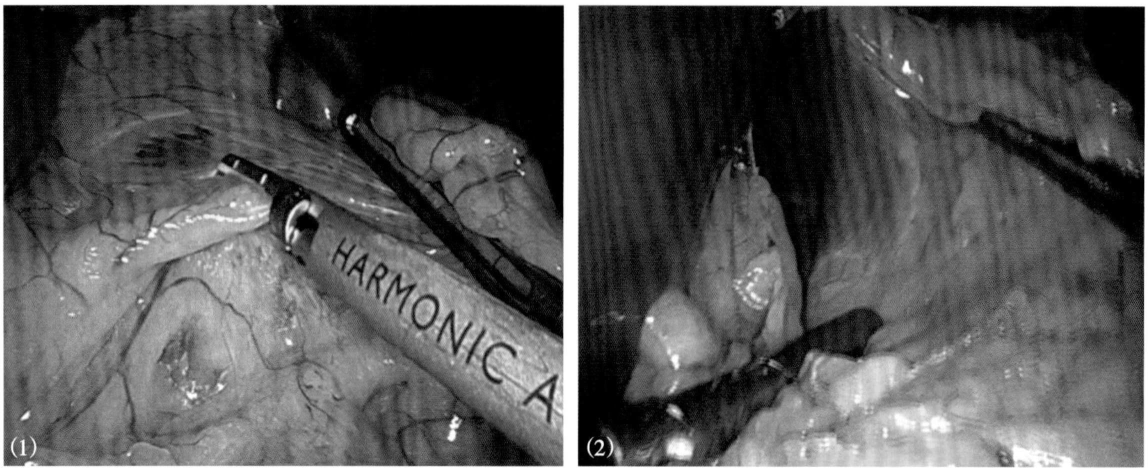

图 8-5　切开肝胃韧带

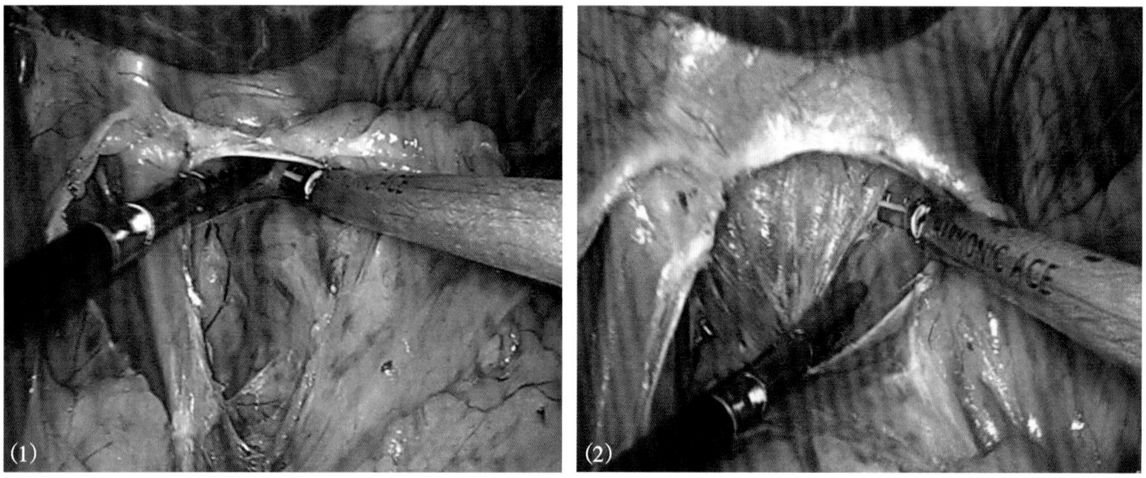

图 8-6　切开右侧膈食管膜，游离食管右侧壁、前壁和后壁

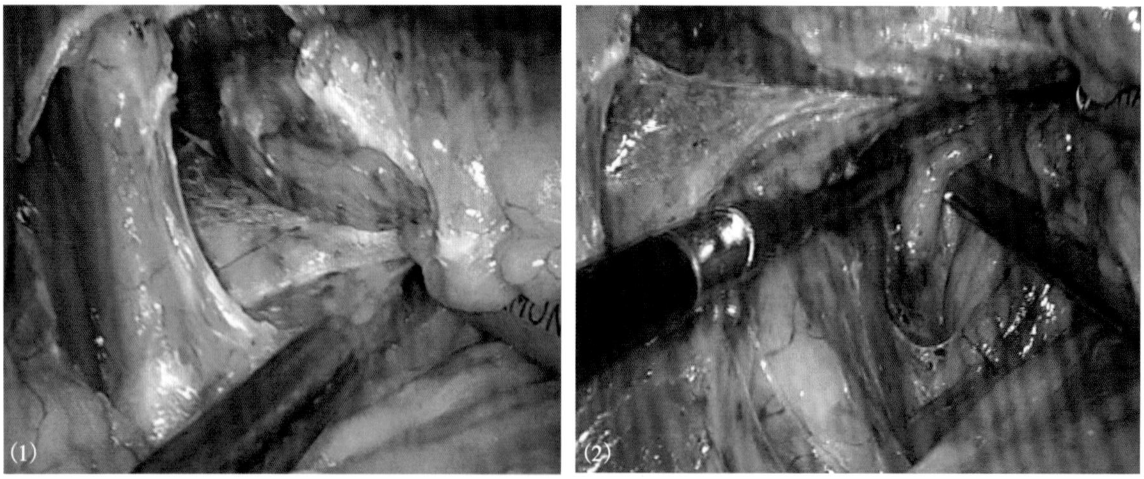

图 8-7　显露迷走神经后支以及左右膈肌脚汇合处，沿左膈肌脚表面游离食管后方窗孔

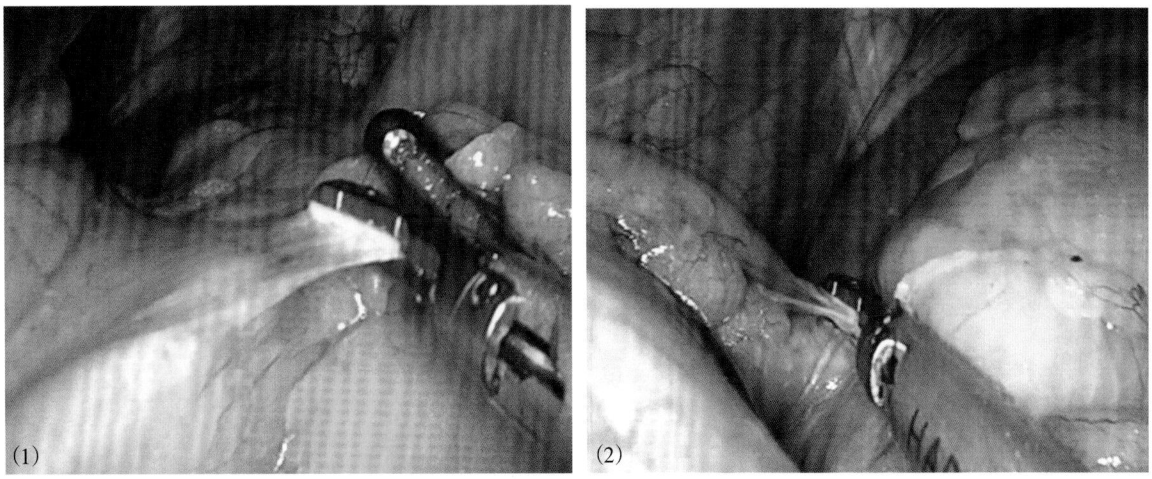

图 8-8　切开脾胃韧带

左缘和后方，于食管后方分离出一个间隙，可达 6cm 以上（图 8-10）。游离食管前方，注意辨认和保护前迷走神经，切除胃食管交界部左前方脂肪，避免该处过多脂肪影响胃底折叠（图 8-11）。继续向后纵隔方

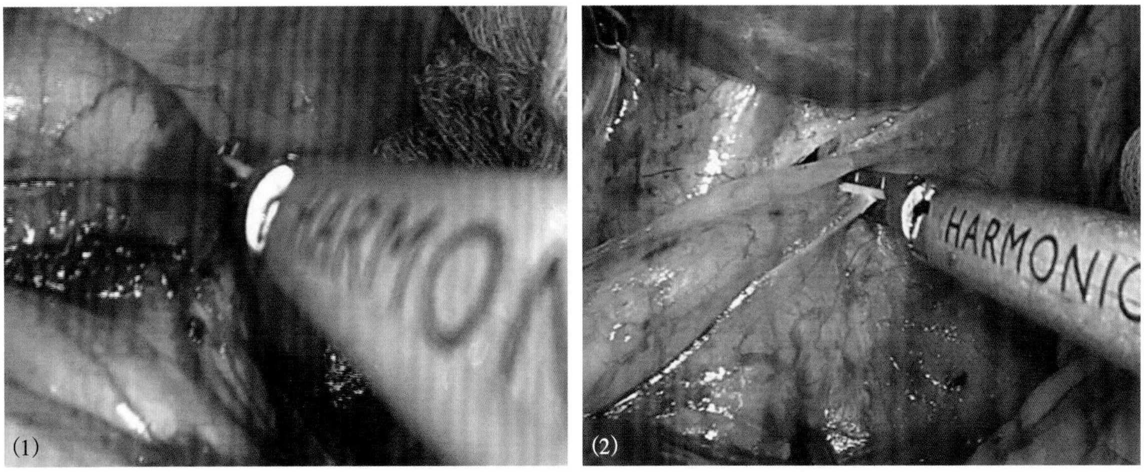

图 8-9　游离膈胃韧带、胃食管接合部与膈肌之间的韧带和脂肪组织

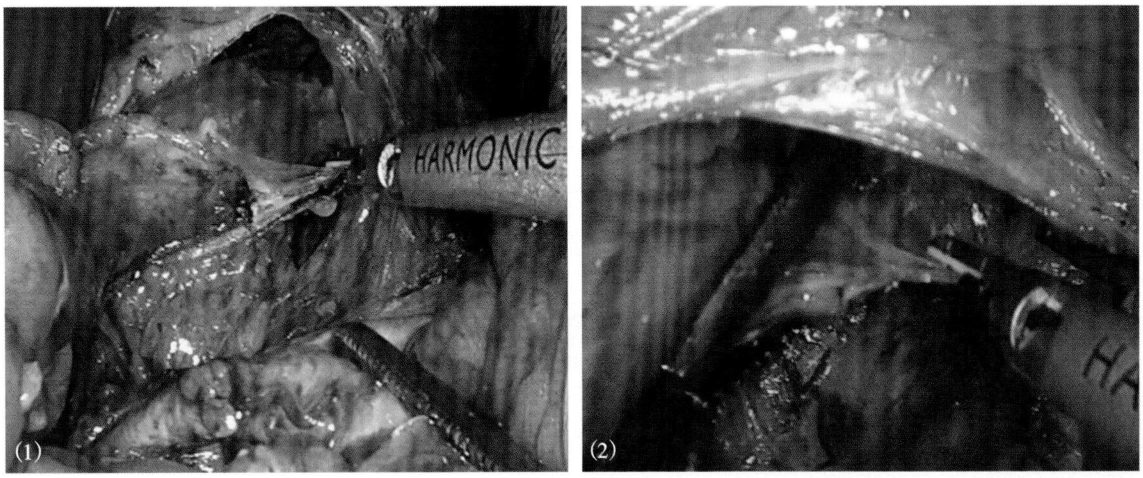

图 8-10　游离食管左侧和后方

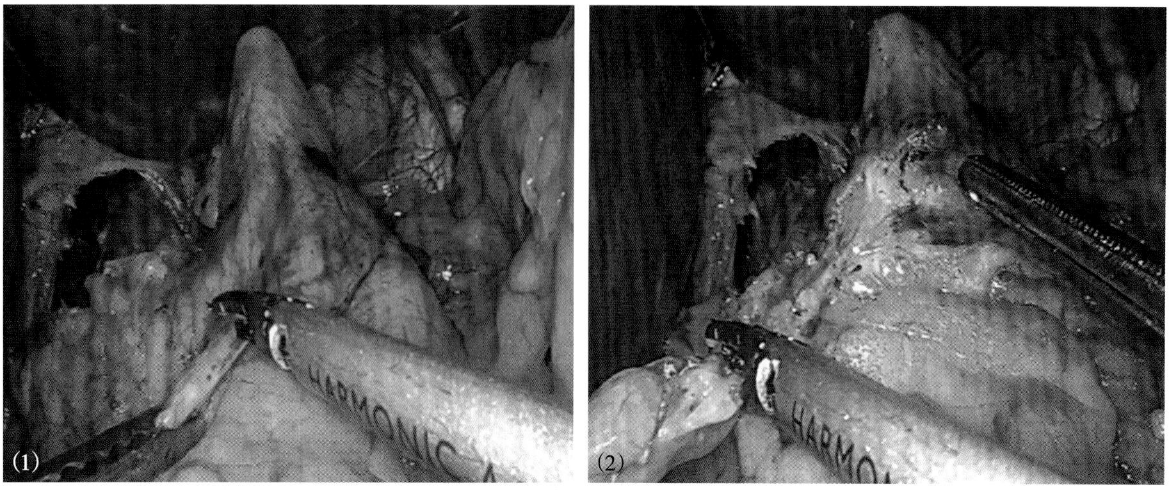

图 8-11　游离食管前方

向游离近端食管，以使腹腔内无张力食管达 5~6cm。若腹段食管过短，一般都能够通过在纵隔内游离近端食管，达到延长腹段食管的目的。

4. 将一条纱带或细引流管通过食管后方牵拉食管，将食管拉向左前腹壁，暴露食管裂孔，2-0 不可吸收丝线间断缝合两侧膈肌脚，缩小膈食管裂孔，最上方一针距离食管 0.5~1.0cm，以避免术后狭窄（图 8-12）。当裂孔前后径达 5cm 以上，为减少裂孔缝合张力，减少复发，可在裂孔缝合后放置补片（生物补片或合成补片），可吸收钉固定（图 8-13）。

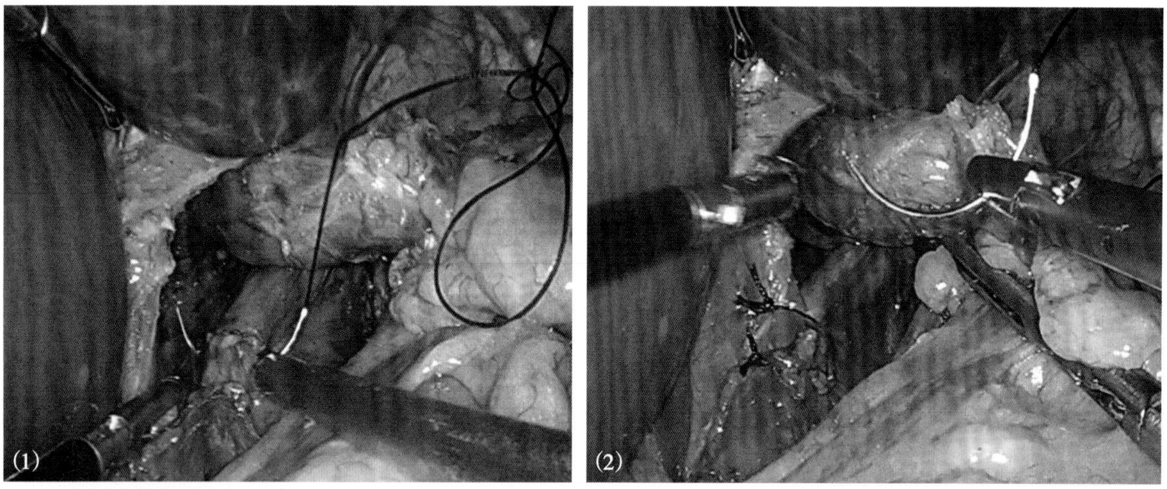

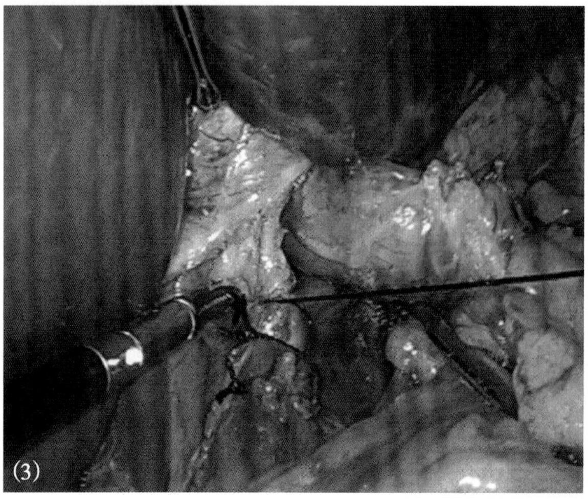

图 8-12　间断缝合缩小膈食管裂孔

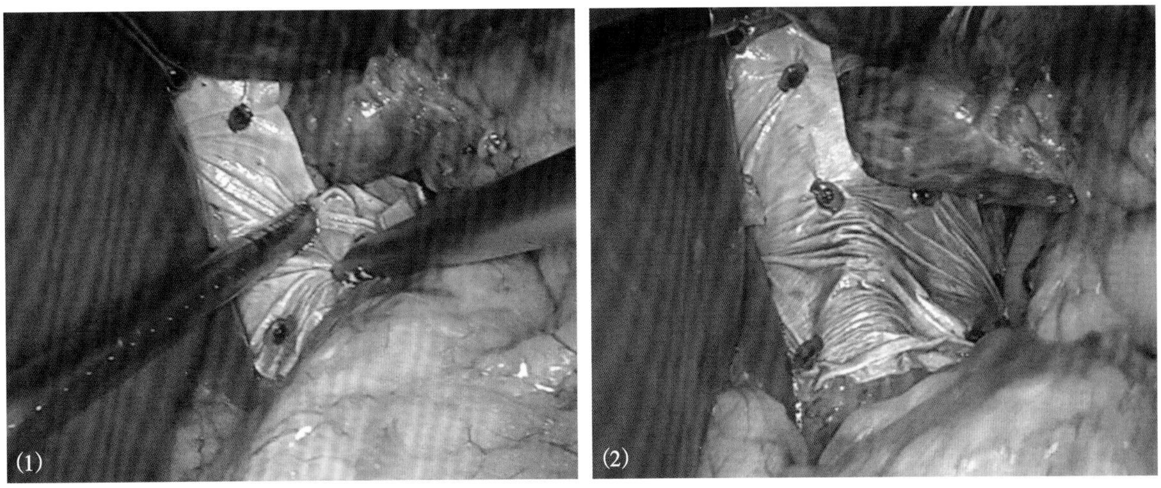

图 8-13　放置补片

5. 完成胃底折叠　在食管后方用无损伤钳抓住胃底将其拉向右侧，完成 Nissen 或 Toupet 胃底折叠（视频 1）。胃底折叠根据胃底包裹食管的多少分为全胃底折叠和部分胃底折叠。全胃底折叠主要指 Nissen 胃底折叠，一般主张做一个 1.5~2.5cm 宽度的松、短折叠，即将胃底包绕食管 360°，在食管前间断缝合两侧胃底组织 2~3 针，其中至少有 1 针与食管壁进行缝合，缝合后折叠瓣与食管之间可以轻松通过 5mm 直径的操作钳（图 8-14、图 8-15）。部分胃底折叠主要指 Toupet 或 Dor 胃底折叠，Toupet 术是将胃底包绕食管 180°~270°，并分别将两侧胃底与食管前壁间断缝合 2~3 针，食管前壁有 90°~180° 未

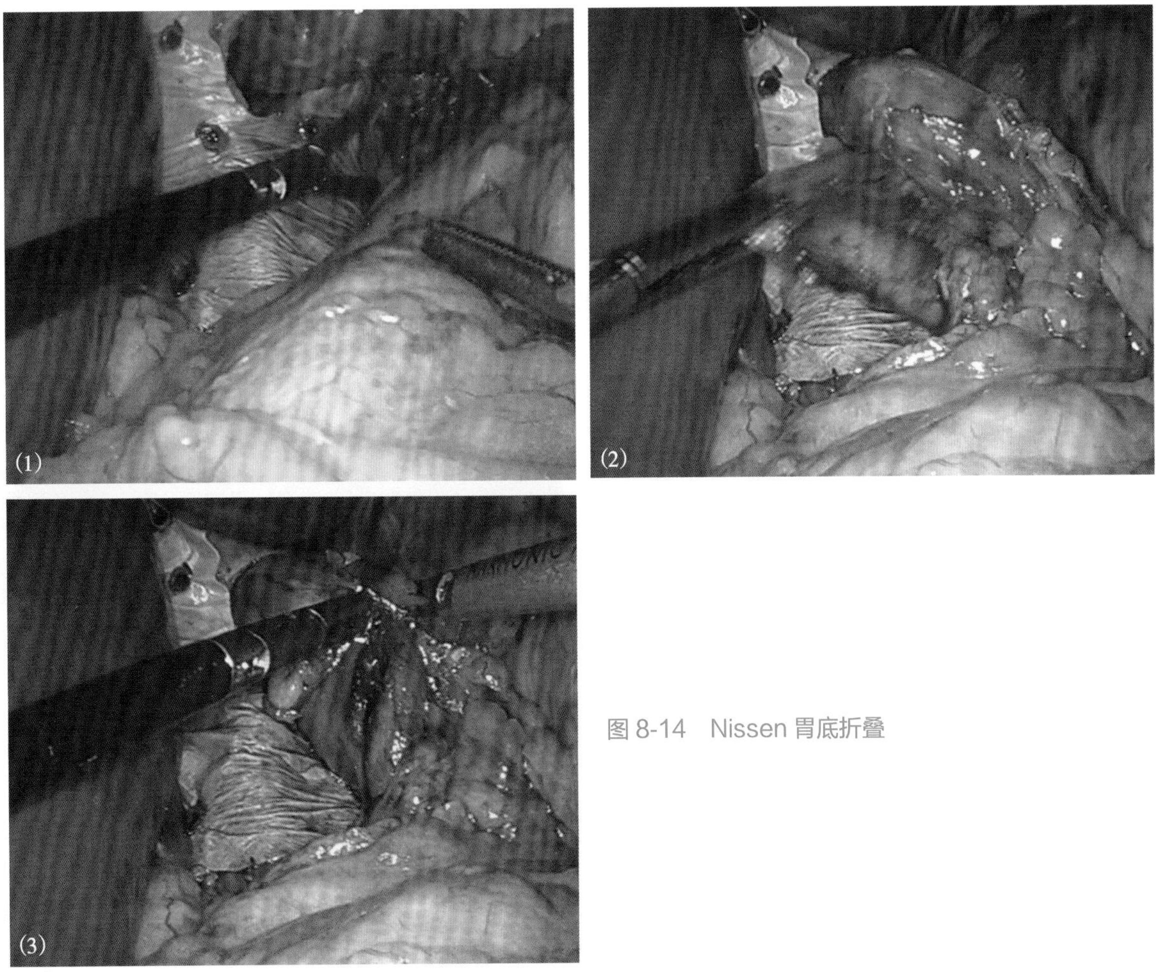

图 8-14　Nissen 胃底折叠

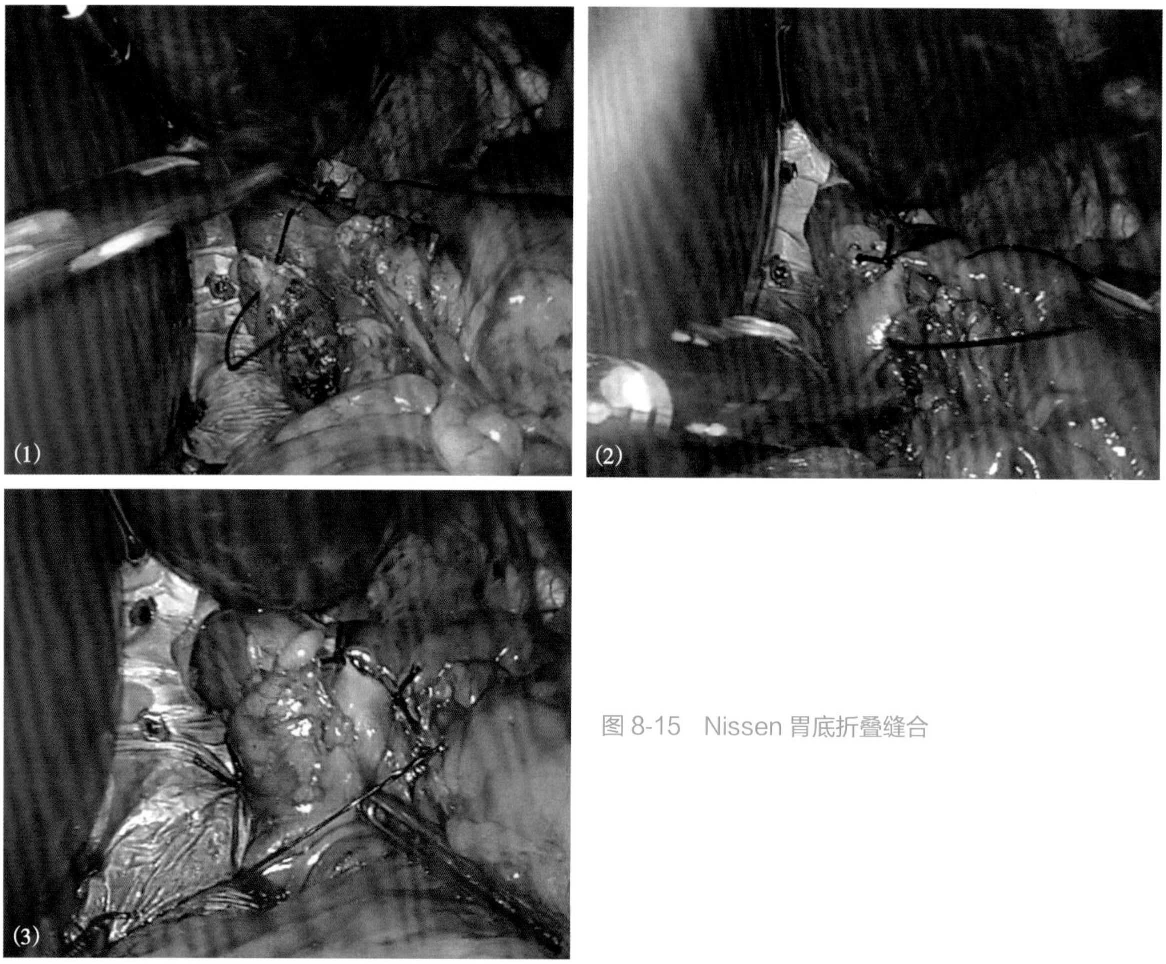

图 8-15　Nissen 胃底折叠缝合

视频 1　腹腔镜食管裂孔疝修补术(Nissen 胃底折叠)
(吴继敏　中国人民解放军火箭军总医院)

有胃底包裹(图 8-16、图 8-17)。Dor 术并不需要制造食管后方窗口,也不需要切断脾胃韧带,只需将胃底前壁直接覆盖在食管前方,缝合固定在膈食管裂孔顶端和右侧膈肌脚上,形成 180°前折叠(图 8-18)。Nissen 和 Toupet 术都需要将折叠瓣与膈肌充分固定,以避免术后折叠瓣移位,导致纵隔内造成医源性食管裂孔疝。我中心一般将折叠瓣的后壁与膈肌脚纵向固定两针,形成折叠瓣系膜,从而有效阻止折叠瓣移位(图 8-17)。

【要点分析】

1. 胃食管反流病是一种功能性疾病,成功的抗反流手术要达到以下五个标准:①恢复正常解剖结构;②要达到减少反流、完全控制症状、停用抗反流药的初衷;③避免发生严重并发症;④保证正常进食功能;⑤允许正常的嗳气和呕吐。因此,外科医生在开展该手术前一定要充分了解贲门区域的解剖学特点、反流机制、胃底折叠抗反流的原理、疝复发原因

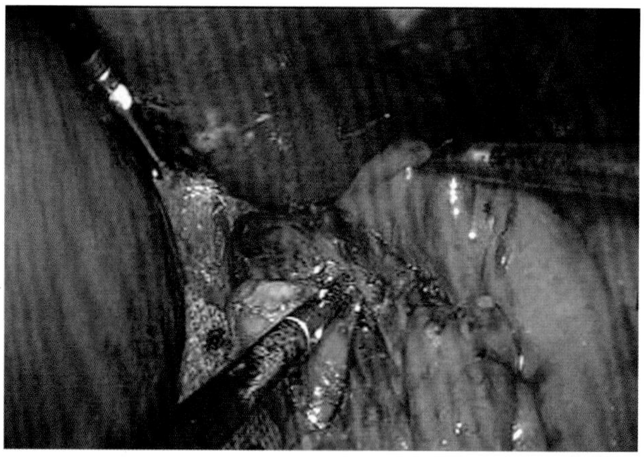

图 8-16　Toupet 胃底折叠

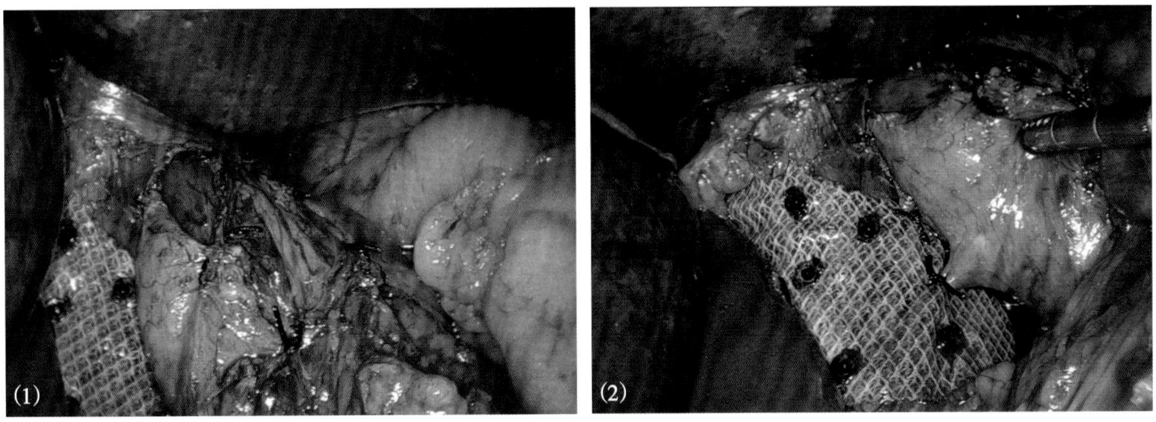

图 8-17　Toupet 胃底折叠缝合

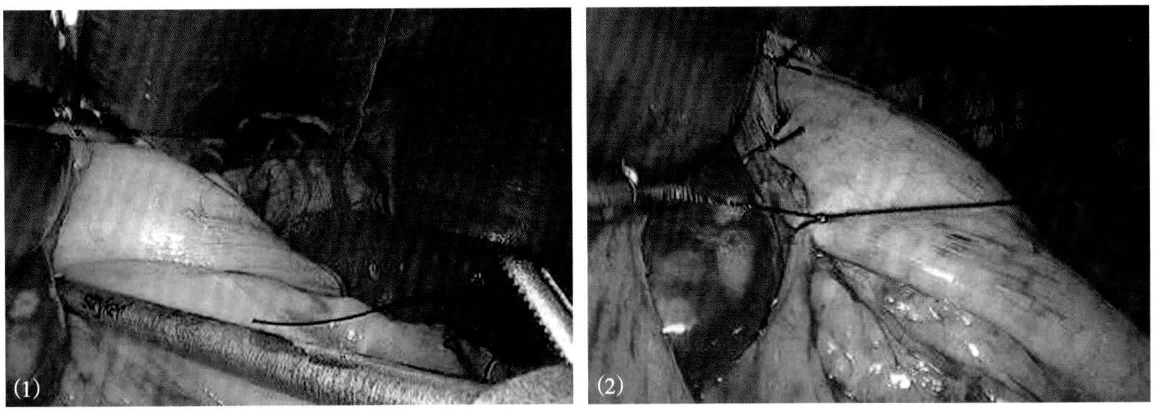

图 8-18　Dor 胃底折叠术

等，还要具备娴熟的腹腔镜手术技术，术前要充分评估病情，这样才能最大限度地减少手术并发症和复发，达到理想的手术效果。

2. 短食管的处理　术中经分离松解后，腹段食管长度仍 <2~2.5cm 为短食管，而现有的检查难以在术前准确判断。Horvath 等把短食管分为三种类型：表观短食管（实际上长度正常，因为纵向压缩和扭曲等原因看起来为短食管）；真性可延长短食管（确实为短食管，但经过合理的松解游离后可使腹段食管超过 2.5cm）；真性不可延长短食管（确实为短食管，经过松解游离后腹段食管仍无法达到 2.5cm）。短食管可对完成一个张力适合的胃底折叠造成困难，这一点非常重要，对于手术疗效、术后不适及术后复发有很大影响。经过充分的向近侧松解游离，绝大多数腹段食管长度均可达到要求。若经充分游离，腹段食管长度仍然不够折叠，只能放弃折叠，做简单的解剖结构复位和裂孔修补即可。有些术者会采取 Collis-Nissen 手术纠治短食管，即在胃食管交接处通过切割闭合器将腹段食管延长，再在延长的腹段食管上做 Nissen 胃底折叠。

3. 术中预防复发的技术要领　①尽可能充分游离食管，减少食管向上滑动的张力；②缝合缩小膈食管裂孔至适当大小，留 0.5~1.0cm 的间隙，过于宽松易导致疝形成；③利用合成或生物补片加强修补食管裂孔，在一定程度上能减少因裂孔再次裂开导致的复发；④分离食管的过程在某种意义上造成了膈食管膜更大程度的破坏，所以要重视膈食管膜的重建，我中心一般将食管与膈肌脚缝合固定 2~3 针，以封闭裂孔及避免食管滑动；⑤折叠瓣与膈肌脚缝合 2~3 针，防止折叠瓣或胃底组织向裂孔内疝入。

【术后处理】

1. 为减少患者不适，多数情况下术后即可拔除胃管，无须胃肠减压。但若遇到以下情形则需保留胃管：①手术时间很长，超过 5 小时，估计术后胃肠蠕动恢复较慢；②术中进行过食管或胃穿孔修补，或疑似有小穿孔；③同时进行了其他腹腔镜手术，如胆囊切除术、高选择性迷走神经切断术或幽门成形术等。

2. 尿管可留置至第二天上午。

3. 术后次日即可进流质饮食，术后第三天可进半流质，根据吞咽困难程度逐渐过渡到软食和普食。因手术区域水肿等原因，部分患者术后会有不同程度的吞咽困难症状，应指导患者细嚼慢咽，不要过快或大口进食，不要进食大块固体食物，如馒头等。

4. 术后若出现较严重的吞咽困难，或怀疑有胃食管穿孔，应口服泛影葡胺或碘帕醇进行食管造影检查。

5. 止吐、镇咳　早期预防恶心呕吐，积极镇咳，避免腹内压增高造成早期疝复发。

【并发症及防治】

1. 术中出血　术中较常见并较危险的出血为胃短血管或脾脏撕裂出血，该处由于位置较深，暴露较困难，再加上脾脏质脆，出血不易控制。一旦发生出血，必须沉着冷静，切忌慌张胡乱钳夹。胃短血管出血往往是由于超声刀止血失败所致，出血后一定要迅速夹住出血点，再施钛夹止血。另外，用超声刀离断胃短血管需靠近胃壁，以免脾侧血管断端回缩造成止血困难。脾脏撕裂出血，包括脾门血管撕裂出血，可用干纱布压迫或止血纱填塞止血，不宜盲目用电凝止血，如出血难以控制，应及时中转开腹手术止血。转开腹后要特别小心保护脾脏，避免脾撕裂加深，尽可能保全脾脏。因良性病变手术而切除脾脏，患者往往很难接受。肝脏出血多因牵拉肝脏的器械不小心戳伤肝脏浆膜所致，伤口往往不会太深，用电钩或电铲止血即可。如仍有出血则用吸收性明胶海绵或止血纱压迫片刻，多数都可止血。我们采用 Babcock 钳夹住食管裂孔上方组织托起肝脏的方法，由于器械基本固定不动，戳伤肝脏的情形很少发生[图 8-13(1)]。

其他少见的出血原因还有腹主动脉和下腔静脉损伤出血。主动脉进入腹腔后，与左膈脚毗邻，一般位于左膈脚的正后方，缝合膈肌脚时，从左膈脚进针时一定要注意方向，避免进针过深而损伤主动脉。一旦发生主动脉损伤应快速拔除缝针，然后用纱布压迫此区域 5~10 分钟，一般都可止血。下腔静脉位于右膈脚右侧，在部分患者可显露，因很少操作到这个区域，所以损伤几率也极低。

2. 食管或胃穿孔　食管穿孔多为术者不熟悉贲门区解剖结构，分离食管时解剖层次不清，误伤食管壁造成穿孔。因食管后壁较薄，故较易发生穿孔。胃穿孔最常见的部位在胃底靠近脾上极处，多由于离断胃短血管时超声刀过于靠近胃壁而导致穿孔。还有一种引起穿孔的原因是麻醉师在放置食管探条时动作过于粗暴，术者又未能很好地配合探条通过，导致探条穿透食管或胃壁。穿孔若能在术中及时发现，予间断缝合关闭，多数都能一期愈合。若术中遗漏，或发生迟发性穿孔，就可能造成腹腔或纵隔内感染等严重并发症。若术后出现腹痛、发热等症状，体检有明显腹膜炎体征，要怀疑穿孔可能。可行口服泛影葡胺消化道造影、腹部 B 超、胸腹平片、CT 等进行诊断，小穿孔可通过禁食、胃肠减压和营养支持等保守治疗方法痊愈，若症状明显必须进行手术探查，可行腹腔镜探查及手术，修补穿孔，并行腹腔或纵隔冲洗引流。

3. 气胸、皮下气肿和纵隔气肿　在食管裂孔内向上游离食管时，腹腔内的高压气体很容易沿着疏松组织进入纵隔，形成纵隔气肿，再向上则还可到达头颈部形成皮下气肿，此时通过降低腹腔内压力，气肿均能减轻，术后很快自行吸收，无须特殊处理。另外一种情况是损伤胸膜，导致气胸，此时患者的气道压力升高，患侧呼吸音减弱或消失，处理方法是首先减少腹腔内压力至 10mmHg 以下，其次是通过呼气末正压通气、增加每分通气量等措施改善肺通气，如此多可能保证手术顺利进行，不需要放置胸腔闭式引流。术后随着胸腹腔内 CO_2 的排出和吸收，呼吸征象将恢复正常。因为多数此种情况仅有胸膜撕裂而非肺实质损伤，术后肺张力恢复大多没有问题，若术后呼吸仍很急促，应行床旁 X 线检查，如证实有严重气胸，应放置胸腔闭式引流管。

4. 术后吞咽困难　胃底折叠术后短暂的吞咽困难比较常见，多数症状轻微，与术后早期折叠部位水肿等有关，多能在 2~6 周内自行缓解。如果吞咽困难较严重，明显影响进食或出现胸痛、呕吐等情况，应行吞钡造影，以判断食管下端折叠部位的松紧情况，必要时行胃镜检查。胃镜镜身即能起到一定的扩张作用，多数能缓解梗阻症状。如仍无效，可考虑使用球囊或探条进行扩张。如果症状持续存在，各种非手术方法均无效，则应再次行腹腔镜手术解除梗阻。严重的吞咽困难多数是因为食管裂孔缝合过紧，其次是折叠瓣太大太紧，也有补片移位嵌顿于贲门位置形成狭窄的情况。

为减少术后吞咽困难，多数医生主张术中放置 42~60F 食管探条(bougie)以扩张食管。一般认为食管探条越粗，预防吞咽困难的效果越好。但放置探条会影响手术操作，并延长手术时间，更有可能导致食管和胃穿孔发生。另一个方法是行术中胃镜以减少术后吞咽困难。我们认为术中充分游离胃底和贲门部，在无张力的情况下进行松而短的胃底折叠，术后吞咽困难将会大大减少。

5. 术后折叠瓣移位至纵隔形成食管裂孔疝复发，常见原因有：①折叠瓣与膈肌固定不充分；②存在短食管而术中未充分游离食管，致使腹段食管有向胸腔内回缩的倾向；③膈肌脚缝合线脱落，裂孔再次裂开。术后3个月内的早期折叠瓣移位建议再次腹腔镜手术治疗，三个月后要根据是否存在症状复发决定是否再次手术，仅有解剖学复发而没有症状者可以先观察，等出现症状后再决定是否二次手术。

6. 补片相关并发症　随着近几年合成补片在食管裂孔疝修补术中的应用越来越多，由补片导致的并发症时有发生。补片并发症主要有以下几个方面：①补片侵蚀食管或胃壁造成穿孔；②补片皱缩，变形，对食管造成压迫；③补片与周围组织粘连；④补片移位；⑤补片继发感染。笔者认为放置补片应该注意以下几个方面：①补片缝合固定要确切，防止移位；②补片不要直接跟食管接触，之间应间隔折叠的胃底；③食管和胃底也应该与膈肌脚充分固定，以避免食管上下滑动摩擦补片；④补片材质要柔软，避免将粗糙面与空腔脏器接触；⑤切忌用补片对食管进行环周包绕。我中心曾经接诊一例术后严重吞咽困难的患者，再次腹腔镜探查证实为补片环周包绕严重束缚了食管舒张，在食管上方剪去部分补片后，吞咽困难即刻缓解。笔者认为只要合理选择补片的材质，掌握补片放置的一些原则，补片并发症是完全可以避免的。

7. 术后胃肠功能紊乱　症状包括胃肠胀气、嗳气困难、放屁增多、腹泻等，其主要原因为折叠瓣过紧、过大，折叠错位，迷走神经损伤等，有文献报道Nissen手术比Toupet术后胃肠功能紊乱更常见。治疗包括促进胃肠蠕动药物（多潘立酮、马来酸曲美布汀、盐酸伊托必利等）、减少气体进入体内（避免碳酸饮料，细嚼慢咽避免气体咽入）等，术后1年内症状多会慢慢缓解，不主张重新手术，因再次手术可能会带来更严重或新的胃肠功能紊乱问题。

（吴继敏　胡志伟）

参考文献

[1] Katz PO, Gerson LB, Vela MF. Guidelines for the diagnosis and management of gastroesophageal reflux disease [J]. Am J Gastroenterol, 2013, 108(3): 308-328.

[2] Wang Z, Hu Z, Wu J, *et al*. Insult of gastroesophageal reflux on airway: clinical significance of pharyngeal nozzle [J]. Front med, 2015, 9(1): 117-122.

[3] El-Serag HB, Sweet S, Winchester CC, *et al*. Update on the epidemiology of gastro-oesophageal reflux disease: a systematic review [J]. Gut, 2014, 63(6): 871-880.

[4] Goh KL. Gastroesophageal reflux disease in Asia: A historical perspective and present challenges [J]. J Gastroen Hepatol, 2011, 26(1): 2-10.

[5] 潘国宗，许国铭，郭慧平，等. 北京上海胃食管反流症状的流行病学调查[J]. 中华消化杂志，1999，1(4): 8-11.

[6] Wang R, Yan X, Ma XQ, *et al*. Burden of gastroesophageal reflux disease in Shanghai, China [J]. Dig liver dis, 2009, 41(2): 110-115.

[7] 汪忠镐，高翔，来运刚，等. 咽喷嘴及3S现象：胃食管气道反流的实验研究[J]. 临床误诊误治，2011，24(3): 5-7.

[8] Wang ZG, Wu JM, Liu JJ, *et al*. Respiratory distress resulting from gastroesophageal reflux is not asthma, but laryngotracheal irritation, spasm, even suffocation [J]. Chin Med Sci J, 2009, 24(2): 130-132.

[9] Wang ZG, Ji F, Wu JM, *et al*. Effect of laparoscopic fundoplication treatment on gastroesophageal reflux disease-related respiratory symptoms [J]. Front Med China, 2010, 4(2): 254-258.

[10] Gao X, Wang ZG, Wu JM, *et al*. Radiofrequency treatment on respiratory symptoms due to gastroesophageal reflux disease [J]. Chin Med J (Engl), 2011, 124(7): 1006-1009.

[11] 林三仁主编. 消化内科学高级教程[M]. 北京：人民军医出版社，2009: 332-334.

[12] Stefanidis D, Hope WW, Kohn GP, *et al*. Guidelines for surgical treatment of gastroesophageal reflux disease [J]. Surg endosc, 2010, 24(11): 2647-2669.

[13] Kohn GP, Price RR, DeMeester SR, *et al*. Guidelines for the management of hiatal hernia [J]. Surg endosc, 2013, 27(12): 4409-4428.

[14] 吴继敏. 食管裂孔疝诊治中应重视的几个问题[J]. 临床外科杂志，2013，21(6): 419-421.

[15] Horvath KD, Swanstrom LL, Jobe BA. The short esophagus: pathophysiology, incidence, presentation, and treatment in the era of laparoscopic antireflux surgery [J]. Ann Surg, 2000, 232(5): 630-640.

[16] Lugaresi M, Mattioli B, Perrone O, *et al*. Results of left thoracoscopic Collis gastroplasty with laparoscopic Nissen fundoplication for the surgical treatment of true short oesophagus in gastroesophageal reflux disease and Type

Ⅲ-Ⅳ hiatal hernia [J]. Eur J cardiothorac surg, 2016, 49(1): e22-30.

[17] Liang WT, Hu ZW, Wu JM, *et al*. Mesh-related complications after hiatal hernia repair: two case reports [J]. Gastroenterol Nurs, 2015, 38(3): 226-229.

[18] 胡志伟，汪忠镐，吴继敏，等. 胃食管反流病合并食管裂孔疝及哮喘症状的腹腔镜外科治疗[J]. 中华疝和腹壁外科杂志(电子版), 2014, 8(5): 396-402.

第九章

胸腹腔镜联合食管癌切除术

近年来，随着微创食管癌根治手术的持续推广，其在肿瘤切除、淋巴结清扫彻底程度、患者5年生存率等方面，已与开放手术相当，而围术期并发症、呼吸道并发症和死亡率甚至低于传统开胸手术。尽管食管癌根治术目前仍存在术式多样性，但在越来越多的方面，业内已达成广泛共识是不争事实，比如更多采取右胸入路、微创切口、Ivor-Lewis术式、胸腹腔镜加左颈入路等，完全性二野淋巴结（腹腔和胸腔）清扫亦逐渐得到重视，尤其是左右喉返神经链的清扫。

食管癌切除术主要包括3个步骤：游离胃、清扫贲门周围及胃左动脉淋巴结，游离食管及清扫纵隔淋巴结，消化道重建。本章主要论述腹腔镜联合胸腔镜食管癌切除，并进行左颈吻合的术式：胸部采用双孔入路进行食管游离、淋巴结清扫；腹部腹腔镜胃游离完毕，上腹正中剑突下5cm切口体外制作管形胃；管形胃经食管床上提至左颈部，与颈段食管完成吻合。

【适应证】

胸腔镜食管癌切除术的适应证需结合肿瘤分期、患者全身状况等综合评估，主要考虑能否安全地进行肿瘤根治性切除和区域淋巴结清扫。目前多数学者较为公认的适应证包括：①未侵犯食管壁全层的早期食管癌；②不能耐受开胸手术的食管癌患者；③计划行姑息性切除术者；④肿瘤已侵犯食管全层，但影像学检查未提示肿瘤向外侵犯及淋巴结转移。

【禁忌证】

首先，胸腔镜食管癌切除术禁忌证包括常规开胸手术禁忌证，其他禁忌证还包括：①肺功能严重损害者，如通气储量小于60%，或FEV_1实测值小于1L，术中不能耐受单肺通气，术后易发生呼吸衰竭；②合并严重心脏病，如不稳定型心绞痛，3个月内有心肌梗死发作史，较严重的心律失常（如频发室性期前收缩），各种原因引起的心功能不全（3级以上）；③既往有同侧胸部手术史或胸腔感染史，尤其是曾行胸膜固定术者，胸膜肥厚粘连严重者；④食管癌已明显外侵周围脏器或已发现淋巴结多处转移者；⑤已有肝、肺、骨等远处转移者。

【术前准备】

术前进流质饮食，给予充分的营养支持。术前晚清洁灌肠。术前不留置胃管。

【麻醉】

气管插管全身麻醉。最常使用双腔气管插管，术中进行单肺通气。部分采取单腔气管插管联合封堵器，或单腔气管插管联合右侧人工气胸，单腔插管状态下气管隆嵴和左主支气管更浅，对于显露和清扫左侧喉返神经链淋巴结非常关键。本手术采用单腔气管插管联合封堵器麻醉。

【体位与套管放置】

首先完成胸部食管游离，胸部淋巴结清扫。

胸部手术左侧卧位，前倾15°，以利于食管床和后纵隔的暴露。腋中线第8肋间置入30°10mm胸腔镜，腋中线与腋前线之间经第5肋间作3.5cm切口为主操作口。术者立于患者腹侧，助手立于患者背侧，扶镜手立于助手右侧（图9-1）。

完成胸部手术后，患者取仰卧位，腹壁共5个套管孔，观察套管孔选择脐部或其下方，用于置入腹腔镜（图9-2）。游离胃、清扫贲门周围及胃左动脉淋巴结手术操作参考本书腹腔镜胃手术章节。

【手术步骤】

1. 胸腔镜游离胸段食管和淋巴结清扫　腋中线第8肋间置入30°10mm胸腔镜，腋中线附近作

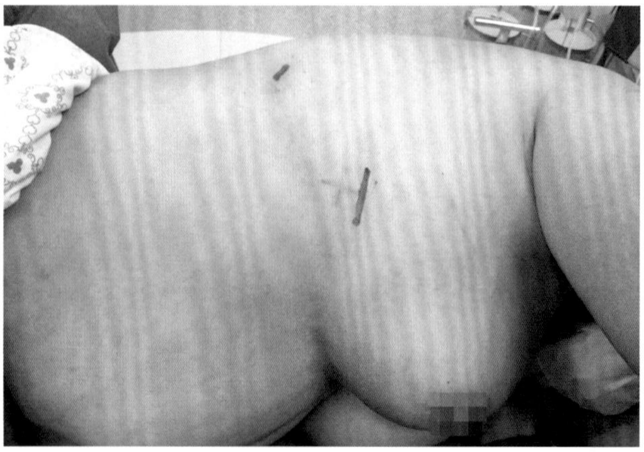

(1)

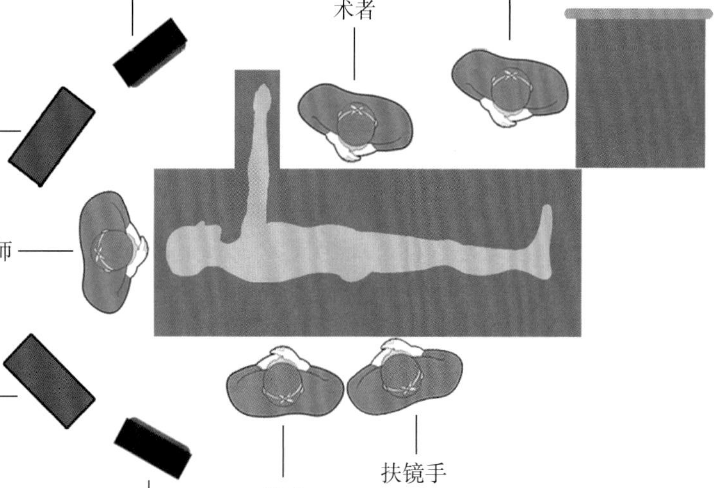

(2)

图 9-1
(1)胸部切口;(2)手术室布局

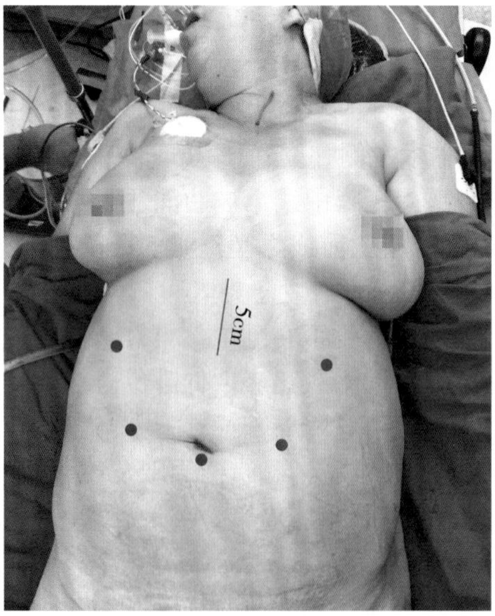

图 9-2　腹部手术切口

3.5cm 切口作为主操作口。置入胸腔镜探查胸膜有无转移灶，有无术前影像学检查未发现的肿瘤外侵。助手站于患者背后持腹腔镜手术卵圆钳夹持纱块负责宏观暴露，术者左手持吸引器作精细的动态暴露，右手持电钩或超声刀作解剖分离。

上纵隔区域食管游离：首先沿奇静脉上缘，右侧迷走神经主干向上打开纵隔胸膜直至胸顶，腹腔镜手术血管钳钝性分离显露右侧喉返神经，锐性结合钝性分离清扫右侧喉返神经链淋巴结(图 9-3)。食管后壁游离待下纵隔食管游离完毕后再进行。

下纵隔区域食管游离：在奇静脉下缘纵隔胸膜作倒 U 形切开直至膈脚，使用食管吊带便于暴露(图 9-4)。同步清理隆突下、食管旁淋巴结(图 9-5、图 9-6)，断离奇静脉(图 9-7)。继续向上游离上纵隔食管后壁(图 9-8)，显露并清扫左侧喉返神经链淋巴结(图 9-9)。

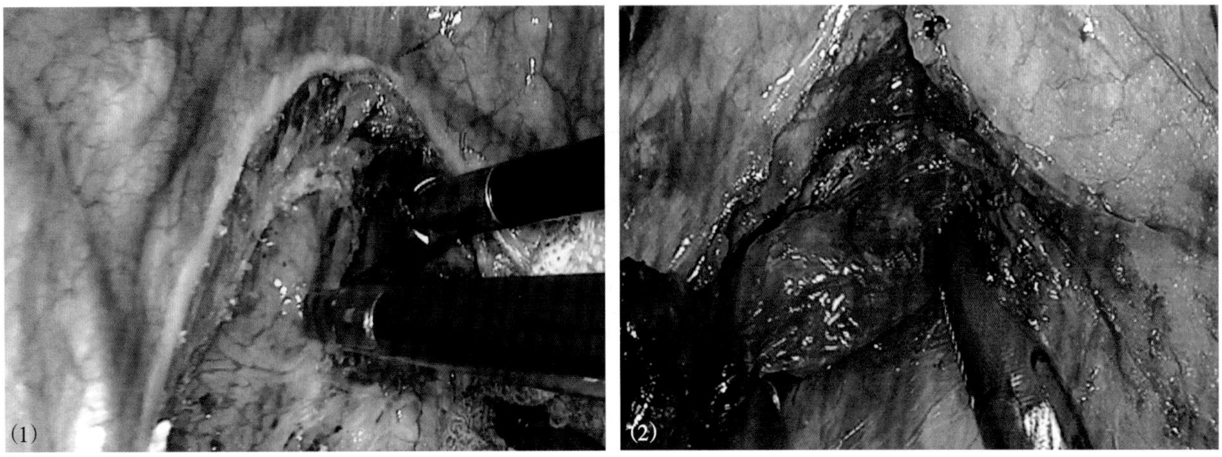

图 9-3　右侧喉返神经链淋巴结清扫

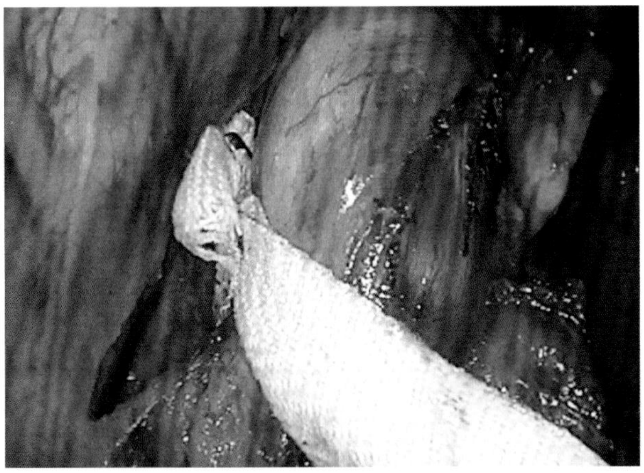

图 9-4　食管吊带协助暴露

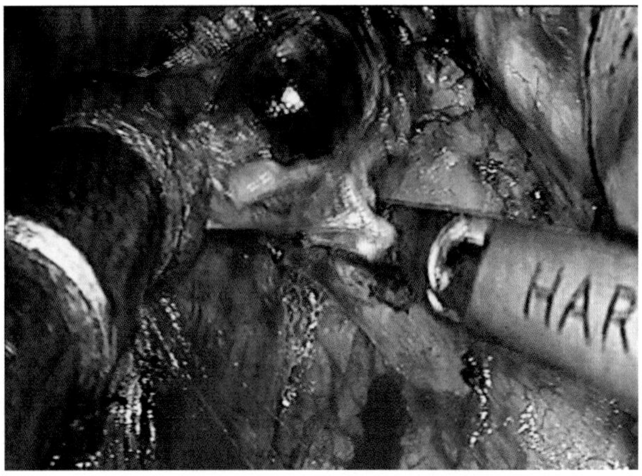

图 9-5　将隆突下淋巴结同食管及肿瘤一并游离

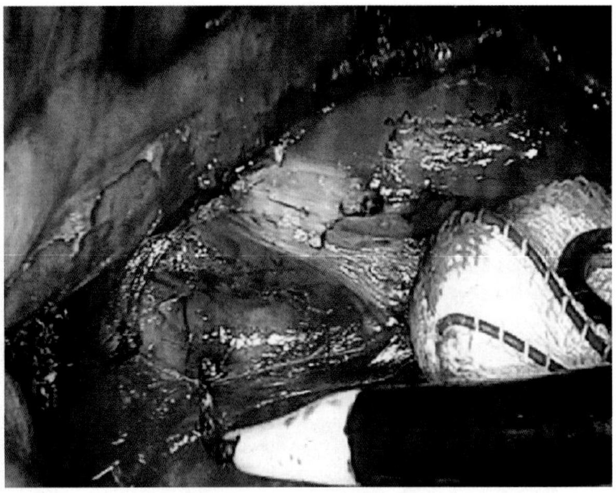

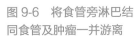

图 9-6　将食管旁淋巴结同食管及肿瘤一并游离

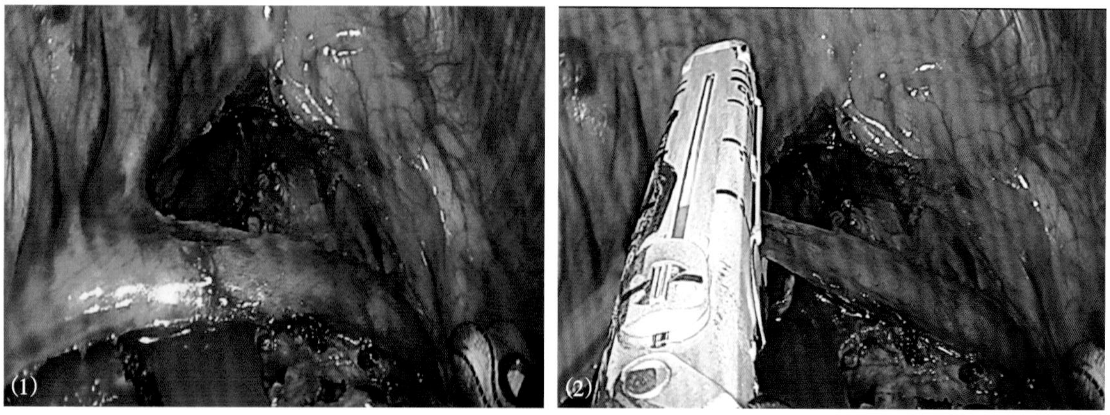

图 9-7　游离和切断奇静脉

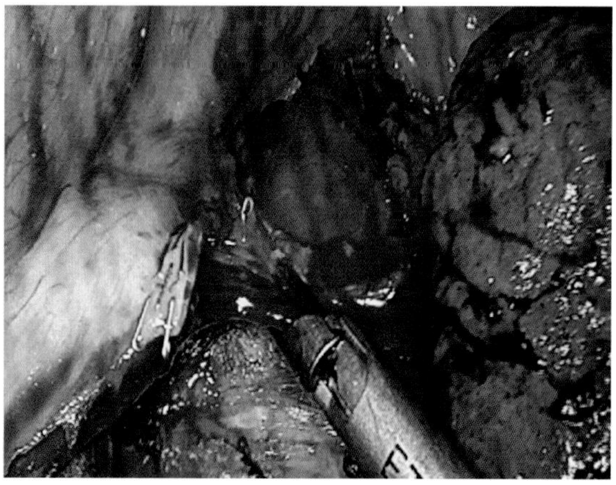

图 9-8　断离奇静脉后继续向上游离食管后壁

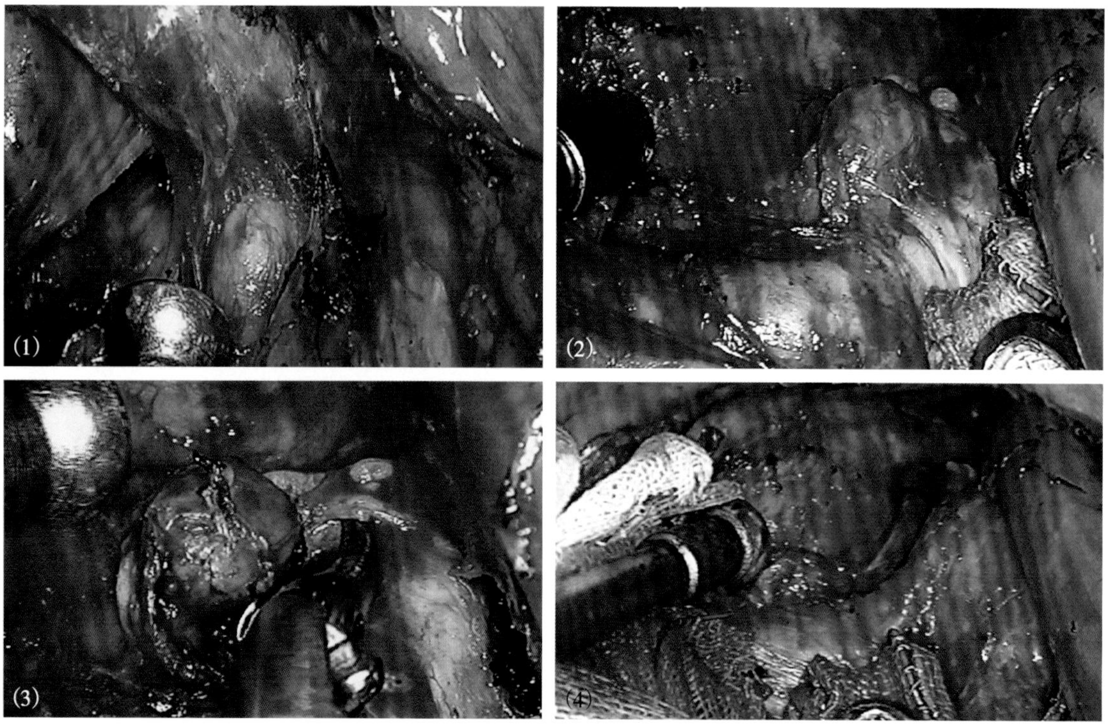

图 9-9

(1) 显露左侧喉返神经链淋巴结;(2) 向前牵拉气道,进一步暴露左侧喉返神经链淋巴结;(3) 钝性结合锐性分离淋巴结,避免损伤左喉返神经;(4) 左侧喉返神经链淋巴结清扫后显露左喉返神经全程胸部游离完毕，充分显露气道、左右主支气管、双侧下肺静脉、主动脉弓及降部、肺动脉圆锥、奇静脉及属支、双侧喉返神经、胸导管等胸腔重要结构。经胸腔镜观察口置入胸腔引流管直至胸顶，关胸（图9-10）。

2. 腹腔镜游离胃、制作管形胃　切断胃结肠韧带，游离胃大弯，注意勿损伤胃网膜血管弓。游离胃后壁。切断肝胃韧带进入小网膜囊，注意勿损伤胃右血管。用超声刀离断胃短血管，游离胃底。向右上翻转胃体，暴露胃左动静脉，使用结扎锁处理胃左血管（图9-11），经胃小弯游离至左右膈肌脚。膈脚处适当断离扩大，便于上提管形胃。

左颈部胸锁乳突肌内缘作5cm切口，在颈动脉鞘内侧面显露颈段食管，在食管近端断离。近断端连续全层缝合作荷包备用。远端双7号线缝闭，线尾不剪断，并连接长线留于切口外备管形胃上提用。

上腹正中剑突下作5cm纵向切口，将已游离的胃体连同食管及肿瘤段拉出，制作直径4cm管形胃。使用直线切割闭合器制作管形胃，在靠近胃右动脉胃小弯网膜缘断离，从胃大弯最高点开始切割闭合，直至胃右动脉起始位置（图9-12）。管形胃制作完成后，将食管含肿瘤段与胃小弯一并离体。在管形胃顶端缝置双7号线，与从颈部拉下丝线连接，备经食管床上提。钉合线边缘缝合加固包埋。管形胃表面涂抹液状石蜡，置入腹腔，备经食管床上提至颈部。

3. 胃食管左颈部吻合　嘱麻醉师暂停呼吸，上提管形胃至颈部。超声刀切开管形胃顶端，置入25mm圆形吻合器手柄端，经管形胃后壁戳出，连接钉砧头，适当后退至管形胃内，将已与吻合器连接的钉砧头置入近端食管内，荷包线打结固定钉砧中心杆，将吻合器收紧击发，完成管形胃与近端食管吻合。经鼻腔置入胃管和十二指肠营养管，直线切割闭合器关闭管形胃顶端置入吻合器的开口，浆肌层缝合加固。逐层关闭腹部、颈部切口（图9-13）。

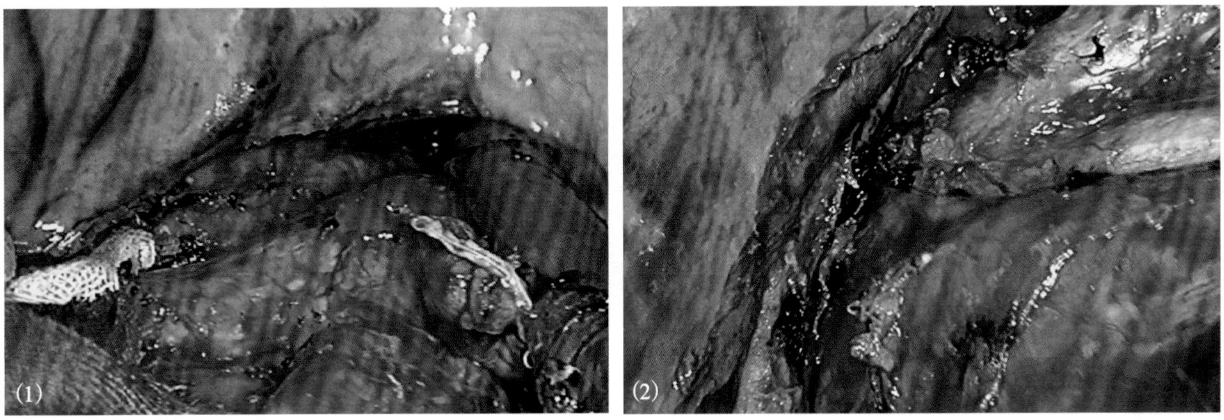

图9-10　胸部食管游离及淋巴结清扫结束

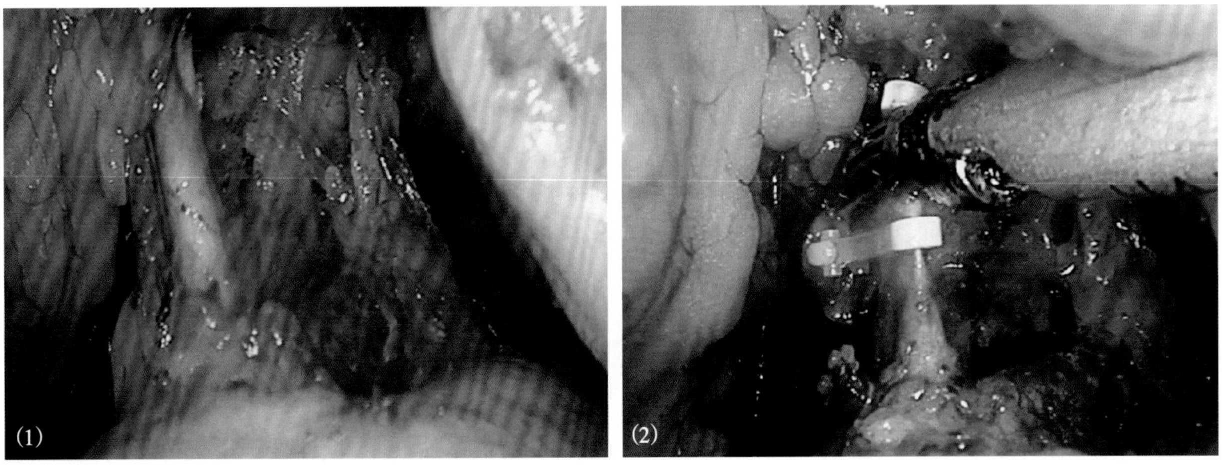

图9-11

（1）显露胃左动静脉；（2）结扎断离胃左动静脉

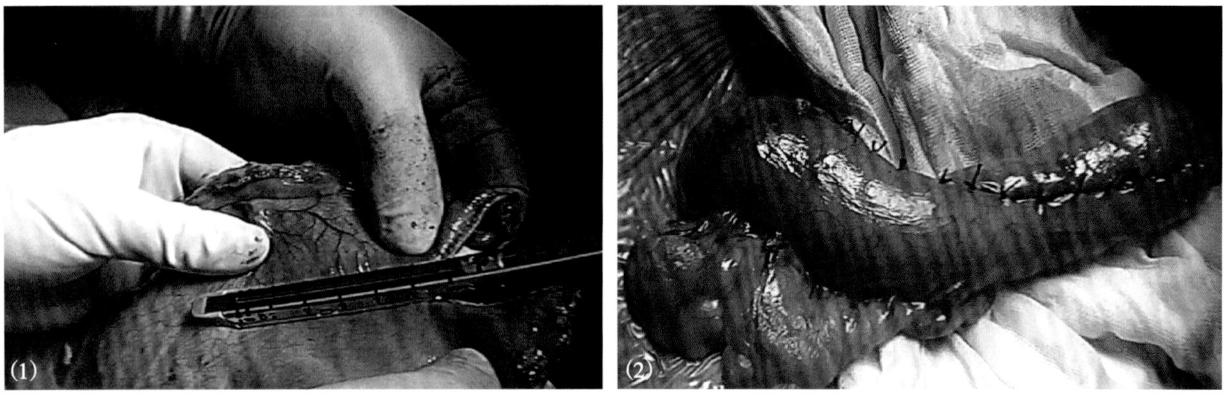

图 9-12
(1)使用直线切割闭合器制作管形胃;(2)管形胃制作完毕

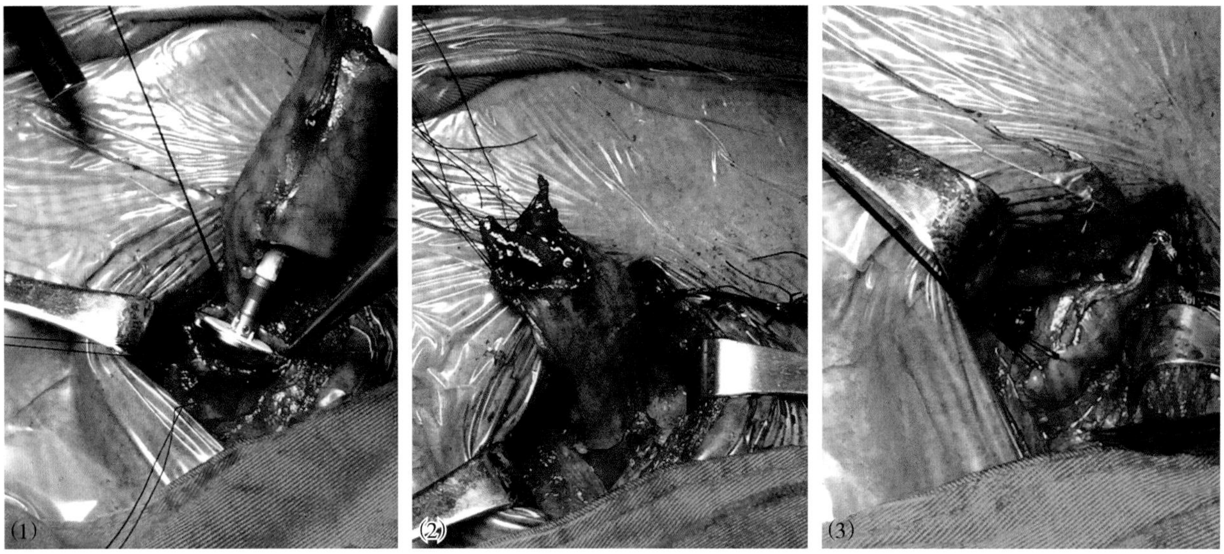

图 9-13
(1)食管近端缝荷包,将携带钉砧头的吻合器置入近端食管内完成吻合;(2)吻合完毕;(3)直线切割闭合器关闭管形胃开口,钉合线浆肌层包埋缝合

【要点分析】

1. 良好的单侧肺通气是胸腔镜食管癌切除术成功的前提。单腔气管状态下隆突更浅,便于经右侧胸腔清扫左侧喉返神经链淋巴结,我中心多采用单腔气管插管联合封堵器,部分患者采用单腔气管插管、俯卧位、人工气胸、四孔法胸部食管游离及淋巴结清扫。

2. 胸部手术开始首先清扫右侧喉返神经链淋巴结,此时术野最清晰。清扫时锐性结合钝性分离,避免损伤喉返神经。左侧喉返神经链淋巴结在食管全程游离完后进行。

3. 隆突下和食管旁淋巴结同食管及肿瘤一并清除,充分骨骼化各胸腔重要管道。游离食管时一定要注意辨认其侧方较为疏松的外科解剖层,沿该解剖层用吸引器、电刀配合操作,边吸引边推拨,可显著减少出血和损伤周围组织的机会,遇到较大的血管分支或组织带,应用钛夹夹闭后离断。遇肿瘤较大、界限不清时,应拉紧食管吊带,紧贴食管游离,防止误伤重要结构。

4. 奇静脉断离尽可能靠近脊柱侧,便于游离上纵隔食管后壁和左侧喉返神经链淋巴结。同时利于管形胃经食管床上提。

5. 游离食管下端时应切断膈肌脚、松解食管裂孔,以避免术后梗阻,同时便于上提管形胃。对于较大的、已向外侵犯的肿瘤,需要切除部分对侧纵隔胸膜。

6. 颈部吻合，为避免管形胃过多上提，我中心采用吻合器机身和钉砧头对接后整体置入食管近端的方式，安全快速。

【术后处理】

术后留置胃管至肛门排气。术后第二天经胃管用微量泵持续泵入胃动力药。若无腹胀等不适可经胃管注入少量肠内营养液，逐渐加量。因胸腔镜食管癌切除术胸壁创伤小，疼痛轻，对肺功能影响小，肺部并发症较少，胸腔渗液也较少，胸管可较早拔除。术后强调咳嗽（cough）、饮食（diet）、活动（motion）和按摩（massage）、镇痛（analgesia），简称“CDMA”。主动咳嗽有利于促进肺复张、排痰并排除胸腔积液积气，有助于早期拔除胸管；未排气前即可开始少量进水或肠内营养液，促进肠蠕动、减少肠源性感染的机会；早期主动的床上或床旁活动，全身按摩，有利于预防下肢深静脉血栓和肺心脑等重要器官栓塞；术后应有充分镇痛，以利以上活动进行。

【并发症及防治】

1. 术后早期并发症

（1）肺部并发症：肺不张、呼吸衰竭、胸腔引流漏气、肺炎、乳糜胸。一旦确诊乳糜胸，应及时行胸腔闭式引流，排除积液，使肺复张。使用高糖或灭活A型链球菌注入胸腔促进胸腔粘连，禁食、静脉营养，使用生长抑素减少乳糜液生成，以利胸导管损伤处愈合。如经上述处理，严密观察2~3天后，乳糜液流量无减少，应再次开胸进行胸导管缝合结扎。

（2）心脏并发症：心律失常，心肌梗死。常见的心律失常有房颤合并快速心室率、阵发性室上性心动过速。可能与诸多因素有关，包括剧烈疼痛刺激，失血造成低血容量，缺氧引起呼吸功能不全，术中牵拉心房致心房张力增加，手术时间长、创伤重，交感神经张力增加（术中切断迷走神经）使心肌组织不应期不均一增加，导致紊乱性折返和（或）心肌自律性、应激性增加，从而诱发多源性快速房性心动过速或快速房颤。且食管癌患者多为老年患者，心肌纤维化加重、心脏储备功能下降、机体对缺氧的耐受性差，心肌在围术期容易产生一系列病理生理变化。防治措施包括良好的麻醉和镇痛，及时纠正低血容量，充分供氧，手术操作尽量减少对肺组织和心脏的挤压，术后保证止痛效果，及时补充水、电解质，维持内环境平衡，加强对老年患者的治疗与护理，严密观察并及时纠正诱因，合理应用抗心律失常药物。

（3）吻合口漏：吻合口漏是食管癌切除术后最严重的并发症。颈部吻合口漏通过开放引流、换药、经口腔冲洗等处理多可愈合。胸内吻合口漏则需根据患者体质情况，吻合口漏发生时间，吻合方式等选择胸腔闭式引流、重新开胸吻合、吻合口漏修补、食管带膜支架置入、食管旷置术等方式处理。同时应给予患者充分的营养支持，保持水、电解质平衡。管形胃闭合处裂开则需要再次手术处理。

（4）感染：颈部切口感染或胸内脓肿、表浅伤口感染。按胸外科常规予引流换药处理。

（5）下肢深静脉血栓形成、肺栓塞、声嘶：急性肺栓塞是食管癌术后并不少见的并发症，症状轻重不一，临床表现多样化，易漏诊、误诊，死亡率高。早发现、早诊断、早治疗可提高生存率。心电图、胸片有提示意义。直接检查包括肺动脉造影、螺旋CT和MRI，可确诊。一旦确诊应尽快行抗凝、溶栓治疗。声嘶主要与胸段喉返神经周围淋巴结清扫有关，多能代偿。

2. 术后晚期并发症　吻合口狭窄、反流性食管炎、胃排空延迟。吻合口狭窄可通过反复多次球囊扩张治疗，效果良好。胃排空延迟和反流性食管炎主要通过联合胃肠减压、胃动力药物、抑制胃酸药物和调整饮食习惯来改善。

（王光锁　王正）

参考文献

[1] Butler N, Collins S, Memon B, *et al*. Minimally invasive oesophagectomy: current status and future direction [J]. Surg Endosc, 2011, 25(7): 2071-2083.

[2] Luketich JD, Pennathur A, Awais O, *et al*. Outcomes after minimally invasive esophagectomy: Review of over 1000 patients [J]. Ann Surg, 2012, 256(1): 95-103.

[3] D'Amico TA. Mckeown esophagogastrectomy [J]. J Thorac Dis, 2014, 6 Suppl 3: S322-324.

[4] Berger AC, Bloommenthal A, Weksler B, *et al*. Oncologic efficacy is not compromised, and may be improved with minimally invasive esophagectomy [J]. J Am Coll Surg, 2011, 212(4): 560-566.

[5] Yamamoto S, Ohshima H, Katsumori T, *et al*. Lymphadenectomy performed along the left recurrent laryngeal nerve after anterior detachment of the esophagus via thoracoscopic esophagectomy in the prone position under artificial pneumothorax [J]. Gan To Kagaku Ryoho, 2014, 41(12): 1479-1481.

[6] Ma GW, Situ DR, Ma QL, *et al*. Three-field vs. two-field lymph node dissection for esophageal cancer: a meta-analysis

[J]. World J Gastroenterol, 2014, 20(47): 18022-18030.

[7] Oshikiri T, Yasuda T, Harada H, *et al*. A new method (the "Bascule method") for lymphadenectomy along the left recurrent laryngeal nerve during prone esophagectomy for esophageal cancer [J]. Surg Endosc, 2015, 29(8): 2442-2450.

[8] Schmidt J, Irouschek A, Heinrich S, *et al*. Recurrent laryngeal nerve monitoring during esophagectomy and mediastinal lymph node dissection: a novel approach using a single-lumen endotracheal EMG tube and the EZ-blocker [J]. World J Surg, 2012, 36(12): 2946-2947.

第十章

腹腔镜脾切除并贲门周围血管离断术

门静脉高压症的外科治疗目的是治疗其并发症，包括继发性脾功能亢进和上消化道出血，传统的外科治疗方式包括断流术和分流术，各有优缺点。作为我国门静脉高压症外科治疗特色之一的断流术，其传统手术方式创伤大、肝功能损害重且并发症较多，而随着腹腔镜手术的成熟和一些特殊器械（如超声刀、Ligasure 血管闭合系统、切割闭合器等）的使用，腹腔镜微创技术为治疗肝硬化门静脉高压症提供了一种新的选择。

【适应证】

1. 肝硬化门脉高压患者，肝功能 Child 分级 A 级或 B 级，既往有上消化道出血史；

2. 食管中、下段有中度以上静脉曲张，有呕血史，或有食管下段静脉曲张破裂造成难以控制大出血的可能，脾脏增大伴脾功能亢进；

3. 无严重腹水和明显黄疸，或经内科治疗上述症状好转。

【禁忌证】

1. 脾周围炎、脾静脉炎较重或脾静脉血栓形成；

2. 脾功能亢进伴食管、胃底静脉曲张严重，出血正在发生；

3. 肝功能 Child C 级；

4. 有上腹部手术史，存在严重粘连者；

5. 其他腹腔镜手术常规禁忌证。

【术式选择】

目前在临床上开展较多的术式包括完全腹腔镜脾切除加贲门周围血管离断术（complete laparoscopic splenectomy plus pericardial devascularization，LSPD）、手助腹腔镜脾切除加贲门周围血管离断术（hand-assisted laparoscopic splenectomy plus pericardial devascularization，HLSPD）以及改良手助腹腔镜脾切除加贲门周围血管离断术（modified hand-assisted laparoscopic splenectomy plus pericardial devascularization，MHLSPD）。三者目标一致，都是以微创的手术方式切除脾脏并对贲门周围血管进行离断，从而达到断流的目的，只是术中所用器械及具体操作方式有所差异。LSPD 与 HLSPD 的区别在于，后者需要术者经手助装置将非优势手伸入腹腔协助操作，而 MLSPD 则是先在手辅助下完成腹腔镜下巨脾切除，然后转为完全腹腔镜下行贲门周围血管离断。

对初期开展腹腔镜脾切除加贲门周围血管离断术的团队，以及对经 CT 评估脾脏容积≥600ml，Child-Pugh 评分≥9，或有大的脾周侧支血管形成的患者，建议使用 HLSPD，因为此术式中，术者可以接触腹腔脏器，精确判断组织的质地、方位和毗邻关系，使镜下操作更加准确；同时用手协助进行牵引和显露，便于控制术中意外出血，降低了手术风险和难度，尤其对于较大脾脏其优势更加明显；另外也有助于缩短此类腹腔镜手术的学习曲线。而 MHLSPD 则兼具 HLSPD 和 LSPD 的优势，手辅助腹腔镜巨大脾脏切除较全腹腔镜下更为安全，可以用腹腔镜切割闭合器切断脾蒂，避免了全腹腔镜下巨脾切除时游离脾蒂的困难；在全腹腔镜下行贲门周围血管离断时，手术视野暴露充分，避免了在离断贲门右侧血管时，肝脏左叶、器械和左手在腹腔内的相互干扰；将脾脏装入标本袋中经手助器取出，缩短了取脾时间，且消除了标本袋破裂导致脾种植的可能。该术式安全性好，操作方便，术中出血少，值得临床推广。

【术前准备】

术前积极护肝治疗，纠正低蛋白血症至血白蛋白 30g/L 以上，消除腹水，静脉滴注极化液葡萄糖、胰岛素、氯化钾和维生素，术前间断输注血浆、冷沉淀等纠正凝血功能异常。术前流质饮食和清洁灌肠，以减少胃扩张。术前常规留置胃管、尿管。

【麻醉】

气管插管全身麻醉。

【体位与套管放置】

患者平卧位，右倾 30°~45°，头高 30°，术者及扶镜手均位于患者右侧，术者在头侧，助手在足侧。助手根据需要位于患者左侧或右侧（术者左侧），监视器分别置于术者及助手对面（图 10-1）。LSPD 在脐下缘放置 10mm 套管作为观察孔（A），左腋前线肋缘下 2cm 处放置 12mm 套管为主操作孔（C），剑突左侧肋缘下 2cm 处（B）及剑突右侧肋缘下 2cm 处（D）各放置 5mm 套管为辅助操作孔。后期将 C 孔扩大成 5~6cm 切口，作为取标本口，并从该处放置腹腔引流管。HLSPD 和 MHLSPD 取消 D 孔，而增加一 7cm 纵向切口用于放置手助器，根据情况该切口可位于右上腹或正中线（图 10-2）。

【手术器械】

常规腹腔镜手术器械、超声刀、Ligasure 血管闭合系统、直线切割闭合器，此外 HLSPD 和 MHLSPD 还需要手助器。国内最初常用“蓝碟”手助器，现在改进的“新蓝碟”手助器采用两件式组合，使用更方便，配合辅助手的指套式器械，可以减少更换器械次数，完成更多复杂精细的操作，缩短手术时间。

【手术相关解剖】

脾蒂血管的处理是本手术的关键步骤之一。脾动静脉在接近脾门时互相靠拢，动脉在前，静脉在后，经脾门出入脾脏，称为脾蒂。脾动脉主干在脾门分为终末支后进入脾脏，即脾叶动脉，分出终末支前的脾蒂为一级脾蒂。脾动脉分支呈集中型和分散型两种（图 10-3），集中型占 30%，脾动脉在距脾门 0.6~2.0cm 处分成两大支，即脾上、下极终末支，分别支配脾脏的上半部和下半部，此两支称为二级脾蒂，它们又各自分出 3~5 支最后支至脾脏的上下极，脾最下极支细长，在分离脾结肠韧带前常需先离断，以免撕脱，此类型脾动脉主干较长而终末支较短。分散型占 70%，脾动脉在距脾门 2.1~6.0cm 处分成脾上、下极动脉和脾上、下极终末动脉，此四大分支称为二级脾蒂，此类型脾动脉主干较短而二级脾蒂较长。脾静脉及分支与动脉伴行。

【手术步骤】

一、LSPD

以穿刺法或开放法放置观察套管及建立气腹，置入腹腔镜探查有无多量腹水，观察肝脏大小、质地、表面情况，脾脏大小及脾周有无粘连和程度，观察食管下段和贲门周围血管曲张情况（图 10-4），注意勿损伤脾脏。根据脾脏大小放置左腋前线肋缘下 12mm 套管，剑突左侧肋缘下 5mm 套管，剑突右侧肋缘下 5mm 套管，调整套管位置，需满足贲门及脾门两个主要操作位置之间的转换（图 10-5）。

超声刀或 Ligasure 血管闭合系统自幽门下方向胃近端离断胃结肠韧带、脾胃韧带和胃后方的胃短

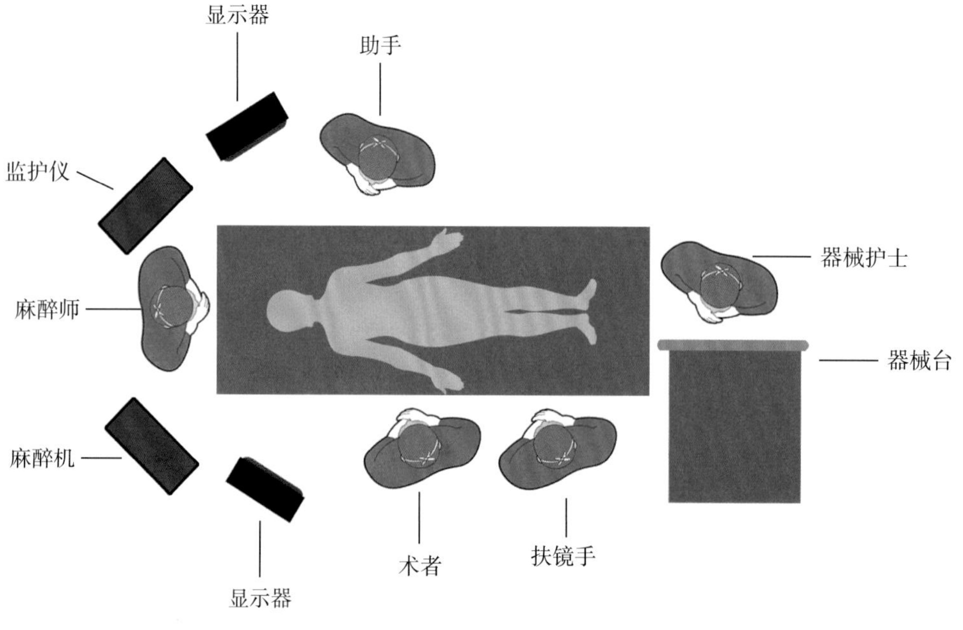

图 10-1　手术室布局

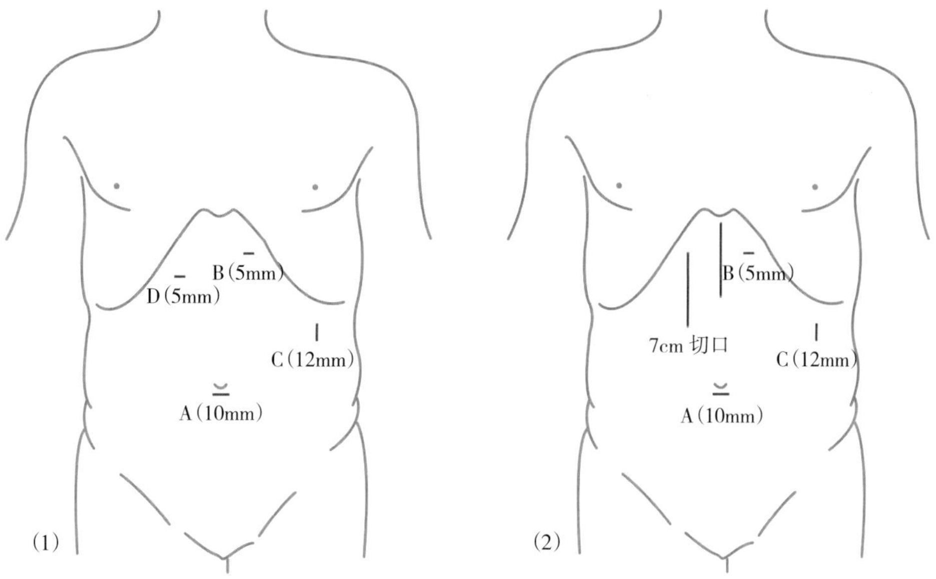

图 10-2　套管放置示意图
(1) LSPD 套管位置;(2) HLSPD 和 MHLSPD 套管位置

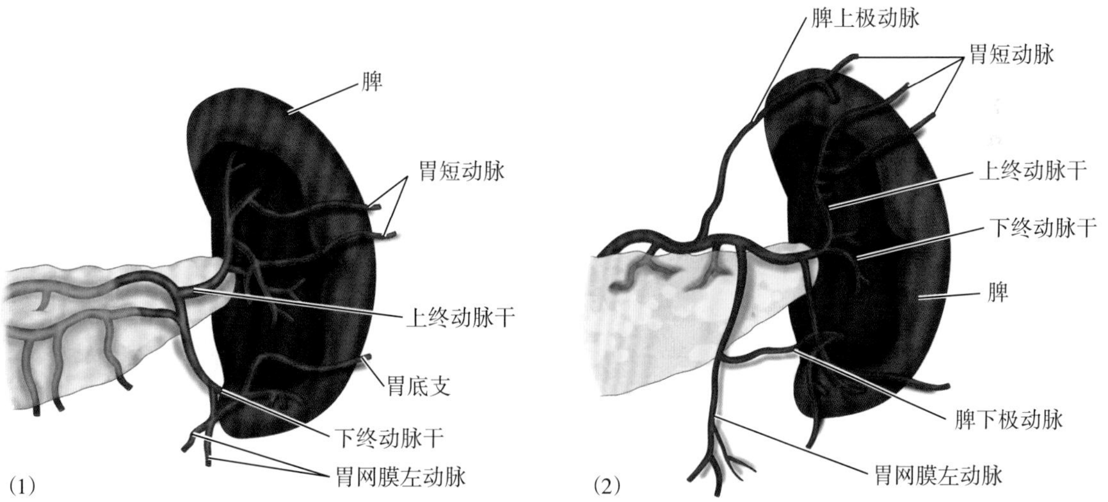

图 10-3　脾动脉解剖

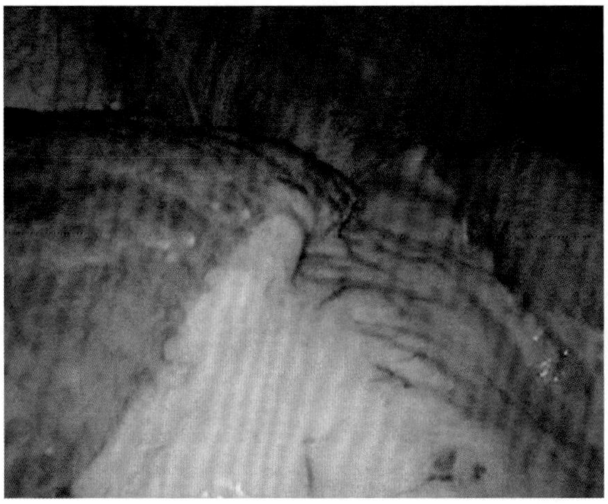

图 10-4　全面探查腹腔、肝脏、脾脏及贲门周围

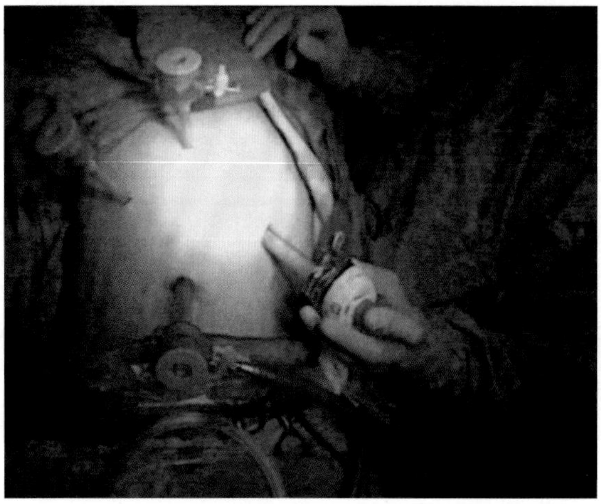

图 10-5　根据腹腔情况选择套管位置

血管（图 10-6）。在离断过程中遇到明显曲张的血管，夹闭后再离断。在胰体尾上缘分离脾动脉主干，用可吸收夹闭合，不必离断（图 10-7）。从脾脏下极开始，用超声刀分离脾周粘连、脾结肠韧带、脾胃韧带中下部及脾肾韧带，显露脾蒂（图 10-8）。将脾下极抬起，在脾门处自下而上逐支分离脾蒂血管分支，用可吸收夹或钛夹闭合后离断（图 10-9）。若遇到较粗的脾蒂血管分支，尤其是静脉分支，可用丝线或可吸收线结扎，再在结扎线两端夹闭血管后离断（图 10-10）。如此逐渐向脾上级分离。最后处理胃脾韧带上部及脾膈韧带，切除脾脏（图 10-11）。也可先完全游离脾周韧带后使用直线切割闭合器离断脾蒂（图 10-12）。

紧靠胃壁和贲门，用超声刀或 Ligasure 血管闭合系统离断胃底后壁周围的曲张血管至贲门，离断胃底与左膈肌脚之间的组织和曲张血管（图 10-13）。沿胃大弯继续向上游离胃底直至贲门左缘（图 10-14）。然后将胃向上掀起，于胃后方进行胃小弯的操作，解剖胃胰襞，结扎后离断胃左血管，或直接使用直线切割闭合器离断胃左血管（图 10-15）。分离肝胃韧带，沿胃小弯向上游离，离断食管支（图 10-16）。在进行贲门周围及食管下段去血管化时，尤其在右侧必须紧贴贲门及食管壁操作，注意保护食管旁静脉丛。再打开贲门前方浆膜，沿食管向上游离 6~8cm，离断高位食管支及食管周围可见的曲张静脉（图 10-17）。在完成胃底、贲门和食管下段周围血管离断后，取出脾脏，脾窝放置引流管（图 10-18）。

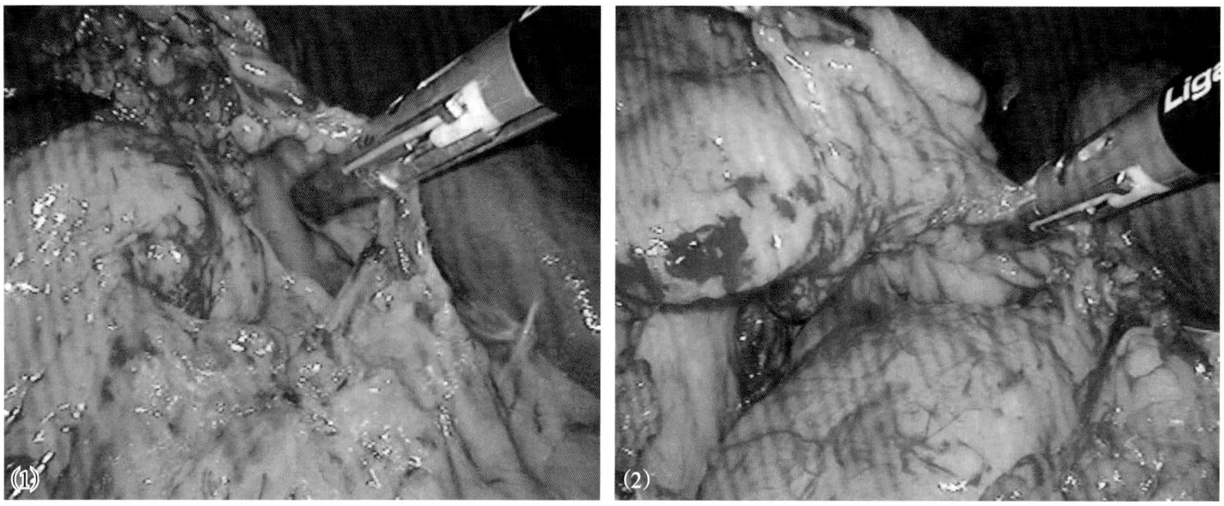

图 10-6　离断胃结肠韧带、脾胃韧带

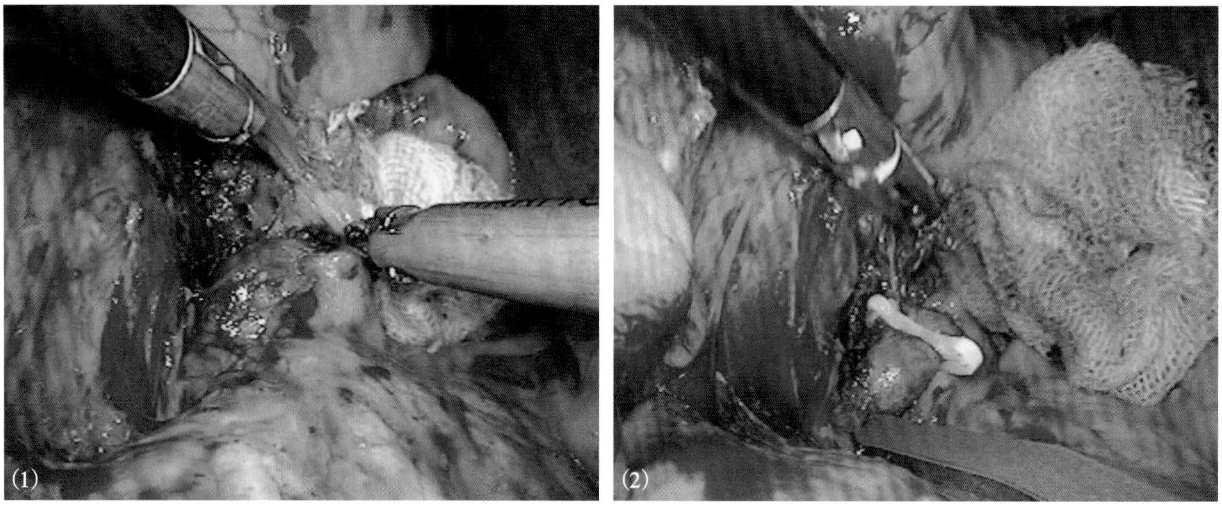

图 10-7　在胰体尾上缘分离脾动脉主干，闭合后不必离断

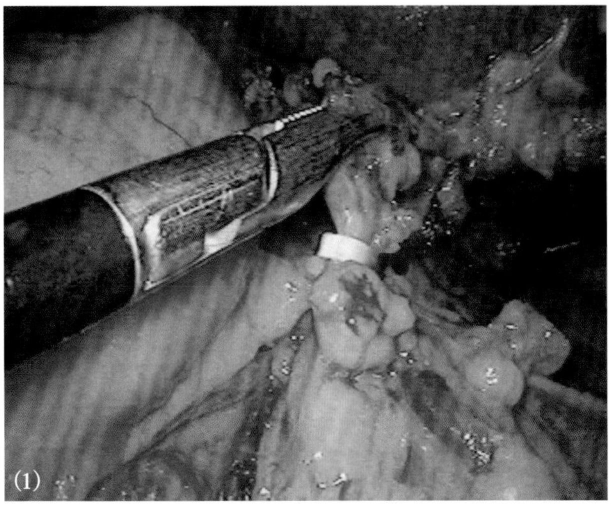

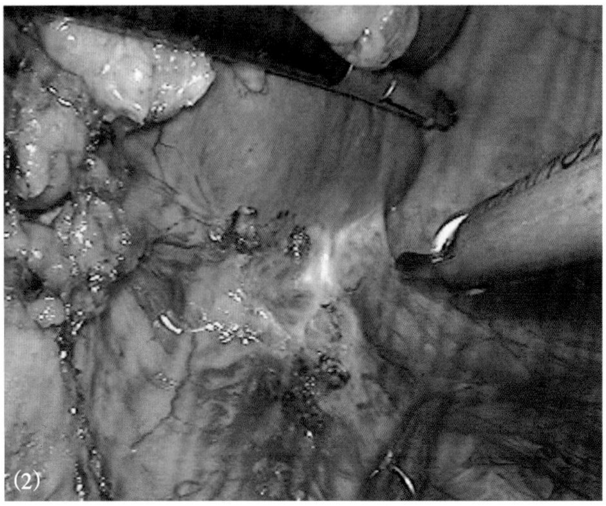

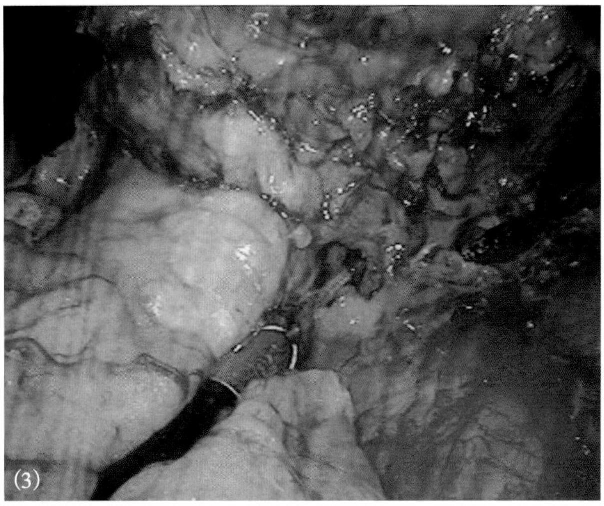

图 10-8　分离脾下极脾周粘连、脾结肠韧带、脾胃韧带中下部及脾肾韧带，显露脾蒂

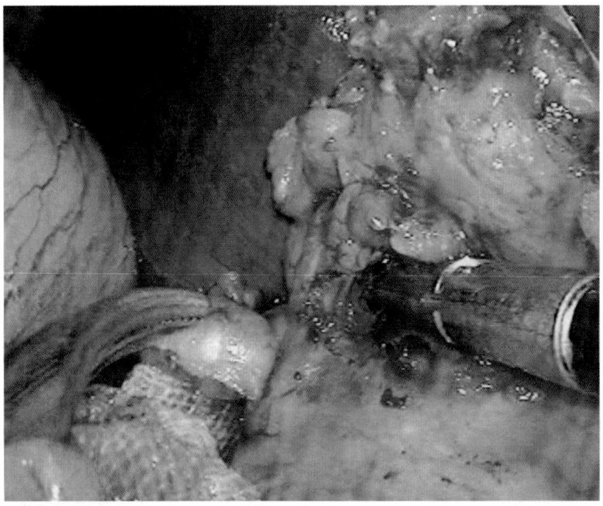

图 10-9　脾门处自下而上逐支分离脾蒂血管分支

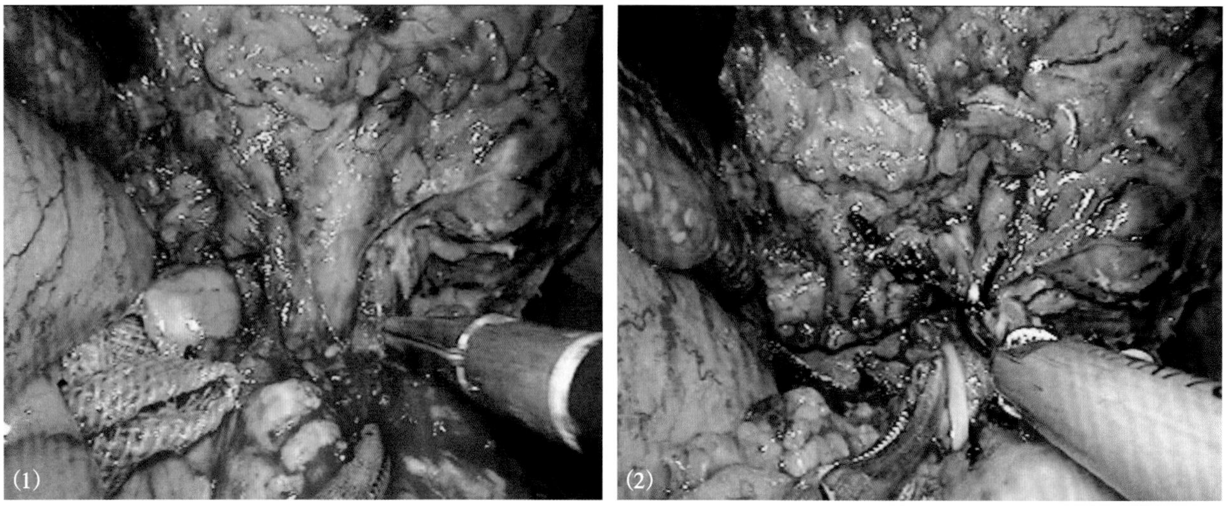

图 10-10　较粗的静脉分支，可用丝线结扎后夹闭再离断

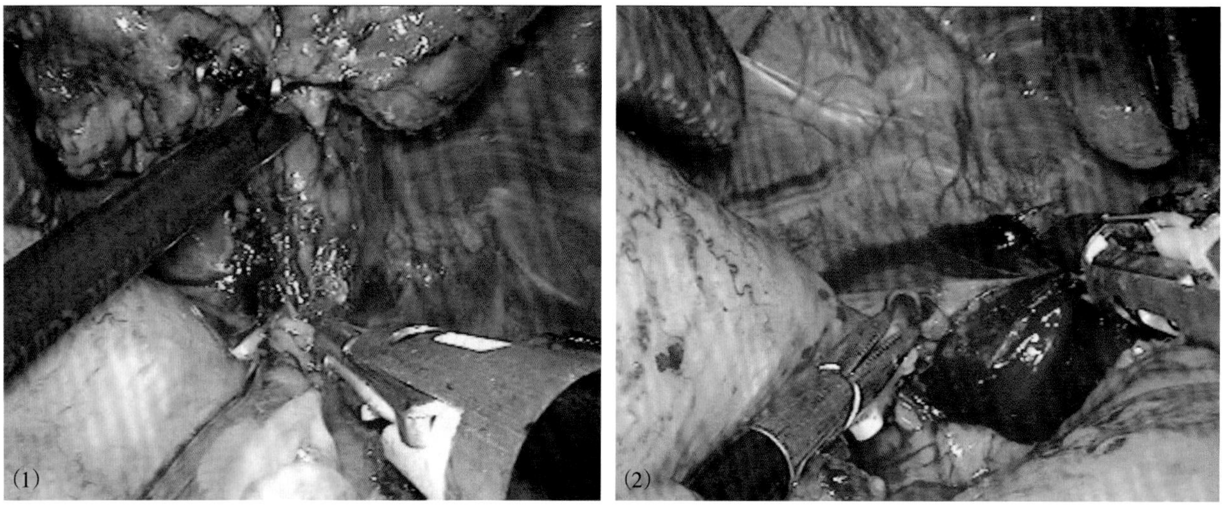

图 10-11　处理胃脾韧带上部及脾膈韧带

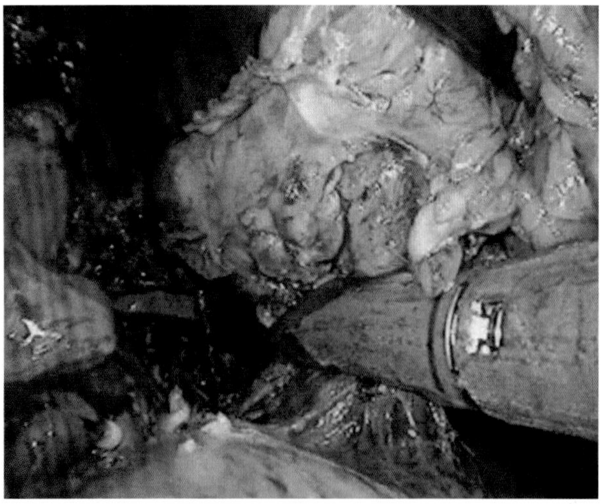

图 10-12　直线切割闭合器离断脾蒂

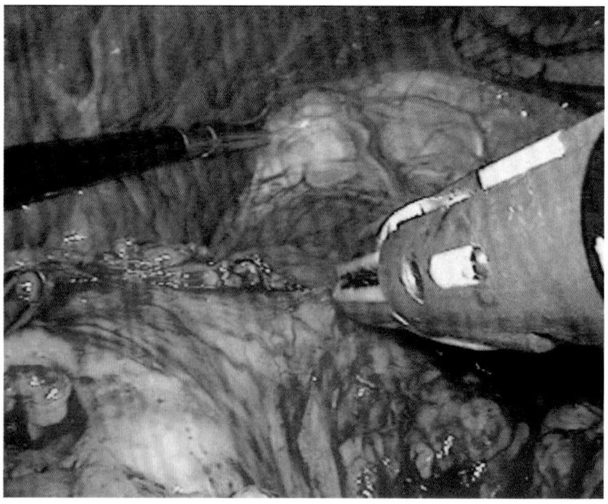

图 10-13　离断胃底与左膈肌脚之间的组织和曲张血管

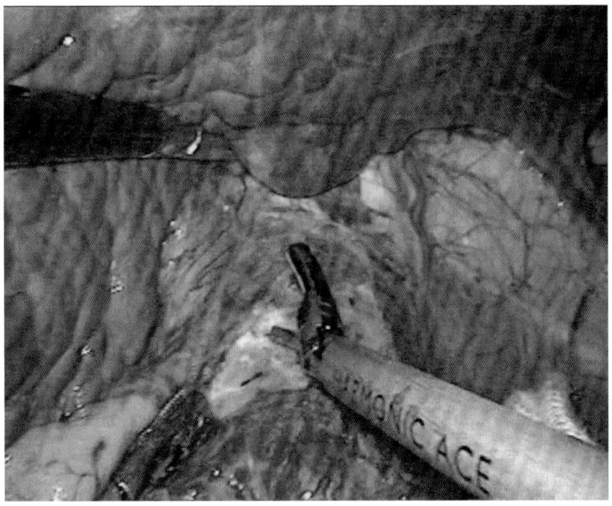

图 10-14　游离胃底直至贲门左缘

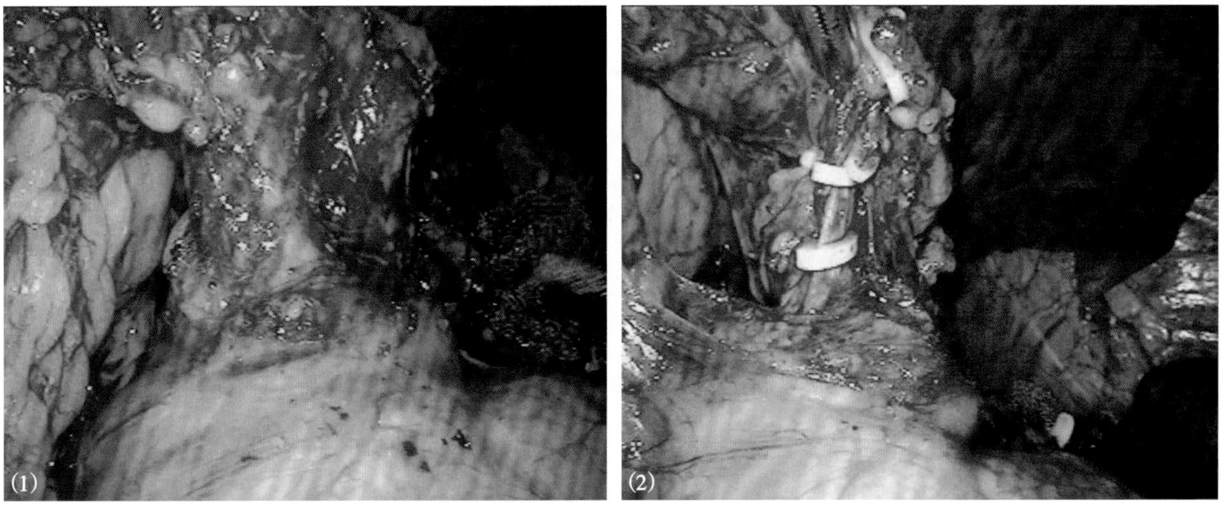

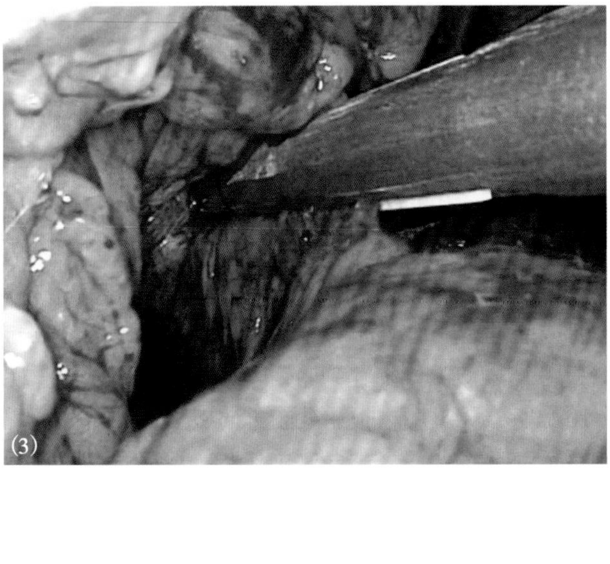

图 10-15　解剖胃胰襞，血管夹或切割缝合器离断胃左血管

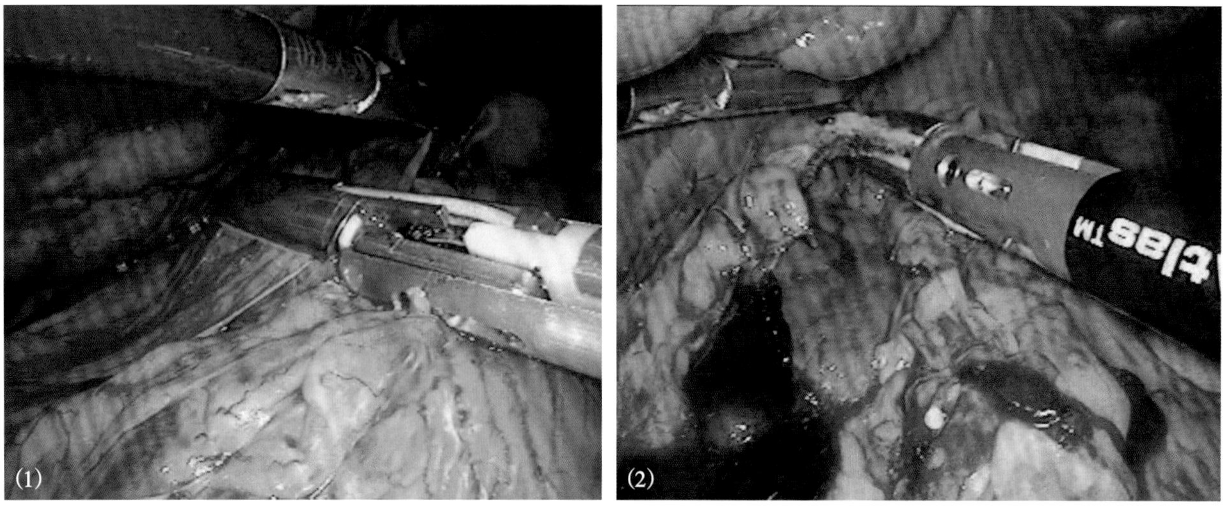

图 10-16　分离肝胃韧带，沿胃小弯向上游离，离断食管支

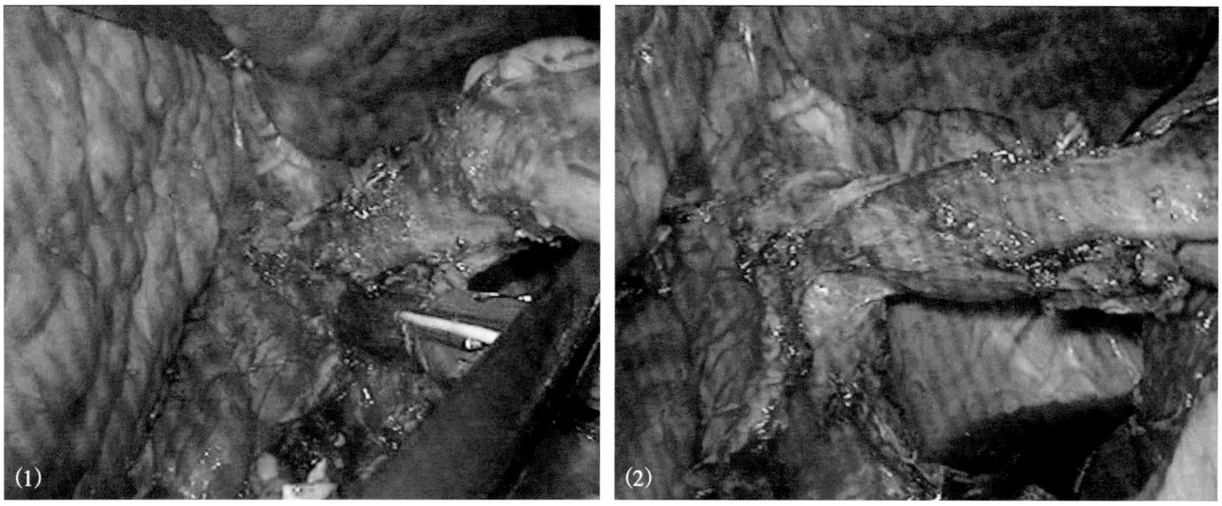

图 10-17　沿食管再向上游离 6~8cm，离断食管周围可见的曲张静脉

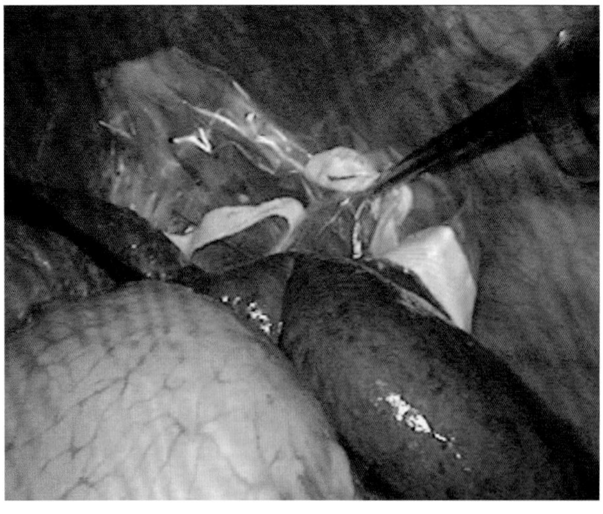

图 10-18　将脾脏装入标本袋

二、HLSPD

在脐上缘放置观察套管，建立气腹并行腹腔探查后，根据脾脏大小放置左腋前线肋缘下 12mm 套管，剑突左侧肋缘下 5mm 套管，视情况在右上腹或正中线做一 7cm 纵向切口，放置手助器（图 10-19）。术者左手（非优势手）入腹，重新建立气腹后用超声刀或 Ligasure 血管闭合系统自幽门下方向胃近端离断胃结肠韧带、脾胃韧带和胃大弯后方的血管（图 10-20）。遇到明显曲张的血管时，夹闭后再离断。在胰体尾上缘分离脾动脉主干，血管夹夹闭（图 10-21）。从脾脏下极开始，用超声刀分离脾周粘连、脾结肠韧带及脾肾韧带，显露脾蒂。切开胰尾上缘的后腹膜，以左手手指分离胰尾及脾蒂，将脾蒂控制在

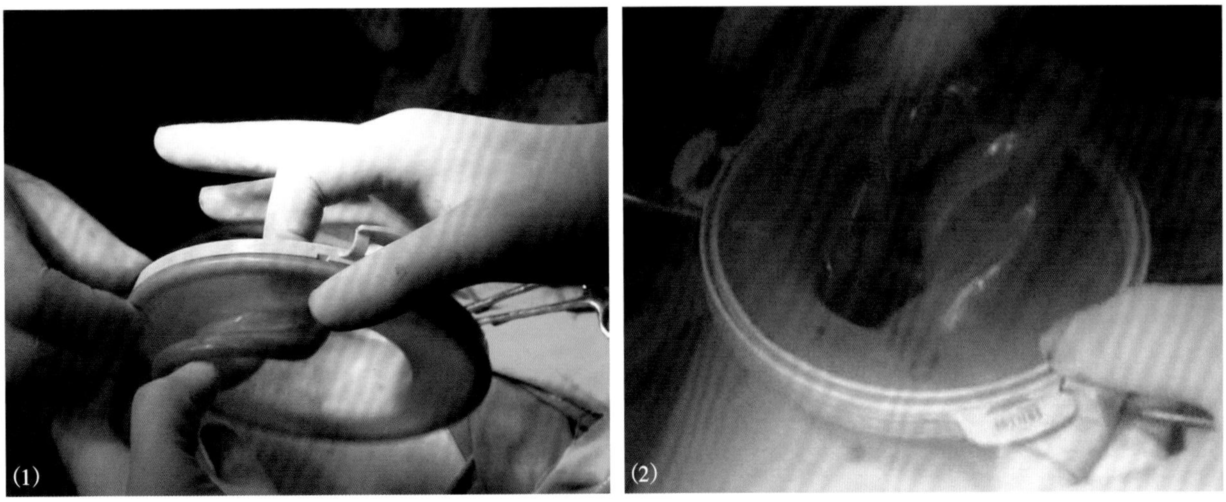

图 10-19　手助器的放置

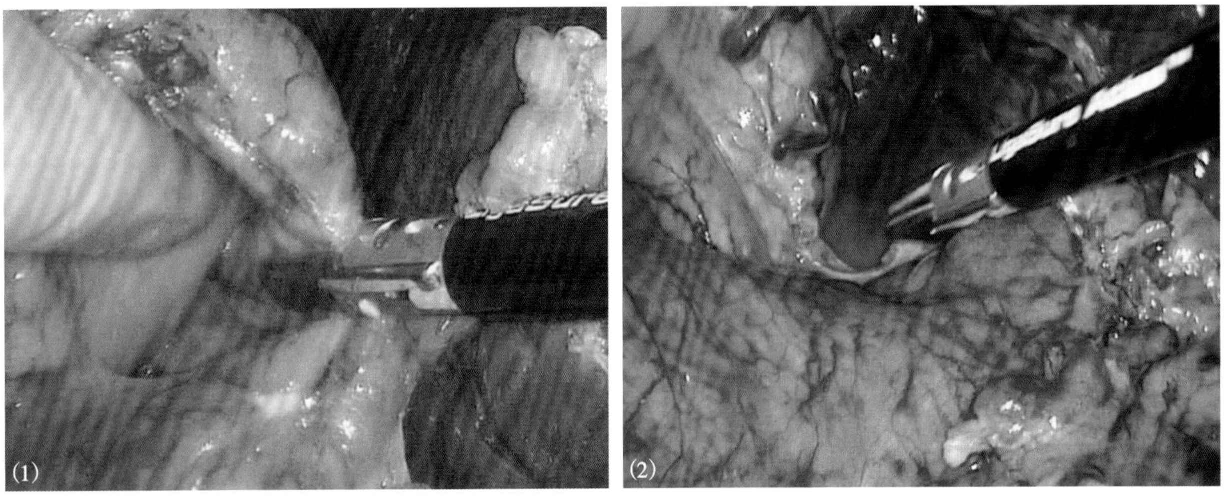

图 10-20　幽门下方向胃近端离断胃结肠韧带、脾胃韧带

手中，用直线切割闭合器(白色钉仓)切断脾蒂(图 10-22)。继续游离脾肾韧带和脾膈韧带，完整切除脾脏(图 10-23)，装入标本袋中，经手助器取出(图 10-24)。用手控制胃，离断胃底与左膈肌脚之间的组织和曲张血管，至贲门左缘(图 10-25)。打开胃胰皱襞，显露、离断胃左血管(图 10-26)。沿胃小弯分离肝胃韧带，离断食管支(图 10-27)。沿食管再向上游离 6~8cm，离断高位食管支及食管周围可见的曲张静脉(图 10-28)。必要时先用可吸收血管夹夹闭，再离断血管。游离过程中可用手分辨胃壁和食管肌层的界限，防止损伤。断流完成后，检查无出血，脾窝放置引流管。

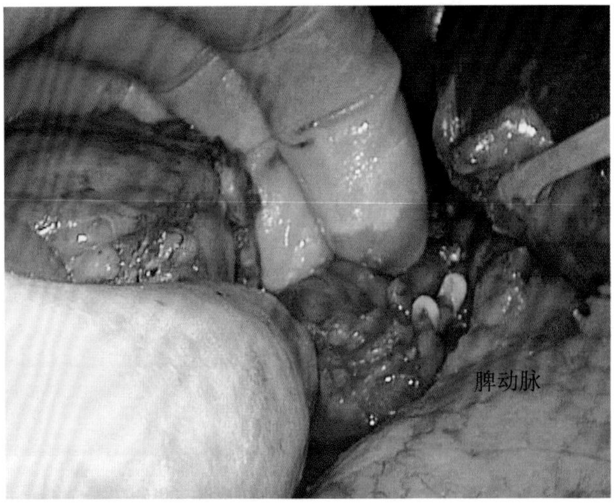

图 10-21　在胰体尾上缘分离夹闭脾动脉主干

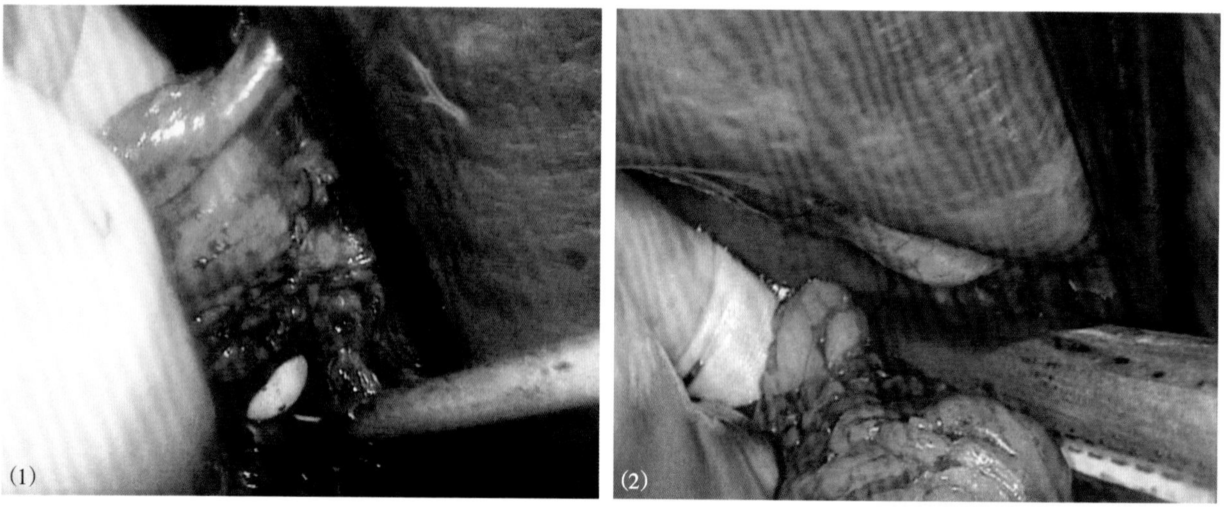

图 10-22　直线切割闭合器离断脾带

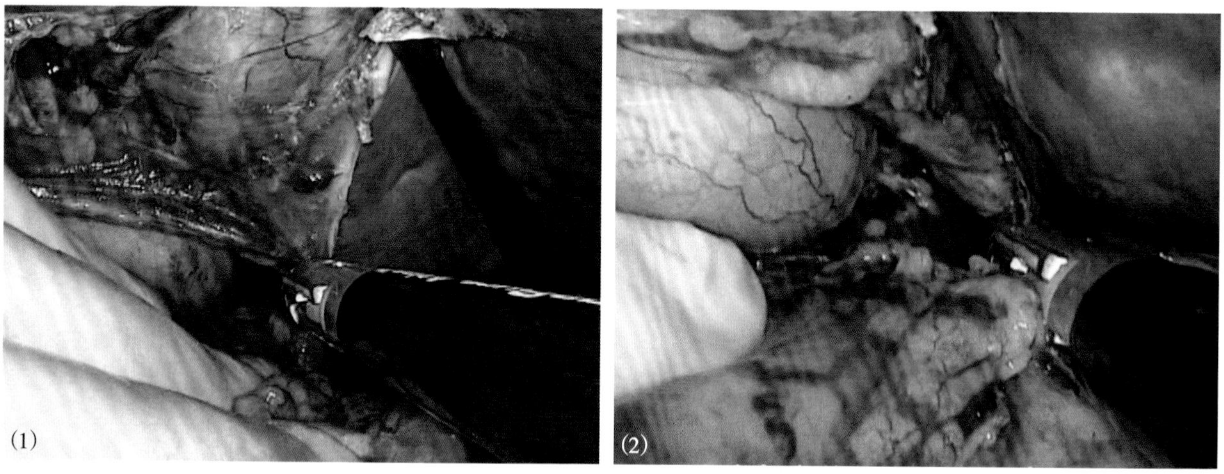

图 10-23　游离脾肾韧带和脾膈韧带，完整切除脾脏

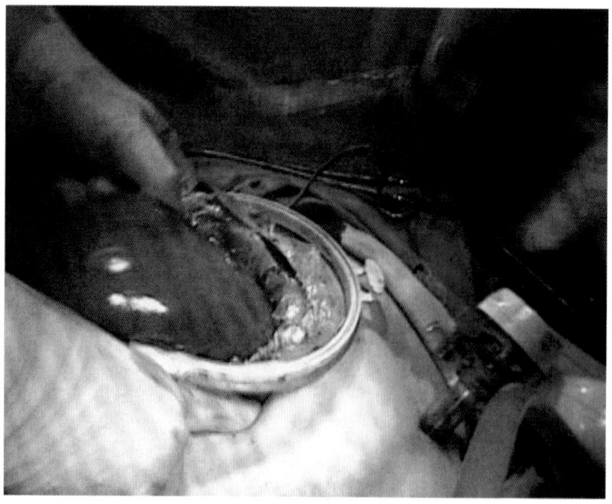

图 10-24　脾脏装袋，经手助器取出

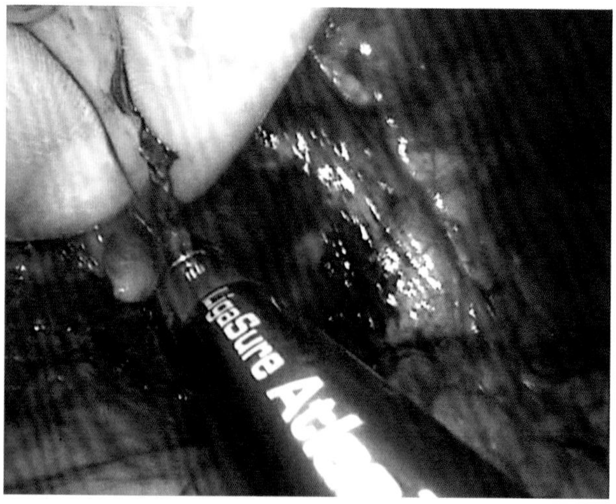

图 10-25　离断胃底与左膈肌脚之间的组织和曲张血管

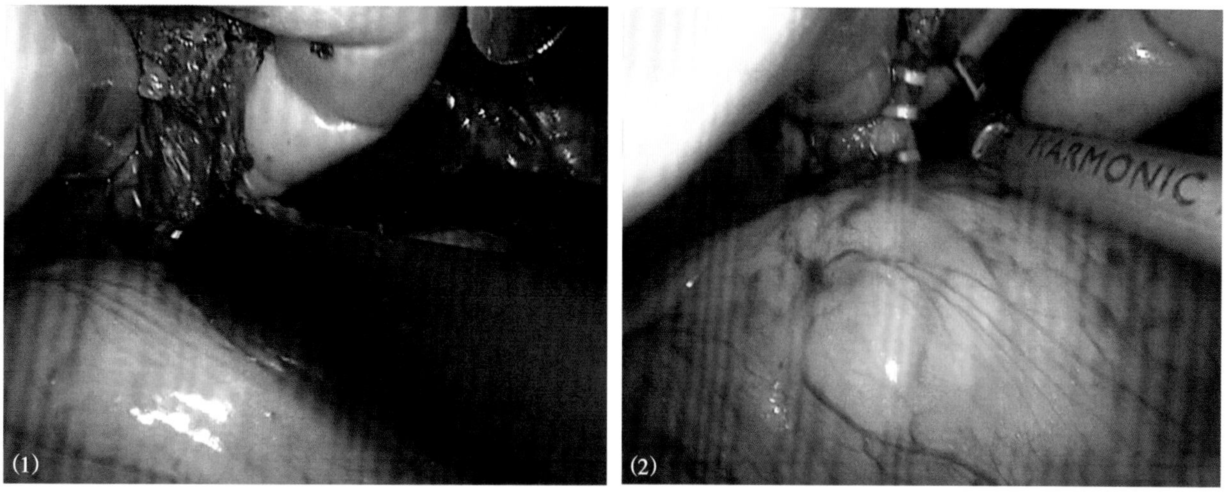

图 10-26　显露、离断胃左血管

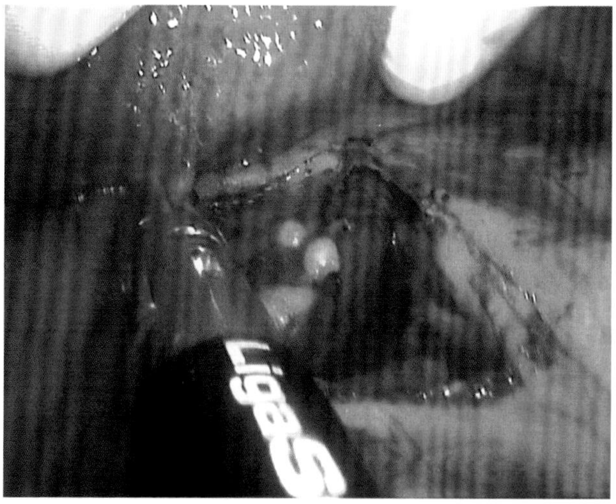

图 10-27　分离肝胃韧带，离断食管支

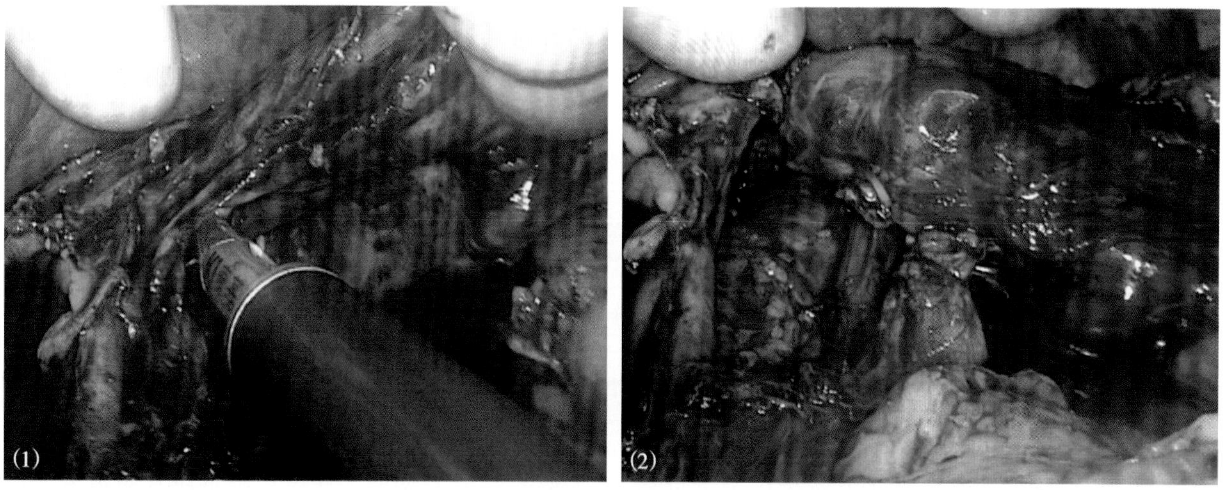

图 10-28　离断食管周围可见的曲张静脉

三、MHLSPD

我们对 HLSPD 进行了一些改进，以扬长避短，充分发挥手助腹腔镜和完全腹腔镜手术的优势，也取得了良好的临床效果。该术式首先在手辅助下完成腹腔镜下巨脾切除术，然后在手助器中置入 5mm 套管并闭紧（图 10-29），转为完全腹腔镜下行贲门周围血管离断。手术步骤同完全腹腔镜及手助术式中的相关部分。

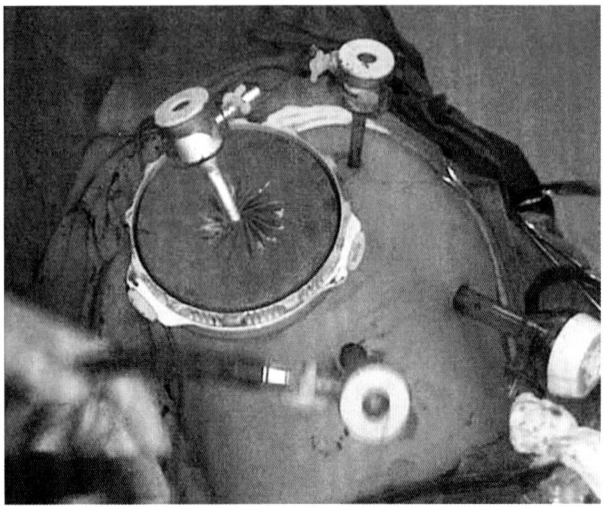

图 10-29　关闭手助器，转为完全腹腔镜下操作

【要点分析】

腹腔镜贲门周围血管离断术是在腹腔镜脾切除术的基础上发展而来，由于肝硬化门静脉高压症患者脾脏巨大，手术暴露困难，血管曲张明显，常常合并凝血功能障碍，稍有不慎极易发生大出血，而且贲门周围血管离断技术要求较高，故需要术者有丰富的腹腔镜手术经验，设备齐全，并有良好的团队合作。

1. 操作顺序　先进行脾脏的游离和切除，再进行贲门周围血管离断。游离脾脏可先分离脾下极及其背后侧的脾结肠韧带和脾肾韧带，再分离脾胃韧带下半部，离断脾蒂，最后游离剩余的脾胃韧带和脾膈韧带。行贲门周围血管离断时，可在切脾结束后沿胃大弯继续向上游离胃底，直至贲门左缘。而后将胃向上掀起，于胃后方进行胃小弯的操作。先解剖胃胰襞，离断胃左血管，再沿胃小弯向上游离至胃裸区，离断食管支，再打开贲门前方浆膜，沿食管向上游离 6~8cm，离断高位食管支及食管周围可见的曲张静脉。

2. 辅助器位置的选择　手助和改良手助腹腔镜脾切除加贲门周围血管离断术中一般先建立观察孔，置入腹腔镜探查。确认肝硬化情况、脾脏大小及周围粘连程度，根据情况决定切口在右上腹或正中线，如脾脏巨大，将辅助器置于右上腹更利于操作。

3. 脾动脉和脾蒂的处理　在处理脾蒂以前，先打开胃结肠韧带及部分脾胃韧带，在胰体尾上缘观察脾动脉搏动，确认后打开动脉下缘腹膜，游离血管后上方，用可吸收夹夹闭或用丝线结扎，不必离断，可缩小脾脏，便于后续操作。结扎脾动脉应尽量靠近胰尾，以避免在脾动脉分出胰大动脉前结扎，引起胰腺缺血性损伤（导致胰腺炎）。如果在胰腺上缘未发现脾动脉，则打开胰尾上下缘的被膜，从下方小心游离胰尾背面并向右上方翻起，发现脾动脉后结扎。如翻起胰尾后仍未发现脾动脉，则可能是走行在胰腺内或起源及走行变异，不必再强求结扎。

完全腹腔镜下切除巨脾时，由于脾脏巨大，质硬脆，术中不易托起脾蒂，而且由于静脉曲张，脾蒂常较宽，难以在腹腔内用直线切割闭合器闭合。可采用次级脾蒂离断法，即在脾门逐支分离出脾上下极动静脉分支，分别结扎切断。有时脾脏与胰尾形成紧密粘连，分离时需注意防止损伤胰尾。脾蒂不宽时可在腹腔内用直线切割闭合器离断，但要先完全游离脾周围韧带，其中脾上极的游离会比较困难，需要术者对其预先估计，灵活处理。

在手助腹腔镜下，可采用与完全腹腔镜下手术相同的策略离断脾蒂，此时对脾脏上极的游离相对容易，术者可以用手将脾上极托起，用超声刀或 Ligasure 进行充分的游离，将脾蒂控制在手中。也可以先切断脾蒂，即在脾胃韧带离断后，用手指在脾蒂后方轻轻钝性分离到达脾蒂下方，从脾蒂后方穿出后并将其控制，从左肋缘下套管置入直线切割闭合器，在手指引导下将闭合器钉座穿过脾蒂后方，夹闭并切断脾蒂，然后再游离脾周围韧带。

4. 胃左血管的处理　采用右倾头高体位。在脾脏切除后，胃大弯大部已经游离，使胃后及左膈下的血管很容易显露。大弯游离后可以容易地将胃向上掀起，并在胃后方显露胃左血管。在胃左血管根部进行解剖可减少手术时间。这种入路比从前面打开肝胃韧带再离断胃左血管容易操作，在处理食管支和高位食管支时，也有较好的视野。当胃左血管迂曲成团，分离困难时，可采用腹腔镜下直线切割闭合器离断胃左血管。若操作困难或分离出血，可改用手助方式。

5. 贲门周围血管离断　腹腔镜下进行贲门周

围血管离断时，应利用腹腔镜的放大作用，仔细分离和结扎胃左动静脉及其以上所有曲张静脉，特别是高位食管支和左膈下静脉(图 10-30)。有时因显露困难处理不全，成为术后再出血的原因。在解剖、离断高位食管支时，应沿贲门右侧食管下段右后方上行，最好分离至贲门上 6~8cm，这样不会遗漏少数位置深且隐蔽的异位高位食管支。左膈下静脉可单支或分支进入食管下段左侧肌层，也应确切处理。切忌用超声刀直接离断较粗的曲张静脉，尤其是膈下静脉，会引起大出血。Ligasure 可安全闭合 7mm 以下动静脉，闭合带可承受三倍人体动脉压，因此可安全离断脾蒂二级血管和胃周曲张血管。

而与完全腹腔镜手术不同，手助术式中一般先打开肝胃韧带薄弱部分，将胃控制于手中。用超声刀离断胃后壁与胰腺的粘连，打开胃胰皱襞，显露、离断胃冠状静脉及其分支。游离食管过程中需将胃和食管向下牵引，并用手指分辨胃壁和食管肌层的界限，可以较有效地避免损伤。

【注意事项】

1. 术前合理选择患者，掌握适应证和禁忌证，进行充分准备，该手术主要适用于肝功能 Child A 或 B 级、既往有上消化道出血史的肝硬化门静脉高压症患者，应尽量做择期手术。

2. 站位和体位　按本章所述站位方式，操作者与腹腔镜视野是同一方向，符合常规操作习惯，亦可减少相互干扰。右倾头低位可清楚显露脾周和脾门，进一步向右侧倾斜时可充分显露脾背面，进一步头低位便于处理脾门和贲门周围血管。

3. 套管位置的选择　应根据脾脏的大小和位置合理布局，不要使套管位于脾脏投影范围内，更不要远离脾脏，导致脾脏切除后器械难以到达食管下端。

4. 手助切口的选择　先建立观察孔，确认肝硬化情况、脾脏大小及周围粘连程度，根据情况决定切口在右上腹或正中线，如脾脏巨大，将辅助器置于右上腹更利于操作。

5. 处理脾蒂时，利用二级脾蒂间隙仔细分离出脾上、下极血管分支，动静脉分别游离后用可吸收夹或钛夹闭合后离断。若曲张静脉太粗无法夹闭，或动静脉粘连紧密无法游离，可用丝线结扎压扁血管后再予夹闭。

6. 门静脉高压症时，脾膈韧带和脾肾韧带内常为侧支循环建立之处，不仅血管丛生，还时有粗大的曲张静脉深藏其中，分离时应特别注意。

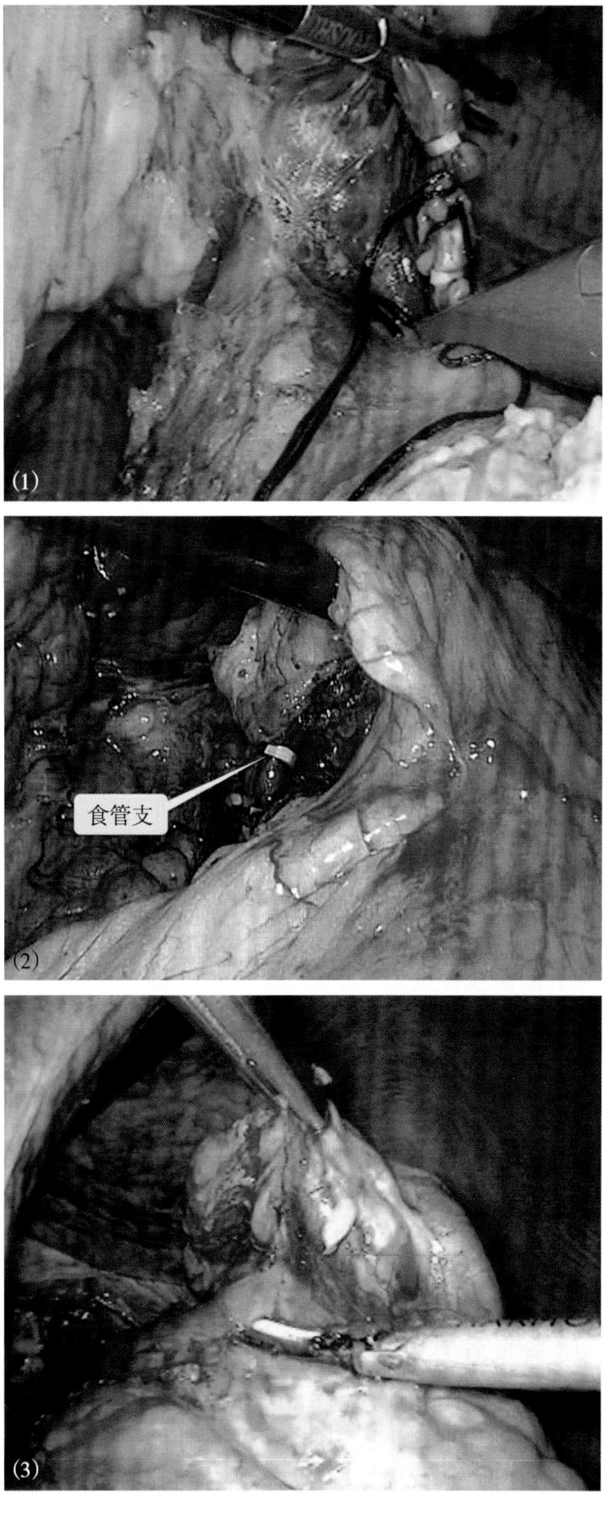

图 10-30　腹腔镜下离断贲门周围血管

(1)胃后血管;(2)食管支;(3)胃前壁曲张血管

7. 在手助及改良手助术式中，术者应避免手对腹腔镜视野和手术操作的妨碍，而且在手术过程中不能过分依赖手进行操作，在诸如分离血管等精细操作时仍需要使用腔镜器械完成。此外，应注意避免手协助进行牵引和显露时过分牵动肠管带来的肠麻痹影响。

8. 常规准备开腹器械，一旦发生大出血，应果断中转开腹或小切口手助腹腔镜手术。

【术后处理】

术后留置胃肠减压管，输血浆、白蛋白，利尿、护肝和预防感染。术后注意观察引流物性状，必要时检测引流液淀粉酶，了解有无胰漏。术后监测血小板，若高于 500×10^9/L，则口服肠溶阿司匹林 50~75mg/d。术后 7~15 天行 B 超检查门静脉系统，术后 15~30 天复查上消化道造影。

【并发症及防治】

1. 术中大出血　术中出血是腹腔镜脾切除加贲门周围血管离断术较为严重的并发症，也是中转开腹的主要原因，出血原因有全身因素和手术因素。肝硬化门脉高压症患者常有肝功能障碍，凝血机制异常，手术时出血难以自止，故术前要尽可能纠正，如输注凝血酶原复合物或纤维蛋白原等，血小板明显低下者需输入血小板悬液补充。术中出血的常见原因包括牵引器械导致的脾被膜撕裂、游离脾门时脾静脉损伤、分离过程中脆弱的曲张静脉出血等。门脉高压症患者的脾周围韧带中血管迂曲扩张，分离时稍有不慎极易导致不可控制的出血。故该术式对手术技术要求很高，初开展阶段适应证应限于正常或轻度增大的脾脏，再逐渐进步。术中需精细操作，尽可能逐一分离血管后夹闭切断，不可直接用超声刀切断。操作需轻柔，不可使用抓钳抓持或牵拉脾脏，应使用钝性器械、扇形牵开器或垫有纱布的抓钳，以免脾脏撕裂出血。术中出血若不能有效控制，应毫不犹豫中转开腹，不可反复尝试腹腔镜下止血。

2. 术后出血　术后出血多发生于48小时以内，临床表现为腹腔出血，严重程度取决于出血量和速度。常见原因是术中止血不严格或凝血功能障碍导致手术创面渗血。防治原则是术前积极纠正，术中精细操作，仔细止血，术毕前仔细有序地检查创面。如出血经积极保守治疗不能控制，应及时手术探查。

3. 左膈下积液、腹腔感染　多因术后脾窝积血积液引流不畅引起，表现为术后持续发热，白细胞升高，如继发细菌感染，则表现为高热不退、左季肋区疼痛、局部软组织水肿。防治原则是术中应彻底止血，放置有效引流，术后预防性使用抗生素。未形成脓肿前，应采用有效抗生素治疗，如已形成脓肿，可以在 B 超引导下穿刺置管引流或手术引流。

4. 血栓形成　脾切除术后血小板升高，血栓常起源于脾静脉残端，可蔓延至门静脉。门静脉血栓形成常发生于术后 2 周血小板上升达高峰时，表现为上腹痛，恶心、呕吐、发热、血便等症状。防治重点在于术后常规监测血小板，根据检查结果及时给予药物预防。对可疑患者及时行彩色多普勒超声、CT、血管造影、磁共振血管成像等检查，有助于明确诊断和血栓形成的范围。治疗包括：①抗凝治疗为主要措施，对新近发生的血栓应做早期肝素或低分子肝素抗凝治疗，可使部分患者出现完全或广泛性再通，并防止血栓进展蔓延；②溶栓治疗，急性期可行溶栓治疗，包括局部或全身用药。近年来介入治疗水平的提高，更多采取经肠系膜上动脉局部用药；③介入治疗，常用方法为局部溶栓及机械碎栓，包括球囊血管成形术 / 栓子切除术，抽吸栓子切除术，网篮取凝血块术和使用多种工具机械血栓切除术。局部溶栓联合使用机械碎栓以及支架植入可减少溶栓时间和全身溶栓的危险性。介入治疗的常用途径有经皮穿刺肝内门静脉（PTPE）途径、经颈静脉穿刺肝内门静脉（TIPS）途径、经肠系膜上动脉途径。目前 TIPS 是门静脉血栓的较好治疗方案，也可同时作机械碎栓、局部溶栓、球囊扩张及支架术，无须经皮穿肝，穿刺道不经腹腔可减少溶栓出血风险，适用于腹水、凝血功能障碍者。由于可同时行介入性分流术，故可降低门静脉压力并增加门静脉血流速度，从而降低血栓的再发生率。

（陶凯雄　帅晓明　白洁）

参考文献

[1] 刘金钢，田忠．腹腔镜脾切除贲门周围血管离断术应用及其评价[J]，中国实用外科杂志，2010(3)：183-186.

[2] Kawanaka H，Akahoshi T，Kinjo N，*et al*. Laparoscopic Splenectomy with Technical Standardization and Selection Criteria for Standard or Hand-Assisted Approach in 390 Patients with Liver Cirrhosis and Portal Hypertension [J]，J Am Coll Surg，2015，221(2)：354-366.

[3] 帅晓明，陈俊华，韩高雄，等．改良手助腹腔镜和完全腹腔镜下脾切除加贲门周围血管离断术的比较研究[J]，中华肝胆外科杂志，2013，19(1)：36-40.

[4] Habermalz B，Sauerland，Decker G，*et al*. Laparoscopic splenectomy：the clinical practice guidelines of the European Association for Endoscopic Surgery (EAES) [J]，Surg

Endosc, 2008, 22(4): 821-848.
[5] Hama T, Takifuji K, Uchiyama K, *et al*. Laparoscopic splenectomy is a safe and effective procedure for patients with splenomegaly due to portal hypertension [J], J Hepatobiliary Pancreat Surg, 2008, 15(3): 304-309.
[6] Yamamoto J, Nagai M, Smith B, *et al*. Hand-assisted laparoscopic splenectomy and devascularization of the upper stomach in the management of gastric varices [J], World J Surg, 2006, 30(8): 1520-1525.

第十一章

腹腔镜胃手术

第一节 腹腔镜胃造瘘术

胃造瘘术用于鼻咽癌放疗后吞咽困难，食管肿瘤治疗后无法正常进食，或晚期食管肿瘤、晚期胃底贲门肿瘤无法切除时，在梗阻以下建立营养通道。现多可在内镜下进行，即经皮内镜胃造瘘（percutaneous endoscopic gastrostomy，PEG），临床上较少单独行腹腔镜胃造瘘术，主要用于无法行内镜治疗或内镜操作风险较大者，或腹腔镜手术探查后确定肿瘤已无法切除者。

【适应证】

鼻咽癌放疗后吞咽困难，食管肿瘤术后因并发症或其他治疗后致食管狭窄、梗阻，晚期食管肿瘤、晚期胃底贲门肿瘤导致消化道梗阻。

【禁忌证】

1. 因心肺疾患等不能耐受全身麻醉者。
2. 有复杂腹部手术史，可能存在广泛腹腔粘连者。
3. 全胃或胃窦已被肿瘤侵犯者。

【麻醉】

气管插管全身麻醉。

【术前准备】

此类患者多有营养不良，术前须给予肠外营养支持，纠正贫血、低蛋白血症，调整水、电解质平衡。

【体位与套管放置】

患者仰卧位，或仰卧人字位，术者立于患者左侧，助手立于患者右侧，扶镜手立于术者左侧或患者两腿之间（图 11-1）。

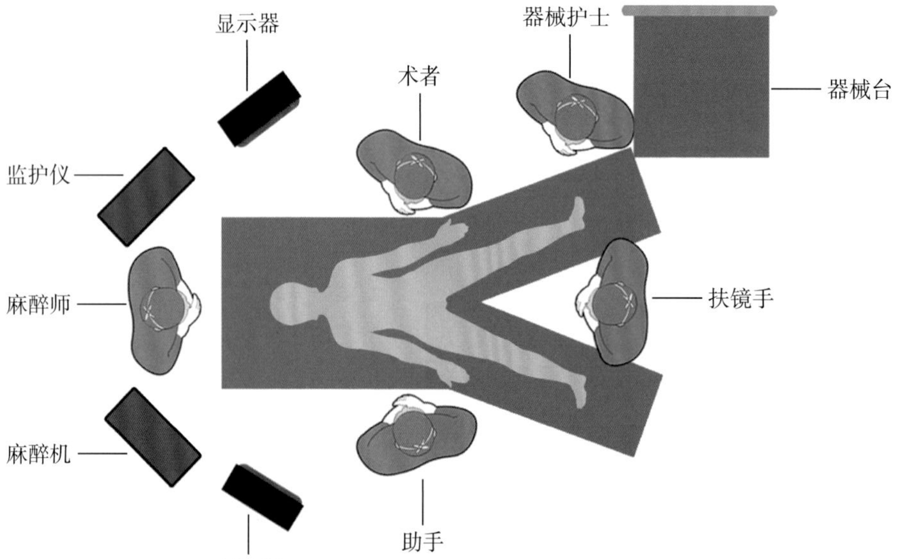

图 11-1 腹腔镜胃造瘘术手术室布局

脐上缘放置 10mm 套管建立气腹，置入 30° 腹腔镜。左侧锁骨中线肋缘下放置 5mm 套管作为主操作孔，在其下方 10cm 处置入 5mm 套管作为辅助操作孔(图 11-2)。

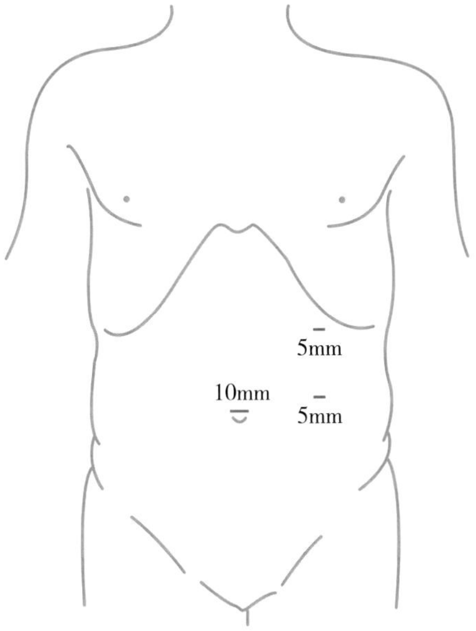

图 11-2 套管位置

【手术步骤】

首先探查腹腔，了解肿瘤局部侵犯和远处转移情况，用肠钳探查肿瘤活动度，如已固定且腹腔广泛转移，但胃体大部和远端胃尚未受侵犯，则可行胃造瘘术。

用肠钳提起胃体中下部前壁近大弯侧无血管区，尝试向腹壁提拉，选择提拉后不会引起胃体明显扭曲和张力过大的部位作为拟造瘘区。用抓钳夹持该处胃壁对应的前腹壁内面，同时在腹壁外通过按压确定位置，做皮肤切口长约 1.2cm，置入 12mm 套管。在腹腔镜下用 4 号丝线在拟造瘘胃壁处作直径约 1.5cm 大小的荷包缝合，用超声刀在荷包缝合中心切开胃壁，切开范围以距离荷包缝线 2~3mm 为宜，同时确切止血。用吸引器伸入胃腔吸除胃内容物，经 12mm 套管置入 F20~24 号蕈状管后退出套管，用无损伤钳将蕈状管头置入胃腔，腹腔镜下收紧荷包线打结(图 11-3)。经蕈状管体外端注水，检查胃壁置管处无液体外渗后，再作浆肌层荷包缝合包埋管壁。最后将蕈状管周围胃壁缝合悬吊于腹壁(图 11-4)。放尽气腹，拔除各套管，体外缝合固定造瘘管。

【要点分析】

应探查确定造瘘处胃壁未受肿瘤侵犯。尽量选择大弯侧胃壁造瘘，有利于悬吊缝合于腹壁。确定造瘘胃壁无出血，放置蕈状管时，注意不要撕扯造瘘胃壁边缘。

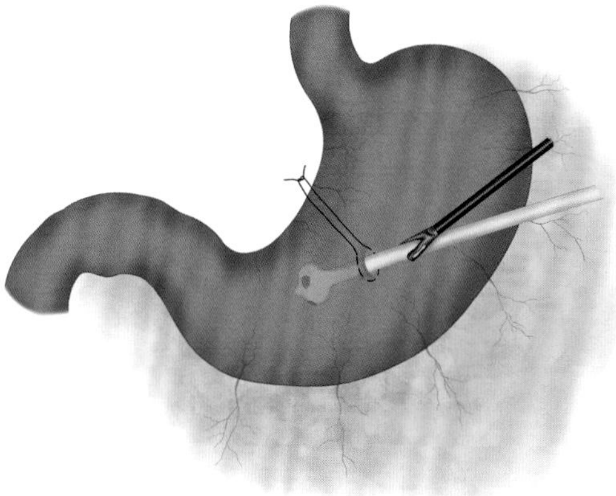

图 11-3 将蕈状管头置入胃腔

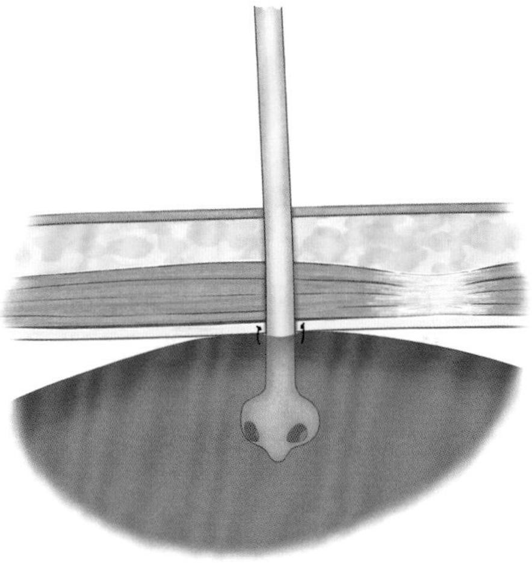

图 11-4 将蕈状管周围胃壁缝合固定于腹壁

【并发症及防治】

1. 腹膜炎　荷包缝合过紧或过松，可导致局部胃壁缺血坏死或胃内容物经导管周围漏入腹腔，加之此类患者多存在营养不良，组织愈合能力差，易发生胃漏。一旦发现应立即开腹手术，修补漏口，改行近端空肠造口。

2. 胃内容物自导管周围溢出多见于导管留置时间长者，若发生应加强局部换药，按造口伤口护理原则处理，保护导管周围皮肤，并减少单次灌注量。

3. 导管脱出　重在预防，术中需将导管固定确切。平时用胶贴将导管固定于腹壁，避免牵扯。术后若导管脱出，如未出现腹膜炎，术中已经将胃壁悬吊缝合于腹壁，且手术后已超过 5 天，可以尝试立即直接经腹壁造瘘处用更细的导管重新置管，需注意可能插入腹腔的风险，应严密观察患者反应，置入后可试注少量无菌温生理盐水测试置管是否成功，否则需开腹手术重新置管。

（郭春华　夏利刚）

第二节　腹腔镜消化性溃疡穿孔修补术

消化性溃疡穿孔多发于十二指肠球部前壁，占溃疡病住院患者的7%，多发于30~60岁，占75%。随着抑酸药物的进步，消化性溃疡穿孔的发病率已经明显减少，且大部分病程早、基础情况好的空腹穿孔可以通过禁食、胃肠减压、营养支持、抑酸药物等治疗痊愈，但仍有部分病情较重或合并其他情况的患者需及时手术治疗。本节主要涉及单纯穿孔修补术，手术治疗的目标除修补穿孔外，更重要的是清洗腹腔和引流，去除消化液和脓液等导致严重腹膜炎的因素，逆转病情发展趋势，使患者从急症应激状态尽快转入恢复阶段。在腹腔感染的情况下进行剖腹探查，有很多不利因素，除增加患者创伤应激外，术后切口感染、胃肠道功能紊乱、腹腔粘连等并发症都可能延长病程，增加患者痛苦，甚至造成严重问题，而腹腔镜手术则是更优化的选择。

腹腔镜消化性溃疡穿孔修补术可在微小创伤下达到手术目标，且腹腔镜视野角度广泛，可全面探查腹盆腔，进行充分的冲洗引流。虽然曾有在弥漫性腹膜炎时行气腹手术可能加重感染扩散蔓延的争议，但大量临床实践已证明，腹腔镜穿孔修补术后患者痛苦少，恢复快，并发症少，住院时间短，明显优于传统开放手术。在无禁忌证的情况下，腹腔镜消化性溃疡穿孔修补术应成为临床首选。

【适应证】

经病情评估需手术治疗的消化性溃疡穿孔。

【禁忌证】

1. 合并心肺疾患等不能行气管插管全身麻醉者。
2. 有复杂腹部手术史、存在广泛腹腔粘连者。
3. 胃及十二指肠后壁穿孔者。
4. 病灶局部解剖结构紊乱，粘连变形，显露困难者。
5. 全身情况差，合并出血、休克、严重水电解质平衡紊乱、多器官功能障碍等的危重患者。

【术前准备】

禁食，留置胃管胃肠减压，给予充分的液体支持，调整水电解质平衡，使用抗生素及抑制胃酸药物。常规备皮，清洁脐孔。

【麻醉】

气管插管全身麻醉。

【体位及手术室设置】

患者平卧位，头高足低15°，以利于术中暴露，术者立于患者左侧，扶镜手立于术者左侧，监视器设在术者对面（图11-5）。

【手术步骤】

1. 置入套管　在脐上或下缘开放法置入10mm套管，建立气腹，置入30°镜，腹腔镜监视下于腋前线左肋缘下置入10mm套管作为主操作孔（选用较

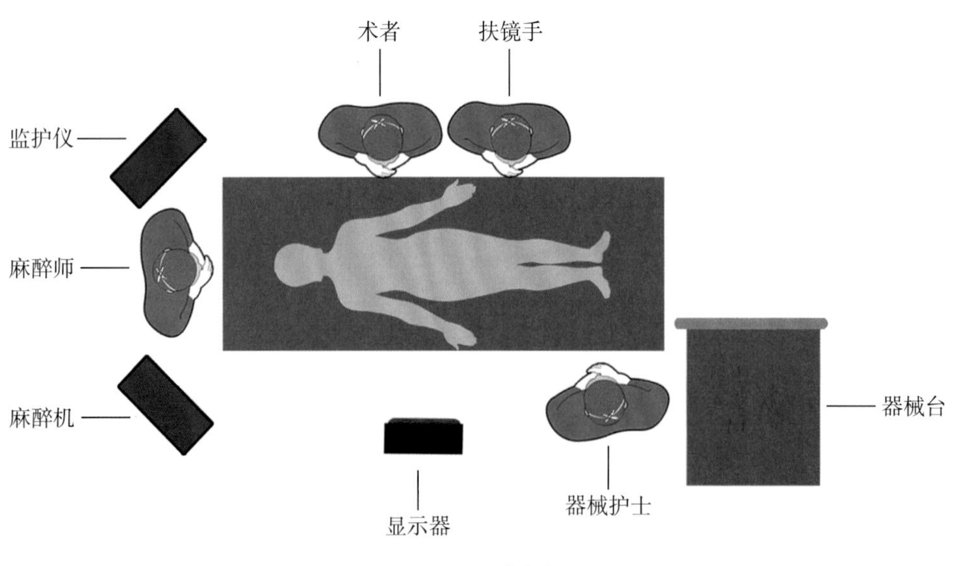

图11-5　手术室布局

大套管便于安全进出缝针),左锁骨中线平脐处置入5mm套管作为辅助孔,两孔间距约10cm,有时为协助暴露可在右侧腹加一个5mm套管(图11-6)。

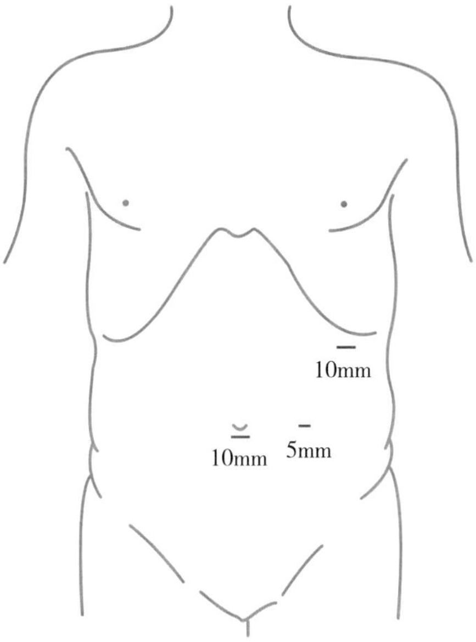

图11-6 套管位置

2. 探查腹盆腔 主操作孔置入吸引器,辅助孔置入肠钳探查全腹盆腔。多可见脓性渗液及胃内容物,依次探查胃体、胃窦及十二指肠球部,见穿孔可证实诊断(图11-7、图11-8)。急性穿孔周围多有大网膜、肝叶或脓苔覆盖,与周围轻度粘连,一般用吸引器及肠钳交替操作,稍加分离后即可见病灶,并确定穿孔位置、大小、有无出血及周围组织僵硬程度。在探查同时及时吸除膈下、肝下、右结肠旁沟及盆腔积液(图11-9、图11-10)。

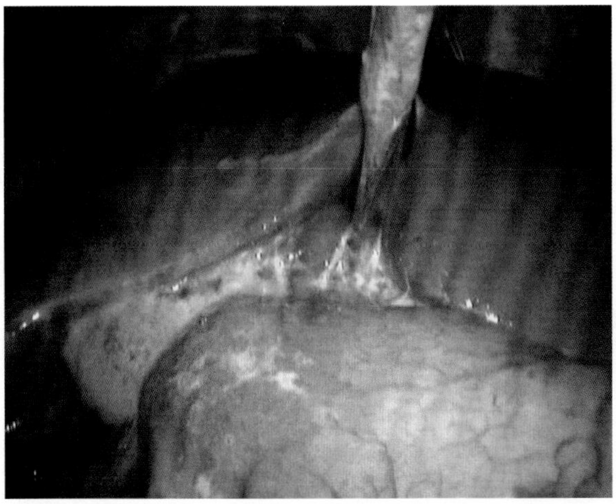

图11-7 胃窦被肝叶覆盖,脓苔积聚

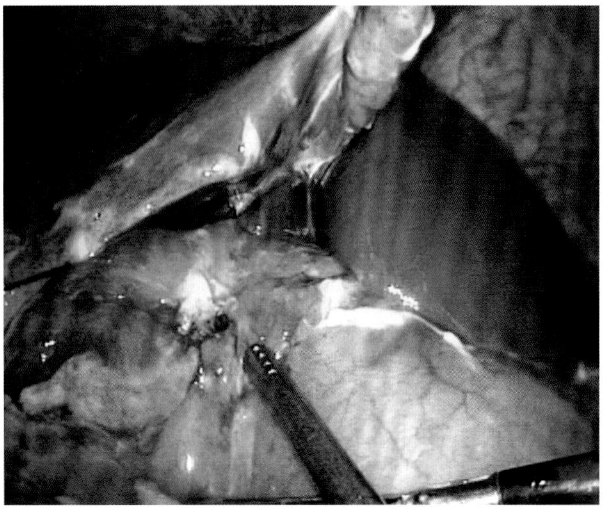

图11-8 十二指肠球部前壁穿孔

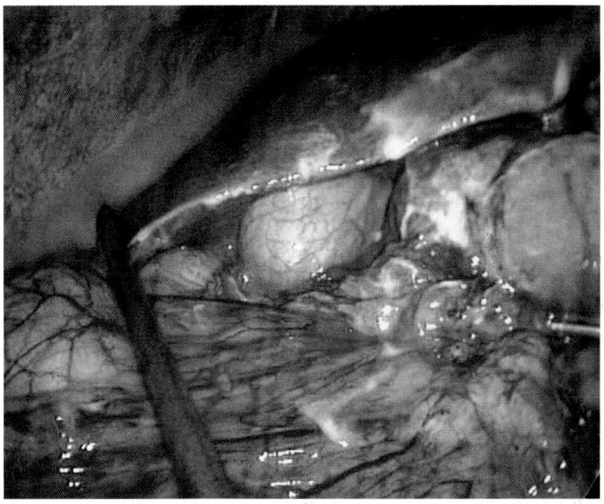

图11-9 吸除右膈下积液

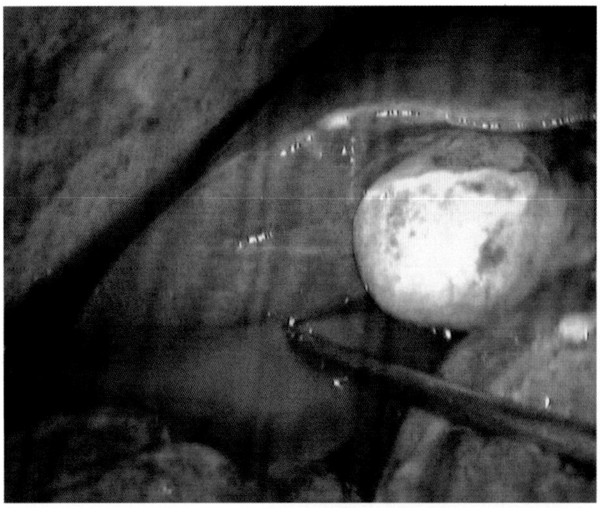

图11-10 吸除肝肾隐窝及右结肠旁沟积液

3. 修补穿孔　将 2-0 可吸收带针缝线约 15cm 长由主操作口置入,在分离钳帮助下用持针器以适宜角度夹持缝针。在头高足低体位下,以分离钳弧度向上压住大弯侧胃窦,多可清楚暴露穿孔。在穿孔的近侧垂直进针,穿透胃壁全层后自穿孔出针,再从穿孔进针,穿透胃壁全层后从对侧出针,进针和出针点距穿孔边缘约 3~5mm,根据穿孔大小掌握,对较大的穿孔距离应加大,对小穿孔距离可稍小(图 11-11~图 11-14),进针出针方向与十二指肠球部和胃窦部长轴平行。每针第一个结尽量打无张力外科结,以避免单结松脱,注意打结力度,避免切割组织或线结过松(图 11-15)。于穿孔处间断全层缝合胃壁,根据穿孔大小需缝 1~3 针不等。缝合完成后剪除缝针、取出腹

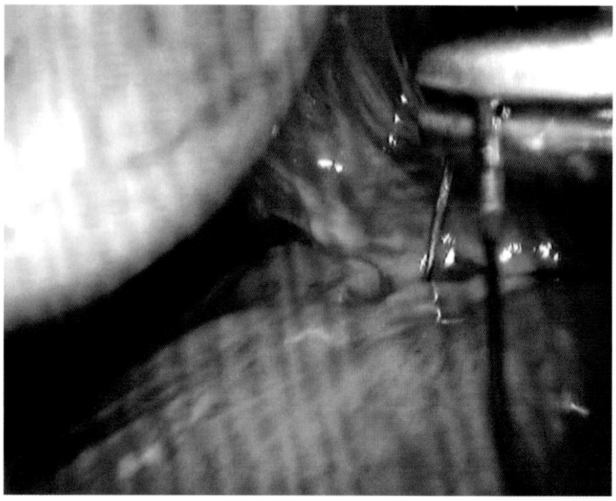
图 11-13　再从穿孔进针

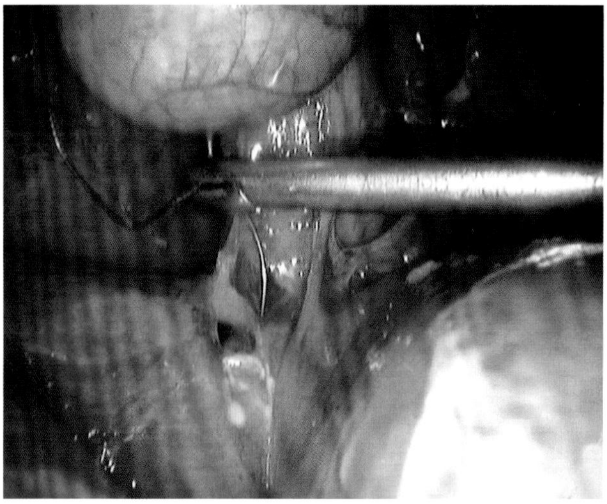
图 11-11　缝针从穿孔一侧垂直进针

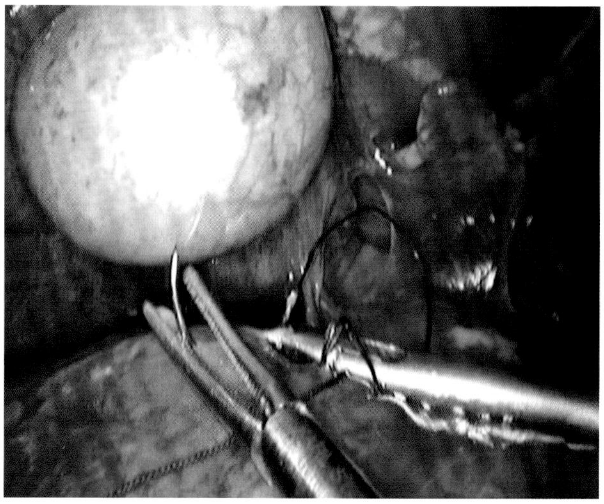
图 11-14　穿透胃壁全层后从对侧出针

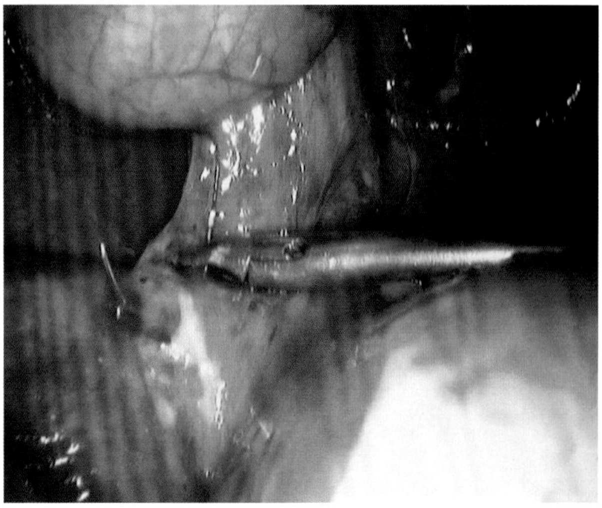
图 11-12　穿透胃壁全层后自穿孔出针

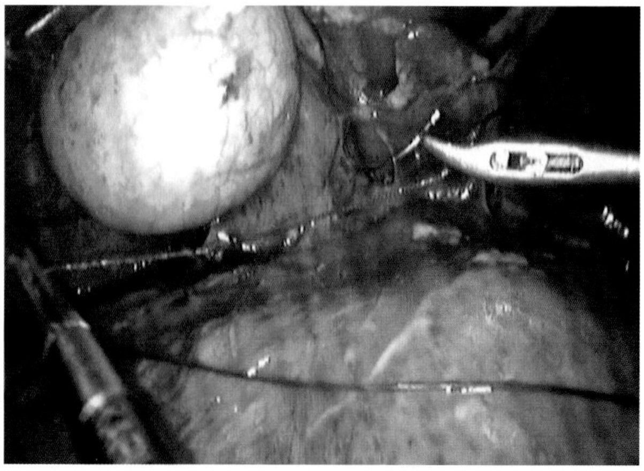
图 11-15　注意打结力度,避免切割组织或线结过松

腔，并留适当长度的线尾向两侧展开，用于固定大网膜（图 11-16）。选择张力松弛血运丰富的邻近大网膜（图 11-17），放置在预留线尾中间打结固定（图 11-18），此时可将患者体位摆平，避免因重力使此过程难度增加。

4. 冲洗及引流　彻底冲洗腹腔，吸除膈下、肝下、结肠旁沟、肠间及盆腔的脓苔、胃内容物和积液，冲洗左膈下时注意避免损伤脾脏（图 11-19~图11-22）。由主操作孔向腹腔置入引流管，用钳夹持摆放至肝下（图 11-23）。放尽气腹，拔除各套管，切实缝

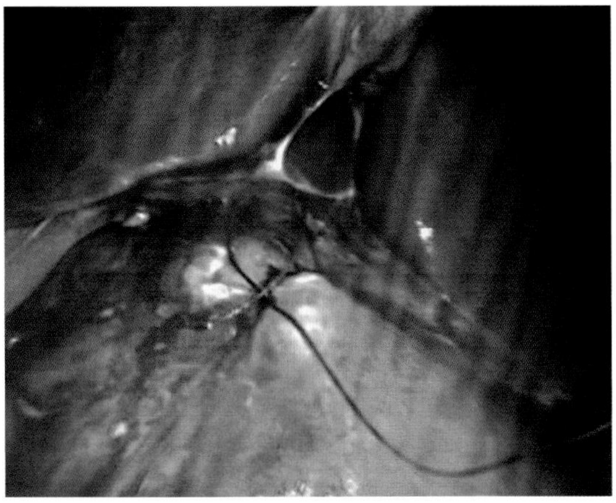

图 11-16　留适当长度的线尾向两侧展开，用于固定大网膜

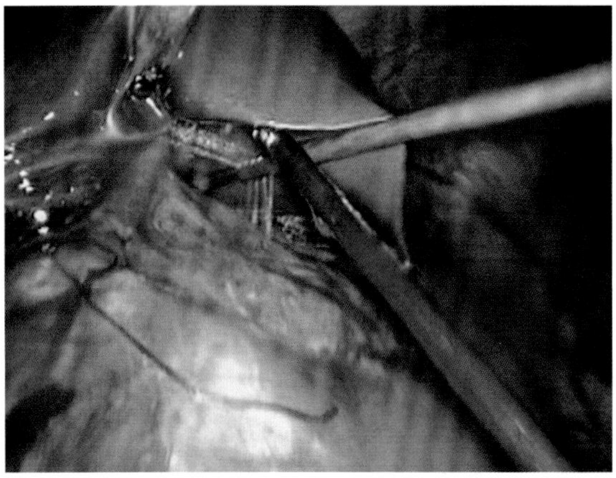

图 11-19　冲洗肝下

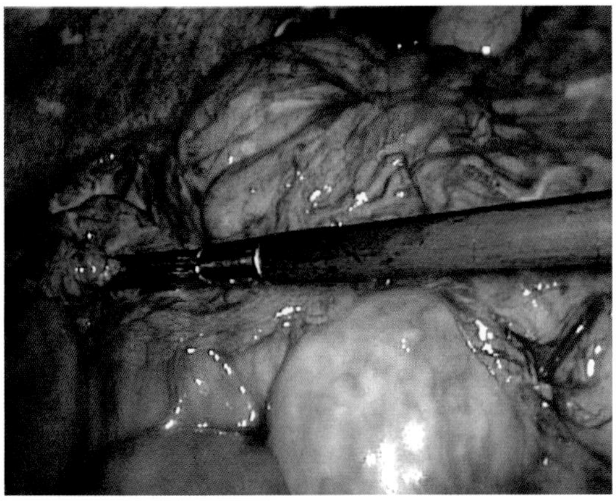

图 11-17　选择张力松弛血运丰富的邻近大网膜

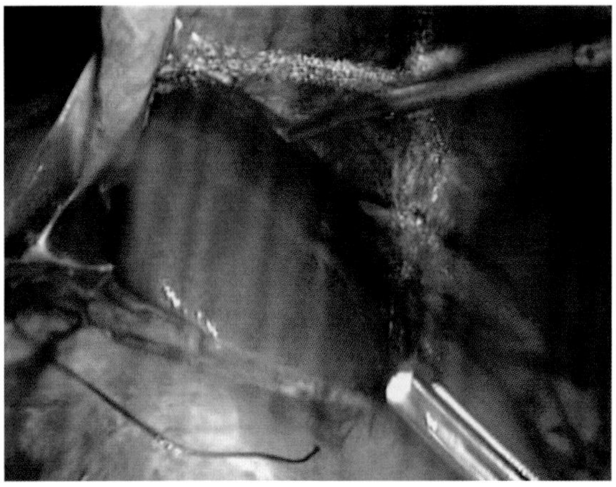

图 11-20　冲洗左侧膈下

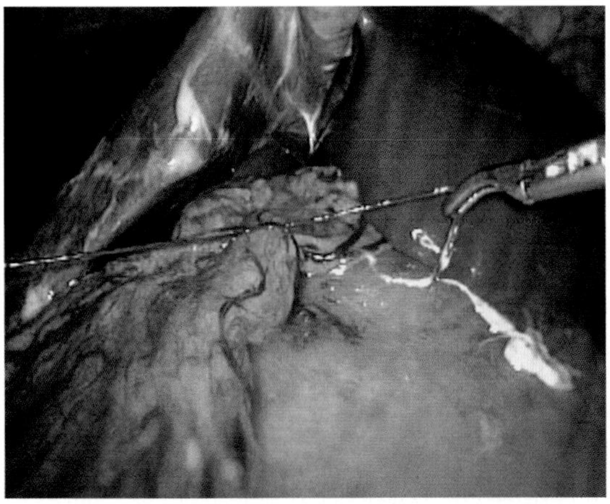

图 11-18　放置在预留线尾中间打结固定

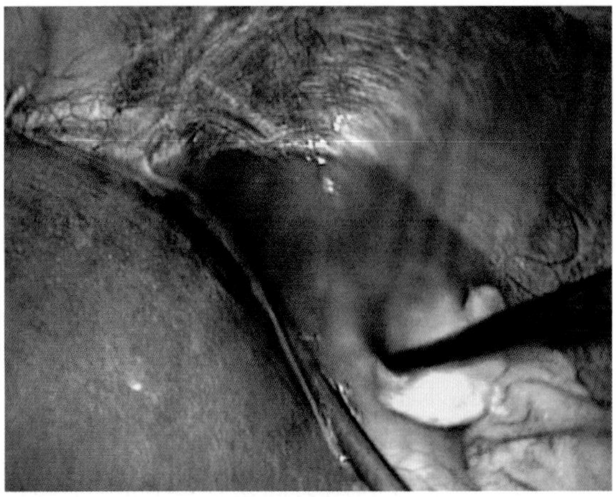

图 11-21　吸除左膈下冲洗液

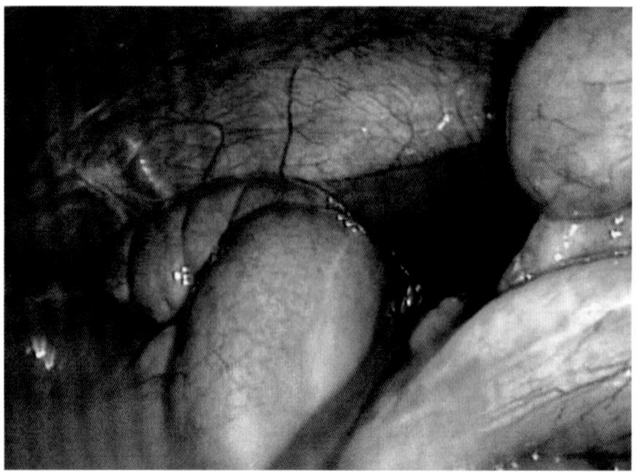

图 11-22 冲洗及吸除右结肠旁沟积液

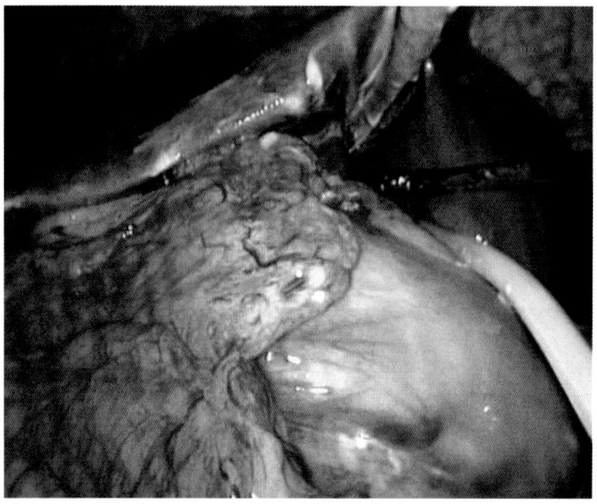

图 11-23 留置肝下引流管

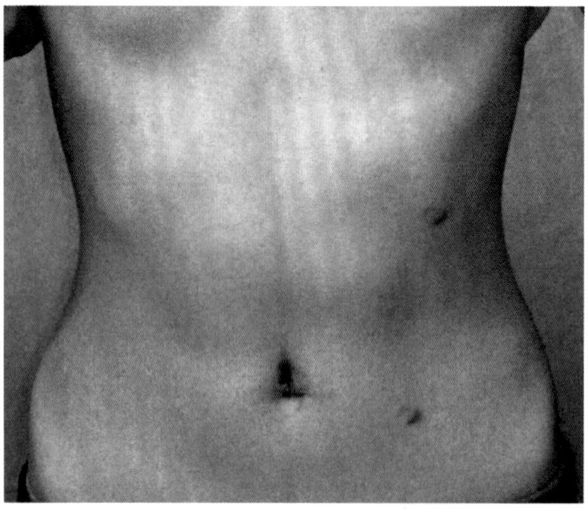

图 11-24 术后 1 周腹壁情况

合脐部套管孔，术毕（图 11-24）。

【要点分析】

1. 术中应充分利用头高足低体位协助暴露术野，加之左手的器械帮助，多可达目的。因患者肥胖、胆囊充盈或肝叶肥大暴露不佳时，需在右锁骨中线平脐处另置套管置入肠钳，由助手协助暴露。

2. 进入腹腔探查同时就应尽量吸净腹腔污染物，尽早解除污染和刺激因素，减少毒素吸收，有利于患者术后恢复。

3. 全层缝合穿孔的关键是利用好缝针的弧度，第一针从穿孔处出针后再从穿孔进针缝合对侧，避免钩挂后壁。

4. 腹腔冲洗要彻底，重点注意膈下、肝下、结肠旁沟和盆腔等处，腹腔清洗和引流是本手术的重要目的。

5. 球部穿孔时，不建议进行穿孔局部活检，因穿孔周围组织本已水肿僵硬，缝合打结时可能撕裂，局部活检会增加穿孔修补的难度，影响修补效果的安全。而胃穿孔时应常规活检。

6. 使用可吸收免打结缝线修补穿孔是较好的选择，可以降低镜下打结的难度，因倒刺线的倒刺处比线更粗，应注意进针出针点与穿孔边缘需有较大距离（5mm），以避免切割撕裂。

【术后处理】

1. 消化性溃疡穿孔修补术后的患者均建议行胃镜检查，以明确病变。手术恢复顺利、腹部症状完全消失、恢复饮食无不适、一般情况好的患者，最早可在术后 2 周即行胃镜检查，若有其他情况或并发症，检查时间需酌情推后，也可进行增强 CT 等影像学检查。但均建议在术后 1 个月内进行病因排查，以免存在胃癌等恶性疾病时延误治疗。

2. 建议术后早期下床活动，有利于胃肠道功能恢复，预防肠粘连。

3. 术后观察腹腔引流情况，若量渐少，引流液渐清，患者恢复顺利，可在 3 天内拔除。但对腹腔感染重，老年、肠道功能恢复不良者应酌情推后。

【并发症及其防治】

1. 腹腔脓肿　若术中遗漏清除盆腔、膈下等隐蔽部位的脓液，或腹腔污染严重的病例未留置引流管，术后可能形成腹腔脓肿。故彻底的腹盆腔冲洗和吸尽非常重要，放置引流管也是较安全的选择。若术后发热不退，B 超、CT 等检查发现腹腔脓肿形成，应先给予广谱抗生素治疗，保守治疗无效需行 B 超引导穿刺引流或再次手术探查清除脓肿。

2. 穿孔修补渗漏　术后患者病情无明显好转，仍持续发热、腹痛、心率快、白细胞升高，引流管引出胆汁样液体，应考虑修补处渗漏的可能。原因与患者本身的营养不良、低蛋白血症、多器官功能衰竭等全身情况有关，也与手术技术有关。除重视围术期充分的全身情况支持外，应重视一些手术细节。缝合穿孔的进针出针点应与穿孔边缘有一定距离(3~5mm)，打结不宜过紧，建议选择较粗的可吸收缝线(2-0)，以避免在炎性水肿组织打结时切割撕裂。对于较大的穿孔(直径≥0.5cm)，腹腔镜下缝合打结困难、拉拢张力较大、修补不确切时，建议分离胃窦十二指肠周围网膜及韧带组织，以减少局部拉拢缝合的张力，或转开腹手术处理。若术后观察考虑修补渗漏，经保守支持治疗病情无好转，应及时再次手术探查，因局部组织水肿、污染严重，往往需开腹手术处理，若修补困难可用大网膜填塞漏口打结，或考虑将游离小肠段置于漏口表面，浆肌层与局部固定的方法。充分的腹腔冲洗及引流仍很重要。

(李明伟)

参考文献

[1] Sun JY, Sun DJ, Li XJ, *et al*. Laparoscopic treatment experience of severe acute pancreatitis complicated by peptic ulcer perforation [J]. Eur Rev Med Pharmacol Sci, 2016, 20(2): 285-290.

[2] Kim MG. Laparoscopic Surgery for Perforated Duodenal Ulcer Disease: Analysis of 70 Consecutive Cases From a Single Surgeon [J]. Surg Laparosc Endosc Percutan Tech, 2015, 25(4): 331-336.

[3] Kim JH, Chin HM, Bae YJ, *et al*. Risk factors associated with conversion of laparoscopic simple closure in perforated duodenal ulcer [J]. Int J Surg, 2015, 15: 40-44.

[4] Wilhelmsen M, Møller MH, Rosenstock S. Surgical complications after open and laparoscopic surgery for perforated peptic ulcer in a nationwide cohort [J]. Br J Surg, 2015, 102(4): 382-387.

[5] Siow SL, Mahendran HA. Laparoscopic repair of perforated peptic ulcers: the sutured omental patch and focused sequential lavage technique [J]. Surg Laparosc Endosc Percutan Tech, 2014, 24(2): 134-139.

[6] Guadagni S, Cengeli I, Galatioto C, *et al*. Laparoscopic repair of perforated peptic ulcer: single-center results [J]. Surg Endosc, 2014, 28(8): 2302-2308.

[7] Byrge N, Barton RG, Enniss TM, *et al*. Laparoscopic versus open repair of perforated gastroduodenal ulcer: a National Surgical Quality Improvement Program analysis [J]. Am J Surg, 2013, 206(6): 957-962.

[8] Jayanthi NV. Laparoscopic repair of perforated peptic ulcer-technical tip [J]. Surg Laparosc Endosc Percutan Tech, 2013, 23(4): e145-146.

[9] Abd Ellatif ME, Salama AF, Elezaby AF, *et al*. Laparoscopic repair of perforated peptic ulcer: patch versus simple closure [J]. Int J Surg, 2013, 11(9): 948-951.

[10] Antoniou SA, Antoniou GA, Koch OO, *et al*. Meta-analysis of laparoscopic versus open repair of perforated peptic ulcer [J]. JSLS, 2013, 17(1): 15-22.

[11] Sanabria A, Villegas MI, Morales Uribe CH. Laparoscopic repair for perforated peptic ulcer disease [J]. Cochrane Database Syst Rev, 2013, 2: CD004778.

第三节 腹腔镜胃大部切除术

胃大部切除术通常指远端胃大部切除术。胃溃疡病和胃癌的病变部位多发生于胃下部，远端胃大部切除术为其主要手术方式。腹腔镜手术具有深部视野暴露好、狭窄区域操作灵活等特有优势，便于行胃的游离和淋巴结清扫。开展腹腔镜胃癌根治术也通常从相对容易的远端胃癌切除术起步。近端胃大部切除，由于术后反流等问题导致生活质量较差，近年已逐渐减少，胃上部癌也倾向于行全胃切除，或者行间置空肠吻合术。

位于胃下部(L区)和中下部(ML区)的胃癌应行远端胃大部切除术，对于进展期胃癌，切除范围应包括远端2/3~3/4的胃、大网膜、小网膜，切缘应距病灶边缘5cm，胃小弯侧应近全部切除。

远端胃癌根治术的淋巴结清扫范围：

第一站淋巴结(D1)：1、3、4d、4sb、5、6。

第二站淋巴结(D2)：7、8a、9、11p、12a。

【适应证】

1. 早期远端胃癌。

2. 内科治疗无效、症状反复的较大胃溃疡，病史长、疑有恶变的胃溃疡。

3. 内科治疗无效的顽固性十二指肠溃疡。

4. 伴有幽门梗阻及反复出血、穿孔的胃十二指肠溃疡。

5. 复合溃疡，胃泌素瘤所致的溃疡。

【禁忌证】

1. 合并心肺疾患不能行气管插管全身麻醉者。

2. 上腹部有广泛粘连，难以在腹腔镜下分离者。

【手术器械】

气腹针、套管、电凝钩、手术钳、施夹器与血管夹、超声刀、直线切割闭合器、直径28~31mm圆形吻合器。

【术前准备】

一、一般准备

1. 心理准备　详细向患者解释病情及手术相关问题,帮助减轻恐惧焦虑情绪。

2. 生理准备　对患者身体状态的调整,使患者能在较好状态下安全度过围术期。

(1) 全身情况准备:胃癌患者常伴有营养不良、贫血、低蛋白血症等,术前应给予营养支持、输血、补充白蛋白等,以提高患者对手术的耐受力。

(2) 胃肠道准备:胃癌手术常规术前2天全流质饮食,术前8~12小时开始禁食,对存在幽门梗阻的患者,需在术前用温盐水反复洗胃。对于可能侵犯横结肠的患者还需行肠道准备。

(3) 其他:手术前夜可给予镇静剂,保证良好睡眠。

二、特殊准备

对行腹腔镜胃癌手术的患者除评估局部病变外,还应详细评估患者全身情况,排除影响手术的潜在危险因素,医生应全面地询问病史,系统体格检查。

1. 心血管疾病的处理　通常认为3个月内发生过心肌梗死者,为手术绝对禁忌,择期手术应在梗死发生后6个月以上,无心绞痛发作,在严格监护下施行。

2. 呼吸系统疾病的处理　术前应行肺功能测定及血气分析,行胸部X线或胸部CT检查。吸烟患者要戒烟1~2周。可应用支气管扩张药物、祛痰药。

3. 糖尿病的处理　术前应了解糖尿病的程度,有无并发症,与内分泌科共同制订围术期治疗方案,控制血糖接近正常范围。

4. 慢性肝功能不全　肝功能不全者,术前应注意询问有无乏力、食欲缺乏等肝炎症状,实验室检查排除肝炎活动期,通过B超或CT检查评估有无腹水,评估患者意识及营养状况,全面评估肝脏储备能力。

5. 慢性肾功能不全　术前改善肾功能,术中防止低血压,术后防治感染及避免使用对肾脏有损害的药物。

6. 下肢深静脉血栓形成的预防　预防性使用低分子量肝素,术后下肢气压治疗。

【麻醉】

气管插管全身麻醉。

【体位与套管放置】

患者取平卧两腿分开位,术者站于患者左侧,助手站于右侧,扶镜手位于患者两腿之间。监视器屏幕需用两台,位于患者头端两侧,正对术者和助手(图11-25)。

套管位置采用“弧形五孔法”(图11-26)。自脐孔穿刺并建立气腹,维持腹内CO_2压力在12mmHg,放置10mm套管为观察孔。左侧腋前线肋缘下放置12mm套管为主操作孔,脐左侧5cm偏上放置5mm套管为辅助操作孔。右侧腋前线肋缘下放置5mm

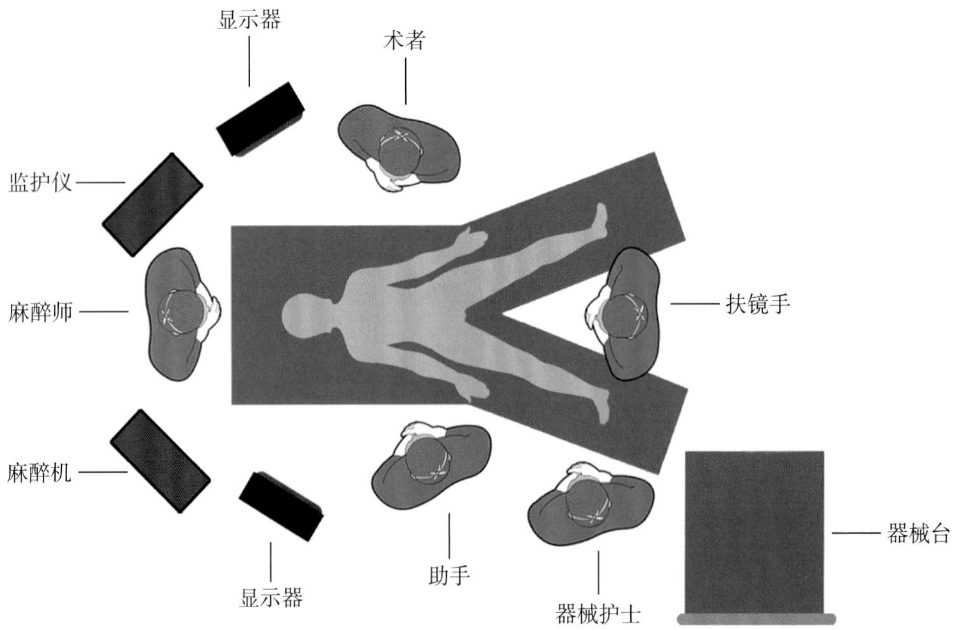

图11-25　手术室布局

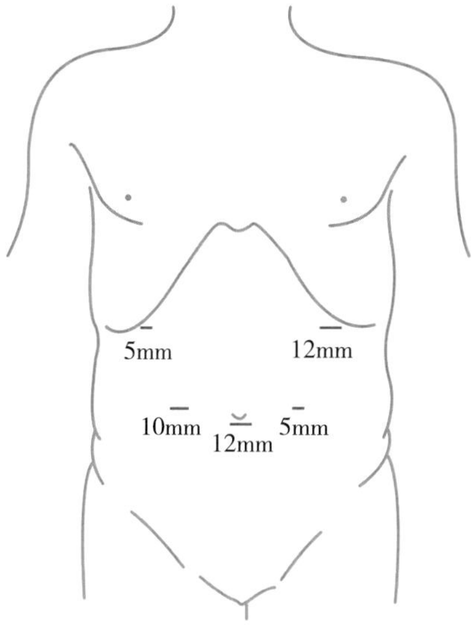

图 11-26 弧形五孔法套管位置

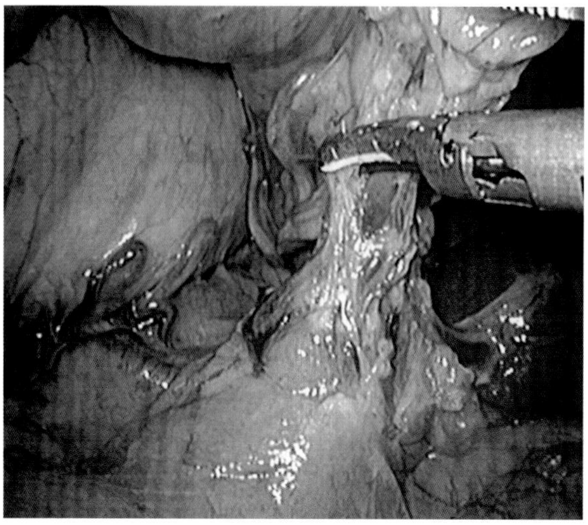

图 11-28 清扫 4sb 组淋巴结

套管,右锁骨中线平脐偏上放置 10mm 套管为助手操作孔。

【手术步骤】

建立气腹后,腹腔镜自脐部套管进入腹腔,全面检查膈肌、肝脏表面、腹壁、髂窝、盆腔有无转移,确定病变部位。远端胃癌根治术淋巴结清扫顺序:4sb→4d→6→11p→7/9→8a→12a→5→1→3。

1. 清扫第4sb组淋巴结 将大网膜向头侧翻起,从横结肠偏左部分开始以电钩离断大网膜,进入小网膜囊,沿结肠分离大网膜至结肠脾曲(图 11-27)。贴近胰尾裸化胃网膜左动静脉,清扫第 4sb 组淋巴结,于根部上钛夹后切断(图 11-28、图 11-29)。继续裸化胃大弯直至预切平面(图 11-30)。清扫 4sb 组之前应先切断大网膜与脾脏下极的粘连,以免牵拉损伤脾脏。

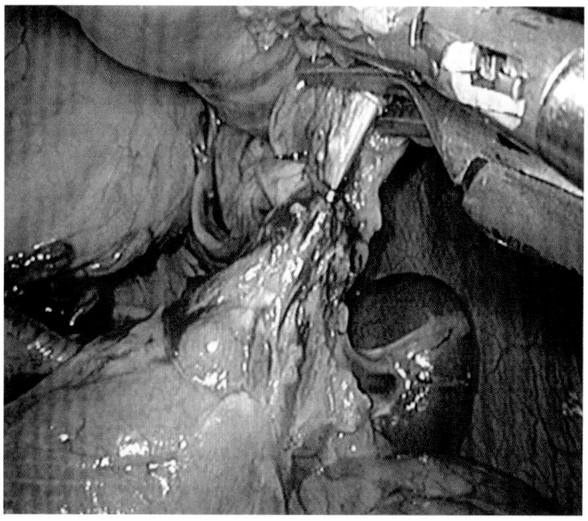

图 11-29 血管夹结扎后切断胃网膜左动静脉

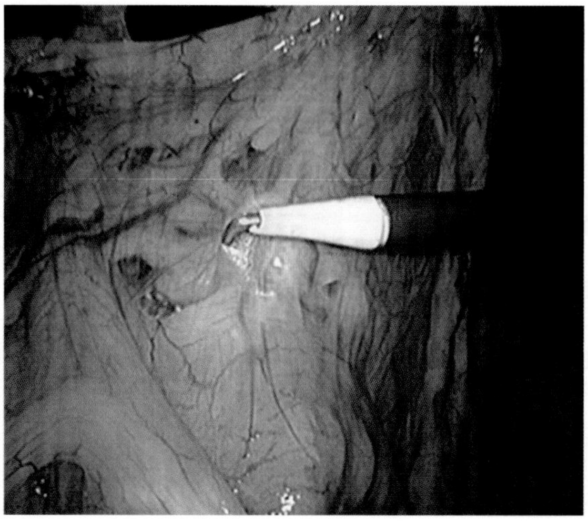

图 11-27 游离大网膜

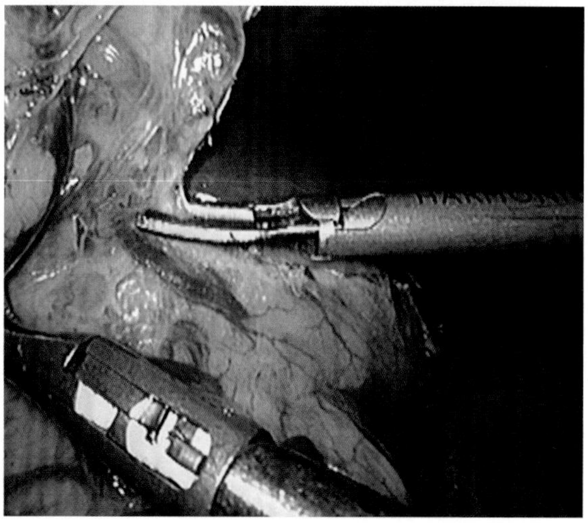

图 11-30 裸化胃大弯

2. 分离大网膜，清扫 4d 组淋巴结　用电钩沿横结肠向右侧游离，至结肠肝曲，清扫 4d 组淋巴结（图 11-31）。

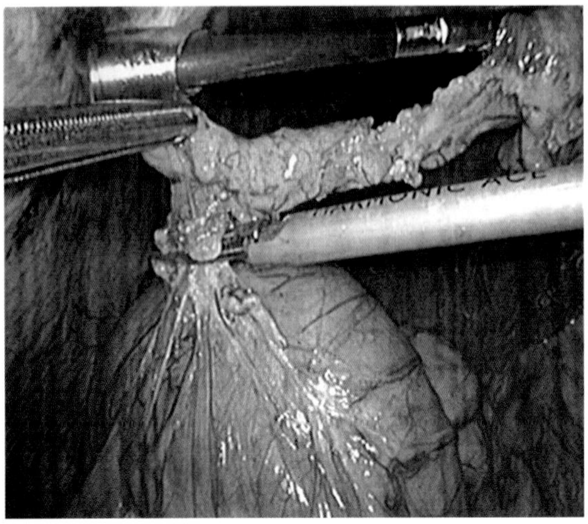

图 11-31　游离大网膜到结肠肝曲

3. 清扫 6 组淋巴结　在横结肠系膜前叶后方分离，铲除横结肠系膜前叶。沿结肠中静脉向胰腺下缘方向分离，暴露肠系膜上静脉。向右紧贴胰头表面在胰十二指肠前筋膜深面分离，暴露右结肠静脉，在胃网膜右静脉汇入胃结肠静脉干处上钛夹后切断（图 11-32）。继续向右分离至暴露十二指肠。紧贴胰腺表面（胰十二指肠前筋膜的深面）清扫第 6 组淋巴结。裸化胃网膜右动脉根部，近端上双重钛夹后，用超声刀切断（图 11-33）。

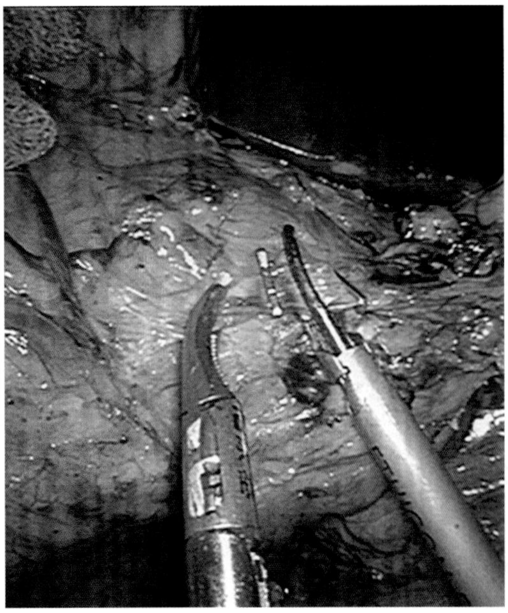

图 11-32　切断胃网膜右静脉

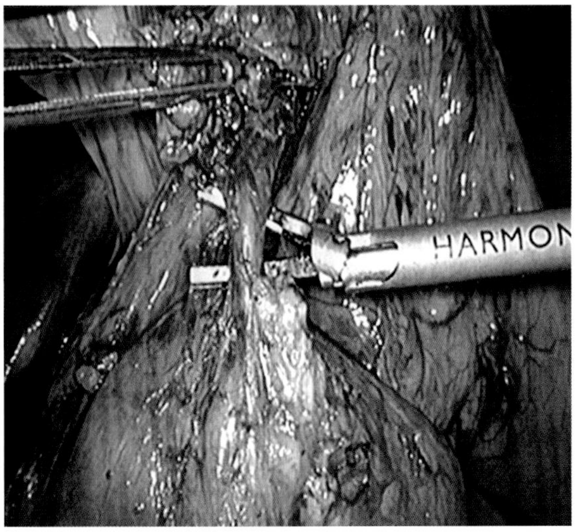

图 11-33　裸化切断胃网膜右动脉

4. 清扫 11p、7、9 组淋巴结　将大网膜置于肝脏下方，助手抓持胃胰襞，将胃翻向上方，切除胰腺前被膜（图 11-34）。紧贴胰腺上缘分离，打开脾动脉外鞘，暴露脾动脉，清扫 11p 组淋巴结（图 11-35）。再继续由左向右进行清扫，沿脾动脉显露肝总动脉、胃左动脉及腹腔动脉干，自根部结扎离断胃左动脉，清扫 7、9 组淋巴结（图 11-36）。

5. 清扫第 8a 组淋巴结　沿脾动脉向右暴露肝总动脉，于血管鞘内分离，将胰腺向左下牵拉，沿肝总动脉前方及上缘分离，清扫 8a 组淋巴结（图 11-37）。在靠近胃十二指肠的部位，胰腺与肝总动脉间可能有 2~3 支细小的动脉，需要贴近胰腺小心用超声刀切断，操作不当可能造成较难处理的出血。

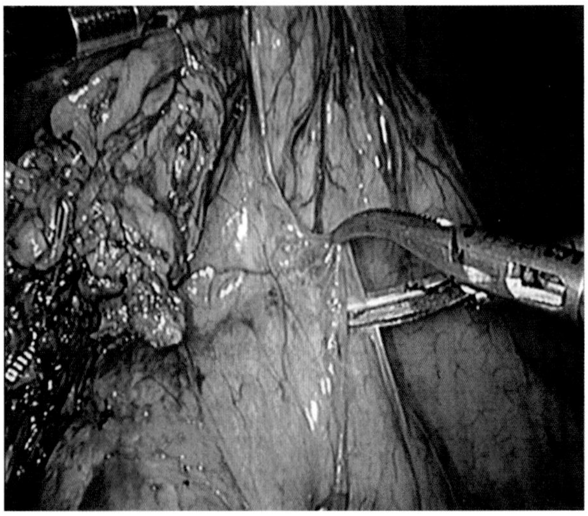

图 11-34　切除胰腺被膜

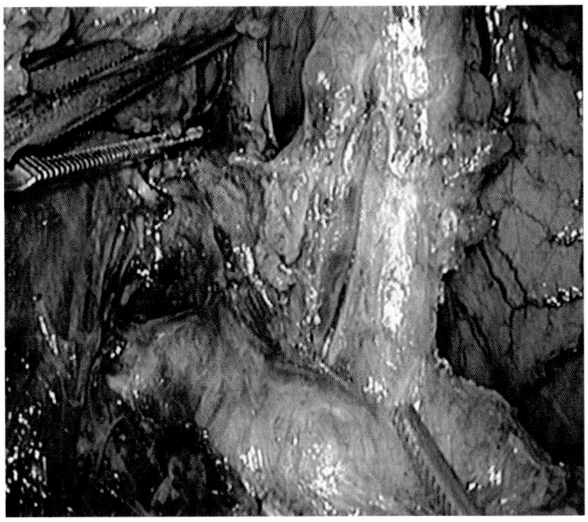

图 11-35　清扫 11p 组淋巴结

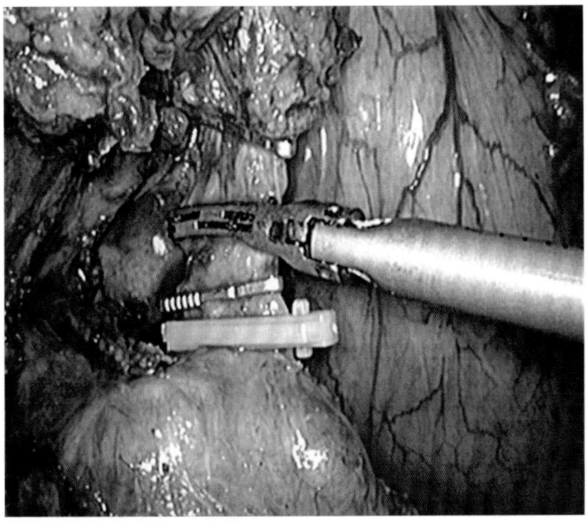

图 11-36　清扫 7、9 组淋巴结

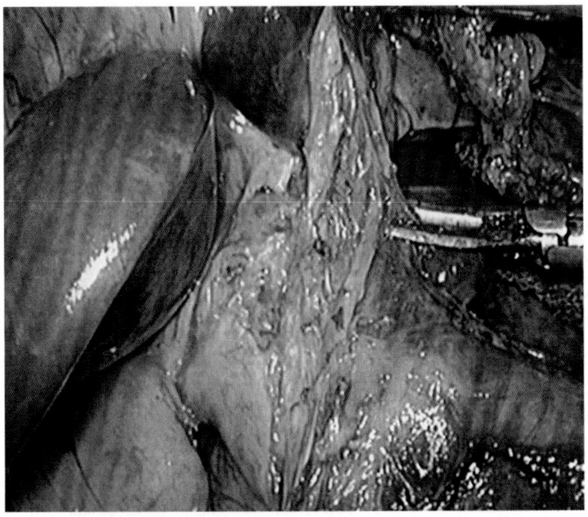

图 11-37　清扫 8a 组淋巴结

6. 清扫第 12a 组淋巴结　将胃转而向下腹部牵拉，助手将肝脏挑起，打开肝十二指肠韧带被膜（图 11-38）。沿胃十二指肠动脉及肝总动脉充分显露胃右动脉及肝固有动脉，继续脉络化肝固有动脉前方及外侧，结扎离断胃右动脉，清扫 12a 组淋巴结（图 11-39）。

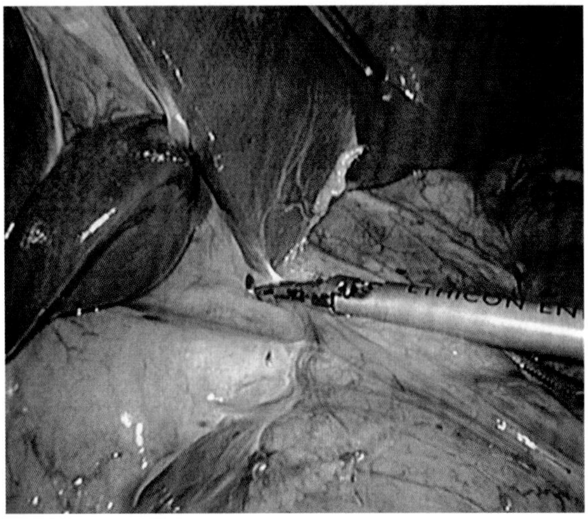

图 11-38　切开肝十二指肠韧带被膜

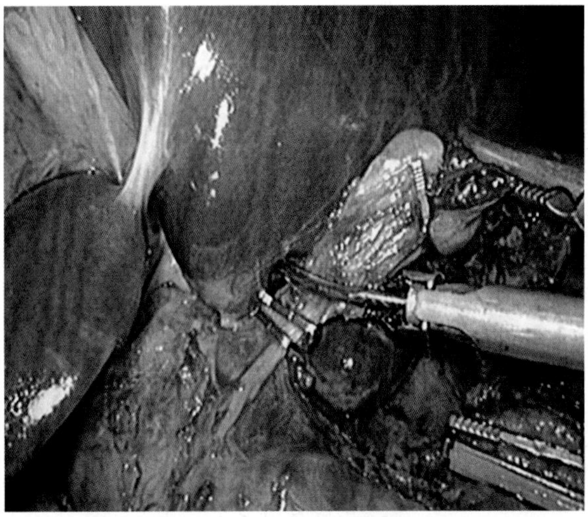

图 11-39　清扫 12a 组淋巴结

7. 清扫第 1、3、5 组淋巴结　紧贴肝脏切断肝胃韧带至膈肌食管裂孔右侧，对于胃小弯侧 1、3 组淋巴结的清扫可由胃后壁向前进行，或由前壁向后进行（图 11-40）。一般只需用超声刀游离贲门右侧的淋巴脂肪组织至胃小弯中上 1/3，清扫第 1 组淋巴结即可。第 3、5 组淋巴结不需刻意清扫，在切除远端胃组织时连同小网膜一并移除。至此，远端胃癌 D2 根治术的淋巴结清扫步骤完毕。

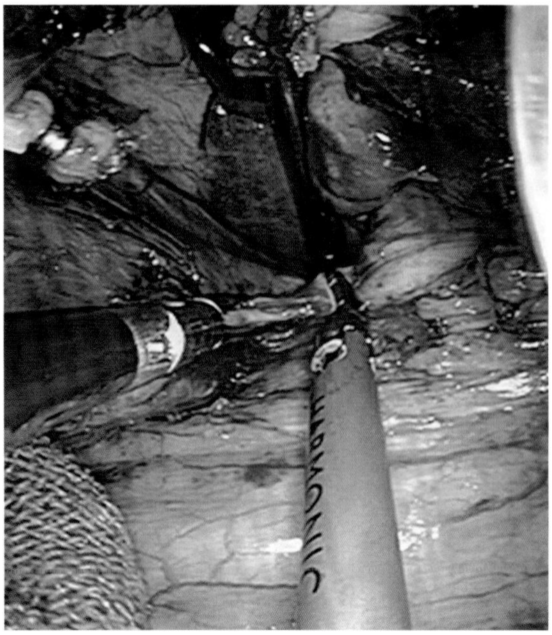

图 11-40　清扫胃小弯及贲门右侧淋巴结

8. 切断十二指肠　胃游离完毕后，从脐右侧套管置入 45mm 或 60mm 腹腔镜直线切割闭合器，在腹腔镜监视下切断十二指肠（图 11-41）。分别以无损伤抓钳抓持胃残端及近端空肠。

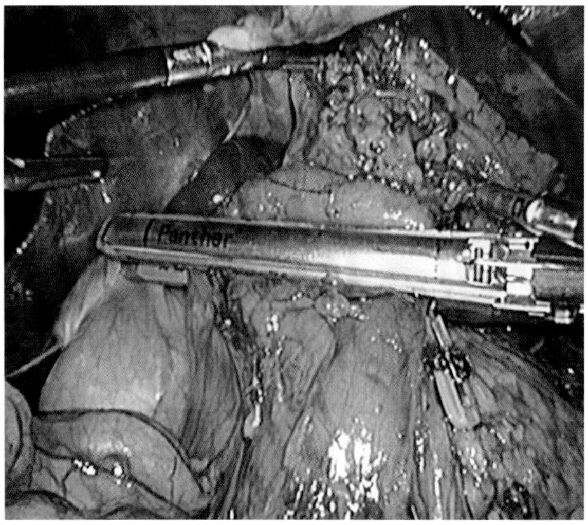

图 11-41　直线切割闭合器切断十二指肠

9. 消化道重建　上腹正中靠近剑突，取 5cm 长纵向切口入腹，放置切口保护器。将胃拉出腹腔外，于预切平面用直线切割闭合器切断胃，整块移走标本（图 11-42）。胃残端闭合线缝合加固。将空肠提出腹腔外，在胃大弯侧及距 Treitz 韧带 20~25cm 的

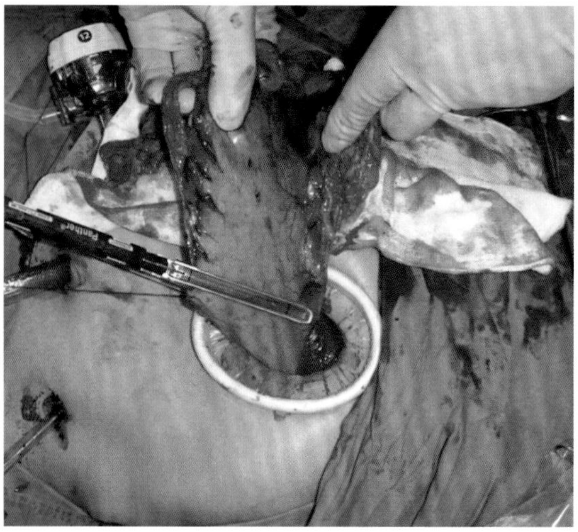

图 11-42　将胃拉出腹腔外切断

空肠对系膜缘分别切开小孔，插入 60mm 腹腔镜直线切割闭合器完成胃空肠吻合（毕Ⅱ式）（图 11-43）。胃管置于胃腔，间断缝合关闭共同开口（图 11-44）。吻合完毕后，可将十二指肠残端间断缝合加固，或行浆肌层包埋，将胃肠吻合送回腹腔。

10. 关闭腹腔　用切口保护器封闭腹壁切口，重建气腹，无菌水冲洗腹腔。检查空肠输入袢、输出

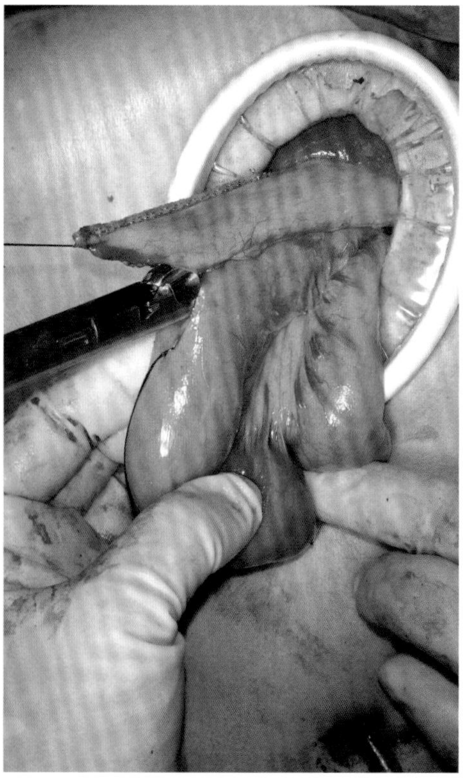

图 11-43　直线切割闭合器行胃空肠吻合

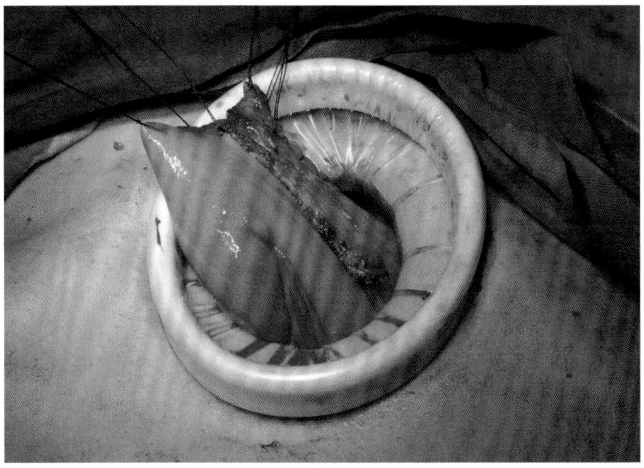

图 11-44　间断缝合关闭共同开口

袢有无扭转。检查有无腹内脏器损伤、出血和残留物。从脐右侧套管放入引流管，置于肝左叶下方，尖端靠近胃肠吻合口，有侧孔靠近十二指肠残端。放尽腹腔气体，撤除各套管，缝合腹壁切口和套管孔，术毕。

【术后处理】

1. 观察引流物的颜色、量及性状。

2. 持续胃管减压，术后 1~3 天肛门排气后(一般较开腹手术早)拔除胃管，恢复少量流质饮食，逐渐过渡到全量流质饮食、半流质饮食和软食。

3. 禁食期间应给予全面的肠外营养支持。

4. 预防性使用抗生素 3~5 天。

【并发症及其防治】

1. 术后胃出血　胃大部切除术后，可有少许暗红色或咖啡色胃液自胃管抽出，以后胃液颜色逐渐变浅变清，出血自行停止。术后胃出血多可采用非手术疗法止血，必要时可作纤维胃镜检查或行选择性血管造影，明确出血部位和原因，还可局部应用血管收缩剂或栓塞相关动脉止血。当非手术疗法不能止血或出血量大时，应手术止血。

2. 胃排空障碍　胃切除术后排空障碍属动力性胃通过障碍，发病机制尚不完全明了。多数患者经禁食、胃肠减压、营养支持、给予胃动力促进剂等保守治疗都能好转。

3. 吻合口漏　术后发生吻合口漏，患者有高热、脉速、腹痛以及弥漫性腹膜炎表现，需立即手术探查，修补并腹腔引流。症状较轻，无弥漫性腹膜炎时，可先行禁食、胃肠减压、保持充分引流、肠外营养支持、抗感染等综合措施，必要时手术治疗。

4. 十二指肠残端破裂　发生在毕Ⅱ式胃切除术后早期的严重并发症。临床表现为突发上腹部剧痛，发热、腹膜刺激征及白细胞计数升高，腹腔穿刺可有胆汁样液体。预防该并发症应注意在十二指肠溃疡切除困难时，宜行溃疡旷置的术式。

5. 术后梗阻　包括吻合口梗阻和输入袢、输出袢梗阻，后两者见于毕Ⅱ式胃大部切除术后，临床表现为上腹部剧烈疼痛、呕吐伴上腹部压痛，呕吐物量少，多不含胆汁，上腹部有时可扪及包块。吻合口梗阻多因吻合口太小或吻合时胃肠壁组织内翻过多引起，也可因术后吻合口炎症水肿出现暂时性梗阻。术后梗阻若经保守治疗无改善，可手术解除梗阻。

（钱锋）

第四节　腹腔镜远端胃根治性切除术

1994 年日本 Kitano 等首次报道腹腔镜远端胃根治性切除术，但仅用于早期胃癌。1997 年 Goh 等首次将腹腔镜胃癌 D2 根治术用于治疗进展期胃癌，取得了良好的近期效果，使腹腔镜手术适应证从早期胃癌扩大到进展期胃癌。腹腔镜胃癌根治术是否优于传统开腹手术至今仍存在争议，日本胃癌学会 2013 年的胃癌治疗指南仍将腹腔镜胃癌根治术列为研究型手术，并未认为其可以取代开腹手术成为金标准。但近十年大量临床研究仍显示腹腔镜胃癌根治手术在肿瘤学疗效方面与开腹手术相当，在并发症、术中出血、住院天数等方面优于开腹手术。腹腔镜手术的优势是腹腔内视角多变，视野宽阔，局部清晰放大。但由于胃肠道游离度大，不易控制，淋巴结清扫的彻底性不易掌握，胃肠道重建存在难度，腹腔镜胃癌根治术在胃肠道腹腔镜手术中难度最高，使其广泛开展受到限制。

胃癌根治手术包括三方面内容：①彻底切除原发灶和周围足够范围组织；②规范清扫相关站组淋巴结；③清除腹腔脱落癌细胞。在腹腔镜手术中应用超声刀可进行安全快捷的游离。由于胃是空腔器官，附着的大小网膜是薄片状结构，经 4~6cm 的腹壁切口就可将胃肿瘤及其相连组织提出体外，直视下切除，一般在体外完成胃肠道重建。腹腔镜手术淋巴清扫常规做整块清扫，即连同其周围结缔组织整块清除，以保持淋巴结及其淋巴管的完整性，减少癌细胞脱落种植。由于胃周淋巴引流方向大体和胃主要动脉相伴，胃周三站 16 组淋巴结主要分布在各条胃血管附近，因此腹腔镜手术同样强调动脉脉络化清扫。因视野广泛，视角多变，可有效冲洗腹腔各部位，腹腔镜手术对有效清除腹腔脱落癌细胞更有优势。在保证切缘与肿瘤的安全距离，清扫淋巴结站数和个数等方面，腹腔镜手术完全能达到甚至超过开放手术的标准，但这与术者的技术能力密切相关。

【胃淋巴结分布图】(图 11-45)

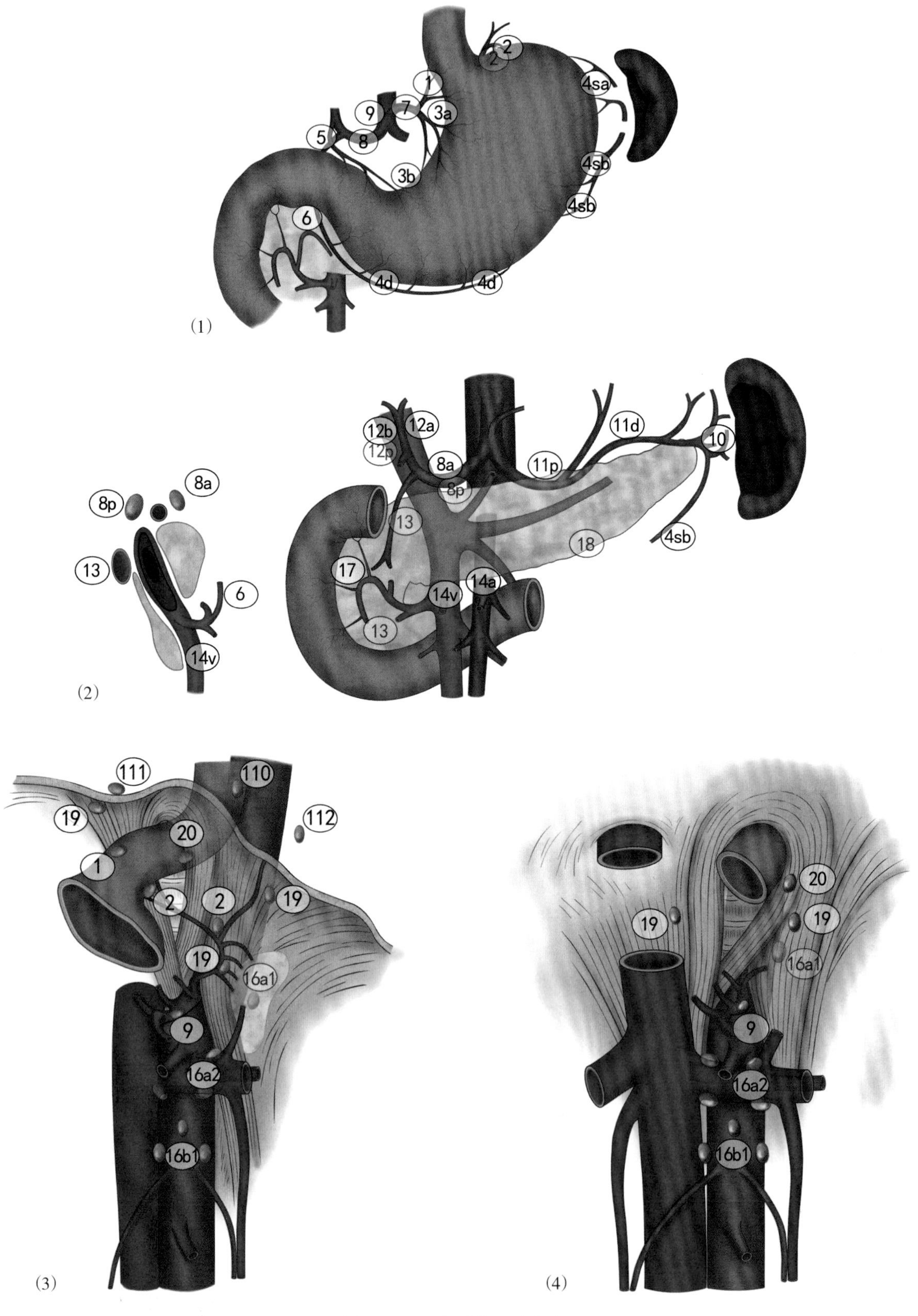

图 11-45　胃周淋巴结分布图

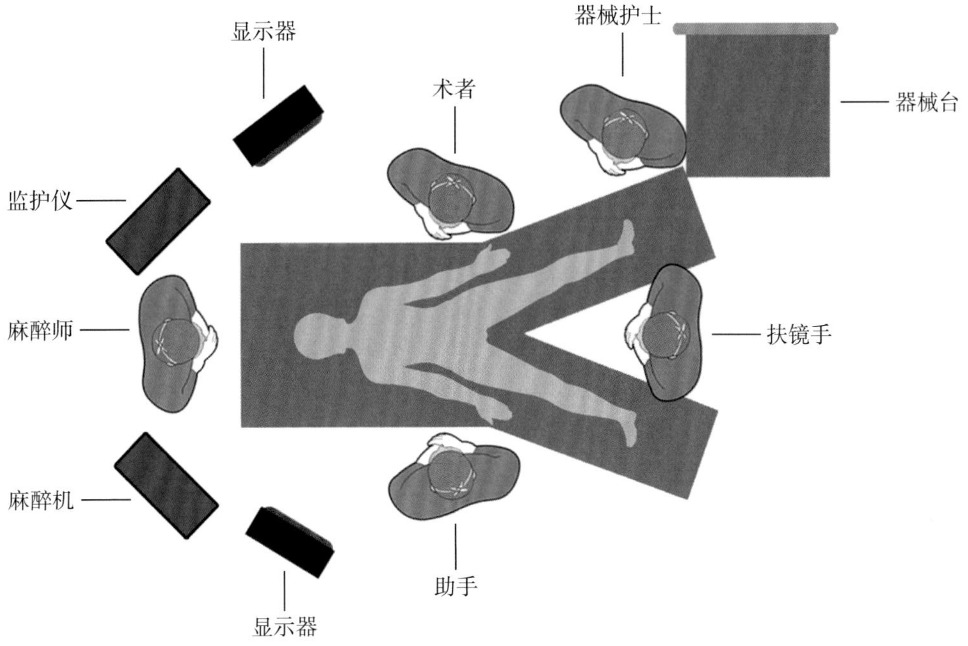

图 11-46　腹腔镜远端胃癌根治术手术室布局

【适应证】

早期、进展期远端胃癌（L 区和 ML 区）。

【禁忌证】

1. 晚期胃癌，已有腹腔种植转移，肿瘤侵出胃壁侵犯周围组织器官，胃周淋巴结融合等。

2. 合并心肺疾患不能行气管插管全身麻醉者。

3. 有上腹部手术史、上腹部有广泛粘连者。

【手术器械】

超声刀，直线切割闭合器，直径 28~29mm 圆形吻合器，常规腹腔镜手术器械。

【术前准备】

1. 纠正贫血、低蛋白血症，营养支持，调整水电解质平衡。

2. 术前晚生理盐水普通灌肠一次。

3. 麻醉后术前留置胃管、尿管。

【麻醉】

气管插管全身麻醉。

【体位与套管放置】

患者仰卧位两腿分开，呈人字位或改良截石位。于脐下缘放置 10mm 套管作为观察孔，充气维持腹腔压力在 12mmHg。左侧腋前线肋缘下 1cm 放置 12mm 套管为主操作孔，左锁骨中线平脐处放置 5mm 套管为辅助孔。在以上操作套管右侧对称位置放置两个 5mm 套管为助手操作孔。术者立于患者左侧，助手立于患者右侧，扶镜手立于患者两腿之间（图 11-46~图11-48）。

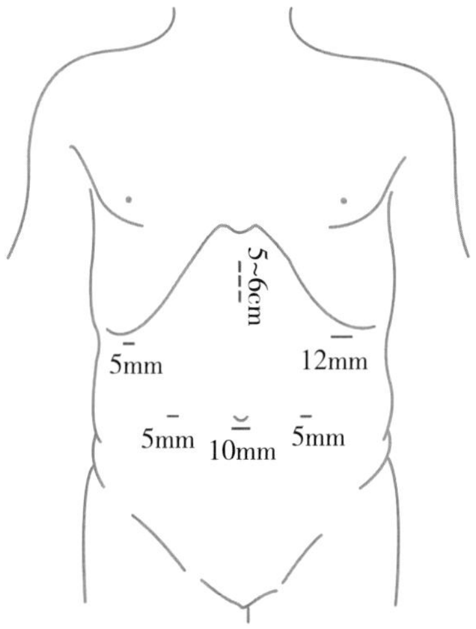

图 11-47　腹腔镜远端胃癌根治术套管位置

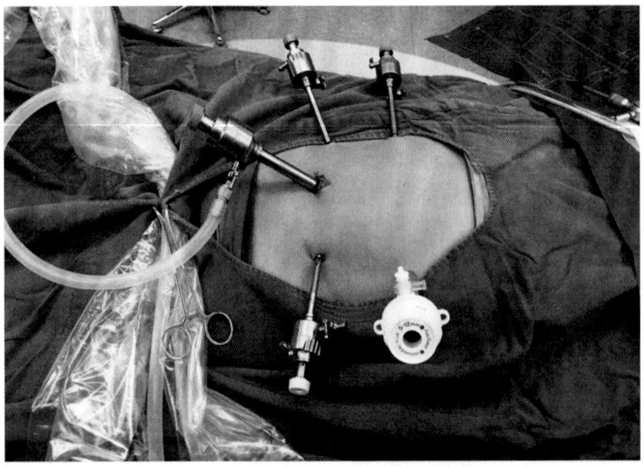
图 11-48　腹腔镜远端胃癌根治术套管放置实图

【手术步骤】

腹腔镜远端胃癌根治术步骤(图 11-49、图 11-50)

将大网膜向头侧掀起,由横结肠上缘无血管区分离胃结肠韧带(图 11-51),向右至结肠肝曲(图 11-52),向左至结肠脾曲,结扎切断胃网膜左动、静脉(图 11-53)。游离胃大弯至胃网膜左动脉第二血管分支。显露结肠中动脉,沿其表面剥离横结肠系膜前叶,直至胰腺下缘。于胰腺下缘分离显露肠系膜上静脉,清扫 14v 组淋巴结(图 11-54)。紧贴胰头表面分离暴露胃网膜右动静脉,在根部结扎切断,清扫第 6 组淋巴结(图 11-55)。沿胃网膜右动脉根部,分离十二指肠、胃窦与胰腺之间的疏松组织,暴露胃十二指肠动脉(图 11-56)。从右至左,从下至上剥离胰腺被膜至胰腺上缘(图 11-57)。沿胰腺上缘剪开后腹膜,暴露冠状静脉,近根部结扎离断(图 11-58)。在胰腺上缘顺延暴露肝总动脉(图 11-59),沿动脉鞘分离,清除第 8 组淋巴结(图 11-60)。显露腹腔动脉干、脾动脉近段、胃左动脉,于根部结扎切断胃左动脉,清扫 7、9、11p 组淋巴结(图 11-61~图11-63)。沿胃十二指肠动脉向上,于胃右动脉根部结扎切断,清扫第 5 组淋巴结(图 11-64)。切开肝十二指肠韧带,暴露肝动脉,清扫 12a 组淋巴结(图 11-65)。沿肝下缘游离小网膜至贲门右侧(图 11-66),再向下沿胃小弯游离,清扫 1、3 组淋巴结(图 11-67)。游离十二指肠球部至幽门下 2cm,用直线切割闭合器断离十二指肠(图 11-68)。也可以在清扫第 7、8、9 组淋巴结之前先离断十二指肠,将胃向头侧掀起,有利于后续的术野暴露。(视频 2~7)提起横结肠,找到空肠起始部(Treitz 韧带),用布带标记距 Treitz 韧带 12cm 处空肠(图 11-69)。做上腹正中纵向切口 5~6cm(图 11-70),放置切口保护膜后,将胃及大小网膜拖出腹腔(图 11-71),于预定平面切除肿瘤。将近段空肠提出腹腔,于标记处放置圆形吻合器钉砧头(直径 28~29mm),吻合器经胃腔在胃后壁行胃空肠毕Ⅱ式吻合(图 11-72、11-73),检查吻合口有无出血,如有需缝扎止血。经胃腔将胃管经吻合口放入空肠输入袢内,缝合或用直线切割闭合器在距吻合口 2cm 以外闭合胃腔开口。胃肠道重建也可用毕Ⅰ式吻合,即将圆形吻合器钉砧头放入十二指肠残端,吻合器经胃腔在胃体后壁与十二指肠行端 - 侧吻合。也可经小切口使用可吸收缝线在直视下行手工缝合的毕Ⅰ式吻合。最后缝合小切口,重建气腹,检查腹腔有无出血和吻合口情况(图 11-74)。大量蒸馏水冲洗手术创面。常规放置引流管于手术创面,由左上套管孔引出。放尽气腹,拔出各套管,缝合各套管孔,术毕(图 11-75~图11-77)。

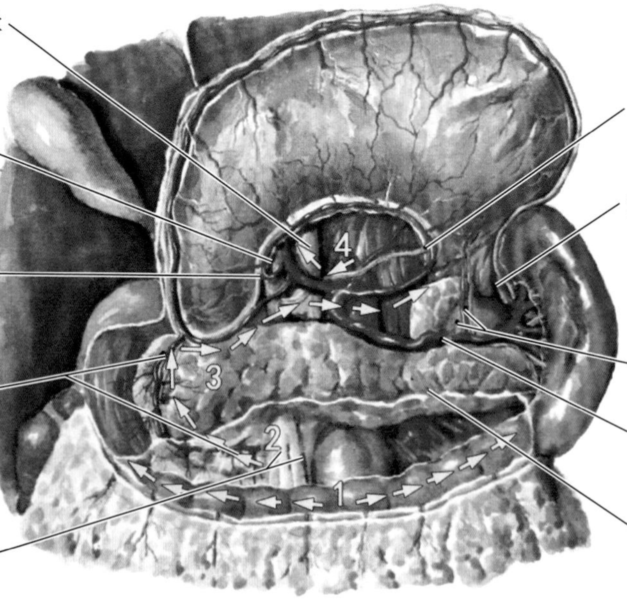

图 11-49

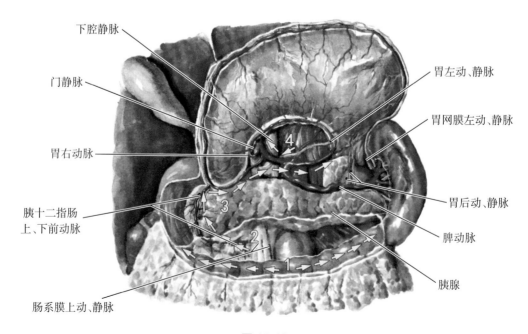

1. 游离胃结肠韧带;2. 清扫肠系膜上静脉周围淋巴结(14v 组),离断胃网膜右动静脉,清扫幽门下淋巴结(6 组);3. 清扫胃左动脉旁淋巴结(7 组)、肝总动脉旁淋巴结(8 组)、腹腔动脉旁淋巴结(9 组);4. 根部离断胃左动脉、胃右动脉。

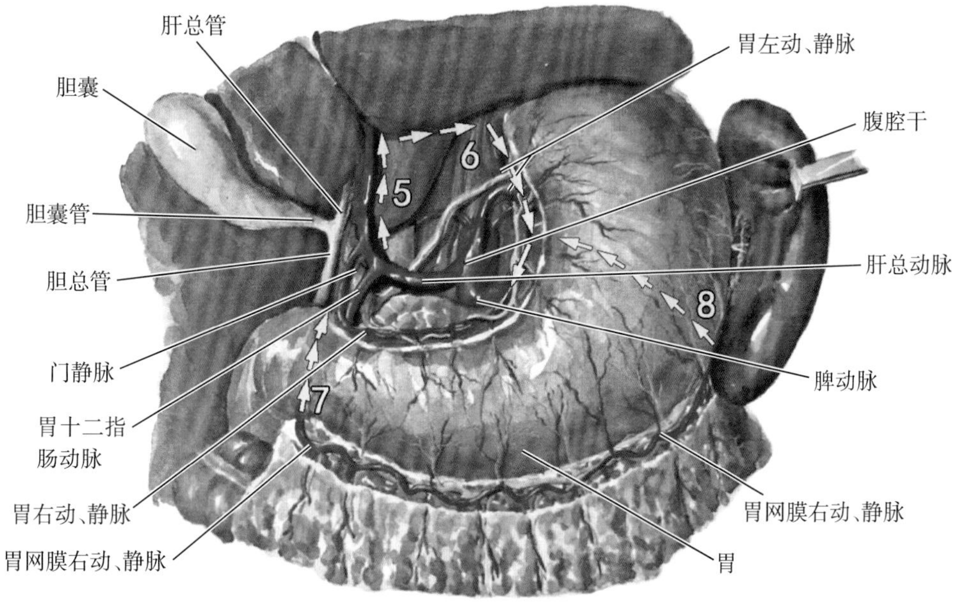

图 11-50

5. 沿肝固有动脉清扫肝十二指肠韧带内淋巴结(12a 组);6. 沿肝下缘分离小网膜,由贲门右向下、沿胃小弯分离小网膜,清扫贲门右淋巴结(1 组)、胃小弯淋巴结(3 组);7. 在幽门下离断十二指肠;8. 在距肿瘤上缘 6cm 处横断胃体。

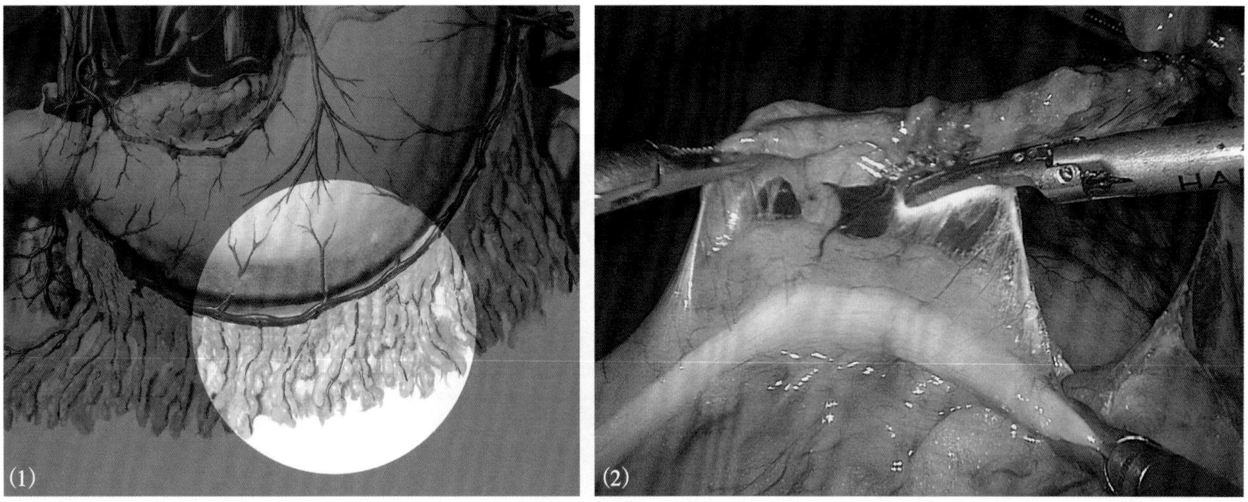

图 11-51 沿横结肠上缘的“无血管区”切开胃结肠韧带

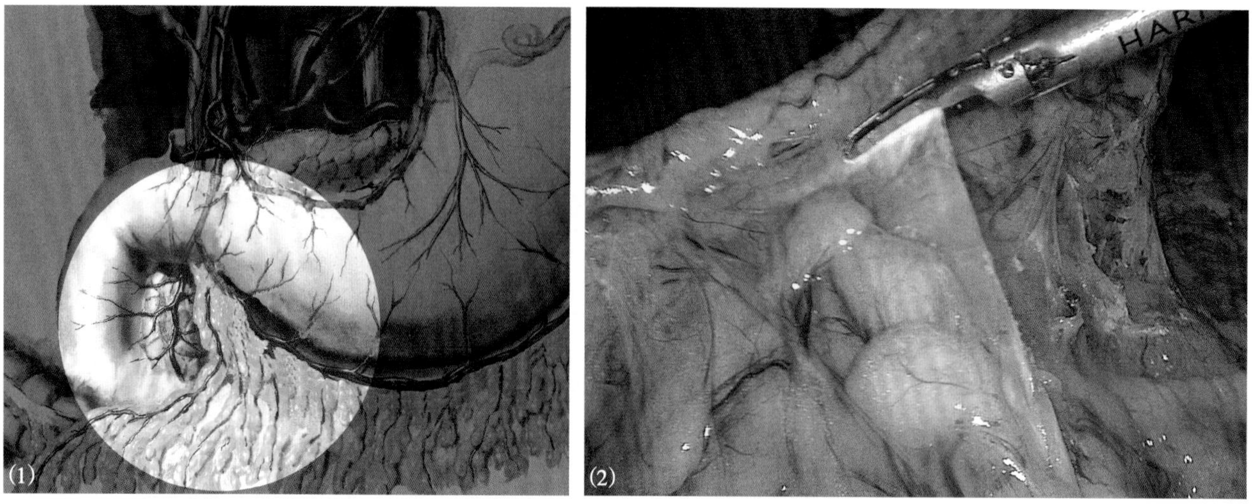

图 11-52　向右至结肠肝曲

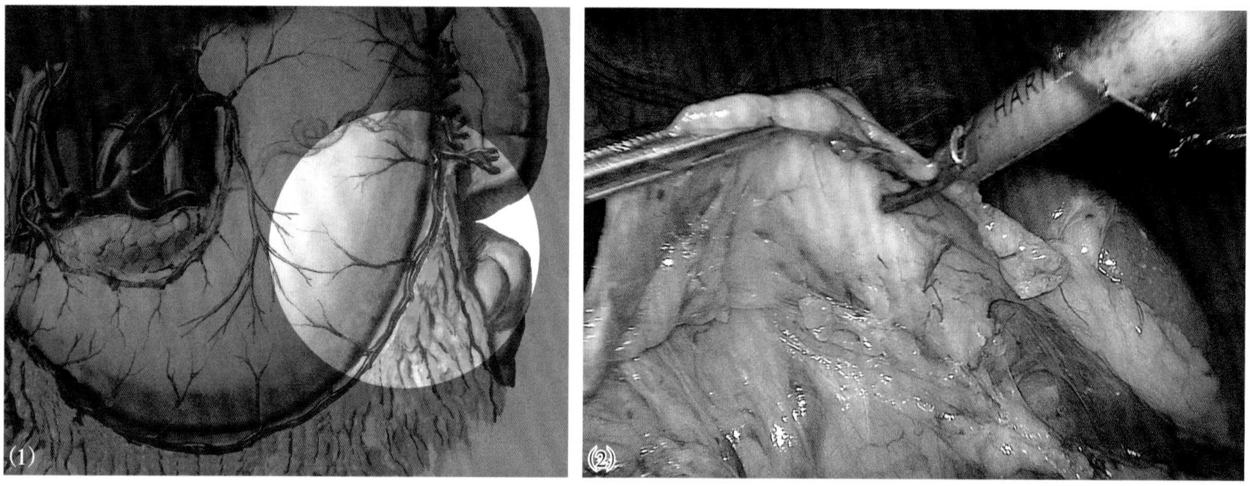

图 11-53　向左至脾下极，结扎切断胃网膜左血管

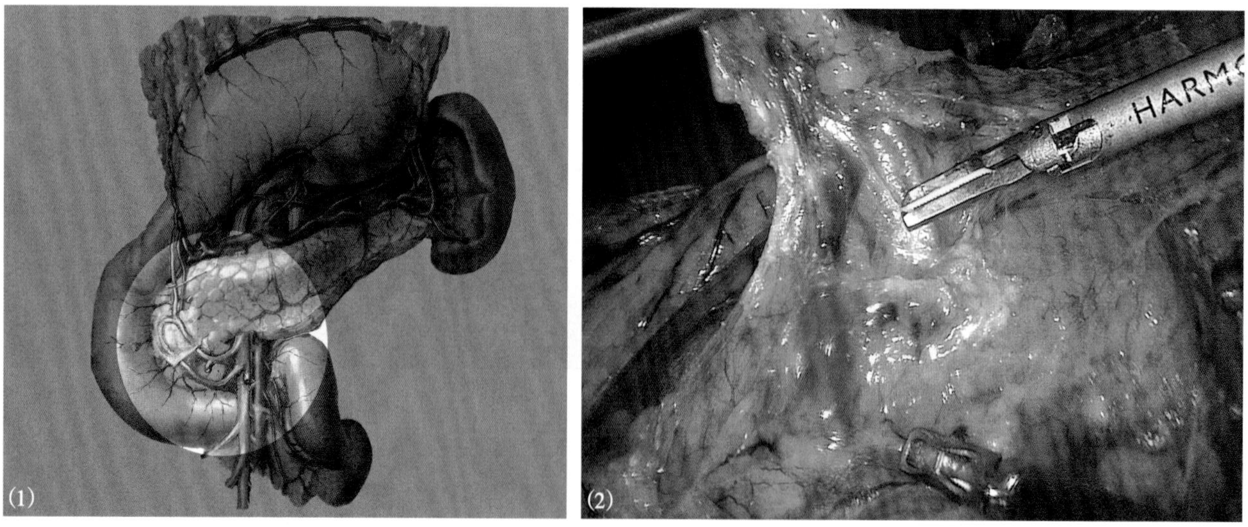

图 11-54　沿横结肠系膜前叶的结肠中静脉游离至胰腺下缘，在此可见肠系膜上静脉。显露胃肠静脉干，清扫 14v 组淋巴结

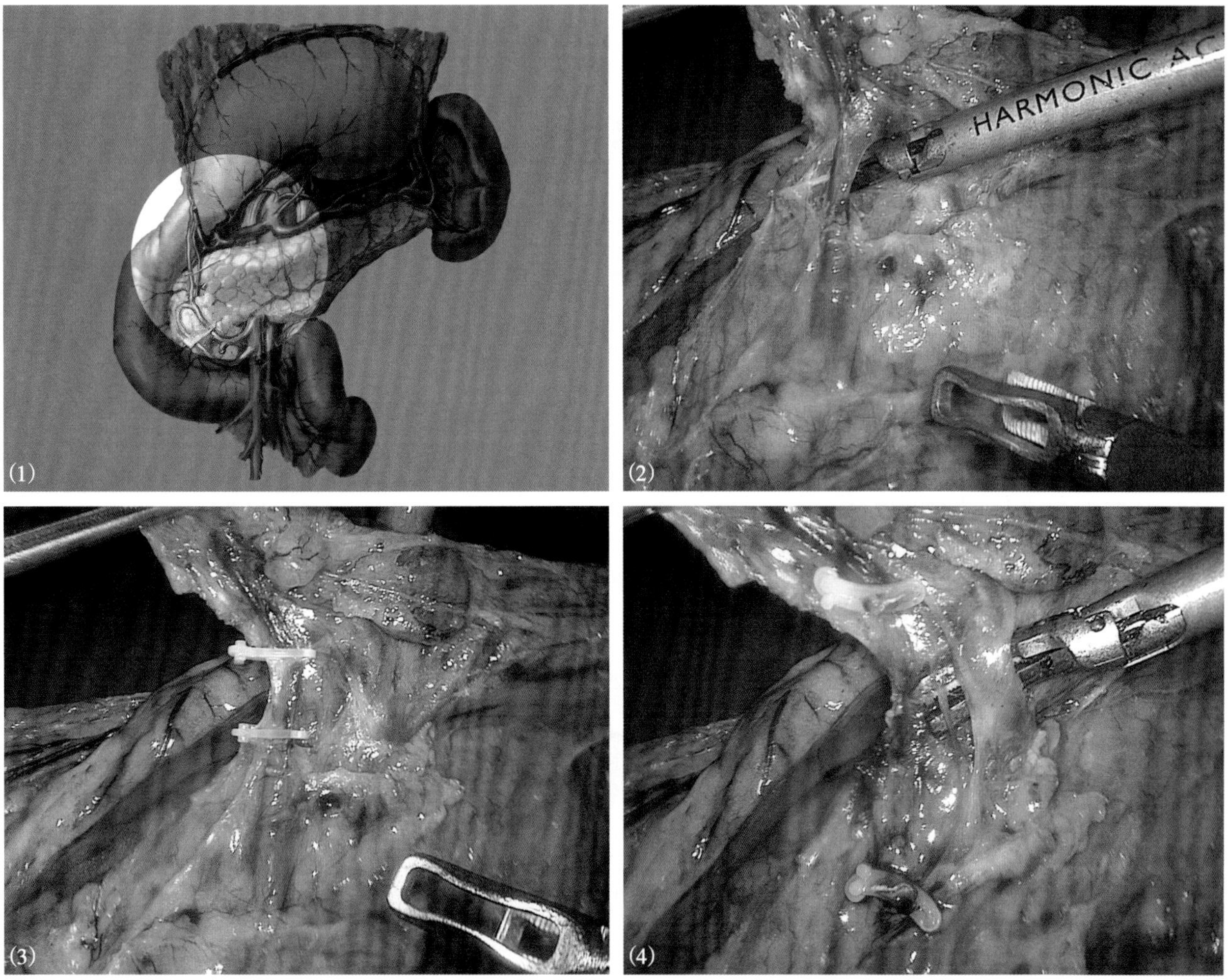

图 11-55　贴近胰头表面先后结扎切断胃网膜右静、动脉，清扫 6 组淋巴结

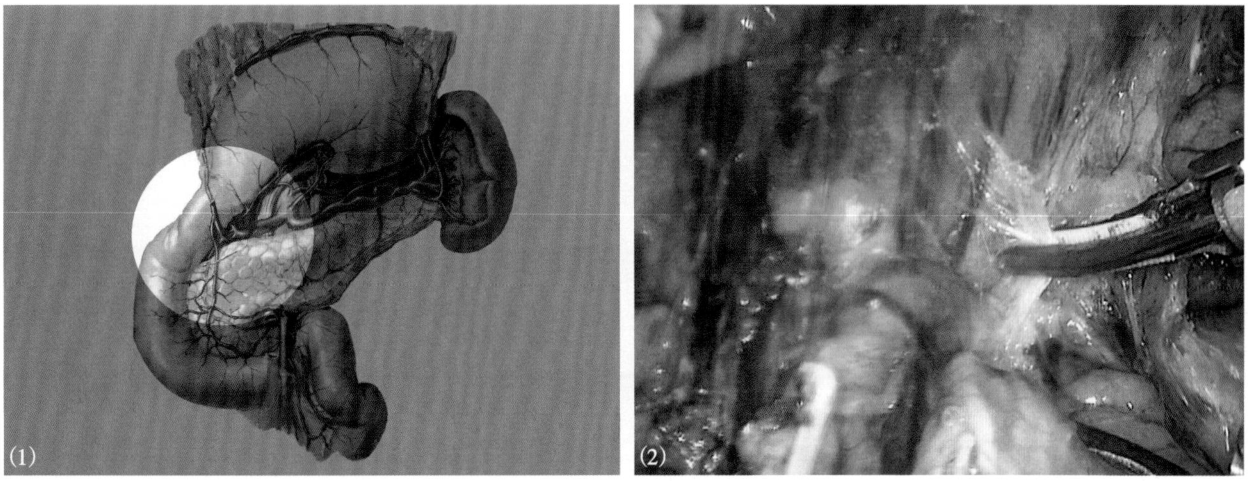

图 11-56　沿胃网膜右动脉向上，在胃窦、十二指肠与胰腺之间的疏松组织中分离，显露胃十二指肠动脉

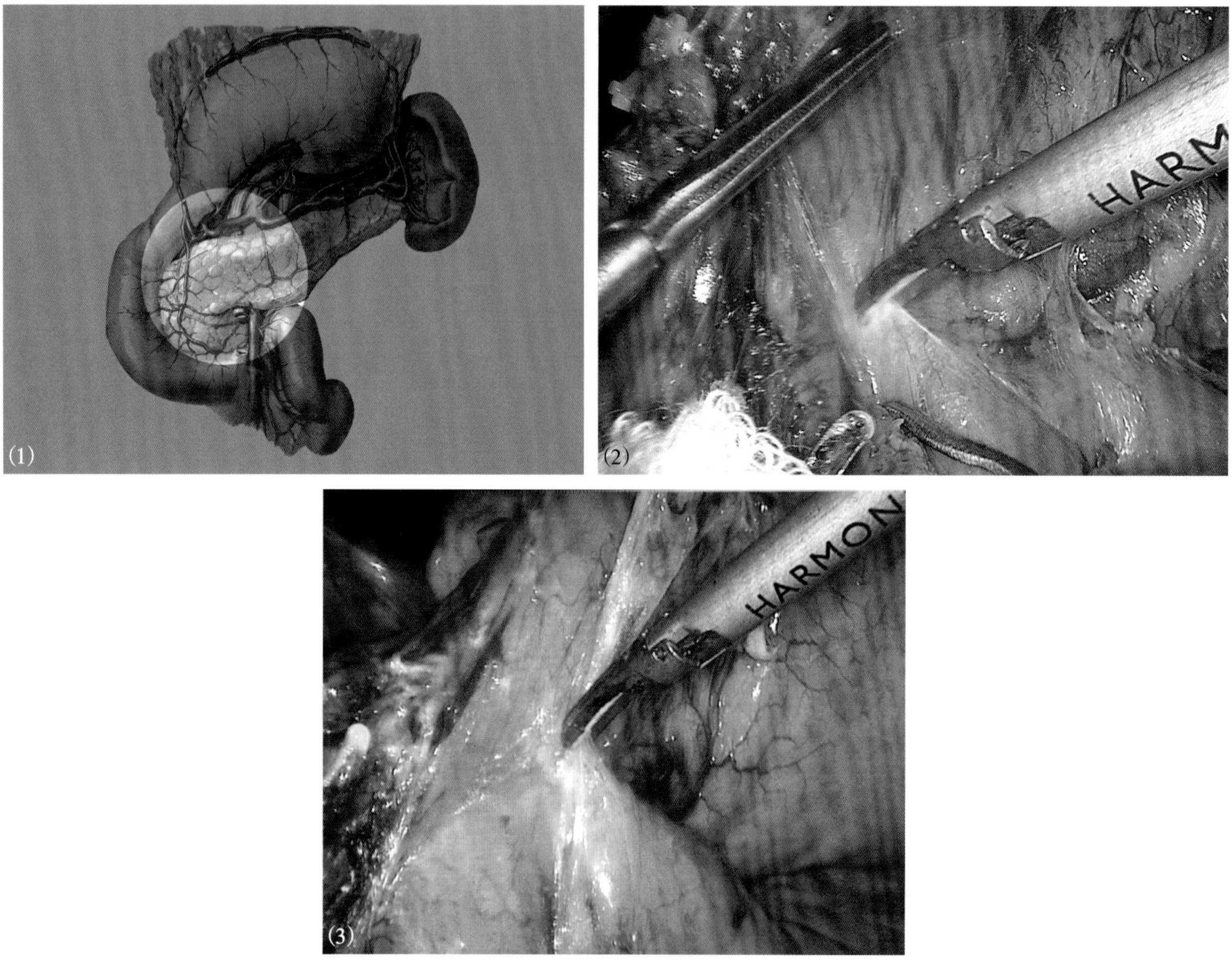

图 11-57　从右至左，从下至上剥除胰腺表面包膜

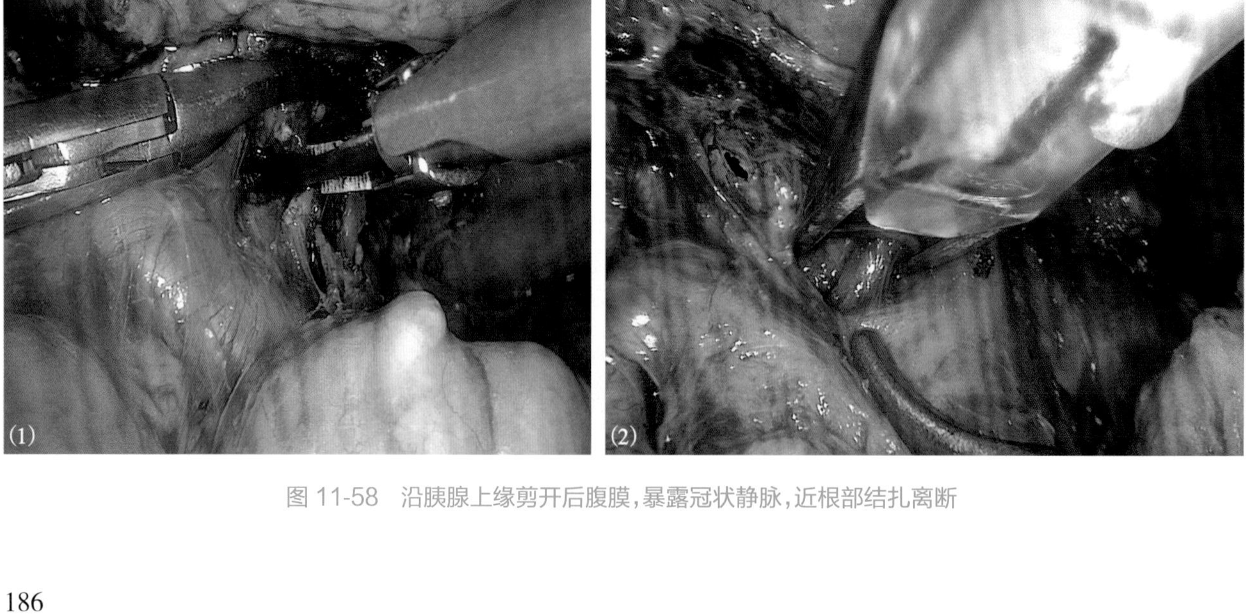

图 11-58　沿胰腺上缘剪开后腹膜，暴露冠状静脉，近根部结扎离断

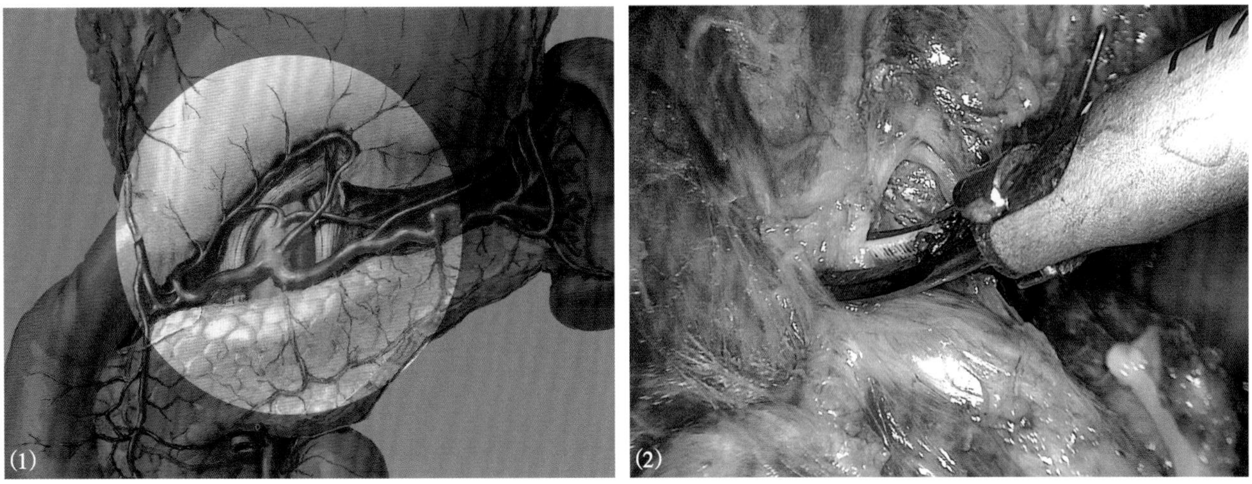

图 11-59　在胰腺上缘显露肝总动脉

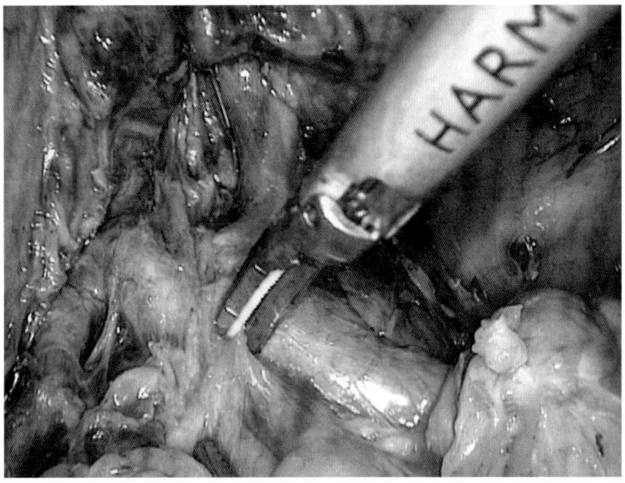

图 11-60　切开动脉鞘，裸化动脉壁，清扫 8 组淋巴结

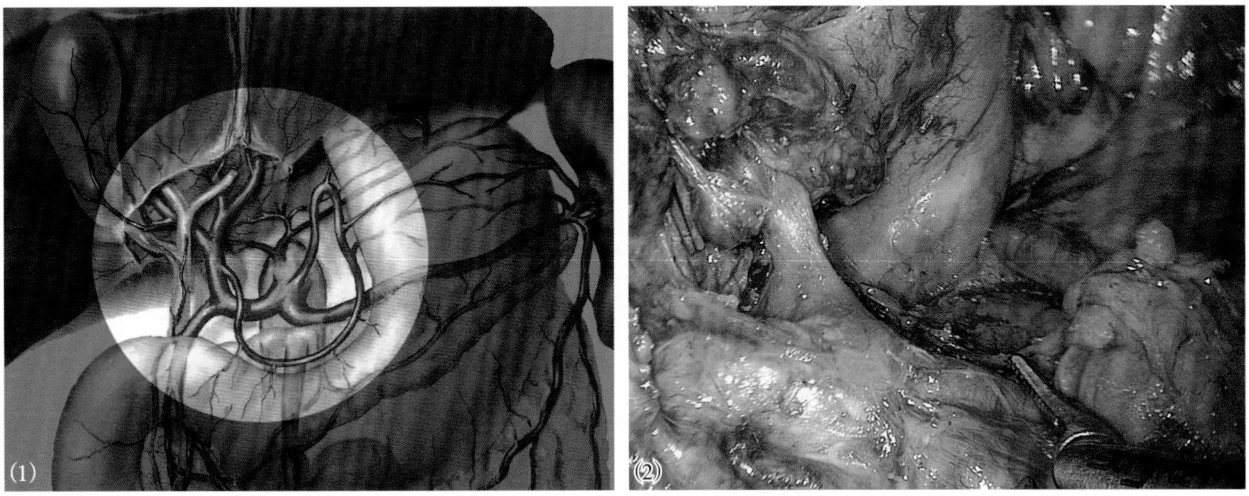

图 11-61　沿肝总动脉鞘向上分离，显露胃左动脉，向左显露脾动脉根部

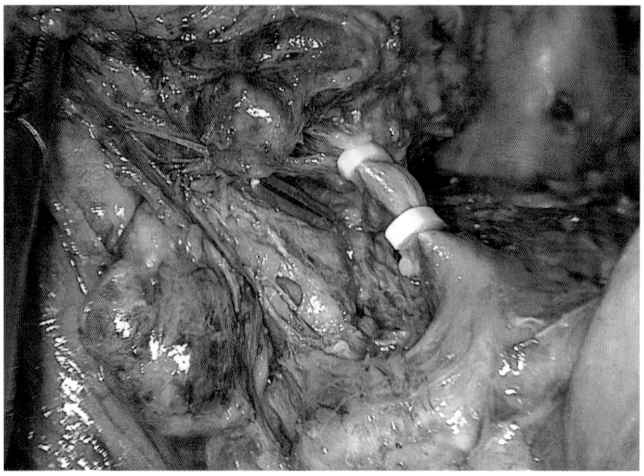

图 11-62　裸露胃左动脉，根部结扎

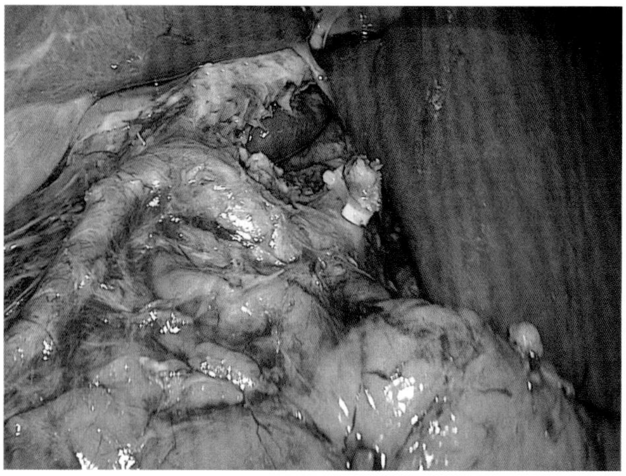

图 11-63　显露腹腔干，清扫第 7、9、11p 组淋巴结

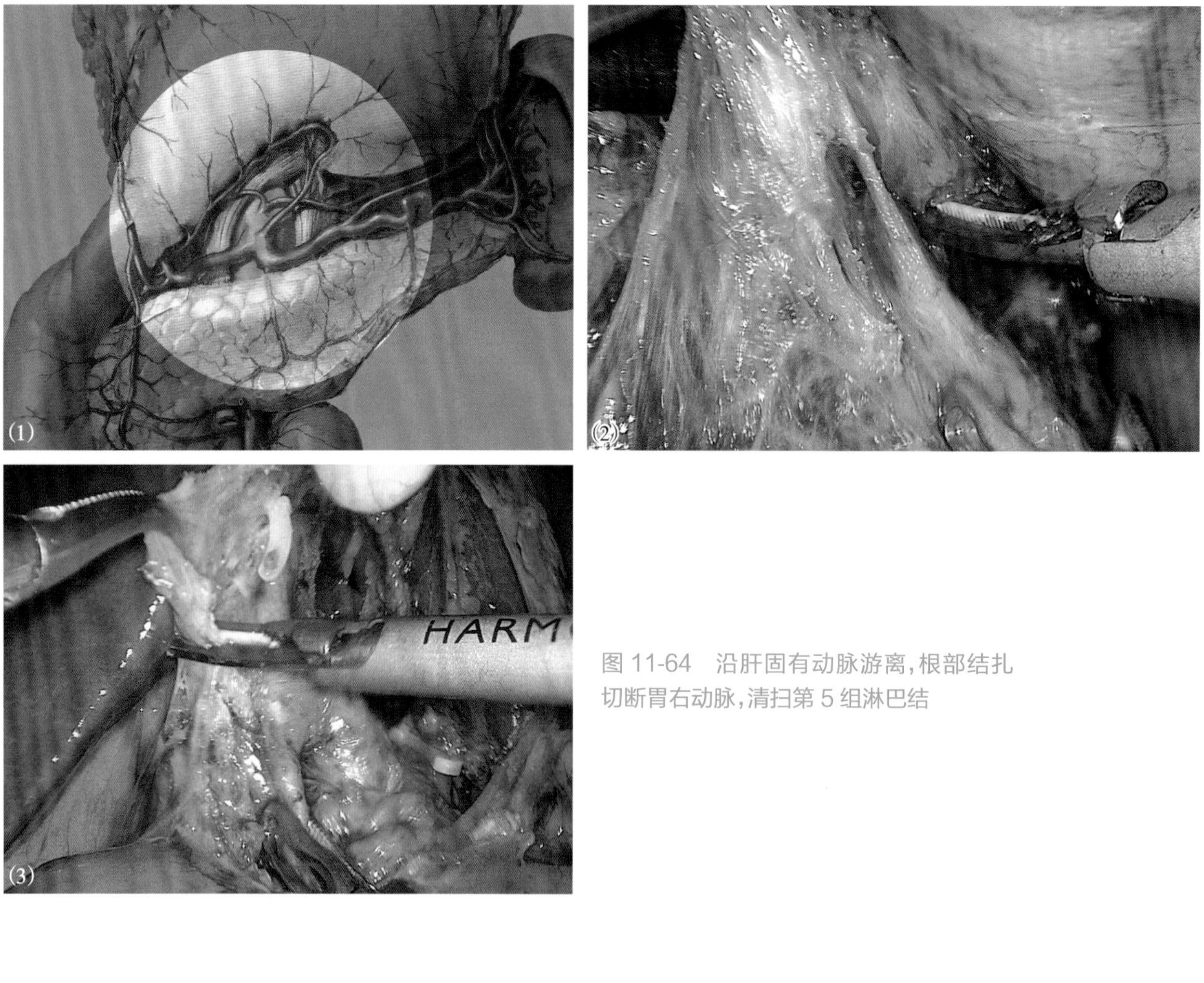

图 11-64　沿肝固有动脉游离，根部结扎切断胃右动脉，清扫第 5 组淋巴结

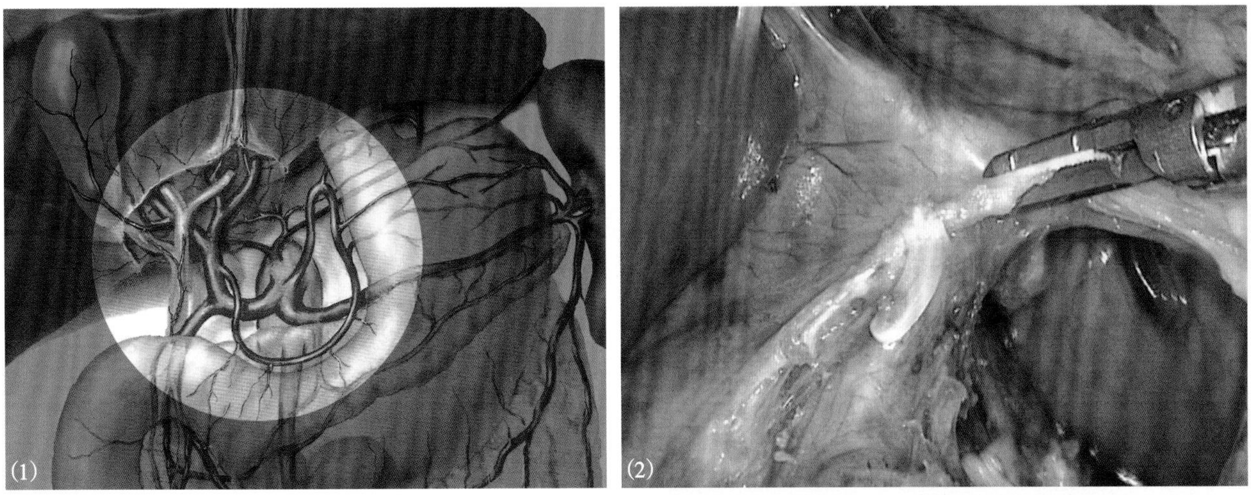

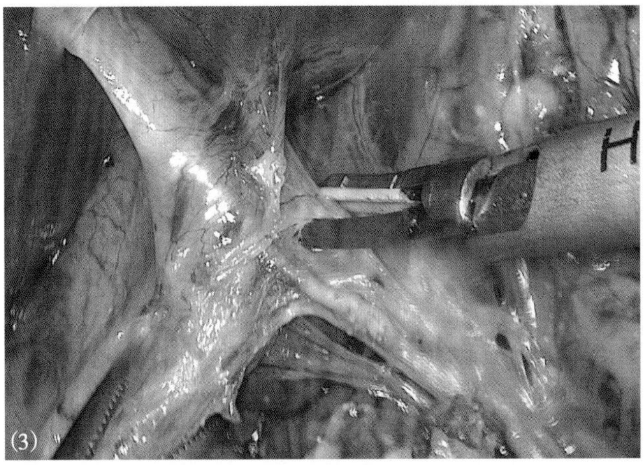

图 11-65 沿肝十二指肠韧带内肝动脉剥离，清扫 12a 组淋巴结

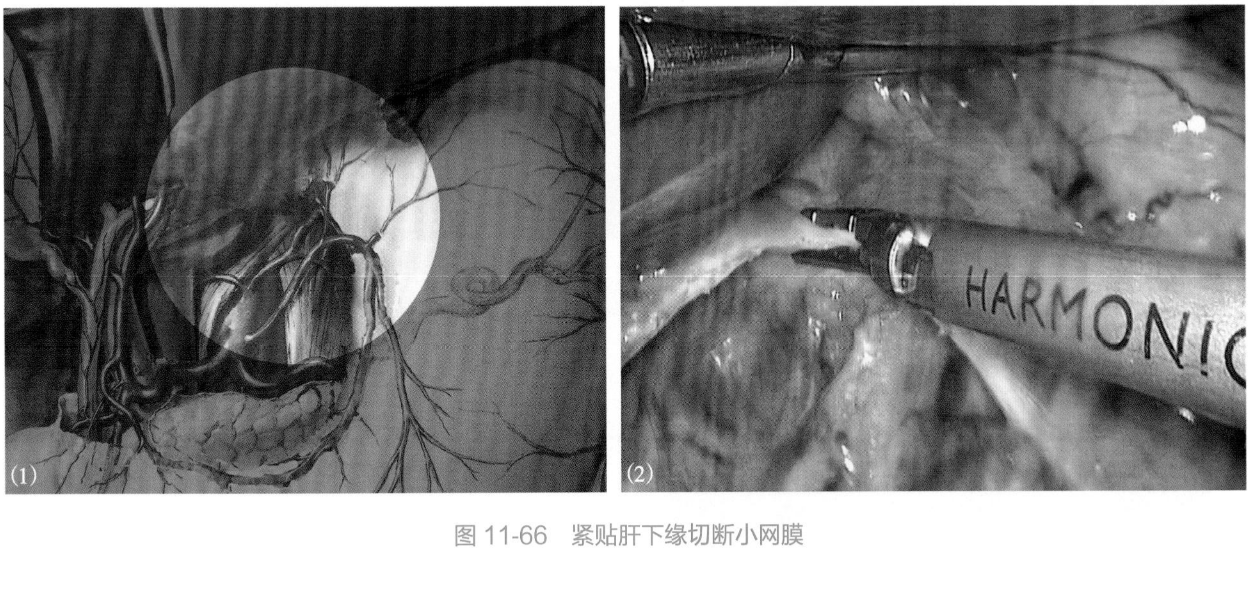

图 11-66 紧贴肝下缘切断小网膜

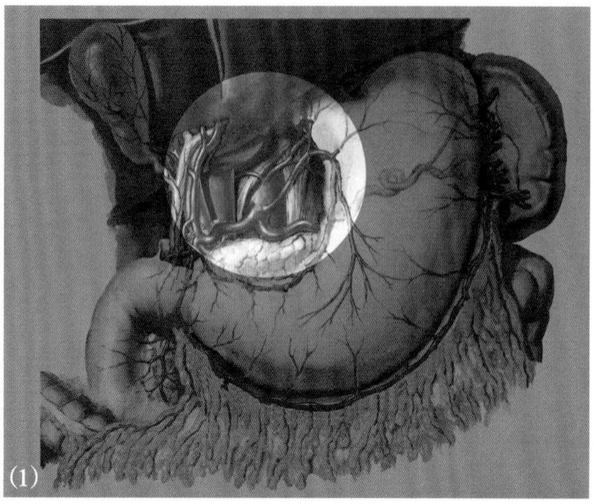

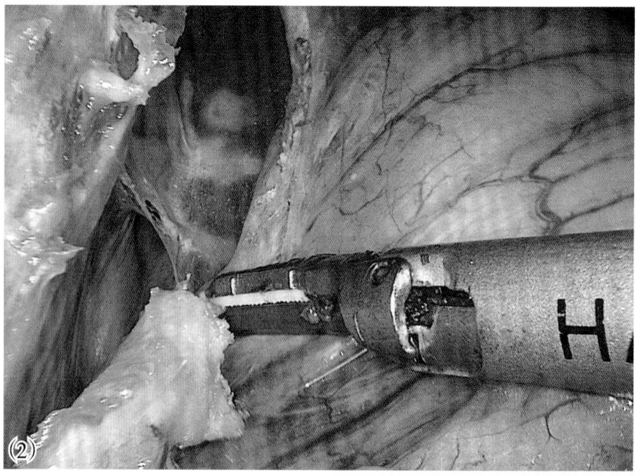

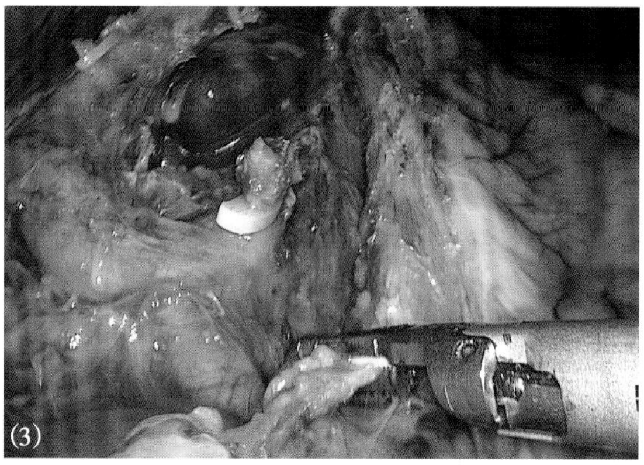

图 11-67　从贲门右侧向下沿胃小弯游离小网膜，清除第 1、3 组淋巴结

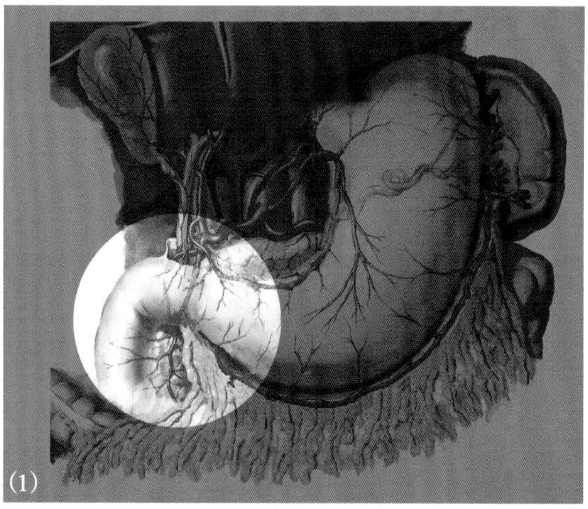

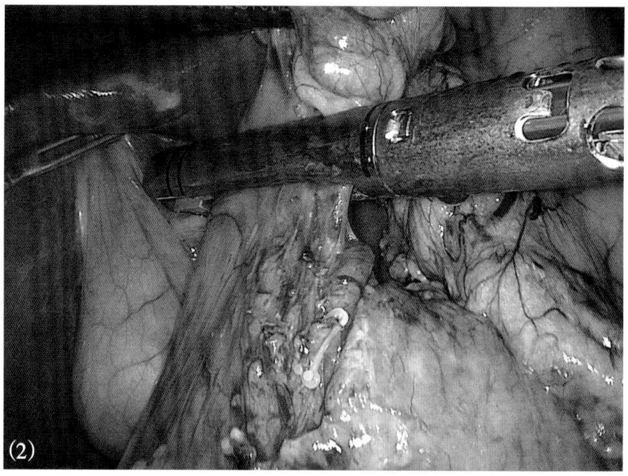

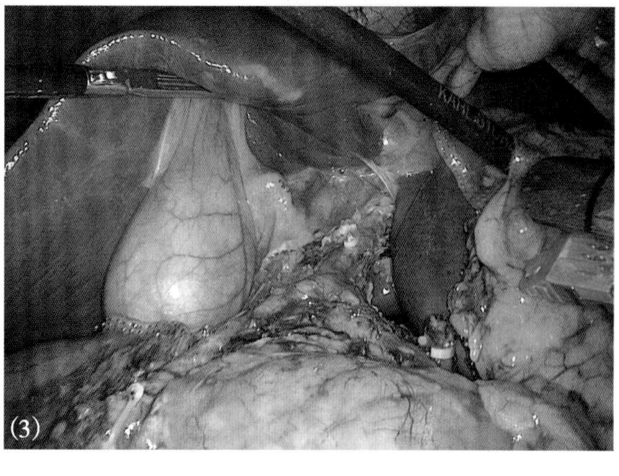

图 11-68　用直线切割闭合器在幽门下 1~2cm 处离断十二指肠

视频 2　分离胃结肠韧带
（潘凯　深圳市人民医院）

视频 3　清扫第 6 组淋巴结
（潘凯　深圳市人民医院）

视频 4　离断十二指肠
（潘凯　深圳市人民医院）

视频 5　清扫第 7、8、9 组淋巴结
（潘凯　深圳市人民医院）

视频 6　清扫第 12a 组淋巴结
（潘凯　深圳市人民医院）

视频 7　清扫第 1、3 组淋巴结
（潘凯　深圳市人民医院）

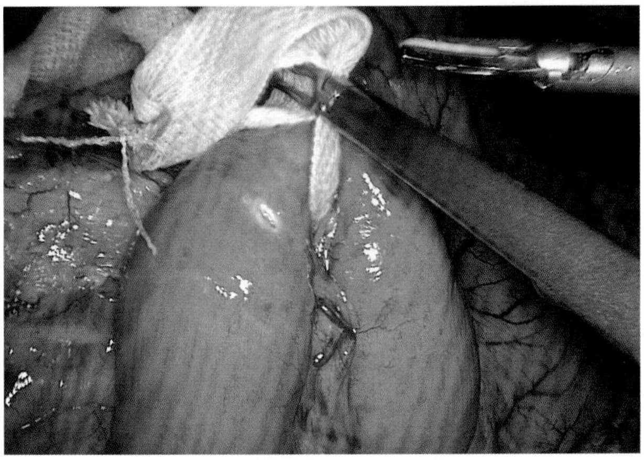

图 11-69　用布带标记距 Treitz 韧带 12cm 处空肠

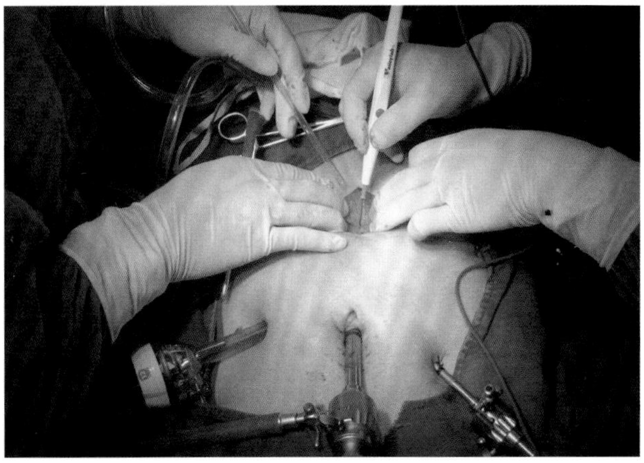

图 11-70　剑突下 5~6cm 正中纵向切口

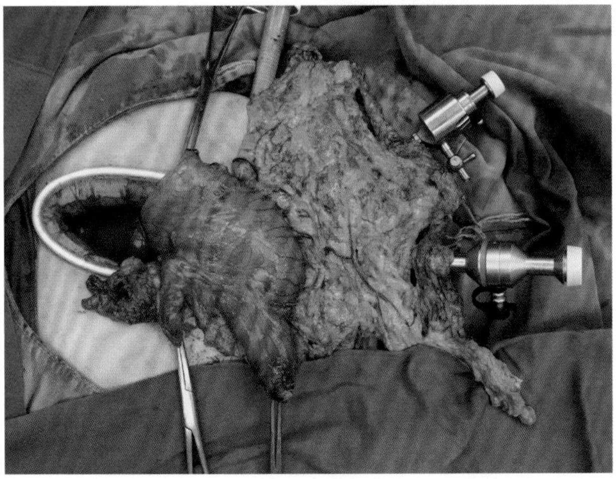

图 11-71　将远端胃、周围淋巴组织及大小网膜提出切口

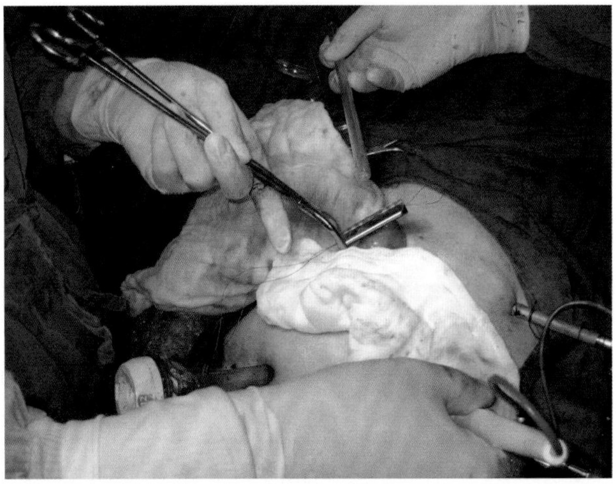

图 11-72　将空肠上段提出腹腔，在标记处放置钉砧

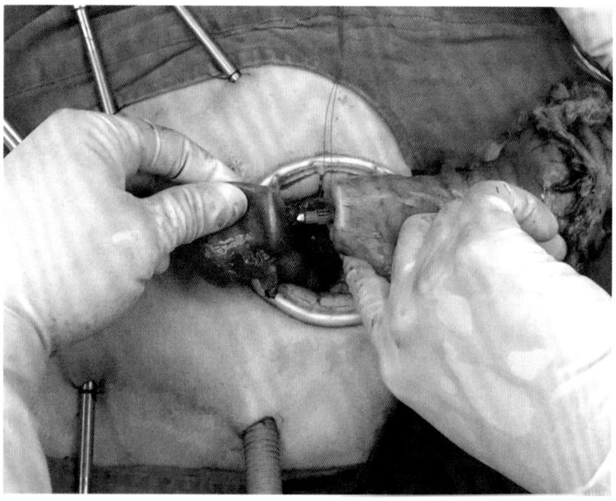

图 11-73　用圆形吻合器将胃体后壁和空肠上段做侧-侧吻合（毕Ⅱ式吻合）

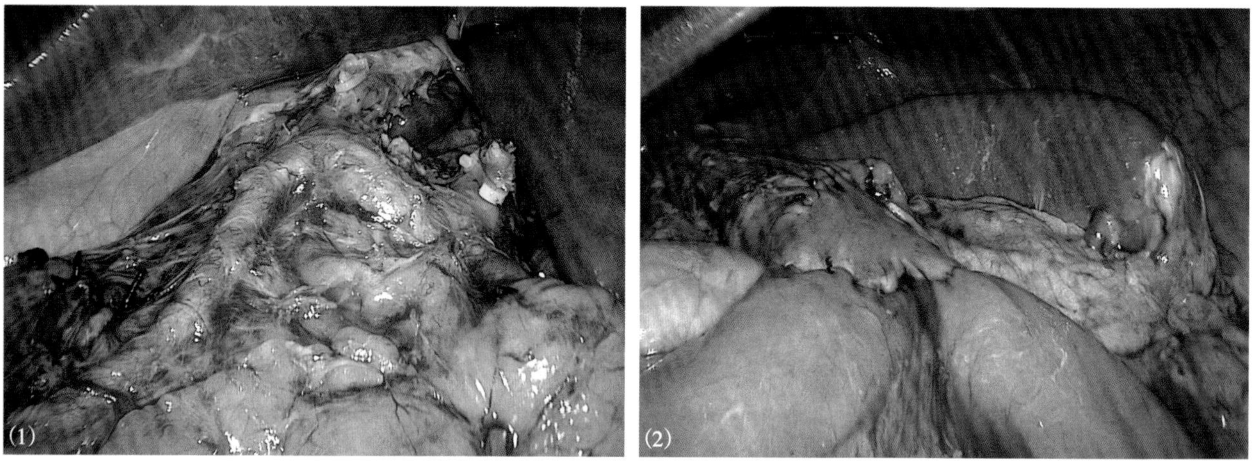

图 11-74　手术结束前检查术野创面和残胃空肠吻合部位

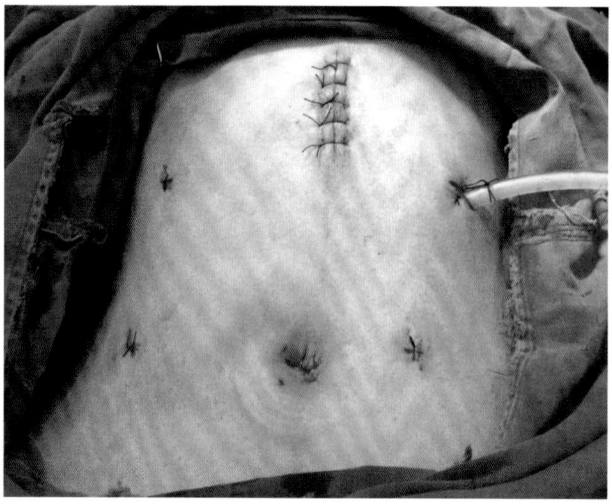

图 11-75　术后腹壁情况

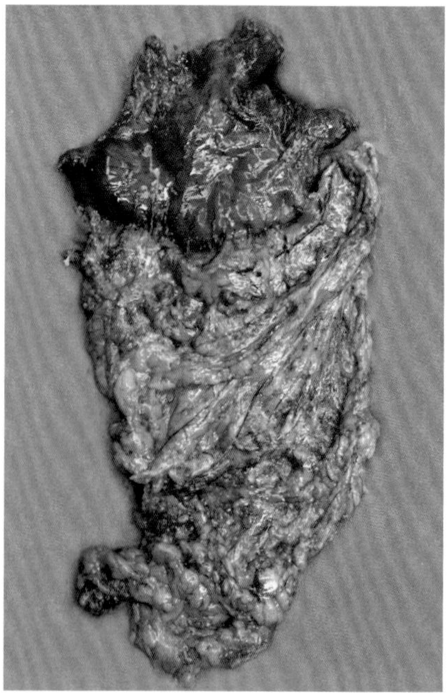

图 11-76　切除的远端胃和大、小网膜及其周围淋巴组织

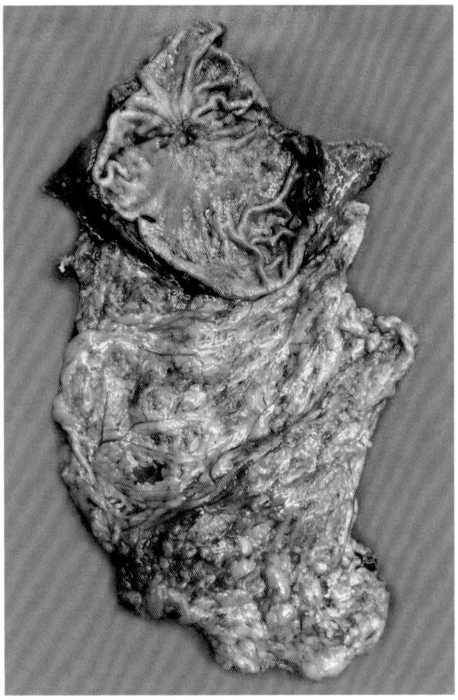

图 11-77　剖开标本见胃肿瘤

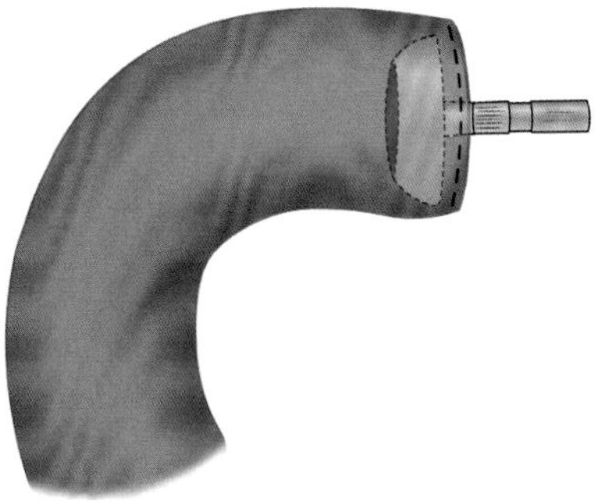

图 11-79　拉出钉砧中心杆固定

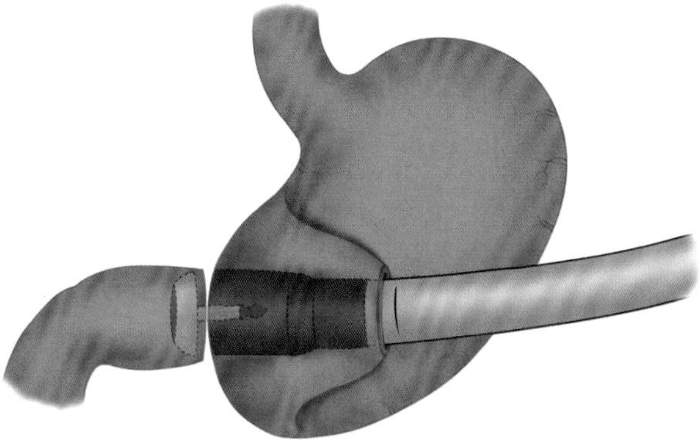

图 11-80　在胃近端后壁旋出吻合器中心杆，与钉砧对接

远端胃癌根治术的几种胃肠道重建方式：

1. 毕Ⅰ式吻合　①直线切割闭合器吻合，即三角吻合技术（详见第十一章第七节）。②圆形吻合器吻合，将幽门至胃窦部胃壁纵行切开约 3cm 小口，放置直径 25mm 或 28mm 圆形吻合器钉砧放入十二指肠球部内，钉砧中心杆预先系好丝线，用直线切割闭合器在小切口远端横断十二指肠，牵引丝线，拉出钉砧中心杆（图 11-78），即可将钉砧安置在十二指肠残端（图 11-79）。将圆形吻合器经远离肿瘤部位的胃壁置入胃腔，在距肿瘤边缘约 8cm 的近端胃后壁旋出吻合器中心杆，与钉砧对接，击发吻合（图 11-80）。然后在距吻合口 2cm，即距肿瘤约 6cm 处，用直线切割闭合器切除胃远端及其肿瘤，同时闭合胃腔（图 11-81）。

2. 毕Ⅱ式吻合　①用直线切割闭合器吻合，在幽门下和距肿瘤边缘上约 6cm 的胃近端，切除远端胃及其肿瘤（图 11-82），将空肠距 Treitz 韧带约 10cm 处与残胃后壁行侧 - 侧吻合，注意吻合口距胃残端约 2cm（图 11-83），以保证吻合口胃侧有较好血供，检查吻合口无出血后，关闭胃空肠共同开口（图 11-84）。另一种吻合方式是，在空肠和胃预吻合时，用直线切

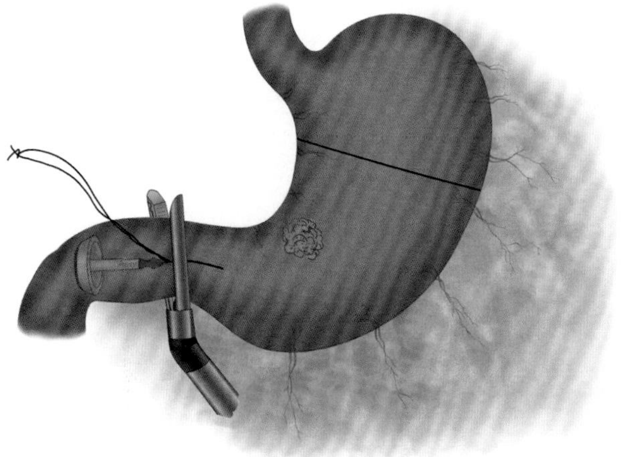

图 11-78　横断十二指肠，牵引丝线

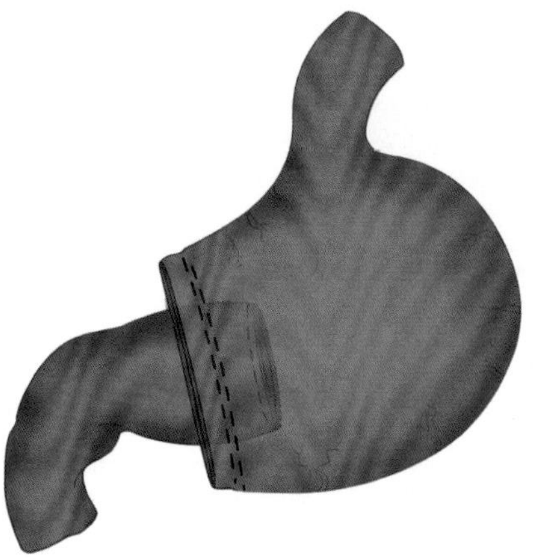

图 11-81　吻合后切除胃远端及其肿瘤

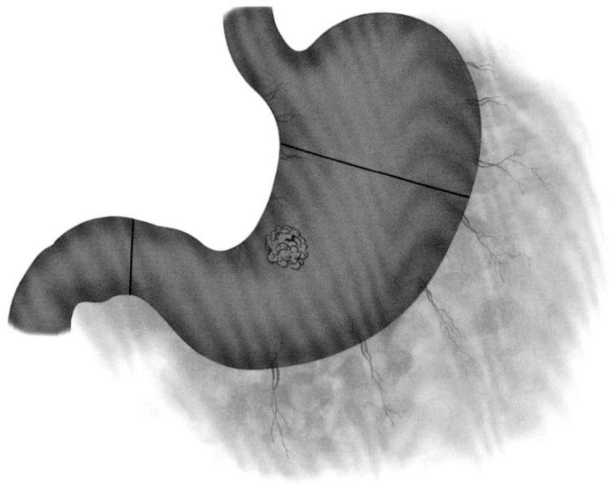

图 11-82　切除远端胃及其肿瘤

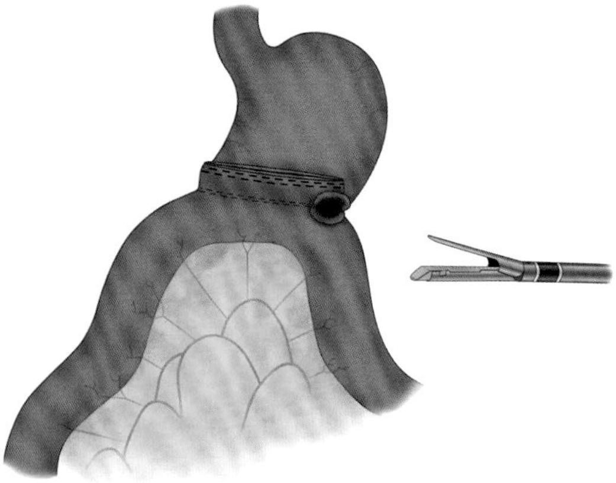

图 11-83　用直线切割闭合器行胃空肠吻合

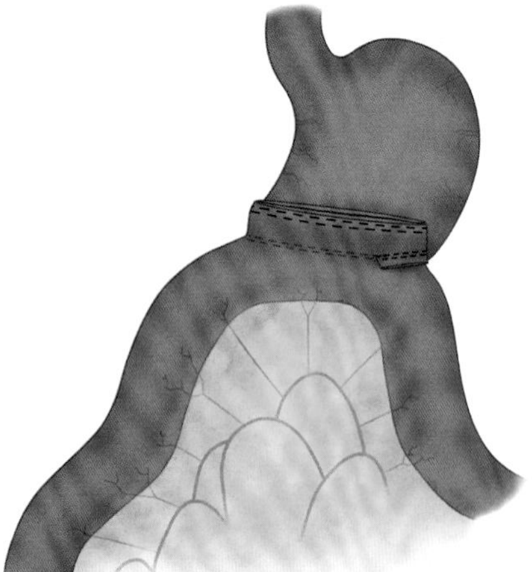

图 11-84　用直线切割闭合器关闭共同开口

割闭合器分别向左右各切割闭合一次，然后纵行关闭胃空肠共同开口（图 11-85~图11-87）。此方法的优点是胃空肠吻合口的输入道和输出道不易狭窄。

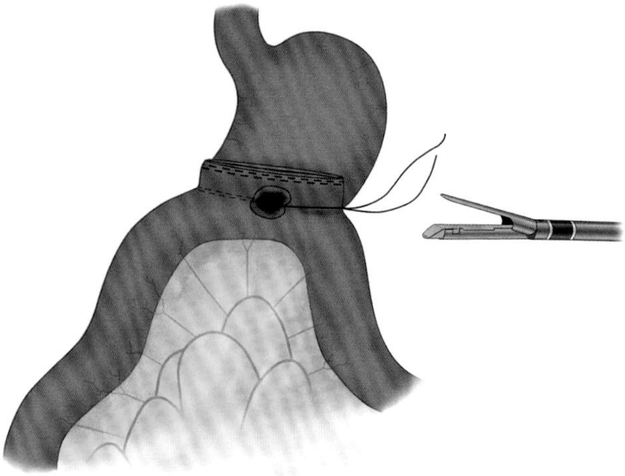

图 11-85　中间入路，向右先吻合右侧胃空肠部分

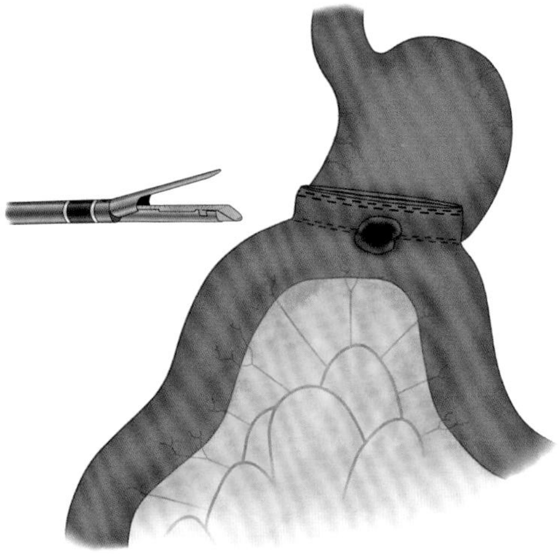

图 11-86　向左吻合左侧胃空肠部分

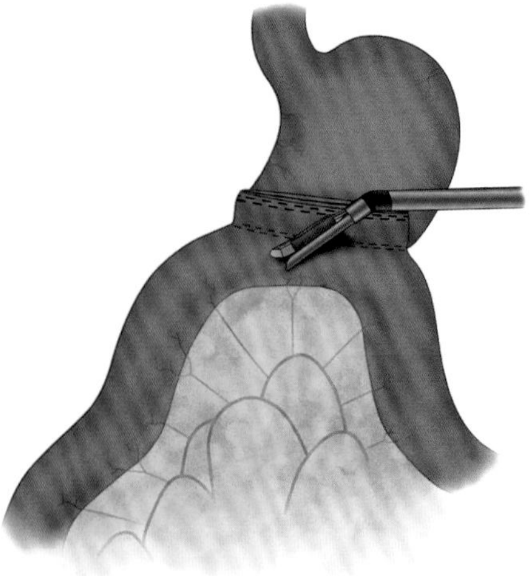

图 11-87　纵行关闭胃空肠共同开口

②用圆形吻合器吻合，将钉砧放置在距 Treitz 韧带约 10cm 的近段空肠，将圆形吻合器由远离肿瘤部位的胃壁置入胃腔，在距肿瘤边缘约 8cm 的胃近端后壁旋出中心杆，与钉砧对接，击发吻合(图 11-88)，然后在距吻合口 2cm，即距肿瘤约 6cm 处，用直线切割闭合器切除胃远端及其肿瘤(图 11-89)。

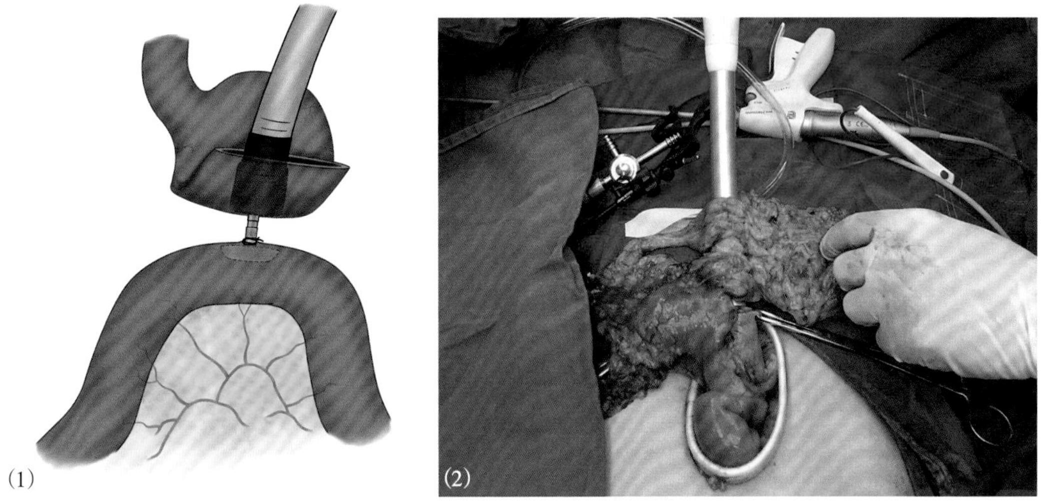

图 11-88　在距肿瘤边缘约 8cm 胃近端后壁与空肠进行吻合

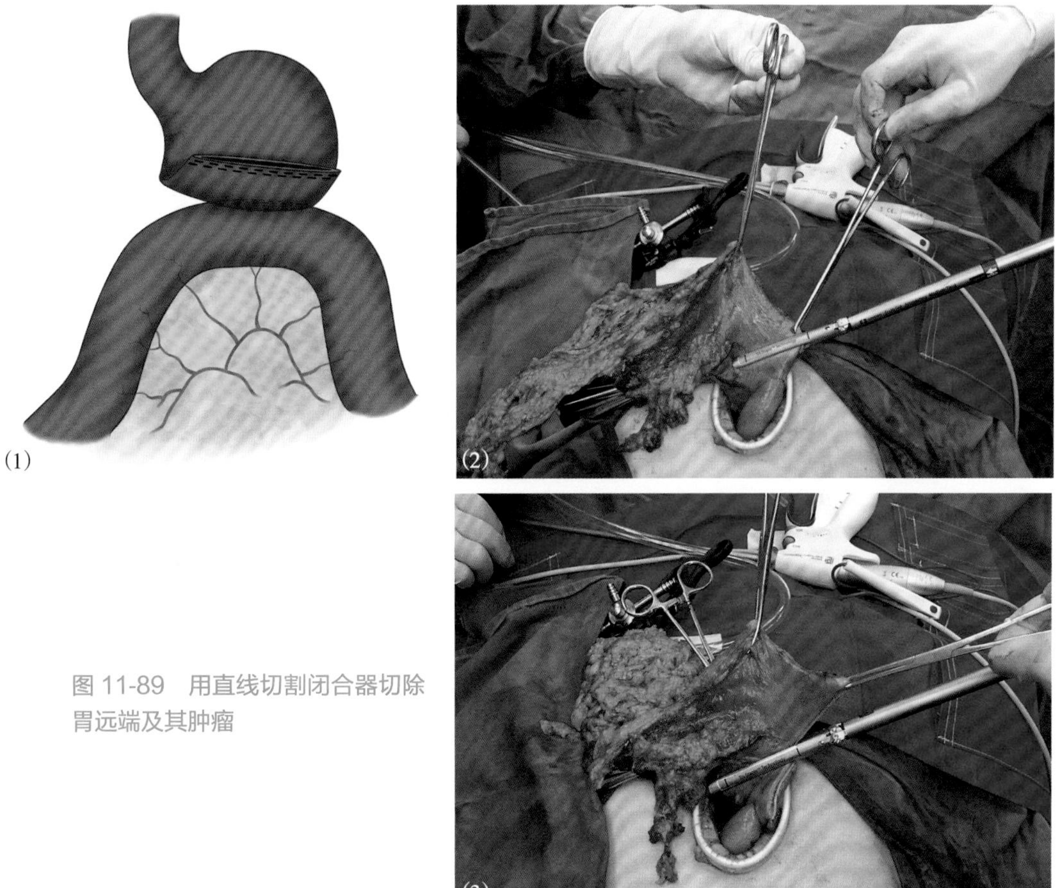

图 11-89　用直线切割闭合器切除胃远端及其肿瘤

3. 胃空肠 Roux-en-Y 吻合　在切除远端胃及其肿瘤的同时，按前述在十二指肠残端放置钉砧的方法，将圆形吻合器钉砧放置在胃残端(图 11-90)。行残胃空肠端 - 侧吻合时，先将距 Treitz 韧带约 12cm 处空肠横断。用 25mm 或 28mm 圆形吻合器插入远端空肠约 8cm，由此穿出吻合器中心杆，与钉砧对接吻合。注意将空肠与吻合器头端固定好，避免邻近空肠壁卷入吻合口内，引起空肠闭锁(图 11-91)。检查胃空肠吻合口通畅无误后，关闭空肠残端。在距胃肠吻合口约 40cm 的空肠与近端空肠行端 - 侧吻合(图 11-92)。

4. 胃空肠吻合附加空肠间侧 - 侧吻合　在空肠距 Treitz 韧带约 25cm 处与残胃行侧 - 侧吻合，在距 Treitz 韧带 10cm 处空肠与胃肠吻合口远端空肠 15cm 处行侧 - 侧吻合。在空肠间吻合口的近端钉合近端空肠，而不切断。此种吻合可避免胆汁和胰液进入胃腔，而是通过吻合口直接进入远端空肠(图 11-93)。另一种方式是，将近端空肠对胃大弯、远

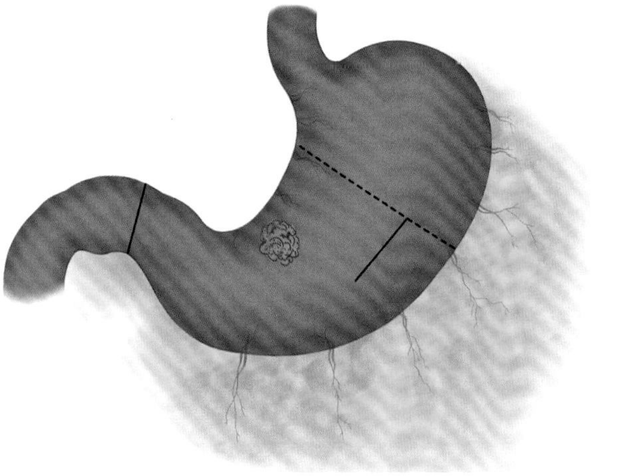

图 11-90　胃窦癌切除范围(胃体部实线为放入钉砧切口)

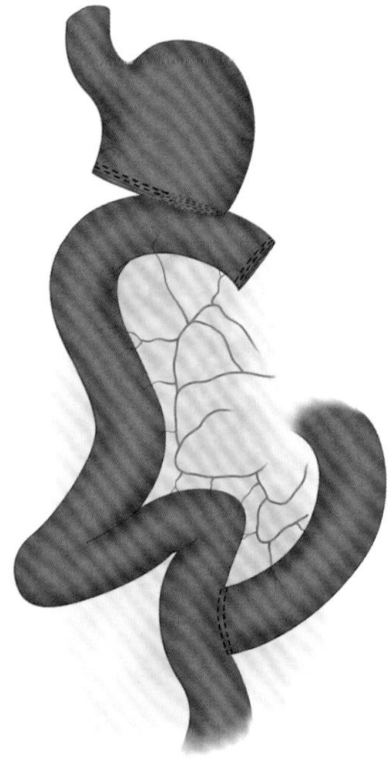

图 11-92　关闭空肠残端，在距胃肠吻合口约 40cm 的空肠与近端空肠行端 - 侧吻合

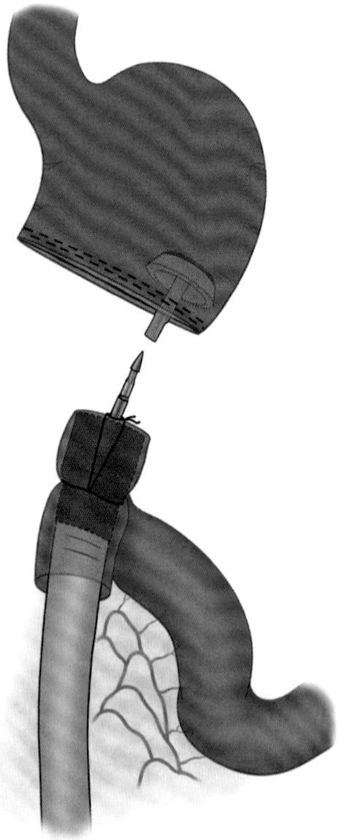

图 11-91　将空肠固定在吻合器头端，与残胃进行吻合

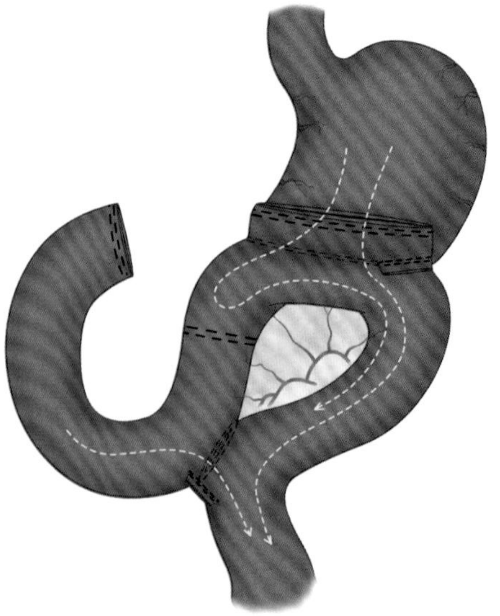

图 11-93　胃空肠吻合附加空肠间侧 - 侧吻合

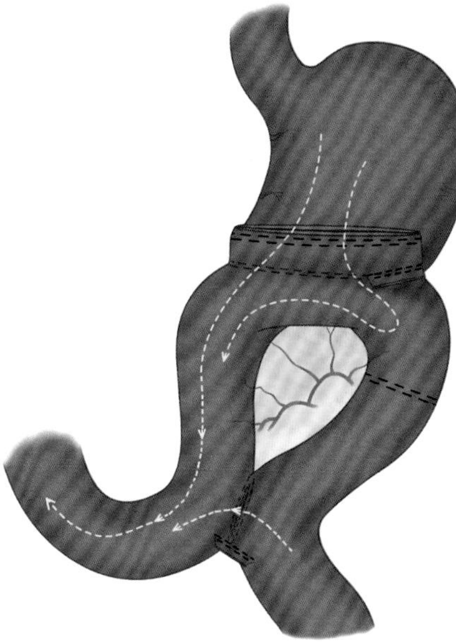

图 11-94 胃空肠吻合口流出道更通畅

端空肠对小弯的胃空肠吻合，其他同前(图 11-94)，其优点是胃空肠吻合口流出道更加通畅。

【要点分析】

1. 腹腔镜胃手术对扶镜手的要求高，因其切除范围广，操作跨度大，当镜头随着操作部位移动时，要兼顾术野整体观和局部放大观的转换调整，调整过程需平稳过渡，避免镜头不稳定造成术者眩晕疲劳。

2. 注意局部区域的反向视野问题。术者站在患者左侧处理结肠脾曲的大网膜时，腹腔镜视线方向和操作器械方向呈现较大角度，即所谓反向视野，操作者要迅速适应这种状况，调整感觉，掌握操作的准确性。站在患者右侧的助手在处理结肠肝曲时也面临这一问题。

3. 与开放手术的视角不同，腹腔镜胃手术的视线与腹腔器官解剖层面几乎平行。术中常需将组织向上提起以显露术野，因此要理解局部解剖与视线方向的问题。如腹腔镜手术中将胃大弯下缘向上提起显露胃后壁及胰头，紧贴胰头表面分离裸化胃网膜右动静脉，由根部结扎切断，以清扫第 6 组淋巴结，而在开放手术中是在幽门下处理胃网膜右动静脉。所以在腹腔镜手术中如果不能确定血管来源，需将胃放回原位，比较提起前后的位置变化，以确定血管解剖，以免误扎。

4. 腹腔镜胃手术中助手的配合非常重要。由于胃及其网膜都非常游离，助手需控制其游离度并协助在局部形成组织张力，以利术者操作。如在分离横结肠系膜前叶时，助手左手的肠钳要将大网膜牵到头侧，并提起邻近网膜，右手的肠钳则提起横结肠肠管，使横结肠上缘前叶系膜无血管区形成张力，以便超声刀沿此区域分离。又如在剥离胰腺前包膜时，助手需将全胃向上提起显露胰腺表面。由于胃癌根治手术的区域较大，腹腔镜管状视野与整体术野的矛盾较突出，故对助手的无视野操作要求较高，即助手的动作常常在腹腔镜视野之外进行。由于腹腔镜手术视野以术者主操作器械为中心，只在少数情况下把镜头移给助手，因此要求助手有良好的腹腔镜手术感觉，能够熟练完成“间接视野”下的操作，否则易出现无视野操作下的损伤，造成严重后果。

5. 胃的血供来源非常丰富，细小血管分布无规律，在分离过程中容易出血，故此类手术对胃血管解剖掌握的要求很高。胃周淋巴结多附着在主要动脉周围，需彻底清扫，而应用超声刀清扫时对动脉鞘层次的掌握是手术难点，必须在清扫淋巴结同时保护好动脉壁完整性。难点之二是在静脉壁旁清扫淋巴结，如清扫 14v 组时涉及肠系膜上静脉，又如清扫第 8 组时涉及门静脉。静脉壁薄易损，且修复困难，一旦上述重要静脉损伤，即造成整个手术失败，必须立即中转开腹修补，因此术中清扫务必将静脉壁辨认清楚，精确掌握操作分寸。

【术后处理】

1. 胃肠减压　持续胃管减压，待肛门排气后拔除。

2. 镇痛　重视术后充分的镇痛管理。

3. 体位　术后待麻醉清醒、血压平稳后改为半卧位，有利于呼吸，减少肺部感染机会。

4. 按摩　长时间气腹手术使四肢静脉回流受到一定影响。术后间断四肢按摩对防止深静脉血栓形成非常重要。也可以使用气压治疗仪。

5. 支持治疗　行胃癌根治术的患者多有不同程度营养不良，术后在恢复全量饮食前应给予全面的肠外营养支持，并注意调整水电解质平衡，使用抗生素，对胃肠道不适等对症处理。

6. 饮食　肛门排气后，可开始饮温水，每次 10~20ml，每 2 小时 1 次，次日增量，逐渐过渡为流质半流质饮食，至全量普食。

【并发症及其防治】

1. 出血　胃的血供复杂、解剖变异多，术中常因解剖层次不清或腹腔镜视野不清损伤血管。较大动静脉需用结扎锁夹闭后切断，小血管用超声刀先凝后切。术中应保持视野清晰，避免大动作挑拨分离，注意轻柔操作，避免暴力牵拉。

2. 脾脏损伤　在游离胃大弯时操作粗暴可撕伤脾下极，如脾脏出血不能有效控制，需行脾切除。必要时应转开腹手术处理。

3. 胆道或门静脉损伤应及时中转开腹。

4. 术后并发症　十二指肠残端瘘、吻合口漏多发生在术后4~6天。发生在术后1~2天的漏常是由于吻合技术原因，发生在术后4~6天的漏则多是由于局部组织供血不良、存在张力、水肿等原因，无论哪种情况，有无腹膜炎体征、漏口引流量大小，是决定是否需要手术探查、清洗引流的主要依据。

5. 较长时间气腹手术使深静脉血栓形成的危险性增大，术后注意适当抬高双下肢，穿弹力袜，或间断按摩四肢。

6. 气腹针或穿刺套管可导致肠管和组织损伤，造成术中术后出血、肠瘘等。避免发生的关键是规范操作。

（潘凯　夏利刚）

参考文献

[1] Tang HN, Hu JH. A comparison of surgical procedures and postoperative cares for minimally invasive laparoscopic gastrectomy and open gastrectomy in gastric cancer [J]. Int J Clin Exp Med, 2015, 8(7): 10321-10329.

[2] Japanese Gastric Cancer Association. Japanese gastric cancer treatment guidelines 2010 (ver. 3) [J]. Gastric Cancer, 2011, 14(2): 113-123.

[3] Park DJ, Han SU, Hyung WJ, *et al*. Long-term outcomes after laparoscopy-assisted gastrectomy for advanced gastric cancer: a large-scale multicenter retrospective study [J]. Surg Endosc, 2012, 26(6): 1548-1553.

[4] Viñuela EF, Gonen M, Brennan MF, *et al*. Laparoscopic versus open distal gastrectomy for gastric cancer: a meta-analysis of randomized controlled trials and high-quality nonrandomized studies [J]. Ann Surg, 2012, 255(3): 446-456.

[5] Shinohara T, Hanyu N, Kawano S, *et al*. Clinical significance of medial approach for suprapancreatic lymph node dissection during laparoscopic gastric cancer surgery [J]. Surg Endosc, 2014, 28(5): 1678-1685.

[6] Hosogi H, Kanaya S. Intracorporeal anastomosis in laparoscopic gastric cancer surgery [J]. J Gastric Cancer, 2012, 12(3): 133-139.

[7] Inaki N, Etoh T, Ohyama T, *et al*. A Multi-institutional, Prospective, Phase Ⅱ Feasibility Study of Laparoscopy-Assisted Distal Gastrectomy with D2 Lymph Node Dissection for Locally Advanced Gastric Cancer (JLSSG0901) [J]. World J Surg, 2015, 39(11): 2734-2741.

[8] Park YS, Son SY, Oo AM, *et al*. Eleven-year experience with 3000 cases of laparoscopic gastric cancer surgery in a single institution: analysis of postoperative morbidities and long-term oncologic outcomes [J]. Surg Endosc, 2015, 11(22): 1-11.

第五节　腹腔镜全胃根治性切除术

对于贲门、胃底、胃体上部的恶性肿瘤，采用近端胃切除还是全胃切除，学界仍有不同意见。临床证据显示对进展期近端胃癌行根治性全胃切除术或近端胃切除术，术后五年生存率并无显著性差异。虽然近端胃切除术创伤更小，术后维生素B_{12}缺乏等营养问题比全胃切除术少，但术后长期的反流性食管炎等问题会严重影响患者生活质量，限制了其在临床的应用。目前多数学者认为对于胃上部癌应行根治性全胃切除术。

根治性全胃切除的适应证主要取决于胃癌部位、胃壁浸润范围及淋巴结转移情况。一般认为，近端胃癌占据两个解剖学分区的应行全胃切除。由于胃癌手术十分重视对转移淋巴结的清除，有学者认为近端胃癌有幽门上下或大小弯淋巴结转移，或远端胃癌有贲门或大小弯淋巴结转移者均应考虑行全胃切除术。

【适应证】

早期和进展期胃底贲门癌侵犯胃体；胃体癌；胃窦癌侵犯胃体。

【禁忌证】

1. 晚期胃癌，已有腹腔种植转移，肿瘤侵出胃壁侵犯周围组织器官，胃周淋巴结融合者。

2. 合并心肺疾患不能行气管插管全身麻醉者。

3. 有上腹部手术史、上腹部有广泛粘连者。

【手术器械】

超声刀，直线切割闭合器，直径25mm圆形吻合器，其他常规腹腔镜手术器械。

【术前准备】

1. 纠正贫血、低蛋白血症，营养支持，调节电解质平衡。

2. 术前晚生理盐水普通灌肠一次。

3. 麻醉后术前留置胃管、尿管。

【麻醉方法】

气管插管全身麻醉。

【体位及套管位置】

手术室人员和设备如图分布（图 11-95）。患者仰卧位两腿分开，或截石位。脐下放置 10cm 套管作为观察孔，充气维持腹腔压力在 13mmHg。左侧腋前线肋缘下放置 12mm 套管作主操作孔，左锁骨中线平脐处置 5mm 套管作辅助孔。以上套管右侧对称位置分别放置 5mm 套管（图 11-96）。术者立于患者左侧，助手在右侧，扶镜手立于患者两腿之间。

【手术步骤】

为充分显露膈下贲门食管部位，首先需将左肝叶悬吊（图 11-97）。将大网膜向头侧掀起，自横结

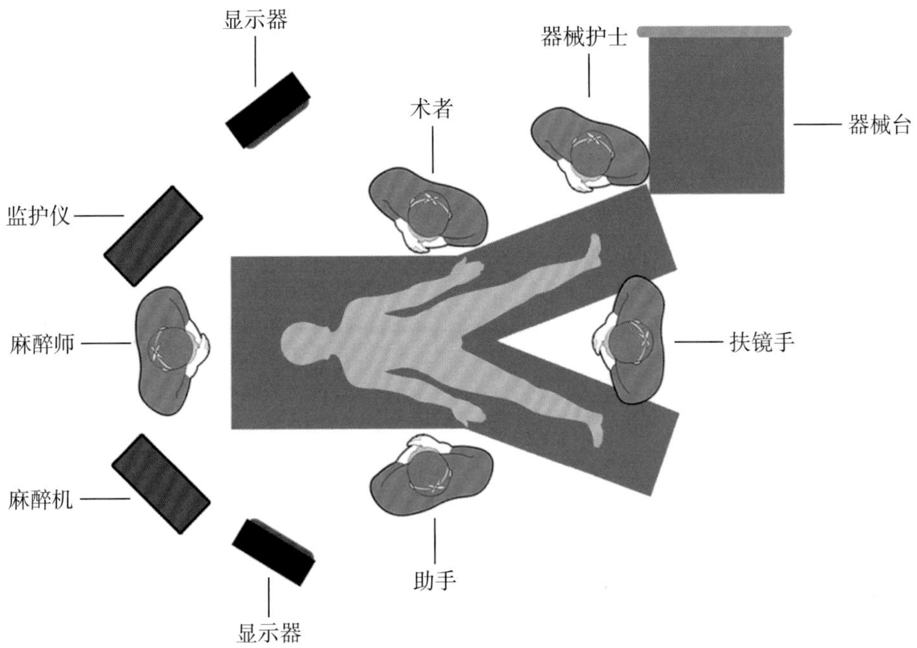

图 11-95　腹腔镜全胃根治性切除术手术室布局

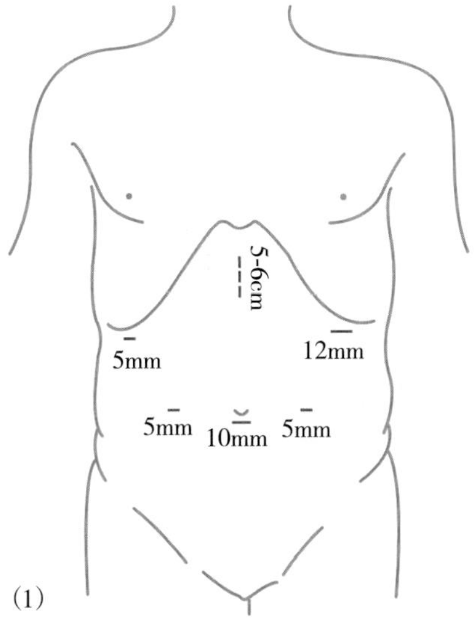

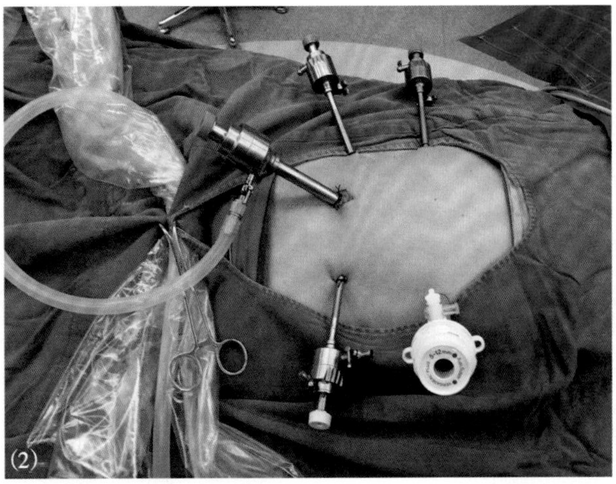

图 11-96

（1）腹腔镜全胃根治性切除术套管位置；（2）腹腔镜全胃根治性切除术套管放置实图

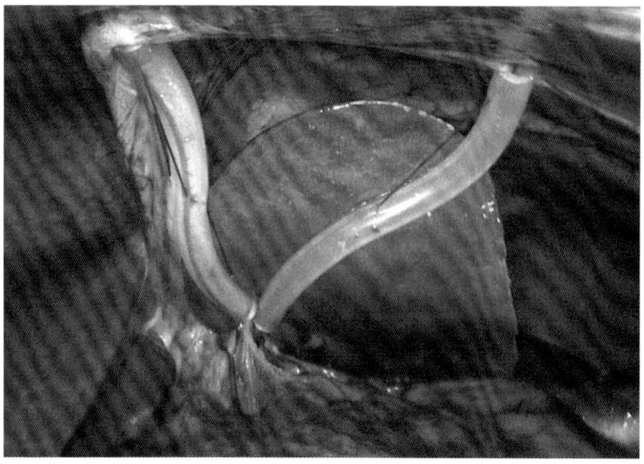

图 11-97 悬吊左肝叶，暴露贲门区

肠上缘无血管区分离胃结肠韧带，向左至结肠脾曲（图 11-98），将胃向右上方牵拉，靠近脾下极切断并结扎胃网膜左动静脉。向上切断数支胃短动静脉，清扫第 4sa 组淋巴结（图 11-99）。将胃底拉向右下，显露贲门左侧，游离暴露左膈肌脚，清扫贲门左侧（第 2 组）淋巴结，必要时切断左肝三角韧带（图 11-100）。沿横结肠上缘无血管区分离，向右侧切除大网膜至结肠肝曲（图 11-101）。显露结肠中动脉，沿其表面剥离横结肠系膜前叶，直至胰腺下缘。于胰腺下缘分离显露肠系膜上静脉，清扫第 14v 组淋巴结（图 11-102）。紧贴胰头表面分离暴露胃网膜右动静脉，在根部结扎切断，清扫第 6 组淋巴结（图 11-103）。沿胃网膜右动脉在胃、十二指肠、胰头之间分离，显露胃十二指肠动脉。向上分离显露肝固有动脉起始部，放置小纱布于局部，将胃及大网膜放下，在其前方循纱布找到幽门上缘，向上分离显露肝固有动脉主干，沿肝固有动脉表面顺延暴露胃右动脉，于根部结扎切断，清扫第 5 组淋巴结（图 11-104）。向十二指肠球部上缘方向游离至幽门下 2cm，用直线切割闭合器断离十二指肠（图 11-105）。助手抓住胃残端边缘向左上方牵引，暴露胰腺，剥离胰腺被膜至胰腺上缘。沿胃十二指肠动脉向上分离，裸露肝总动脉清除第 8 组淋巴结。沿肝总动脉分离裸露胃左动脉，在其根部结扎切断，清除第 7 组淋巴结（图 11-106）。同法解剖腹腔动脉干，清除第 9 组淋巴结（图 11-107）。沿肝固有动脉向上切除肝十二指肠韧带前叶，清扫第 12a 组淋巴结（图 11-108）。沿肝下缘游离小网膜至贲门右侧，切开腹段食管表面浆膜，裸化食管下段，清扫第 1 组淋巴结（图 11-109、11-110）（视频 8~14）。切断左右迷走神经干，使食管下段充分游离（图 11-111）。用布带捆扎距 Treitz 韧带 15cm 处空肠（图 11-112）。自剑突下作上腹正中纵向切口 6~8cm，放置切口保护膜后将胃及大小网膜拖出腹腔。于贲门上切断食管，取下切除标本，食管残端放置 25mm 圆形吻合器钉砧头（图 11-113）。将空肠距 Treitz 韧带 15cm 处离断，用圆形吻合器将远端空肠与食管残端做端 - 侧吻合（图 11-114）。经空肠残端开口将胃管经吻合口拉入空肠，再直视下缝合关闭空肠残端（图 11-115），也可以用直线切割闭合器闭合，但要注意勿夹闭食管空肠吻合口致狭窄。将近端空肠与远端空肠行端 - 侧吻合，此吻合口距食管空肠吻合口约 40cm（图 11-116）。缝合小切口后重新建立气腹，清查活动性出血并冲洗术野。常规放置引流管于左肝下缘处，由右侧腹套管孔引出。缝合各套管孔，术毕（图 11-117）。

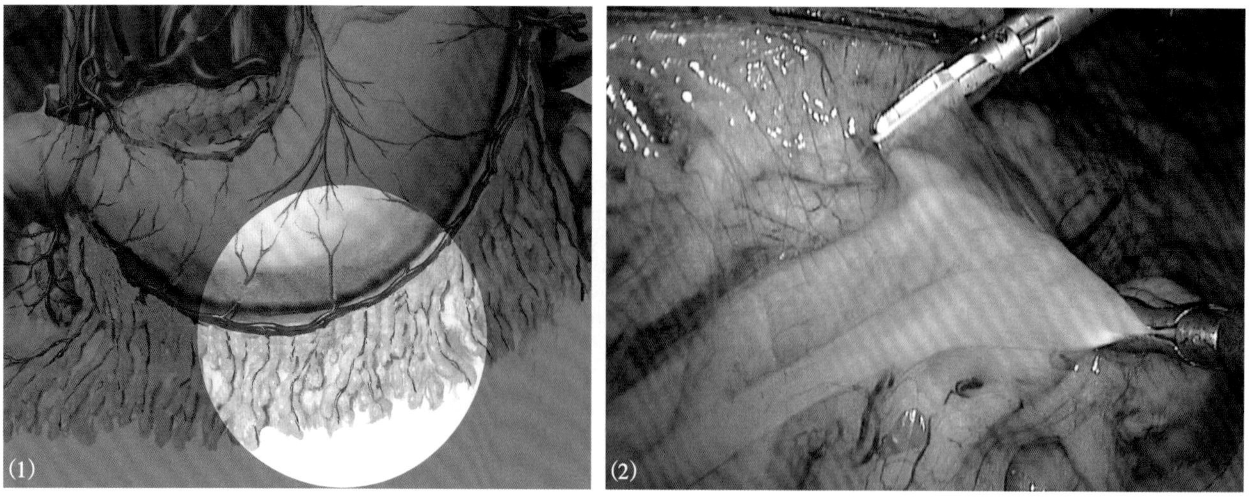

图 11-98 超声刀从横结肠中段向结肠脾曲分离

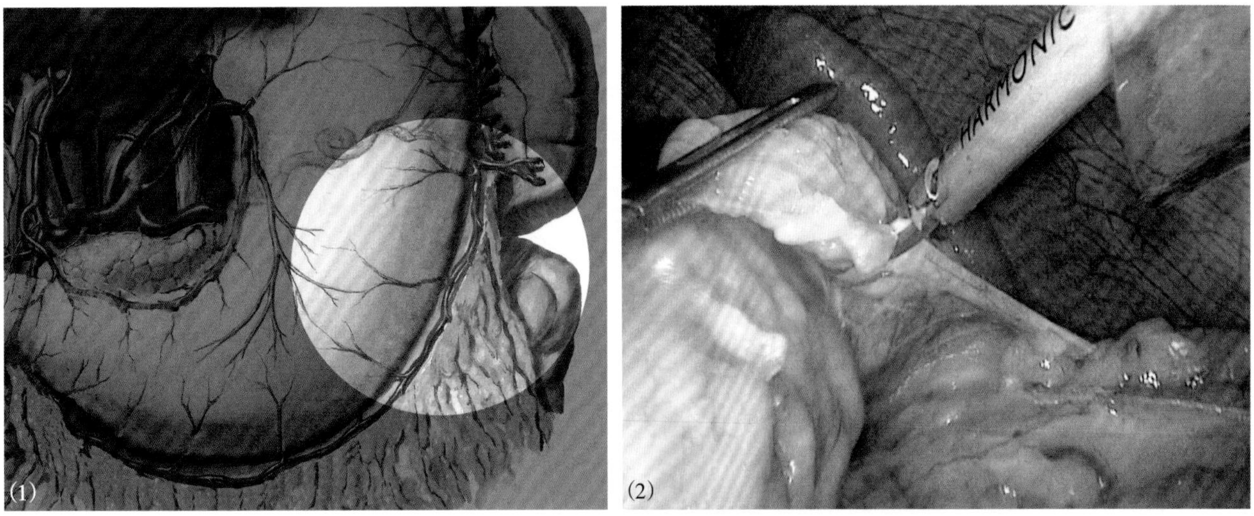

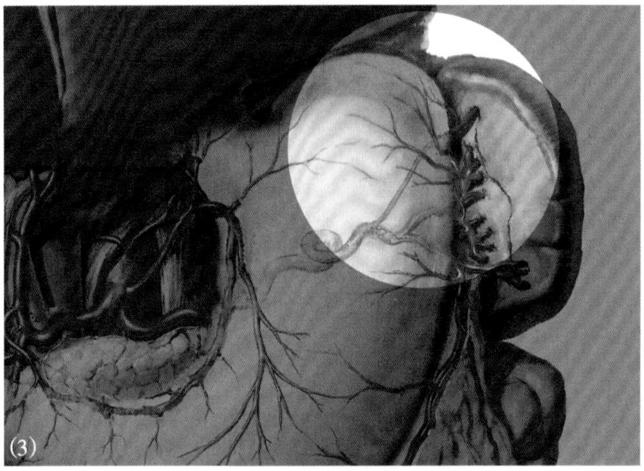

图 11-99　结扎切断胃网膜左动静脉，向上切断数支胃短动静脉，清扫（第 4sa 组）淋巴结

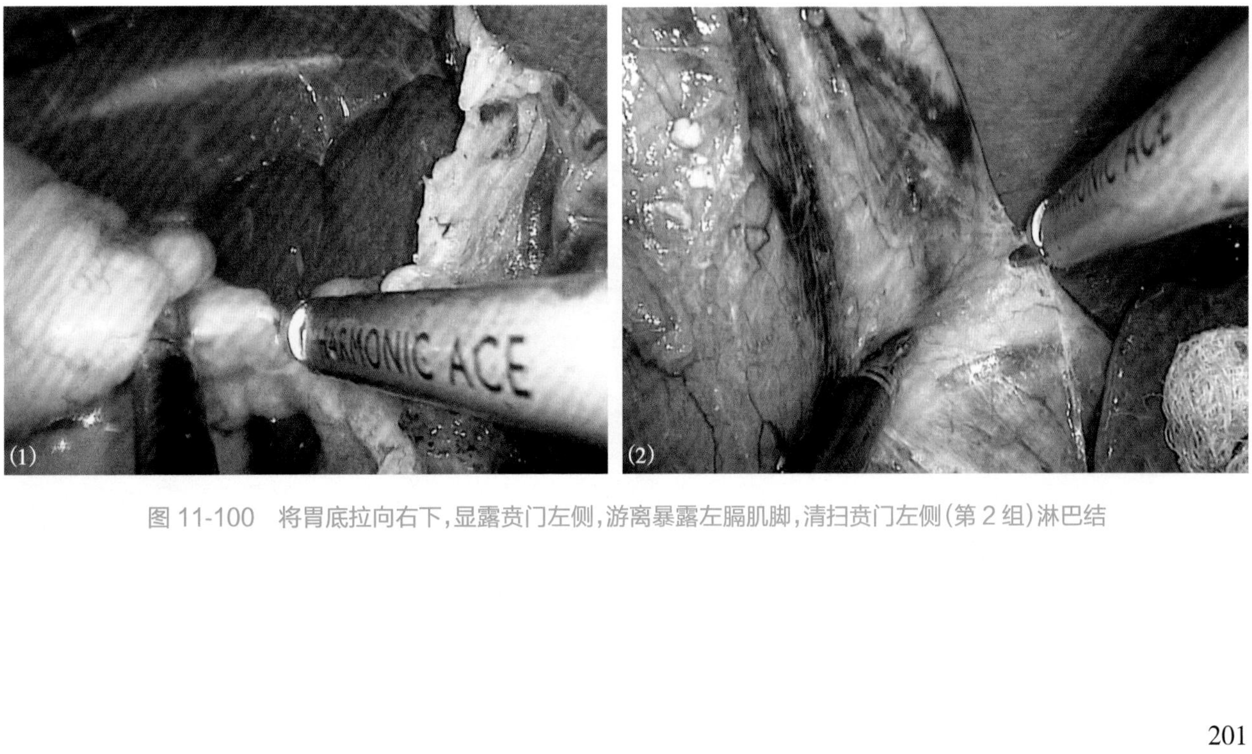

图 11-100　将胃底拉向右下，显露贲门左侧，游离暴露左膈肌脚，清扫贲门左侧（第 2 组）淋巴结

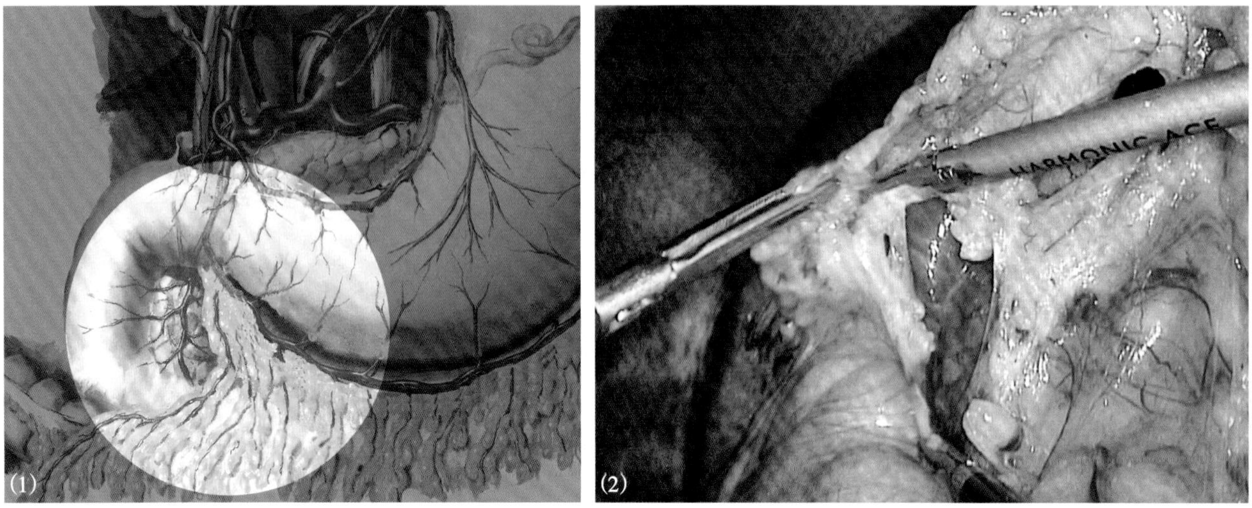

图 11-101　沿横结肠上缘无血管区向右侧切除大网膜至结肠肝曲

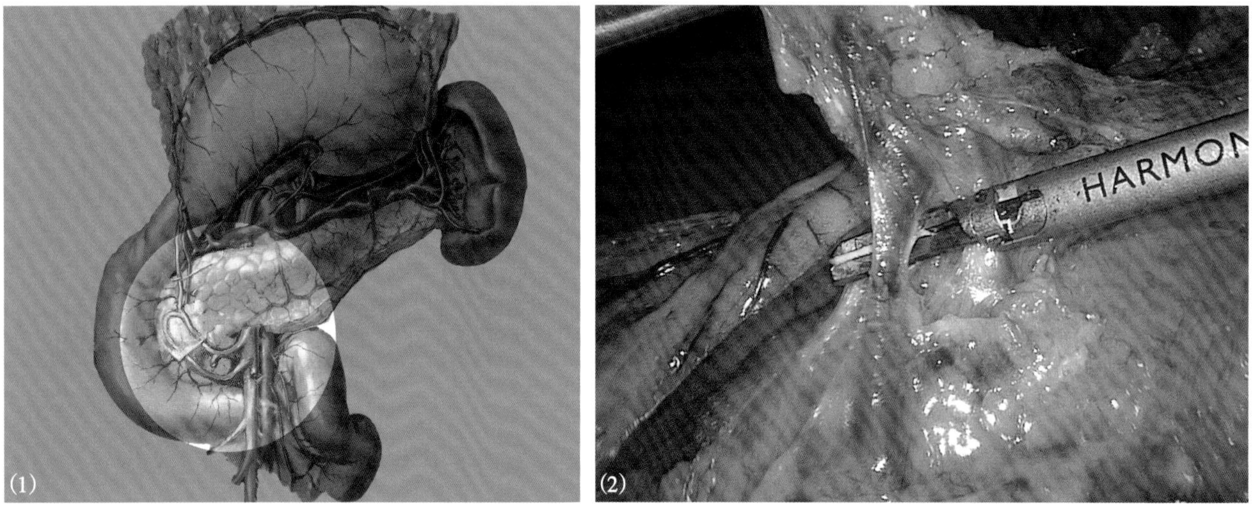

图 11-102　沿结肠中血管走向分离横结肠系膜前叶，显露肠系膜静脉根部、胃结肠静脉干及胃网膜右静脉，清除第 14v 组淋巴结

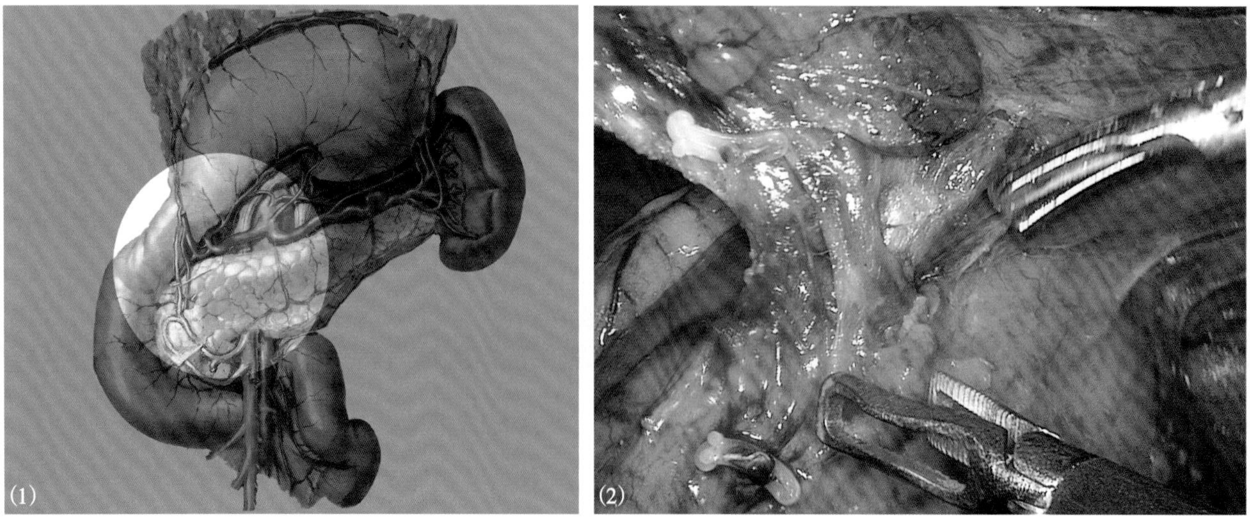

图 11-103　结扎切断胃网膜右动静脉，清除第 6 组淋巴结

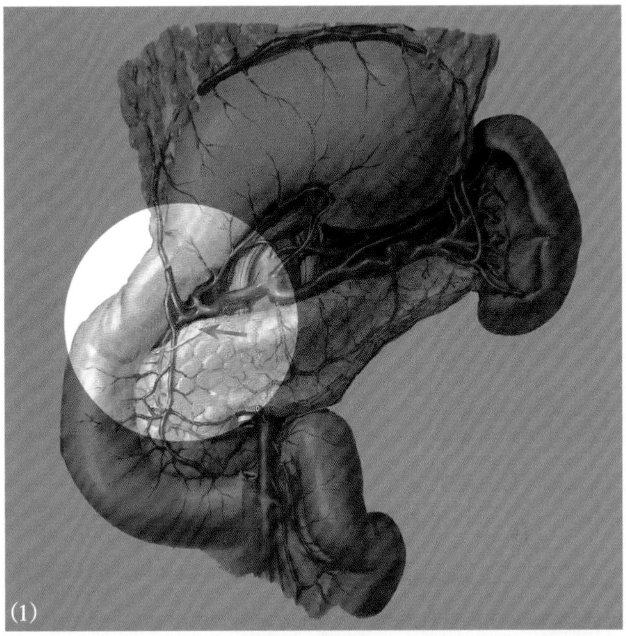

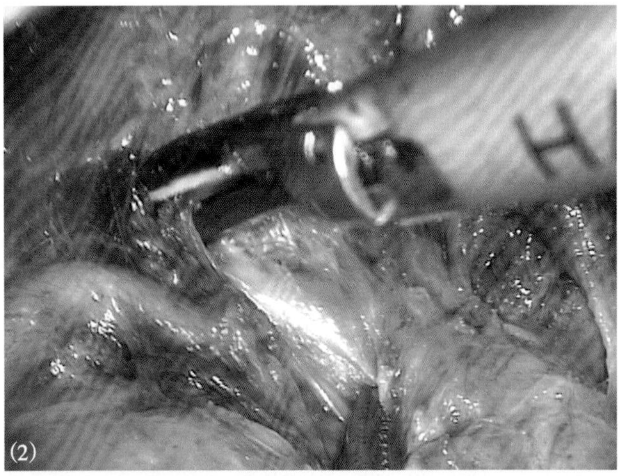

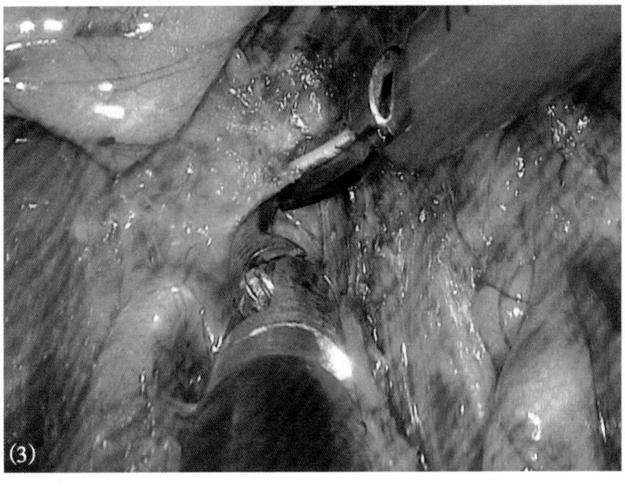

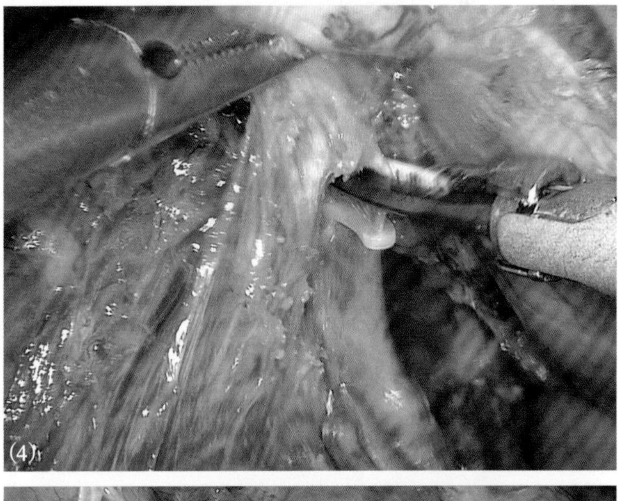

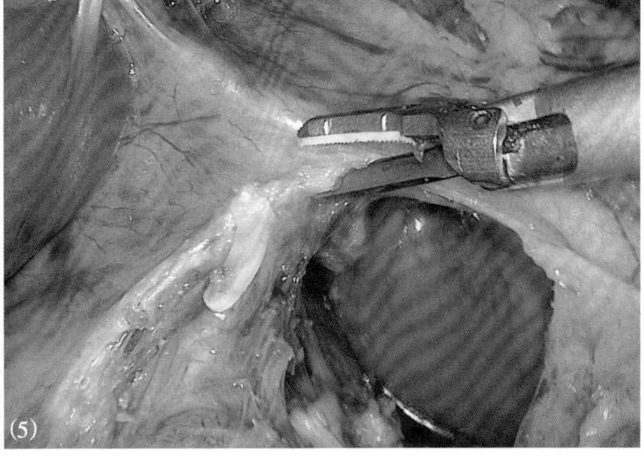

图 11-104
(1)(2)沿胃网膜右动脉在胃、十二指肠、胰头之间分离，显露胃十二指肠动脉；(3)(4)(5)显露肝固有动脉，结扎胃右动脉

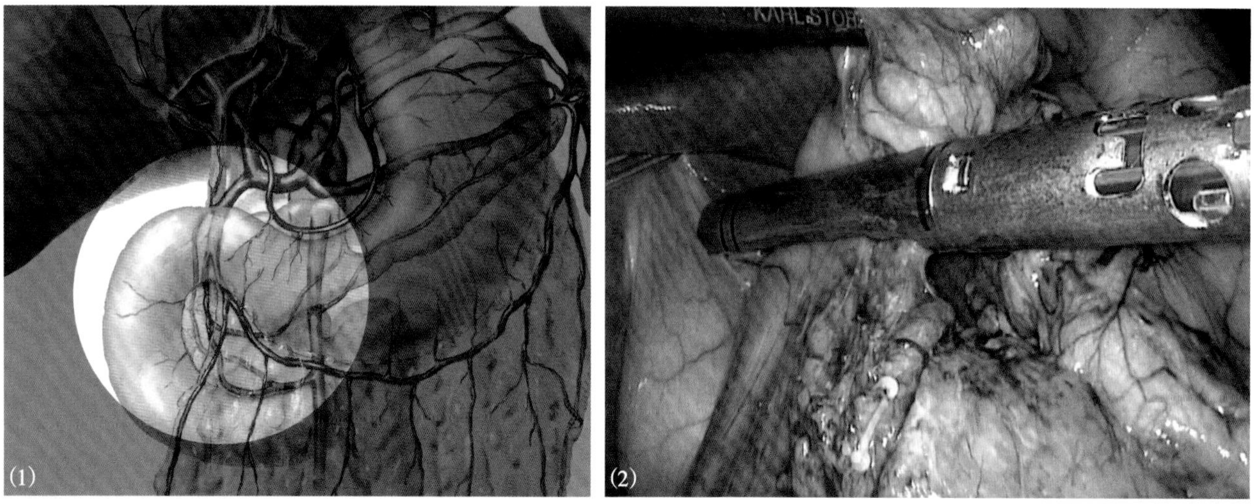

图 11-105　用直线切割闭合器离断十二指肠

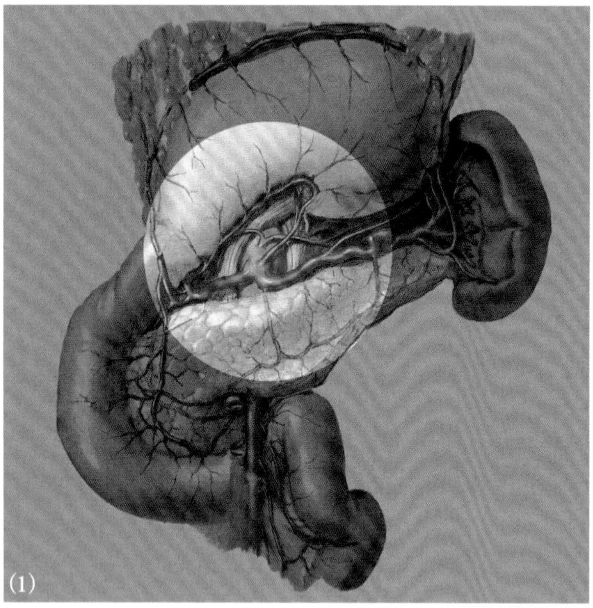

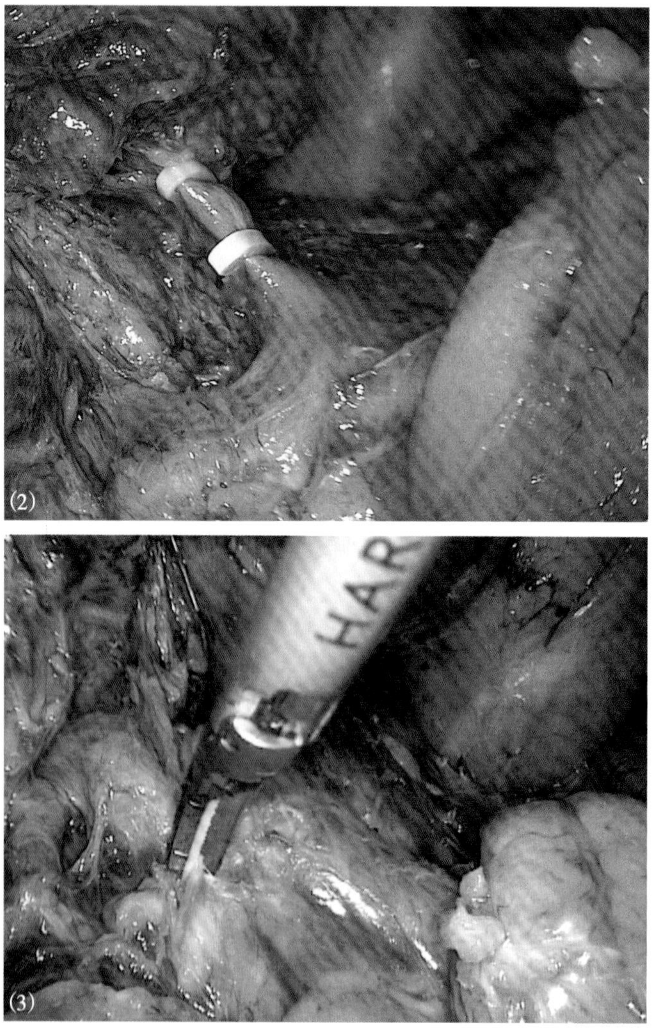

图 11-106

(1)(2)沿肝总动脉分离裸露胃左动脉，在其根部结扎切断，清除第 7 组淋巴结；(3)裸露肝总动脉，清除第 8 组淋巴结

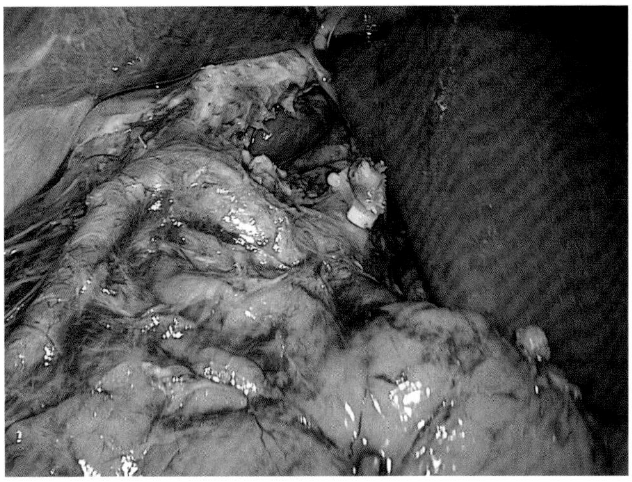

图 11-107　同法解剖腹腔动脉干，清除第 9 组淋巴结

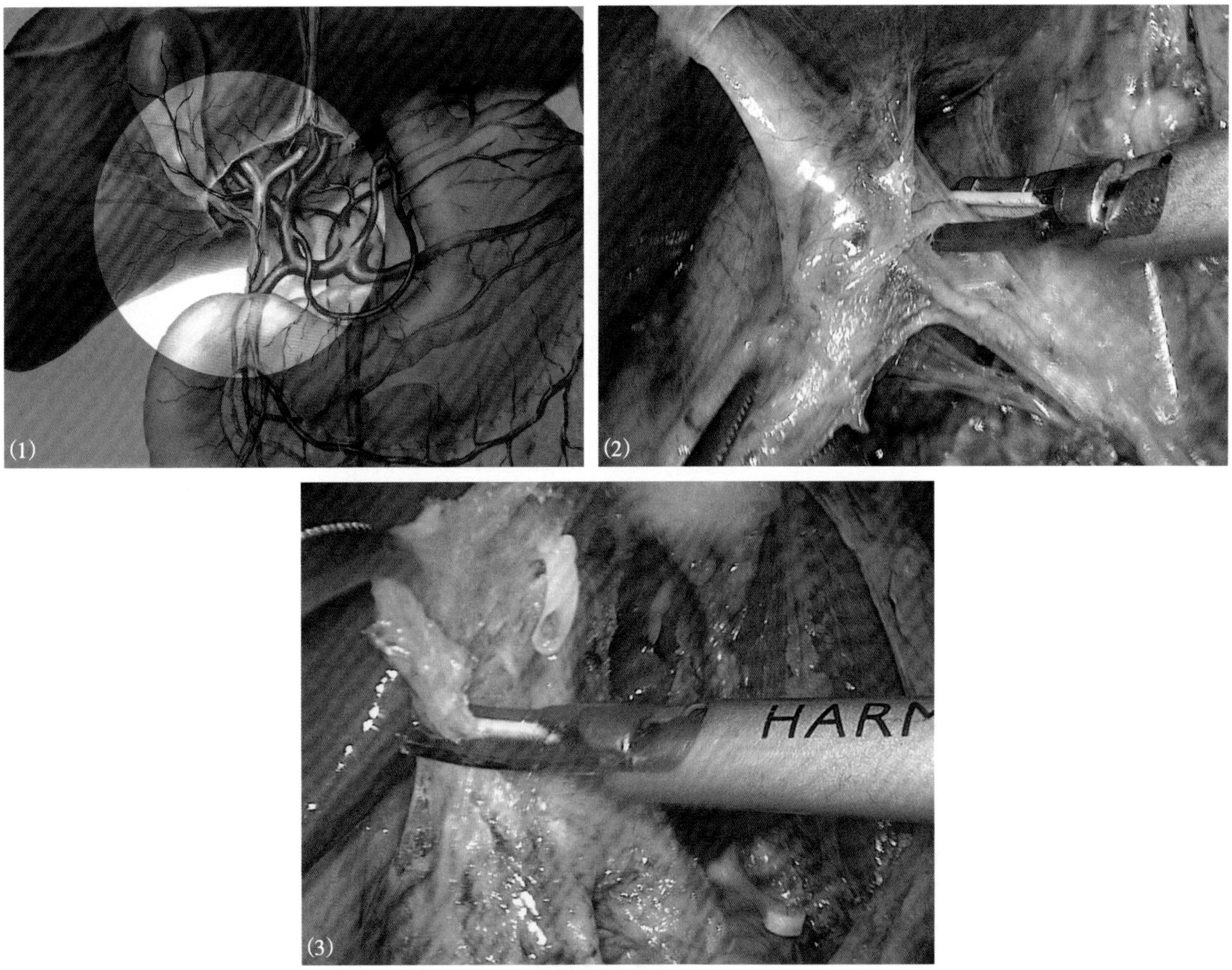

图 11-108　沿肝固有动脉向上分离，切除肝十二指肠韧带前叶，清除第 12a 组淋巴结

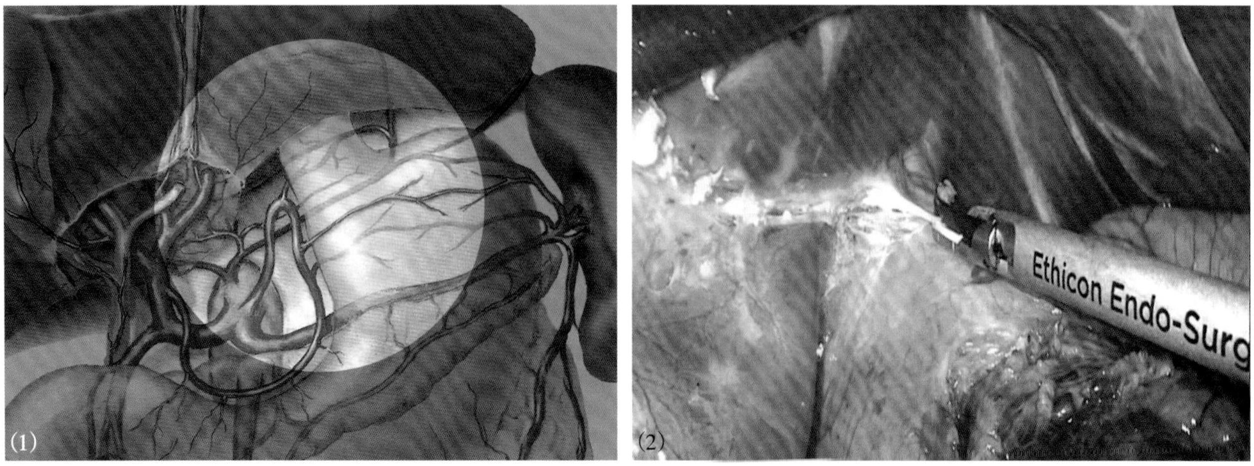

图 11-109　沿左肝下缘切除小网膜

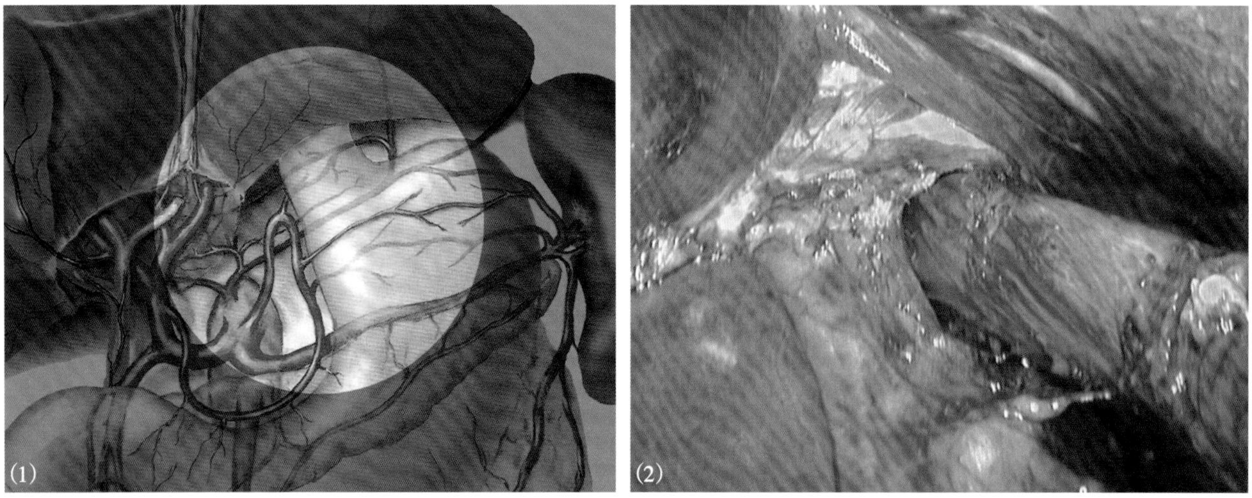

图 11-110　游离贲门右侧，清除第 1 组淋巴结

视频 8　悬吊肝左叶
（潘凯　深圳市人民医院）

视频 9　分离胃结肠韧带
（潘凯　深圳市人民医院）

视频 10　清扫第 6 组淋巴结
（潘凯　深圳市人民医院）

视频 11　离断十二指肠
（潘凯　深圳市人民医院）

视频 12　清扫第 7、8、9 组淋巴结
（潘凯　深圳市人民医院）

视频 13　清扫第 12a 组淋巴结
（潘凯　深圳市人民医院）

视频 14　清扫第 1、2 组淋巴结
（潘凯　深圳市人民医院）

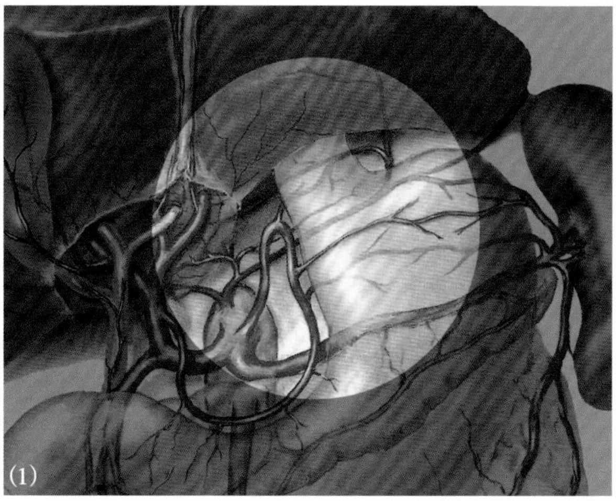
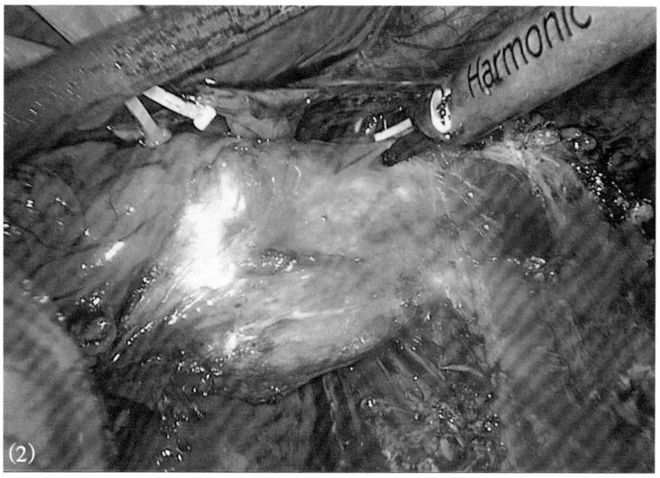

图 11-111　裸露贲门上食管，切断左右迷走神经干，充分游离食管下段

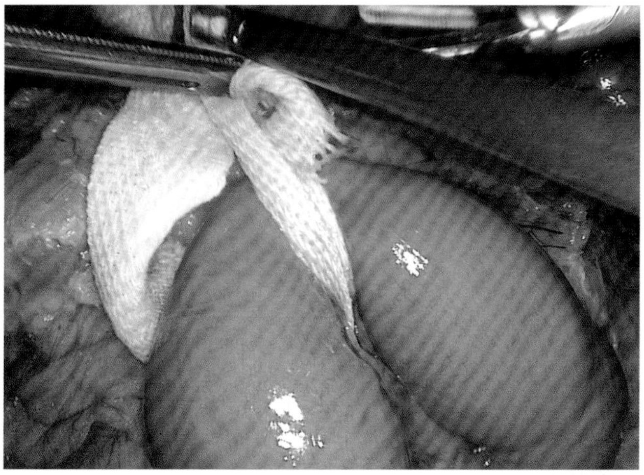

图 11-112　用布带捆扎距 Treitz 韧带 15cm 处空肠

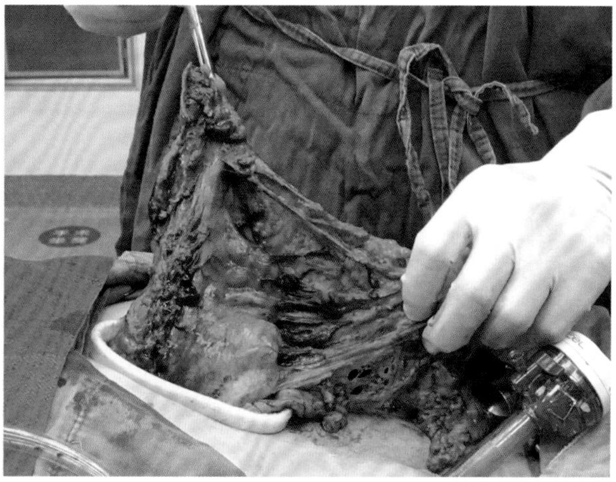

图 11-113　作腹壁切口取出标本

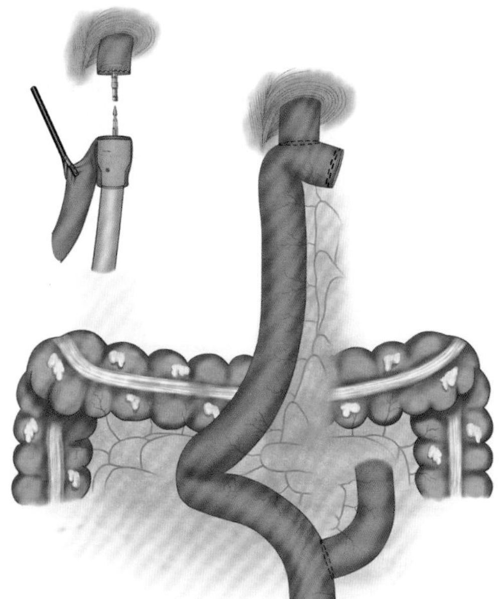

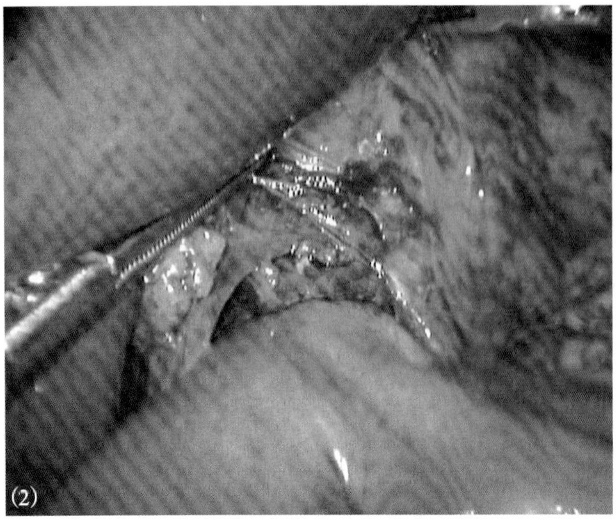

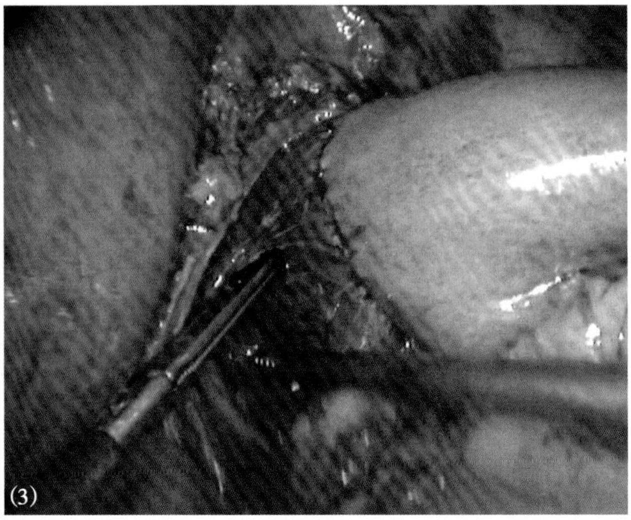

图 11-114　经腹壁切口将空肠与食管残端行端 - 侧吻合

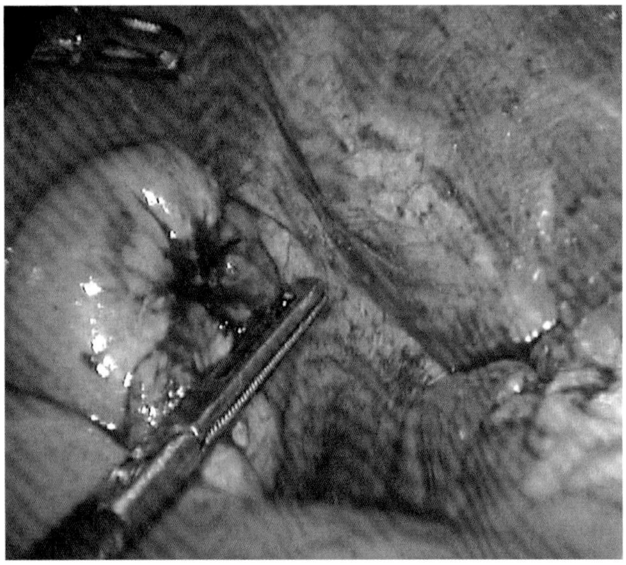

图 11-115　直视下缝合空肠残端

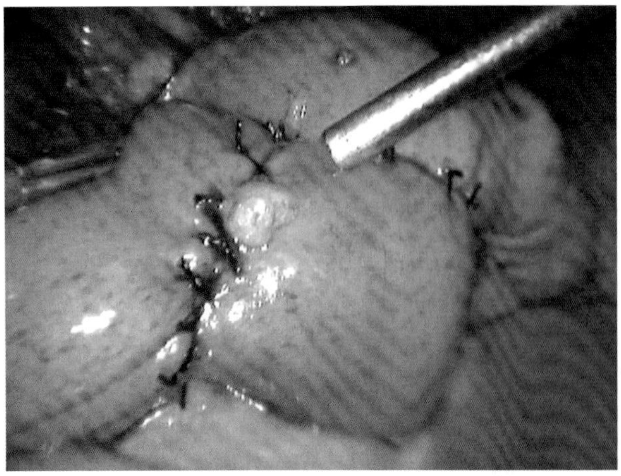

图 11-116　将空肠上段提出腹腔外，行空肠间端 - 侧吻合

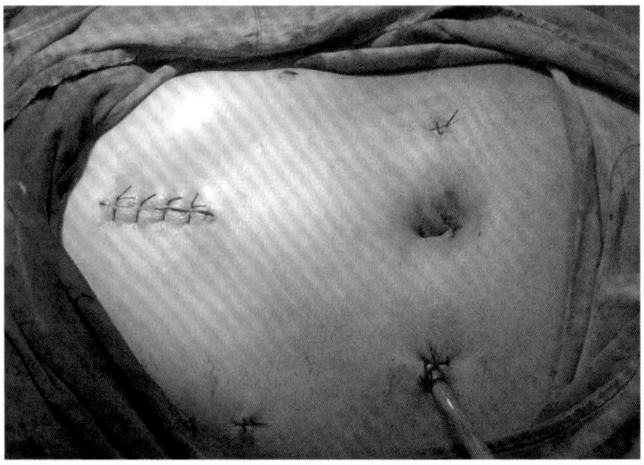

图 11-117　术毕腹壁情况

全胃切除后胃肠道重建方式：①用直线切割闭合器吻合，在幽门下和贲门上离断，切除全胃及肿瘤（图 11-118）。将距 Treitz 韧带约 15cm 处空肠离断，空肠远端与食管残端行侧 - 侧吻合（图 11-119），再用直线切割闭合器关闭剩余开口（图 11-120）。在距食管空肠吻合口 40cm 处行近远端空肠端 - 侧吻合（图 11-121）。②用圆形吻合器吻合，全胃切除后，用超声刀将食管闭合处切开一小口（图 11-122），台下助手将 Orvil 吻合器与钉砧相连的胃管由患者口腔插入食管，并由食管残端小切口进入腹腔，牵拉此管使钉砧安置在食管残端（图 11-123）。亦可采用一种反穿刺法放置钉砧，即在胃底前壁切开一约 3cm 切口至贲门上，将直径 25mm 钉砧由此放入食管内，向上牵拉其中心杆连线至切口上端，用直线切割闭合器在此横断食管，然后经连线牵拉出钉砧中心杆，即可将钉砧安置在食管残端（图 11-124）。在距 Treitz 韧带约 15cm 处离断空肠，将直径 25mm 圆形吻合器手柄固定在远端空肠 6cm 处（图 11-125），旋转旋钮使吻合器中心杆穿出肠壁，与食管端钉砧对合，击发吻合（图 11-126）。退出吻合器，确认吻合口通畅，用直线切割闭合器关闭空肠残端（图 11-127）。距食管空肠吻合口约 40cm 空肠与近端空肠行侧 - 侧吻合（图 11-128）。

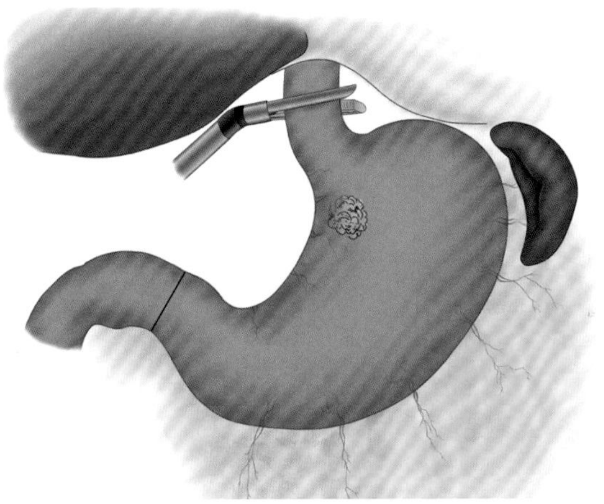

图 11-118　切除全胃及肿瘤

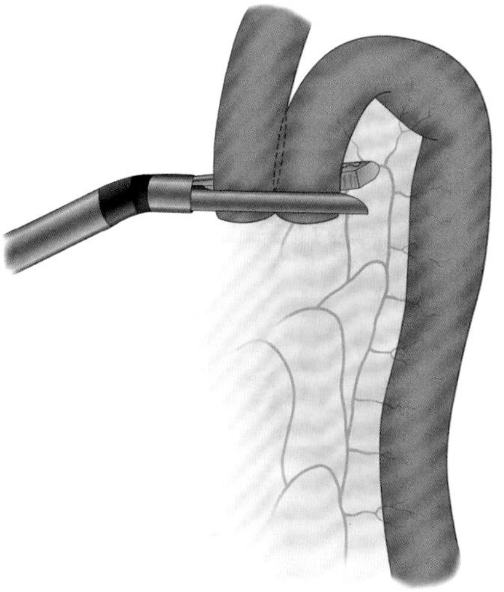

图 11-120　直线切割闭合器关闭剩余开口

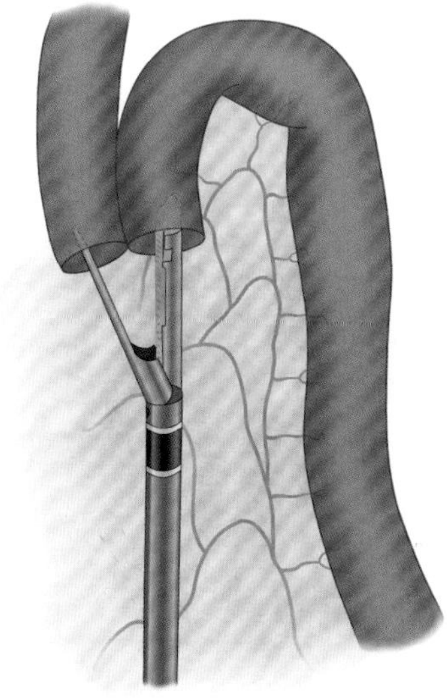

图 11-119　空肠远端与食管残端行侧 - 侧吻合

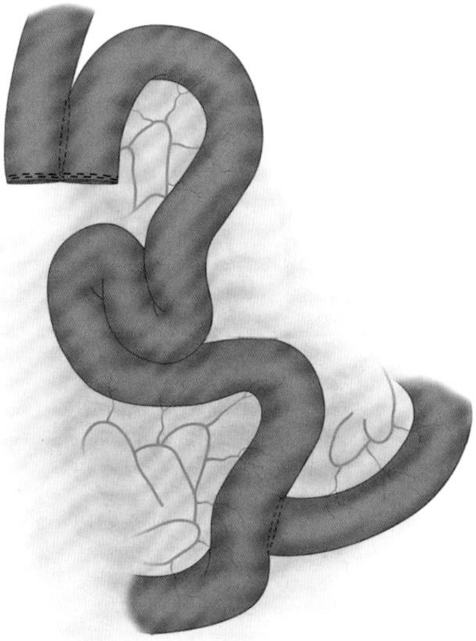

图 11-121　距食管空肠吻合口 40cm 处行近远端空肠端 - 侧吻合

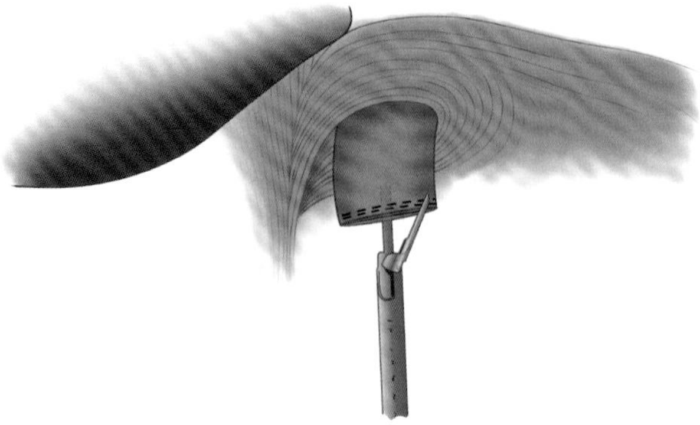

图 11-122　用超声刀将食管闭合处切开一小口

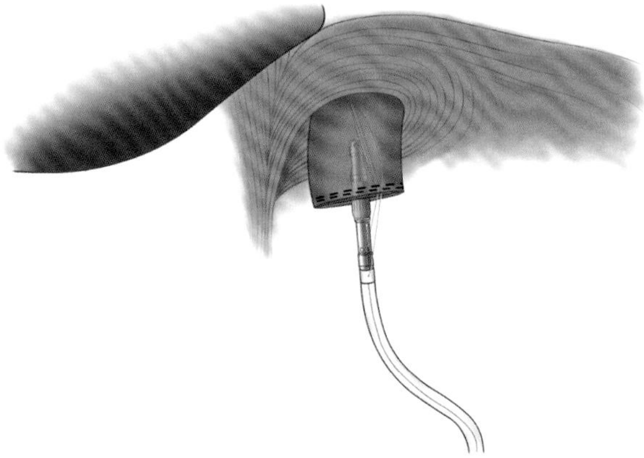

图 11-123　牵拉 Orvil 管使钉砧安置在食管残端

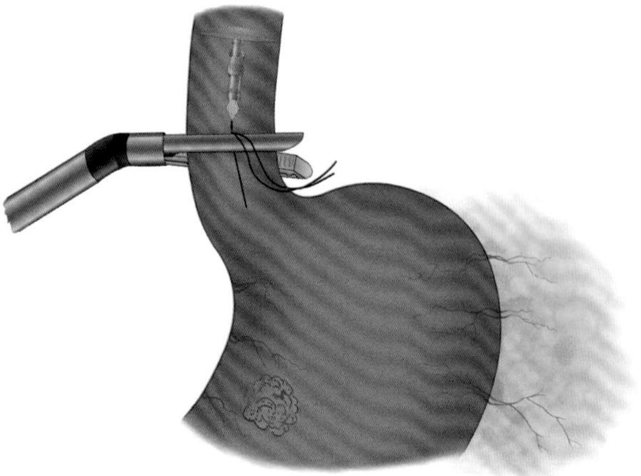

图 11-124　反穿刺法放置钉砧

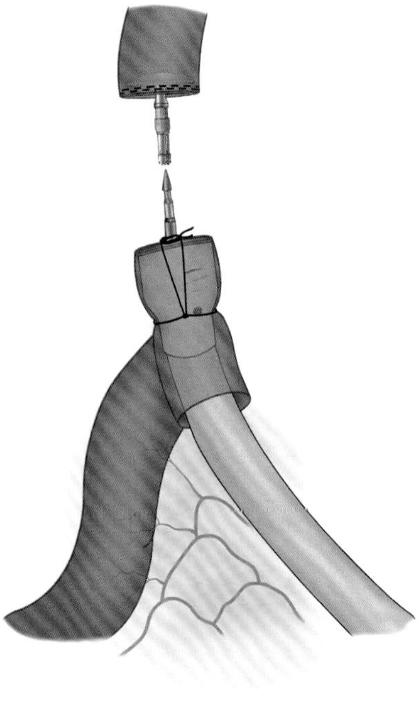

图 11-125　将吻合器手柄固定在距远端空肠断端 6cm 处

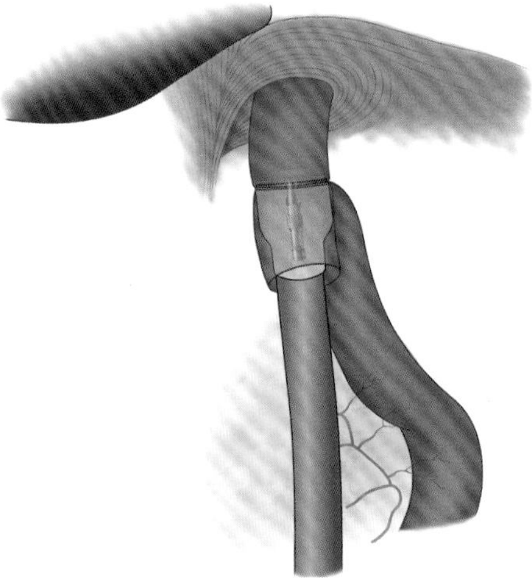

图 11-126　食管空肠端 - 侧吻合

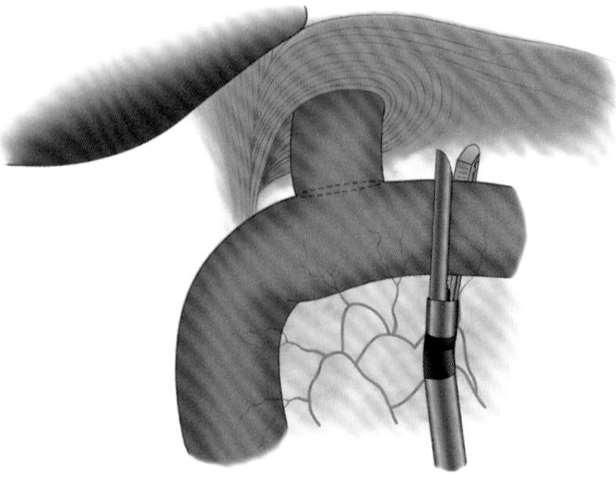

图 11-127　用直线切割闭合器关闭空肠口残端

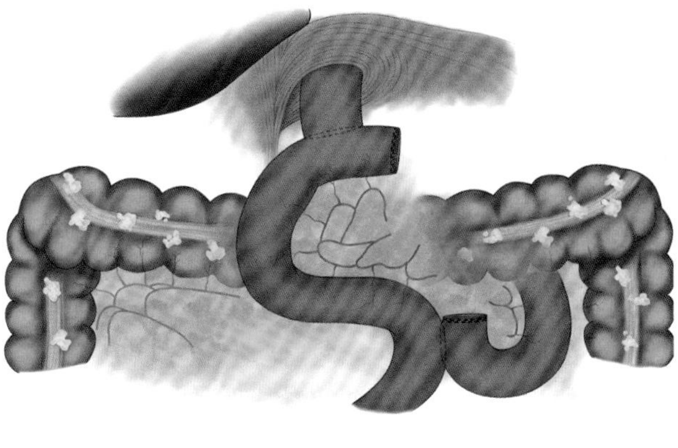

图 11-128　距食管空肠吻合口约 40cm 空肠与近端空肠行侧 - 侧吻合

【要点分析】

1. 采用左肝叶悬吊的方法可使全胃切除手术中胃底贲门得以较好显露，若靠助手用左手肠钳拨挡暴露，会限制其术中参与的灵活度，而使用此法助手可以更好地显露和参与贲门区分离。

2. 提早离断十二指肠有利于对胰腺上缘主要血管区第 7、8、9 组淋巴结的清扫，同时也有利于对肝十二指肠韧带内第 12a 组淋巴结的清扫。上述淋巴结处于大血管交错中，需要良好的显露和精准的分离，先断十二指肠可以使局部手术野敞开，解剖结构显现。同时助手可以双手参与辅助，可降低手术难度，提高分离精度。

3. 全胃切除手术切除范围广，操作区域跨度大，应注意根据患者体型对套管位置作适当调整。镜头随操作部位移动时，应兼顾整体术野和局部放大视野的切换。

4. 注意胃短血管的处理，脾脏与胃大弯之间空间狭小，离断胃短血管时如操作不当易损伤脾脏。术者站在患者左侧处理胃短血管，腹腔镜视线方向和器械方向呈现较大角度，出现“反向视野”的情况，此时术者要迅速适应这种状况，掌握操作的准确性。站在患者右侧的助手在处理结肠肝曲时也会面临同样问题。

5. 与开放手术的视角不同，腹腔镜胃手术的视线几乎与腹腔器官解剖层面呈平行方向，故常需将组织向上提起以显露术野，因此要解决好局部解剖与视线方向的问题。如将胃大弯下缘向上提起显露胃后壁及胰头，紧贴胰头表面分离裸化胃网膜右动静脉，由根部结扎切断，以清扫第 6 组淋巴结，而在开放手术中是在幽门下处理胃网膜右动静脉。所以在腹腔镜下如果不能确定血管来源，应将胃放回原位，比较提起前后的位置变化，以确定血管解剖，以免误扎。

6. 腹腔镜全胃根治性切除术所涉及的器官游离度大，局部解剖复杂，故对助手的要求较高，助手需协助暴露术野和在分离处形成组织张力。如在分离胃结肠韧带时，助手左手肠钳需将大网膜牵到头侧，提起待分离处邻近网膜，右手肠钳则提起横结肠肠管，使横结肠上缘大网膜无血管区形成一定张力，以便超声刀沿此区域切开。又如在剥离胰腺前包膜时，助手需将全胃向上提起，显露胰腺表面，以利分离。由于胃癌根治手术的区域较大，腹腔镜管状视野与整体术野的矛盾突出，故对助手的无视野操作要求较高，即助手的显露动作常常是在腹腔镜视野外进行的。由于腹腔镜手术视野以术者操作器械为中心，只在少数情况下把镜头移给助手明示，故要求助手有良好的腔镜感觉，以完成在“间接视野”下的操作。如果助手技术不娴熟，易出现无视野操作下的损伤，造成严重后果。

7. 胃的血供来源非常丰富，细小血管分布无规律，在分离过程中容易出血，故施行此类手术必须熟悉胃血管解剖。胃周淋巴结多附着在主要动脉周围，需彻底清扫，应用超声刀裸化血管时对动脉鞘层次的掌握是手术难点，必须在清扫淋巴结同时保护好动脉壁完整性。另一难点是在静脉壁旁清扫淋巴结，因静脉壁更薄更易损伤，且修复难度大，如清扫 14v 组时需注意保护肠系膜上静脉，又如清扫第 8 组时需注意保护门静脉。一旦上述重要静脉损伤，即意味着手术失败，需立即中转开腹修补。故术中务必将静脉壁辨认清楚，掌握分寸进行分离。

【术后处理】

同本章第四节。

【并发症及其防治】

1. 出血　胃的血供复杂，解剖变异多，术中常因解剖层次不清或腹腔镜视野不清损伤血管。分离中遇较大动静脉需用结扎锁夹闭后切断，小血管用超声刀先凝后切。术中应保持视野清晰，避免大动作挑拨分离，注意轻柔操作，避免暴力牵拉。

2. 脾脏损伤　如脾脏出血不能有效控制，需行脾切除。

3. 胆道或门静脉损伤应及时中转开腹。

4. 术后并发症　主要有十二指肠残端瘘、吻合口漏，详见本章第四节。

5. 深静脉血栓形成　多见于下肢，对老年、吸烟患者和有血栓形成病史等高危因素的患者应严密观察,重在预防。若出现下肢肿胀疼痛、皮温降低等症状,行多普勒超声检查可确诊,应及时行抗凝溶栓治疗和相关物理治疗。

6. 气腹针或穿刺套管导致肠管和组织损伤,术中术后出血、肠瘘。避免发生的关键是规范操作。

7. 皮下气肿多因套管放置不当,或由大口径套管更换成小口径套管,或术中套管脱落、拔出后仅缝合皮肤所致。如术中出现皮下气肿,并成蔓延趋势,需用腹壁缝合针在腔镜视野下缝合引起气体弥散的套管孔,如出现大面积严重的皮下气肿应停止气腹,及时中转开腹手术。

(潘凯　李明伟)

参考文献

[1] Katsoulis IE, Robotis JF, Kouraklis G, *et al*. What is the difference between proximal and total gastrectomy regarding postoperative bile reflux into the oesophagus? [J]. Dig Surg, 2006, 23(5-6): 325-330.

[2] Ahn HS, Lee HJ, Yoo MW, *et al*. Changes in clinicopathological features and survival after gastrectomy for gastric cancer over a 20-year period [J]. Br J Surg, 2011, 98(2): 255-260.

[3] Huh YJ, Lee HJ, Oh SY, *et al*. Clinical Outcome of Modified Laparoscopy-Assisted Proximal Gastrectomy Compared to Conventional Proximal Gastrectomy or Total Gastrectomy for Upper-Third Early Gastric Cancer with Special References to Postoperative Reflux Esophagitis [J]. J Gastric Cancer, 2015, 15(3): 191-200.

[4] Japanese Gastric Cancer Association. Japanese gastric cancer treatment guidelines 2010 (ver. 3) [J]. Gastric Cancer, 2011, 14(2): 113-123.

[5] Bo T, Peiwu Y, Feng Q, *et al*. Laparoscopy-assisted vs. open total gastrectomy for advanced gastric cancer: long-term outcomes and technical aspects of a case-control study [J]. J Gastrointest Surg, 2013, 17(7): 1202-1208.

[6] Lee JH, Ahn SH, Park DJ, *et al*. Laparoscopic total gastrectomy with D2 lymphadenectomy for advanced gastric cancer [J]. World J Surg, 2012, 36(10): 2394-2399.

[7] Zheng C, Huang C, Li P, *et al*. Laparoscopy-assisted radical total gastrectomy plus D2 lymph node dissection [J]. Transl Gastrointest Cancer, 2013, 2(1): 33-38.

[8] Lee SR, Kim HO, Son BH, *et al*. Laparoscopic-assisted total gastrectomy versus open total gastrectomy for upper and middle gastric cancer in short-term and long-term outcomes [J]. Surg Laparosc Endosc Percutan Tech, 2014, 24(3): 277-282.

[9] Akira U, Keisuke K, Akira S, *et al*. Totally laparoscopic total gastrectomy for gastric cancer: Literature review and comparison of the procedure of esophagojejunostomy [J]. Asian J Surg, 2015, 38(2): 102-112.

[10] Jeong O, Park YK. Intracorporeal circular stapling esophagojejunostomy using the transorally inserted anvil (OrVilTM) after laparoscopic total gastrectomy [J]. Surg Endosc, 2009, 23(11): 2624-2630.

[11] Inaba K, Satoh S, Ishida Y, *et al*. Overlap method: novel intracorporeal esophagojejunostomy after laparoscopic total gastrectomy [J]. J Am Coll Surg, 2010, 211(6): 25-29.

[12] Topal B, Leys S, Ectors N, *et al*. Determinants of complications and adequacy of surgical resection in laparoscopic versus open total gastrectomy for adenocarcinoma [J]. Surg Endosc, 2008, 22(4): 980-984.

[13] Moisan F, Norero E, Slako M, *et al*. Completely laparoscopic versus open gastrectomy for early and advanced gastric cancer: a matched cohort study [J]. Surg Endosc, 2012, 26(3): 661-672.

[14] Kim HS, Kim MG, Kim BS, *et al*. Comparison of totally laparoscopic total gastrectomy and laparoscopic-assisted total gastrectomy methods for the surgical treatment of early gastric cancer near the gastroesophageal junction [J]. J Laparoendosc Adv Surg Tech A, 2013, 23(3): 204-210.

[15] Kim HS, Kim BS, Lee IS, *et al*. Comparison of totally laparoscopic total gastrectomy and open total gastrectomy methods for gastric cancer [J]. J Laparoendosc Adv Surg Tech A, 2013, 23(4): 323-331.

[16] Lin JX, Huang CM, Zheng CH, *et al*. Laparoscopy-assisted gastrectomy with D2 lymph node dissection for advanced gastric cancer without serosa invasion: a matched cohort study from South China [J]. World J Surg Oncol, 2013, 11: 4.

第六节　腹腔镜胃癌根治术中脾门淋巴结清扫技术

脾门区淋巴结主要包括了第4sb、10和11d组淋巴结,是胃癌尤其是胃中上部癌D2淋巴结清扫术的重要环节。

【适应证】

除早期胃上部癌、脾门淋巴结肿大固定或肿瘤直接侵犯脾门者外,进展期胃中上部癌患者均可行腹腔镜全胃切除并保留脾脏的脾门淋巴结清扫术。

【禁忌证】

1. 晚期胃癌,估计难以将转移淋巴结清扫干净者。

2. 合并心肺疾病不能行气管插管全身麻醉者。

【手术器械】

高清摄像与显示系统、气腹机、冲洗吸引装置、录像和图像存储设备。腹腔镜常规器械，包括 5~12mm 套管、分离钳、无损伤胃钳、肠钳、吸引器、剪刀、持针器、血管夹、可吸收血管夹施夹器、钛夹钳和小纱布等。

【术前准备】

1. 术前准备同一般腹腔镜胃癌手术相似：①术前应纠正低蛋白血症及贫血；②并发幽门梗阻者应调整电解质紊乱，同时行胃肠减压以减轻胃壁水肿；③术前 2 日软质半流质饮食，术前 1 日流质饮食；④术前 1 天口服泻药，行肠道准备；⑤手术前放置鼻饲管；⑥备皮，清洁脐垢。

2. 脾门区域淋巴结清扫手术操作难度较大，对腹腔镜技术要求较高，术者应具备一定腹腔镜操作经验后才能开展此区域淋巴结清扫，另脾门区血管网错综复杂，术前可行三维 CT 血管重建了解各血管走行，以减少术中并发症。

【麻醉】

气管插管全身麻醉。

【体位与套管放置】

通常采用仰卧位，两腿分开，呈"人"字形。患者头高脚低 10°~20°，并向右倾斜 20°~30°，使肠管和网膜移向右下腹，以利于脾门区术野的暴露。主刀位于患者两腿之间，助手及扶镜手均位于患者右侧（图 11-129）。通常采用五孔法，于脐孔下方约 1cm 处置 10mm 套管作为观察孔；左侧腋前线肋缘下 2cm 处置入 12mm 套管作为主操作孔，左锁骨中线平脐以上 2cm 置入 5mm 套管作为牵引孔；右侧锁骨中线平脐以上 2cm 和右腋前线肋缘下 2cm 分别置入 5mm 套管作为助手操作孔（图 11-130）。

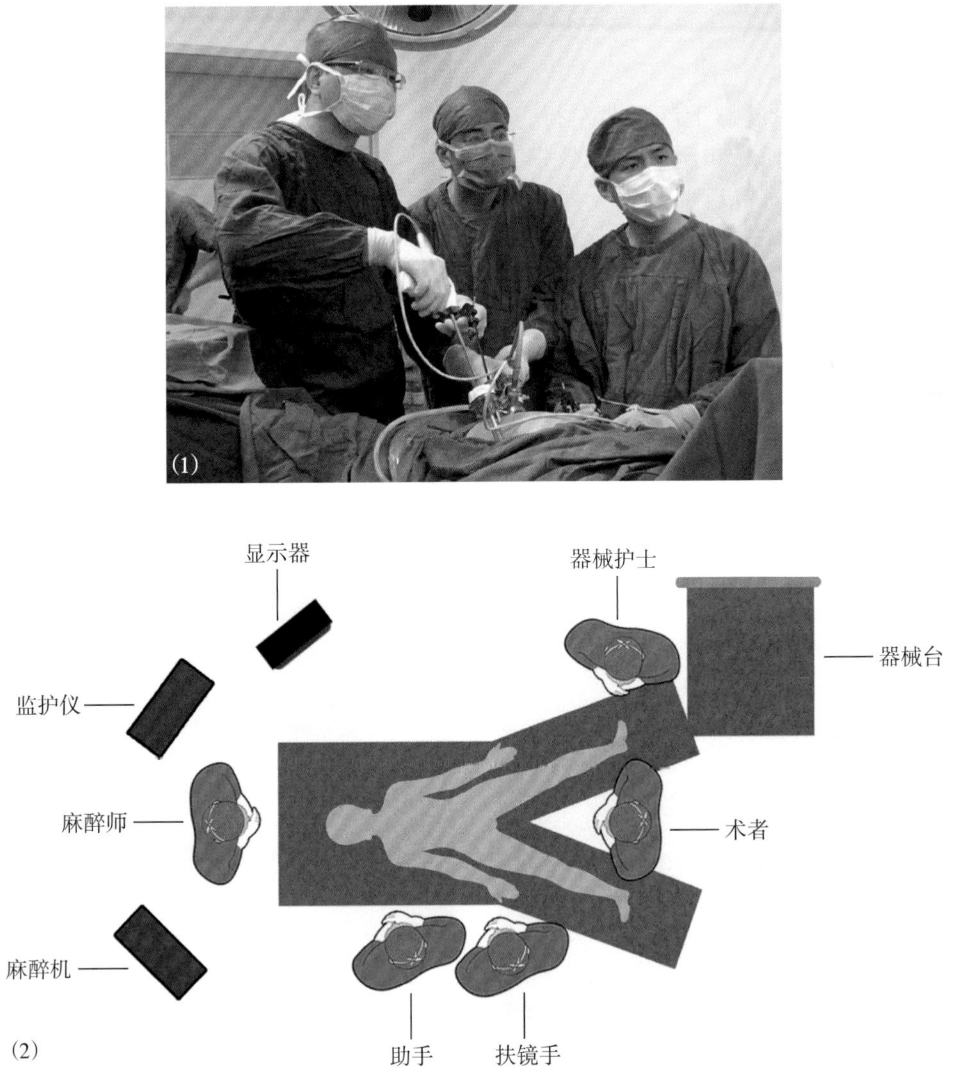

图 11-129　手术室布局

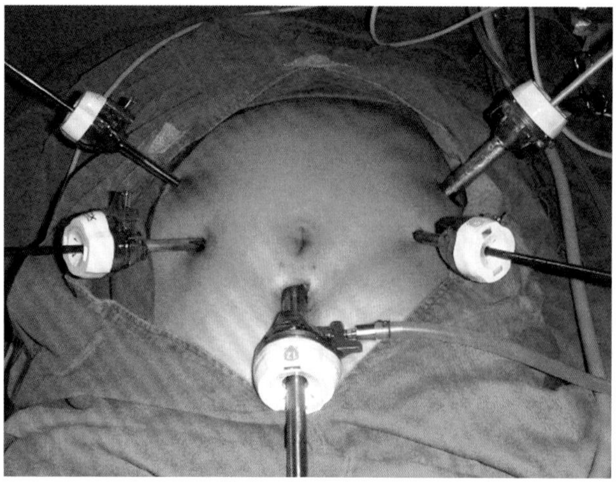

图 11-130　套管位置

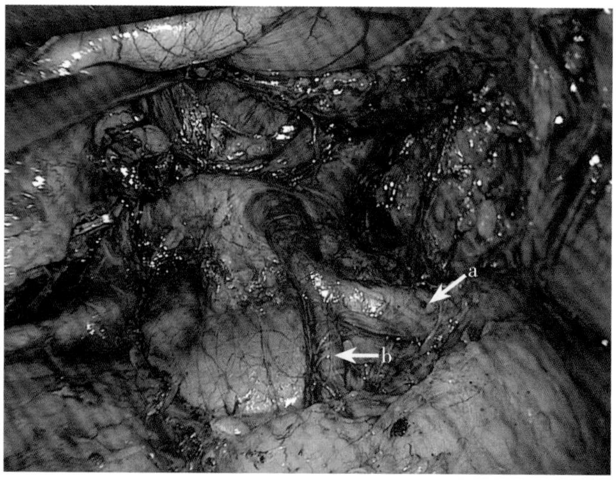

图 11-132　脾动脉（a）发出胰背动脉（b）

【手术相关解剖】

一、与脾门区域淋巴结清扫相关的动脉解剖

（一）脾动脉

脾动脉发自腹腔干，沿胰腺上缘迂曲左行，途中发出进入胰腺的胰大动脉、胰尾动脉和数根分布于胰腺实质的小动脉；向胃后壁及胃大弯分出胃后动脉、胃短动脉和胃网膜左动脉（图 11-131~图11-133）。

（二）脾动脉的分支

1. 脾叶动脉　即脾动脉在脾门处发出终末支，在解剖学上分为四型：

一支型：脾动脉在脾门处呈单干弓形，弯曲进入脾实质内（图 11-134），我中心统计出现概率为 6.9%（22/317）；

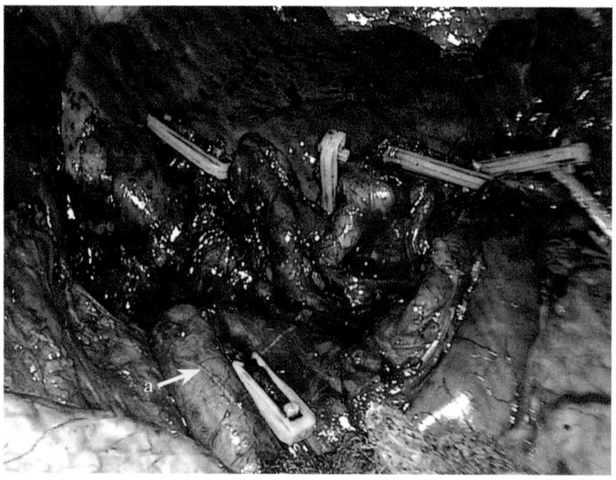

图 11-131　脾动脉（a）

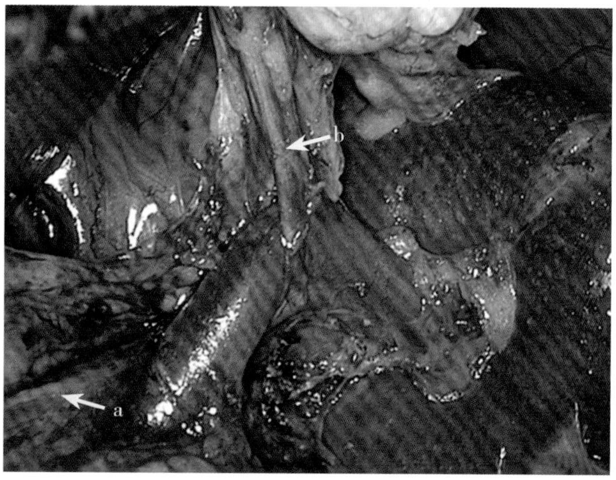

图 11-133　脾动脉（a）于入脾前发出胃网膜左动脉（b）

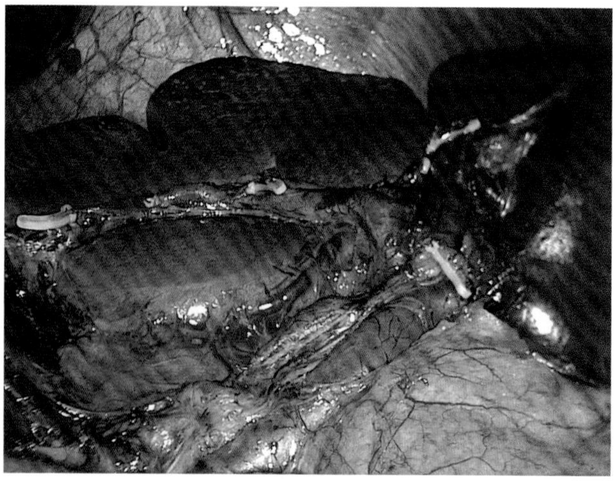

图 11-134　一支型

二支型：脾动脉在脾门处分出脾上叶动脉和脾下叶动脉（图 11-135），出现概率为 78.9%（250/317）；

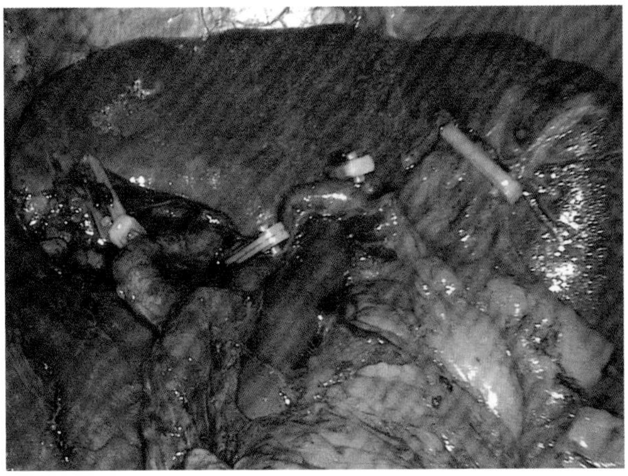

图 11-135　二支型

三支型：脾动脉在脾门处分出脾上叶动脉、脾中叶动脉和脾下叶动脉（图 11-136），出现概率为13.6%（43/317）；

多支型：脾动脉在脾门处分出 4~7 支脾叶动脉进入脾脏（图 11-137），出现概率为 0.6%（2/317）。

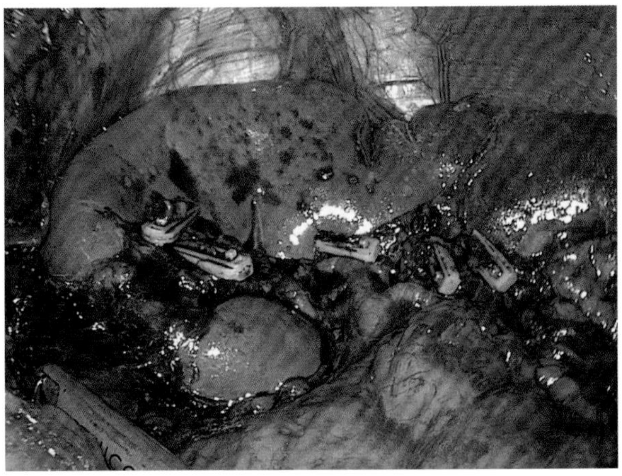

图 11-136　三支型

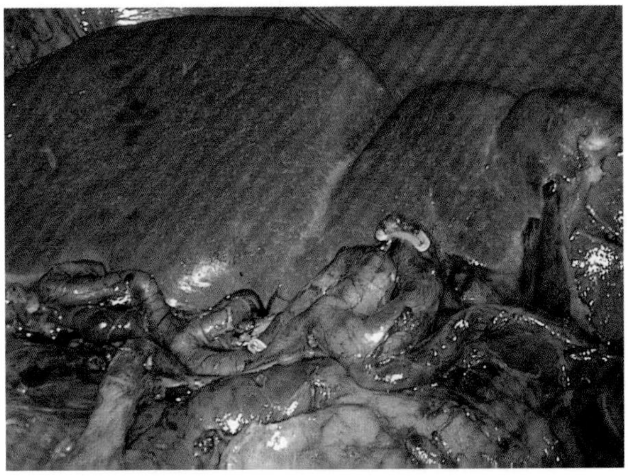

图 11-137　多支型

2. 脾极动脉　是指不经过脾门直接进入脾上极和（或）脾下极的动脉。脾上极动脉绝大多数起始于脾动脉干，极少数起始于脾叶动脉。脾下极动脉大多数起自胃网膜左动脉或脾下叶动脉，少数起自脾动脉干（图 11-138、图 11-139）。

3. 胃网膜左动脉　是脾动脉、脾下叶动脉或脾下极动脉的分支，胃网膜左动脉发出后，在胃脾韧带进

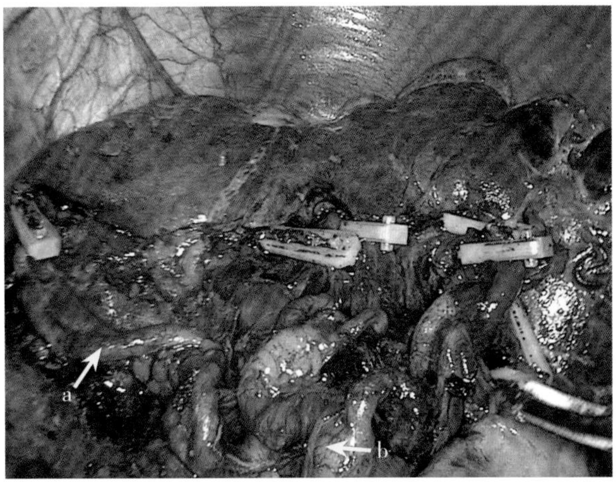

图 11-138　脾上极动脉（a）、脾动脉（b）

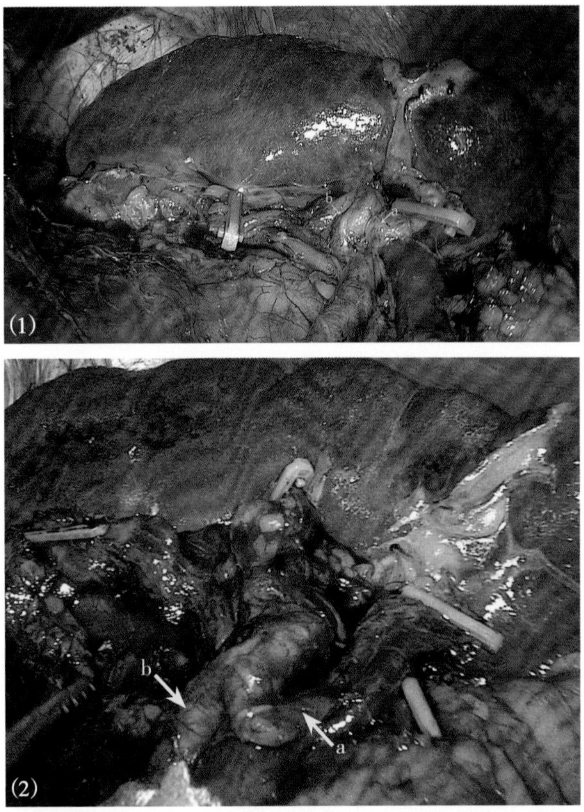

图 11-139
（1）脾下极动脉（a）发自脾下叶动脉（b）；（2）脾下极动脉（a）发自脾动脉（b）

入大网膜的前两层之间，由左向右沿胃大弯走行，沿途发出数条分支至胃前壁、后壁及大网膜，并与胃网膜右动脉形成胃大弯动脉弓（图 11-140~图11-142）。

4. 胃短动脉　胃短动脉起自脾动脉主干或其分支，一般有 4~6 条，其中偶有个别分支起自胃网膜左动脉（图 11-143、图 11-144）。胃短动脉均在胃脾韧带内，分布于胃底外侧。胃短血管越靠近脾上极其长度越短，在行全胃切除术时应予以重视（图 11-145）。

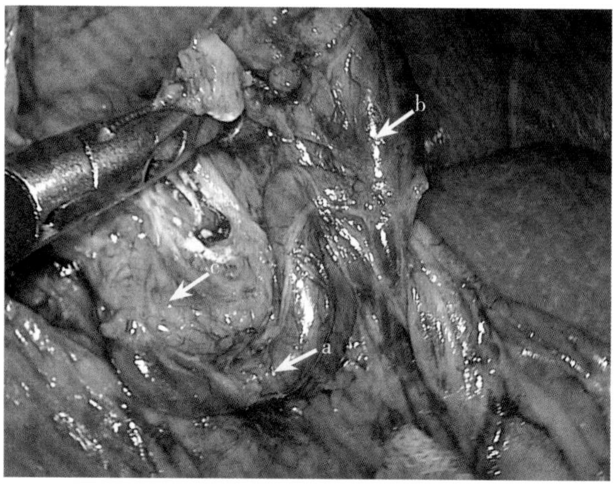

图 11-140　脾下叶动脉（a）发出胃网膜左动脉（b），c 为脾动脉

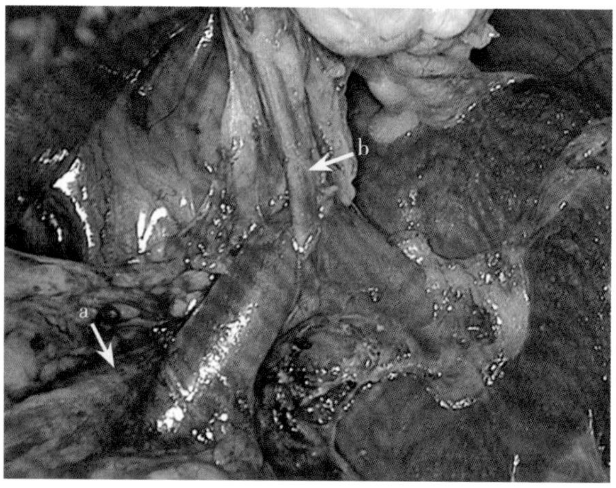

图 11-141　脾动脉（a）发出胃网膜左动脉（b）

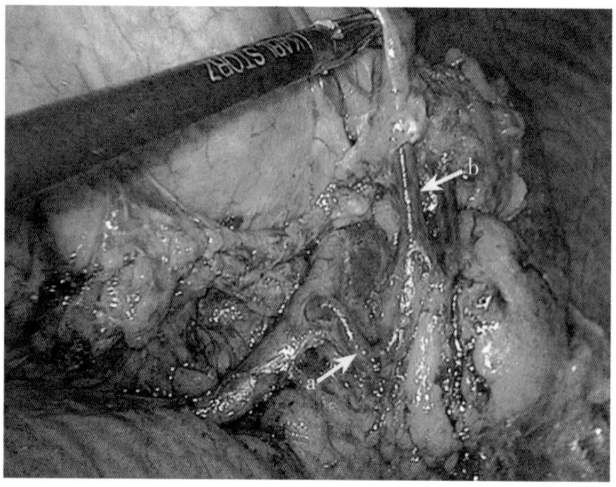

图 11-142　脾下极动脉（a）发出胃网膜左动脉（b）

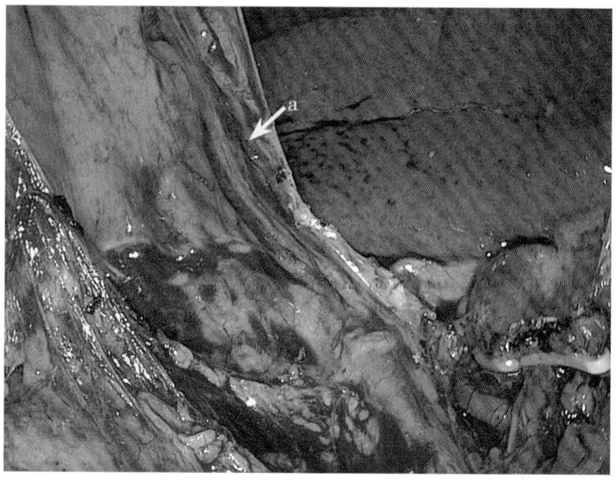

图 11-143　胃短动脉（a）起自脾动脉主干或其分支

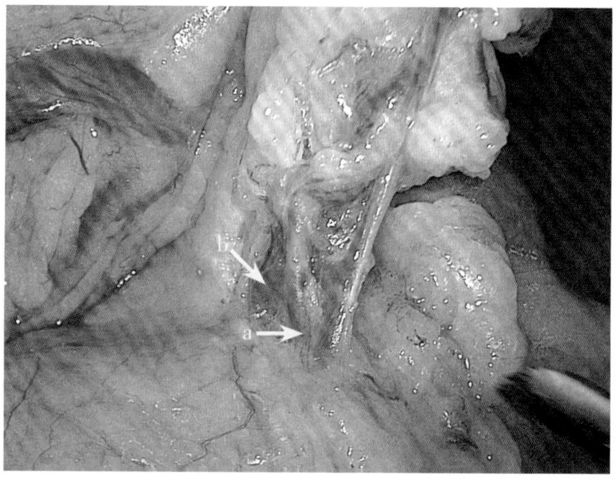

图 11-144　胃网膜左动脉（a）发出胃短动脉（b）

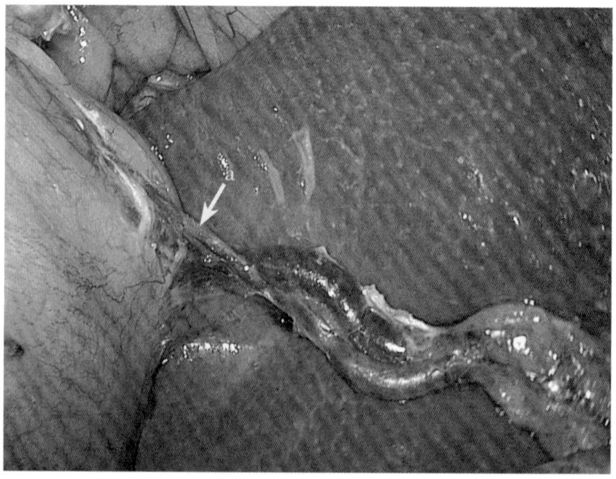

图 11-145　脾上极处胃短血管（a）较短，胃底紧贴脾上极

5. 胃后动脉 胃后动脉在胃后壁处，起自脾动脉主干及其分支，大多数起自脾动脉主干（图 11-146），少数起自脾动脉上极支（图 11-147）。胃后动脉出现的概率约为 60%~80%，于网膜囊后伴同名静脉上行。

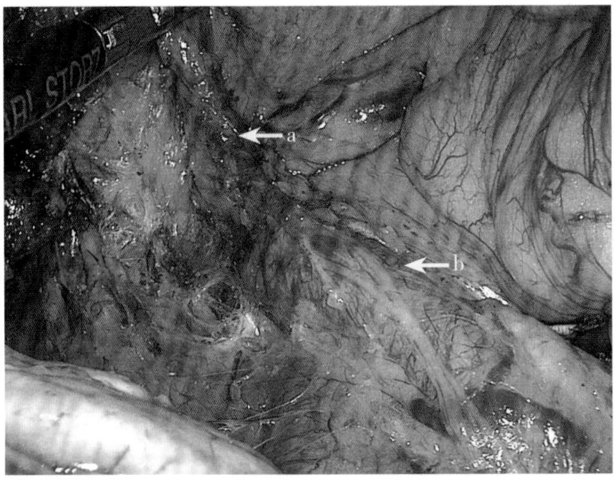

图 11-146 胃后动脉（a）起自脾动脉（b）主干

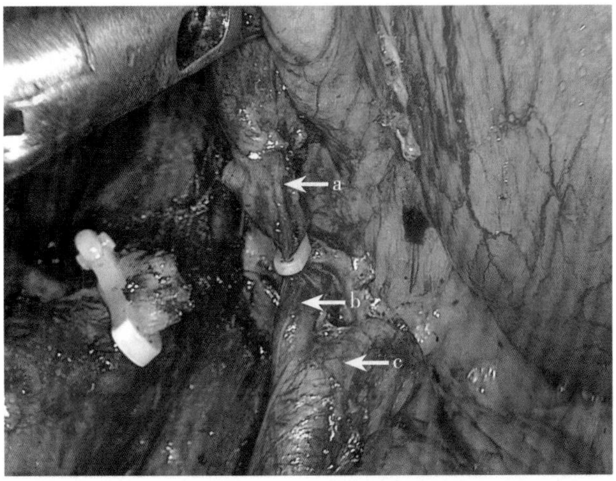

图 11-147 胃后动脉（a）起自脾上极动脉（b），c 为脾动脉

（三）脾动脉终末支类型

根据脾叶血管发出点与脾门的距离将脾门区血管分为集中型和分散型。在集中型，脾动脉常常在距脾门约 2cm 以内发出分支，脾动脉主干较长，脾叶动脉较短且集中（图 11-148、图 11-149），我中心统计集中型出现概率为 64.7%（205/317）。在分散型，脾动脉发出分支处与脾门的距离一般大于 2cm，其脾叶动脉分支较长且直径较细，常常伴有脾极动脉（图 11-150、图 11-151），出现概率为 35.3%（112/317）。

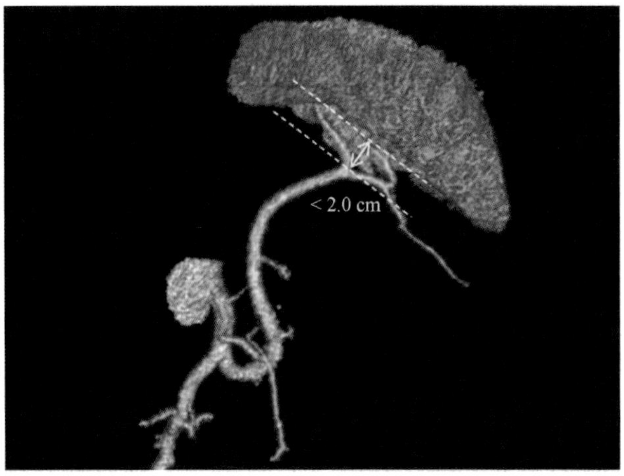

图 11-148 集中型脾动脉终末支（三维 CT 重建）

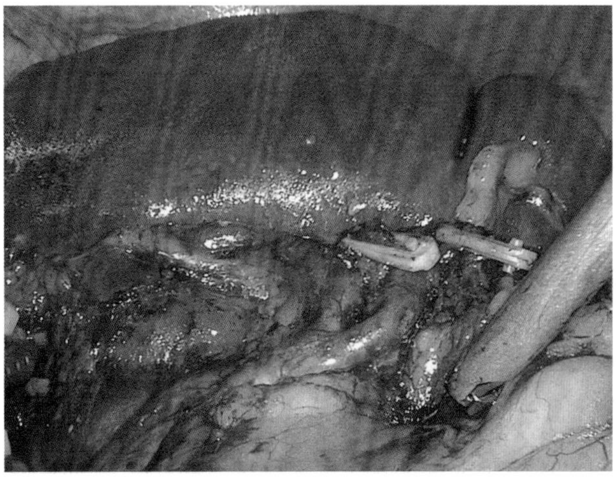

图 11-149 集中型脾动脉终末支

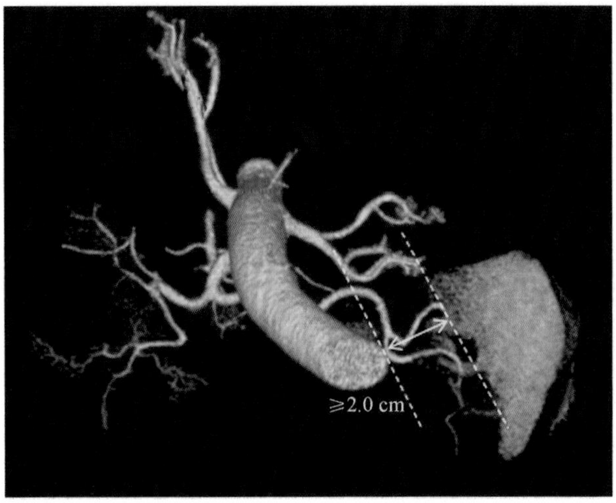

图 11-150 分散型脾动脉终末支（三维 CT 重建）

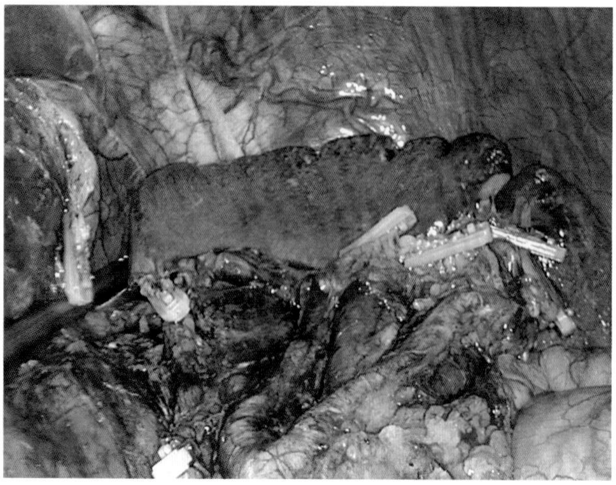

图 11-151　分散型脾动脉终末支

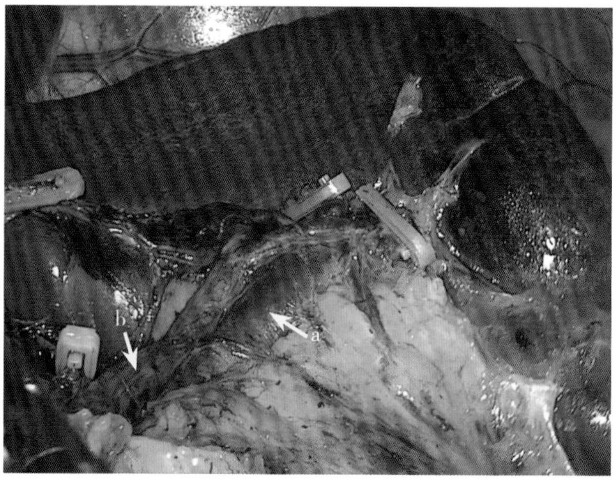

图 11-153　脾静脉（a）与脾动脉（b）伴行

二、与脾门区域淋巴结清扫相关的静脉解剖

1. 胃网膜左静脉　与同名动脉伴行，汇入脾静脉（图 11-152）。

2. 脾静脉　由脾门处各脾叶静脉汇合而成，在行程中还接收脾极静脉、胰静脉支、胃短静脉和胃网膜左静脉以及肠系膜下静脉等汇入，常与脾动脉伴行，但不如动脉迂曲（图 11-153）。

【手术步骤】

“黄氏三步法”腹腔镜下保留脾脏的脾门区域淋巴结清扫，第一步，脾下极区域淋巴结清扫：超声刀沿横结肠上缘向左分离大网膜至结肠脾曲（图 11-154），而后紧贴胰腺深筋膜前方沿胰腺走行方向剥离胰腺被膜至胰尾上缘（图 11-155）。超声刀在胰尾

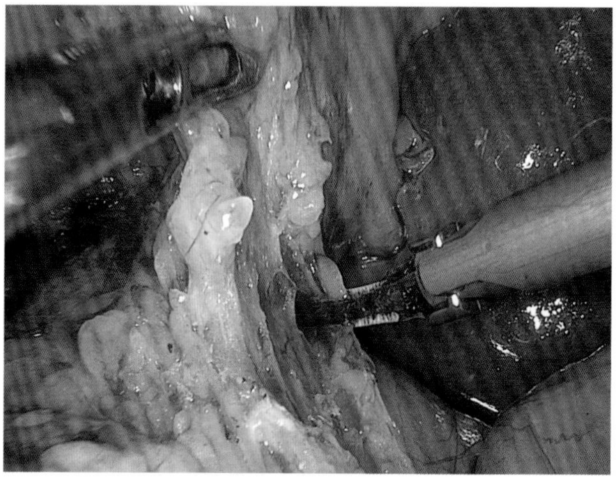

图 11-154　分离大网膜至结肠脾曲

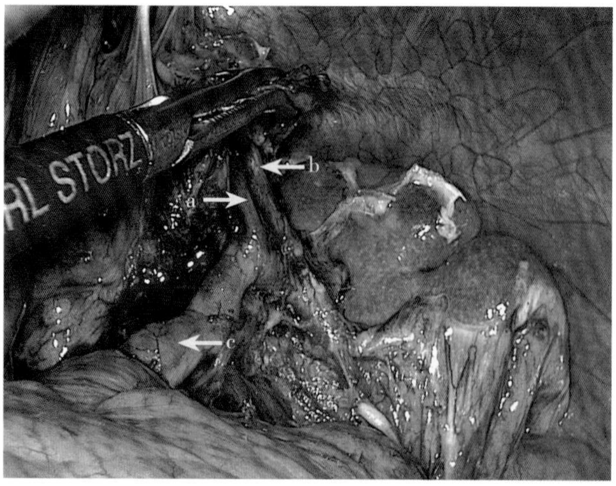

图 11-152　胃网膜左静脉（a）与同名动脉（b）伴行，汇入脾静脉（c）

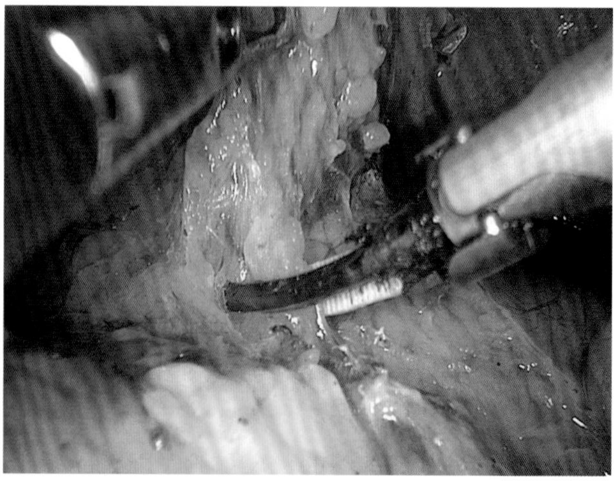

图 11-155　剥离胰腺被膜至胰尾上缘

前方循筋膜延续方向打开胰腺前筋膜进入胰腺上缘的胰后间隙，接着沿胰后间隙进入脾肾韧带与胃脾韧带相延续的间隙，并于胃脾韧带的起始部显露脾血管主干末端（图 11-156），随后循脾血管末端分离进一步显露脾下叶血管或脾下极血管（图 11-157）。助手右手器械提起该血管表面的脂肪淋巴组织，超声刀非功能面紧贴血管向远端分离，直至脾门处（图 11-158）。在分离过程中，一般于脾下极附近的脾下叶动脉或脾下极动脉可显露胃网膜左动脉根部（图 11-159）。助手提起胃网膜左血管根部周围的脂肪结缔组织，超声刀沿着该血管表面的解剖间隙将其裸化（图 11-160、图 11-161），并于该血管根部上血管夹后离断（图 11-162），完成第 4sb 组淋巴结的清扫。此时，助手提起脾叶血管表面的脂肪结缔组织，超声刀继续沿脾叶血管表面的解剖间隙往脾门方向细致

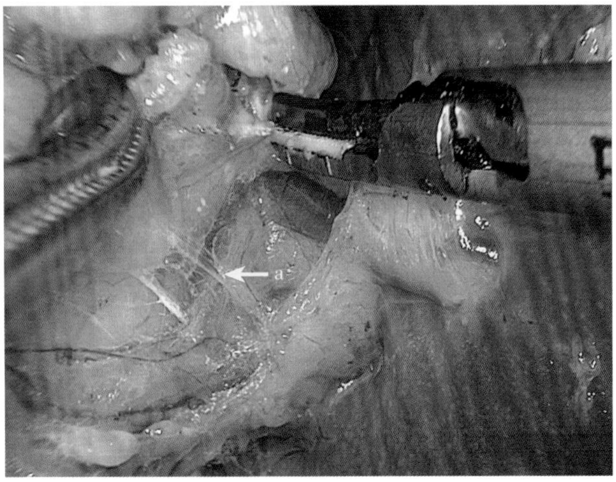

图 11-158 分离脾下叶血管（a）至脾门处

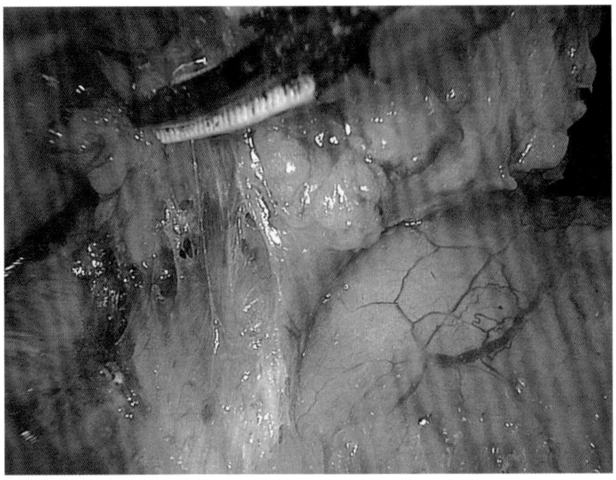

图 11-156 于胰后间隙显露脾血管主干末端

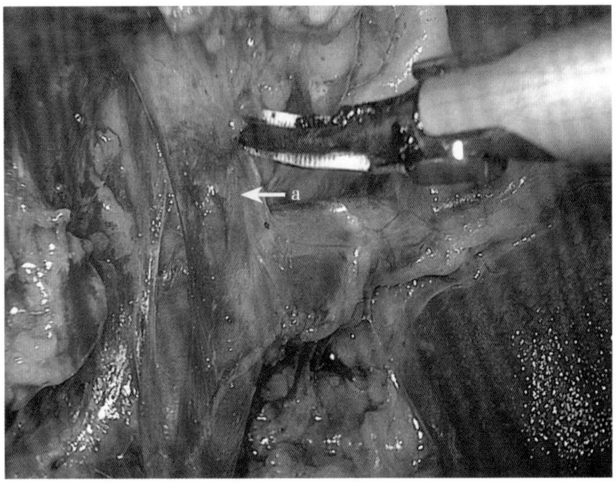

图 11-159 显露胃网膜左血管根部（a）

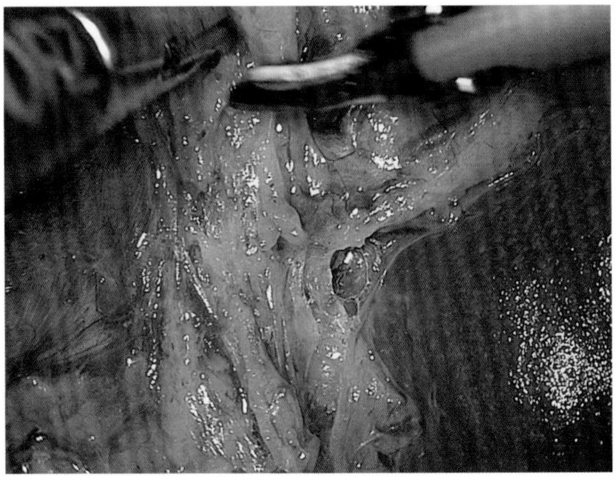

图 11-157 显露脾下极血管

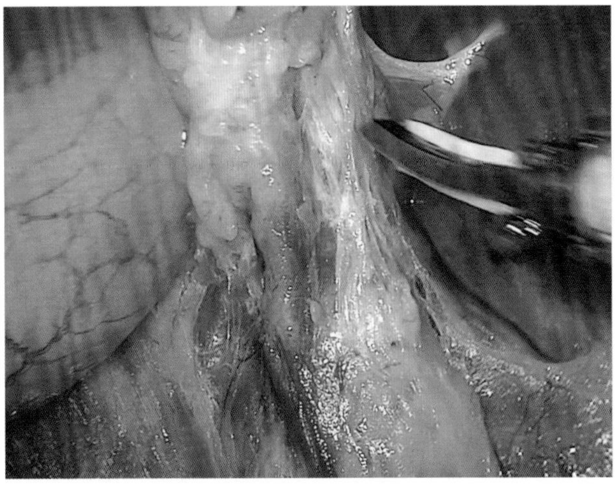

图 11-160 裸化胃网膜左动脉

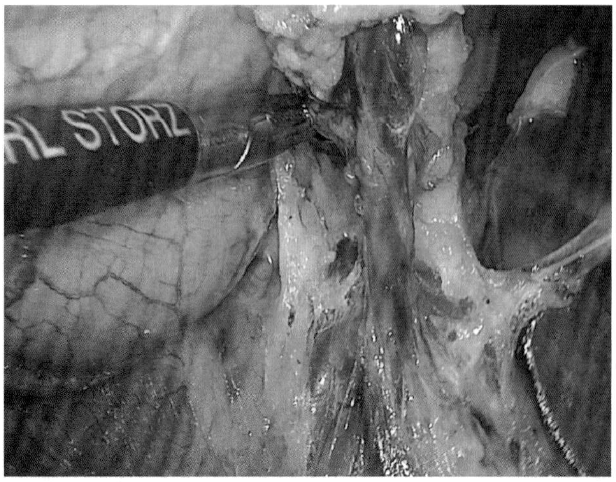

图 11-161　助手提起已经裸化的胃网膜左动脉

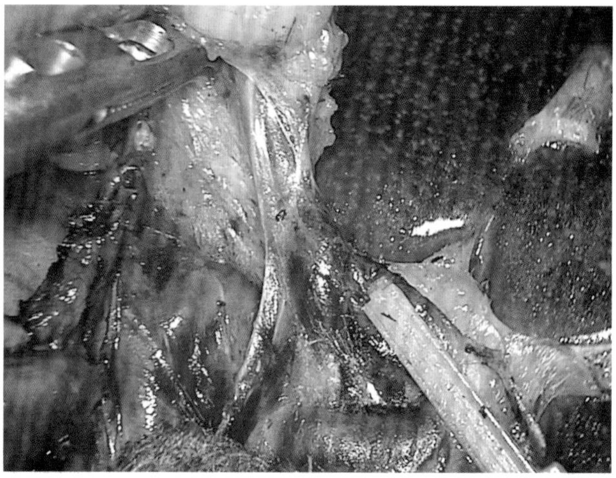

图 11-163　显露第一支胃短血管

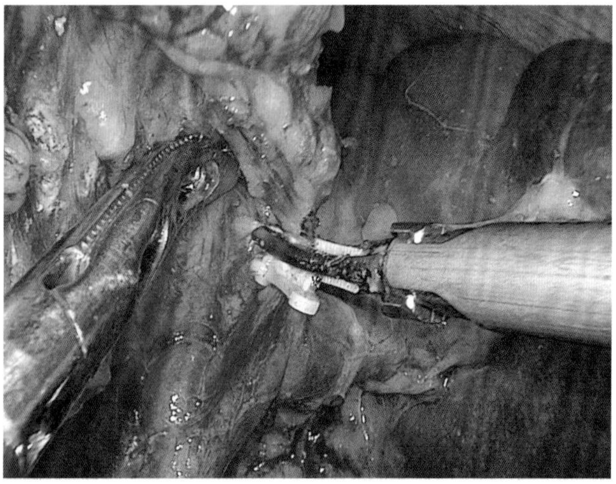

图 11-162　于根部离断胃网膜左动脉

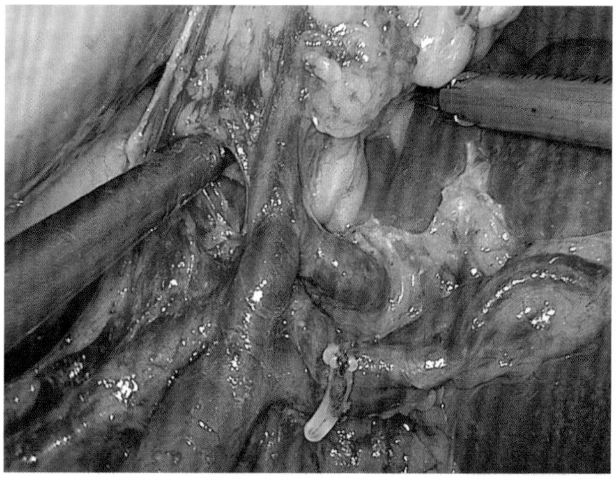

图 11-164　第一支胃短血管裸化后

地钝、锐性分离。分离过程中，可能遇到从脾叶血管发出的 1~2 支胃短血管（图 11-163）。助手轻轻提起胃短血管，超声刀细致地分离胃短血管周围的脂肪淋巴组织，裸化胃短血管后（图 11-164），于其根部上血管夹离断（图 11-165）。

第二步，脾动脉干区域淋巴结清扫：助手右手器械将脾动脉表面已经分离的淋巴脂肪组织向上方提拉，超声刀从脾动脉主干往脾门方向，沿脾动脉表面的解剖间隙裸化脾动脉干至脾叶动脉分支处，清扫脾动脉远侧端周围的脂肪淋巴组织（图 11-166）。此时，常常会遇到由脾动脉发出的胃后血管，助手夹住胃后血管向上方牵引，超声刀紧贴脾动脉主干分离胃后血管周围的脂肪淋巴结组织（图 11-167），于其根部上血管夹离断（图 11-168），完成第 11d 组淋巴结的清扫。

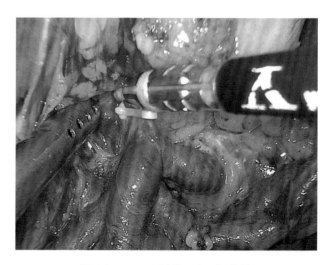

图 11-165　离断第一支胃短血管

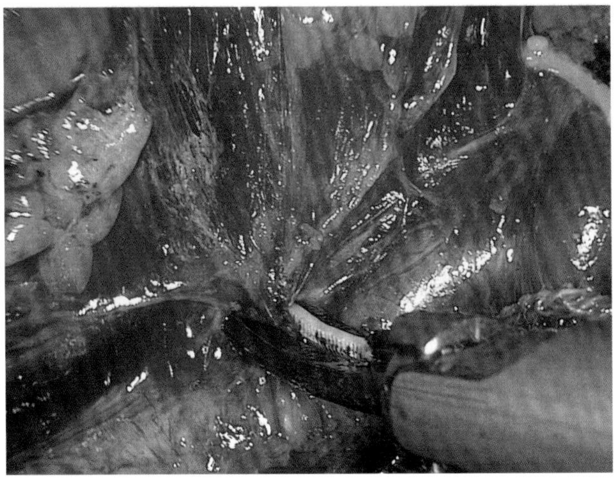

图 11-166　清扫脾动脉远侧端淋巴结

第三步，脾上极区域淋巴结清扫：助手轻轻提起胃脾韧带内脾血管分支表面的脂肪淋巴组织，超声刀非功能面紧贴脾叶动脉及脾叶静脉表面的解剖间隙，小心细致地钝、锐性交替推、剥及切割分离（图 11-169、图 11-170），将脾上极区域各血管分支完全裸化。此时，常有 1~3 支胃短动脉由脾叶动脉发出（图 11-171），走行在胃脾韧带内。助手应夹住胃短血管向上方牵引，超声刀紧贴胃短血管根部细致地解剖其周围脂肪淋巴组织，于根部上血管夹后离断（图 11-172）。通常位于脾上极的最后一支胃短血管很短（图 11-173），使胃底紧贴脾门，若牵拉不当易被撕裂出血。此时，助手应往右上方适当牵拉胃底充分暴露该支血管，主刀仔细分离其周围的脂肪结缔组织后于根部上血管夹离断（图 11-174）。

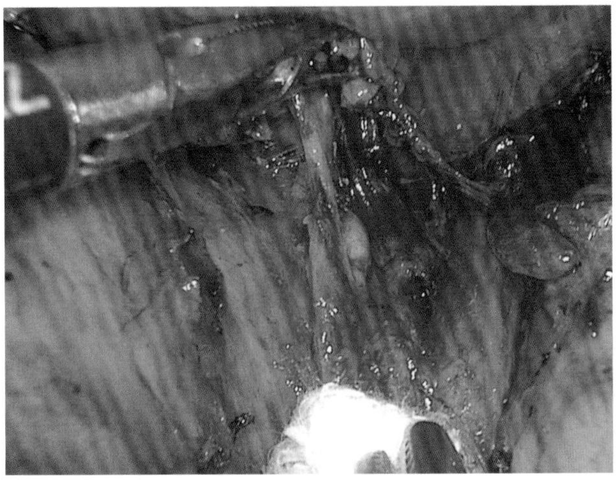

图 11-167　显露并裸化胃后血管

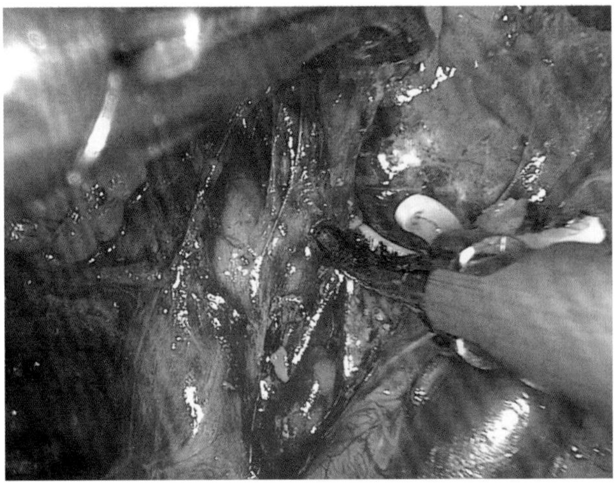

图 11-169　脾上极区域沿脾叶血管锐性剥离

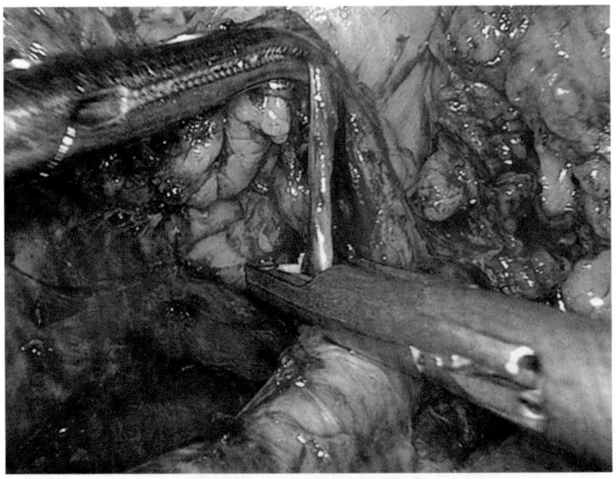

图 11-168　于根部离断胃后血管

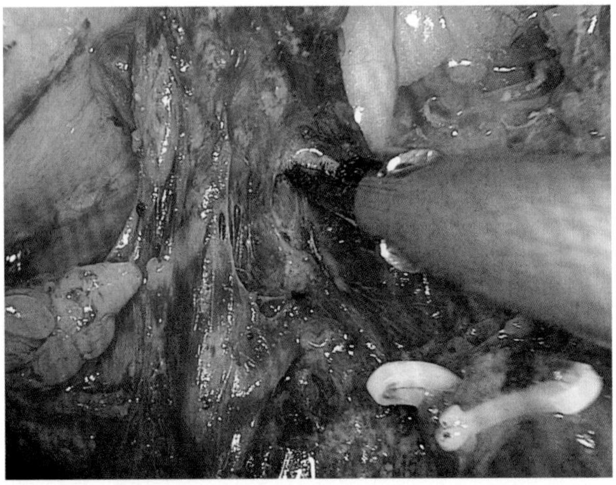

图 11-170　脾上极区域沿脾叶血管钝性剥离

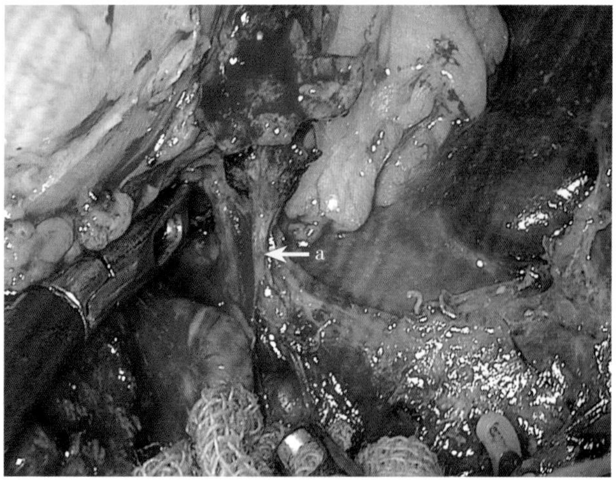

图 11-171 第三支胃短血管(a)裸化后

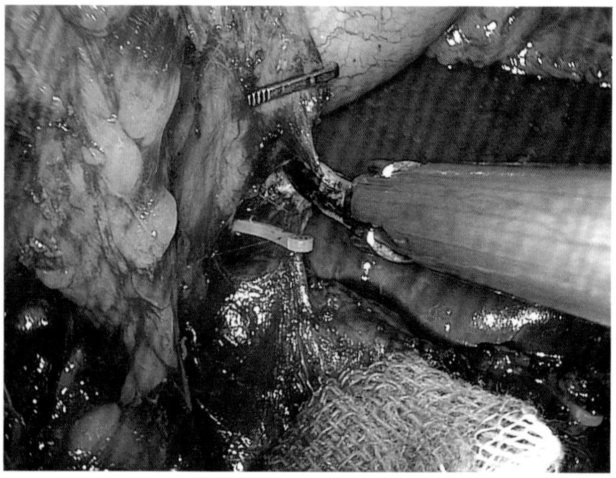

图 11-174 于根部离断脾上极最后一支胃短血管

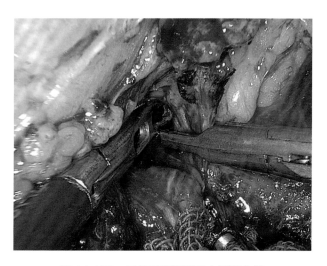

图 11-172 于根部离断第三支胃短血管

当胰尾位于脾下极并与脾门具有一定距离时,可以行脾门后方淋巴结清扫。助手左手以无损伤抓钳向腹侧提起脾叶血管,右手提起脾门后方的脂肪淋巴组织,主刀左手器械下压 Gerota 筋膜,超声刀沿 Gerota 筋膜表面分离脾门后方脂肪淋巴组织,并于脾血管的下方将该处淋巴结完整清扫(图 11-175、图 11-176)。此处应注意清扫时超声刀分离平面不要超过 Gerota 筋膜,以免引起出血。在清扫第 10 组淋巴结过程中须注意脾叶动脉分支数的变异,操作时避免损伤引起出血。至此完成脾门区第 10、11d 组淋巴结清扫(图 11-177,视频 15)。

【要点分析】

1. 手术入路的选择 可采用经左侧入路的脾门淋巴结清扫,即在胰尾部上缘分离胰腺被膜进入胰后间隙,显露脾血管主干末端作为合理的入路。

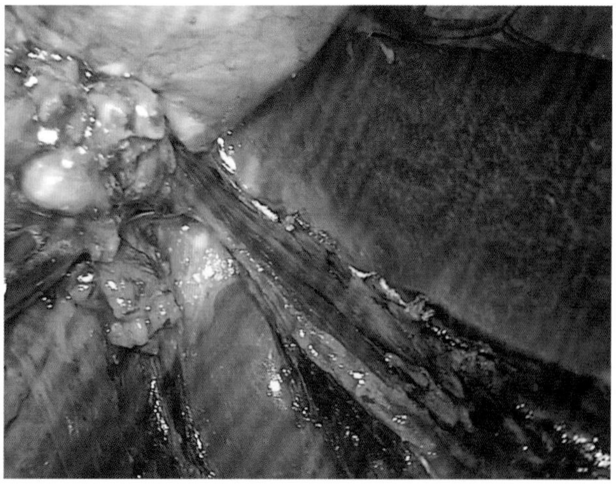

图 11-173 分离显露脾上极最后一支胃短血管

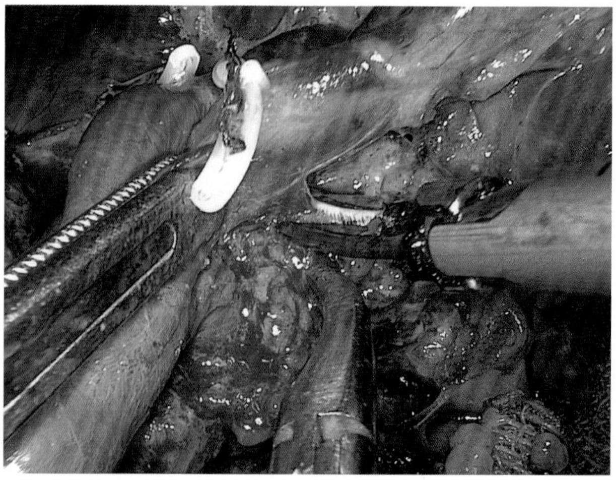

图 11-175 沿 Gerota 筋膜表面清扫脾血管后方淋巴结

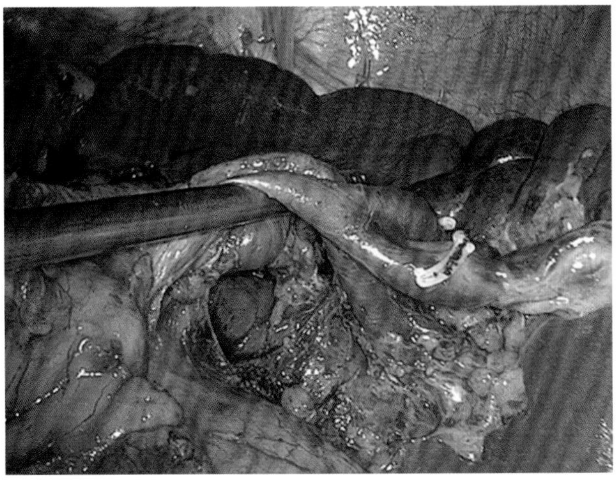

图 11-176 脾血管后方淋巴结清扫后

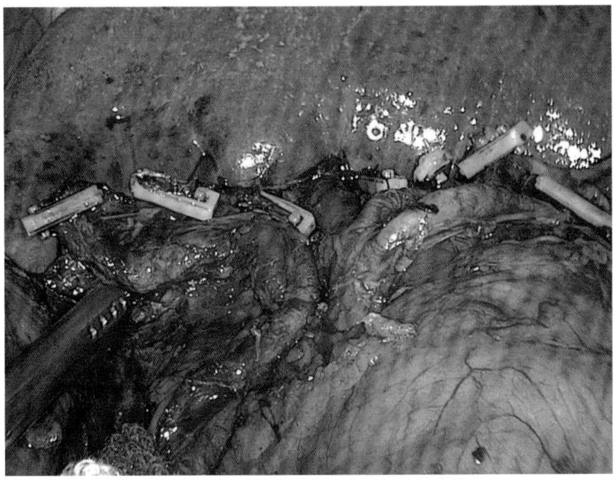

图 11-177 脾门区第 10、11d 组淋巴结清扫后

视频 15 腹腔镜胃癌根治术中脾门淋巴结清扫技术
(黄昌明 福建医科大学附属协和医院)

脾脏位置较固定,患者取头高脚低右倾体位,借助胃与网膜自身重力,可使脾门区暴露更充分,术者位于患者两腿间,使脾门淋巴结清扫过程中右手操作更加灵活、方便。在脾门区域淋巴结清扫过程中,我们没有首先离断胃脾韧带,这样的优点在于助手可以牵拉胃脾韧带来充分暴露脾门,并保持良好的张力,有利于主刀对脾门区血管进行解剖分离,并且一旦损伤脾血管或脾脏出血,也方便主刀迅速止血。同时,从根部离断胃网膜左及胃短血管等,由脾叶动脉向脾动脉方向清扫第 10、11d 组淋巴结,使脾门区淋巴结同胃切除的标本一并切除,符合肿瘤整块切除的原则。

2. 合理的解剖间隙选择 在胰尾前方循筋膜延续的方向打开胰腺前筋膜后,沿胰腺前筋膜后方的胰后间隙进入脾肾韧带间隙内,并且此间隙逐渐加大,循此间隙剥离可显露脾下极血管或脾下叶血管。因此,首先需充分剥离横结肠系膜前叶及胰腺前筋膜,然后进入胰后间隙,显露脾下极血管及部分脾血管主干,而后循筋膜走向分离脾肾韧带及胃脾韧带,从而完全显露脾动脉全程及其各级分支,之后紧贴血管间隙清扫脾动脉旁淋巴结和脾门淋巴结便可得心应手。血管和淋巴系统不论是否存在个体差异与变异,必然走行于这些潜在间隙内。在腹腔镜下的清扫过程中,可以更清晰地辨认胃周筋膜、筋膜间隙、血管及其分支,可以轻松地全程显露脾血管及其各级分支,从而顺利、高效地完成精确脾动脉旁及脾门淋巴结清扫,减少术中意外出血和脾脏及胰腺损伤。

3. 脾门区后方淋巴结的清扫 因脾脏与胰尾的关系十分密切,50% 的人胰尾距脾门仅约 1cm,约 30% 的人胰尾与脾门直接接触,其中 49.5% 的人胰尾紧靠脾门中央,42.5% 的人胰尾紧贴脾下极,8.3% 的人胰尾紧贴脾脏上极,所以在清扫脾门区血管后方的淋巴结时,应注意勿损伤胰尾。当胰尾位于脾下极区,同时距离脾门有一段距离时,方能安全清扫脾门区血管后方的淋巴结。清扫脾血管后方的脂肪淋巴结组织时,助手左手肠钳轻轻抓持或挡推脾叶血管,右手牵拉淋巴结脂肪组织,可充分显露术野,主刀将该区域淋巴脂肪组织向左下方牵拉,使手术操作区形成一定的张力,暴露出解剖间隙,便于清除脾门后方的脂肪淋巴组织。

4. 脾缺血的处理 脾脏缺血多为术中误切断脾脏供血分支所致,尤其是在清扫脾动脉干远端部分时,由脾动脉干发出的脾上极血管常被向上牵拉而看似胃后血管。在离断此区域血管分支前应注意辨别,无法判断时,应先保留,继续向远端游离、裸化,明确其走行,切忌盲目离断血管。若术中出现脾脏局部缺血,如果缺血范围不超过全脾的 50%,可不需行脾切除术。若缺血范围较大,应注意观察是否误断脾动脉或脾静脉,若发现脾脏血供障碍时应当机立断行脾脏切除术。有时,在淋巴结清扫过程中长时间压迫脾血管主干也会导致整个脾脏缺血而发生颜色改变，此时在终止压迫后，脾脏缺血可逐渐恢复。如果较长时间没有恢复，可行术中脾脏超声观察脾血供情况，再决定是否保留脾脏。

5. 出血的控制　控制出血是脾门淋巴结清扫的难点之一，特别是对于肥胖的患者，腹腔脂肪组织多，空间暴露困难。这时我们常常采用的手术器械为：吸引器、小纱布、钛夹和血管夹等。助手左手器械向上提拉胃壁张紧脾胃韧带协助暴露，另一手持吸引器小流量间断吸引，暴露出血点。如果出血量较大，助手不能很好暴露出血点时，主刀应迅速用较大的纱布压住出血点，暂时控制出血。助手用吸引器吸净出血后重新调整位置，暴露出血点，主刀在出血点上、下分别以钛夹结扎止血。当脾脏损伤出血时，表面浅小的撕裂伤也可导致较多渗血，导致手术视野不清，可用上述方法压迫止血；若损伤较大难以止血者，应果断更换为双极电凝钩（功率为90~100W），采用喷凝模式，沿出血面平行喷凝，使出血脾实质焦化结痂而止血。

【注意事项】

1. 开始清扫脾门区域淋巴结前，应先将胃体尽量下推至右下方，再将大网膜翻转推送置于胃前壁上方，让胃体和大网膜在手术过程中不容易遮挡视野。部分患者存在网膜组织与脾粘连的情况，助手牵拉胃体或大网膜时，需用力均匀，缓慢拖拉，若觉有阻力存在，切勿暴力，应寻找粘连的根部并松解。在进行淋巴结清扫之前应先将脾胃韧带的粘连松解。

2. 在淋巴结清扫过程中，不能一次夹持太多组织，应采用步步为营的“蚕食法”切割分离，从而减少创面渗出，且要避免过度牵拉，防止血管尚未完全凝闭即被拉断，造成难以控制的出血。

3. 脾动脉起始位置较固定（约98%起自腹腔动脉），但在部分情况下其自腹腔动脉发出后，会走行于胰腺实质内，且与胰腺的关系又有较大变化。其中，Ⅰ型占大多数，脾动脉可以完全显露游离，故血管周围脂肪淋巴组织较容易清扫。但是其他类型（Ⅱ、Ⅲ、Ⅳ型）均有部分脾动脉走行于胰腺组织内，清扫这些脾动脉周围脂肪淋巴组织时，应注意其与胰腺实质的分界，切勿将胰腺组织当作淋巴结切除，导致术中出血及术后胰漏等并发症。

4. 脾动脉行程随年龄变化其形态也在变化，儿童期的脾动脉走行较直，成人皆有不同程度的迂曲，迂曲严重者，脾动脉可呈袢状。迂曲越多，脾动脉的裸化就越困难，操作过程中需特别注意辨别迂曲的血管与淋巴结间的间隙，注意勿将迂曲的脾动脉主干当作肿大的淋巴结切除，导致出血或脾脏缺血。

5. 在暴露胃短血管时应分层分离胃脾韧带，先切开脾侧系膜，再切开内侧系膜，切忌用超声刀盲目夹持大量组织并离断，以免超声刀无法完全闭合血管引起出血。由于胃短血管起自脾叶动脉，故在裸化脾叶动脉的过程中，即可显露胃短血管，应在其根部离断，此时胃短血管尚未出现分支及迂曲，所需要离断的支数最少，越远离根部则分支越多，需要离断的血管越多，误伤几率越大。

6. 胃短血管越靠近脾上极长度越短，尤其是最后一支胃短血管，通常很短，使胃底紧贴脾脏。当淋巴结清扫至脾上极附近时，应该注意该支胃短血管的存在及特点，一方面应避免用力牵拉胃底，另一方面应将该血管裸化后用血管夹离断，以免超声刀无法完全闭合血管引起出血。

【术后处理】

1. 镇痛　持续硬膜外置管麻醉泵镇痛，或必要时给予吗啡等镇痛药物。

2. 监测　术后予监测生命体征、腹腔引流情况。

3. 体位　术后待麻醉清醒，血压平稳后改为半卧位，并积极活动肢体，有利于呼吸，减少肺部感染的机会。

4. 饮食管理　术后待肛门排气后，可开始鼻饲流质饮食，逐步过渡到经口流质、半流食。

5. 综合治疗　维持水电解质平衡、肠外营养支持，给予抗生素，对症处理。

【并发症及处理】

1. 脾区出血　与术中损伤脾区血管、术后血管结扎线或血管夹松脱、术后腹腔感染等相关，可密切监测生命体征、血红蛋白，进行扩容补液、输血等处理，保守治疗无效应介入治疗或紧急手术治疗。

2. 胰漏　与术中损伤胰腺组织直接相关，胰漏虽然少见，但极易并发腹腔感染和脓肿，甚至造成严重全身感染和腹腔大出血，威胁患者生命。一旦出现胰漏，应保持腹腔双套管通畅引流及冲洗，并及时使用抑制胰腺分泌的药物，必要时行手术引流和灌洗。

3. 淋巴漏　与忽视淋巴管断端的处理密切相关，一旦发生淋巴漏，应保持引流通畅，加强肠外营养支持并维持水电解质平衡。绝大部分淋巴漏可以通过保守治疗好转，对于再次手术应持谨慎态度。

（黄昌明　陈起跃）

参考文献

[1] Zheng CH, Xu M, Huang CM, *et al*. Anatomy and influence of the splenic artery in laparoscopic spleen-preserving splenic lymphadenectomy [J]. World J Gastroenterol, 2015, 21(27): 8389-8397.

[2] Huang CM, Chen QY, Lin JX, *et al*. Huang's three-step maneuver for laparoscopic spleen-preserving No.10 lymph node dissection for advanced proximal gastric cancer [J]. Chin J Cancer Res, 2014, 26(2): 208-210.

[3] Huang CM, Chen QY, Lin JX, *et al*. Laparoscopic spleen-preserving no.10 lymph node dissection for advanced proximal gastric cancer using a left approach [J]. Ann Surg Oncol. 2014, 21(6): 2051.

[4] 陈起跃，黄泽宁，黄昌明，等．"黄氏三步法"在进展期胃上部癌腹腔镜保脾脾门淋巴结清扫术中的应用[J]，中华消化外科杂志，2015，14(3)：187-191.

第七节　腹腔镜胃十二指肠三角吻合技术

腹腔镜胃十二指肠三角吻合技术，是完全在腹腔镜下应用直线切割闭合器完成残胃和十二指肠后壁的功能性端-端吻合，因吻合后吻合口内部的钉合线呈现三角形，故称为三角吻合。该技术自2002年Kanaya等首次报道以来，已被国内外部分中心接受并开展，其对腹腔镜手术技术要求较高，应在有丰富腹腔镜手术经验的中心开展。

【适应证】

1. 胃远端早期或较早期局部进展期胃癌的患者。
2. 术中胃和十二指肠的离断既要满足肿瘤R0切除的要求，又要保证适宜的吻合口张力。

【禁忌证】

1. T_{4b}、M_1期晚期胃癌，以及估计难以将转移淋巴结清扫干净者。
2. 肿瘤累及幽门管或十二指肠者。
3. 合并心肺疾病不能行气管插管全身麻醉者。
4. 上腹部有广泛粘连不适合行腹腔镜手术者。

【手术器械】

腹腔镜常规器械如分离钳、无损伤胃钳、肠钳等，超声刀，45mm或60mm腹腔镜直线切割闭合器。

【术前准备】

1. 术前经内镜下病理确诊为胃癌，通过增强CT、胃镜及超声胃镜等检查了解病灶部位、大小、浸润深度及周围淋巴结转移情况，并排除肝脏、肺部等远处转移。
2. 纠正贫血、低蛋白血症，调节电解质平衡。
3. 常规术前准备包括心理指导、禁食、禁饮、备皮、肠道准备等。
4. 术前留置胃管及尿管。

【麻醉】

气管插管全身麻醉

【体位与套管放置】

患者平卧分腿位，头高脚底10°~20°，于脐下1cm置入10mm套管为观察孔，左侧腋前线肋缘下2cm置入12mm套管为主操作孔，右侧腋前线肋缘下2cm、左、右锁骨中线脐水平以上2cm分别置入5mm套管为辅助操作孔。术者位于患者左侧，助手位于患者右侧，扶镜手位于患者两腿之间。建立CO_2气腹，控制腹内压为12~14mmHg（图11-178、11-179）。

【手术相关解剖】（图11-180~图11-182）

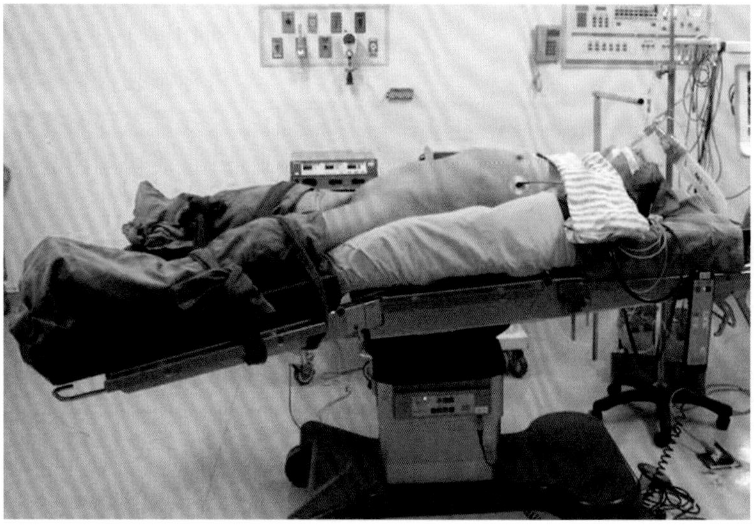

图11-178　患者体位

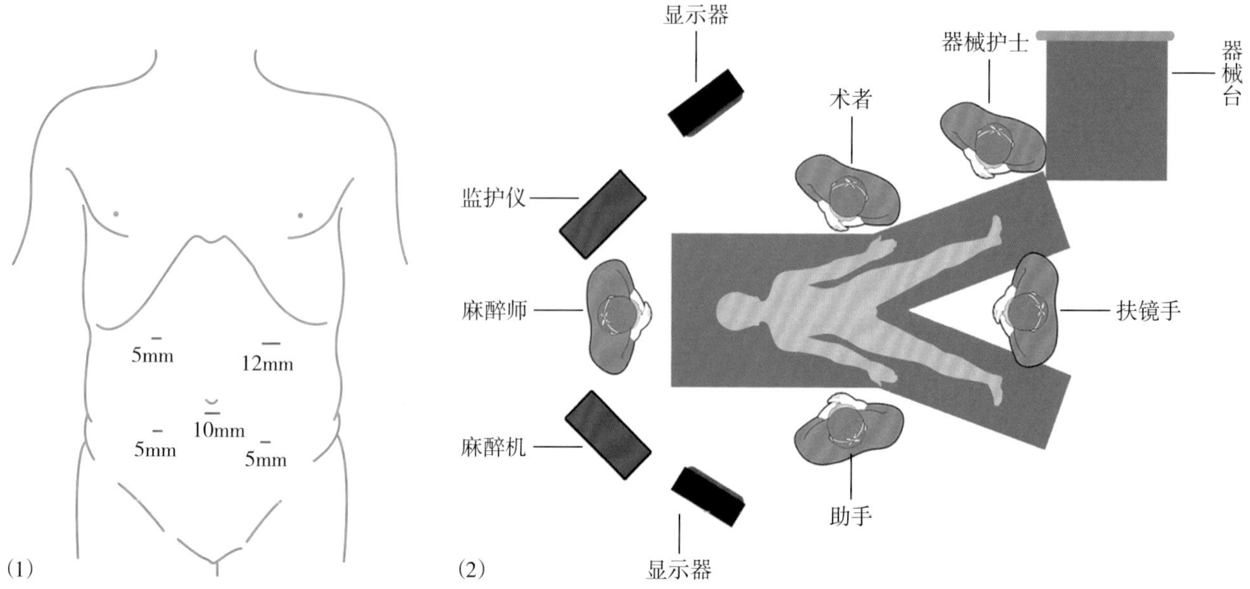

图 11-179　套管位置及术者站位

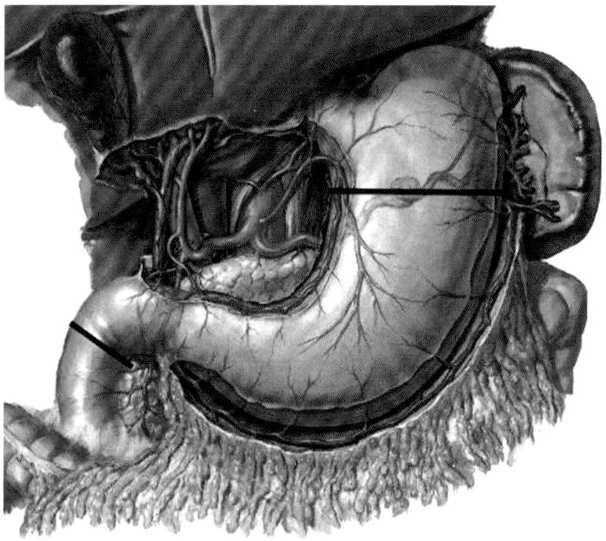

图 11-180　胃局部解剖及切除范围

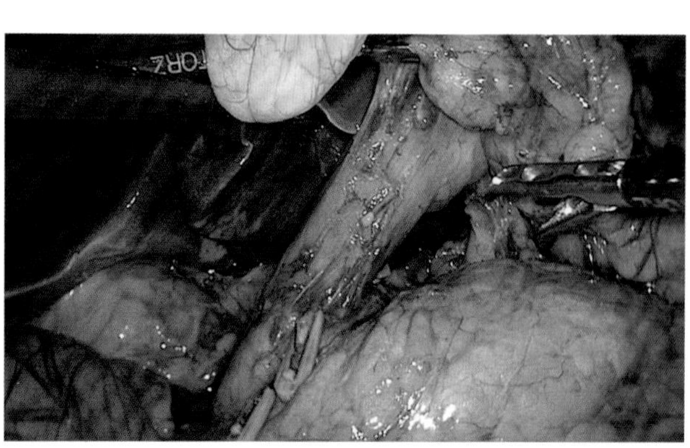

图 11-181　充分游离十二指肠至幽门下方 2.5~4cm

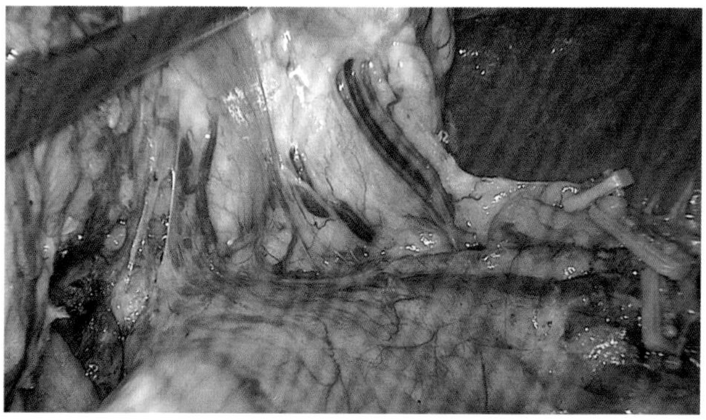

图 11-182　裸化胃大弯，保留胃后血管及 2~3 支胃短血管

【手术步骤】

完成腹腔镜下淋巴结清扫后，腹腔镜直线切割闭合器从左上腹主操作孔进入腹腔，在预定位置分别切断十二指肠及胃大部（图 11-183、图 11-184）。将标本装入标本袋后，超声刀分别于十二指肠后壁及残胃大弯侧各切开小孔（图 11-185、图 11-186），张开直线切割闭合器前端，分别伸入小孔将十二指肠与残胃闭合（图 11-187）。而后通过共同开口观察吻合情况（图 11-188），确认吻合口内无出血、无黏膜损伤后，分别在共同开口两端及胃与十二指肠闭合线处缝合 3 针，以较好地牵拉对合（图 11-189）。最后再用直线切割闭合器将残胃与十二指肠的共同开口闭合（图 11-190），完成腔镜下传统的三角吻合（图 11-191）。将脐下套管切口延长至 3cm，取出标本（图 11-192）。

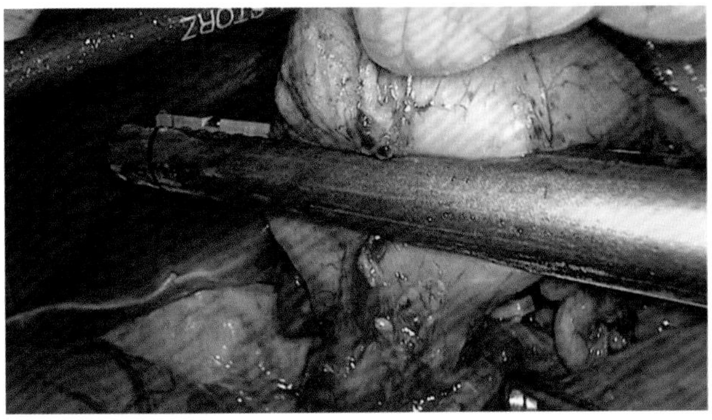

图 11-183　在预定位置离断十二指肠

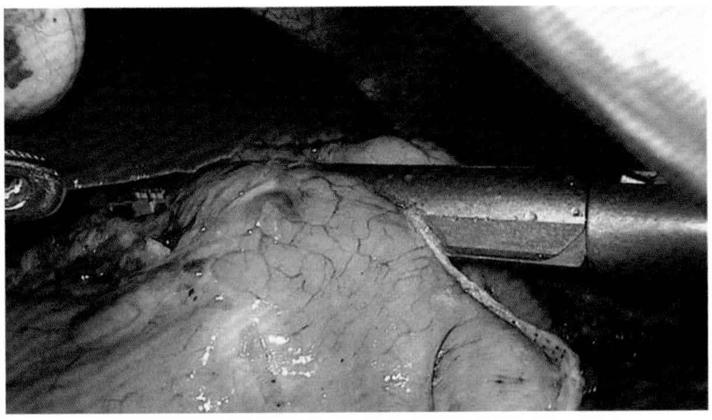

图 11-184　在预定位置离断胃

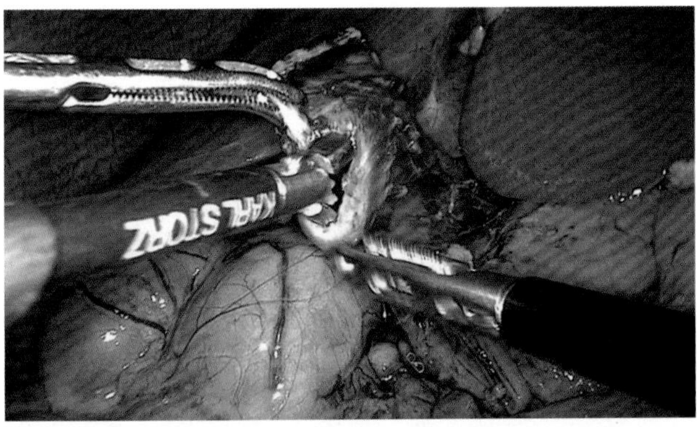

图 11-185　超声刀于十二指肠后壁切开小孔

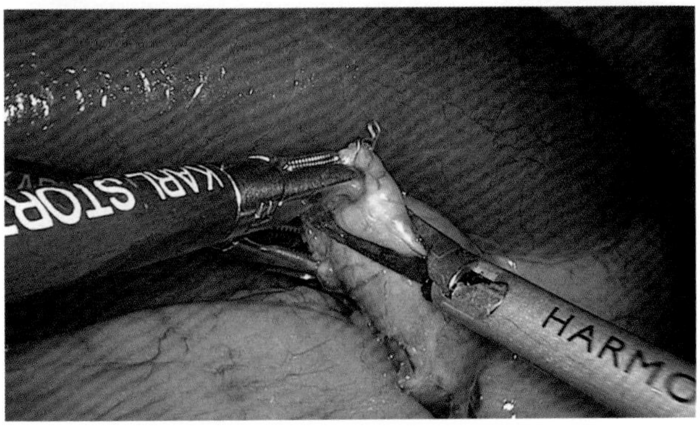

图 11-186　超声刀于残胃大弯侧切开小孔

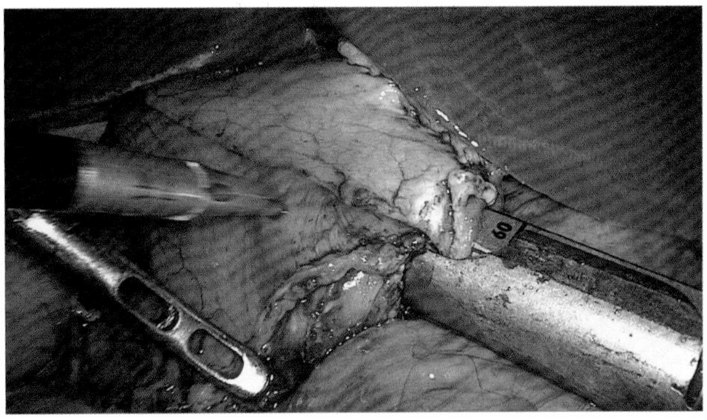

图 11-187　直线切割闭合器吻合十二指肠与残胃后壁

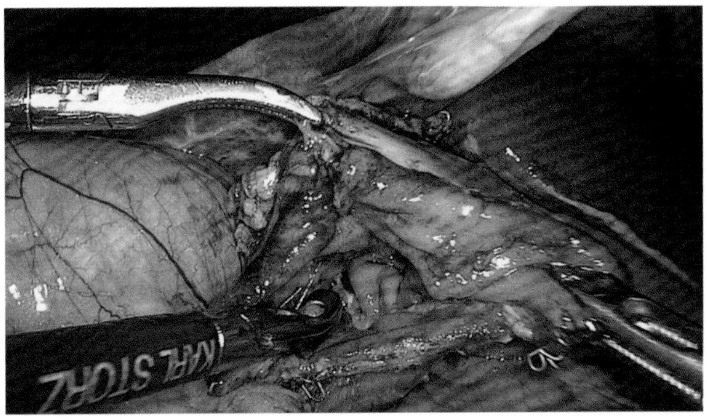

图 11-188　通过共同开口观察吻合口内情况

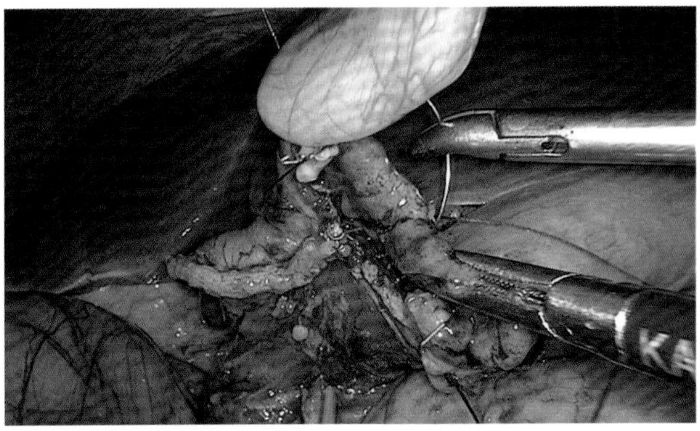

图 11-189　缝合 3 针牵拉线

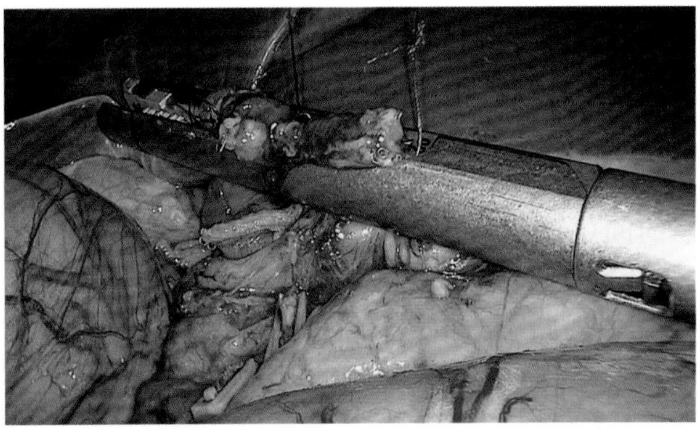

图 11-190　闭合共同开口

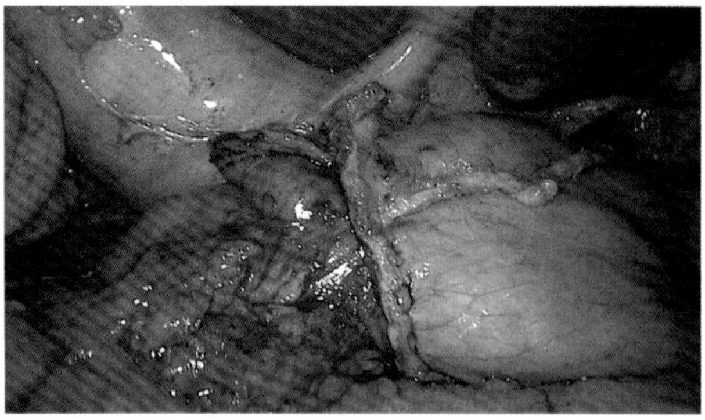

图 11-191　传统三角吻合外观

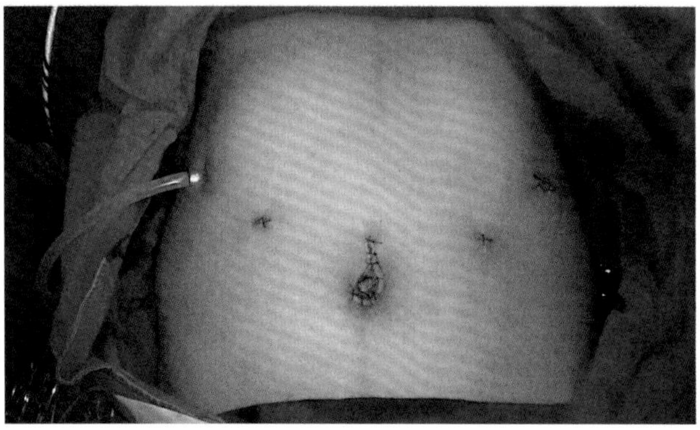

图 11-192　术后腹壁外观

然而，传统三角吻合闭合共同开口后十二指肠盲端形成1个盲角，胃、十二指肠切缘和共同开口切缘有2个交角，理论上即存在三个薄弱点（图11-193），增加了术后吻合口相关并发症风险。我中心对传统方法进行了改良，将十二指肠盲角完整切除，同时切除十二指肠切缘与共同开口闭合缘的交角，仅留下1个胃切缘和共同开口切缘的交角，使传统三角吻合后存在的三个薄弱点减少两个，吻合后外观呈倒T形（图11-194）。操作上，在共同开口对合后，助手右手持钳将十二指肠断缘的盲角提起，置于直线切割闭合器内（图11-195），主刀击发直线切割闭合器闭合共同开口，同时将十二指肠断缘一并完整切除，完成改良的三角吻合。而在闭合共同开口时，亦可免去镜下缝合的步骤，主刀与助手器械协调操作，直接对合共同开口，从而简化手术步骤，缩短吻合时间（视频16）。

【要点分析】

1. 离断十二指肠和胃的技巧　离断十二指肠时，直线切割闭合器在预定位置垂直于十二指肠长轴方向完全含住十二指肠，然后将十二指肠沿逆时针方向旋转90°，由十二指肠后壁向前壁的方向切断

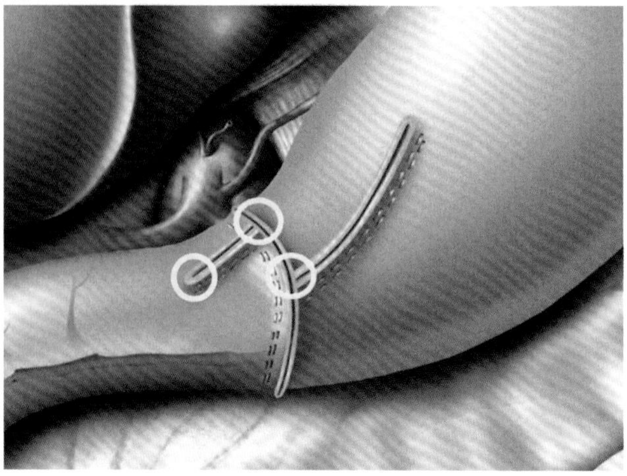

图 11-193　传统三角吻合的三个薄弱点

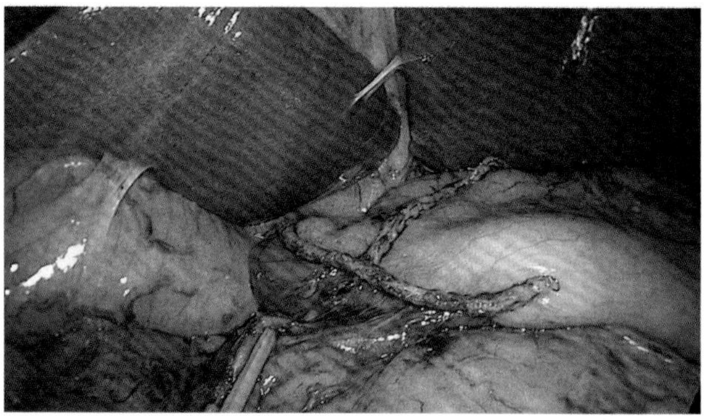

图 11-194　改良三角吻合外观

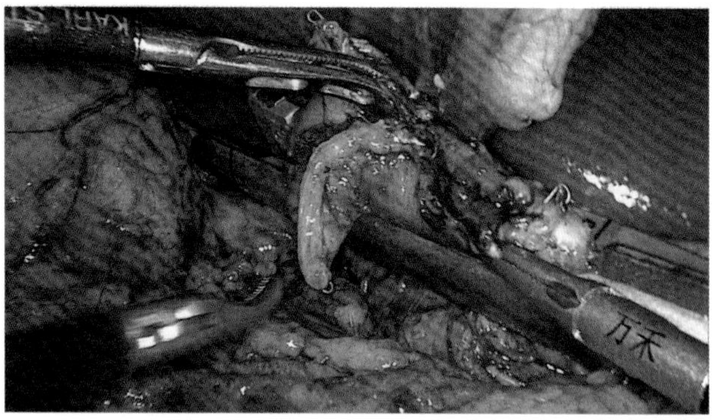

图 11-195　改良三角吻合方法

视频16　腹腔镜胃十二指肠三角吻合技术
（黄昌明　福建医科大学附属协和医院）

十二指肠，而后使用两把闭合器从大弯侧至小弯侧离断胃。

2. 十二指肠后壁与残胃的吻合技巧 腔镜下操作，通常很难做到把胃与十二指肠并拢后同时置入直线切割吻合器的前端内。可先在胃内置入钉仓，暂时闭合钳口，并使胃后壁预吻合处与胃的切缘距离约为 2cm，然后抓取十二指肠，松开钳口，将十二指肠肠管套上钉砧，并将十二指肠切缘逆时针旋转 90°，最后进行必要的调整，将十二指肠后壁与残胃吻合。

3. 改良三角吻合共同开口闭合技巧 若省略传统三角吻合中镜下缝合的步骤，可用主刀左手钳夹住共同开口的下端，助手左手钳夹住另外一端将其展平，主刀右手持直线切割闭合器含住共同开口将其对合，助手右手钳将十二指肠断缘的盲角提起，置于直线切割闭合器内，助手两手器械可以互相协调以更好对位。击发闭合器将共同开口闭合，同时将十二指肠盲端完整切除，使传统三角吻合后存在的两个钉合线交角变为一个交角（胃切缘和共同开口切缘交角）。共同开口闭合线的方向必须与胃切缘垂直，以避免吻合口狭窄。

【注意事项】

1. 腹腔镜探查腹腔内情况，明确肿瘤部位，排除 T_{4b} 期胃癌及腹膜种植等情况，若早期的肿瘤在腹腔镜下难以准确定位，可以借助术中胃镜协助定位，以保证肿瘤的 R0 切除。

2. 远侧胃切除范围是 2/3~3/4 胃远端，包括胃体的远侧部分、胃窦部、幽门和十二指肠球部的近胃部分；裸化胃大弯，保留胃后血管及 2~3 支胃短血管，以保证残胃血供；充分游离十二指肠至幽门下方 2.5~4cm。

3. 须注意十二指肠和胃的离断既要满足肿瘤 R0 切除的要求，又要保证适宜的吻合口张力，离断前应将胃管退至 40cm 处。

4. 吻合完成后应检查吻合口张力及吻合质量，若发现吻合口渗血，可在渗血处加固缝合。

【术后处理】

1. 镇痛 酌情给予镇痛药物。

2. 胃肠减压 持续胃肠减压 2~3 天，待肛门排气后拔除。

3. 饮食 术后 3~4 天胃肠功能恢复后即可开始流质饮食，术后 5~7 天开始半流质饮食，以后逐步增加饮食量。

4. 体位 术后待麻醉清醒、血压平稳后改为半卧位，有利于呼吸，减少肺部感染的机会，也有利于创面渗出液向盆腔引流。

5. 活动 术后应鼓励患者早期下床活动，间断按摩四肢，适度抬高双下肢，促进静脉回流，防止深静脉血栓形成。

6. 腹腔引流管 关注腹腔引流液，术后 7~9 天进半流质后行消化道造影，未见明显异常可拔除。

7. 综合治疗 静脉输液，维持水、电解质酸碱平衡，营养支持，给予抗生素，对症处理，适时评估后续抗肿瘤治疗计划。

【并发症及处理】

1. 术中并发症 因操作不当、吻合器械故障、视野不清等损伤胃十二指肠黏膜或吻合口切缘，导致吻合口出血不止或吻合失败。应通过共同开口检查吻合口内部，活动性出血可缝扎黏膜下血管，确认吻合口内无出血后才能闭合共同开口，对于难以控制的出血应该及时中转开腹止血。吻合失败可改毕Ⅱ式吻合。

2. 术后吻合口相关并发症 吻合口出血一般发生在术后 72 小时内，大部分患者通过保守治疗可以获得治愈，但对于较大的出血应果断再次手术止血。大多数吻合口漏是微小渗漏，可以通过通畅引流、禁食、胃肠减压及营养支持等保守治疗得到痊愈，可选择在胃镜及 X 线引导下放置空肠营养管给予肠内营养支持。严重吻合口漏致腹膜炎或合并腹腔脓肿，必要时可考虑手术探查处理。吻合口狭窄的发生可能与吻合口漏相关，治疗首选内镜下气囊扩张或者支架置入，对于合并全身营养障碍的患者，可在内镜下放置空肠营养管给予肠内营养支持。

3. 术后其他并发症 术后淋巴漏的发生与忽视淋巴管断端的处理密切相关，术中应妥善缝扎淋巴管断端；一旦发生淋巴漏，应保持引流通畅，加强营养支持并维持水电解质平衡。绝大部分淋巴漏可以通过保守治疗好转，对于再次手术应持谨慎态度。术后肠梗阻原因复杂，粘连和炎症反应是主要原因。应做好术前肠道准备，术中创面彻底止血，关闭肠系膜裂孔，术后鼓励患者早期下床活动等。术后肠梗阻一旦发生，应密切观察患者生命体征及腹部体征，若出现肠绞窄征象应及时手术。年老体弱患者易发尿路感染、肺部感染等，应给予敏感抗生素治疗和对症处理。

（黄昌明 林密）

参考文献

[1] Kanaya S, Gomi T, Momoi H, *et al*. Delta-shaped anastomosis in totally laparoscopic Billroth I gastrectomy: new technique of intraabdominal gastroduodenostomy [J]. J Am Coll Surg, 2002, 195(2): 284-287.

[2] Huang CM, Lin M, Chen QY *et al*. A modified intracorporeal Billroth-I anastomosis after laparoscopic distal gastrectomy for gastric cancer: A safe and seasible technique [J]. Ann Surg Oncol. 2015, 22(1): 247.

[3] Huang CM, Lin M, Chen QY, *et al*. A modified delta-shaped gastroduodenostomy in totally laparoscopic distal gastrectomy for gastric cancer: A safe and feasible technique [J]. PLoS One, 2014, 9(7): e102736.

[4] Huang CM, Lin M, Lin JX, *et al*. Comparision of modified and conventional delta-shaped gastroduodenostomy in totally laparoscopic surgery [J]. World J Gastroenterol, 2014, 20(30): 10478-10485.

第八节　腹腔镜胃间质瘤切除术

在新版的美国国立综合癌症网络(National Comprehensive Cancer Network, NCCN)指南和中国间质瘤外科专家共识中，腹腔镜手术治疗胃间质瘤的适应证有所放宽，推荐对位于胃大弯、胃底体前壁等易操作部位的间质瘤实施；其他部位的间质瘤，可在具有丰富腹腔镜手术经验的中心开展。本中心的经验是，针对不同部位和生长方式的间质瘤，选择不同的腹腔镜术式，包括胃部分切除、胃壁楔形切除、胃黏膜外瘤体剥离、胃壁切开缝合和经胃腔瘤体黏膜下剥离术。由于胃部分切除(近端胃和远端胃)与胃癌手术步骤相似，本节不再介绍，具体请参考相关章节。本节主要是介绍其他四种术式。

一、腹腔镜胃壁楔形切除术

位于胃大弯、胃底体前壁5cm以下的间质瘤，由于操作较容易，大多可在腹腔镜下行胃壁楔形切除。

【适应证】

1. 肿瘤大小约2~5cm。
2. 肿瘤位于胃大弯、胃底体。
3. 辅助检查提示肿瘤边界清晰、质地均匀。
4. 无胃外侵犯和腹腔转移征象的原发局限性肿瘤。

【禁忌证】

1. 合并心肺疾病不能行气管插管全身麻醉。
2. 有上腹部手术史、上腹部有广泛粘连。

【手术器械】

超声刀、腹腔镜60mm直线切割闭合器。

【术前准备】

1. 纠正贫血、低蛋白血症，调节电解质平衡。
2. 我中心大多数5cm以下胃间质瘤手术围术期处理选择快速康复路径，术前晚及术晨口服葡萄糖(糖尿病及糖耐量异常患者除外)。
3. 术前晚服泻药行肠道准备。
4. 术前不常规留置胃管。
5. 备皮，清洁脐垢。

【麻醉】

气管插管全身麻醉。

【体位与套管放置】

患者仰卧位，双下肢分开，呈人字位，头高脚低15°。脐下缘置入12mm套管，放入腹腔镜。左腋前线肋下1~2cm和脐水平腹直肌外缘分别放置直径12mm和5mm套管。右腋前线肋下1~2cm处放置5mm套管，视情况在右脐水平腹直肌外缘增加直径5mm套管(图11-196)。后期根据肿瘤大小扩大左上腹或脐下套管口取标本。若肿瘤位置较高时，套管位置应适当调高。术者立于患者左侧，助手立于患者右侧，扶镜手立于患者两腿之间。

【手术步骤】

1. 探查　首先判断腹腔内是否有转移，再判断肿瘤位置(胃窦/体/底/贲门，前/后壁，小弯/大弯，距幽门/贲门距离)、肿瘤生长方式(外生型/内生型/哑铃状)。若判断肿瘤位于胃大弯、胃底体前壁，则选择胃壁楔形切除。

2. 游离网膜　对于胃大弯侧的肿瘤需要游离大网膜。助手左手肠钳在前，右手无创抓钳在后，将胃网膜血管弓外的大网膜垂直提起，同时向两侧展开，术者左手持肠钳反向牵拉对侧网膜，形成三角牵拉，使大网膜处于紧张状态。超声刀从血管弓外的无血管区切开大网膜(图11-197)。向肿瘤方向扩展切开范围，在距肿瘤3cm处，从血管弓外过渡至弓内并裸化肿瘤周围胃壁(图11-198)。

3. 楔形切除　确定预切线，用肠钳把含瘤体在内的胃壁控制好(图11-199)，在距病灶1cm处使用腹腔镜60mm直线切割闭合器，完成包括病灶在内的胃壁楔形切除。操作过程中注意尽可能保留胃壁，在击发闭合器前，术者用肠钳将胃壁往下拉，助手操

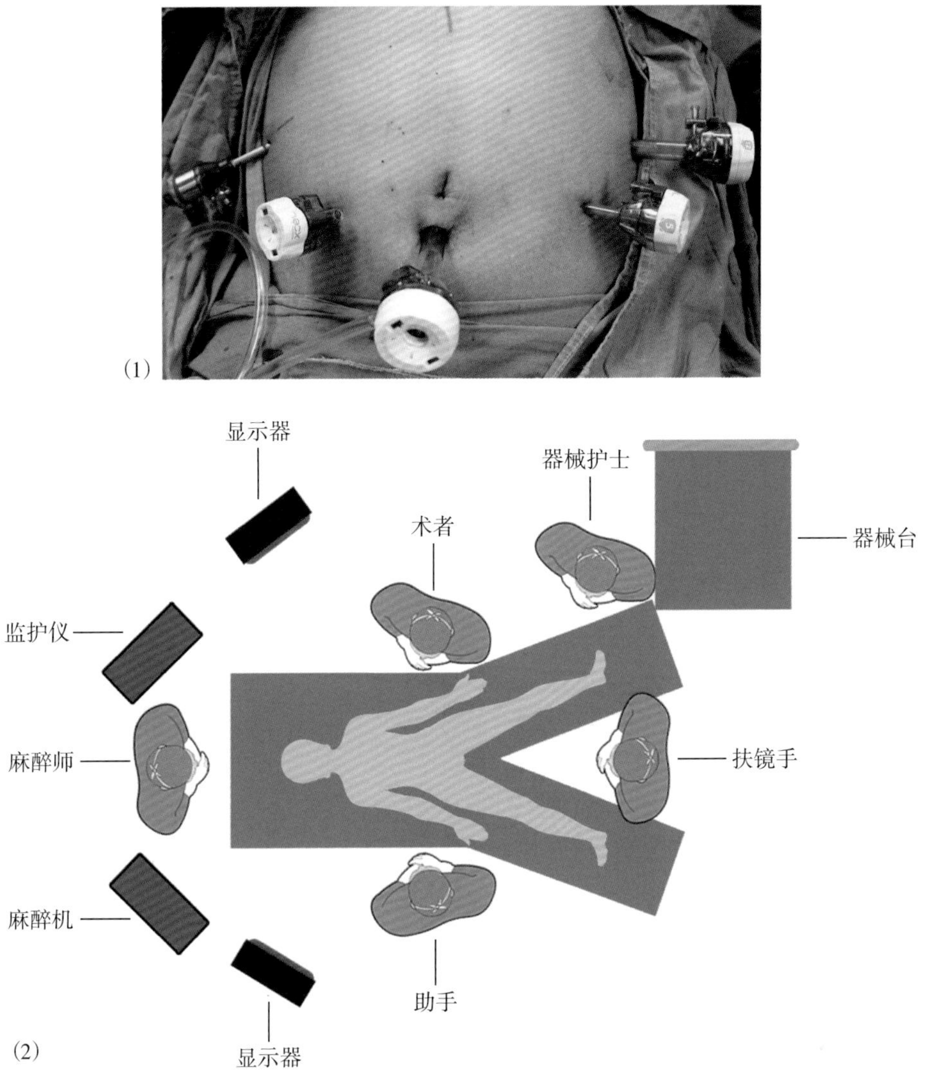

图 11-196
(1)套管位置;(2)手术室布局

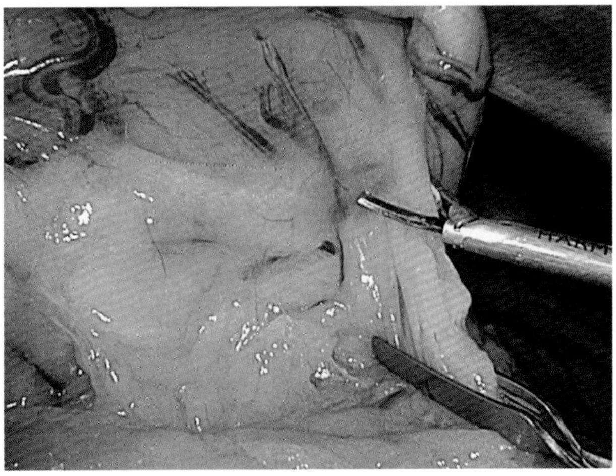

图 11-197 从无血管区切开血管弓外大网膜

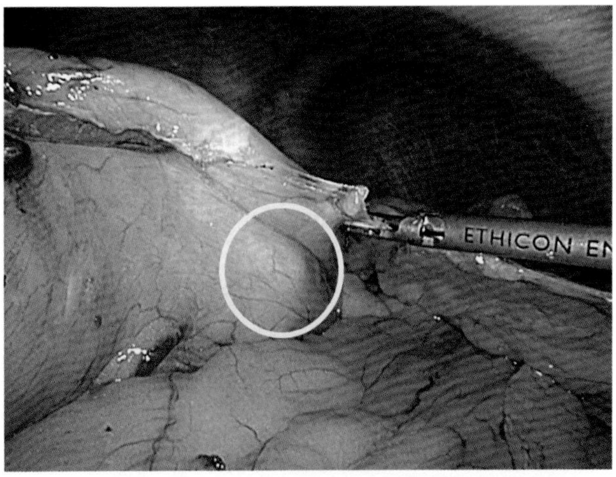

图 11-198 从血管弓外过渡至弓内并裸化肿瘤周围胃壁(黄色标志处为肿瘤,呈内生型)

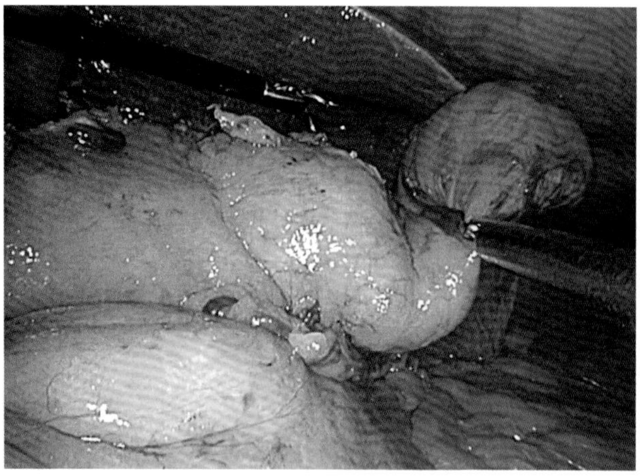

图 11-199　使用肠钳将瘤体控制好

作钳顶住胃壁向闭合器两臂间送（图 11-200）。切割闭合后检查胃腔是否有狭窄，切缘是否有活动性出血，必要时使用术中胃镜协助检查。

4. 取出标本　将肿瘤置入标本袋。根据肿瘤大小，适当延长脐部或左上腹套管孔，取出标本（图 11-201）。检查标本完整性和切缘长度。

5. 清理　再次检查术区有无活动性出血或副损伤。退出器械，放尽气腹，拔除各套管，缝合各切口，术毕（视频 17）。

【要点分析】

1. 若肿瘤位于以上位置的后壁，可将大网膜稍作游离把后壁向前翻转，变成“前壁”，再行类似处理（图 11-202）。

2. 外生型和哑铃状的肿瘤容易被发现，若肿瘤呈内生型生长且体积较小时，有时需要使用术中内镜定位。

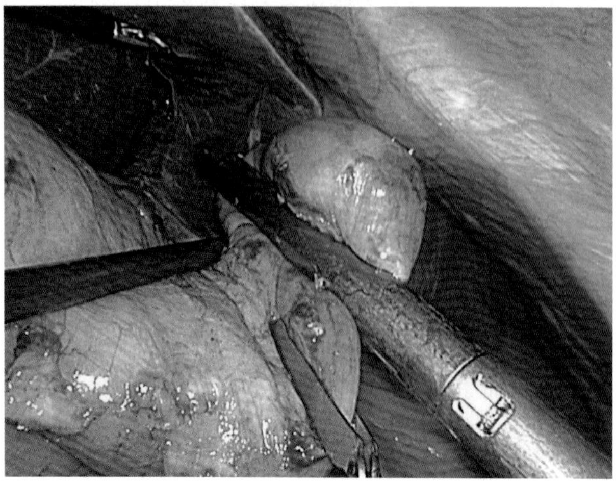

图 11-200　距病灶 1cm 处使用 60mm 腹腔镜直线切割闭合器行楔形切除

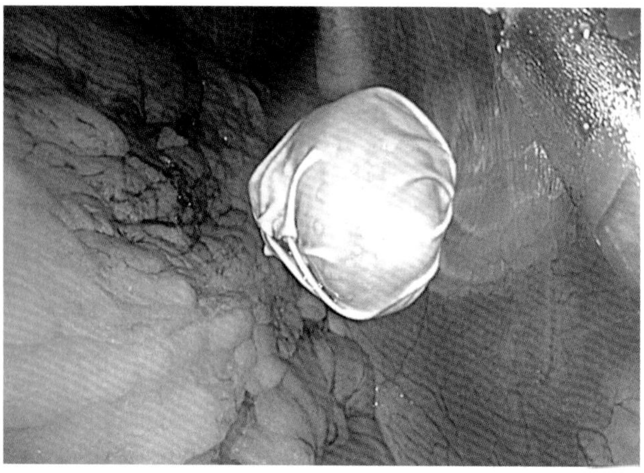

图 11-201　将瘤体装入标本袋从左上腹套管孔的延长切口取出

视频 17　腹腔镜胃壁楔形切除术
（李国新　南方医科大学附属南方医院）

3. 肿瘤靠近贲门时，需充分游离胃膈韧带，才能更多地保留胃壁、避免胃腔狭窄。理论上切缘距贲门 1~2cm 不会影响其功能。对位于此位置的肿瘤，也可以通过后文介绍的胃黏膜外剥离、胃壁切开缝合以及经胃腔切除三种方法处理。

【注意事项】

1. 楔形切除的原则是既要保证 R0 切除，亦要避免切除过多的胃壁，笔者的经验是放置切割闭合器前可先用肠钳控制好瘤体，再行两者替换（图 11-203），可避免瘤体滑脱，并可最大限度地保留胃壁。楔形切除时直线切割闭合器尽可能避免和胃腔纵轴平行，以最大限度降低胃腔狭窄的风险。

2. 由于大部分的胃组织可保留，游离胃壁时保留侧的血管离断后建议用可吸收血管夹夹闭，或使用超声刀进行双重凝固，防止血管断端术后出血。

3. 游离小弯侧时尽量避免损伤迷走神经。如果不能确保其完整性时，可行幽门成形术。

4. 操作中要尽量避免肿瘤破裂，对表面有破溃的瘤体，可将腹腔镜专用纱布置于其周围小心保护，瘤体一旦切除后立即放入标本袋中。

5. 若胃壁无水肿，切割闭合过程可靠，切缘无活动性出血，可不留置胃管或腹腔引流管。

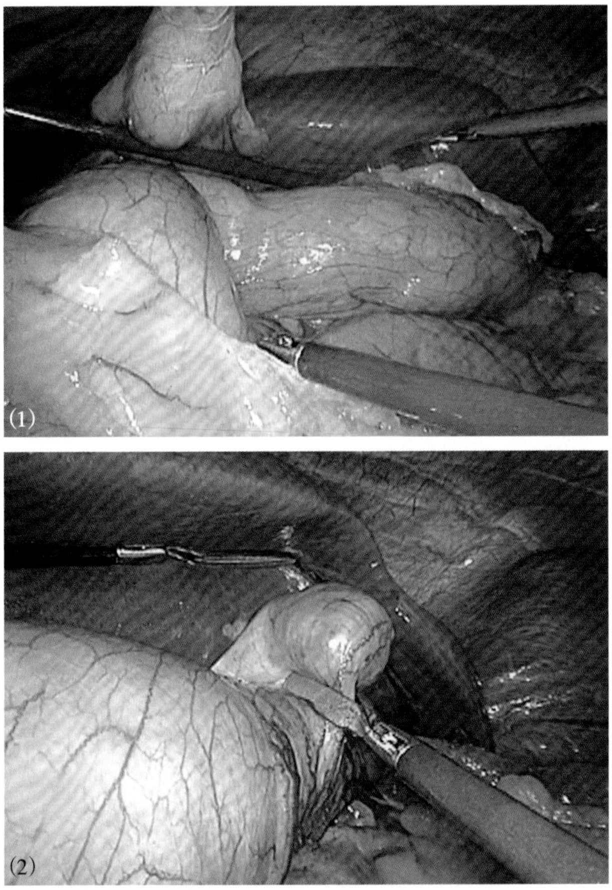

图 11-202
(1)游离大网膜后将胃后壁往前翻转;(2)后壁变"前壁"后再行类似操作

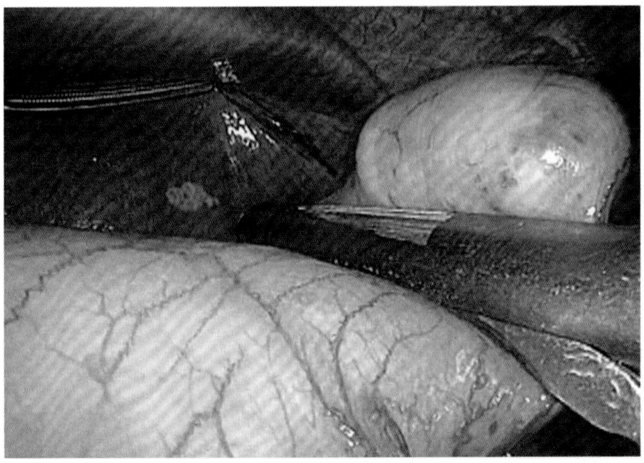

图 11-203　肠钳和直线切割闭合器替换

【术后处理】

1. 镇痛　给予选择性 COX_2 抑制剂镇痛。

2. 饮食　术后患者麻醉清醒后即可开始嚼口香糖促进肠功能恢复,并嘱患者少量饮水,待肛门排气后,可开始全流食,并逐步过渡到半流食。

3. 术后第一天拔除尿管,鼓励患者早期下床活动。

4. 综合治疗　合理补液,调整水电解质平衡。除非患者合并营养风险(NRS 评分≥3 分),不常规行营养支持。其他对症处理。

【并发症及防治】

1. 胃腔狭窄　为避免狭窄,在处理小弯侧、近贲门或幽门的瘤体时注意上文提到的充分游离、避免平行纵轴切割闭合等要点,也可在切割闭合时将直径较粗的胃管置于后方作支撑。更推荐术中联合胃镜,直接监视下操作。

2. 切缘出血　胃壁充分裸化可减少切缘出血的几率。少许渗血观察片刻后一般能自行停止,必要时可使用电凝钩止血,或腹腔镜下缝合止血。术中胃镜可观察切缘内面是否有出血,同时也可以进行各种内镜下止血操作。

3. 瘤体破裂　术中要注意严格保护好瘤体。间质瘤一旦在腹腔内破裂,均应作高风险组病例处理。

二、腹腔镜胃黏膜外瘤体剥离术

胃小弯、近贲门或幽门的位置被视为"特殊部位"。当瘤体位于"特殊部位"时,行胃壁楔形切除易引起狭窄,若行近端胃或远端胃切除,对于仅要求 R0 切除的间质瘤手术范围又过大,且增高了风险。本中心的经验是行瘤体胃黏膜外剥离或胃壁切开缝合术,既能避免胃腔狭窄,又能最大限度保留健康胃壁。具体来说,当"特殊部位"的瘤体呈外生型生长时,可选择瘤体胃黏膜外剥离,若为内生型瘤体,则选择胃壁切开缝合。

【适应证】

1. 肿瘤大小约 2~5cm。

2. 肿瘤位于胃小弯、近贲门或幽门。

3. 辅助检查提示肿瘤边界清晰、质地均匀,呈外生型。

4. 术前胃镜提示瘤体黏膜完整无破溃。

5. 无胃外侵犯和腹腔转移征象的原发局限性肿瘤。

【禁忌证】

同腹腔镜胃壁楔形切除术。

【手术器械】

超声刀、3-0 可吸收缝线。

【术前准备】

同腹腔镜胃壁楔形切除术。

【麻醉】

气管插管全身麻醉。

【体位与套管放置】

同腹腔镜胃壁楔形切除术。

【手术步骤】

1. 探查　同腹腔镜胃壁楔形切除术。若判断肿瘤位于胃小弯，近贲门或幽门，且呈外生型时，选择瘤体胃黏膜外剥离（图 11-204）。

2. 瘤体剥离　术者用超声刀在瘤体下缘切开浆肌层，助手左手肠钳挡开肝脏，右手用无创抓钳抓住切开的浆肌层将瘤体提起，术者左手反向牵引胃壁（图 11-205），右手使用超声刀由近及远在黏膜外将瘤体剥离（图 11-206、图 11-207）。

3. 检查黏膜　瘤体剥离后，检查黏膜的完整性（图 11-208），若黏膜已被穿透则用可吸收缝线行黏膜修补。

4. 缝合浆肌层切口　使用 3-0 可吸收线在腹腔镜下连续缝合浆肌层（图 11-209）。结束后可用胃镜检查切口是否出血、狭窄等（图 11-210）。

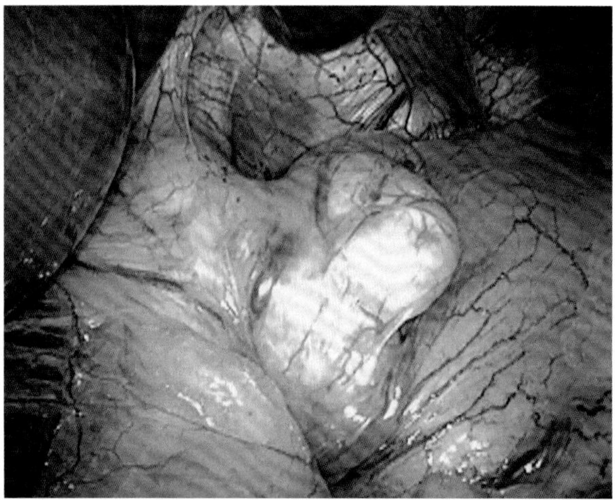

图 11-204　瘤体位于贲门小弯侧，外生型

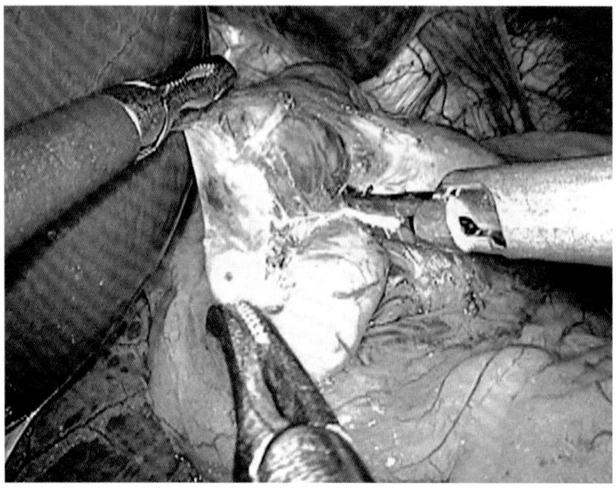

图 11-205　在瘤体下缘切开浆肌层，助手将瘤体提起

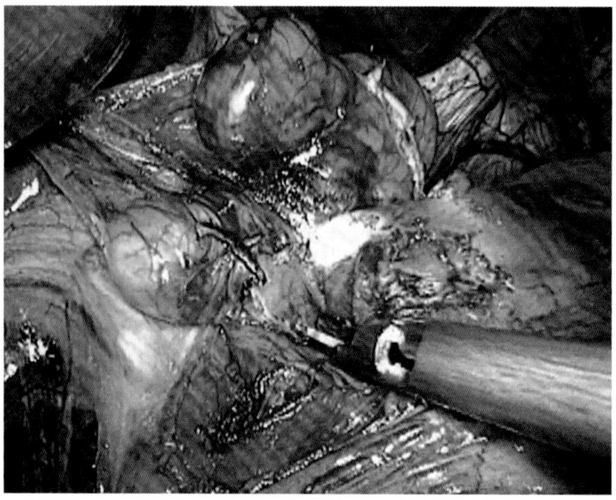

图 11-206　由近及远于黏膜外剥离瘤体

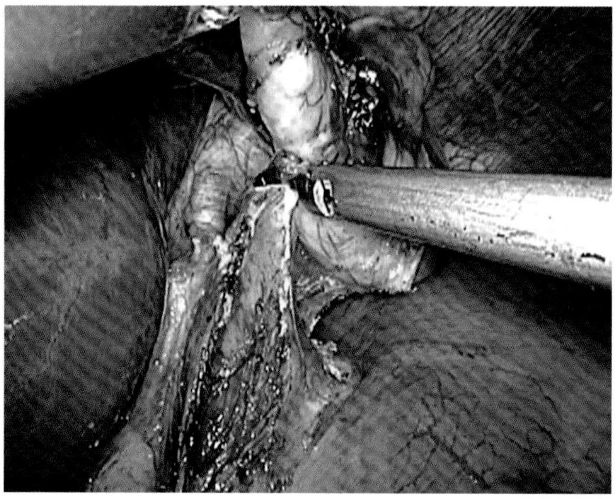

图 11-207　完整剥离瘤体

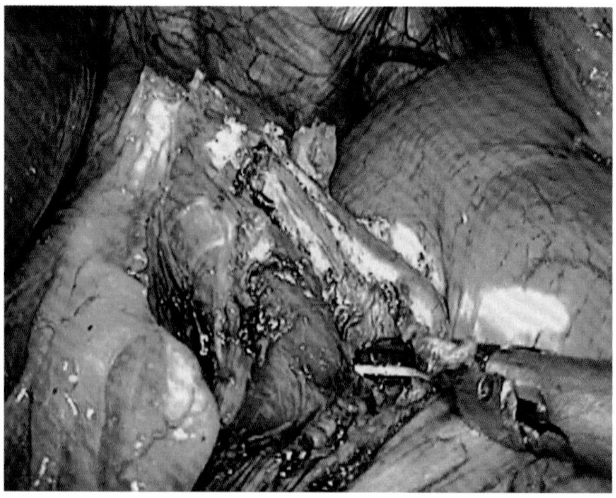

图 11-208　检查黏膜完整性

5. 取出标本　将肿瘤置入标本袋。根据肿瘤大小，适当延长脐部或左上腹套管孔取出标本。检查标本完整性和切缘长度。

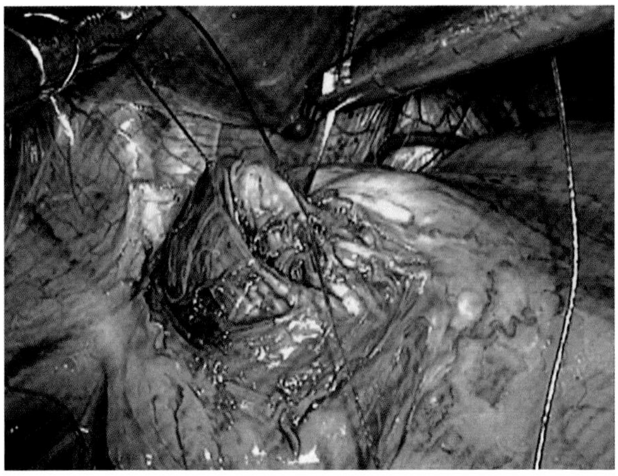

图 11-209　连续缝合浆肌层

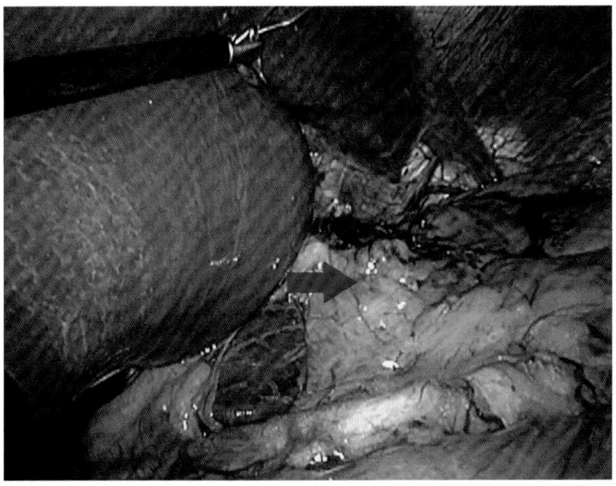

图 11-210　胃镜检查胃腔内是否存在狭窄、出血（箭头所指透黄光处为胃镜镜头所在）

6. 清理　再次检查术区有无活动性出血或副损伤。退出器械，放尽气腹，拔除各套管，缝合各切口，术毕（视频 18）。

视频 18　腹腔镜胃黏膜外瘤体剥离术
（余江　南方医科大学附属南方医院）

【要点分析】

1. 该术式的关键点和难点是清楚辨别胃壁层次，剥离中要尽量保持黏膜的完整性，推荐在胃镜监视下操作。助手的提拉对层次显露有一定帮助。

2. 剥离过程中创面如有渗血，术者可用左手持吸引器点吸，维持干净清楚的术野，同时利用吸引器前端反向牵拉胃壁。

【注意事项】

1. 黏膜外剥离仅适用于术前胃镜检查证实瘤体黏膜层完好的情况。

2. 缝合和包埋浆肌层时，力度不宜过紧，范围不宜过多，特别是在很靠近贲门的位置，否则也易引起狭窄，从理论上讲，只要黏膜层完整，出现漏的风险很低。

3. 内生型瘤体若行黏膜外剥离，在辨别层次上较为困难，选用下文介绍的胃壁切开缝合术更为直观。

4. 对位于小弯侧的肿瘤，在剥离过程中亦需尽量避开迷走神经。

5. 助手提拉瘤体时不能用无创钳直接接触瘤体，而是通过抓住瘤体旁正常的浆肌层进行牵拉。

6. 浆肌层缝合完毕，切口可用大网膜覆盖。

【术后处理】

同腹腔镜胃壁楔形切除术。

【并发症及防治】

1. 消化道漏　黏膜完整的情况下漏的风险很低。操作过程中应注意尽量保持黏膜完好，一旦破损需及时修补。在胃镜监视下操作可降低此类风险。对于缝合不可靠的情况，可留置胃管和腹腔引流管。

2. 胃腔狭窄　浆肌层缝合时，范围不宜过多，拉拢不宜过紧，遵从“纵切横缝”的原则，可有效避免狭窄。术后若出现贲门狭窄可首选内镜下扩张治疗。

3. 瘤体破裂　剥离过程中瘤体直接暴露，术中更要注意严格保护，避免瘤体破裂。

三、腹腔镜胃壁切开缝合术

当位于胃小弯、贲门或幽门等“特殊部位”的瘤体呈内生型生长时，黏膜外剥离难以找准层次，为避免狭窄和切除过多胃壁，推荐行胃壁切开缝合术。

【适应证】

1. 肿瘤大小约 2~5cm。

2. 肿瘤位于胃小弯、近贲门或幽门。

3. 辅助检查提示肿瘤边界清晰、质地均匀，呈内生型。

4. 无胃外侵犯和腹腔转移征象的原发局限性

肿瘤。

【禁忌证】

同腹腔镜胃壁楔形切除术。

【手术器械】

超声刀、腹腔镜 60mm 直线切割闭合器、3-0 可吸收缝线。

【术前准备】

由于该术式会开放胃腔，对存在胃潴留者，需要在术前留置胃管反复洗胃，降低腹腔感染的风险。其余准备同腹腔镜胃壁楔形切除术。

【麻醉】

气管插管全身麻醉。

【体位与套管放置】

同腹腔镜胃壁楔形切除术。

【手术步骤】

1. 探查　探查步骤同腹腔镜胃壁楔形切除术。内生型肿瘤体积较小时往往不易在腹腔镜下找到，可通过术中胃镜协助定位。对位于系膜侧或近贲门后壁的内生型肿瘤，需要充分游离周围胃壁（图 11-211~图11-214）。

2. 全层切开胃壁　充分游离后，再次定位好瘤体，助手持无创钳抓住瘤体旁正常浆肌层，将瘤体提起，术者用超声刀在瘤体下缘 1cm 处沿胃纵轴全层切开含瘤体的胃壁（图 11-215）。

3. 缝合胃壁　用 3-0 可吸收缝线垂直胃纵轴连续缝合胃壁（图 11-216），再间断行浆肌层包埋。也可以用腹腔镜直线切割闭合器将胃壁开口闭合。我中心经验是使用“包饺子”法，切开半圈胃壁时将瘤

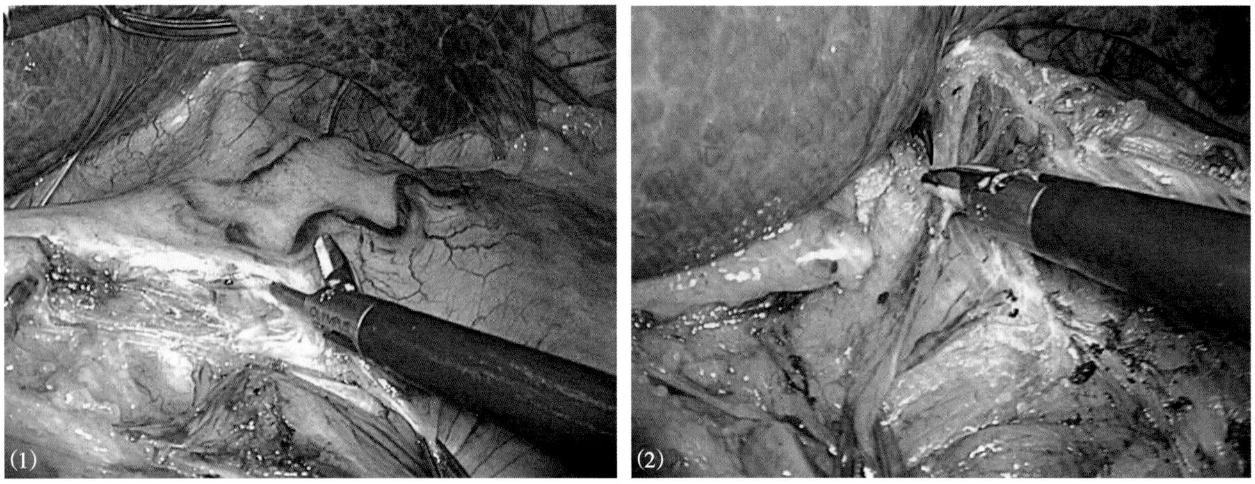

图 11-211　游离小弯侧

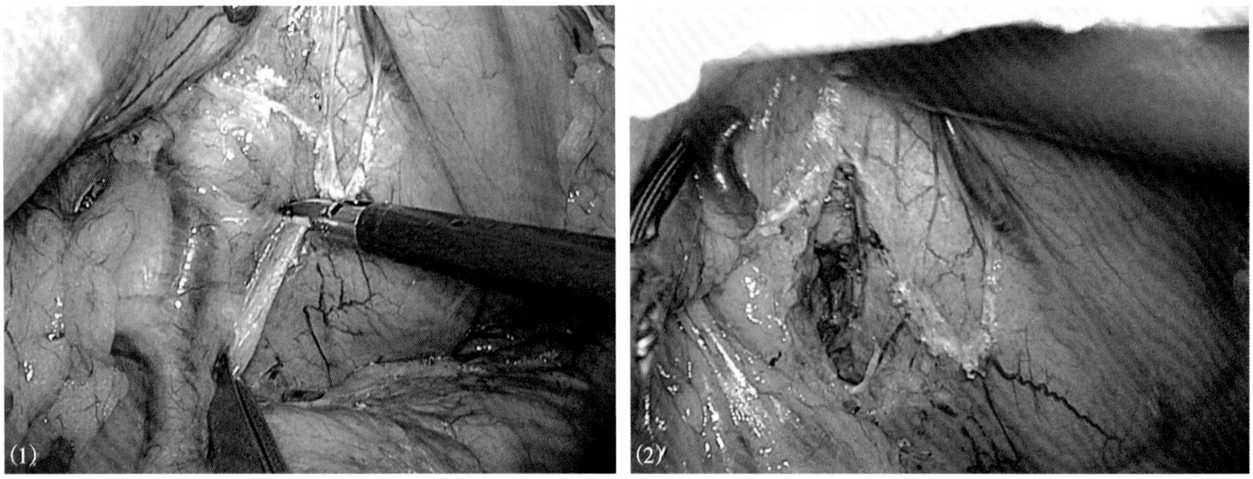

图 11-212

（1）游离胃后壁胃胰韧带；（2）胃后壁和小弯侧贯通

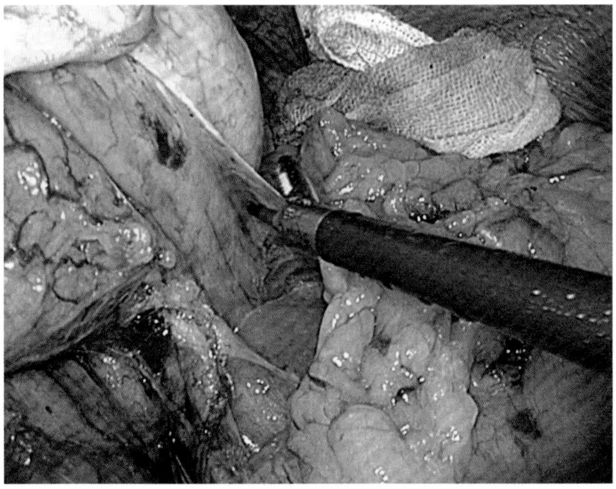

图 11-213　游离胃脾韧带

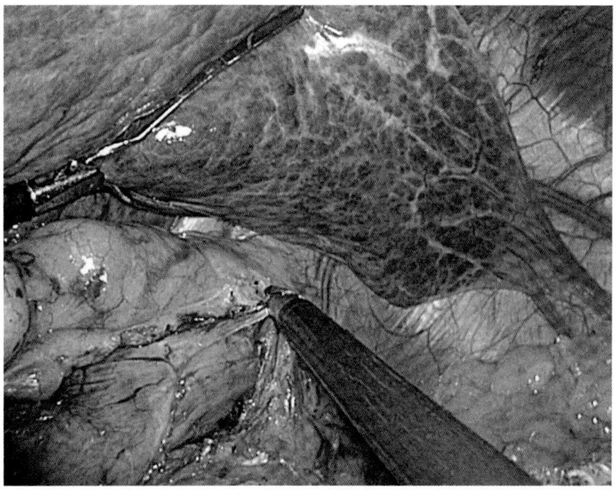

图 11-214　游离胃膈韧带

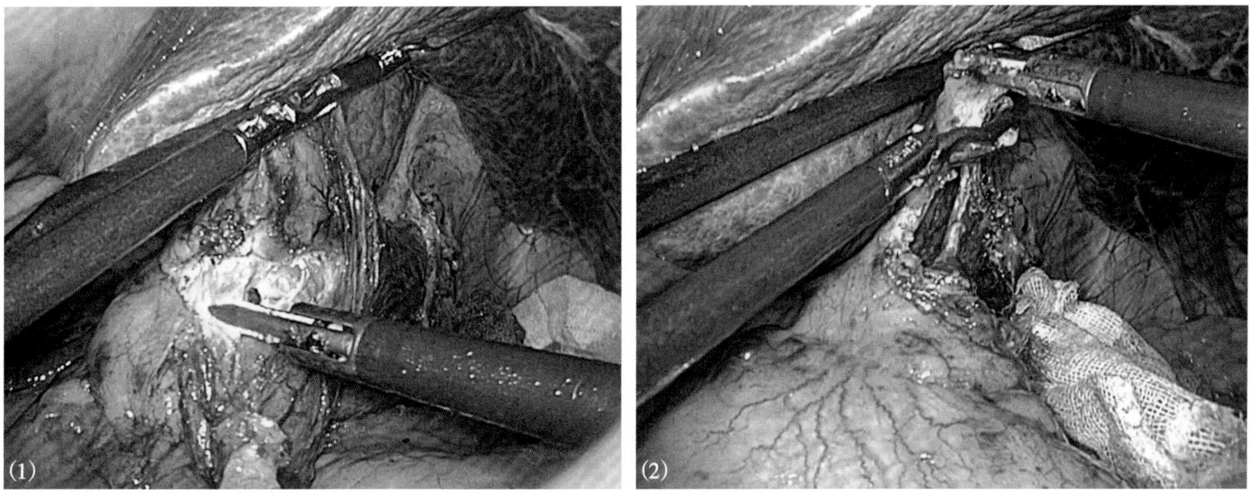

图 11-215
(1)全层切开胃壁;(2)全层切开后的胃壁,旁边放置纱条保护

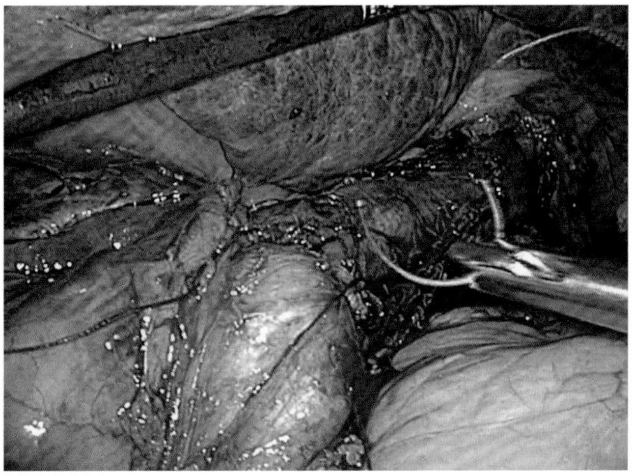

图 11-216　连续缝合胃壁

体提出，再用切割闭合器将胃壁和瘤体一起切除，同时闭合切口，既可以安全切除瘤体，又可节省一枚吻合钉（图 11-217）。

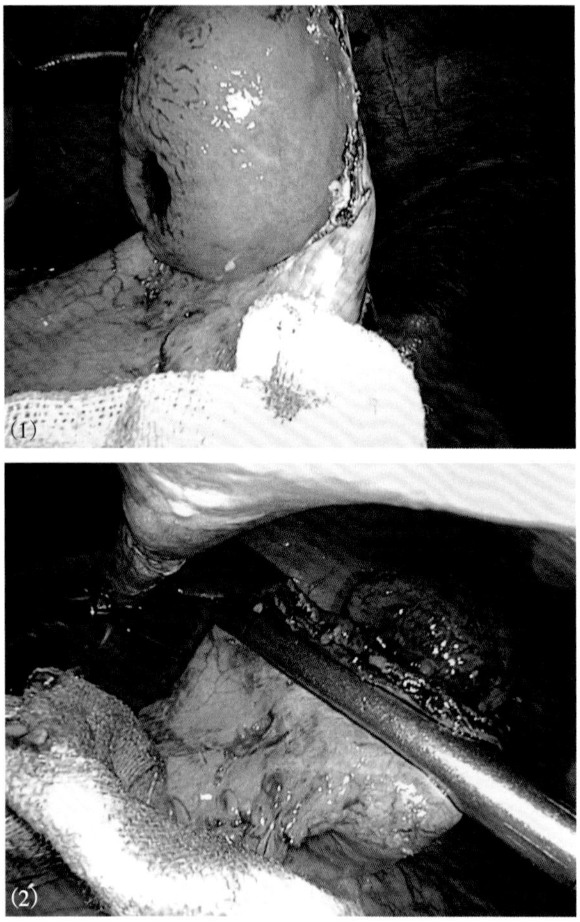

图 11-217
（1）全层切开瘤体外半圈胃壁，将瘤体提起；（2）切割闭合器切除瘤体同时闭合开口

4. 取出标本　将肿瘤置入标本袋，防止肿瘤种植。根据肿瘤大小，适当延长脐部或左上腹套管孔取出标本。检查标本完整性和切缘长度。

5. 清理　再次检查术区有无活动性出血或副损伤。退出器械，放尽气腹，拔除各套管，缝合各切口，术毕。（视频 19）

视频 19　腹腔镜胃壁切开缝合术
（李国新　南方医科大学附属南方医院）

【要点分析】

1. 需沿着瘤体边缘 1cm 处切开胃壁，切忌过多切除胃壁。

2. 胃壁切开缝合术也要遵从“纵切横缝”的原则，避免胃腔狭窄。使用直线切割闭合器关闭胃壁开口时，可先在开口两端及中间缝线悬吊，以便操作。

3. 充分地游离瘤体周围胃壁及组织，使处理小弯侧或后壁瘤体变得更容易，定位更精确，有利于保留更多胃壁。

【注意事项】

1. 游离胃壁时尽可能靠近胃壁，避免损伤过多血管。超声刀刀头的工作面朝外，避免烫伤胃壁。

2. 切开胃壁前在其下方放置纱布保护，降低腹腔感染的风险。

3. 合并胃潴留的患者，切开胃壁时胃内容物可能会流至腹腔（图 11-218），术前应作好胃肠减压、洗胃等准备。切开胃壁小口后及时用吸引器伸入胃腔内吸引。

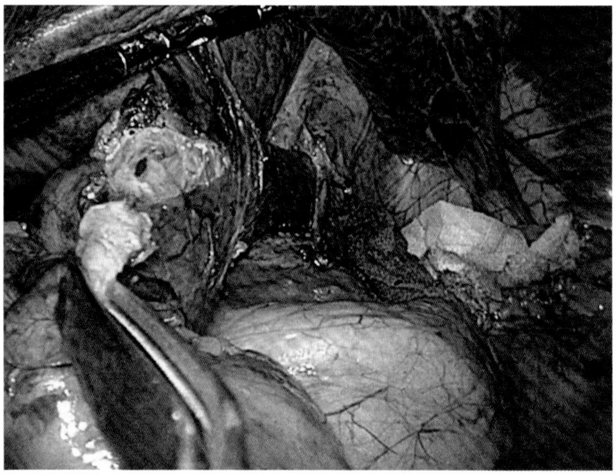

图 11-218　胃内容物经开口流出胃腔

4. 由于这种术式需开放胃腔，可能潜在腹腔感染和腹腔播散的风险，其安全性和肿瘤学疗效目前仍存在一定争议。对于本身存在破溃的肿瘤不要选择该术式。也有学者提出经胃腔切除内生型瘤体可降低以上风险。

【术后处理】

同腹腔镜胃壁楔形切除术。

【并发症及防治】

常见并发症为腹腔感染，在胃壁切口下方放置纱布保护，吸引器及时吸尽胃内容物等，有利于预防其发生。

四、腹腔镜经胃腔瘤体黏膜下剥离术

腹腔镜胃壁切开缝合术对处理“特殊部位”内生型间质瘤具有一定优势，但也潜在腹腔感染或腹腔播散的风险，经胃腔瘤体黏膜下剥离术可以降低此类风险。

【适应证】

同腹腔镜胃壁切开缝合术。

【禁忌证】

同腹腔镜胃壁楔形切除术。

【手术器械】

超声刀、3-0 可吸收缝线。

【术前准备】

同腹腔镜胃壁楔形切除术。

【麻醉】

气管插管全身麻醉。

【体位与套管放置】

患者仰卧位，双下肢分开，呈人字位，头高脚低 15°。脐下缘置入 12mm 套管，放入腹腔镜。左腋前线肋下 1~2cm 和脐水平腹直肌外缘分别放置直径 5mm 和 12mm 套管。右腋前线肋下 1~2cm 处放置 5mm 套管，另一个套管视情况再增加（图 11-219）。术者立于患者左侧，助手立于患者右侧，扶镜手立于患者两腿之间。

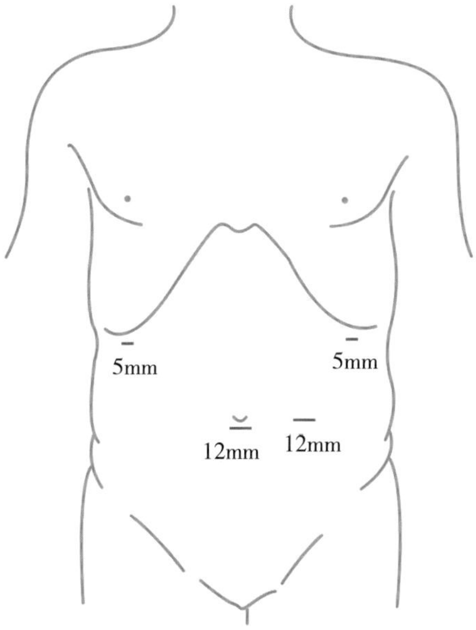

图 11-219 套管位置

【手术步骤】

1. 探查 同腹腔镜胃壁楔形切除术。

2. 胃腔内穿刺 完成腹腔内探查后，在胃体前壁近大弯侧切开小口，将左下腹的 12mm 套管穿刺入胃腔内（图 11-220），向胃腔内进气，并通过该套管置入镜头，探查瘤体在腔内的位置，从而决定术者另一个辅助套管和助手套管在胃壁的穿刺位置（图 11-221）。置入完毕后，将腹腔镜器械伸入胃腔内。

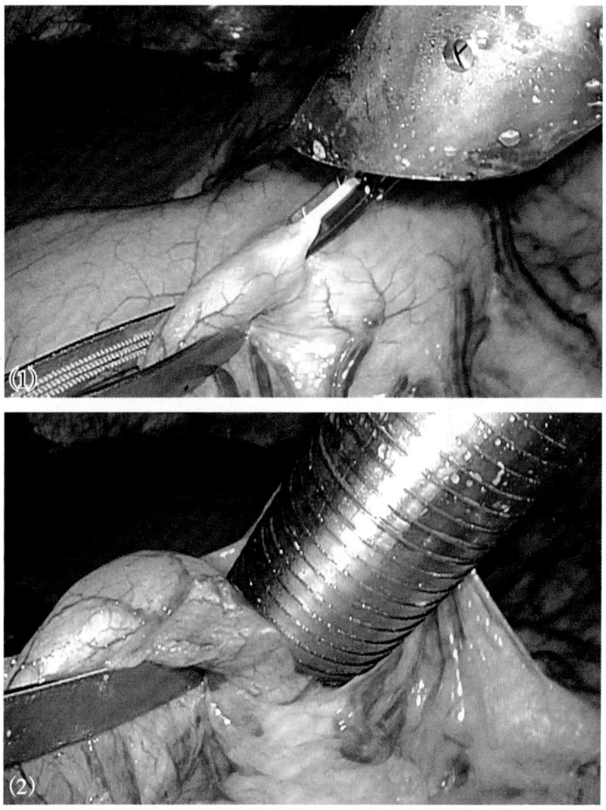

图 11-220

(1) 使用超声刀在胃壁切开小口；(2) 将左下腹 12mm 套管置入胃壁开口

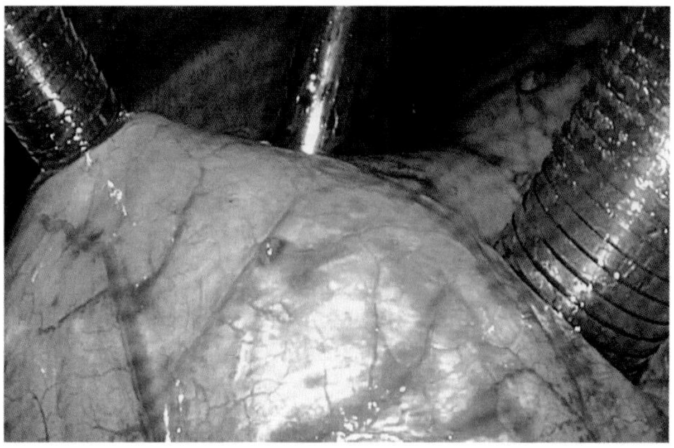

图 11-221 术者的两个套管和助手的一个套管置入胃腔内

3. 切除肿瘤　先将瘤体边缘的黏膜切开，进而在黏膜下层使用超声刀剥离瘤体。瘤体剥离过程是在贲门内口被监视的情况下操作（图 11-222）。

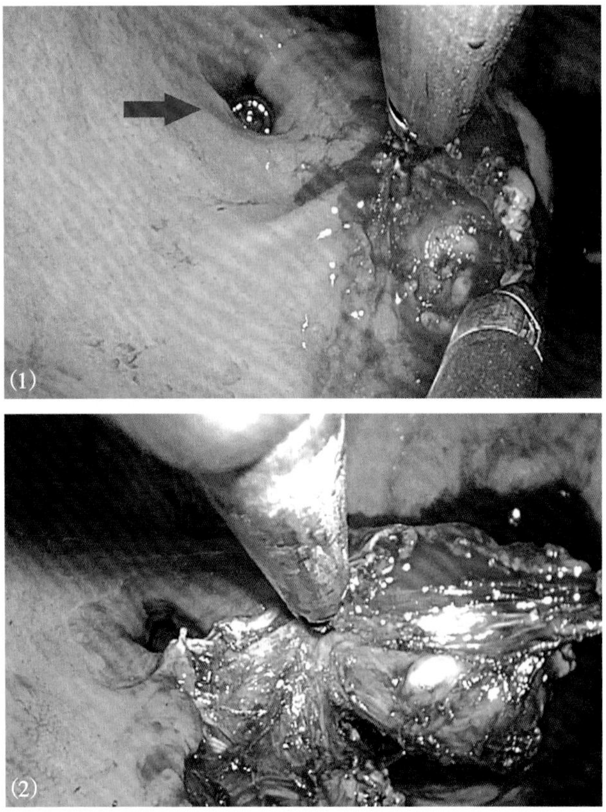

图 11-222　从黏膜下层剥离瘤体（箭头所示为贲门内口及胃管）

4. 缝合黏膜切口　瘤体剥除后，用 3-0 可吸收缝线连续缝合黏膜切口。使用带倒刺的免打结缝线可简化缝合操作。胃管起引导和支撑作用，防止缝合引起贲门狭窄（图 11-223）。

5. 取出标本　将肿瘤置入标本袋（图 11-224），将胃壁经适当扩大的套管切口提至腹壁（图 11-225），再将标本袋取出。也可通过术中胃镜取出。

6. 缝合胃壁开口　可将胃壁切口经套管孔提至腹壁外进行缝合。也可以直接在腹腔镜下缝合（视频 20）。

7. 清理　再次检查术区有无活动性出血或副损伤。退出器械，放尽气腹，拔除各套管，缝合各切口，术毕。

【要点分析】

1. 插入胃腔内的第一个套管作用很关键，经该套管置入镜头后，指引其他套管穿刺到胃腔合适位置。

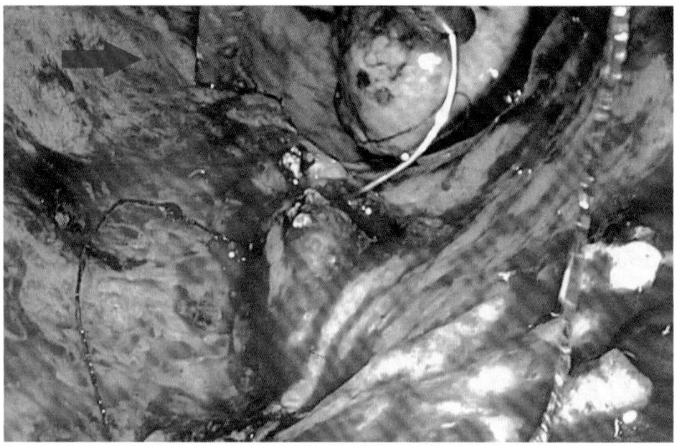

图 11-223　连续缝合黏膜层（箭头所示为胃管）

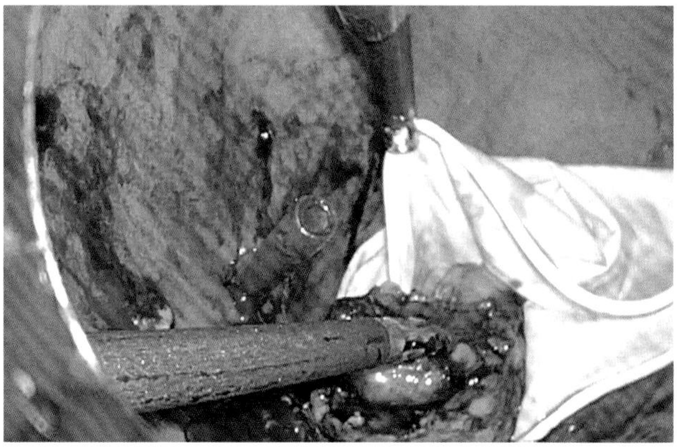

图 11-224　将肿瘤置入标本袋

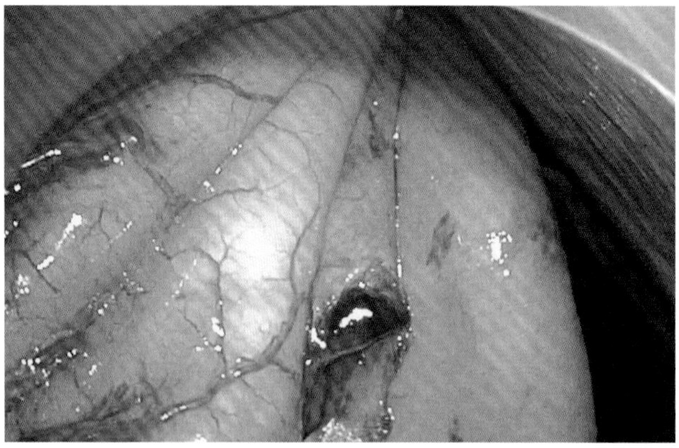

图 11-225　将胃壁提至腹壁后取标本

视频 20　腹腔镜经胃腔瘤体黏膜下剥离术
（余江　南方医科大学附属南方医院）

2. 经胃腔将瘤体从黏膜下层剥离，类似内镜黏膜下剥离术（endoscopic submucosal dissection，ESD），但对于接近贲门的黏膜下肿物，内镜需要翻转后才能操作，难度较高。经胃腔内手术，视野和器械是同一个方向，更利于操作，同时也可根据需要置入助手器械协助，降低了操作难度，提高了安全性，即便创面出血或穿孔，也可在腹腔镜下妥善处理。

3. 相对胃壁切开缝合术，经胃腔内切除在胃壁留下的切口更小。

【注意事项】

将胃壁提至腹壁或通过胃镜取出标本，使标本不暴露于腹腔，降低腹腔污染的机会。

【术后处理】

同腹腔镜胃壁楔形切除术。

【并发症】

经胃腔瘤体黏膜下剥离术目前开展仍较少，其安全性有待进一步验证。

（余江　陈韬　李国新）

参考文献

[1] NCCN (2015) NCCN clinical practice guidelines in oncology. National Comprehensive Cancer Network, Inc. http://www.nccn.org.

[2] 中华医学会外科学分会胃肠外科学组. 胃肠间质瘤规范化外科治疗专家共识[J]. 中国实用外科杂志，2015，35(06)：593-598.

[3] Mortensen K, Nilsson M, Slim K *et al*. Consensus guidelines for enhanced recovery after gastrectomy: Enhanced Recovery After Surgery (ERAS®) Society recommendations [J]. Br J Surg, 2014, 101 (10): 1209-1229.

第十二章

腹腔镜胰十二指肠切除术

胰十二指肠切除术(pancreaticoduodenectomy, PD)是治疗壶腹周围及胰头部肿瘤的标准术式,其切除范围包括胰头(含钩突)、胆囊和胆管中下段、胃窦部、十二指肠和部分空肠,清扫相应区域淋巴结,并作胆管、胰管、胃与空肠的吻合重建。

腹腔镜胰十二指肠切除术(laparoscopic pancreaticoduodenectomy, LPD)是运用腹腔镜技术进行胰头十二指肠切除和消化道重建。一般可分为腹腔镜辅助胰十二指肠切除术(laparoscopic assisted pancreaticoduodenectomy, LAPD)和完全(或纯)腹腔镜胰十二指肠切除术(total or pure laparoscopic pancreaticoduodenectomy, TLPD)。前者是腹腔镜下完成标本切除,小切口下完成消化道重建,后者标本切除和消化道重建均在腹腔镜下完成。

1994年,Gagner等报道了首例腹腔镜胰十二指肠切除术,曾引起一波热潮,但因手术难度大,手术时间过长,并发症率高,多为个例报告。近年来,随着腹腔镜技术的进步,器械和设备的发展,LPD已渐趋成熟,目前国内外均有上百例的大宗病例报道,在少数医学中心已经作为常规术式。不少研究表明,与开腹手术相比,腹腔镜胰十二指肠切除术同样具有切口小,术中出血少,术后疼痛轻、恢复快等微创优势,而其术后并发症、肿瘤治疗效果与传统开腹手术相当。

【适应证】

原则上,腹腔镜胰十二指肠切除术的手术适应证与开腹胰十二指肠切除术相同。胰头、胆总管中下段及十二指肠乳头及壶腹周围肿瘤,且全身情况良好的患者,均是腹腔镜胰十二指肠切除术的适应证。

鉴于腹腔镜胰十二指肠切除是高难度的新技术,不同疾病造成的病理解剖不同,其手术难度差别很大,尤其胆管和胰管的大小直接影响腹腔镜消化道重建的手术难度,建议手术适应证应根据术者的腹腔镜手术技能,从易到难,依次从十二指肠乳头肿瘤、胆总管中下段肿瘤、胰头良性肿瘤到胰头恶性肿瘤,挑选合适的患者循序渐进。

【禁忌证】

绝对禁忌证:胰头或壶腹周围肿瘤包绕肠系膜上动脉,或已与下腔静脉或主动脉紧密粘连;肿瘤已出现远处转移;患者全身情况差,无法耐受手术。

相对禁忌证:相对禁忌证是根据患者综合情况及术者能力而定的。对未掌握腔镜下血管切除重建技术的术者而言,肿瘤侵及门静脉和肠系膜上静脉者是其手术禁忌;对于未掌握腔镜下致密粘连分离技术的术者而言,上腹部手术史或新辅助化疗后等原因造成的腹腔致密粘连是其手术禁忌。

【术前准备】

尽可能明确诊断并确定肿瘤的可切除性,是术前准备最重要的一步。首先,通过影像学检查排除肿瘤远处转移等不可切除的情况。其次,对于胰头部或壶腹部恶性肿瘤,需要判断肿瘤是否侵犯或包绕肠系膜上静脉/门静脉;对于胰头部导管内乳头状瘤恶变可能的患者,则需判断病变范围,减少胰颈切缘阳性的可能。对于曾有上腹部手术史的患者,需要详细了解病史,判断其可能粘连的位置,以便选择适宜的穿刺部位。

术前应改善患者的一般情况。如对黄疸过重者可选择经皮肝穿刺胆道引流术(PTCD)减黄;补充维生素K,改善凝血功能;纠正低蛋白血症。老年患者需加强呼吸锻炼,可减少术后肺部并发症。对营养不良者给予适当的营养支持等。

术前进行常规的肠道准备，避免肠道积气。

【麻醉】

气管插管全身麻醉。应考虑长时间气腹因素，需监测呼气末二氧化碳分压。

【体位与套管位置】(图 12-1)

按我中心的“五孔法”，患者取平卧位，术者站于患者右侧，第一助手站于患者左侧，两者位置固定。扶镜手根据手术需要站于患者右侧、左侧或两腿中间。

气腹压力 12~15mmHg，在手术过程中可适当调整。一般对重要部分解剖时，可选择 15mmHg，有助于暴露。但当患者呼气末二氧化碳值偏高时，可适当下调气腹压力。

“五孔法”套管放置：脐下置入 10mm 套管，用于放置腹腔镜；右侧腋前线肋缘下 2cm 及平脐腹直肌外缘分别置入 5mm 及 12mm 套管，均由主刀操作；左侧腋前线肋缘下 2cm 及平脐腹直肌外缘各置入 5mm 套管，均由助手操作。5 个套管呈 V 形分布。

【手术相关解剖】

目前的腹腔镜设备均是高清，甚至超高清显示，其手术视野放大，加以超声刀的气化作用，解剖层面更加清晰。但若有出血，或手术团队配合不好，也极易迷失方向，因此，必须熟悉腹腔镜视野下的若干解剖标志。

1. 胰腺上缘　紧贴胰腺上缘切开腹膜，清除淋巴脂肪组织，即可显露肝总动脉。用血管吊带提起，沿肝总动脉解剖，向右可显露胃十二指肠动脉和肝固有动脉(图 12-2)。结扎切断胃十二指肠动脉，即可显露门静脉表面。此处正位于胰颈上缘深面，可在此贯通胰颈后方。沿肝总动脉向左，可显露腹腔干、脾动脉和胃左动脉。

2. 胰颈后隧道　在胰颈下缘切开腹膜，可发现肠系膜上静脉。胰颈后面与肠系膜上静脉和门静脉之间，无小静脉汇入这两支静脉，是无血管区，因此，无论开放手术还是腹腔镜手术，均可沿此间隙贯通胰腺上下缘(图 12-3)。

3. 胰腺钩突系膜　胰腺钩突在肠系膜上静脉后方包绕该静脉，延伸到肠系膜上动脉的右侧，部分钩突还延伸到动脉的左侧。其内有胰十二指肠下动脉及其分支、钩突动脉及其分支和胰十二指肠上后动脉走行，同名静脉也在钩突系膜表面汇入肠系膜上静脉和门静脉。钩突系膜紧贴肠系膜上血管，血供丰富，分离钩突系膜时动作粗暴可导致肠系膜上静脉撕裂引起大出血。钩突系膜的最下方，胰十二指肠下动脉由肠系膜上动脉发出，有时也有肠系膜上动脉发出的第一空肠动脉、变异的右肝动脉或肝固有动脉发出。胰十二指肠下前和下后静脉可分别或共干后汇入肠系膜上静脉。在胰切迹旁有胃结肠共同干汇入肠系膜上静脉。此外，胰头部常出现 1~2 条胰切迹的小静脉支，引流胰头前面的部分血液，和引流胰腺钩突的 1~2 条钩突小静脉支，均汇入胰切迹附近的肠系膜上静脉后壁或右后壁。在钩突

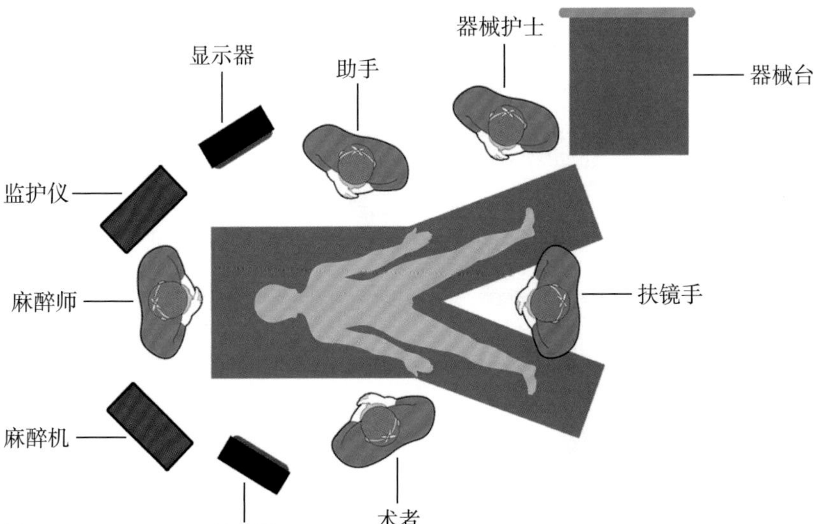

(1)

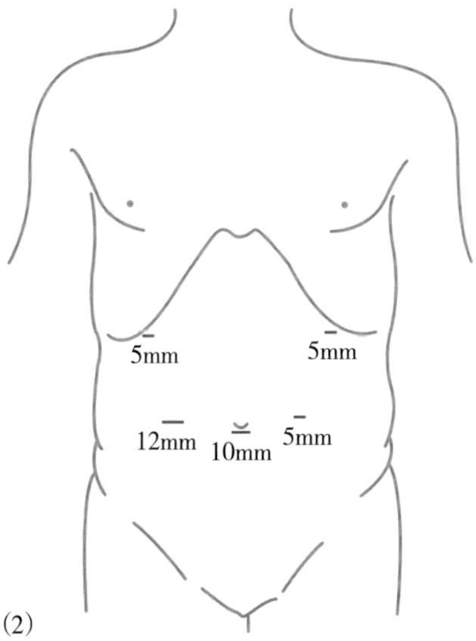

(2)

图 12-1
(1)手术室布局；(2)“五孔法”套管分布

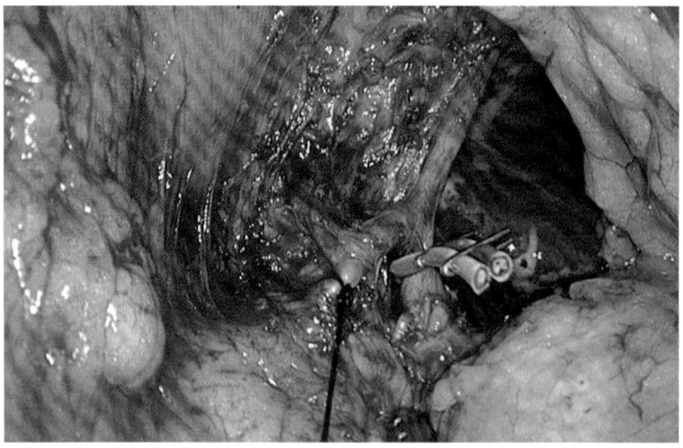

图 12-2　胰腺上缘

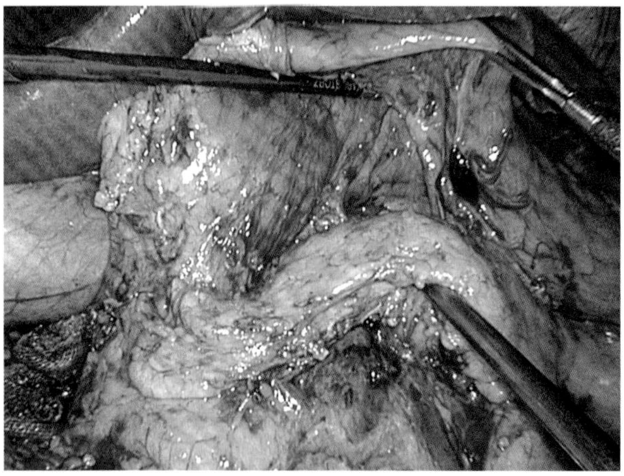

图 12-3　胰颈后隧道

系膜的中部，有钩突动脉（胰背动脉的右侧分支）穿越肠系膜上血管进入胰腺钩突。在系膜上缘，则有胰十二指肠上后动脉自胃十二指肠动脉发出，同名静脉汇入门静脉。在切断胰腺钩突系膜时，沿肠系膜上动脉前壁逐步分离，是较安全的做法。

除腹腔镜视野下的解剖标志外，胰十二指肠相关血管解剖也需熟悉（图 12-4）。

【手术步骤】（视频 21）

本中心基于“五孔法”的腹腔镜胰十二指肠切除术手术流程，根据腹腔镜视野特点，按照从足端到头端、从前到后、从左到右的顺序进行，每一步完成即为下一步操作提供更好的视野，有助于在保证手术质量的前提下缩短手术时间。

建立气腹后，先进行常规腹腔镜探查，排除肿瘤转移及其他器官疾病。

一、解剖性探查

1. 贯通胰后隧道　用超声刀切开胃结肠韧带，暴露胰腺。沿胰腺上缘解剖显露肝总动脉、肝固有动脉、胃十二指肠动脉，清除肝总动脉旁淋巴结常规送冷冻切片检查。于血管根部夹闭后离断胃十二指肠动脉，显露门静脉。再在胰腺下缘解剖显露肠系膜上静脉，并尽可能向头端分离，贯通胰后隧道，置入吊带（图 12-5）。

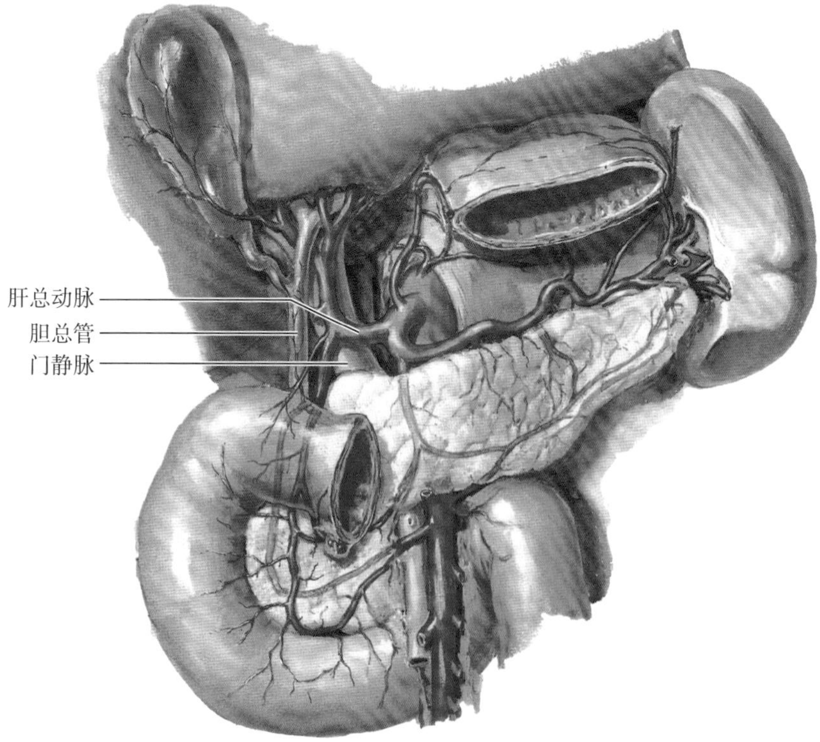

图 12-4　胰十二指肠周围血管解剖

视频 21　腹腔镜胰十二指肠切除术
（牟一平　徐晓武　浙江省人民医院）

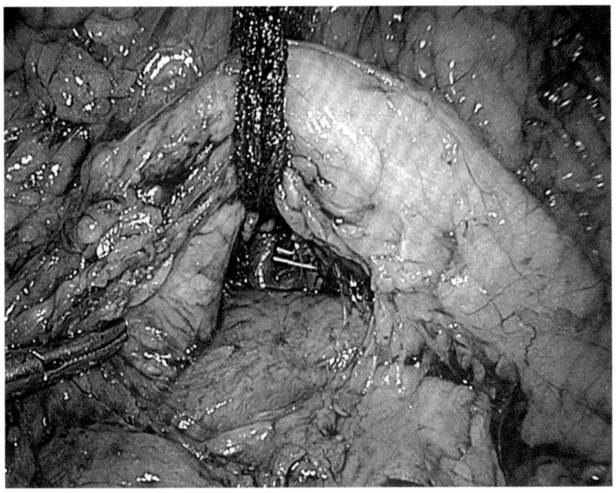

图 12-5　胰后隧道贯通

2. 肝十二指肠韧带骨骼化　解剖胆囊三角，夹闭并离断胆囊动脉（图 12-6）。将胆囊从胆囊窝中剥离，夹闭胆囊管，暂不离断。解剖肝十二指肠韧带，游离胆总管、门静脉及肝动脉，清扫相应淋巴脂肪组织，用血管吊带悬吊。

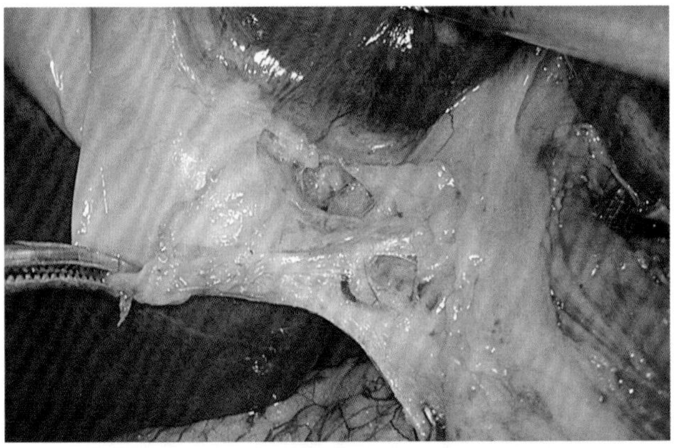

图 12-6　解剖胆囊三角

二、标本切除

按从足端到头端、从前到后、从左到右的顺序进行，其手术流程为：

1. 离断空肠　在离 Treitz 韧带约 15cm 处用腹腔镜直线切割闭合器（白色钉仓）切断空肠，用超声刀离断近端空肠系膜及十二指肠系膜。该过程中尤其要注意十二指肠系膜，其内含有血管。另需保护肠系膜下静脉。分离解剖该处系膜时，可一直游离至显露下腔静脉右侧。本处游离越多，在右侧打开 Kocher 切口时需分离得越少。然后，将已离断的近端空肠经肠系膜上血管后方推向右侧。可用小纱布填塞离断的近端空肠，防止其滑出（图 12-7）。

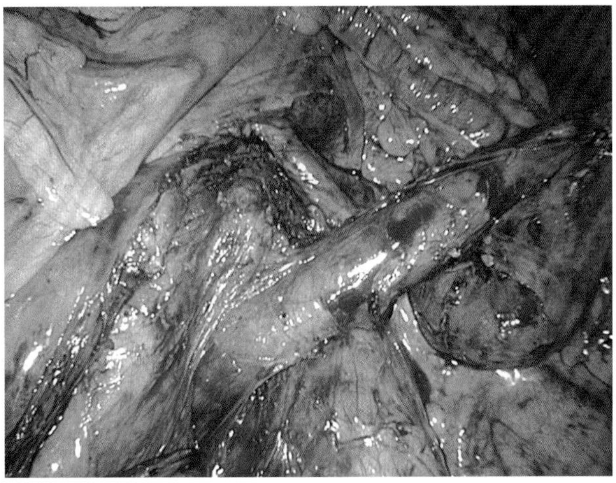

图 12-7　离断空肠，分离 Treitz 韧带

2. 离断胃　应用腹腔镜直线切割闭合器（金色钉仓）横断胃窦胃体交界处，切除远端胃（约占整体 1/3）。如果行保留幽门的胰十二指肠术，可用直线切割闭合器（蓝色钉仓）离断十二指肠球部。断胃前应注意后退胃管至闭合区域近端（图 12-8）。

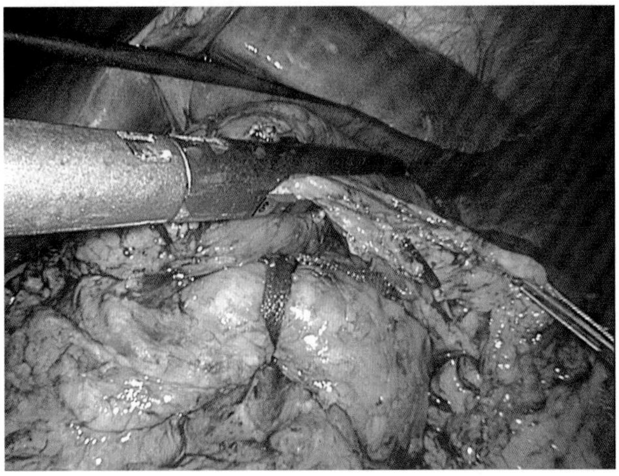

图 12-8　离断胃

3. 离断胰颈　在门静脉左侧胰腺预定离断处，用超声刀逐步切断胰腺，胰腺断面用电凝确切止血。若见到胰管，可使用剪刀离断胰管，以易于胰肠吻合。此处有时会遇到几条汇入门静脉的静脉属支，可用血管夹夹闭或超声刀直接离断（图 12-9）。

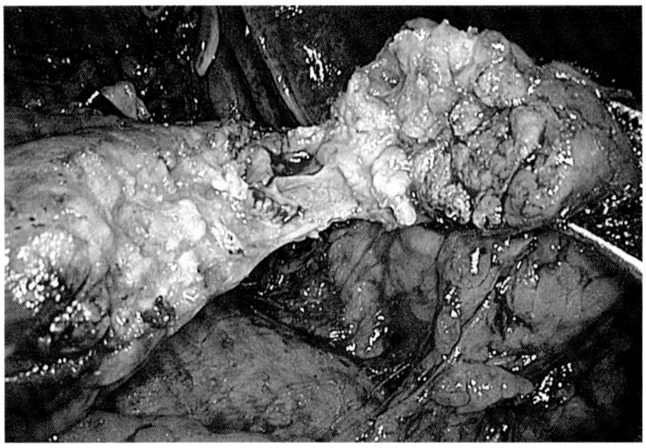

图 12-9　离断胰颈

4. 作 Kocher 切口　游离十二指肠降部及胰头部，避免损伤下腔静脉、左肾静脉。此时可将已离断的空肠段从肠系膜血管右侧提出。

5. 离断钩突　提起已经离断的近端空肠，用超声刀沿肠系膜上动脉鞘右侧完整逐步离断胰腺钩突系膜（全系膜切除）。对肠系膜上动脉至胰腺钩突的分支（胰十二指肠下动脉）及钩突至门静脉的属支，分别夹闭后离断（图 12-10）。

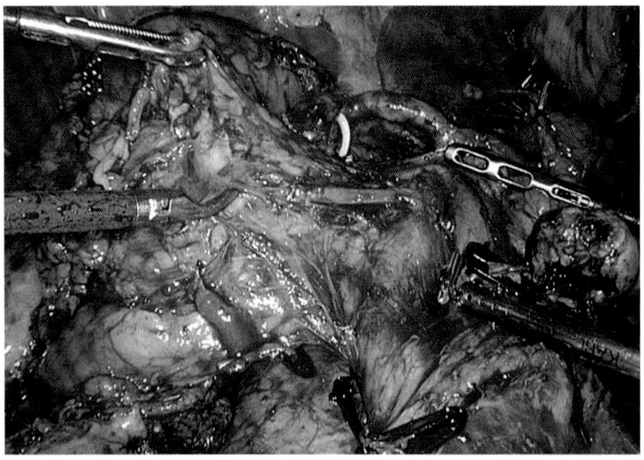

图 12-10　离断钩突

6. 离断胆管　在胆囊管与胆总管汇合部上方切断肝总管。一般采用剪刀，并使前壁稍高于后壁，右侧稍低于左侧，有利于腹腔镜下胆肠吻合。对于胆管偏小者，在确保切缘阴性的情况下，可在胆囊管和肝总管汇合处离断胆管。这样可将胆囊管残端剖开，与肝总管残端成型，可使胆管 - 空肠吻合口增大，避免术后胆肠吻合口狭窄。此时，标本完全游离（图 12-11）。

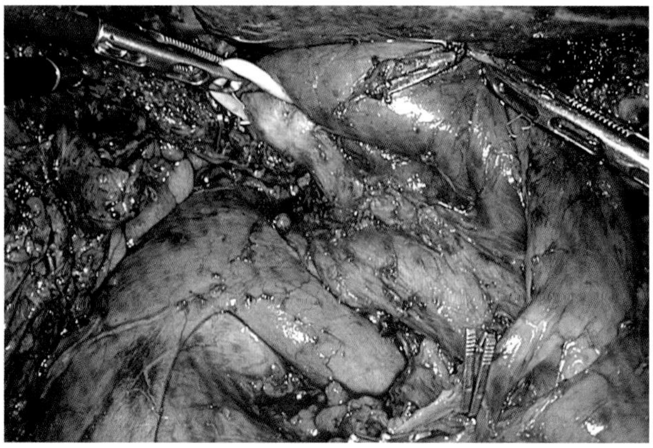

图 12-11　标本切除后创面

7. 标本取出及处理　标本完全游离后，将标本袋放入腹腔，将标本装入袋中。将脐部穿刺孔扩大成绕脐半周切口，取出标本（图 12-12）。标本应立即进行剖检，明确肿瘤大小、部位、与胆管和胰管的关系，还要求标记切缘，送冷冻切片，确保肝总管、胰颈切缘阴性。

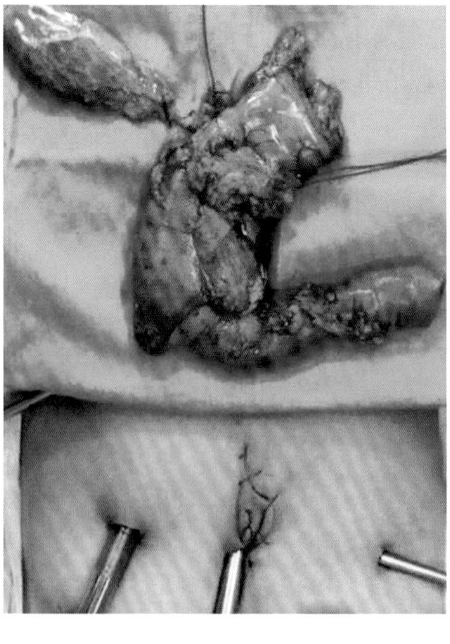

图 12-12　标本

三、消化道重建

消化道重建一般采用 Child 式。吻合质量是手术安全的重要保证。腹腔镜缝合技术难度高，对于不同直径的胆管或胰管，可选择不同方式，即消化道重建个体化策略。

1. 胰肠吻合　在横结肠系膜无血管区作小切口，将远端空肠上提。将胰腺残端后面包膜与空肠浆肌层间断缝合 4~5 针，再用电刀在胰管对应的空肠对系膜缘打开一个与胰管直径相似的小孔，需确保黏膜层打开，用 4-0 vicryl 可吸收线或 5-0 PDS-Ⅱ将胰管与空肠进行缝合。一般对于胰管直径 2~5mm 的患者，只需缝合 4~6 针，先缝 3 点钟和 9 点钟处，但不打结，可用钛夹夹闭线尾进行区分，再缝合 6 点钟处，并打结，然后缝胰管 12 点钟方向，置入胰管支架，并用 6 点钟缝线进行固定。6 点钟方向的缝合是最困难的，出针时需确保位于胰管内。对胰管直径大于 5mm 者，不必置入支架管，可以连续缝合，也可以间断缝合，根据胰管大小，后壁间断缝合 3~5 针，留线一起打结，同法前壁缝 3~4 针。最后进行胰腺腹侧包膜与空肠浆肌层间断缝合，使空肠浆肌层覆盖整个胰腺残端（图 12-13）。

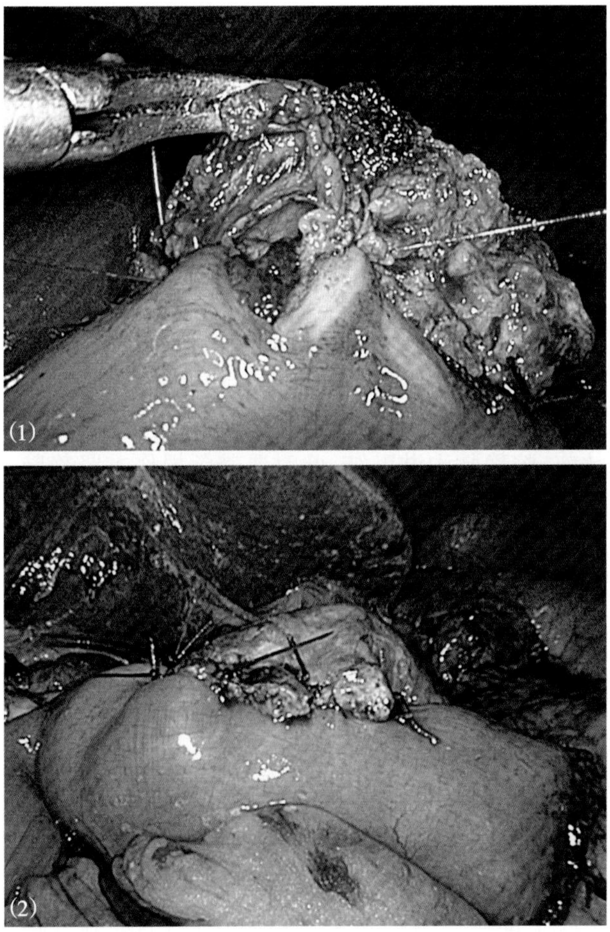

图 12-13　胰肠吻合

2. 胆肠吻合　一般在距胰肠吻合口 10cm 处行胆肠吻合。对于直径小于 8mm 的胆管，采用间断缝合；对于直径大于 8mm 的胆管，可采用连续缝合。首先将空肠浆膜层与胆管周围组织缝合一针，使两者靠近。在空肠对系膜缘切开一个与胆管口直径类似的小孔，将胆管 - 空肠进行黏膜对黏膜吻合。再将肠管浆肌层与肝门部组织间断缝合，以减少张力。若行连续缝合，前壁的最后几针，可先缝，再一起拉线，有利于避免最后几针误缝胆管后壁。对于胆管壁较厚者，可考虑行连续缝合的胆肠吻合，可采用有倒刺的免打结缝线，使连续缝合取得间断缝合的效果（图 12-14）。

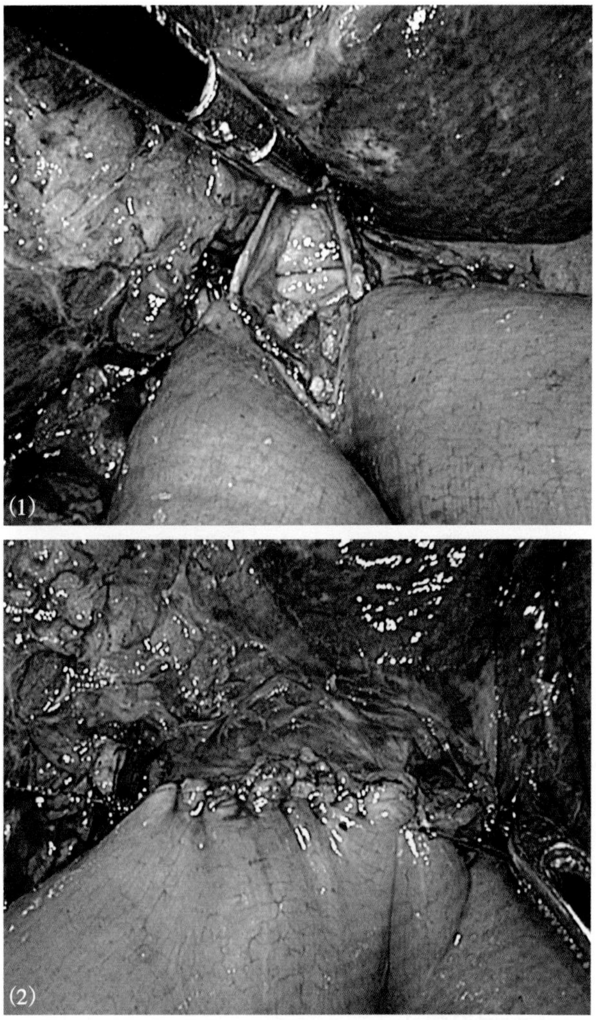

图 12-14　胆肠吻合

3. 胃肠吻合　采用侧 - 侧吻合。于横结肠前方将胆肠吻合下方约 35~45cm 处空肠上提，分别在空肠对系膜缘及胃后壁作小切口，用直线切割闭合器（蓝色钉仓）钉合胃和空肠。其共同开口以 3-0 Vicryl

可吸收线缝合关闭。缝合前确定胃管处于贲门口附近,或拔出,避免缝到胃管。胃肠吻合也可采用全手工缝合(图 12-15)。

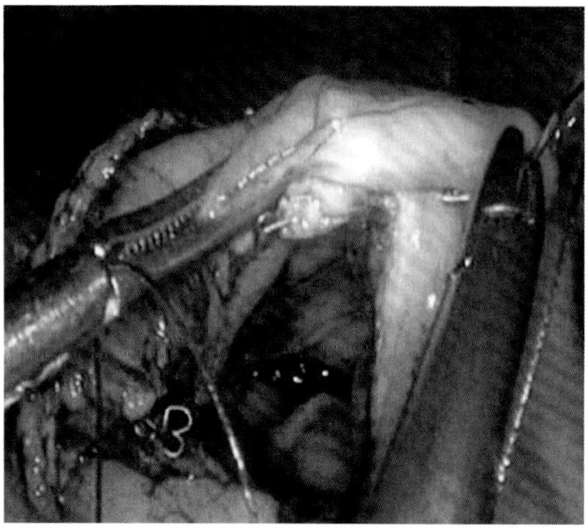

图 12-15　胃肠吻合

四、冲洗引流

消化道重建后(图 12-16)彻底冲洗腹腔,检查无活动性出血后,在胰肠吻合口和胆肠吻合口后方各置一根引流管,分别经左、右腋前线穿刺孔引出。

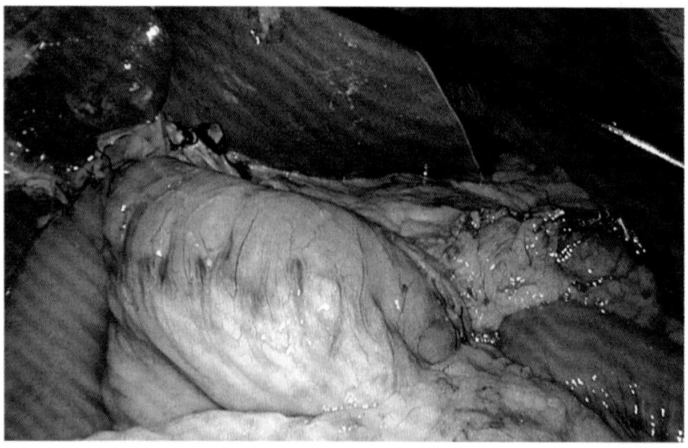

图 12-16　消化道重建后

【要点分析】

1. “五孔法”套管分布　5 个套管呈 V 形分布。主刀站于患者右侧,第一助手站于患者左侧,两者位置固定。此套管分布有助于主刀和助手同时操作,默契配合,对复杂部位的操作,尤其是出血等紧急情况下的操作具有很大优势。“五孔法”只使用一个 12mm 套管,较为经济。

2. 解剖性探查　解剖性探查主要针对胰腺癌患者而言,贯通胰后隧道判断肿瘤与静脉之间的关系。当肿瘤压迫或侵犯肠系膜上静脉或门静脉时,胰后隧道可能无法贯通。此时,可按“Easy First”策略,从 Treitz 韧带处行动脉入路,判断肠系膜上动脉无侵犯、肿瘤可切除时,先离断空肠、胆管和胃,再作 Kocher 切口,游离十二指肠降部及胰头部,最后离断胰颈和钩突,避免强行贯通胰后隧道。

3. 术中出血控制　术中一旦发生意外出血,必须立即有效控制。“五孔法”套管放置,使主刀和助手分别使用右侧或左侧的两个操作孔,配合默契,有利于控制出血。遇到血管出血时,助手先用吸引器压迫止血,再一边吸引,一边用解剖钳提起出血点,主刀通过主操作孔置入钛夹或血管夹夹闭血管破口。如肠系膜上静脉(SMV)、门静脉(PV)或一些重要的动脉分支出血,可先用钛夹控制出血,再采用 5-0 prolene 缝合血管破口,然后移除钛夹。门静脉或脾静脉小分支等撕裂出血时,尽量用纱布或止血材料(如止血纱)压迫止血;无效时再用 5-0 prolene 缝合止血。对于出血量大而腔镜下控制困难、视野暴露不清的情况,应及时中转开腹手术,以确保安全。

4. 钩突全系膜切除　离断钩突是 LPD 手术的难点。钩突全系膜切除是近年胰腺外科的热点,旨在更合理、更彻底清扫胰周淋巴结,提高清扫效果。腹腔镜下钩突全系膜切除对 LPD 提出更高的要求。本中心的经验是,在解剖性探查时,即清扫肝总动脉旁、腹腔干及上方 2cm 处淋巴结,此时要注意胃左静脉,避免损伤后出血。解剖 Treitz 韧带时,需将第一空肠支从肠系膜上动脉发出的根部离断。打开 Kocher 切口时,需注意清扫胰头后方淋巴结及腔静脉前、腔静脉沟淋巴结,此时要避免损伤左肾静脉。最后再离断胰腺钩突,将胰腺钩突牵向右侧,助手将肠系膜上静脉 / 门静脉牵向左侧,沿肠系膜上动脉前方,清扫其右侧半淋巴脂肪组织,直到 SMA 根部并继续向腹腔干根部至上方 2cm 处。这样可以在腹腔镜下达到钩突全系膜切除,且肠系膜上静脉 / 门静脉和肠系膜上动脉间无残留胰腺组织,有利于减少术后胰漏和肿瘤复发风险。

5. 可能切除胰腺癌的手术策略　对可能切除的胰腺癌,术中可能需要进行血管切除重建,技术难度大。手术时,首先要判断肠系膜上静脉远端及肠系膜上动脉是否受侵犯,即进行所谓的动脉入路。其次,离断胰腺时,可以用血管吊带悬吊门静脉,肠系膜上静脉，必要时悬吊脾静脉，可以在切除时控制出血。很多影像学提示血管受侵的患者，术中可见肿瘤仅压迫血管，但未侵犯血管。对此类患者，可先钝性分离肿瘤与血管，术中行冷冻病理，确定切缘阴性即可。对于需要静脉切除的患者，如需要纵向切除静脉，在切除前可用腔镜下哈巴狗夹纵向夹闭静脉，切除后再缝合。若需节段切除静脉，可短时间夹闭肠系膜动脉，以减少肠道淤血。

6. 胰肠吻合 胰漏是 PD 和 LPD 术后最危险的并发症，LPD 时必须保证胰肠吻合安全可靠。其关键是保证吻合口密封、无张力、血供良好。一般认为，胰管 - 空肠导管对黏膜吻合是理想的吻合方式。但对于胰管不扩张者，如何在胰腺残端断面找到胰管是很多人关心的问题。一般在胰颈部离断胰腺时都可以找到胰管，大多数胰管位于靠近背侧中上三分之一。必要时可重新修整胰腺残端，找出胰管。胰管支架置入与否则根据胰管粗细，一般 5mm 以下者置入，5mm 以上者可不置入。

【术后处理】

1. 监测生命体征 LPD 术后出血是最危急的并发症。术后应严密监测心率、血压、尿量和体温。心率是最早提示出血的指标，若患者心率在短时间内增加 20%，需特别关注患者情况，排除出血可能。血压过高，尤其对老年患者而言，是出血的一大危险因素，应及时控制。

2. 抗菌药物 预防性使用抗生素应选择二代头孢，术后用药时间不超过 48 小时。若有下列情况：①明确胰漏、或者胆漏患者；②术后体温持续 >38.5℃；③术后血常规 WBC>20.0×10^9/L 或者 <4.0×10^9/L；④免疫功能缺陷、一般情况差或术前即有明确感染者；抗生素为治疗性使用，应经验性选择广谱抗生素，如三代头孢或碳青霉烯类，并留取标本进行细菌培养，根据药敏结果调整抗生素。

3. 各种引流管的处理 尽早拔除尿管（术后 2~4 天），根据病情，尽早拔除腹腔引流管和深静脉穿刺管。①尿管拔除指征：患者可下床或自行排尿；②腹腔引流管拔除指征：连续三天腹腔引流液少于 50ml，引流液淀粉酶小于血清淀粉酶三倍；③深静脉穿刺管拔除指征：外周补液顺畅，无须使用 TPN，或考虑深静脉感染；④胃管：目前，本中心 LPD 术后已常规不放胃管，而对于一般情况较差的患者，放置胃管后也考虑尽早拔除，若术后第一天引流量较少，颜色正常，排除胃管堵塞后，可予以拔除，减轻患者痛苦。

4. 饮食 鼓励尽早进食。一开始应予以低脂流质饮食，或适当增加肠内营养剂，进食 1~2 天后改低脂半流质饮食，若怀疑胃排空障碍，应行胃肠道造影，评估胃动力情况。

【并发症及其防治】

1. 出血 出血是腹腔镜胰十二指肠切除术最严重的并发症之一。LPD 术后出血包括早期出血（术后 24 小时内）和晚期出血（术后 24 小时后）。早期出血多缘由术中止血不彻底，先行止血药物、输血、维持血容量等保守治疗，若情况无好转则需手术治疗。晚期出血则多和胰漏、胆漏、假性动脉瘤破裂出血相关，可先采用保守治疗，必要时用血管造影动脉栓塞，仍不能止血者则行手术治疗。

2. 胰漏 胰漏是胰十二指肠切除术后最主要的并发症。胰漏的危险因素主要为胰腺质地软、患者体质及营养状况差、及手术技术因素等。术后一旦发生胰漏，其治疗原则和方法与开腹术后胰漏相同，一般应保持引流通畅，适当补充营养和维生素，维持水电解质平衡，必要时加用抑制胰液分泌药物，多可治愈（A 级和 B 级）。若伴有出血、感染等，需及时再次手术治疗（C 级胰漏）。我中心的经验是，术后若出现心率快、腹胀、发热等症状，应及时作腹部 CT 检查，及时穿刺引流积液。即使没有上述症状，术后一周也应复查 CT，以利患者早期安全出院。

3. 胃排空延迟 胃排空延迟主要表现为在没有胃流出道机械性梗阻的前提下，患者术后恢复正常进食的时间延迟，出现腹胀、非喷射性呕吐等症状，是保留幽门的胰十二指肠切除术后较常见的并发症。虽不至于危及生命，但可严重影响患者术后营养状态，延长恢复时间。目前引起胃排空延迟的具体机制尚不明确，除胃周迷走神经损伤、胰周炎症引起促胃液素减少等因素外，胃排空延迟可能与其他并发症，如术中大量出血等相关，因此，术中的精细操作非常重要。术后一旦发生胃排空延迟，需行胃肠减压及营养支持。

4. 胆漏 结合临床表现，如果腹腔引流管引出胆汁样液体即需考虑胆漏，行诊断性腹腔穿刺常可确诊。诊断明确后可行 CT 引导下穿刺引流及经皮经肝胆道引流术（PTBD），配合积极的支持治疗，确保引流通畅为治疗关键，若引流不畅且有腹膜刺激征者应及时手术探查。

5. 吻合口狭窄 吻合口狭窄多由术中吻合不佳所致，其预防关键在于保证吻合处血供良好，控制好吻合处内翻边距，确保吻合口无血肿，吻合口狭窄多可预防。

6. 腹腔感染　腹腔感染常继发于胰漏、胆漏等并发症，防治关键是术中注意无菌操作，消化道重建前后进行冲洗，保持引流管通畅，多可取得理想的预防效果。如发生腹腔内感染，应积极控制原发病因，如吻合口漏等。经验性抗感染治疗的同时取腹腔引流液做细菌涂片染色、培养和药敏试验，根据药敏结果调整用药。

7. 胃肠吻合口漏　胃肠吻合口漏的发生率不高，常与胃壁水肿、吻合器使用及手术操作不当有关。术前改善营养状况、纠正低蛋白血症至关重要。有十二指肠梗阻者，宜先作胃肠减压。术中确保胃肠壁的全层吻合，防止切割，并保证吻合口良好血供。术后应保持胃肠减压通畅，应用有效措施，尽早恢复胃肠蠕动。

（金巍巍　牟一平）

参考文献

[1] Gagner M, Pomp A. Laparoscopic pylorus-preserving pancreatoduodenectomy [J]. Surg Endosc, 1994, 8(5): 408-410.

[2] 金巍巍，张人超，牟一平，等. 腹腔镜胰头十二指肠切除术手术流程优化[J]. 中华肝脏外科手术学电子杂志，2014, 3(6): 3-4.

[3] Zhang MZ, Xu XW, Mou YP, *et al*. Resection of a cholangiocarcinoma via laparoscopic hepatopancreatoduodenectomy: a case report [J]. World J Gastroenterol, 2014, 20(45): 17260-17264.

[4] Palanivelu C, Jani K, Senthilnathan P, *et al*. Laparoscopic pancreaticoduodenectomy: technique and outcomes [J]. J Am Coll Surg, 2007, 205(2): 222-230.

[5] Kendrick ML. Laparoscopic and robotic resection for pancreatic cancer [J]. Cancer J, 2012, 18(6): 571-576.

[6] Croome KP, Farnell MB, Que FG, *et al*. Pancreaticoduodenectomy with major vascular resection: a comparison of laparoscopic versus open approaches [J]. J Gastrointest Surg, 2015, 19(1): 189-194.

[7] Croome KP, Farnell MB, Que FG, *et al*. Total laparoscopic pancreaticoduodenectomy for pancreatic ductal adenocarcinoma: oncologic advantages over open approach? [J]. Ann Surg, 2014, 260(4): 633-640.

[8] Langan RC, Graham JA, Chin AB, *et al*. Laparoscopic-assisted versus open pancreaticoduodenectomy: Early favorable physical quality-of-life measures [J]. Surgery, 2014, 156(2): 379-384.

[9] Kim SC, Song KB, Jung YS, *et al*. Short-term clinical outcomes for 100 consecutive cases of laparoscopic pylorus-preserving pancreatoduodenectomy: improvement with surgical experience [J]. Surg Endosc, 2012, 27(1): 95-103.

[10] Boggi U, Amorese G, Vistoli F, *et al*. Laparoscopic Pancreaticoduodenectomy: a systematic literature review [J]. Surg Endosc, 2015, 29(1): 9-23.

[11] Song KB, Kim SC, Hwang DW, *et al*. Matched case-control analysis comparing laparoscopic and open pylorus-preserving pancreaticoduodenectomy in patients with periampullary tumors [J]. Ann Surg, 2015, 7(1): 146-155.

[12] Nigri G, Petrucciani N, La Torre M, *et al*. Duodenopancreatectomy: open or minimally invasive approach? [J]. Surgeon, 2014, 12(4): 227-234.

第十三章

腹腔镜肠粘连松解术

肠粘连是胃肠外科常见病，是由多种原因引起的肠管与肠管之间，肠管与腹膜之间，肠管与腹腔内脏器之间的不正常黏附，常见原因为腹腔感染和腹部手术。肠粘连并不一定引起症状，无症状者并不影响身体健康和正常生活，而有症状者通常表现为慢性或急性腹痛，完全性或不完全性肠梗阻。部分粘连性肠梗阻或腹痛可经非手术治疗缓解，但非手术治疗无效或反复发作的病例，应考虑手术治疗。传统开腹手术虽然能解除引起症状的粘连，但术后仍会形成新的粘连，可能导致再次发病，且腹壁创伤较大，并非治疗肠粘连的理想方式，而腹腔镜手术在部分病例中则更具有优势。腹腔镜手术腹壁创伤小，术后形成粘连少，适用于简单肠粘连引起症状的病例，如肠管与腹壁粘连成角、粘连带卡压肠管等，但并不适用于腹腔广泛粘连的情况。对需手术治疗的肠粘连病例，在排除腹腔镜手术禁忌证后，可先行腹腔镜探查，即使不能在腹腔镜下解除粘连，也可以帮助医生评估腹腔内情况，选择开腹切口位置。

【适应证】

1. 腹部手术后反复腹痛，未能明确诊断的患者；

2. 诊断明确的粘连性肠梗阻早期，无明显腹胀时；

3. 反复发作的粘连性肠梗阻缓解期。

【禁忌证】

1. 严重腹胀的肠梗阻患者；

2. 因严重心肺疾患等不能耐受气管插管全身麻醉。

【手术器械】

超声刀、双极电凝。

【术前准备】

1. 术前留置胃管胃肠减压；

2. 根据患者情况补液或营养支持，纠正水、电解质和酸碱平衡紊乱，纠正贫血和低蛋白血症；

3. 术前30分钟预防性使用抗生素。

【麻醉】

气管插管全身麻醉。

【体位】

患者取仰卧位，双上肢内收，根据预计操作部位，术者立于拟分离粘连部位的对侧，扶镜手立于术者右侧或左侧，以腹腔镜与术者器械方向一致为宜。显示器摆放于术者对侧。

【套管位置】

观察孔及操作孔位置需根据原手术切口及所估计的腹腔内粘连部位设计，所用套管的大小和位置可灵活掌握（图13-1）。至少需要三个套管，第一套管即观察套管（10mm）的位置选择非常重要，一般选择在距原切口5~10cm处的中腹部、侧腹部或下腹部，若条件满足可置于脐上或脐下。术前可通过B超“滑动试验”检查拟置套管位置腹壁下有无粘连肠管。建议采用开放法放置第一个套管（图13-2），其余两操作套管（5mm）位置根据腹腔镜初步探查所见的粘连情况而定，应位于主要粘连区域的对侧（图13-3），两操作套管之间和与观察孔之间距离应尽量达到10cm，并构成适宜的三角形，避免器械及腹腔镜互相影响。

【手术步骤】

套管放置好后置入30°镜探查，若有腹腔积液先予吸除，酌情先分离较简单的大网膜和小肠与腹壁的粘连（图13-4），为下一步手术创造条件。首先观察肠道是否有缺血坏死，若有肠坏死需转开腹手

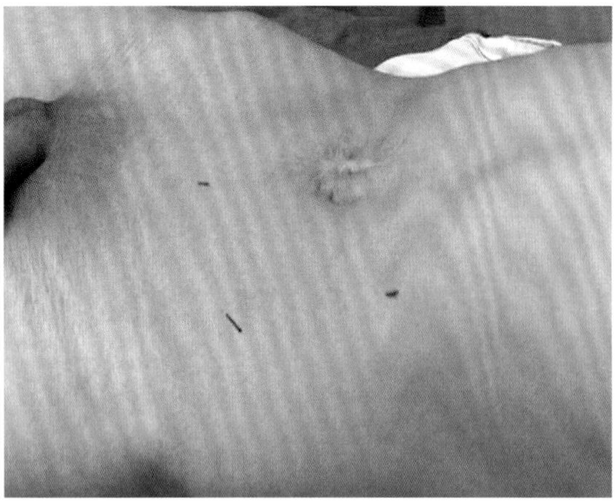

图 13-1　根据既往手术切口位置设计套管位置

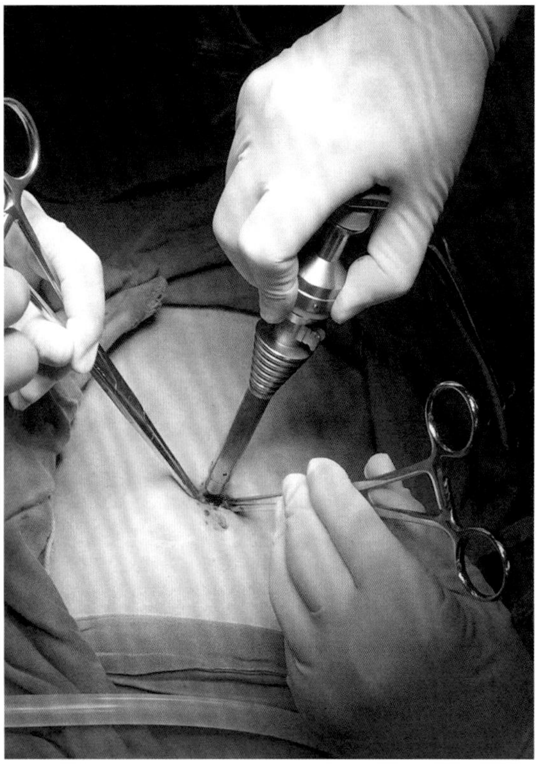

图 13-2　开放法置入第一个套管

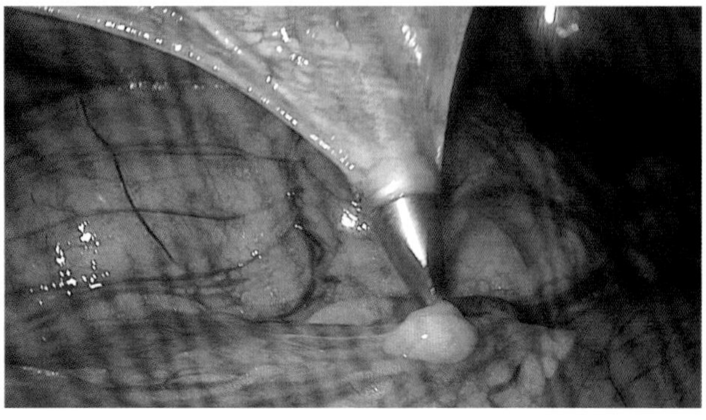

图 13-3　腹腔镜监视下置入操作套管

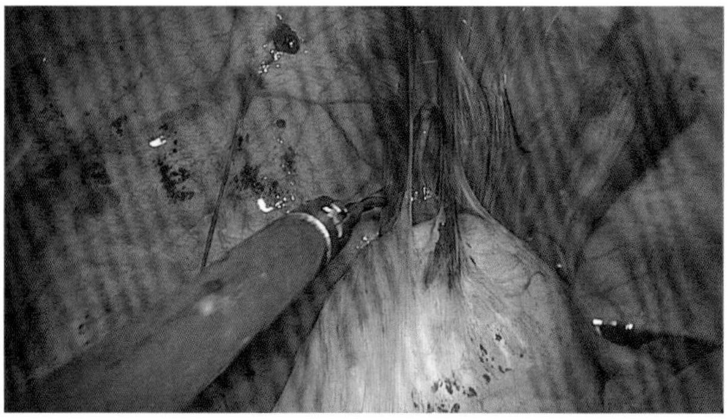

图 13-4　分离肠管与腹壁的粘连

术行肠切除术，若尚无肠坏死，则从回盲部开始探查（图 13-5）。如发现腹腔内粘连广泛或肠管粘连成团，则不适合继续腹腔镜手术，建议中转开腹手术。探查过程中应特别注意对扩张或空瘪肠管的探查，扩张端为梗阻近端，空瘪端为梗阻远端，扩张肠管与空瘪肠管的交界处即为导致梗阻的病变所在。如果梗阻原因为单处的粘连带卡压，处理较为容易，用剪刀或超声刀离断粘连带即可（图 13-6）。紧贴肠壁操作时，电器械易损伤粘连肠袢，建议避免使用，如需带电操作，器械与肠壁应保持可见的距离（图 13-7）。剪断粘连束带后，应观察受压处肠壁是否坏死，若坏死应行部分肠切除，可根据肠道游离度设计邻近的腹壁小切口提出肠管切除。当梗阻部位不能清楚确定时，则松解所有可能导致症状的粘连，如小肠之间的粘连使肠管成锐角。分离肠间粘连时也应避免使用电器械，建议使用剪刀进行锐性分离，避免钝性分离损伤肠管（图 13-8），分离过程中若损伤小肠浆肌层，应立即予浆肌层缝合修补（图 13-9）。在分离粘连的过程中，术野渗血会影响观察，容易导致副损伤，应及时控制和清理。粘连松解完成后，应将全部小肠再检查一遍，看有否损伤和残余的粘连，为减少术后再粘连发生，应尽可能减少组织热损伤，术毕前可用大量生理盐水冲洗腹腔（图 13-10），吸尽积血积液（图 13-11）。将大网膜尽可能放回原位，铺盖于小肠表面。是否留置腹腔引流管依据术中情况判断，若分离面较大，渗血渗液较多，不能确定有无肠壁损伤，可考虑留置，以便术后观察，引流管经操作套管置入（图 13-12），最后放尽气腹，拔除套管，切实缝合 10mm 套管孔。

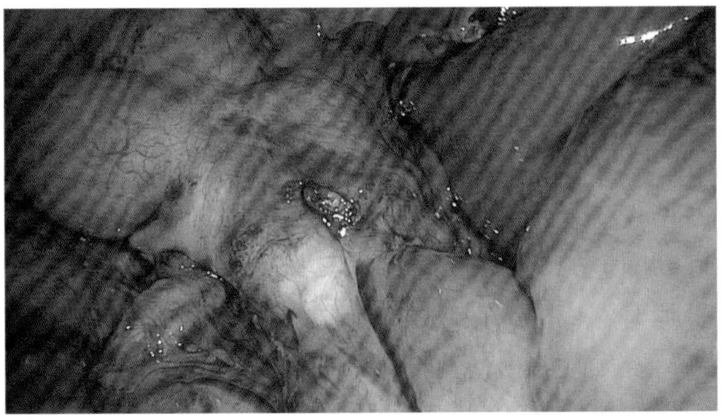

图 13-5　从回盲部开始探查

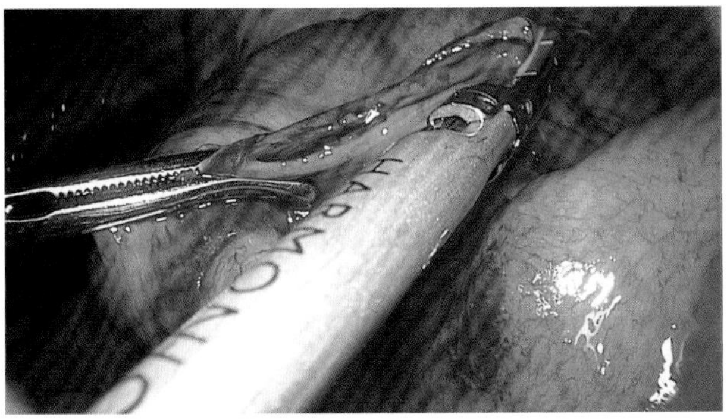

图 13-6　超声刀离断卡压小肠的粘连带

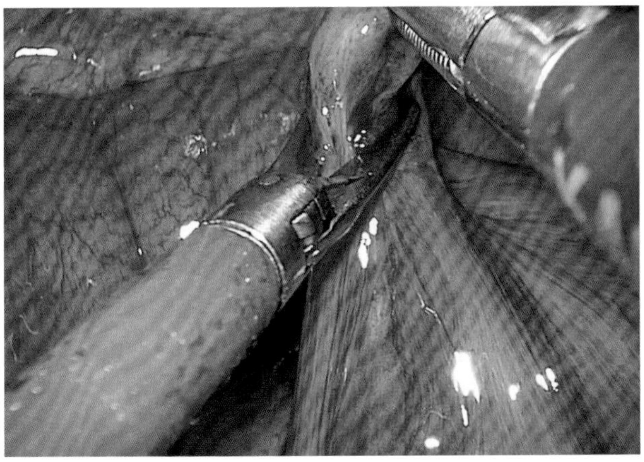

图 13-7　带电剪刀与肠管保持一定距离

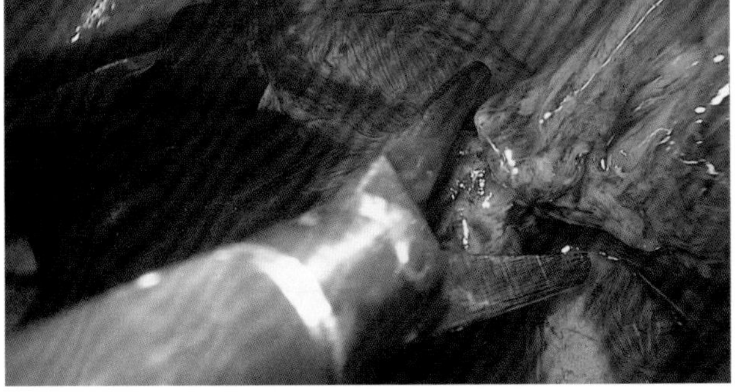

图 13-8　剪刀锐性分离肠间粘连

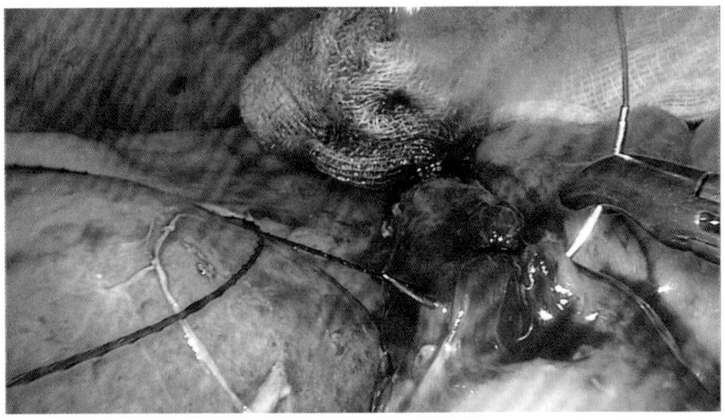

图 13-9　腹腔镜下浆肌层缝合

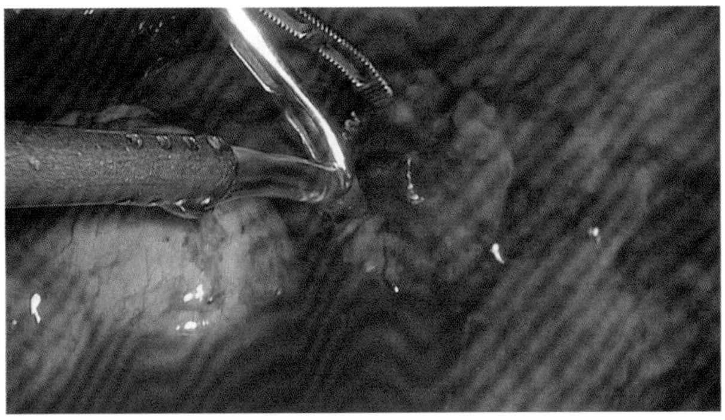

图 13-10　大量生理盐水冲洗腹腔

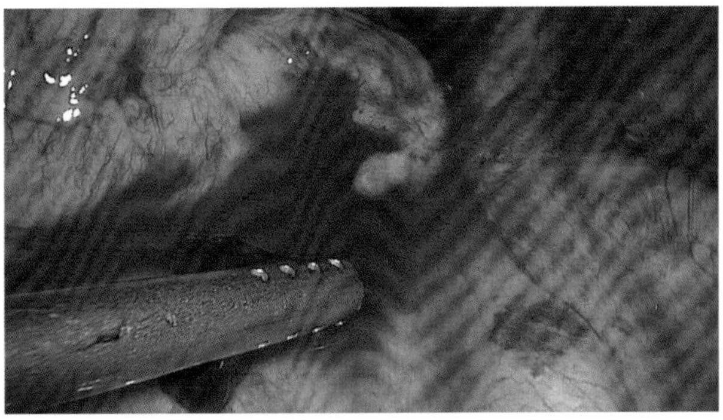

图 13-11　吸尽积血积液

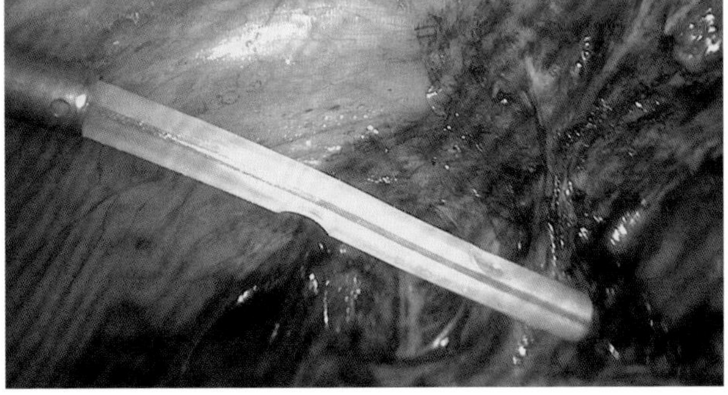

图 13-12　经操作套管置入引流管

【要点分析】

1. 术前应仔细检查评估患者，根据病史和既往手术切口，估计腹腔粘连的位置和严重程度，B超滑动试验可以有所帮助，即在患者变动体位的情况下，用B超探查拟置套管部位下方有无粘连固定的肠管。第一套管放置尽量远离既往手术瘢痕，用开放法放置，并慢速注气，以免损伤肠管或致粘连带撕裂。

2. 完全性粘连性肠梗阻多有明确的部位，以腹壁瘢痕处常见，但松解后还应逐段探查全部小肠，以防遗漏其他粘连而治疗不彻底。

3. 分离肠管与腹壁粘连时应靠近腹壁，尽量保护肠管的完整性，不得已时宁可损伤腹膜，不要损伤肠管，术中应随时检查肠管有无损伤，及时处理。

4. 腹腔或肠间粘连广泛且紧密时，不要勉强在腹腔镜下分离，应中转开腹手术。

5. 广泛粘连松解术后建议留置腹腔引流管，便于术后观察可能存在的延迟性肠管损伤。

【术后处理】

1. 保留胃肠减压至肠功能恢复，恢复流质并逐渐过渡至正常饮食；

2. 恢复饮食前给予肠外营养支持，调节水、电解质平衡；

3. 鼓励患者术后早下床活动，促进肠蠕动恢复，有利于避免再次形成导致症状的肠粘连；

4. 根据手术情况评估是否使用抗生素，若术中有肠管损伤，肠内容物污染腹腔，应予抗生素治疗。

【并发症及其防治】

1. 肠管损伤和肠漏　放置第一个套管时较易损伤与腹壁粘连的肠管，带电器械分离粘连也容易导致损伤。故术前应充分评估拟置套管处的粘连情况，第一套管应尽量远离原手术切口。术中需细致操作，发现损伤及时修补，浆肌层破裂也应缝合，粘连紧密时不要用电器械分离。粘连复杂而广泛时应中转开腹。肠漏多由于术中不当操作导致肠壁损伤又未能及时发现，如使用有损钳提拉肠壁、视野不清时盲目分离、紧贴肠壁使用电器械等。肠壁全层损伤在术后1~2天内即可表现为腹膜炎、发热及全身情况转差。肠壁的非全层损伤，如电器械造成的肠壁热损伤，当时无穿孔，损伤处肠壁在术后逐渐坏死，表现为延迟性穿孔（术后3~4天）。

肠漏征象包括引流增多，可见肠液样引流液及腹膜炎体征，未留置引流管时可行腹腔诊断性穿刺，见肠液或脓液，患者发热，心率加快，血常规白细胞升高，立位或侧卧位腹平片可见腹腔游离气体。若发生肠漏应尽快手术探查，若发现及时，患者一般情况尚可，腹膜炎较局限，无明显感染中毒症状，可考虑再次腹腔镜探查，寻找修补肠壁漏口，或经邻近小切口将损伤肠段提出腹腔行修补或切除，大量冲洗腹腔，并充分引流。若患者全身情况差，感染中毒症状明显，出现烦躁、淡漠、血压下降等休克征象，则应在积极抗感染抗休克同时尽快开腹手术探查，处理原则仍是修补或切除损伤肠管、冲洗及引流。若患者生命体征不稳定、老年体弱、合并其他严重疾病或已发生多器官功能衰竭综合征（MODS），肠壁修补或切除吻合的风险升高，可将损伤肠管提出腹壁作临时造口，快速结束手术而开始重症监护治疗，待患者病情稳定后再行造口肠段还纳手术。

2. 术后肠梗阻　术中探查不彻底，遗漏粘连病灶，虽然术中解决了造成本次梗阻的粘连，当肠道解剖结构改变后，剩余粘连可能在术后引起新的机械性肠梗阻。在临床常见大面积分离肠粘连后，肠道功能恢复较慢，可造成腹胀、肠道广泛积液积气的功能性肠梗阻，但在维持合理肠外营养支持的情况下，患者一般情况尚好，没有腹膜炎体征，可能持续1~2周。故术中探查务必仔细、全面，若粘连广泛应转开腹手术彻底探查和分离。术中注意减少组织热损伤，术毕前进行腹腔冲洗，吸尽积血积液，尽量减少新粘连的发生。术后肠梗阻应先行胃肠减压、肠外营养支持等保守治疗，注意调节水、电解质平衡，避免低钾等引起的麻痹性肠梗阻。功能性肠梗阻多可经非手术治疗逐渐缓解，而完全的机械性肠梗阻则不能缓解，腹胀腹痛持续加重或出现腹膜炎体征，需再次腹腔镜探查或开腹手术探查。

（林烈文　夏利刚）

第十四章

腹腔镜小肠手术

腹腔镜手术适用于多种小肠疾病的治疗，如小肠坏死、狭窄、穿孔、粘连梗阻、憩室、肿瘤等。小肠疾病在术前常难以定性、定位，而腹腔镜手术可将探查、定位、诊断和治疗相结合，且创伤微小，比开腹手术有明显的优势，在一定程度上扩大了小肠疾病的手术探查适应证。腹腔镜放大清晰的视野有利于观察小动脉搏动和判断肠管活力，Treitz 韧带和回盲部位置固定，便于术中定位。小肠长度长，系膜活动度大，在腹腔镜下探查有一定难度，但也有利于探查后设计小切口位置，将小肠提出腹腔行切除术。近年来腹腔镜与内镜联合应用逐渐成熟，腹腔镜可以使内镜涉及在常规情况下难以达到的小肠，使通过微创手术治疗小肠出血等疑难疾病成为可能。开展腹腔镜小肠手术必须熟练掌握分离、缝合、吻合等基本操作。小肠壁柔软易损，在腹腔镜手术中应注意无损伤原则，使用无损伤器械轻柔细致操作，术中随时注意有无损伤，及时发现并补救。虽然大多数开腹术式都已经可以经腹腔镜手术实施，但不能单纯追求完全腹腔镜手术，需权衡利弊选择术式，这也是所有腹腔镜手术的统一原则。

第一节　小肠实用解剖

小肠上起幽门下接盲肠，在尸体标本展开后全长约 6m（活体状态下约 3~4m，且存在较大个体差异），是消化道最长的一段，是食物消化吸收的主要器官。全程可分为十二指肠、空肠和回肠三部分，其中空、回肠被小肠系膜悬系于后腹壁，合称系膜小肠，外科学习惯上简称小肠，而十二指肠另列。

【结构】

小肠壁由黏膜、黏膜下层、肌层、浆膜四层构成。黏膜表面有大量小肠绒毛，绒毛表面覆有肠上皮，由柱状细胞、杯状细胞和内分泌细胞构成，其中柱状细胞约占 90%，具有吸收功能，是肠上皮的主要功能细胞；杯状细胞具有合成和分泌黏蛋白的作用；内分泌细胞散布在肠腺和绒毛上皮的细胞之间，分泌多种激素，调节消化道功能，并参与维持全身神经内分泌功能平衡。肠上皮底部还有 Paneth 细胞和未分化细胞，Paneth 细胞分泌溶菌酶，参与构成肠黏膜屏障，未分化细胞可以增殖分化、修复上皮。肠黏膜固有层内有肠腺，为单直管状腺，顶端开口于绒毛之间的黏膜表面。固有层内还有中央乳糜管、毛细血管网、平滑肌束和神经纤维，在网状结缔组织间隙中存在很多淋巴细胞、浆细胞和巨噬细胞等，因此小肠具有重要的免疫功能。小肠黏膜和部分黏膜下层构成向肠腔隆起的平行环形皱襞，高 3~10mm。空肠内皱襞高而多，向回肠远端逐渐变低并且减少。当小肠腔充气膨胀时，这些环形皱襞并不消失，在临床上有助于和充气的结肠鉴别。小肠肌层包括内层环肌和外层纵肌，两层之间有肌神经丛分布。小肠浆膜是肠壁外膜，包被小肠后与小肠系膜表面相延续。

【形态和位置】

空肠起自第 2 腰椎左侧的十二指肠空肠曲，由十二指肠悬韧带（Treitz 韧带）固定。该韧带内含肌纤维，故又称十二指肠悬肌，上半为起自右膈脚的横纹肌，下半为平滑肌，附于十二指肠空肠曲和邻近的十二指肠末段。韧带表面的腹膜常形成一小皱襞，位于横结肠系膜根的下方。Treitz 韧带及其表面的腹膜皱襞是术中确认空肠起点的重要标志。

小肠系膜根从第 1 或第 2 腰椎左侧，斜向右下止于右骶髂关节前方，全长约 15cm。系膜根上下两端到肠壁的长度较短，而在中部则较长，达 20cm 或更多，所以大部分小肠游离度很大。空回肠之间无明显分界，通常认为空肠占近端2/5，主要位于左上腹，回肠占远端3/5，主要位于右下腹和盆腔。空肠虽然较短，但其黏膜皱襞远较回肠高和致密，黏膜表面积远大于回肠，是消化吸收的主要场所，因此，小肠切除手术应尽可能保留空肠的长度。空肠与回肠的主要区别是：空肠黏膜皱襞高且密，故壁厚色深，回肠则壁薄色浅；小肠肠腔从十二指肠至回肠逐渐变小，故空肠肠腔较回肠大；空肠系膜内脂肪少，分布只限于靠近系膜根处，故近肠壁系膜内的血管袢清晰可见，从系膜根到肠壁只有1~2级血管袢，长而稀，回肠系膜从根部到肠壁均有脂肪分布，系膜血管袢不易见，从根部至肠壁有3~4级，短而密；回肠黏膜内有长椭圆形集合淋巴滤泡，纵轴与肠管平行，长0.5~3cm，位于对系膜缘，而在空肠内则很少见到。

【血液供应】

小肠的动脉来自肠系膜上动脉，该动脉起自腹主动脉，下行跨越胰腺钩突部和十二指肠水平部前方进入小肠系膜内，再行向右下至右髂窝部，末端与其自身分支回结肠动脉吻合成动脉弓。肠系膜上动脉在小肠系膜内向右侧发出结肠中动脉、胰十二指肠下动脉、右结肠动脉和回结肠动脉。空、回肠动脉多在肠系膜上动脉发出结肠中动脉后向左侧发出，为10~20支小动脉分支，供应空、回肠。这些动脉支在到达肠壁前彼此吻合成动脉弓，再发出直血管进入肠壁。直血管是终末动脉，进入肠壁前互相没有吻合，进入肠壁后虽有吻合但不充分，尤其在对系膜缘处，因此，小肠缺血时对系膜缘肠壁常先坏死。小肠切除时应作扇形切除，使对系膜缘切除长度较长，以保证吻合口血供良好。

空、回肠静脉与动脉伴行，汇合成肠系膜上静脉，在同名动脉右侧上行，在胰腺颈部后方与脾静脉汇合成门静脉进入肝脏。

【淋巴回流】

小肠黏膜内的淋巴管起自小肠绒毛中央乳糜管，沿血管离开肠壁进入小肠系膜内淋巴结。肠系膜淋巴结数目不等，约100~200个，可分三群，远侧群沿肠管排列，中间群沿血管排列，近侧群沿肠系膜上动脉主干排列，最后与腹腔淋巴结的输出管汇合成肠干注入乳糜池。

【神经支配】

小肠由交感神经和迷走神经(副交感神经)支配，这些神经先在腹腔动脉周围和肠系膜动脉根部构成腹腔丛和肠系膜上丛，再发出神经纤维，包括交感神经节后纤维和迷走神经节前纤维，沿肠系膜上动脉及其分支到达空、回肠。交感神经兴奋使小肠蠕动减弱，血管收缩；迷走神经兴奋使小肠蠕动增强，肠腺分泌增加，并使回盲瓣松弛。小肠痛觉由内脏神经的传入纤维传导。

第二节　腹腔镜小肠部分切除术

【适应证】

1. 绞窄性肠梗阻；瘢痕组织或畸形导致的肠梗阻；绞窄性疝、肠扭转、肠套叠等所致的肠管坏死；肠系膜血管栓塞所致的肠管坏死。

2. 小肠炎性疾病(如克罗恩病等)导致的出血或穿孔。

3. 不适宜缝合修补的肠管损伤。

4. 小肠息肉、肿瘤或肠系膜肿瘤。

5. 小肠内出血经非手术治疗无效者。

【禁忌证】

1. 肠梗阻或肠麻痹致肠管高度膨胀者。

2. 既往腹部严重疾病或复杂手术史，腹腔存在广泛粘连者。

3. 大出血、休克、严重感染、重要器官功能衰竭等危重情况者。

4. 因严重心肺疾病等不能耐受全身麻醉者。

【术前准备】

术前应根据症状、体征和辅助检查尽可能明确诊断，或提出各种可能诊断，并制订相应方案，减少手术的盲目性。既往腹部手术史对诊断肠粘连有重要意义；无腹部手术史时应考虑疝和良恶性肿瘤的可能；对黑色素瘤、肺癌或胃肠恶性肿瘤患者应考虑到小肠转移的可能；对子宫内膜异位症患者应考虑小肠种植的可能。

腹平片是检查肠梗阻简单有效的方法，约85%的小肠梗阻是由肠粘连、疝或肿瘤引起的，其中肠粘连是主要病因。增强CT对小肠疾病诊断有一定价值，在诊断肿瘤性病变和确定梗阻平面等方面较有优势，对于诊断炎性肠病也可提供有价值的信息(图14-1)。对于慢性腹痛患者，小肠钡餐检查可以诊断部分息肉、憩室、肿瘤等(图14-2)。B超腹壁滑动试验可评估既往有腹部手术史患者的腹腔粘连情况，有助于设计套管位置。介入血管造影可能发现活动性出血部位，并进行栓塞等治疗，可避免部分盲目的手术探查，难以定位的小肠出血可先行介入诊治，无效时再考虑急诊手术(图14-3)。放射性核

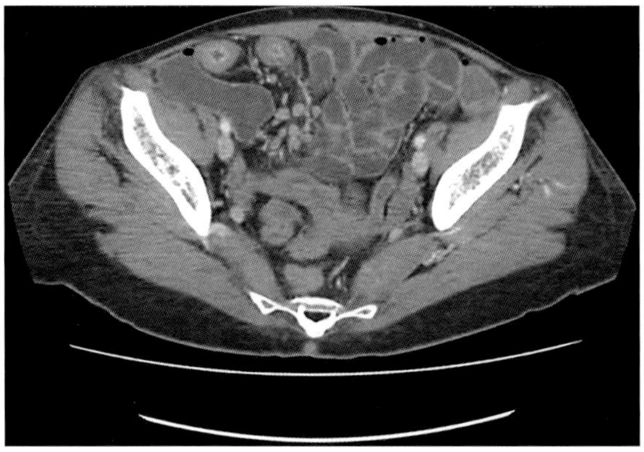

图 14-1 克罗恩病的增强 CT 影像

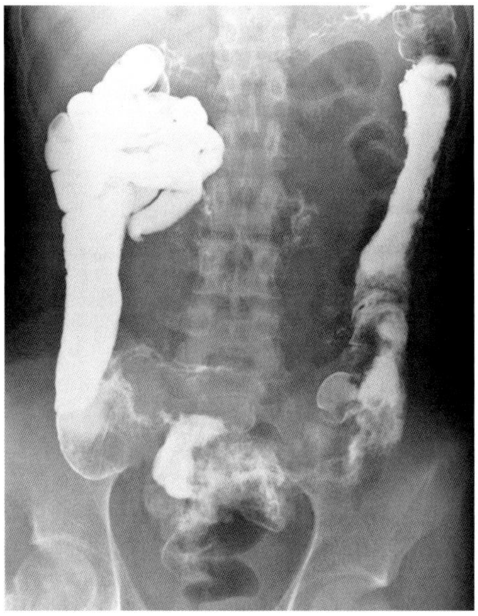

图 14-2 克罗恩病的钡餐影像

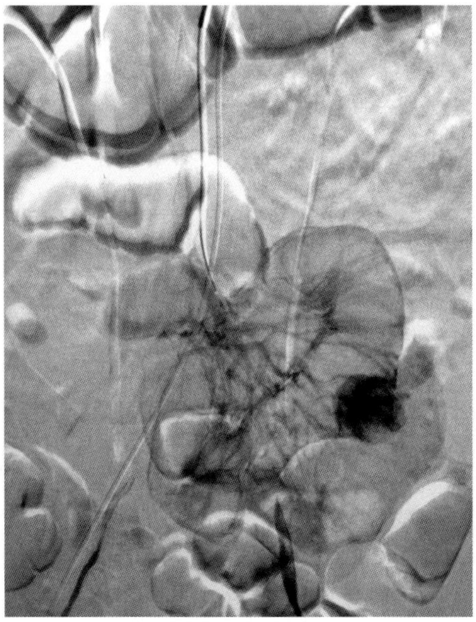

图 14-3 DSA 检查发现小肠出血

素显像对发现微量的消化道出血很有帮助，可发现出血速度低至 0.05~0.1ml/min 的消化道出血。肠梗阻患者术前需留置胃管胃肠减压，并给予肠外营养支持，纠正水、电解质平衡紊乱，使用抗生素等。对营养不良患者应给予全面的肠外营养支持，纠正贫血和低蛋白血症。预计手术需时较长者应留置尿管。

器械准备应注意配备无损伤肠钳。由于小肠术中有很多反复钳夹和松开动作，所以不带锁定功能的器械更为方便。使用可视套管可降低穿刺损伤风险。

【麻醉】

气管插管全身麻醉。

【体位和套管位置】

术者立于患者一侧，扶镜手与之同侧，而助手立于对侧，显示器分别摆放在术者和助手对面，麻醉师位于患者头端，器械台位于患者足端(图 14-4)。

患者平卧位，术中可据术野暴露需要调节手术台倾斜角度。一般在脐上或下缘以开放法放置第一个套管作为观察孔。操作孔位置及数目根据探查所见情况设计，常用部位包括麦氏点及其左侧对称点、锁骨中线平脐处等。对于有腹部手术史的患者，第一个套管应远离原切口。全腹腔镜下小肠部分切除术一般需要 3~4 个操作套管，因要使用直线切割闭合器，主操作套管需放置一个 12mm 套管(图 14-5)。而在腹腔镜辅助下经小切口切除术只需两个 5mm 套管(图 14-6)。

【手术步骤】

1. 全腹腔镜下小肠部分切除术

(1) 病灶定位：部分肠系膜及小肠肿瘤直接可见(图 14-7)，但仍要仔细探查腹腔各部和全部小肠。用无损伤抓钳或肠钳自 Treitz 韧带开始逐段探查小肠至回盲部，反向亦可(图 14-8)。探查时注意观察肠管颜色、肠壁形态，并用器械触压肠管以体会肠壁质地和了解腔内占位，病灶部位多有肠壁僵硬、增厚、肠蠕动不连续等征象。

(2) 肠段游离：若为肿瘤病变，应切除病变近远端各 5cm 肠管及相应系膜，超声刀按扇形区域游离拟切除肠段小肠系膜，较粗血管用钛夹或结扎锁夹闭后切断(图 14-9)。

(3) 切除病灶：使用直线切割闭合器(建议选用白色或蓝色钉仓)，在已分离的系膜边缘处钳夹闭合拟切除肠段的近、远端，击发切除病变肠段(图 14-10~14-12)。

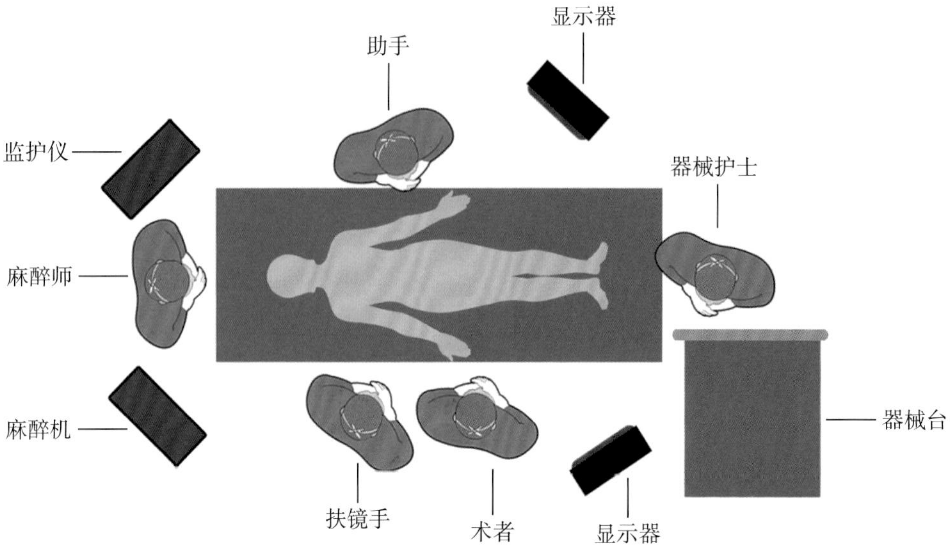

图 14-4 手术室布局

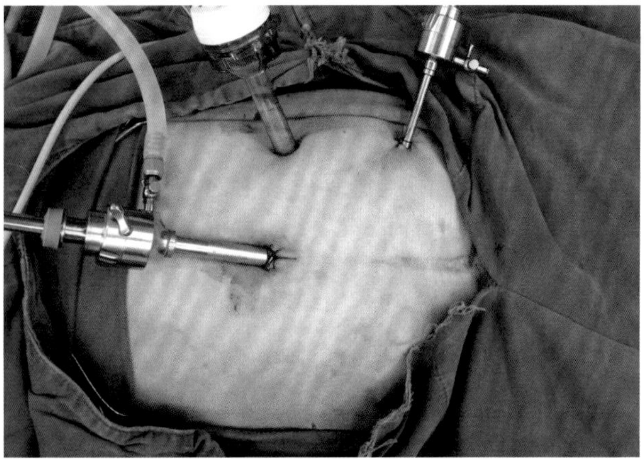

图 14-5 主操作套管位置（可在对侧腹部酌情放置 1~2 个助手操作套管）

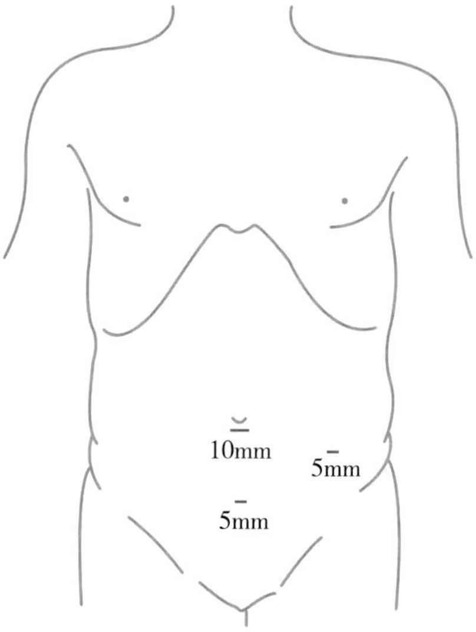

图 14-6 经小切口小肠部分切除术套管位置

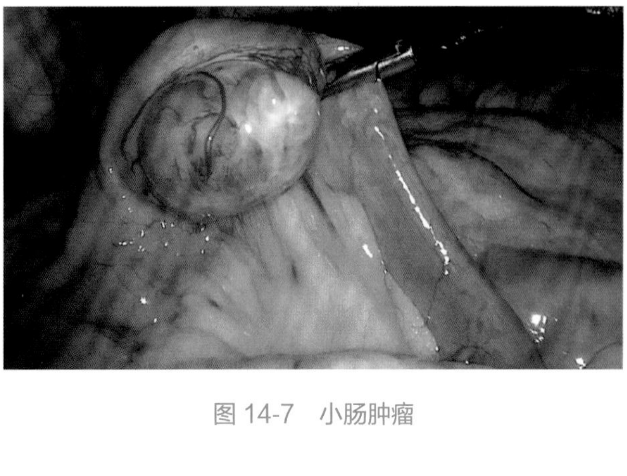

图 14-7 小肠肿瘤

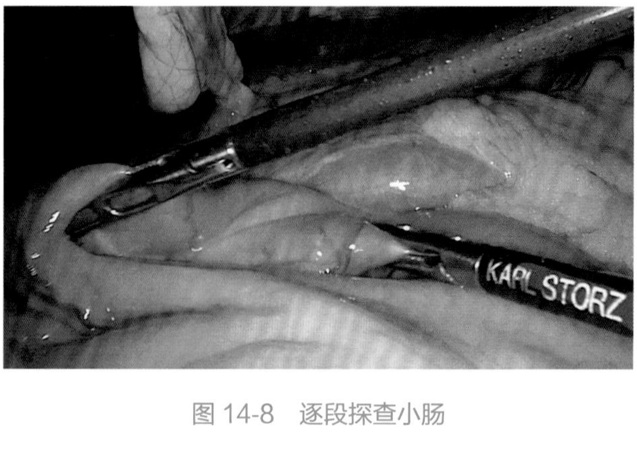

图 14-8 逐段探查小肠

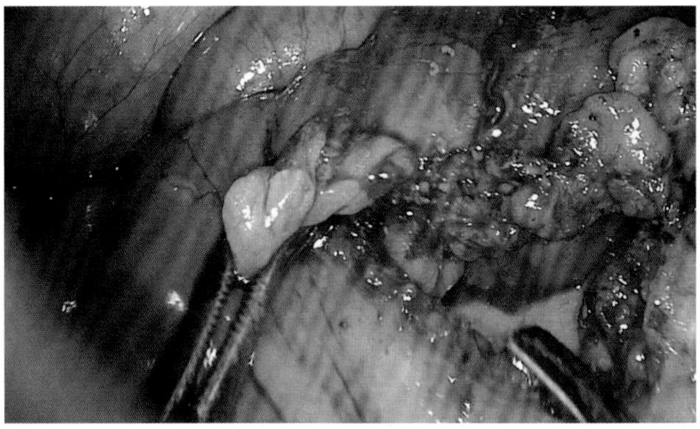

图 14-9　按扇形区域游离小肠系膜

(4) 将近远端肠管靠拢，用无损伤抓钳夹持，使拟吻合的肠袢平行靠拢，为放置直线切割闭合器做好准备。用电钩或超声刀在拟吻合的近远端肠袢对系膜缘切开肠壁全层，同时切实止血，切口大小以能插入腹腔镜直线切割闭合器前端一支为宜(图 14-13)。将直线切割闭合器(建议选用白色钉仓)前端两支分别插入近远端肠腔，术者左手器械和助手器械共同将输入袢和输出袢拉直、展平，使闭合器充分插入肠腔，并将肠管对系膜缘置于闭合范围(图 14-14)。

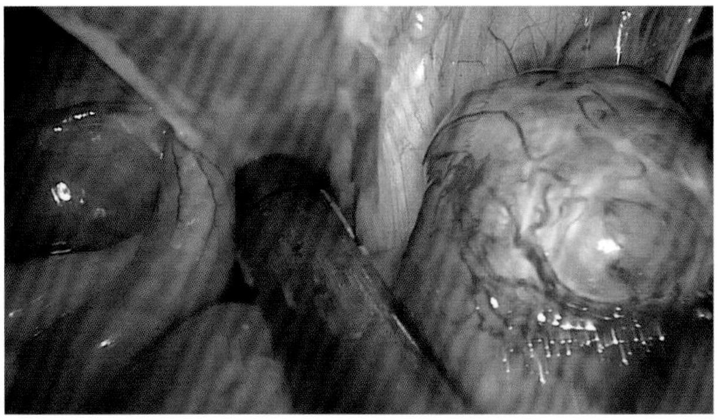

图 14-10　切除肠段近端

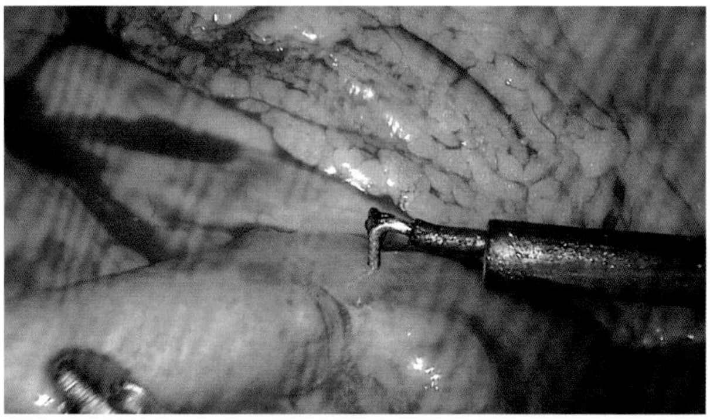

图 14-13　电钩于对系膜缘切开肠壁

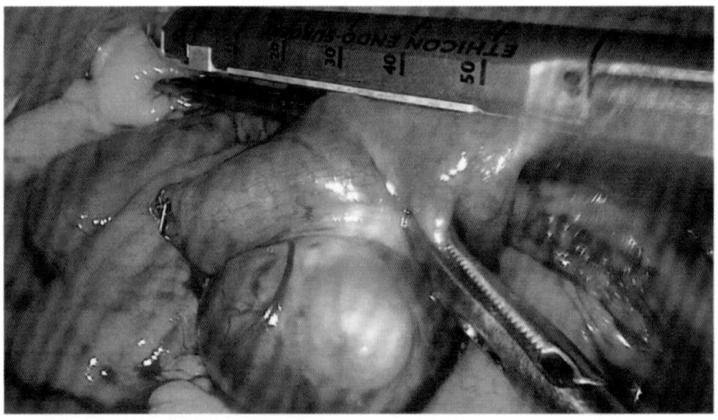

图 14-11　切除肠段远端

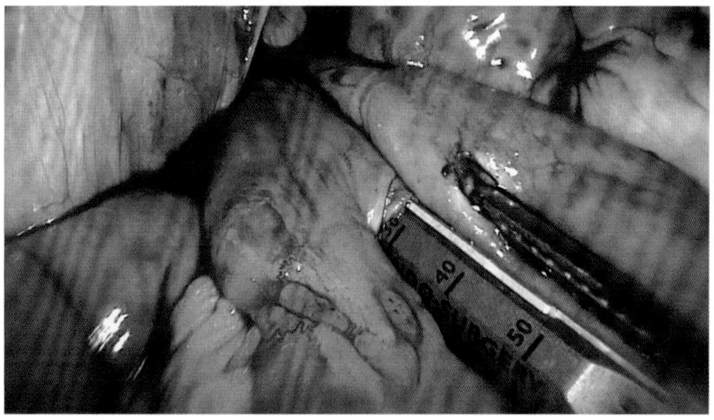

图 14-14　闭合器插入肠腔

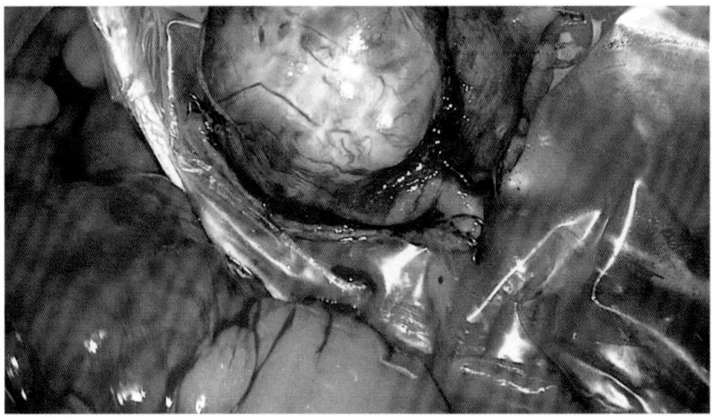

图 14-12　将标本放入标本袋

(5) 肠腔吻合：腹腔镜直线切割闭合器前端必须完全插入输入袢和输出袢，以保证切割钉合距离和术后吻合口通畅。吻合前再次确认肠管及系膜对位正确、系膜缘不在闭合范围。闭合直线切割闭合器后静待 20 秒有助于减少钉合缘出血，再击发闭合器完成肠管侧 - 侧吻合。轻轻牵开钉合后的肠壁共同开口，仔细检查钉合线，确认无出血，若发现出血可使用电凝或缝合止血(图 14-15)。

(6) 肠袢闭合：术者左手持抓钳将肠腔内两条钉合线对齐靠拢并拉直，助手持两把分离钳钳夹肠壁

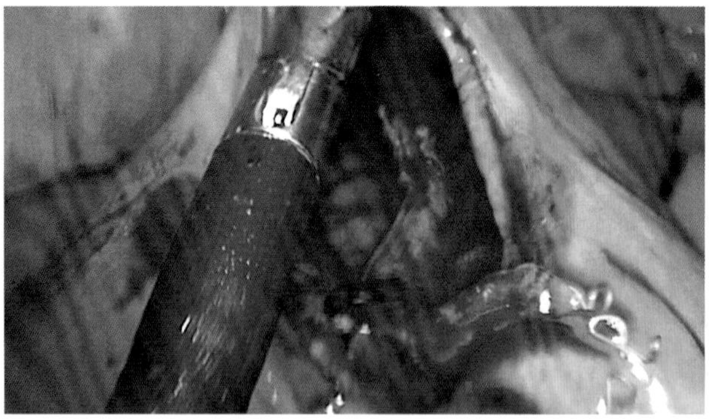

图 14-15　检查钉合线并止血

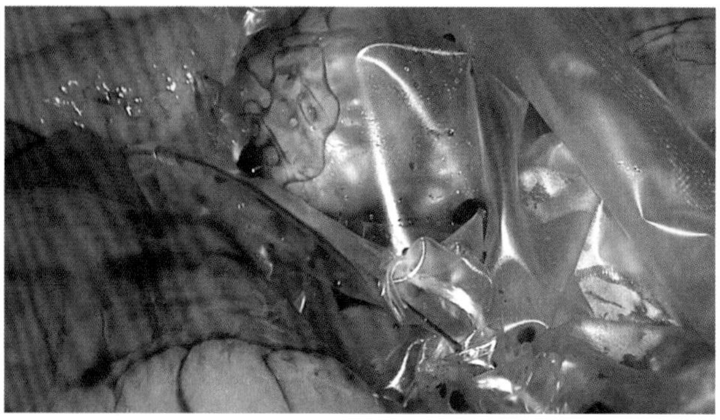

图 14-17　标本已装入标本袋

共同开口两侧，三个钳夹点形成一线。术者右手直线切割闭合器将“三点一线”（即近远端肠管切除线）置于闭合范围以外，闭合静待 20 秒后击发，最终闭合肠管吻合口。随着腹腔镜外科手术技巧的进步，腹腔镜下缝合已被多数外科医生所掌握，此步骤也可使用可吸收缝线连续全层缝合，用倒刺线缝合可进一步简化手术操作（图 14-16）。

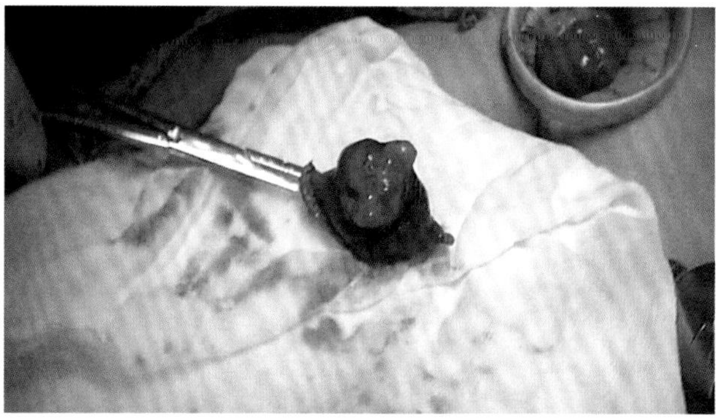

图 14-18　取出标本

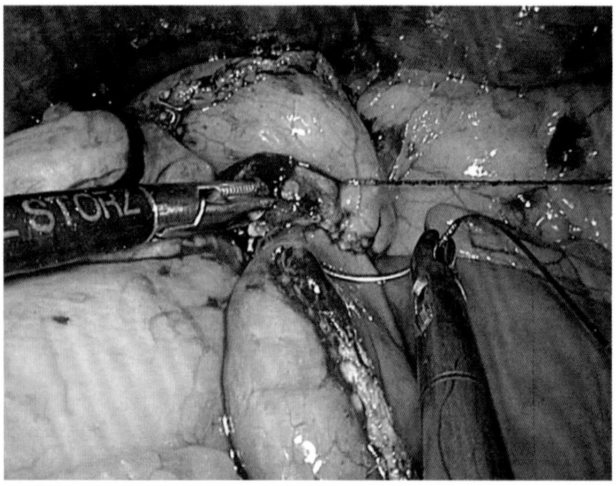

图 14-16　使用倒刺线连续全层缝合

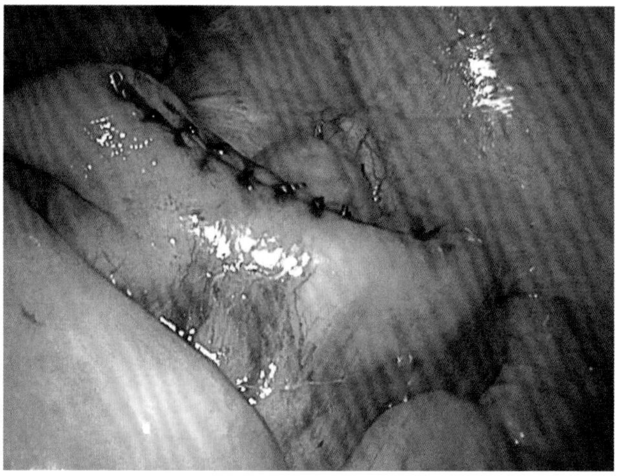

图 14-19　重建气腹后探查吻合肠管状况

（7）系膜孔关闭：沿系膜边缘用连续缝合关闭，或用钛夹依次夹闭，操作时注意勿深入系膜而损伤系膜血管。

（8）标本取出：将标本装入标本袋（图 14-17），扩大 12mm 套管孔（以牵拉后能取出标本为限）或另设计腹壁其他部位小切口，放置切口保护器后取出标本（图 14-18）。缝合取标本口，重建气腹后探查吻合肠管状况，排除活动性出血（图 14-19）。若无异常放尽气腹，撤除各套管，切实缝合各套管孔，术毕（图 14-20）。

以上步骤也可以先用直线切割闭合器进行腹腔镜下近远端肠管的侧 - 侧吻合（图 14-21），再闭合输入袢和输出袢肠管并同时切除病变（图 14-22），操作方法同上述。这样操作较简单，适用于较小的病变，但病变肠段较长或肿瘤较大时，可能对吻合操作造成干扰。

2. 腹腔镜辅助小肠部分切除术　由于小肠游离度大，腹腔镜探查发现病变后，可作邻近小切口将肠管提出腹腔处理。若发现可疑肠段又无法确定时，

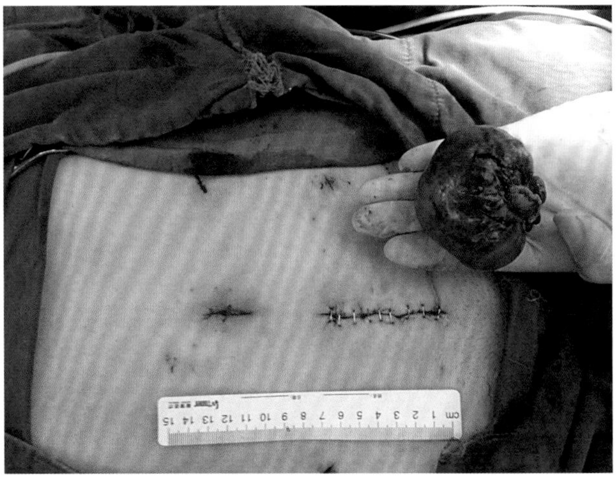

图 14-20　缝合切口

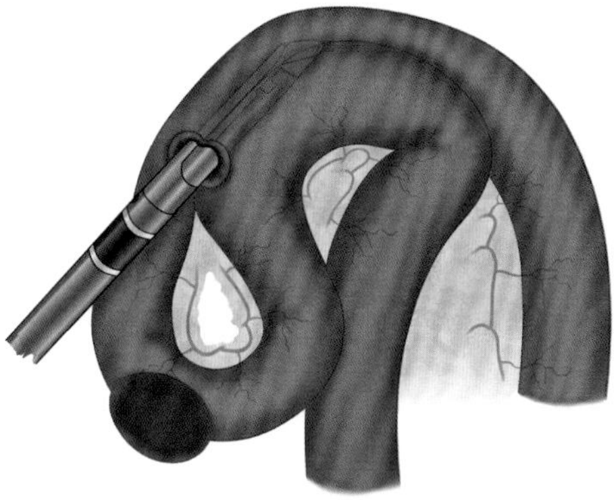

图 14-21　肠管侧 - 侧吻合

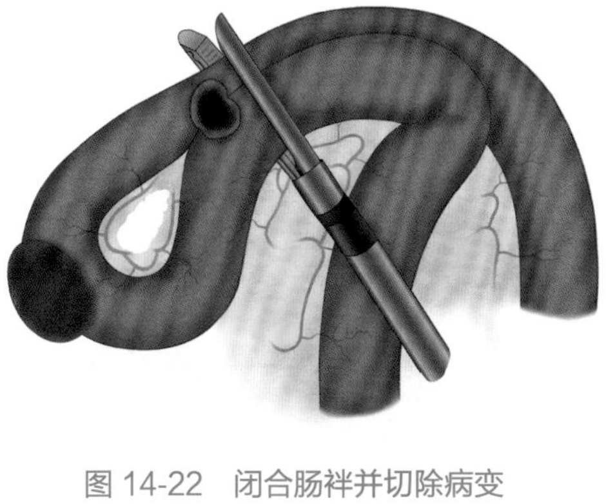

图 14-22　闭合肠袢并切除病变

可经邻近小切口将肠管提到腹腔外用手触摸探查，对于某些腔内病变或出血，可切开肠壁，置入内镜探查。拟切除肠袢的系膜游离可在腹腔镜下进行，也可以在腹腔外进行。设计小切口时可在腹腔镜下向腹壁提拉拟拉出肠段，测试游离度，自小切口提出肠管时应放置切口保护套，并随时注意避免系膜卡压影响肠管血供(图 14-23)。常用小切口位置为麦氏切口，其左侧对称切口，下腹正中或上腹正中纵向切口，扩大脐部套管孔的绕脐切口，对体型正常者 5cm 已足够，对体型肥胖者需酌情延长切口。在腹腔外按常规方法进行肠管切除和吻合，缝合系膜裂口。将肠段回纳后关闭切口，重建气腹，观察吻合肠管状况，排除活动性出血。若无异常，放尽气腹，撤除各套管，切实缝合各套管孔，术毕。

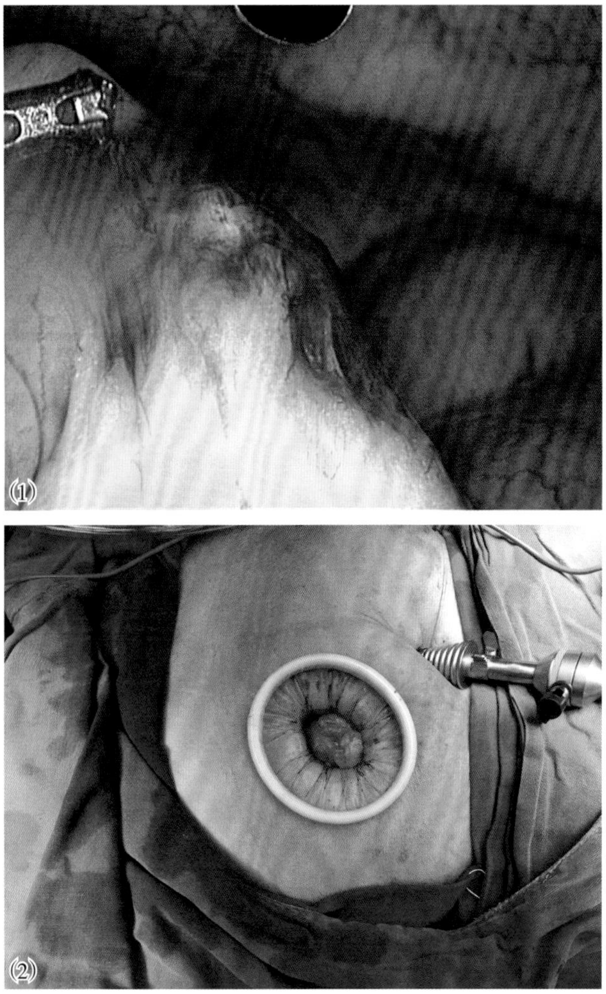

图 14-23

(1)测试肠段游离度;(2)放置切口保护套

腹腔镜辅助经小切口小肠部分切除术操作比较简单快捷，在同样情况下，切口并不会比全腹腔镜手术的取标本切口更大。

3. 腹腔镜根治性小肠切除术　小肠恶性肿瘤少见，其中腺癌约占 1/2，其他如淋巴肉瘤、平滑肌肉瘤等。若术中冷冻病理提示肿瘤为恶性，应大范围切除所有受侵组织，要求切除病变两端 10~15cm 正常肠管及相应肠系膜,从自肠系膜上动脉发出的一级动脉弓处结扎切断肿瘤肠段血管(图 14-24)。处理肠系膜血管可在腹腔镜下用超声刀进行,肿瘤肠段切除宜经邻近小切口拖出腹腔进行,并注意切口保护,以减少复杂腹腔内操作可能导致的肿瘤细胞污染,腹腔镜探查可帮助设计切口位置和大小。若肿瘤不能切除需行肠短路吻合以解除梗阻,吻合可按上述方法在腹腔镜下完成,也可在腹腔镜下定位拟吻合肠段后经腹壁小切口完成。小肠腺癌可尽量在腹腔镜下清扫区域淋巴结至肠系膜上动脉根部,而恶性间质瘤并不强调淋巴结清扫。回肠末段恶性肿瘤须行根治性右半结肠切除术。

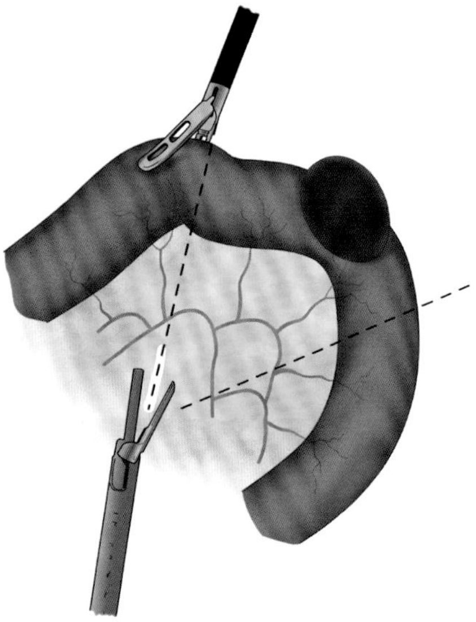

图 14-24　小肠恶性肿瘤切除范围

第三节　其他腹腔镜小肠手术

【小肠粘连松解术】

腹腔镜肠粘连松解术治疗简单粘连导致的肠梗阻很有优势(见本书第十三章)。

【小肠修补术】

小肠损伤的常见原因是腹部闭合性或开放性外伤,腹腔镜手术中的操作误伤也可致小肠壁全层破裂或浆肌层破裂出血。对于较小且不影响肠壁血液供应的小肠全层损伤,在损伤时间短、腹腔污染轻的情况下可以行腹腔镜下单纯修补术,仅有浆肌层破裂时也应修补(图 14-25)。顺序探查全部小肠,确认损伤部位后用带电剪刀剪除创缘坏死组织,同时电凝止血,再用 2-0 或 3-0 可吸收线缝合伤口。建议使用 10mm 或 12mm 套管作为缝针出入腹腔通道,更为安全,以避免经 5mm 套管进出缝针时因拉拽而针线脱离,在腹腔内丢失缝针。沿与小肠长径平行方向进针和出针,全层缝合肠壁,必要时可作浆肌层缝合加固。最后清洗腹腔,吸尽积液,酌情留置引流管以便术后观察(图 14-26)。

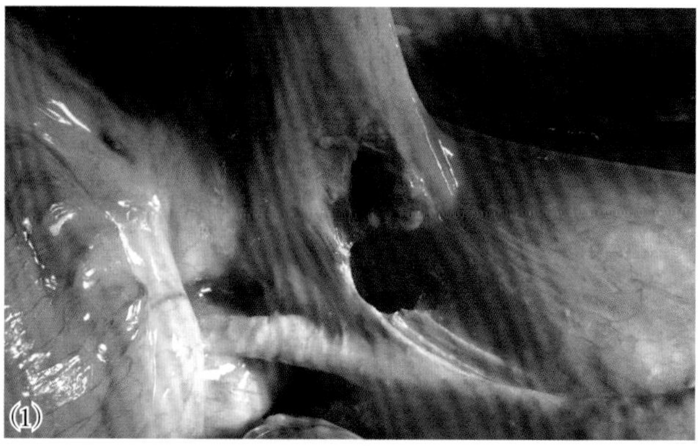

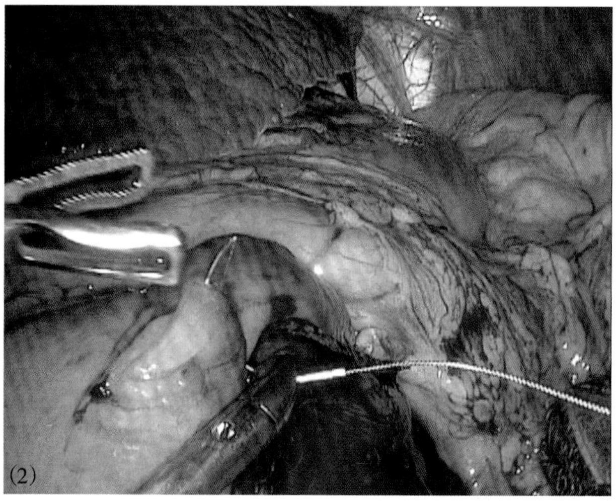

图 14-25

(1) 小肠壁全层破裂;(2) 小肠浆肌层破裂出血腹腔镜下修补

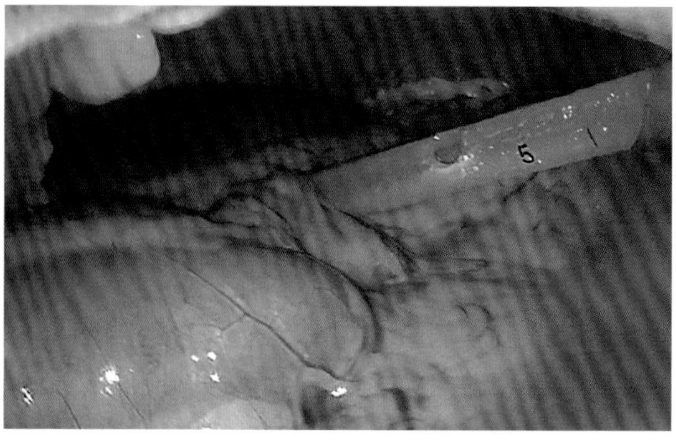

图 14-26　放置引流管

【小肠憩室切除术】

小肠憩室可引起感染、穿孔和出血等，引起症状的憩室需要手术治疗，常见的是Meckel憩室，位于末段100cm回肠。小肠憩室切除术至少需要两个操作孔（若使用直线切割闭合器需放置一个12mm套管），必要时增加1~2个助手操作孔，常用部位有下腹部中线、麦氏点、脐右侧等。探查发现憩室后用抓钳抓住其顶部提供牵引，超声刀离断周围供血血管并完全游离憩室后，用直线切割闭合器于憩室根部切割闭合，也可用带电剪刀切除后，沿与小肠长轴平行方向缝合切口。少数小肠外壁的窄基肿物，涉及肠壁范围小，也可以用直线切割闭合器连带其根部肠壁直接一并切除（图14-27）。使用直线切割闭合器切除憩室或肿物时，注意沿与小肠长轴的垂直方向切割闭合，以避免肠腔狭窄。

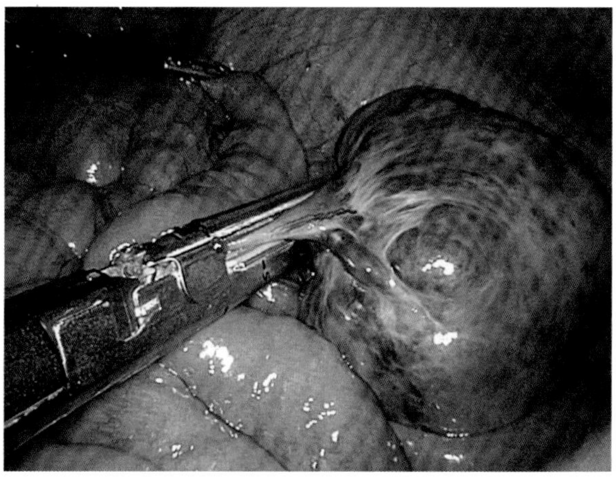

图14-27　用直线切割闭合器于肿物根部切割闭合

【小肠系膜肿物切除术】

小肠系膜囊肿和肿瘤临床上并不多见，囊肿包括肠源性囊肿、皮样囊肿、囊性淋巴管瘤、外伤性囊肿等，多为良性，往往在增大至引起压迫症状时才被发现。实性肿瘤中恶性者约占60%，根治切除率低，预后差。肠系膜囊肿若未涉及肠壁或肠管血供可行单纯肿物切除术，在腹腔镜下用超声刀或带电器械游离其周围系膜后完整切除，标本装袋取出，注意切口保护。若肿物涉及肠壁或肠管血供，需同时行相关肠段切除术，手术可完全在腹腔镜下完成，或经邻近小切口将肿物和相关肠段拖出腹腔后切除。恶性肿瘤如尚局限，应作根治性切除，范围包括其周围系膜和相关肠段。若已转移则应尽量争取姑息性切除，以解除或预防梗阻。手术方式以经邻近小切口拖出腹腔切除为宜，并注意切口保护，这样可以减少腹腔内操作可能导致的肿瘤细胞污染。腹腔镜探查可帮助设计切口位置和大小。

第四节　术后处理及并发症防治

【术后处理】

腹腔镜手术具有明显的微创优势，对胃肠道扰动少，术后疼痛少，患者可早期下床活动，肠功能恢复快。术后腹胀或无肠鸣音者暂禁饮食，有肠鸣音、无腹胀者可早期恢复流质（术后24小时内），从少量饮温水开始逐渐增量过渡至其他流质饮食，有利于小肠功能恢复，减少肠痉挛和腹胀的发生。

【并发症及处理】

术后并发症包括肠漏、吻合口漏、吻合口狭窄、内疝和术后肠梗阻等。肠漏多因术中不当操作导致未发现的肠壁损伤，如使用有损伤抓钳提拉肠壁、视野不清下盲目分离粘连等。肠壁全层损伤在术后早期即可表现（术后1~2日内），而非全层损伤，如使用带电器械不当造成的肠壁热损伤，当时无穿孔，损伤肠壁在术后经坏死过程后表现为迟发穿孔（术后3~4日）。肠漏征象包括患者发热，心率逐渐增快，一般情况转差，引流增多，可见肠液样物和腹膜炎体征，腹腔穿刺见肠液或脓液，血常规提示白细胞增高，立位或侧卧位腹平片可见腹腔游离气体。一旦确诊肠漏应积极手术探查，若发现及时，患者一般情况尚好，腹膜炎较局限，无明显感染中毒症状，可考虑再次腹腔镜探查，修补漏口，或经小切口将肠段拖出腹腔修补或切除，清洗腹腔，并充分引流，可减少二次手术创伤。若患者全身情况差，感染中毒症状明显，病情重，则不应再行腹腔镜探查，应尽快开腹探查，处理原则仍是修补漏口、冲洗腹腔及引流。

小肠吻合口漏在临床较少发生，但在老年、全身情况差、营养不良、贫血和低蛋白血症以及肠道功能恢复不良致高度腹胀的患者，吻合口漏风险升高，故围术期应重视患者全身情况的调整和支持。另外，吻合口漏和吻合口狭窄多与吻合技术有关，若腹腔镜下吻合技术不熟练、对血运和缝合层次无把握，建议经小切口在腹腔外吻合，并不会增加创伤。小肠吻合口漏的处理原则和方式与肠漏类似，一旦发现应尽早手术探查，若再次吻合困难、患者病情危重时可暂行肠外置术，待时机允许时再行吻合回置术。

术中未缝合系膜裂孔，可导致术后内疝，表现为肠梗阻、不对称腹胀等。内疝导致的完全性肠梗阻或嵌顿肠坏死，需尽快手术探查。口服水溶性造影剂对发现吻合口狭窄有一定意义。吻合口狭窄、麻痹性和炎性肠梗阻多可经非手术治疗缓解。若吻合口狭窄导致的肠梗阻无法缓解或反复发作，则需手术治疗，切除狭窄肠段。

（朱畅　朱勇军）

参考文献

[1] Tabrizian P, Sweeney RE, Uhr JH, *et al*. Laparoscopic resection of gastric and small bowel gastrointestinal stromal tumors: 10-year experience at a single center [J]. J Am Coll Surg, 2014, 218(3): 367-373.

[2] Maggiori L, Khayat A, Treton X, *et al*. Laparoscopic approach for inflammatory bowel disease is a real alternative to open surgery: an experience with 574 consecutive patients [J]. Ann Surg, 2014, 260(2): 305-310.

[3] Saleh F, Ambrosini L, Jackson T, *et al*. Laparoscopic versus open surgical management of small bowel obstruction: an analysis of short-term outcomes [J]. Surg endosc, 2014, 28(8): 2381-2386.

[4] Gleason D, Miller-Hammond KE, Gibbs JF. Small Bowel Cancer [M]. Surgical Oncology: A Practical and Comprehensive Approach, New York: Springer Science+Business, 2015: 217-234.

第十五章

腹腔镜阑尾切除术

急性和慢性阑尾炎是胃肠外科最常见的疾病，阑尾切除术是实施例数最多的手术，也是外科住院医师培训的重要项目。腹腔镜外科医生的手术训练，也是从腹腔镜阑尾切除术开始的。大量临床实践已证实，腹腔镜阑尾切除术比开腹手术创伤小，痛苦轻，术后切口感染等并发症少，患者恢复快，对开腹手术暴露困难的肥胖患者优势尤其明显。且腹腔镜手术可在微小创伤下全面探查腹盆腔，有效清除脓液，利于患者术后恢复，并可鉴别妇科、泌尿外科等相关系统疾患，发现早期腹股沟疝等隐匿性疾病。随着手术技术的进步，经脐单孔腹腔镜阑尾切除术可达到术后无瘢痕的美容效果。另外，腹腔镜阑尾切除术用于妊娠期阑尾炎也有其独特优势。临床实践已证明，妊娠早、中期（<20 周）合并急性阑尾炎，行腹腔镜阑尾切除术对母婴是安全的，甚至有在更晚孕期行腹腔镜手术的报道，可以避免污染切口在继续妊娠过程中造成的诸多不利因素，如切口裂开、切口感染，甚至引起流产等。腹腔镜的腹腔内视野可以直接观察回盲部解剖情况，比开腹手术的腹腔外视野更全面、清晰，特别是对盲肠后位、回肠后位、盆位等阑尾位置较隐蔽的情况，可以避免过多扰动肠道和妊娠子宫而引起损伤或刺激宫缩。腹腔镜阑尾切除术已经广泛应用于临床，在有条件的医院已经成为常规手术。

阑尾根部位于盲肠末端 3 条结肠带交汇处、体表投影为麦氏点（右髂前上棘与脐连线的中外 1/3 分界点）。阑尾尖端游离，可伸向任何方向，国人阑尾常见位置主要有回肠前位（28%）、盆位（26%）、盲肠后位（24%）、回肠后位（8%）、盲肠下位（6%）（图 15-1），此外尚有少数高位阑尾、盲肠浆膜下阑尾、腹膜外阑尾和左下腹阑尾等。腹腔镜阑尾切除术对隐蔽位置和高位阑尾很有优势，无须延长切口增加创伤，也降低切口感染的风险。且腹腔内多角度视野可以清晰观察局部解剖，避免盲目探查的误伤。阑尾动脉源自回结肠动脉终末支，血运受阻极易发生坏疽。阑尾静脉经回结肠静脉、肠系膜上静脉回流至门静脉，因此急性阑尾炎可能导致门静脉炎或肝脓肿。

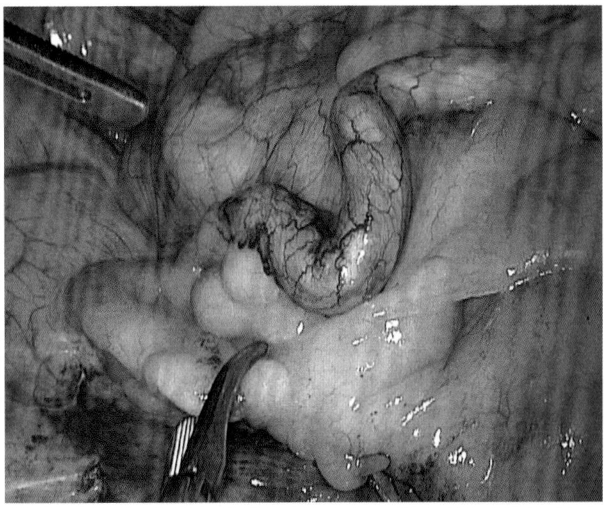

图 15-1　腹腔镜所见盲肠下位阑尾，单纯性阑尾炎

【适应证】

1. 急、慢性阑尾炎；
2. 妊娠 20 周以内发作的急性阑尾炎。

【禁忌证】

1. 因严重心肺疾患等不能耐受气管插管全身麻醉者；
2. 腹腔复杂手术史，存在广泛粘连者；
3. 合并休克、严重水电解质平衡紊乱等的危重患者。

【术前准备】

1. 常规禁饮食，备皮，清洗脐部。急性阑尾炎需给予静脉补液，调整水电解质平衡并使用抗生素。

2. 妊娠期急性阑尾炎应与产科协同制订围术期处理和用药方案，予镇静和抑制宫缩等保胎治疗。

【体位与套管放置】

患者取仰卧位，手术开始后调至头低左倾位，以利于暴露回盲部。术者立于患者左侧，扶镜手立于术者右侧，显示器设置在术者对面(图 15-2)。

在脐下缘开放法置入 10mm 套管作为观察孔，建立气腹后置入 30° 镜，再于麦氏点左侧对称位置，及脐下 10cm 正中或偏右侧，分别放置 5mm 套管作为操作孔。也可将两个操作孔设计在双侧耻骨结节上方，术后阴毛可遮盖瘢痕，使用此法应注意避免损伤膀胱，患者取人字体位，术者立于患者两腿之间。

【麻醉】

气管插管全身麻醉。

【手术步骤】

1. 腹盆腔探查　术中应先全面探查腹盆腔，再重点针对右下腹，明确阑尾炎诊断(图 15-4~图15-6)。若术前诊断急性阑尾炎，但术中所见阑尾病变不符，应提高警惕，考虑其他鉴别诊断，腹腔镜探查对此多可提供明确信息。在腹腔镜下观察回盲部形态和寻找阑尾都更加容易。若化脓性阑尾炎局部脓苔多，

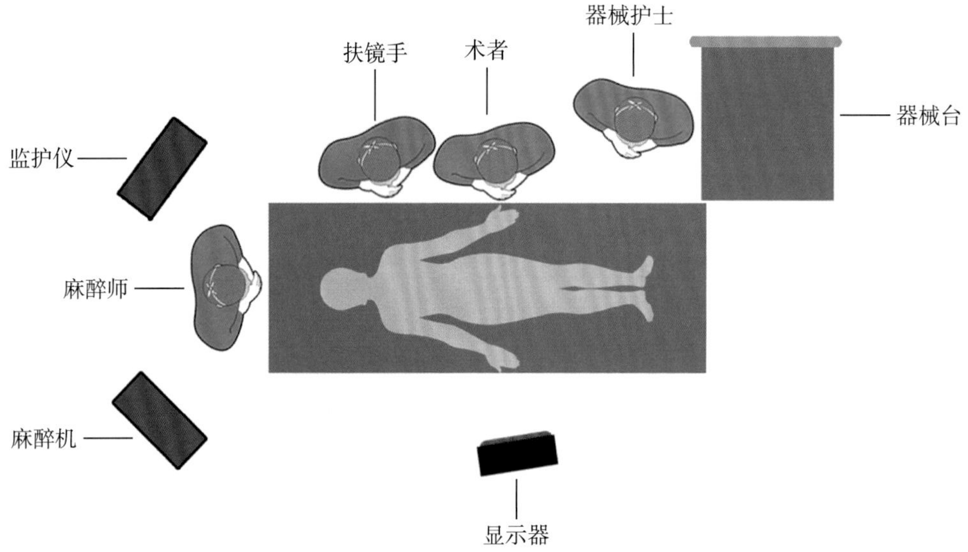

图 15-2　腹腔镜阑尾切除术手术室布局

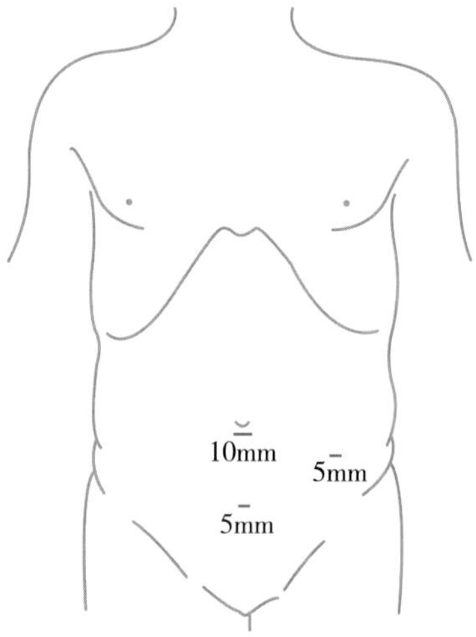

图 15-3　腹腔镜阑尾切除术套管位置

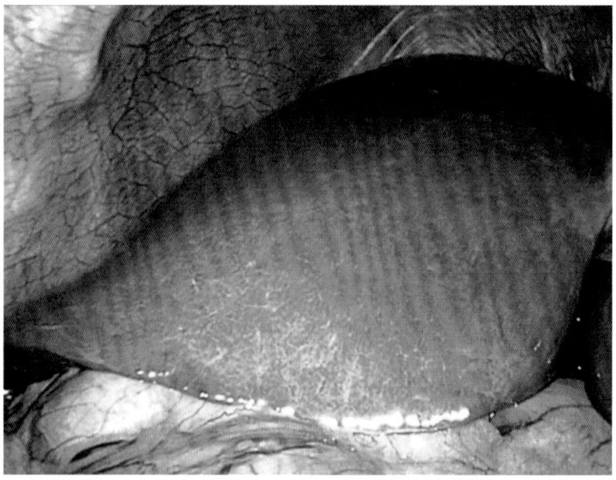

图 15-4　探查上腹

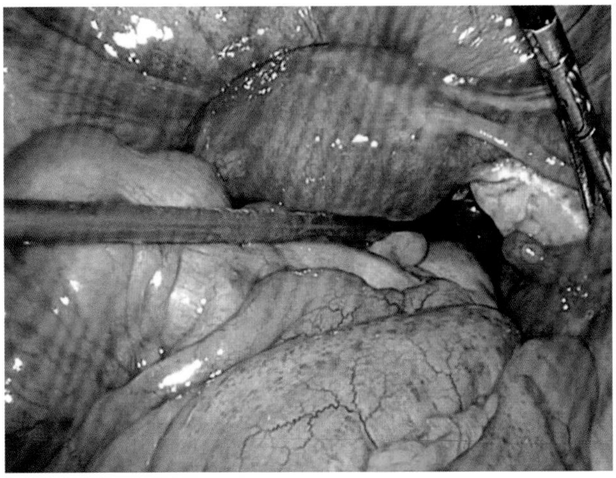

图 15-5　探查盆腔，可见脓液

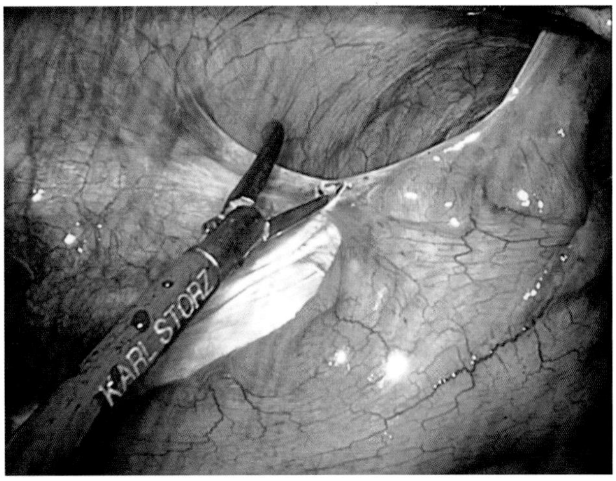

图 15-7　将盲肠牵向左上方，游离其与侧腹壁附着部

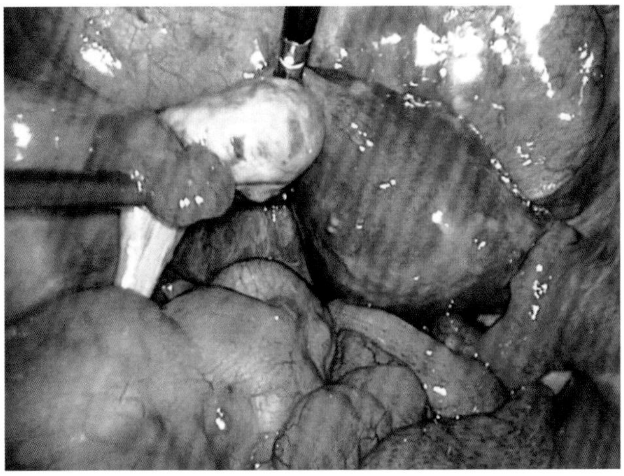

图 15-6　探查附件

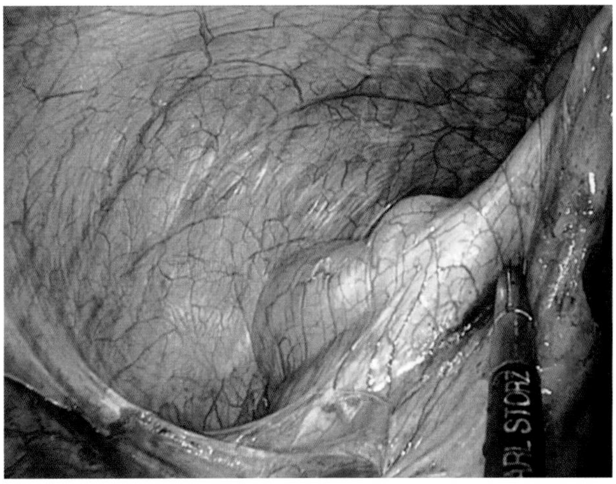

图 15-8　阑尾系膜根部无血管区

有大网膜、回肠或盲肠覆盖包裹，需用无损伤肠钳钝性剥离暴露阑尾。少见的浆膜下阑尾部分或全部位于盲肠浆膜下，无明显阑尾系膜，可用剪刀剪开浆膜暴露，不要用带电操作，以免损伤盲肠。盲肠后位和少见的腹膜外阑尾多需游离盲肠与侧腹壁附着部（图 15-7）。对化脓坏疽病变严重的阑尾不要过度牵拉，避免阑尾破裂或断裂，多量脓液和粪石漏出加重腹腔污染。探查同时先尽量吸尽所见脓液。

2. 结扎离断阑尾系膜　阑尾动脉多为 1 支，少数 2 支，沿阑尾系膜游离缘走行。大多数阑尾系膜近阑尾根部有无血管区，由此处穿过器械较安全且容易（图 15-8）。

根据阑尾长短在合适部位提起阑尾，展开系膜（图 15-9），分离钳钳尖闭合紧贴根部穿过系膜（图 15-10），经此孔带入 10cm 7 号丝线（图 15-11）。两手分离钳配合打结结扎阑尾系膜（图 15-12）。如阑尾

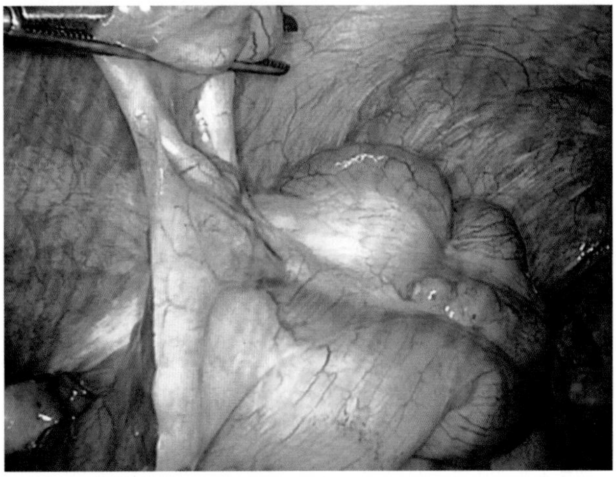

图 15-9　展开阑尾系膜

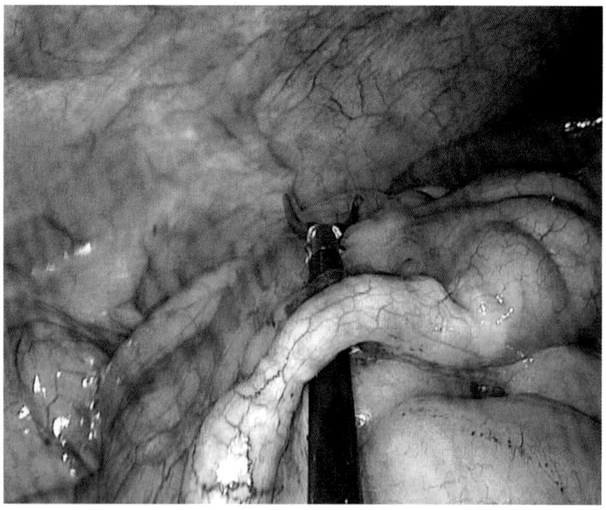

图 15-10　紧贴根部穿过系膜

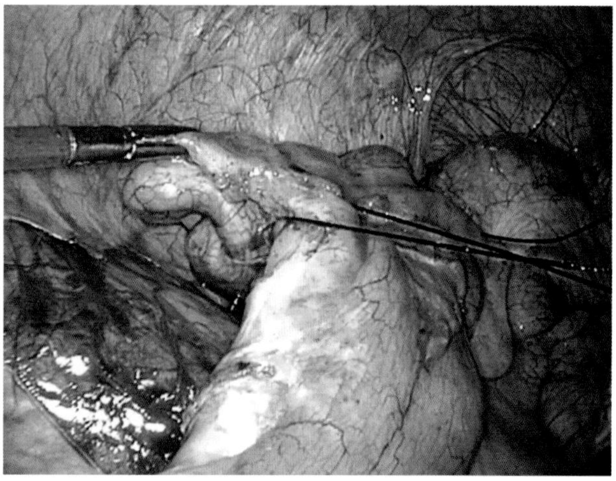

图 15-11　带入 10cm 7 号丝线

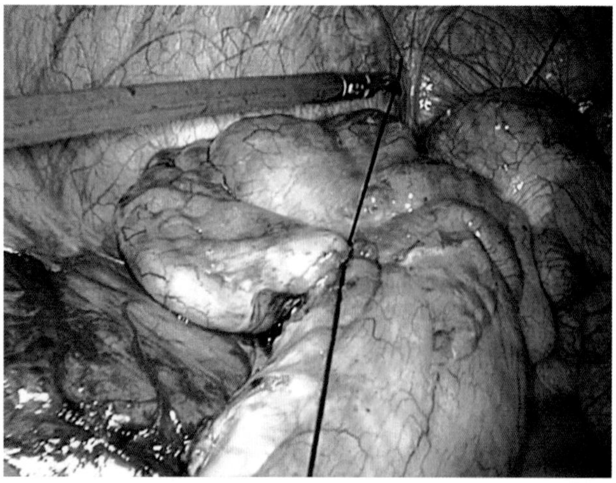

图 15-12　结扎阑尾系膜

系膜水肿明显，需分次结扎，也可用带电分离钳切开部分系膜后再结扎。距结扎丝线约 5mm 以上剪刀剪断或电凝离断阑尾系膜（图 15-13）。除腹腔内打结外，也可用 Prolene 线在腹腔外打结后推入结扎。在解剖清晰暴露良好时，可以用结扎锁、钛夹等方法结扎系膜。在局部粘连化脓严重，阑尾位置隐蔽，系膜较短、卷曲等情况下，结扎系膜较困难，而用带电器械凝切是简便安全的，但要注意应先夹持电凝较大范围的系膜，使阑尾动脉在热损伤下凝固闭合，再于此范围内电切离断。带电操作必须注意保持与肠壁的距离，并间断短时通电，避免副损伤。另外，还可使用超声刀或者双极电凝离断阑尾系膜，更加简便安全。

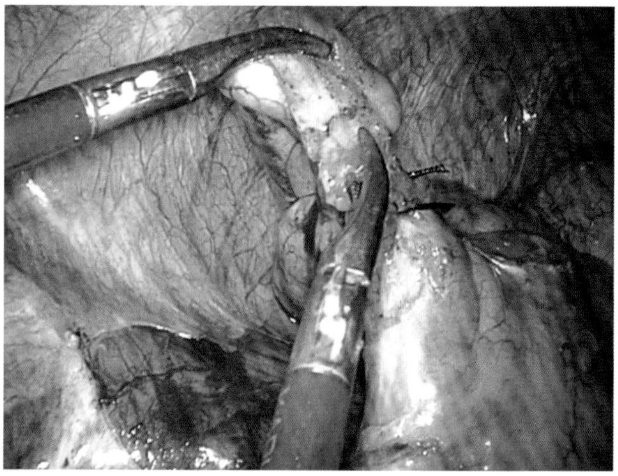

图 15-13　带电分离钳离断阑尾系膜

3. 切除阑尾　两手器械配合，用 10cm 长 7 号丝线结扎阑尾根部（图 15-14）。若阑尾根部粗大或有坏疽穿孔，不宜单纯结扎，可行 8 字缝合闭合阑尾残端。若阑尾化脓严重，粗大饱满，估计内有较多脓

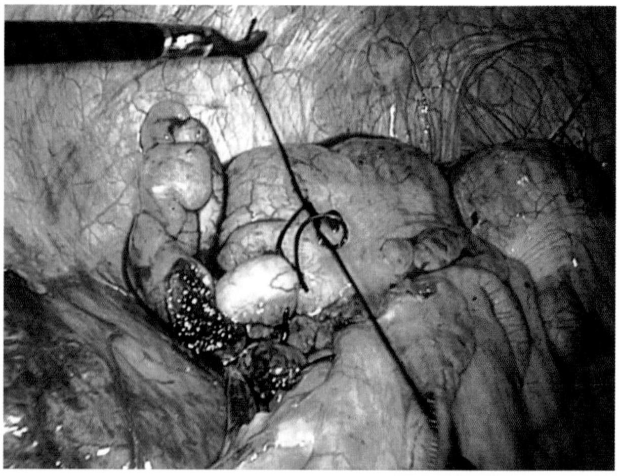

图 15-14　结扎阑尾根部

液或粪石，应在根部结扎线远端再结扎一次，避免切除阑尾时污染腹腔。在距阑尾根部约 1cm 处切开阑尾，电凝烧灼残端（图 15-15），再完全离断阑尾。标本应及时置入标本袋内，避免污染腹腔（图 15-16）。

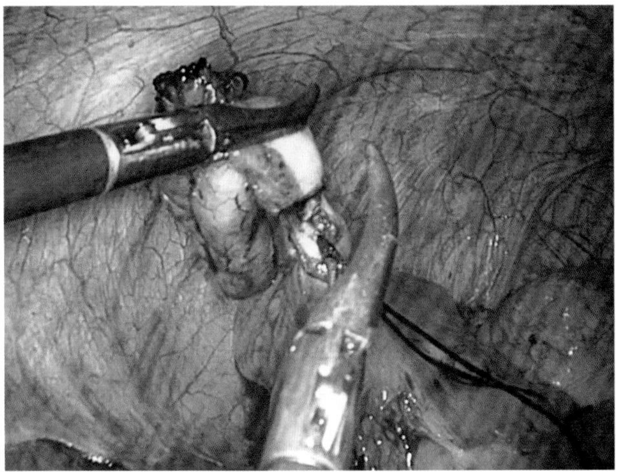

图 15-15　切断阑尾，电灼残端

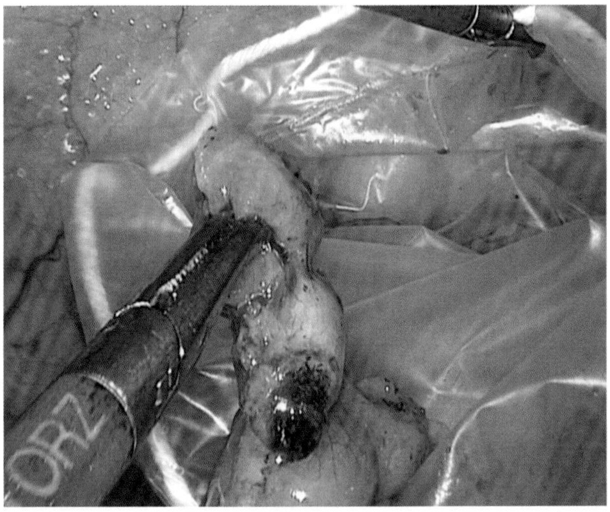

图 15-16　标本装袋

阑尾残端结扎切实，根部周围无明显病变时无须包埋，必要时可行腹腔镜下荷包缝合、8 字缝合、或浆肌层间断缝合包埋。荷包缝合：经 10mm 套管将 2-0 带针缝线放入腹腔，带线长约 15cm。充分暴露阑尾残端，由盲肠内侧缘进针进行荷包缝合，进针点距阑尾根部约 5~8mm（图 15-17、图 15-18），或根据残端大小调整，残端较大距离需稍远。缝至盲肠外后方时可将针反持（图 15-19）完成下方和内侧的缝合（图 15-20）。荷包缝合完成后用钳轻轻反推阑尾残端至肠腔内（图 15-21），同时收紧荷包线打结（图 15-22、图 15-23）。缝针可在镜下用器械稍扳直后由 5mm 套管取出。

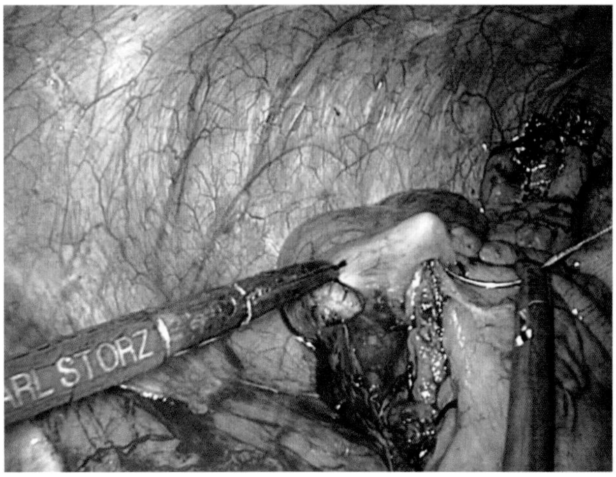

图 15-17　由盲肠内侧缘进针

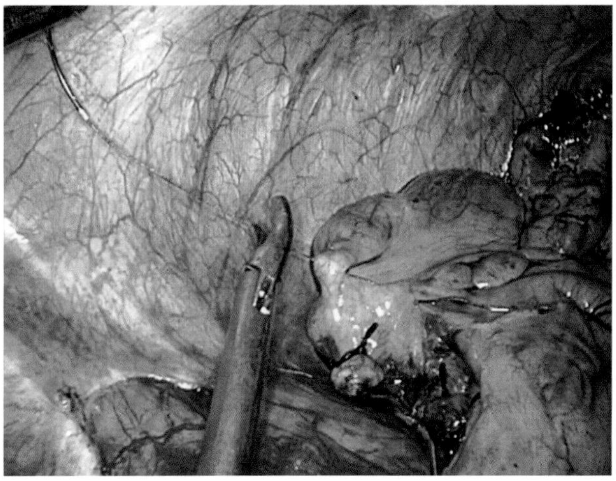

图 15-18　荷包缝合第二针

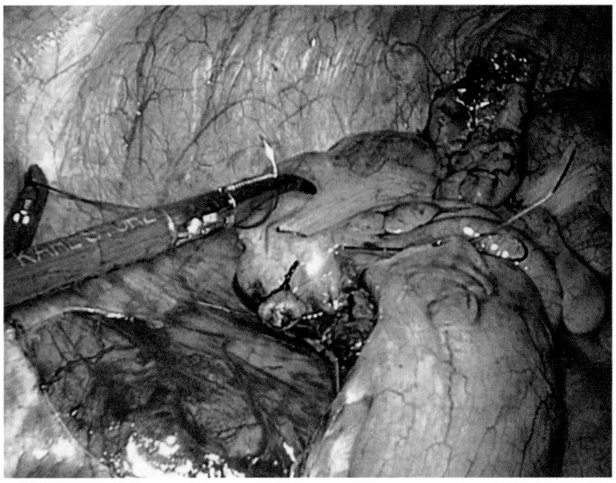

图 15-19　将针反持

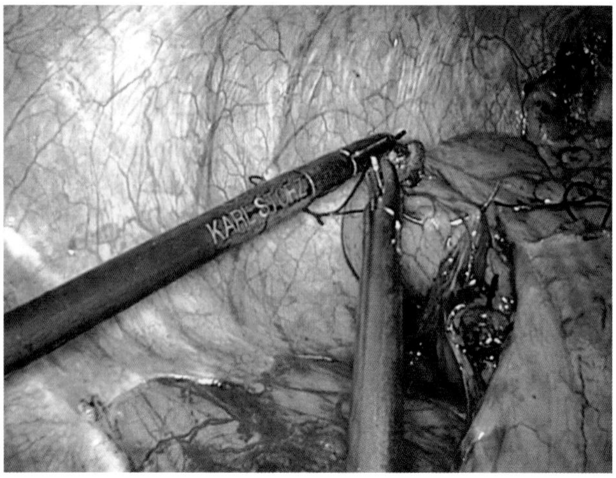

图 15-20　完成下方和内侧的浆肌层缝合

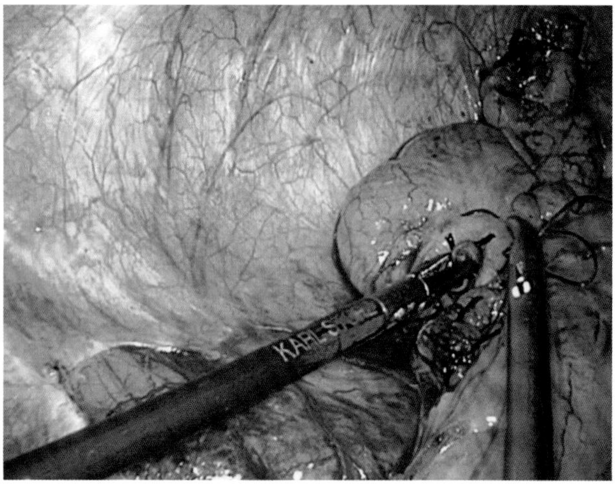

图 15-21　反推阑尾残端至肠腔内

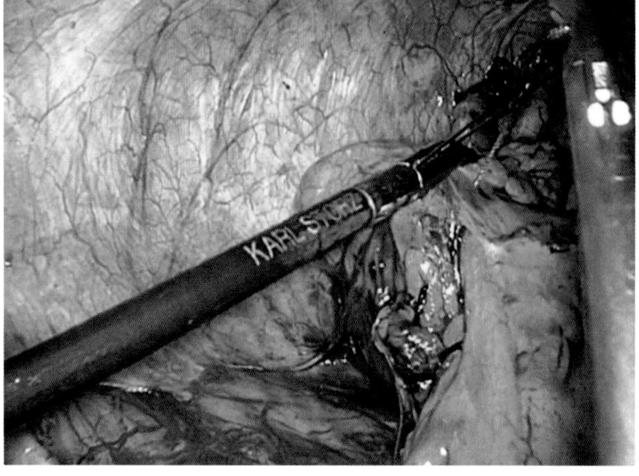

图 15-22　收紧荷包

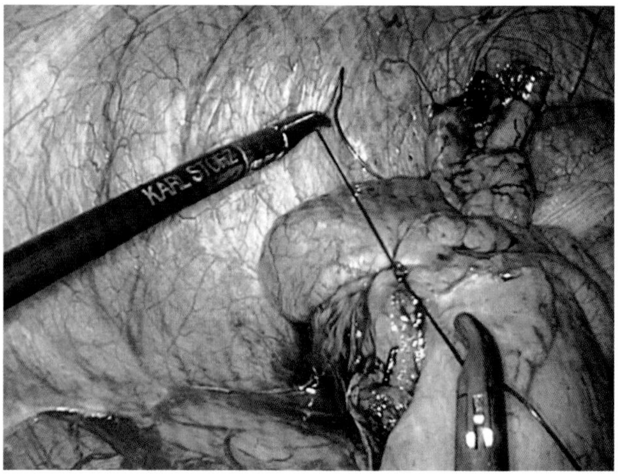

图 15-23　在无张力状态下打结

4. 取出阑尾　标本袋置入前在其袋口线上绑全长 7 号丝线一根，经 10mm 套管置入腹腔后线尾留在套管外，最后取标本时在腹腔镜下用器械收紧袋口，再牵拉丝线，即可将标本袋口收入观察套管，随套管拔出而将标本袋带出腹腔（图 15-24）。阑尾粗大者可于袋内分次取出。腹腔污染严重时可先冲洗袋壁后再取出，避免污染取标本孔（图 15-25），腹腔内积液需吸尽。

5. 冲洗引流　结束手术前应吸尽腹盆腔残余积液（图 15-26、图 15-27），污染严重时可局部冲洗术野、盆腔并吸净液体，但不主张大范围腹腔冲洗，以免感染扩散。同时观察阑尾残端及系膜处理是否牢靠。若化脓感染严重，粪石或脓液漏出，污染严重时应放置术野或盆腔引流管，经下腹部套管引入。放尽气腹、拔出各套管，切实缝合脐部套管孔（缝合前可用活力碘浸泡消毒），术毕（图 15-28）。

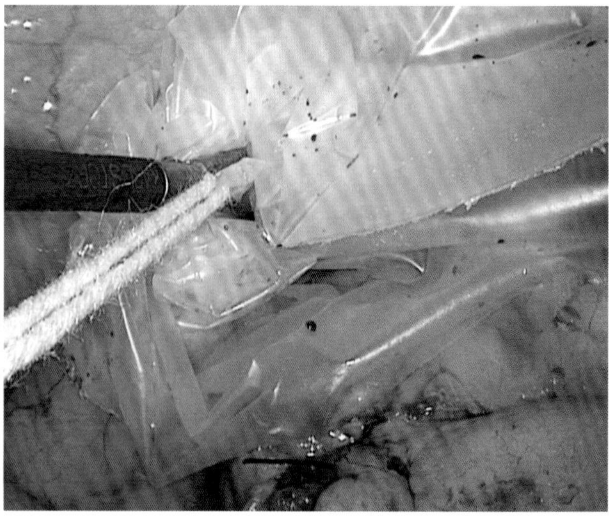

图 15-24　收紧标本袋口

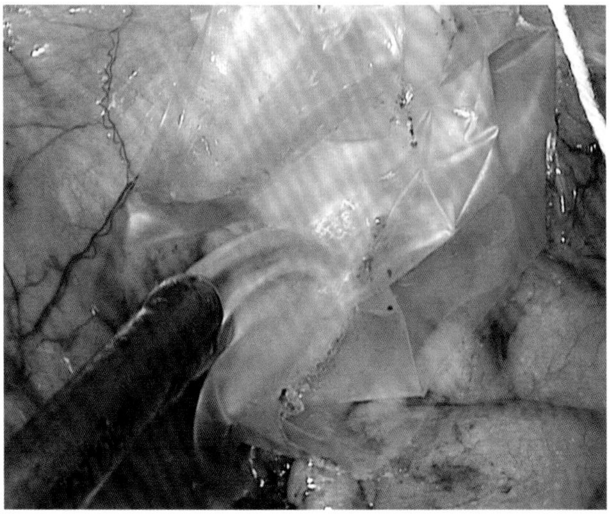

图 15-25　冲洗标本袋

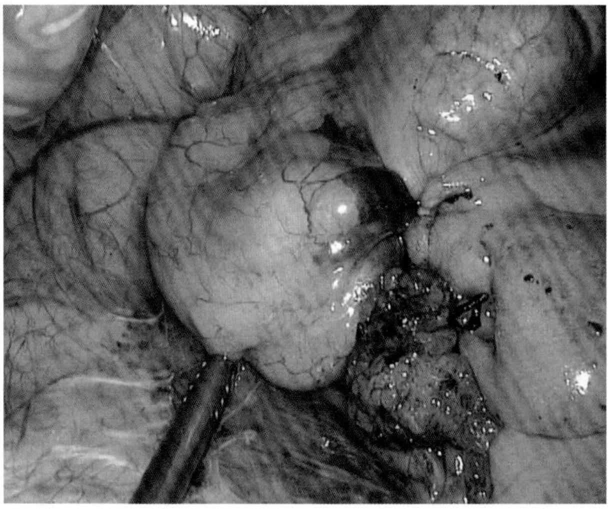

图 15-26　冲洗吸除右下腹积液，并探查术野

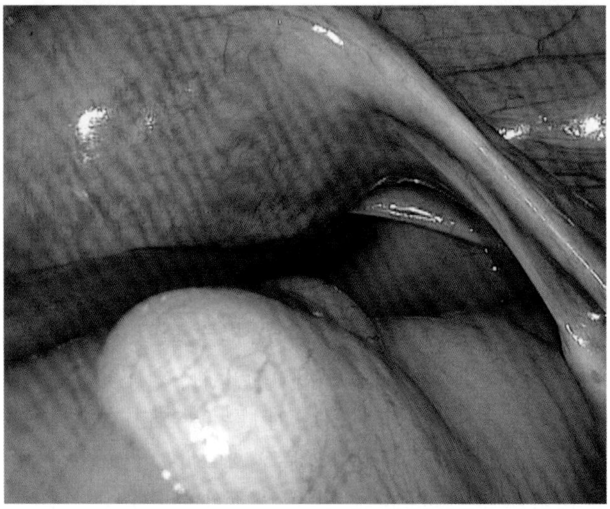

图 15-27　吸尽盆腔积液

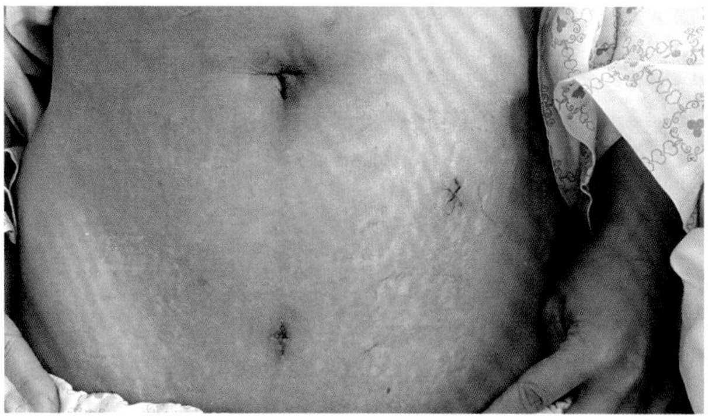

图 15-28　术后腹壁情况

单孔法阑尾切除术

单孔法腹腔镜阑尾切除术可用带操作通道的腹腔镜（0°镜）实施（图 15-29），只作脐部一个套管孔（图 15-30），放入腹腔镜和一把操作器械，找到阑尾后自脐部套管孔提出腹腔切除，操作简单，美容效果良

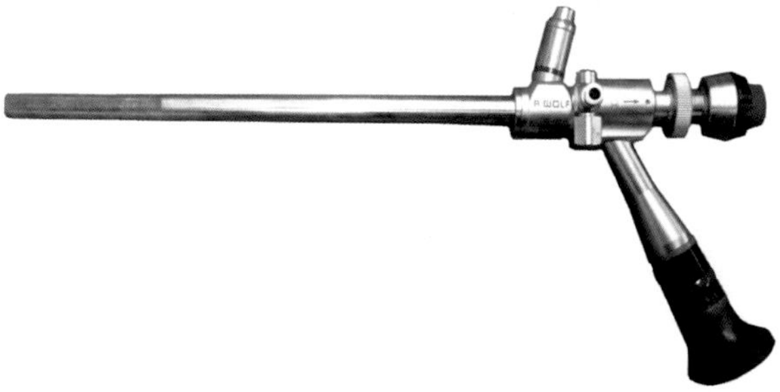

图 15-29　带操作通道的腹腔镜（0°镜）

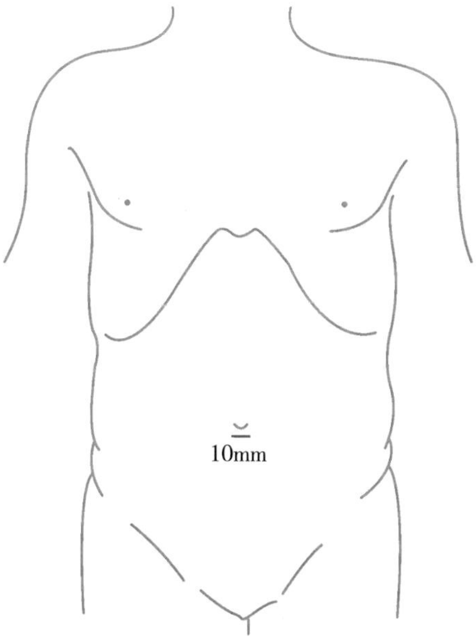

图 15-30　套管位置

好。主要针对回盲部无粘连，阑尾根部游离，放尽气腹后可提至脐孔的慢性阑尾炎和单纯性阑尾炎。因器械和腹腔镜使用同一个硬质通道，活动互相制约，且仅能置入单把器械，故视野不稳定、欠清晰，不能进行复杂的分离操作。

在有条件的中心也可使用专用的单通道腹腔镜手术器械（LESS），通过一个多通道软质构件建立腹壁通道，腹腔镜镜头角度可调，与器械的相互影响降低，且可以置入两把器械，进行更复杂的操作，实现经单孔完全腹腔内阑尾切除。

【手术步骤】

在脐下缘开放法置入 10mm 套管建立气腹。

将带操作通道的腹腔镜置入腹腔，由操作通道置入肠钳，探查腹腔、盆腔及盲肠（图 15-31），据阑尾、盲肠游离度及局部粘连情况评估能否进行单孔操作，如有轻度粘连或系膜卷曲较短（图 15-32）可先行简单分离（钝性分离或电切分离），如单器械操作困难，可由麦氏点向腹腔穿刺置入带线缝针，穿过阑尾系膜后再穿出腹壁，悬吊阑尾，形成张力，再分离影响阑尾提出的粘连或系膜。带电操作时可使用夹持组织后旋转再电凝的动作，可增加一部分张力（图 15-33）。游离至阑尾根部可提拉至脐孔处即可（图 15-34）。

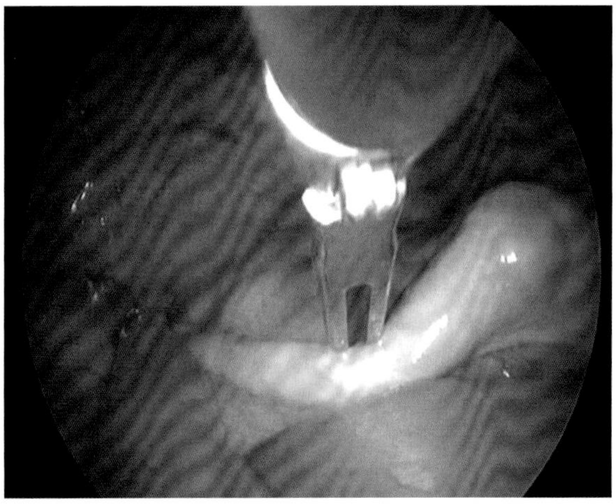

图 15-31　探查腹腔、盆腔及盲肠

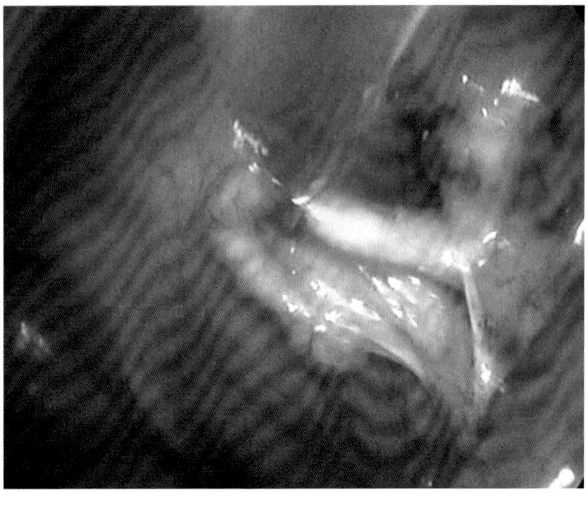

图 15-32　阑尾系膜粘连卷曲

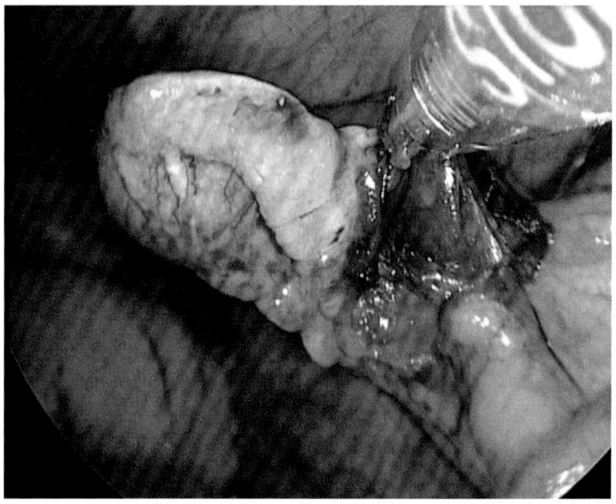

图 15-33　旋转电凝

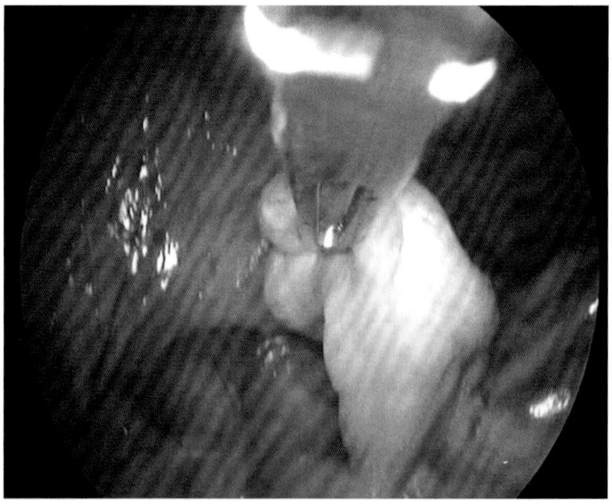

图 15-34　系膜游离后，阑尾可进入套管

夹持阑尾尖端（图 15-35），提至套管内，同时消除气腹，拔出套管（图 15-36），同时将阑尾自脐部套管孔提出腹腔（图 15-37）。在腹腔外结扎切断阑尾系膜（图 15-38），切除阑尾后若张力许可，可荷包缝合包埋残端，放回腹腔，也可以不作荷包包埋。切实缝合套管孔，术毕。

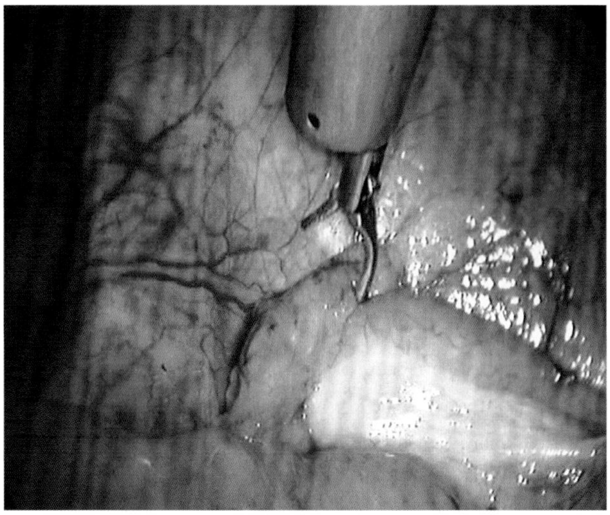

图 15-35 夹持阑尾尖端

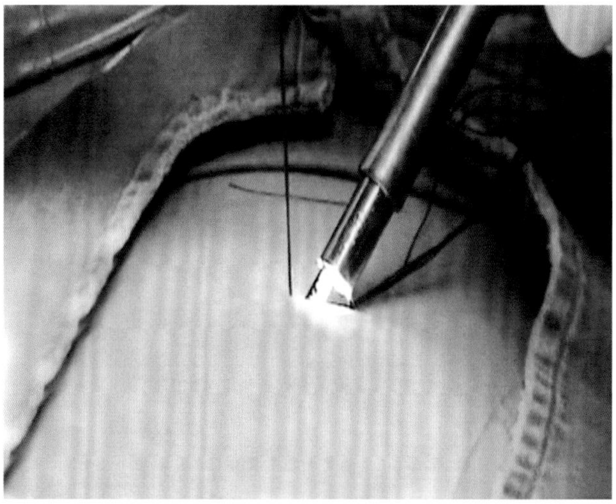

图 15-36 消除气腹,拔出套管

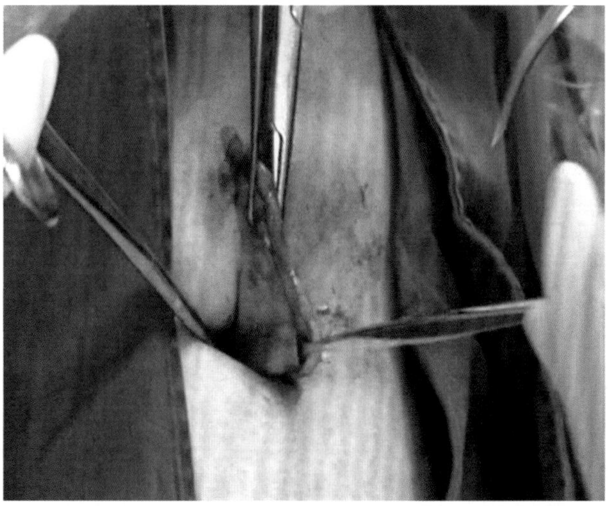

图 15-37 将阑尾提出腹腔外

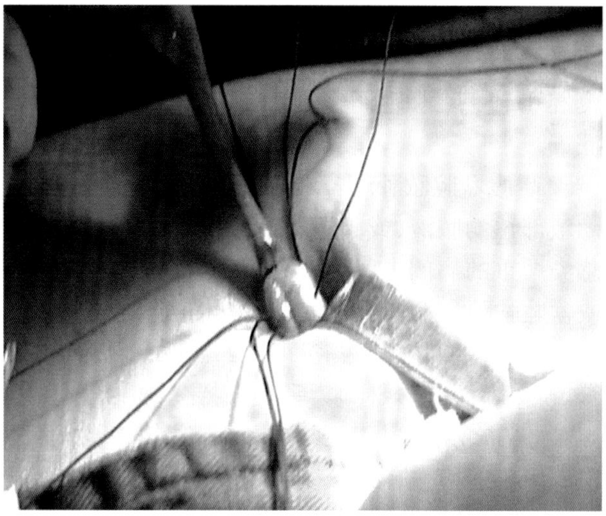

图 15-38 腹腔外阑尾切除

【术后处理】

1. 鼓励患者术后早下床活动,有利于胃肠道功能恢复,预防肠粘连。

2. 多数患者术后第 1 日即可开始饮水并逐渐恢复流质饮食,但对腹腔感染重、肠道功能恢复不良者应待排气后逐步恢复饮食。

3. 对妊娠期阑尾炎患者围术期使用 $MgSO_4$ 抑制宫缩,常规用量为 25% $MgSO_4$30ml 加入 5% 葡萄糖液 500ml,1~2g/h 静滴,每日可用至 15g。用药期间应注意监测呼吸、膝跳反射和尿量,及时排除 $MgSO_4$ 中毒表现。术后应给予敏感抗生素,如离预产期尚远,应予镇静和抑制宫缩等保胎治疗。可口服苯巴比妥,30mg 每日 3 次,服用 3~5 日。如已临近预产期或胎儿已发育成熟(≥37 周),可任其自然分娩。

【并发症及其防治】

1. 出血 阑尾系膜的结扎线松脱是导致术后出血的主要原因,肥厚的系膜需要分段分次结扎。结扎线的第一个结尽量打外科结,在无张力的状态下再打第二个结。术中电凝离断系膜需充分凝固血管残端,先电凝一段系膜,包括其中的阑尾动脉,再于凝固区远端离断系膜和血管,留有一定距离的凝固区。用超声刀离断阑尾系膜相对简单安全,特别是阑尾系膜水肿明显,局部粘连包裹复杂时,超声刀操作相对电器械安全。术毕前应检查系膜止血确切。

2. 肠漏 术中带电操作过于贴近肠壁,或显露不清时在分离过程中损伤盲肠或末端回肠,若术中未发现则导致术后肠漏。应在术野清晰、暴露良好的情况下规范、精细操作，随时发现损伤并及时修补。术中未发现损伤但仍存怀疑时可留置腹腔引流管，术后严密观察，一旦发现尽早手术探查。

3. 腹盆腔脓肿　若术中遗漏清除盆腔、膈下等隐蔽部位的脓液，或阑尾坏疽穿孔、粪石漏出、化脓感染严重的病例未留置引流管，术后可能形成腹腔或盆腔脓肿。术毕前应彻底吸除术区、盆腔、结肠旁沟，甚至肝上间隙的脓液，可局部冲洗，并放置引流管。若术后发热不退、腹泻、腹痛持续、腹膜炎体征、腹胀、肠道功能恢复不良，应考虑腹盆腔积脓可能，B超、CT等检查有助于诊断。应先予广谱抗生素治疗，并据术中腹腔脓液培养药敏结果调整敏感抗生素，保守治疗无效可行B超或CT引导穿刺引流，若不能成功则需腹腔镜或开腹手术探查，清除脓肿，充分引流。

（李明伟）

参考文献

[1] Ukai T, Shikata S, Takeda H, *et al*. Evidence of surgical outcomes fluctuates over time: results from a cumulative meta-analysis of laparoscopic versus open appendectomy for acute appendicitis [J]. BMC Gastroenterol, 2016, 16(1): 37.

[2] Strzałka M, Matyja M, Rembiasz K. Comparison of the results of laparoscopic appendectomies with application of different techniques for closure of the appendicular stump [J]. World J Emerg Surg, 2016, 11: 4.

[3] Blackmore C, Tanyingo D, Kaplan GG, *et al*. A comparison of outcomes between laparoscopic and open appendectomy in Canada [J]. Can J Surg, 2015, 58(6): 431-432.

[4] Kotaluoto S, Pauniaho SK, Helminen MT, *et al*. Severe Complications of Laparoscopic and Conventional Appendectomy Reported to the Finnish Patient Insurance Centre [J]. World J Surg, 2015 Oct 19. [Epub ahead of print]

第十六章

腹腔镜结直肠手术

第一节　腹腔镜右半结肠根治性切除术

结肠淋巴结的分站：结肠癌所在肠壁、距癌肿上下5cm肠壁和结肠旁边缘动脉弓内淋巴结为第一站；距癌肿5~10cm肠壁、结肠与沿主干供应血管分布的中间淋巴结为第二站；主干血管注入肠系膜上动脉根部及沿肠系膜下动脉分布的淋巴结为第三站。传统右半结肠癌根治术的标准，依淋巴结清扫程度分为四种，D0单纯切除主病灶，D1清扫第一站淋巴结，D2清扫第二站淋巴结，D3清扫第三站淋巴结。依癌肿部位，清扫方式不同。盲肠、升结肠癌沿肠系膜上动脉分离，结扎切断主干血管，廓清其根部、即回结肠动脉及右结肠动脉根部淋巴结，距盲肠10cm以上切断回肠，结扎切断中结肠动脉右支，切除回肠末段、盲肠、升结肠、横结肠右1/3及所属大网膜。肝曲结肠癌还需廓清中结肠血管根部淋巴结。

2009年德国的Hohenberger首次提出全结肠系膜切除(complete mesocolic excision，CME)的概念，指出结肠癌根治术需在不破坏结肠系膜完整的基础上整块切除肿瘤，以达到最大限度的区域淋巴结清扫，减少肿瘤的局部复发和转移。目前CME理念已逐渐得到我国外科医生的认可和重视。我们认为右半结肠CME手术，是对右半结肠癌D3根治术的再定义，强调和论证了在结肠癌进展期、特别是Ⅲ期，行D3根治手术保持结肠系膜、包膜完整及高位血管结扎，获得更多淋巴结对预后的意义。清除更多的阴性淋巴结可以提高患者生存率可能与微转移有关。故CME的积极意义在于更加重视右半结肠癌D3根治手术，并在此基础上引进了TME手术的理念。但仔细阅读Hohenberger先生的相关文献和其他学者的文章发现，Hohenberger的CME概念有一定新意，但手术方法与以往常规的右半结肠癌D3根治手术没有明显差别，是否有更符合CME理念的右半结肠癌根治手术方法呢?

2010年9月，在苏州举行的全国腹腔镜与内镜大会上，我们首次提出“四步法”腹腔镜完整右半结肠系膜切除术，具有如下特点：①符合肿瘤根治切除的要求；②符合外科解剖学、胚胎学、淋巴引流及肿瘤细胞生物学原理；③能够达到CME的要求；④降低手术难度，缩短手术时间；⑤减少出血及术中损伤，能应对右半结肠血管的多种变异；⑥有效减少术后淋巴漏、吻合口漏等并发症；⑦提高手术效果，易于掌握与推广。通过局部解剖学、胚胎学研究和腹腔镜手术改进提出的“四步法”右半结肠CME手术，较好地解决了两个问题，即标本边界和第三站淋巴结如何整块清除的问题，可以认为其不同于传统的右半结肠癌D3根治手术，而是在D3手术基础上发展出的一种新手术技术，更符合CME理念。

【适应证】

1. 盲肠癌、升结肠癌及结肠肝曲癌。
2. 侵及盲肠或有淋巴结转移的阑尾腺癌。

【禁忌证】

1. 晚期结肠癌，估计难以将转移淋巴结清扫干净者。
2. 合并心肺疾病不能行气管插管全身麻醉者。
3. 有上腹部手术史、上腹部有广泛粘连者。

【手术器械】

常规腹腔镜手术器械，超声刀，直线切割闭合器。

【术前准备】

1. 纠正贫血、低蛋白血症，调节电解质平衡。
2. 术前肠道清洁准备。
3. 术前留置尿管。

【麻醉】

气管插管全身麻醉。

【体位与套管放置】

患者仰卧位，双下肢分开，呈人字位，头低脚高15°，向左倾斜10°。脐下约3~5cm作纵小切口，置入12mm套管，放入腹腔镜镜头（后期延长此切口取出标本）。左锁骨中线脐上6cm和脐下4cm分别放置5mm和12mm套管。右锁骨中线平脐处放置5mm或12mm套管。若肿瘤位于结肠肝曲或位置较高时，右侧腹套管位置应适当调高。术者立于患者左侧，助手立于患者右侧，扶镜手立于患者两腿之间（图16-1、图16-2）。

【手术相关解剖】（图16-3、16-4）

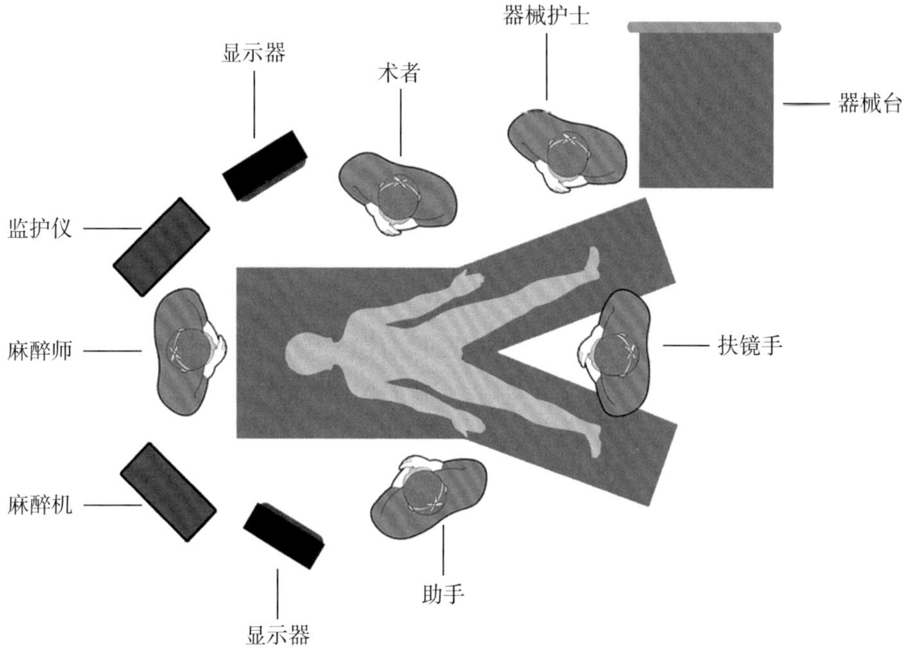

图16-1 腹腔镜右半结肠癌根治术手术室布局

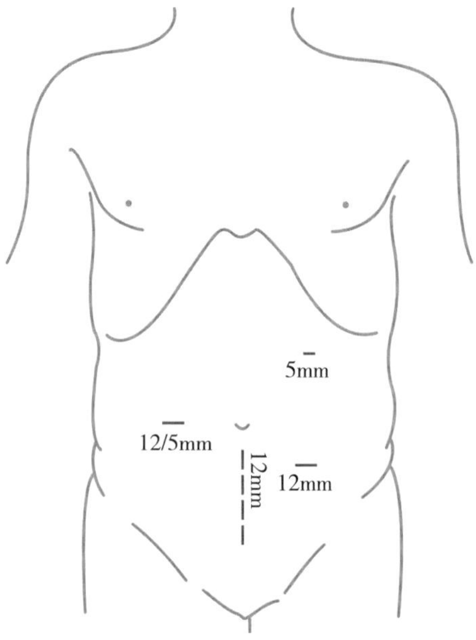

图16-2 套管位置

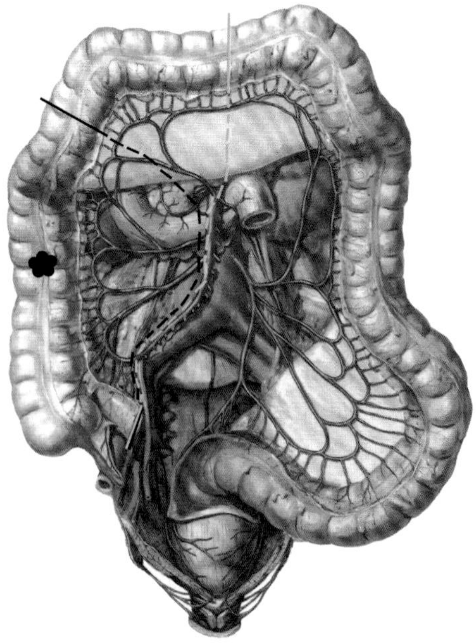

图16-3 右半结肠癌根治术离断血管部位及切除范围（黑线：传统切除范围；绿线："四步法"CME切除范围）

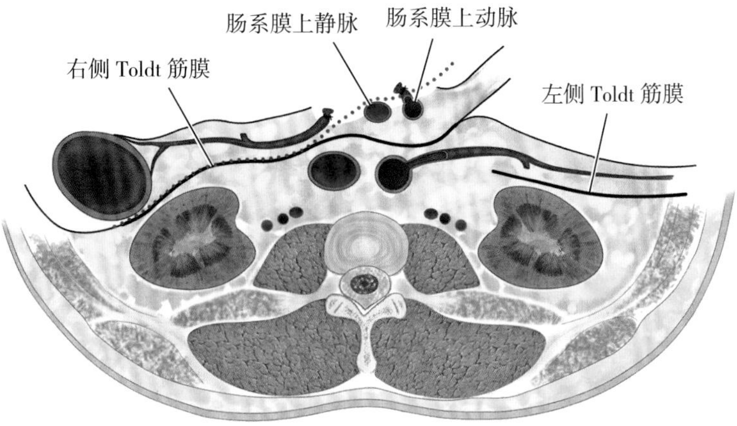

图 16-4　右半结肠癌根治术入路截面图（强调首先垂直于 SMV，于其左缘打开血管鞘）

【手术步骤】（视频 22）

视频 22　腹腔镜右半结肠完整系膜切除术
（刘忠臣　同济大学附属第十人民医院；
康向朋　邱兴烽　厦门大学附属中山医院）

笔者在改进右半结肠癌 D3 根治手术方法，获得与直肠癌 TME 手术相似的右半结肠癌手术标本的基础上，提出“四步法”腹腔镜右半结肠全系膜切除术（图 16-5）。

第 1 步：中央淋巴结清扫。作为“四步法”腹腔镜右半结肠 CME 手术的核心步骤，包括 3 个要点：①如何打开肠系膜上静脉血管鞘；②如何确定结肠中血管的清扫平面；③如何清扫胰十二指肠前淋巴结。将大网膜和横结肠推向头侧，小肠推向左侧腹腔，暴露肠系膜根部。提起横结肠系膜，显露肠系膜上静脉投影（图 16-6）。用超声刀在回结肠血管下缘水平，垂直于肠系膜上静脉投影处左缘打开系膜及肠系膜上静脉血管鞘（图 16-7），沿着肠系膜上静脉向上，在鞘内解剖出回结肠、右结肠血管（图 16-8、图 16-9）。整块清扫肠系膜上静脉后第三站淋巴结（图 16-10）。自右结肠血管根部至 Treitz 韧带上缘连线打开系膜，可显露胰腺下缘，确定结肠中血管根部清扫平面，自此平面清扫结肠中血管根部淋巴结（图 16-11），同时清扫外科干淋巴结，显露 Henle 干（图 16-12、图 16-13），于根部夹闭后并切断。向上分离胰头十二指肠前间隙，一并清扫胃网膜右动脉根部淋巴结和胰十二指肠前间隙（图 16-14、图 16-15）。

第 2 步：游离 Toldt 筋膜。提起右半结肠系膜，进入、分离 Toldt 间隙（图 16-16），清扫平面上缘至胃结肠韧带和肝结肠韧带根部，外缘至侧腹膜，游离末端回肠系膜。

第 3 步：切开侧腹膜。内翻右半结肠，显露并切开升结肠外侧侧腹膜直至肝曲（图 16-17）。

第 4 步：切除大网膜、肝结肠韧带。于横结肠中部及右侧胃大弯血管弓内（肝曲病灶），或右侧胃大弯血管弓下缘（回盲部病灶）切断大网膜和结肠系膜，一并切断胃结肠韧带、肝结肠韧带（图 16-18）。至此右半结肠及系膜完整游离。

延长脐下 12mm 套管孔，切口保护器保护切口后将右半结肠及其大网膜取出（图 16-19），距盲肠 10~15cm 处回肠及横结肠中 1/2 处分别切断肠管，移除标本，将横结肠和末段回肠行端 - 端吻合或侧 - 侧吻合。缝合小切口，重建气腹，温灭菌水冲洗腹腔，探查有无活动性出血（图 16-20）。右侧结肠旁沟置单腔引流管，经右下腹引出，或不留置引流。逐层关闭切口。

【要点分析】

1. 手术范围的内侧缘为肠系膜上静脉左缘和血管鞘内间隙，对肠系膜上静脉进行鞘内清扫。从微观外科平面而言，在肠系膜上静脉血管鞘内存在一个微小的解剖间隙，在此解剖间隙将肠系膜上静脉完全骨骼化，安全省时，可以整块清扫第三站淋巴结，减少出血及术中损伤，并能有效减少术后淋巴漏，应对右半结肠血管的多种变异，降低手术难度（图 16-21、图 16-22），达到最大范围清扫和完整切除的要求，同时符合不造成局部癌细胞脱落和残留的要求，获得淋巴结数量明显高于传统 D3 根治手术。

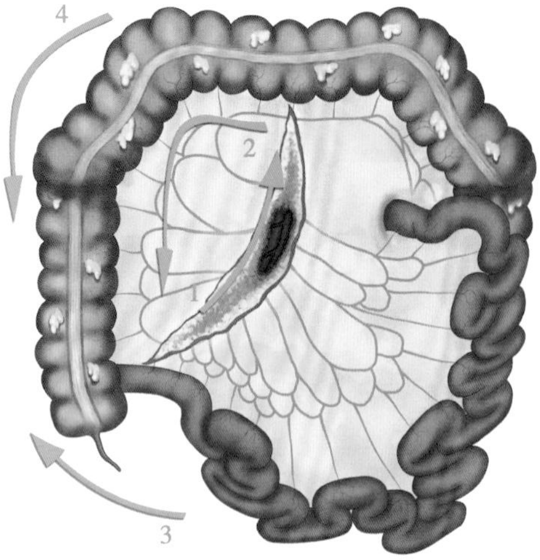

(1)

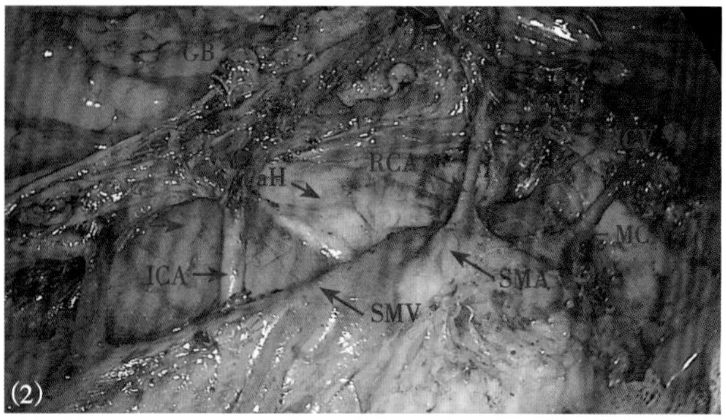

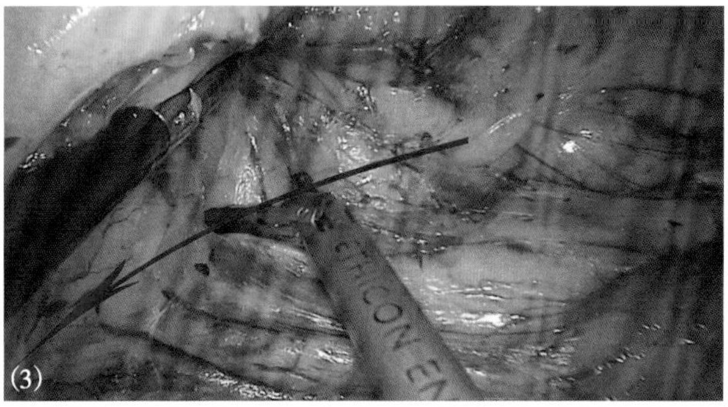

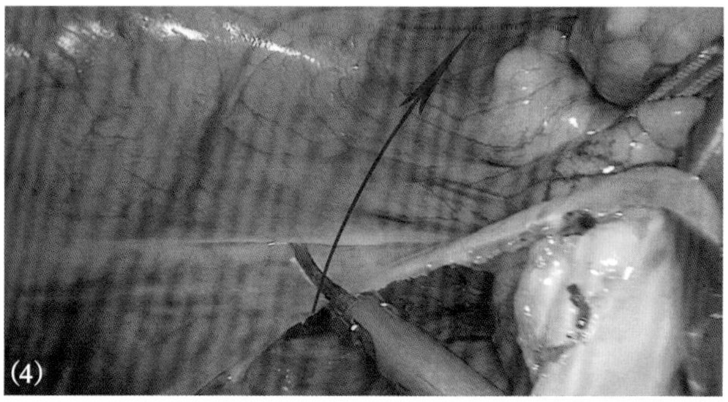

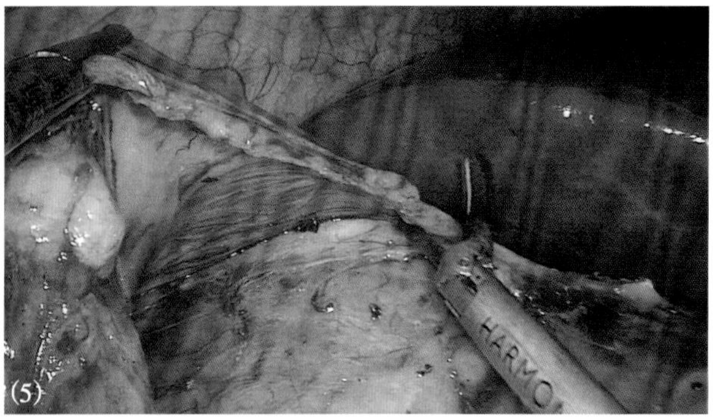

图 16-5 “四步法”右半结肠 CME

(1)“四步法”示意图;(2)第 1 步,中央淋巴结清扫;(3)第 2 步,游离 Toldt 筋膜;(4)第 3 步,切开侧腹膜;(5)第 4 步,切除大网膜

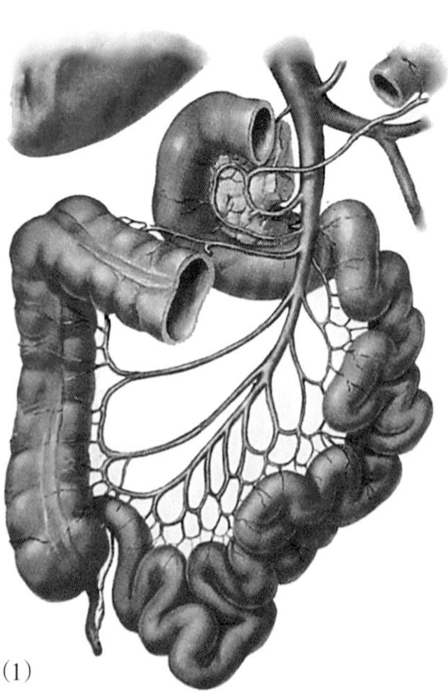

(1)

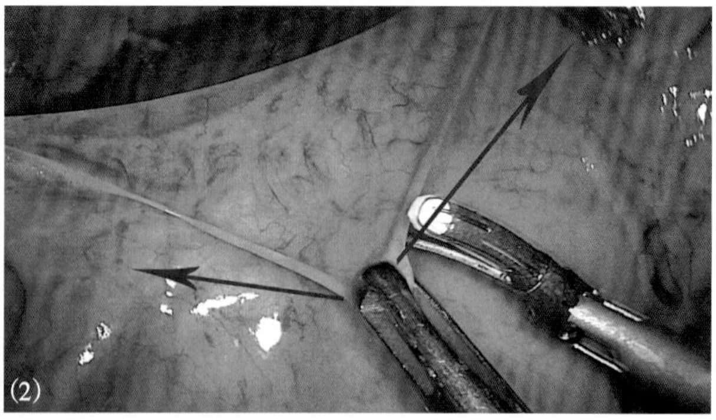

图 16-6 显露肠系膜上静脉投影

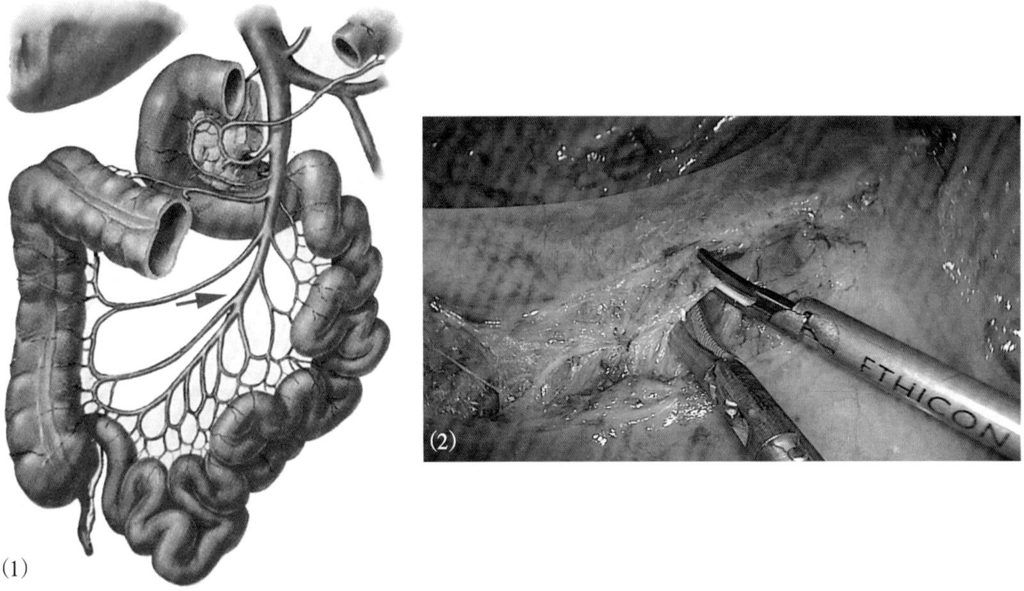

图 16-7　在回结肠血管水平垂直肠系膜上静脉左缘打开血管鞘

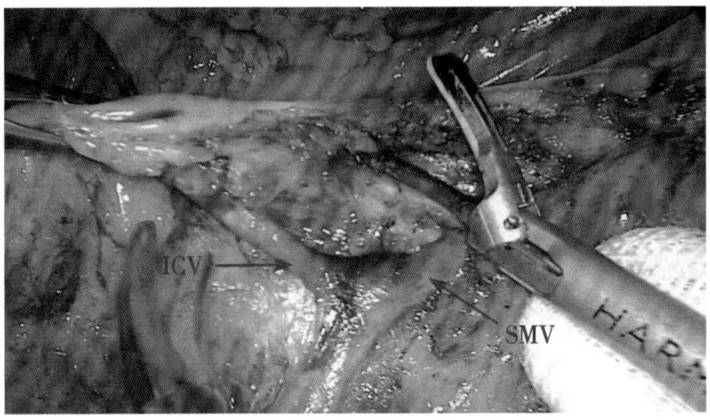

图 16-8　鞘内解剖出回结肠血管

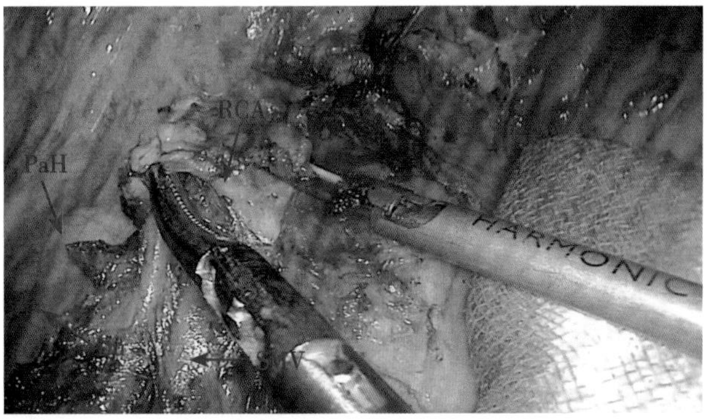

图 16-9　鞘内解剖出右结肠血管

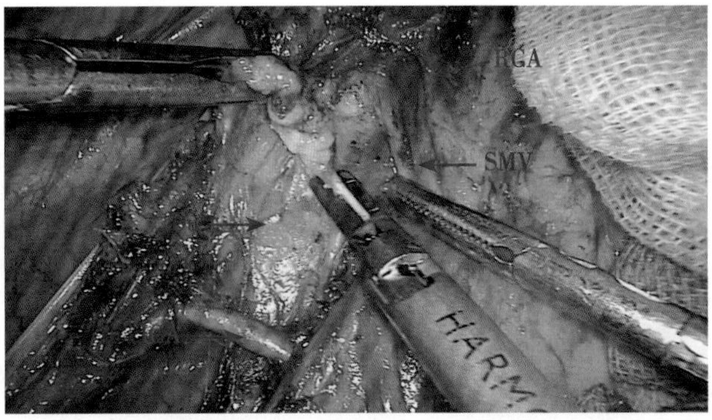

图 16-10　整块清扫肠系膜上静脉后第三站淋巴结

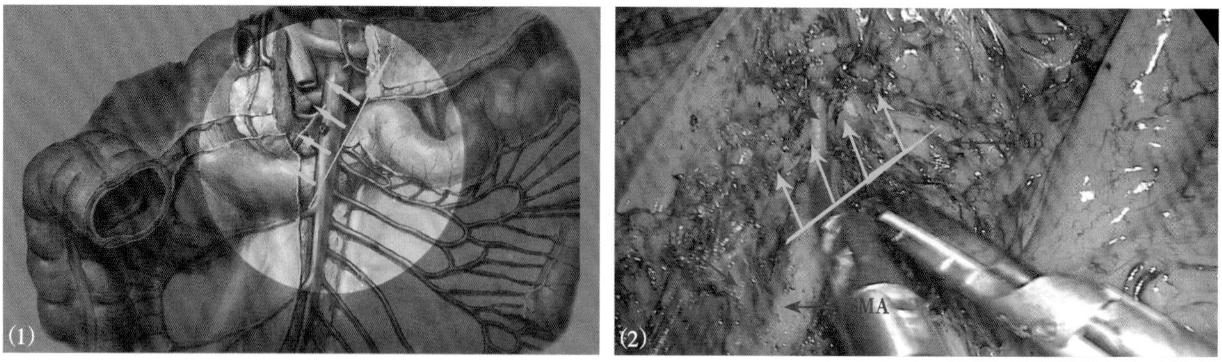

图 16-11　确定结肠中血管根部清扫平面

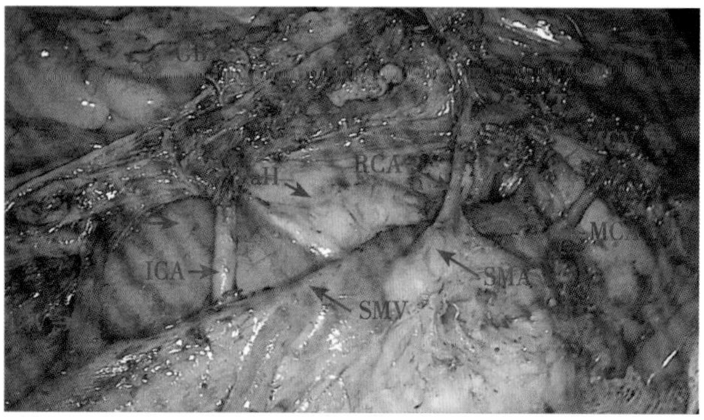

图 16-12　右半结肠血管属支

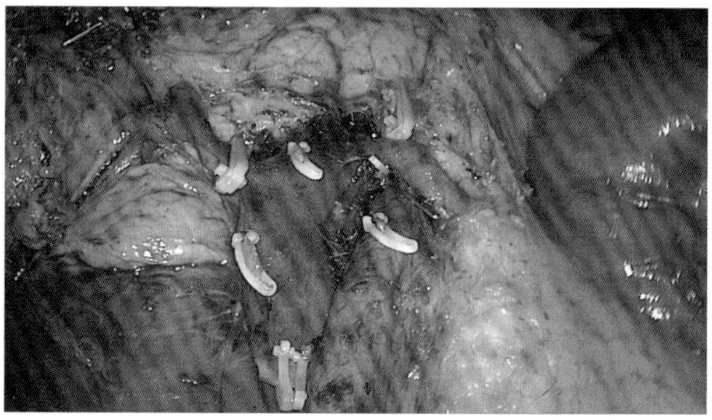

图 16-13　切断胃结肠干

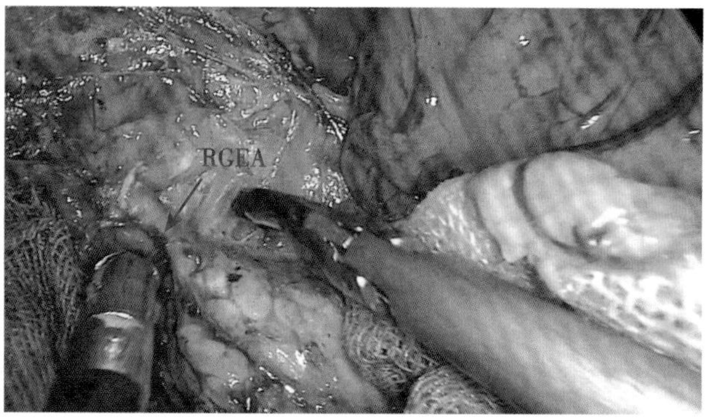

图 16-14　清扫胃网膜右动脉根部淋巴结

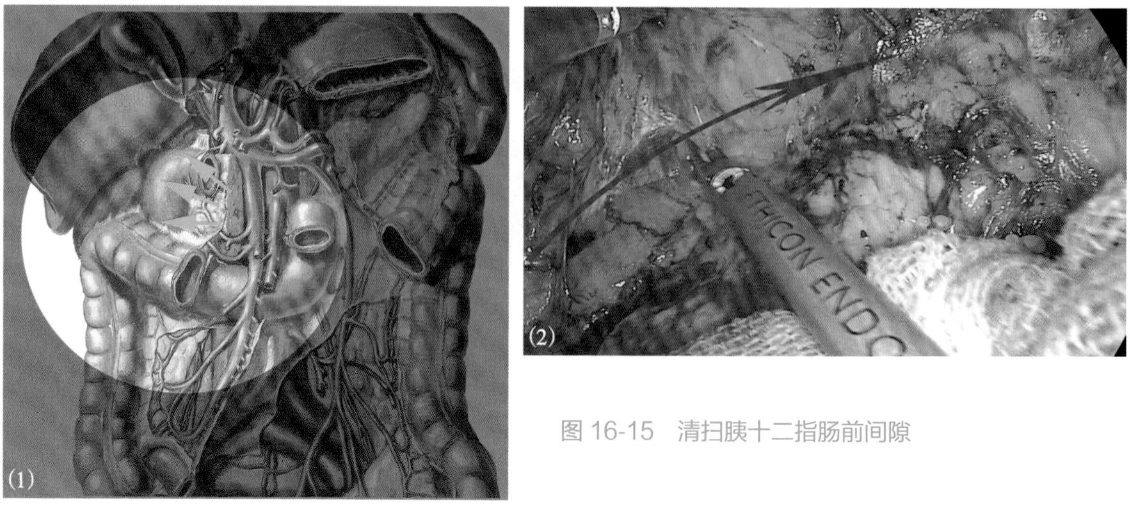

图 16-15　清扫胰十二指肠前间隙

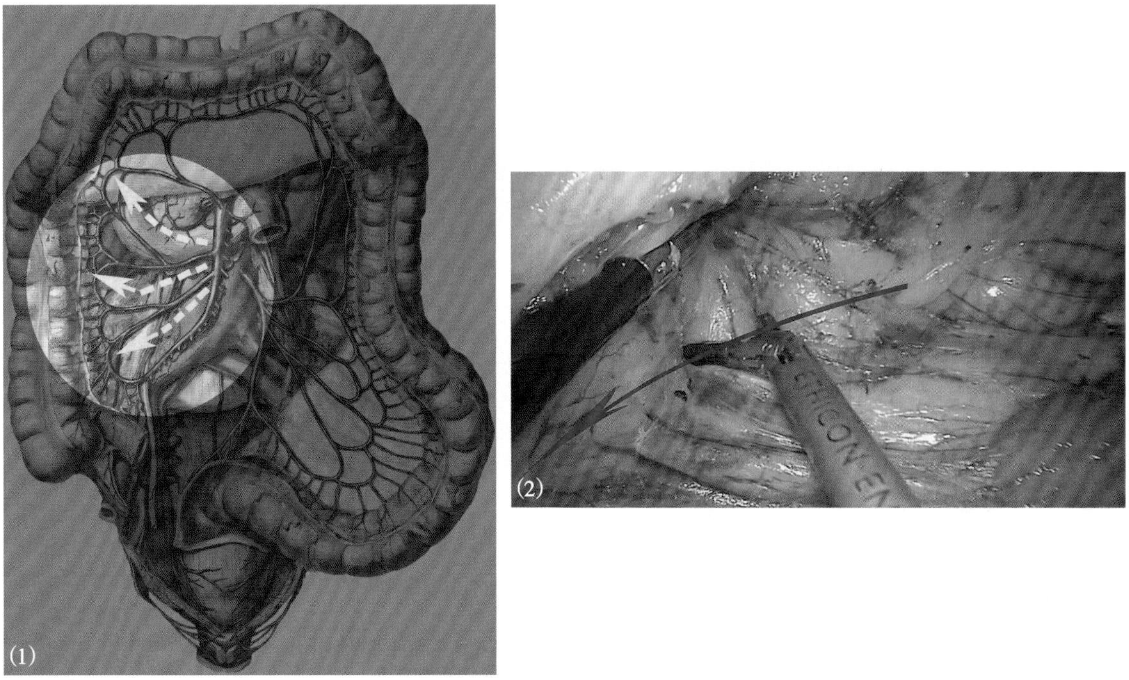

图 16-16　游离 Toldt 间隙

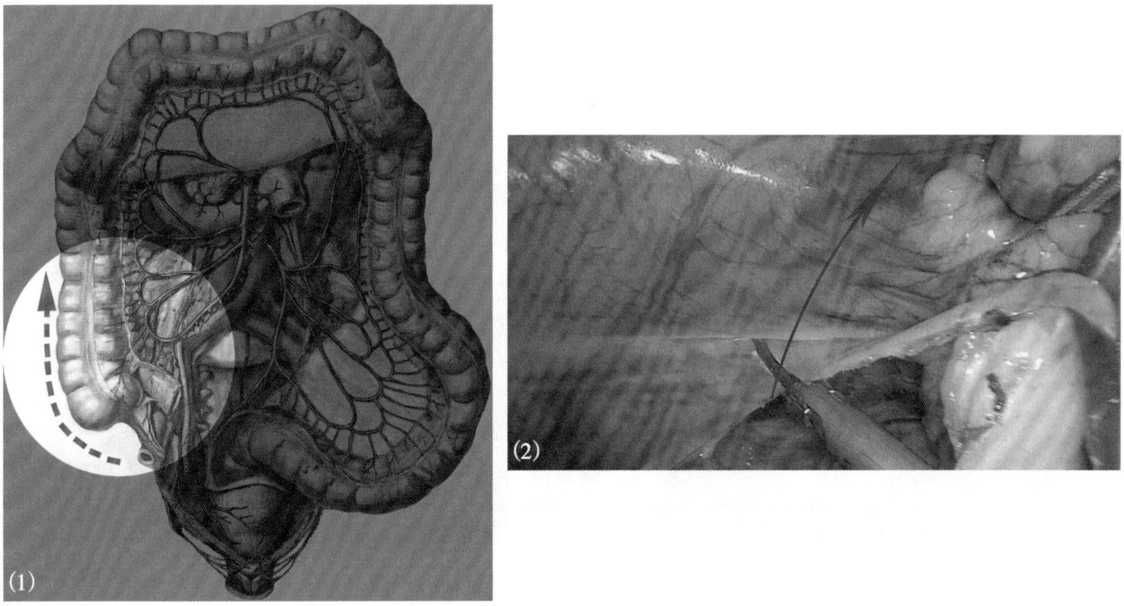

图 16-17　切开结肠侧腹膜

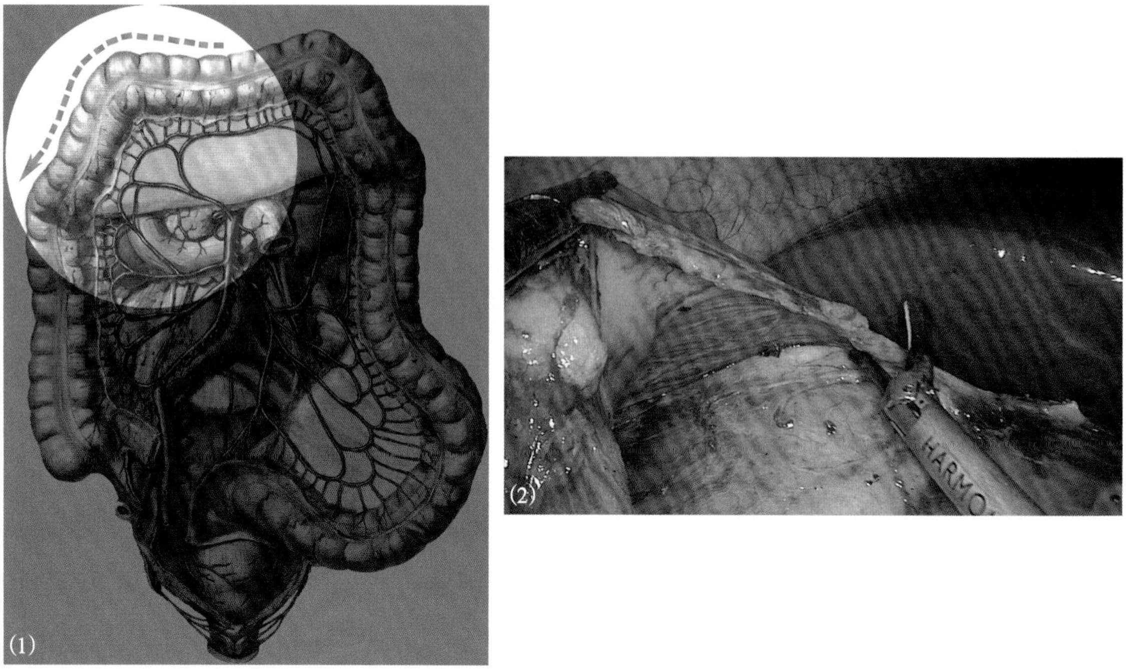

图 16-18　切除右侧大网膜、肝结肠韧带

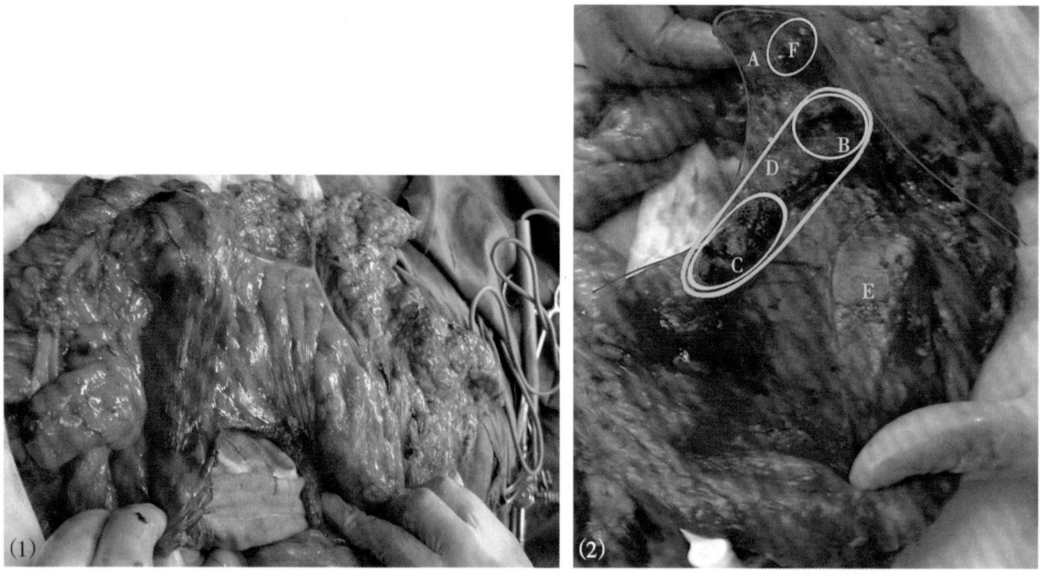

图 16-19　右半结肠标本

(1)右半结肠 CME 标本正面;(2)右半结肠 CME 标本背面,A. 蓝线范围为 CME 标本的内缘和上缘;B. 结肠中动静脉根部淋巴结;C. 回结肠动静脉根部淋巴结;D. 黄线区域为第三站淋巴结;E. Toldt 筋膜;F. 胃网膜右动静脉根部淋巴结

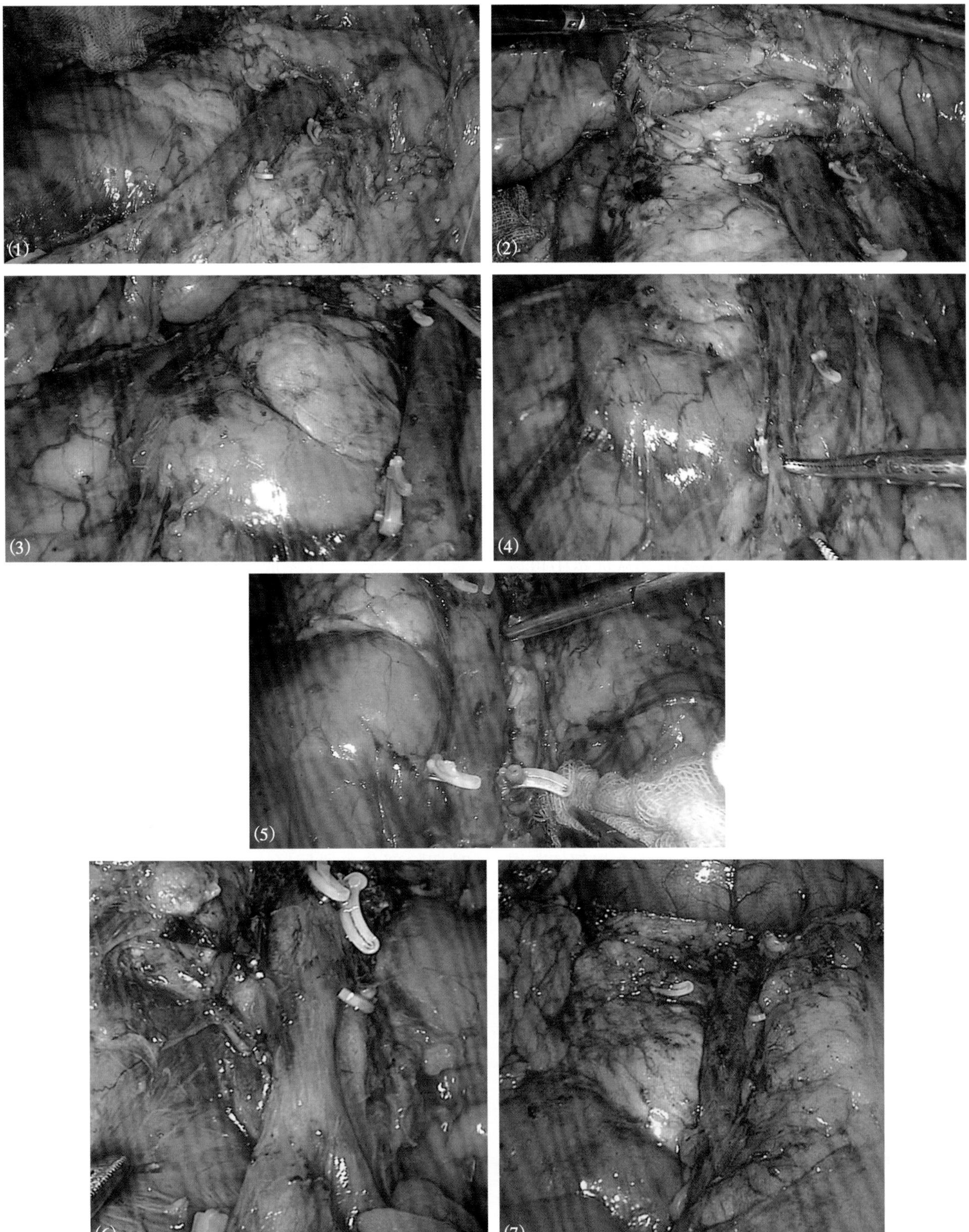

图 16-20　术后创面

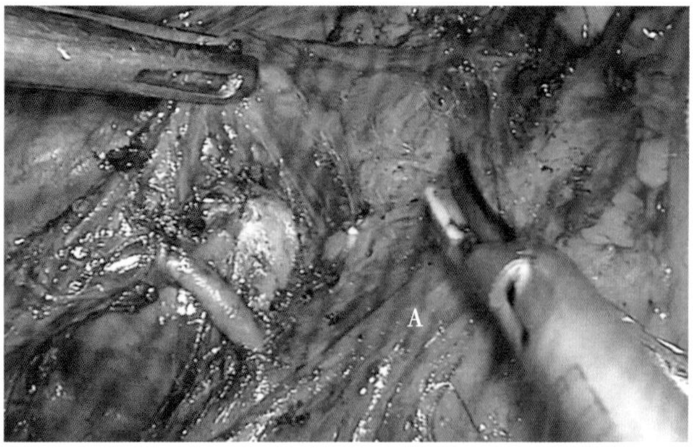

图 16-21　鞘内整块清扫第三站淋巴结
A. 肠系膜上静脉

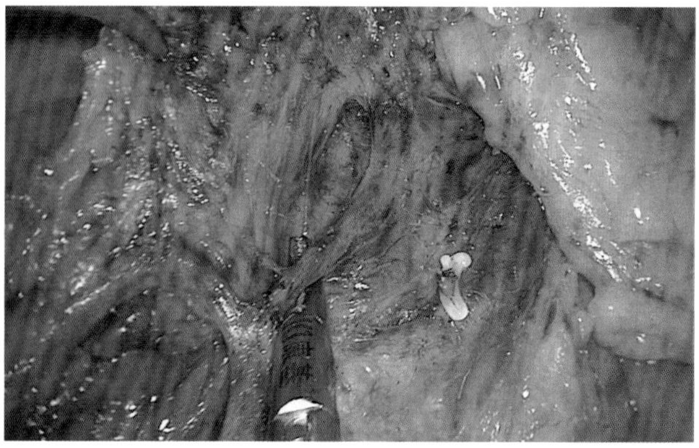

图 16-22　鞘内清扫肠系膜上静脉

2. 传统的右半结肠癌根治术要求切断结肠中动脉右支，扩大右半结肠癌根治术要求结肠中动静脉根部切断清扫。我们认为右半结肠癌 CME 应常规清扫第 14v 组淋巴结，切断结肠中动静脉，原因是：①结肠中动静脉根部淋巴结是肠系膜上静脉第三站淋巴的一部分，在同一解剖平面，因而是第三站淋巴结整块切除的内容（图 16-23）；②从标本中可以看到，肠系膜上静脉表面淋巴结、回结肠、右结肠及结肠中血管根部淋巴结是整体存在，无间隔，长度只有 1.4~8.5cm，根据淋巴由远到近的引流规律，即便是回盲部癌，不清除结肠中动静脉根部淋巴，也不能称之为完整的 CME；③切断结肠中动静脉不增加手术并发症，同时有利于标本取出和吻合操作，同时切除了足够长度的肠段，可以有效减少吻合口漏等并发症。

3. 传统的右半结肠癌根治术要求在根部切断胃结肠干结肠支，扩大右半结肠癌根治术要求胃网膜右静脉根部切断清扫。我们认为完整的右半结肠系膜切除应常规切断胃结肠干。右结肠静脉及胃网膜右静脉被前后系膜包绕在同一层面（图 16-24），如保留胃结肠干，即在右结肠静脉血管根部结扎，则会造成胰头前及十二指肠前较大部分结肠系膜组织残留，而达不到完整系膜要求，同时增加了手术操作的复杂性。

4. 手术范围的上缘是右侧胃大弯血管弓内（肝曲病灶）或右侧胃大弯血管弓下缘（回盲部病灶）。右半结肠完整系膜上缘包含胰头和十二指肠前组织，上达胃大弯右侧或胃大弯右侧血管弓下缘。Toldt 筋膜向上与胰头和十二指肠前筋膜形成右结肠系膜背侧包膜（图 16-25），从完整系膜的角度，右结肠系膜上缘边界应是胃大弯，而胃系膜的下界就是横结肠上缘，两个脏器互为边界。

【注意事项】

1. 选择脐下缘 3~5cm 放置 12mm 套管作为观察孔，术者站在患者左侧，则可使术者在手术进程中不必改变站位，并有利于右结肠血管根部的充分暴露，以及 D3 清扫操作。

2. 右半结肠根治性切除的关键是肠系膜上静脉的充分显露，以完成根部血管结扎和第三站淋巴结清扫。传统术式中廓清回结肠及右结肠血管根部淋巴结即 D3，而“四步法”腹腔镜 CME 在肠系膜上静脉左缘和血管鞘内间隙，对肠系膜上静脉进行鞘内清扫，同时廓清了其前、内、后方淋巴结（图 16-26），要求明显高于传统 D3 手术。同时鞘内清扫更加彻底、安全，减少出血及术中损伤，并能应对右半结肠血管的多种变异。

3. 回肠末段是由回结肠动脉供血，本手术需同时切除部分末段回肠。吻合肠道时既要注意血运，又要注意张力。由于肠吻合通常是经小切口在体外进行，在关闭小切口前一定要检查末段回肠 1 米内的血供情况。

【术后处理】

1. 镇痛　术毕前切口局部浸润麻醉可有效减少术后切口疼痛，持续硬膜外置管麻醉泵镇痛，或必要时给予吗啡等镇痛药物。

2. 饮食　术后待肛门排气后，可开始少量饮水，逐步过渡到流质、半流食和软食。

3. 体位　术后待麻醉清醒，血压平稳后改为半卧位。有利于呼吸，减少肺部感染机会，有利于创面渗出液向盆腔引流。

4. 按摩　术中较长时间气腹压力使四肢静脉回流受到一定影响，术后应注意间断按摩四肢，适度抬高双下肢，促进静脉回流，防止深静脉血栓

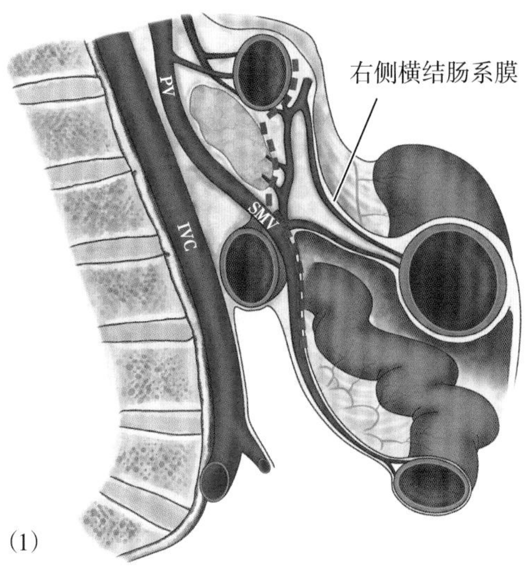

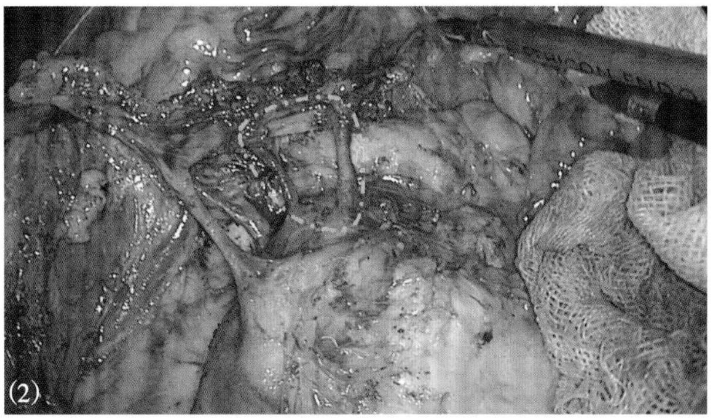

图 16-23　结肠中动静脉根部、第 14v 组淋巴结清扫

(1)结肠中动静脉根部淋巴结是肠系膜上静脉第三站淋巴脂肪组织的一部分;(2)绿线所示,如只离断结肠中动脉右支,则有一部分右半结肠系膜未切除

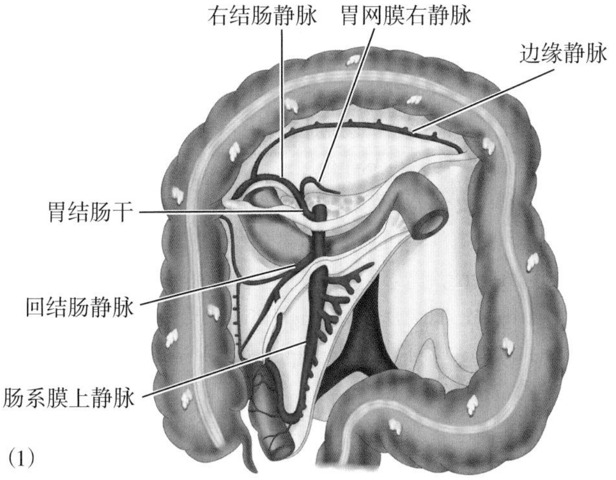

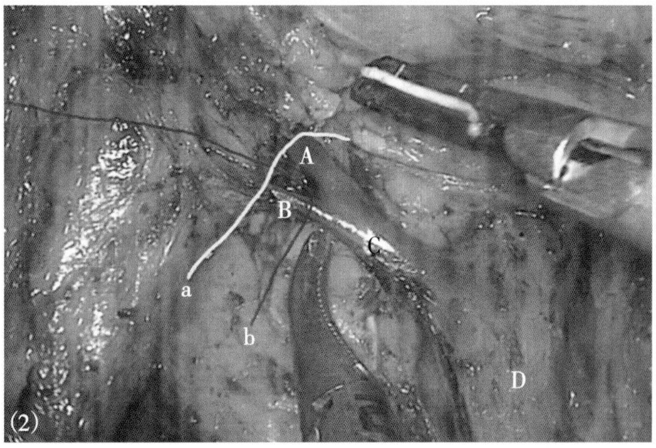

图 16-24　切断胃结肠干

(1)解剖示意图;(2)胰头前间隙 A. 胃网膜右静脉;B. 右结肠静脉;C. 胃结肠干;D. 肠系膜上静脉;a. 右结肠系膜背侧筋膜;b. 传统 D3 手术切除范围,蓝线上方系膜组织会残留

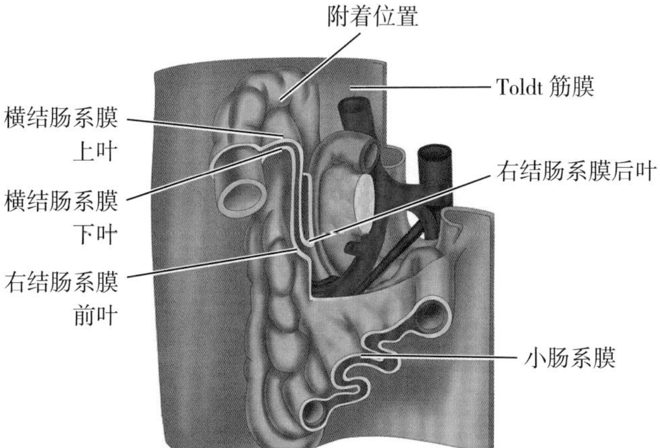

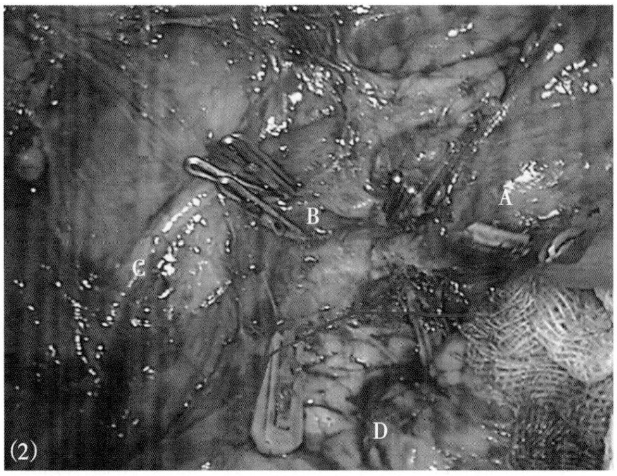

图 16-25　胰头十二指肠前间隙

(1)解剖示意图;(2)A. 胃背系膜;B. 胰十二指肠前间隙;C. Toldt 筋膜;D. 胰腺深筋膜;B 和 C 组成右半结肠系膜背侧脏层筋膜

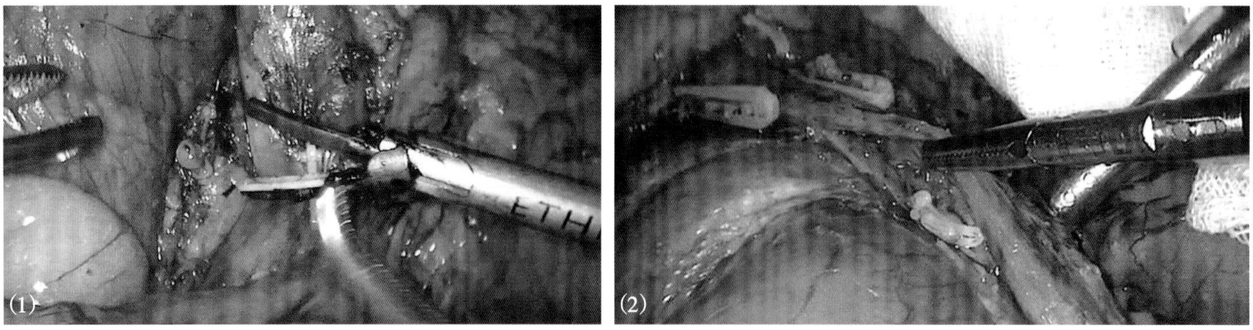

图 16-26 鞘内清扫

形成。

5. 综合治疗 液体疗法调整水电解质平衡，肠外营养支持。给予预防性抗生素，其他对症处理。

【并发症及处理】

1. 术中并发症 因视野不清、解剖不熟、操作粗糙损伤十二指肠，或损伤肠系膜上动、静脉，引起无法控制的出血。发生以上情况应及时中转开腹，妥善修补。注意肠系膜上血管主干切忌结扎，因其担负着全部小肠的血供。

2. 术后并发症 回结肠吻合口漏比结肠和结直肠吻合口漏少见。年老体弱患者易发尿路感染、肺部感染等，给予敏感抗生素和相应对症处理。

3. 较长时间气腹手术使深静脉血栓形成（多见于下肢）和肺栓塞的风险增大，应注意预防和及时处理。常用预防方法包括术后间断按摩双下肢，适度抬高双下肢和穿弹力长袜。若发现下肢疼痛肿胀，B超检查确诊下肢深静脉血栓形成，应抬高下肢，予物理治疗及抗凝溶栓治疗。

附：本节图中缩写注释

SMV，肠系膜上静脉；SMA，肠系膜上动脉；ICV，回结肠静脉；ICA，回结肠动脉；RCA，右结肠动脉；PaH，胰头；Du，十二指肠；SB，胃体；PaB，胰体；MCA，中结肠动脉；MCV，中结肠静脉；RGEA，胃网膜右动脉；GCVT，胃结肠静脉干；GB，胆囊

（刘忠臣 康向朋 邱兴烽）

参考文献

[1] 潘凯. 腹腔镜胃肠外科手术学[M]. 北京：人民卫生出版社，2010：182-193.

[2] 沈魁，何三光. 实用普通外科手术学[M]. 沈阳：辽宁教育出版社，1995：330-331.

[3] Hohenberger W，Weber K，Matzel K，*et al*. Standardized surgery for colonic cancer：complete mesocolicexcision and central ligation-technical notes and outcome [J]. Colorectal Dis，11：354-365.

[4] 刘忠臣，刘晓东，刘平果，等. 右半结肠癌外科干淋巴结转移及微转移的临床研究[J]. 中华胃肠外科杂志，2005，8(5)：465-466.

[5] 陈峻青，夏志平. 胃肠癌根治手术学[M]. 北京：人民卫生出版社，1998：138-139.

[6] 李东华，史荣亮，黄粱，等. 结肠中血管根部切断在右侧结肠癌根治术中的价值[J]. 中华胃肠外科杂志，2009，3(3)：261-263.

[7] Keith LM. The Developing Human：Clinically Oriented Embryology [M]. Philadelphia：W.B.Saunders Company，2003：256-270.

[8] Frank HN 著，王怀经主译. 奈特人体解剖彩色图谱[M]. 北京：人民卫生出版社，2005：375-393.

[9] 篠原尚，水野惠文，牧业尚彦主编，刘金钢主译. 图解外科手术：从膜的解剖解读术式要点[M]. 沈阳：辽宁科技出版社，2013：183-204.

第二节 腹腔镜横结肠根治性切除术

腹腔镜横结肠癌根治术需要进行结肠肝曲和脾曲的广泛游离，因此分离面大、技术精度要求高，是难度较大的结肠手术。

【适应证】

横结肠中段癌。

【禁忌证】

1. Ⅳ期横结肠癌，有肝、肺等器官的远处转移。

2. 合并心肺疾病不能耐受全身麻醉者。

【手术器械】

超声刀、60mm 直线切割闭合器，直径 28mm 圆形吻合器。

【术前准备】

1. 完善相关术前检查，控制糖尿病、高血压、冠

心病等基础疾病。

2. 纠正贫血、低蛋白血症，调节电解质平衡。

3. 术前一天静脉营养、禁食不禁水，口服容量腹泻剂行肠道准备。

【麻醉】

气管插管全身麻醉。

【体位与套管放置】

患者仰卧位，双下肢分开，呈人字位。脐部置入10mm套管，放入腹腔镜。左锁骨中线肋缘下5cm放置12mm套管为主操作孔，右锁骨中线肋缘下4cm、右锁骨中线脐下2cm、左锁骨中线脐下3cm分别放置5mm套管为辅助操作孔。术者立于患者左侧，助手立于患者右侧，扶镜手立于患者两腿之间。术中游离结肠脾曲时，术者和助手交换位置利于操作（图16-27、图16-28）。

【手术相关解剖】（图16-29）

【手术步骤】

将大网膜和横结肠推向头侧，小肠推向盆腔，暴露肠系膜根部（图16-30）。沿肠系膜上静脉行径向上打开表面脂肪淋巴组织，显露该静脉至胰腺下缘（图16-31）。在横结肠系膜根部分离解剖出结肠中动静脉，分别于根部离断，清扫223组淋巴结（图16-32）。解剖出Henle干，离断右结肠静脉（图16-33）。沿胰头表面和十二指肠前面，分离出胰十二指肠前间隙后进入右上Toldt间隙（图16-34），向外侧、向上分离至升结肠、结肠肝曲后方。再沿升结肠与右侧腹壁之间的Toldt线切开，即可进入Toldt间隙并与内侧游离的间隙贯通（图16-35）。沿肠系膜下静脉背侧进入左侧Toldt间隙（图16-36），向外向上游离抵达脾下极及胰尾下缘。再沿降结肠与左侧腹壁之间的Toldt线切开，与已从内侧游离的间隙贯通（图16-37）。然后沿胃大弯中部血管弓以外，打开大网膜，向右侧离断胃结肠韧带（图16-38），再离断肝结肠韧带，将结肠肝曲游离，向左侧离断胃结肠韧带，再离断脾结肠韧带，将结肠脾曲游离。最后离断横结肠系膜根部在胰腺表面的附着处（图16-39），完成全部游离步骤。

取上腹部正中切口约6~7cm进腹，切口保护套保护切口，取出肠管，远近端各距肿瘤10cm以上离断肠管并切除相应系膜（图16-40），行结肠与结肠端-侧吻合后送回腹腔，关闭切口。重建气腹，把吻合后的肠段和小肠各自放置好，冲洗腹腔并吸尽，放

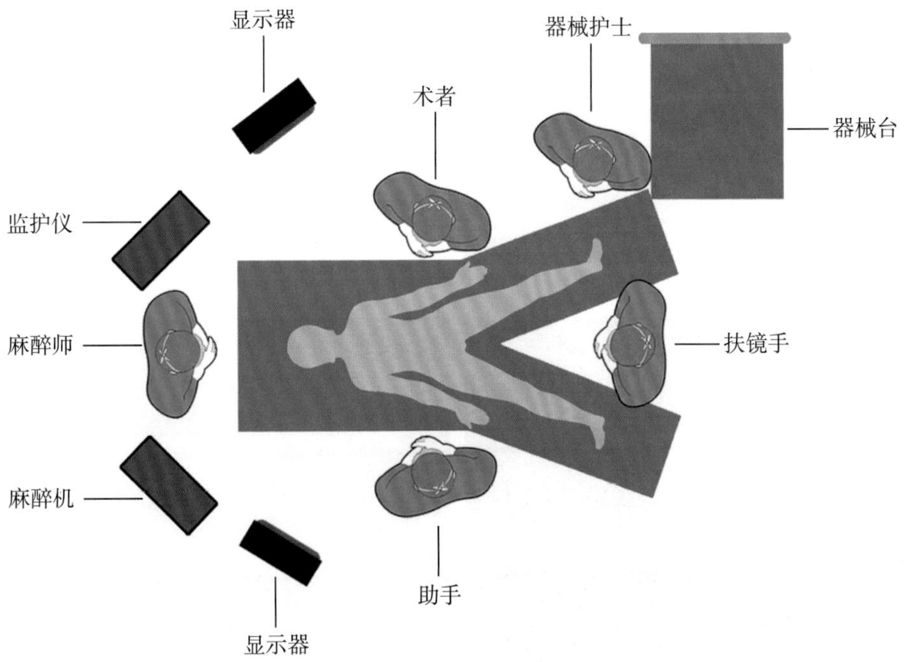

图16-27 腹腔镜横结肠癌根治术手术室布局

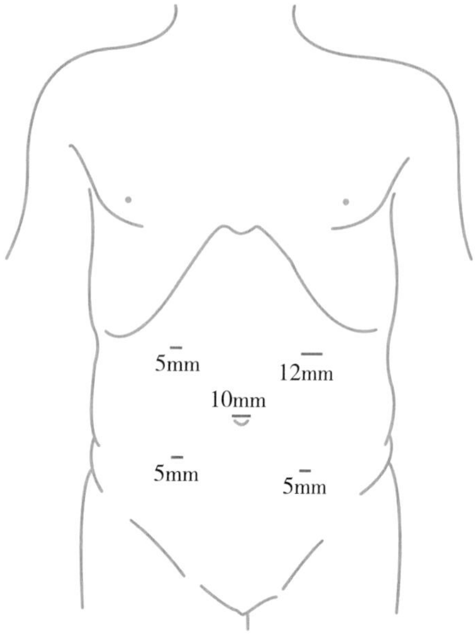

图 16-28　套管位置

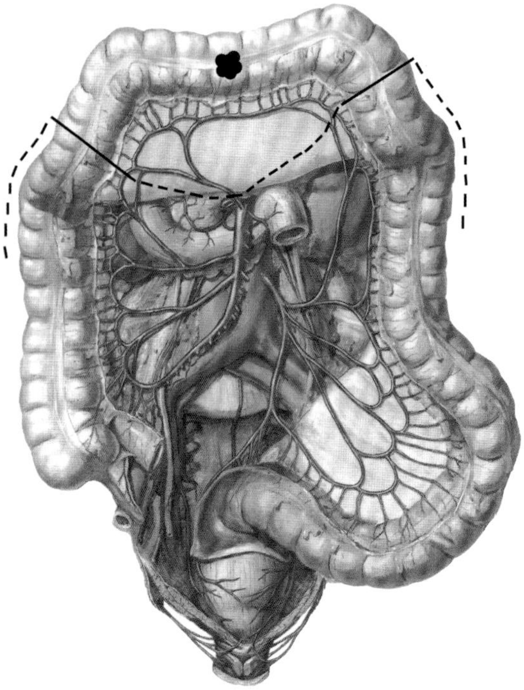

图 16-29　横结肠癌根治术离断血管部位及切除范围

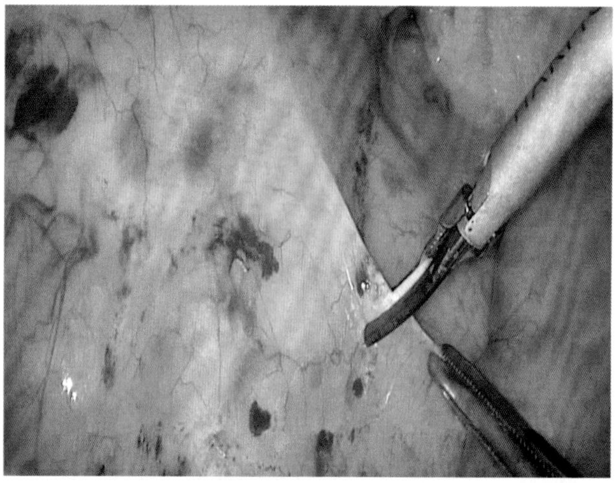

图 16-30　暴露肠系膜根部

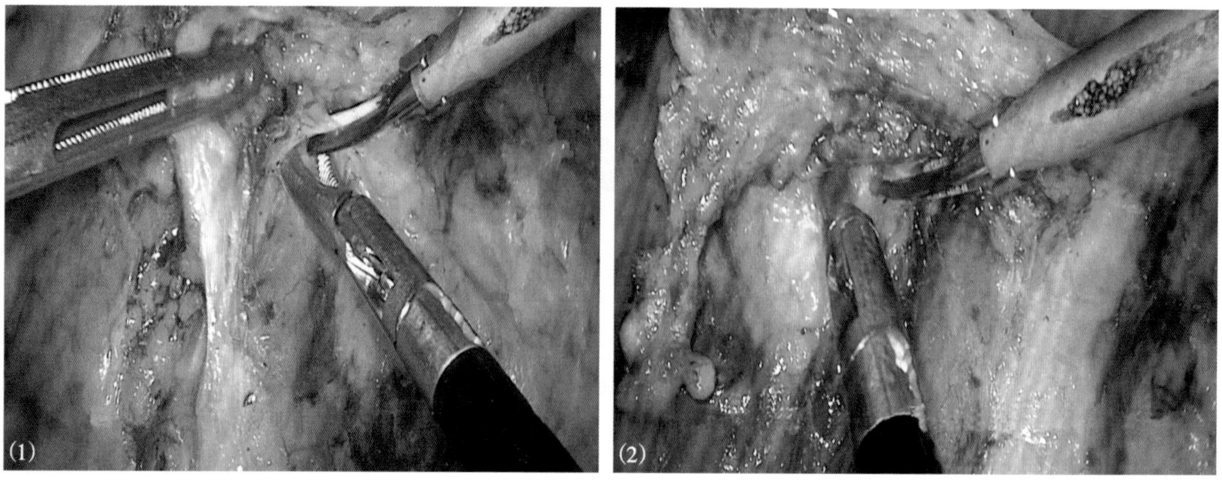

图 16-31　显露肠系膜上静脉至胰腺下缘

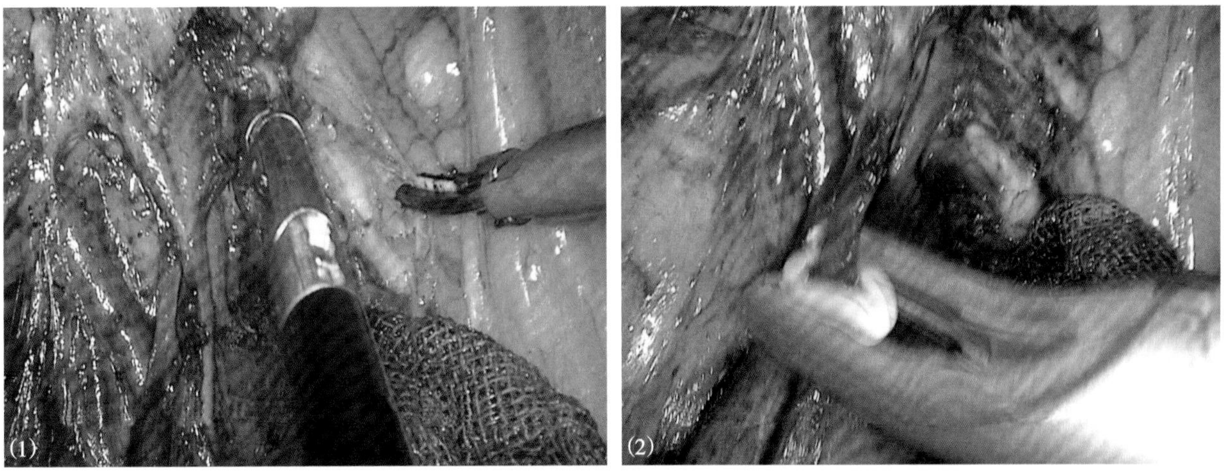

图 16-32 根部离断结肠中动静脉，清扫 223 组淋巴结

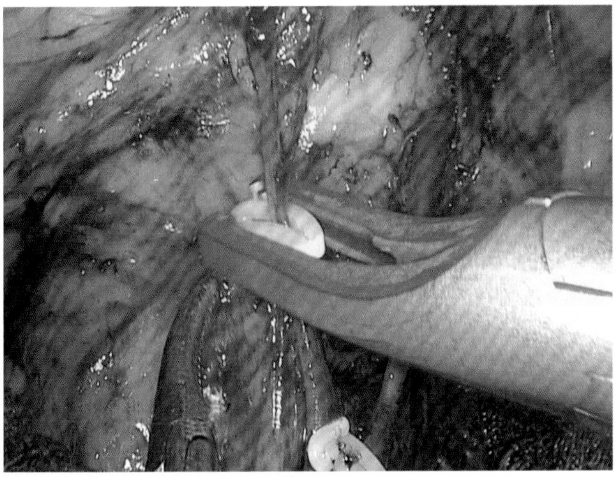

图 16-33 离断右结肠静脉

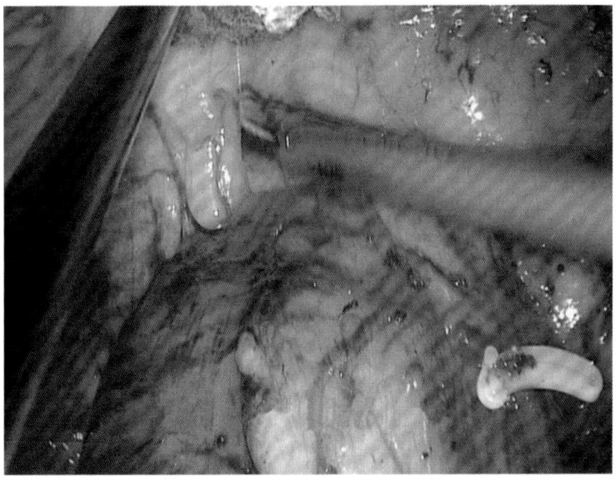

图 16-34 进入右上 Toldt 间隙

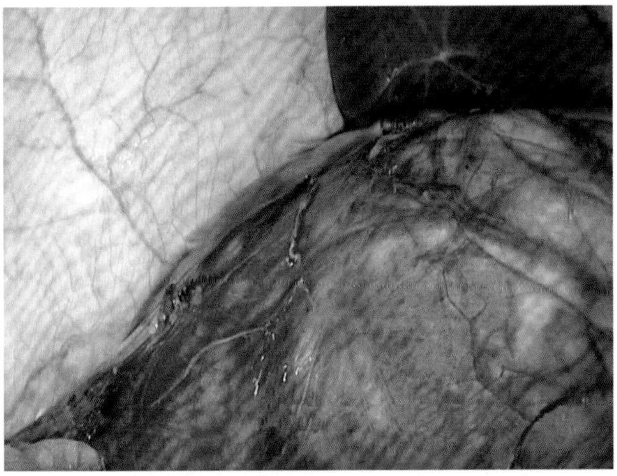

图 16-35 完成右上 Toldt 间隙分离

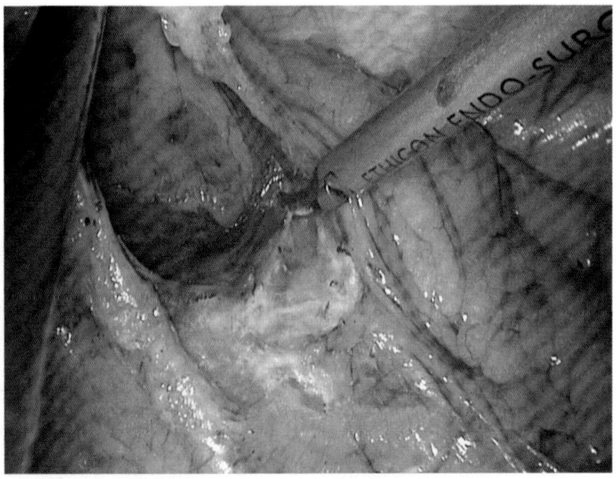

图 16-36 进入左侧 Toldt 间隙

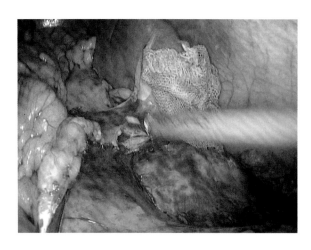

图 16-37　左侧 Toldt 间隙内外贯通

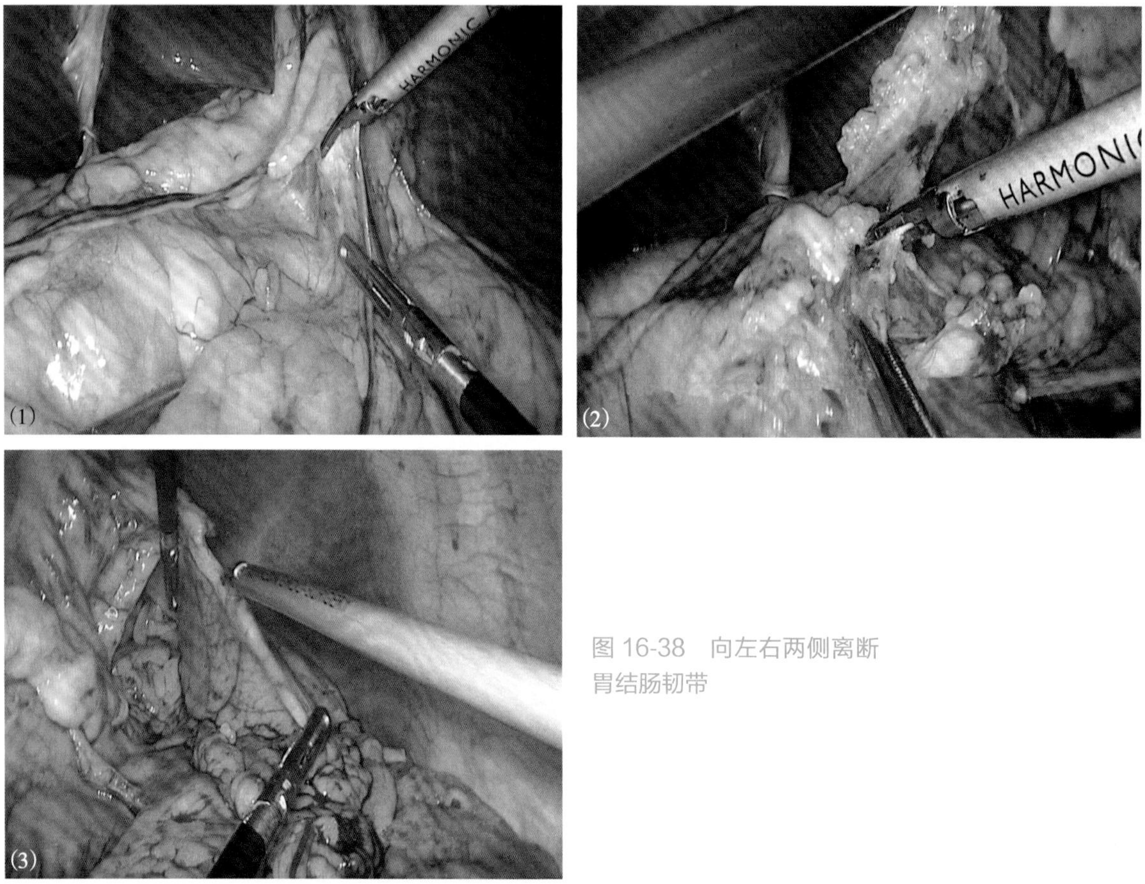

图 16-38　向左右两侧离断胃结肠韧带

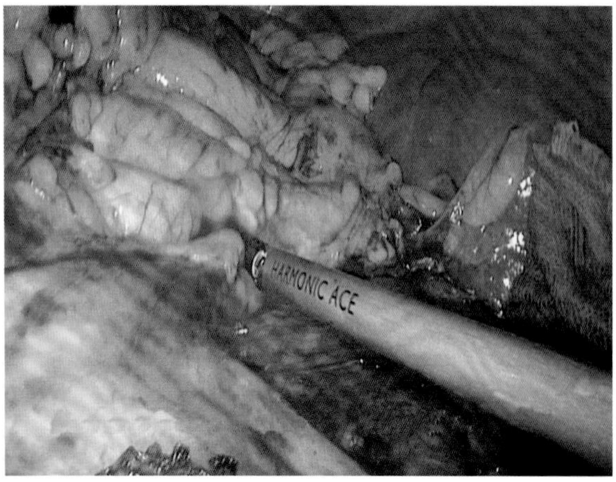

图 16-39　离断横结肠系膜根部在胰腺表面的附着处

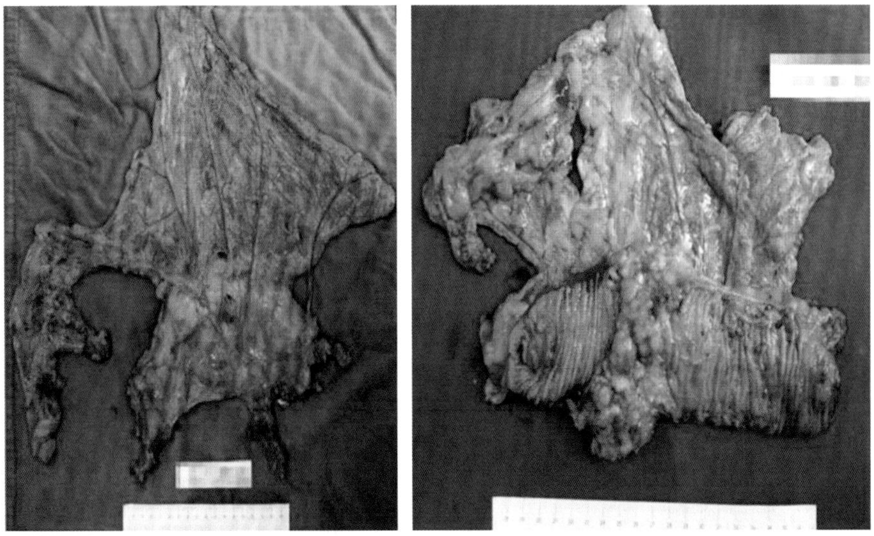

图 16-40　手术后标本（$T_{4a}N_{2a}M_0$，淋巴结 5/33）

置腹腔引流管，术毕（视频 23）。

视频 23　腹腔镜横结肠根治性切除术
（孙跃明　南京医科大学第一附属医院）

【要点分析】

1. 结肠中动静脉根部解剖与第三站淋巴结清扫　肠系膜上静脉外科干指回结肠静脉汇入点到胃结肠静脉干之间的一段，长度平均 3.8cm，充分显露肠系膜上静脉外科干的中上段至胰腺下缘，仔细游离出 Henle 干，离断右结肠静脉，再游离并离断结肠中静脉。寻找到结肠中动脉，于根部离断，清扫 223 组淋巴结。

胰十二指肠下前静脉由胰腺实质内穿出后立即汇入 Henle 干，固定且活动度差。由于静脉壁薄，在手术牵拉过程中极易出血，如果止血不当，可能造成严重的肠系膜上静脉出血。因此解剖 Henle 干及各属支时，操作要谨慎，如果术中遇到难处理的胰十二指肠下前静脉出血，可在 Henle 干根部予以结扎。

2. 横结肠癌若病期较晚，怀疑有胃网膜淋巴结的转移，则需要在胃网膜血管弓内切除整个大网膜，根部离断胃网膜右动静脉、胃网膜左动静脉，清扫第 4d 组、6 组、4sb 组淋巴结。

3. 游离结肠肝曲的方法　首先沿胰十二指肠前间隙进入右上 Toldt 间隙，抵达结肠肝曲后方。然后沿胃大弯中部血管弓以外，向右侧切开胃结肠韧带。再沿升结肠与右侧腹壁之间的黄白交界线切开，即可进入 Toldt 间隙向内侧游离，与已从内侧游离的间隙贯通。最后牵拉横结肠和升结肠形成一定张力，离断肝结肠韧带，从而将结肠肝曲彻底游离。

4. 游离结肠脾曲的方法　首先沿肠系膜下静脉背侧进入左侧 Toldt 间隙，向外向上游离抵达脾下极及胰尾下缘。然后沿胃大弯中部血管弓以外，向左侧切开胃结肠韧带。再沿降结肠与左侧腹壁之间的 Toldt 线切开，与已从内侧游离的间隙贯通。最后牵拉横结肠和降结肠形成一定张力，离断脾结肠韧带，从而将结肠脾曲彻底游离。

【注意事项】

1. 横结肠癌根治术在游离脾曲时，要轻柔牵拉，避免撕裂脾包膜引起出血。小的出血可以用电凝棒止血，不可盲目处理引起大出血，甚至被迫切除脾脏。在游离肝曲时，准确进入右侧 Toldt 间隙，需要离断右结肠静脉，避免损伤十二指肠。

2. 横结肠癌根治性切除的关键是结肠中血管及肠系膜上静脉的解剖，以完成根部结扎血管和第三站淋巴结的清扫。这个区域血管较多，需谨慎细致操作，最好在术野旁预置一块小纱布，如有小的出血，迅速压迫止血并可清理术野。

3. 取出标本时需用切口保护套保护切口，需注意避免肠管扭转而影响吻合口愈合。

【术后处理】

1. 监测生命体征和腹部体征，应用镇痛泵，必要时给予曲马多等镇痛药物。

2. 术后第 1 天开始少量饮水，逐步过渡到流质、半流食和普食。

3. 观察腹腔引流液的量和性状，注意有无吻合口漏或淋巴漏，如无异常，术后6~7天拔除腹腔引流管。

4. 术后间断按摩四肢，术后第1天可下床活动，促进静脉回流，预防深静脉血栓形成。

5. 给予抗生素和静脉营养支持2~3天，切口换药及其他对症处理。

【并发症及处理】

1. 术中损伤十二指肠、肠系膜上静脉或者脾脏，腹腔镜下难以处理时，应及时中转开腹。

2. 吻合口漏　术中放置双套管可给予持续冲洗，禁食、静脉营养等治疗；若病情不缓解，必要时行末端回肠造口。

3. 淋巴漏　多数情况禁食或无油流质饮食5~7天可自愈。

4. 吻合口出血　少量出血可应用止血药物等保守治疗，若出血量大则需手术缝合止血或者可尝试肠镜下检查和治疗。

5. 腹腔感染或脓肿　静脉抗生素治疗，若有脓腔形成可行B超或CT下穿刺引流。

（孙跃明　王勇）

参考文献

[1] Sheng W, Zhang B, Chen W, *et al*. Laparoscopic colectomy for transverse colon cancer: comparative analysis of short- and long-term outcomes[J]. Int J Clin Exp Med, 2015, 8(9): 16029-16035.

[2] Kim MK, Won DY, Lee JK, *et al*. Laparoscopic Surgery for Transverse Colon Cancer: Short- and Long-Term Outcomes in Comparison with Conventional Open Surgery[J]. J Laparoendosc Adv Surg Tech A, 2015, 25(12): 982-989.

[3] Agarwal S, Gincherman M, Birnbaum E, *et al*. Comparison of long-term follow up of laparoscopic versus open colectomy for transverse colon cancer[J]. Proc (Bayl Univ Med Cent), 2015, 28(3): 296-299.

[4] Mistrangelo M, Allaix ME, Cassoni P, *et al*. Laparoscopic versus open resection for transverse colon cancer[J]. Surg Endosc, 2015, 29(8): 2196-2202.

[5] Chand M, Siddiqui MR, Rasheed S, *et al*. A systematic review and meta-analysis evaluating the role of laparoscopic surgical resection of transverse colon tumours[J]. Surg Endosc, 2014, 28(12): 3263-3272.

[6] Zhao L, Wang Y, Liu H, Chen H, *et al*. Long-term outcomes of laparoscopic surgery for advanced transverse colon cancer[J]. J Gastrointest Surg, 2014, 18(5): 1003-1009.

[7] Hirasaki Y, Fukunaga M, Sugano M, *et al*. Short- and long-term results of laparoscopic surgery for transverse colon cancer[J]. Surg Today, 2014, 44(7): 1266-1272.

[8] Fernández-Cebrián J M, Gil Yonte P, Jimenez-Toscano M, *et al*. Laparoscopic colectomy for transverse colon carcinoma: a surgical challenge but oncologically feasible[J]. Colorectal Dis, 2013, 15(2): e79-83.

[9] Komolafe OO, Melani AG, Véo CA, *et al*. Laparoscopic mobilization for resection of the transverse colon for cancer: a simple, reproducible method[J]. Surg Laparosc Endosc Percutan Tech, 2012, 22(5): e267-270.

[10] Akiyoshi T, Kuroyanagi H, Fujimoto Y, *et al*. Short-term outcomes of laparoscopic colectomy for transverse colon cancer[J]. J Gastrointest Surg, 2010, 14(5): 818-823.

第三节　腹腔镜左半结肠根治性切除术

【适应证】

结肠脾曲、降结肠及乙状结肠上段的恶性肿瘤。

【禁忌证】

1. 晚期结肠癌，估计难以将转移淋巴结清扫干净者。

2. 合并心肺疾患不能行气管插管全身麻醉者。

3. 有复杂腹部手术史、存在广泛腹腔粘连者。

【术前准备】

同本章第二节。

【麻醉】

气管插管全身麻醉。

【体位与套管放置】

手术室布局如图所示（图16-41）。患者呈仰卧人字位，或改良截石位。头低脚高15°，向右倾斜10°。术者立于患者右侧，助手立于患者左侧，扶镜手站在术者左侧。脐下缘置入10mm套管，放入腹腔镜。右锁骨中线脐上4cm和脐下6cm处分别放置5mm套管，左锁骨中线平脐处放置10mm套管，后期向下延续为5~6cm的反麦氏切口作为取标本口（图16-42）。如患者身材较高、或结肠脾曲位置较高，也可在右锁骨中线平脐处及其上下10cm处各放一5mm套管（图16-43）。若使用可吸收血管夹，右下腹需放置12mm套管。

【手术相关解剖】（图16-44、图16-45）

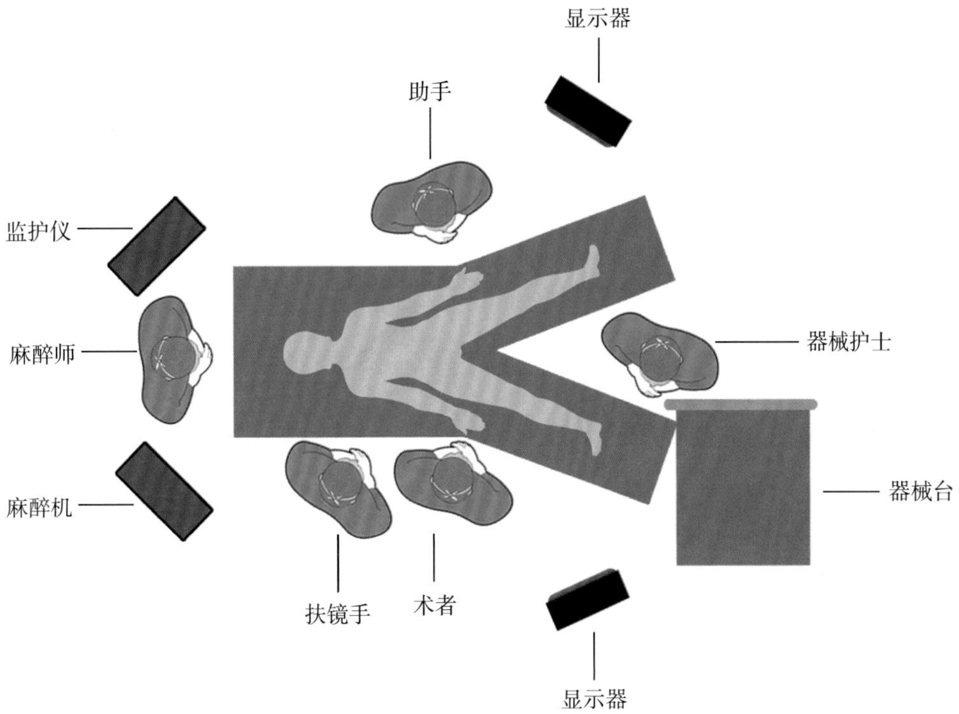

图 16-41　腹腔镜左半结肠癌根治术手术室布局

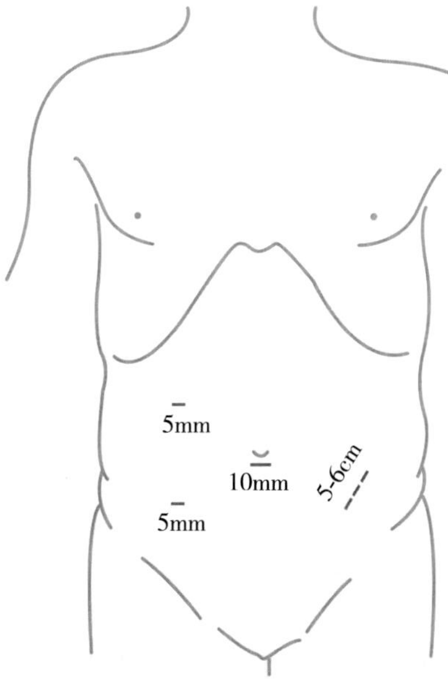

图 16-42　腹腔镜左半结肠癌根治术套管位置

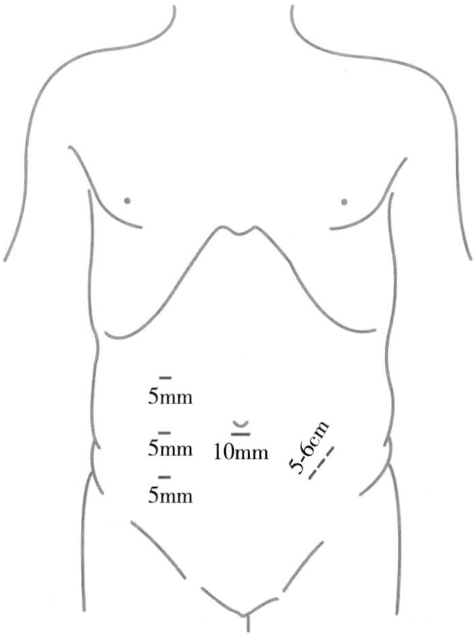

图 16-43　患者身材较高时套管位置

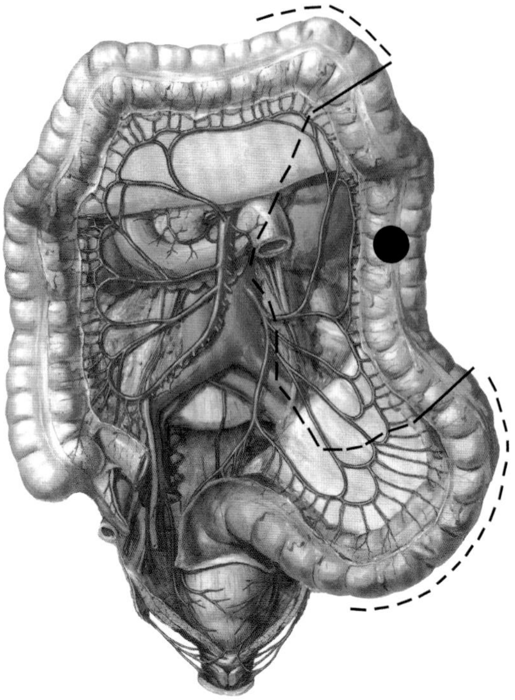

图 16-44　切除范围

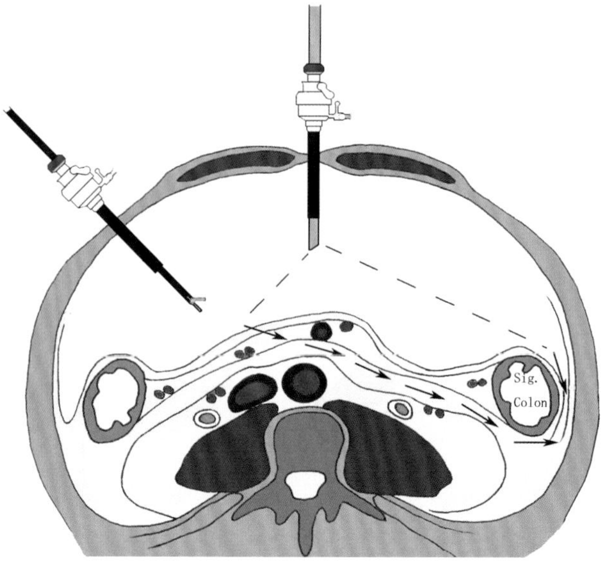

图 16-45　手术入路截面图

【手术步骤】

常规放置套管建立气腹后，腹腔镜经脐部套管置入，探查腹腔后将小肠推向右侧，在直肠与乙状结肠交界处右侧系膜根部切开后腹膜（图 16-46、图 16-47），显露后腹膜平面（图 16-48、图 16-49）。在左右髂总动脉分叉处以上约 4cm 处找到肠系膜下动脉根部（图 16-50），沿该动脉向远端剥离（图 16-51）。常常在距根部约 4cm 处发出左结肠动脉，约 6~8cm 处发出乙状结肠动脉第一支（图 16-52）。在根部结扎切断上述二动脉并清除二者周围结缔组织（图 16-53~ 图 16-56）。在肠系膜下动脉根部水平向左侧分离，显露肠系膜下静脉，靠近其根部结扎切断

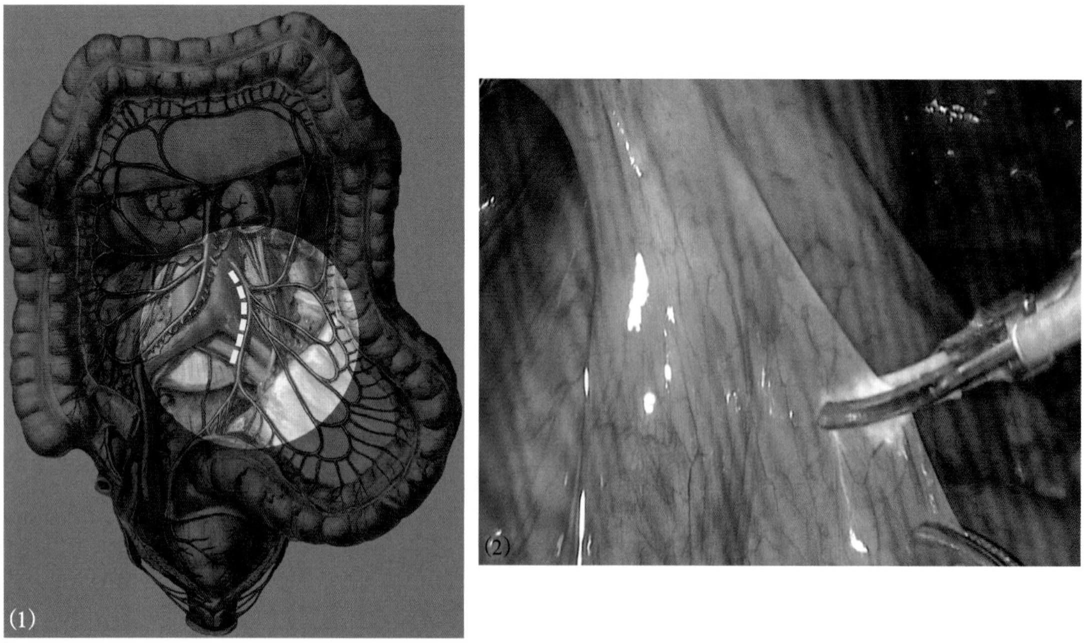

图 16-46　在直肠与乙状结肠交界处右侧系膜根部切开后腹膜

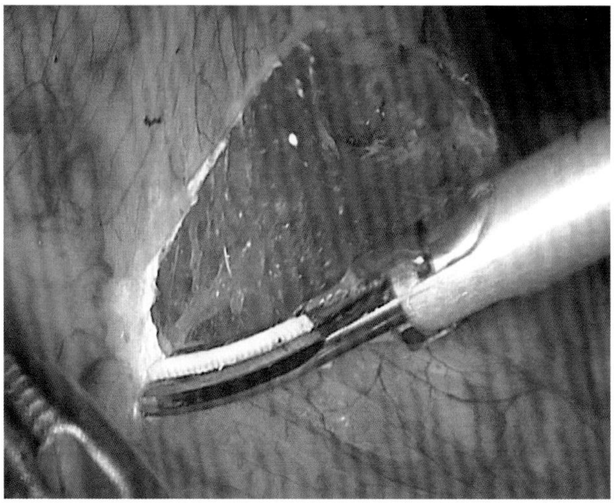

图 16-47　沿乙状结肠系膜根部向上切开后腹膜

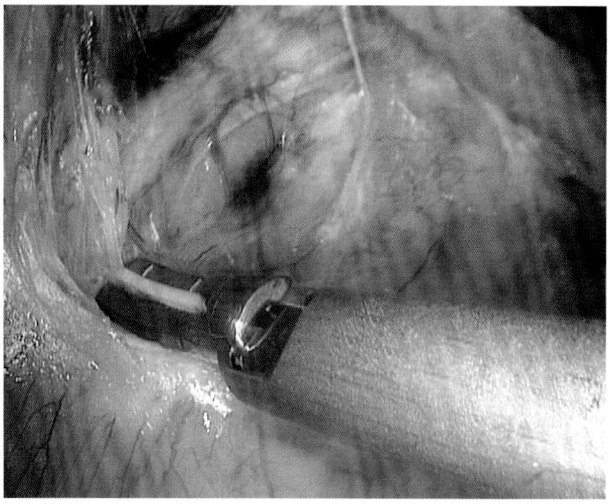

图 16-48　向深面分离，显露后腹膜平面

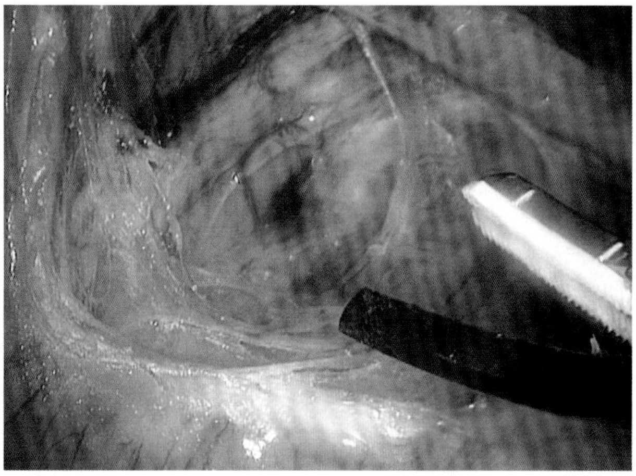

图 16-49　经腹主动脉表面向左分离，直至显露左输尿管

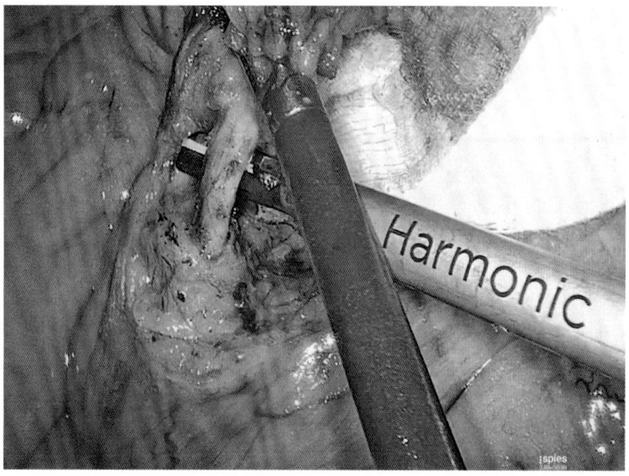

图 16-50　在左右髂总动脉分叉向上约 4cm 处显露肠系膜下动脉根部

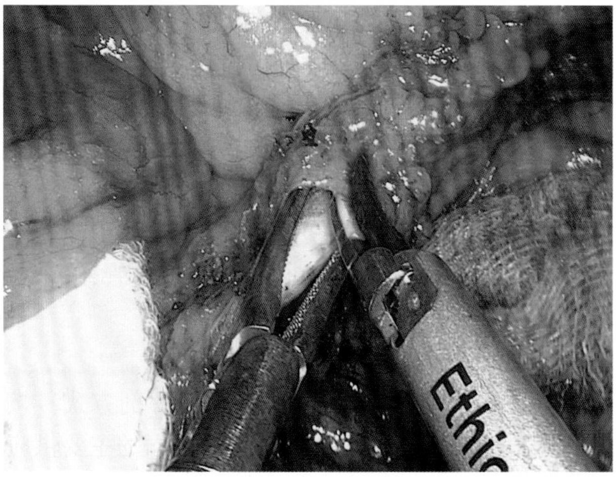

图 16-51　沿肠系膜下动脉鞘向远端分离

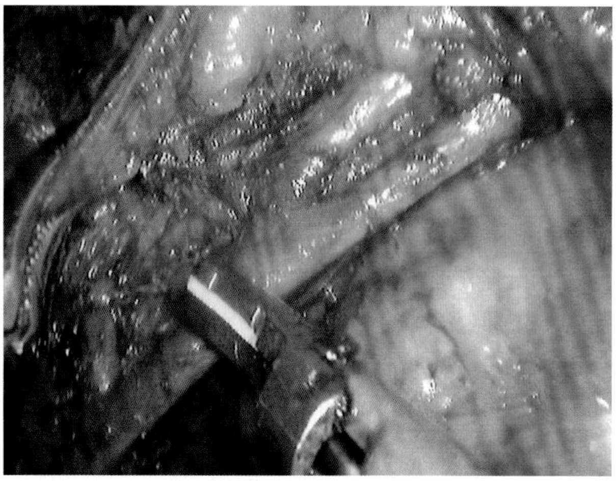

图 16-52　左结肠动脉和乙状结肠动脉第一支

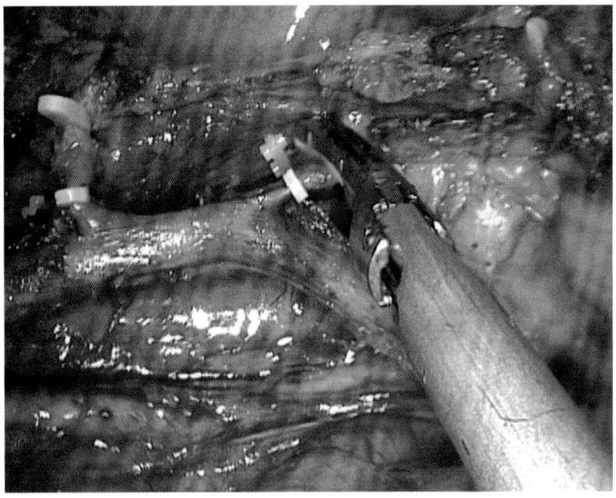

图 16-53　结扎离断左结肠动脉和乙状结肠动脉第一支

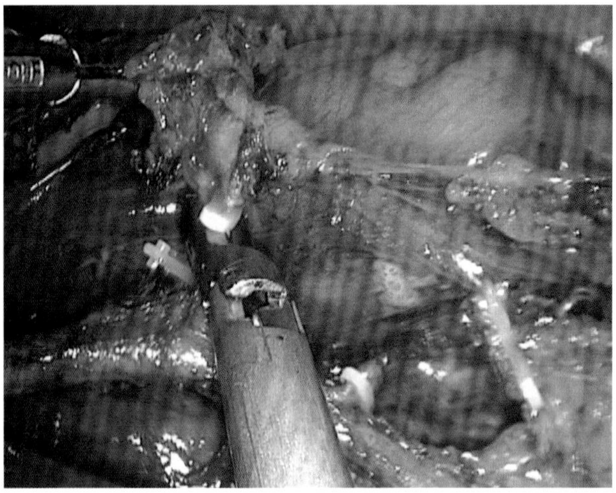

图 16-54　结扎离断左结肠动脉和乙状结肠动脉第一支

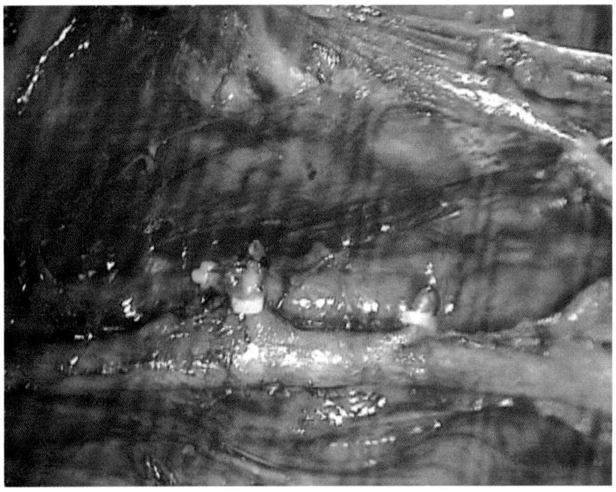

图 16-55　清除左结肠动脉及乙状结肠动脉第一支周围结缔组织

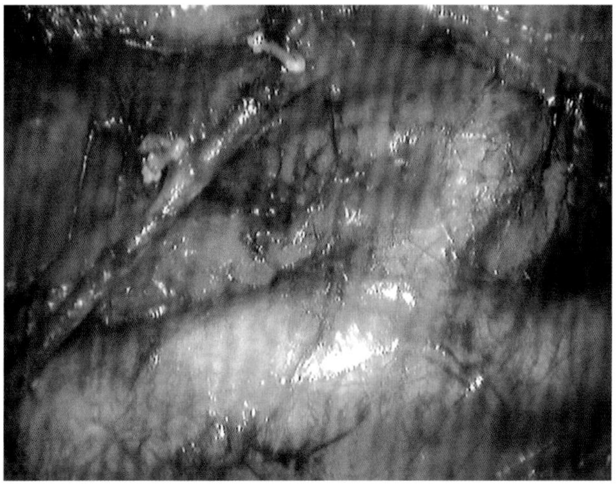

图 16-56　清除左结肠动脉及乙状结肠动脉第一支周围结缔组织

(图 16-57)。清扫肠系膜下动脉及其附近淋巴结，并由此进入 Toldt 间隙向左侧分离(图 16-58)，上至胰体尾表面和脾下极，下至左输尿管与髂总动脉交汇处(图 16-59)。沿结扎的乙状结肠动脉下方，向乙状结肠中段裁剪系膜(图 16-60、图 16-61)。切开乙状结肠外侧黄白交界线，从左侧向内游离其系膜，继续向上切开降结肠侧腹膜，从外侧游离降结肠系膜，并与已从内侧游离的 Toldt 间隙相贯通(图 16-62、图 16-63)。游离结肠脾曲时，改取头高足低位，必要时在右锁骨中线肋缘下 5cm 处增加一 5mm 套管。将大网膜摆顺，沿胃大弯向脾下极游离，离断左侧胃结肠韧带，并在此与 Toldt 间隙贯通(图 16-64、图 16-65)。离断脾结肠韧带，从而将整个结肠脾曲游离(图 16-66、图 16-67)，注意勿牵拉过度损伤脾下极。根据左半结肠游离度，必要时结扎切断结肠中动静脉左支(图 16-68)。将左下腹套管口扩大成 5~6cm 的反麦氏切口(图 16-69)，放置切口保护膜后，将游离的肿瘤及肠管由切口拉出。在体外切除肿瘤及近远端至少 6~8cm 的肠管、结肠系膜，做横结肠与乙状结肠端 - 端吻合(图 16-70)。关闭小切口，重新建立气腹，冲洗腹腔，可由右下腹套管孔放置引流管于盆腔，也可以不留置引流。依次拔出各套管，缝合各套管孔，术毕(图 16-71)。

【要点分析】

1. 肠系膜下动脉的分支特点与解剖方式　按照肿瘤根治原则需从根部结扎切断肿瘤的主要供应血管，在本手术中即结扎左结肠动脉和肠系膜下静脉。手术中沿乙状结肠系膜根部可快速将腹主动脉显露，沿其表面向上分离，可显露肠系膜下动脉根部。虽然是在大血管周围分离，但该区域没有细小

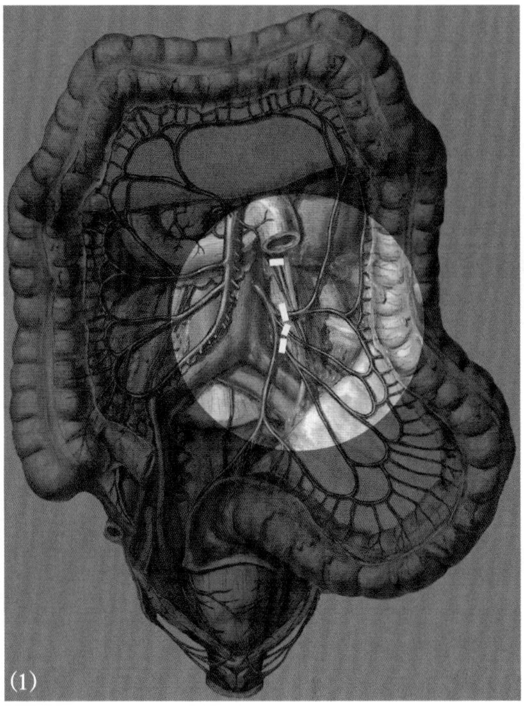

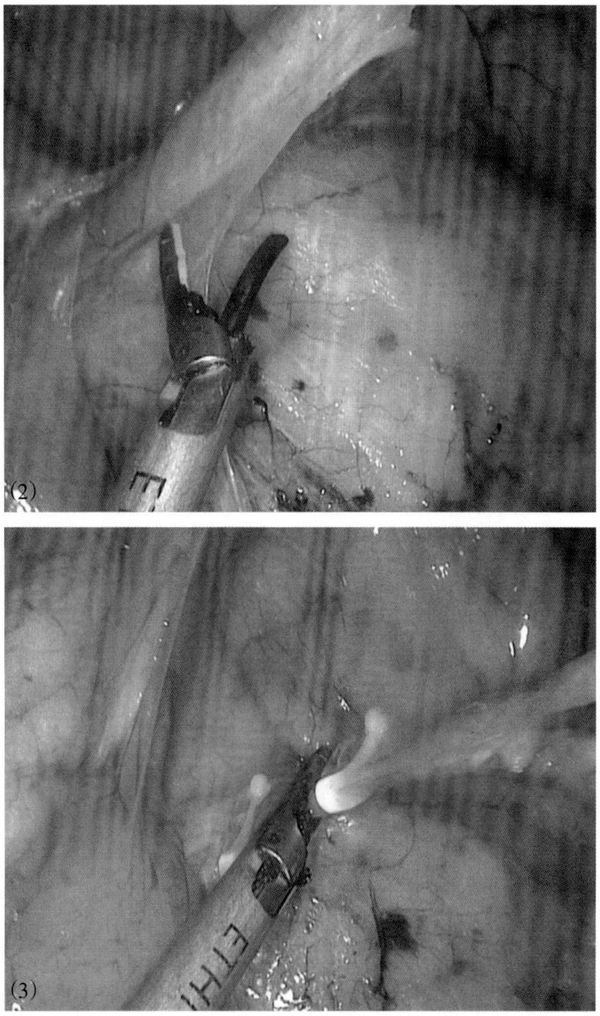

图 16-57　结扎肠系膜下静脉

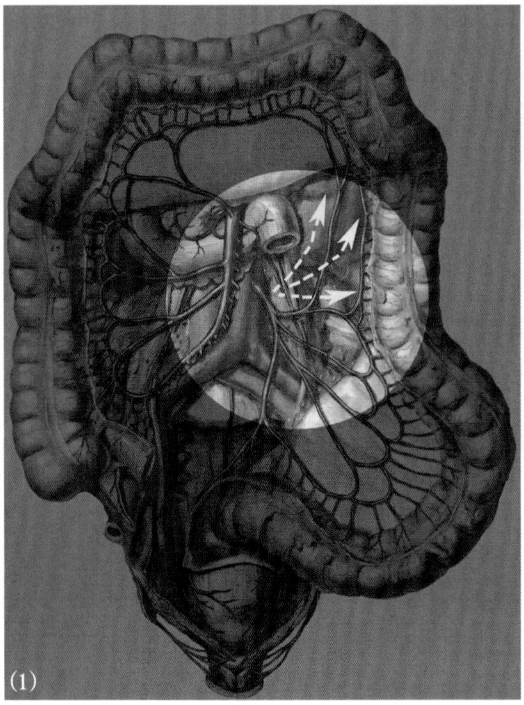

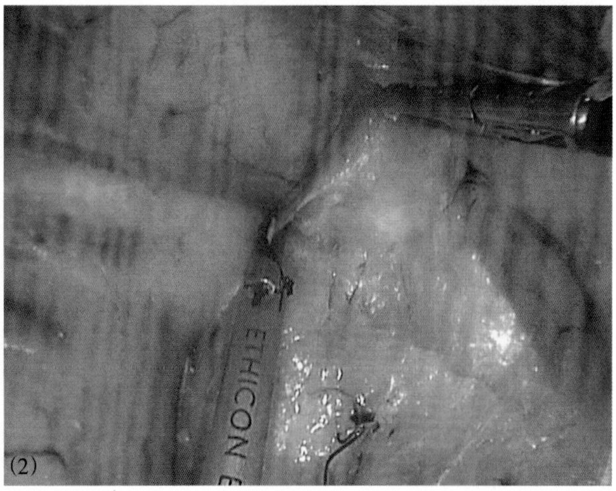

图 16-58　向左游离进入左侧 Toldt 间隙

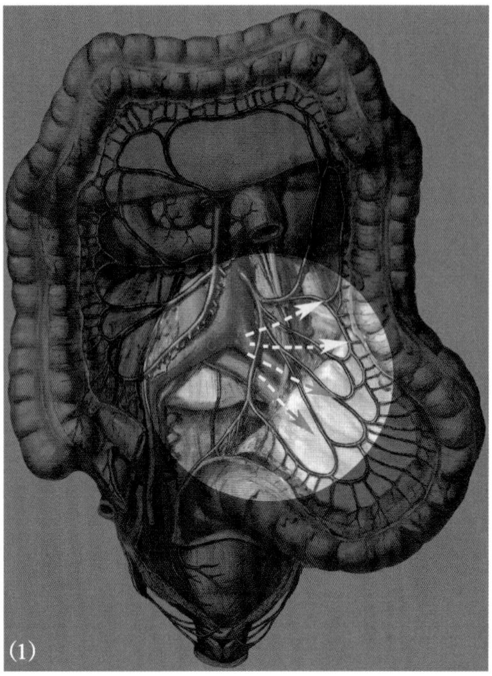
(1)

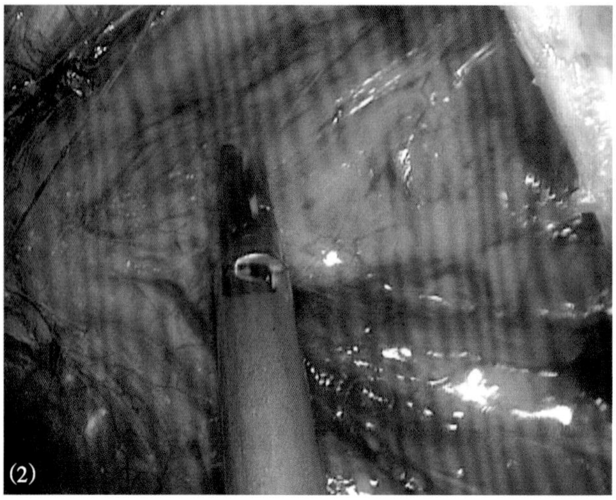
(2)

图 16-59　沿 Toldt 间隙向下游离至左输尿管与髂总动脉交汇处

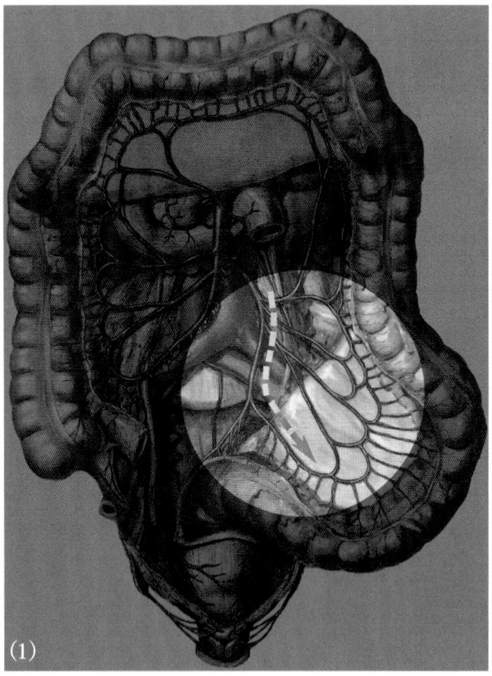
(1)

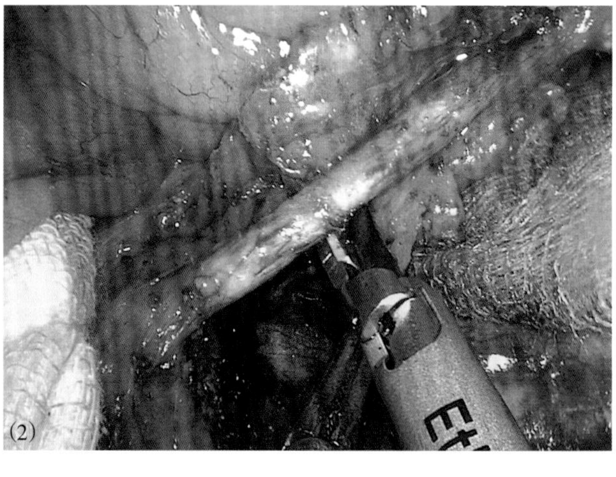
(2)

图 16-60　在已显露的直肠上动脉处，由系膜根部向乙状结肠中下段肠管裁剪系膜

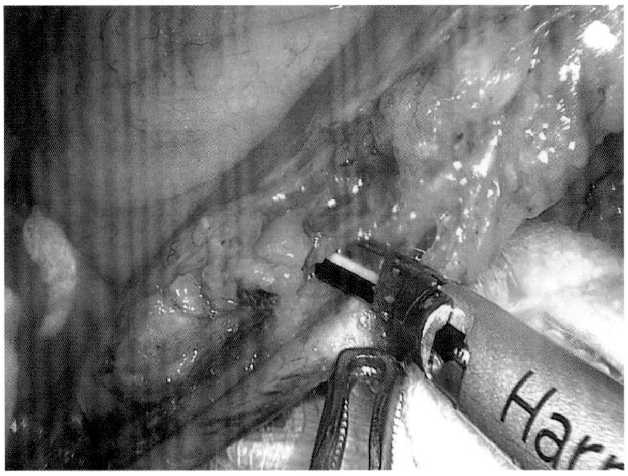

图 16-61 注意保护直肠上动脉，或乙状结肠动脉第二分支

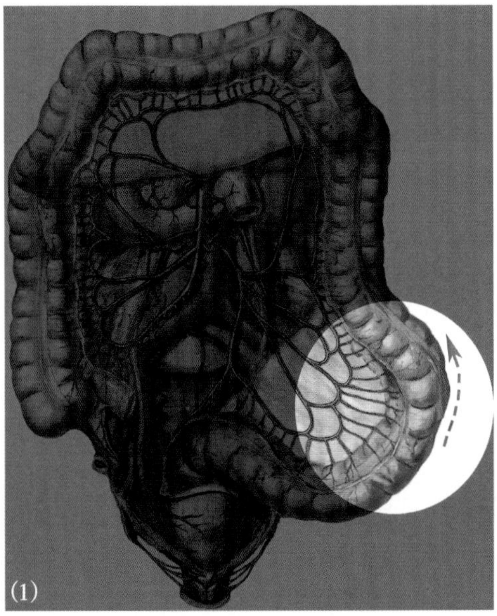

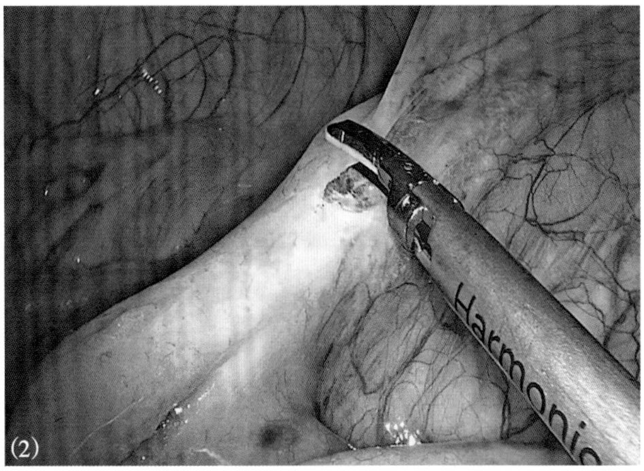

图 16-62 向上沿黄白交界线游离乙状结肠系膜

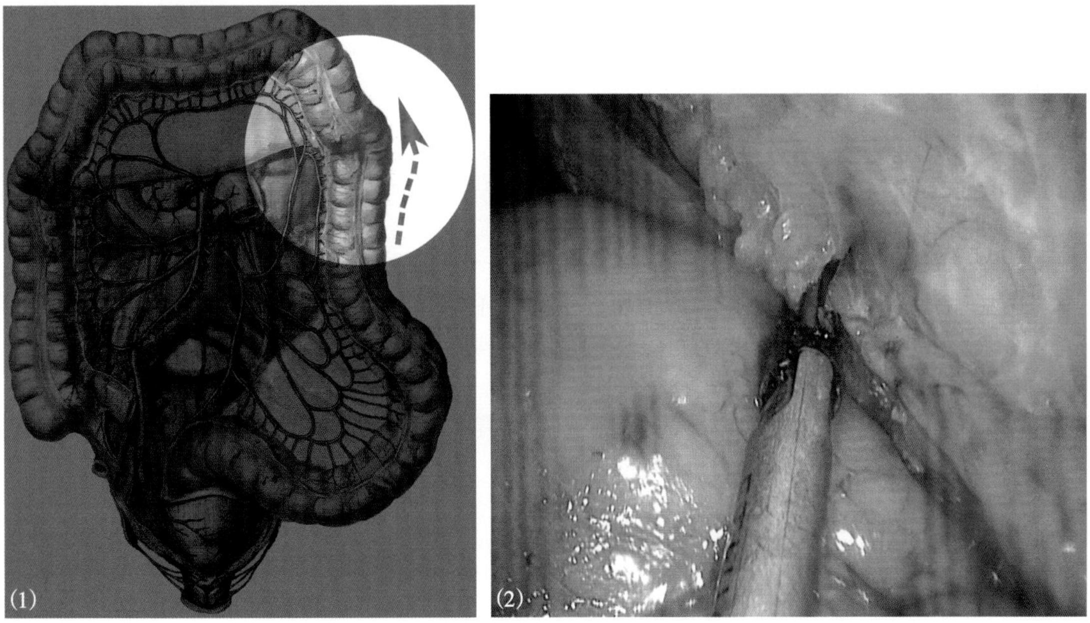

图 16-63 继续向上沿黄白交界线分离，将降结肠由左侧腹壁上游离下来

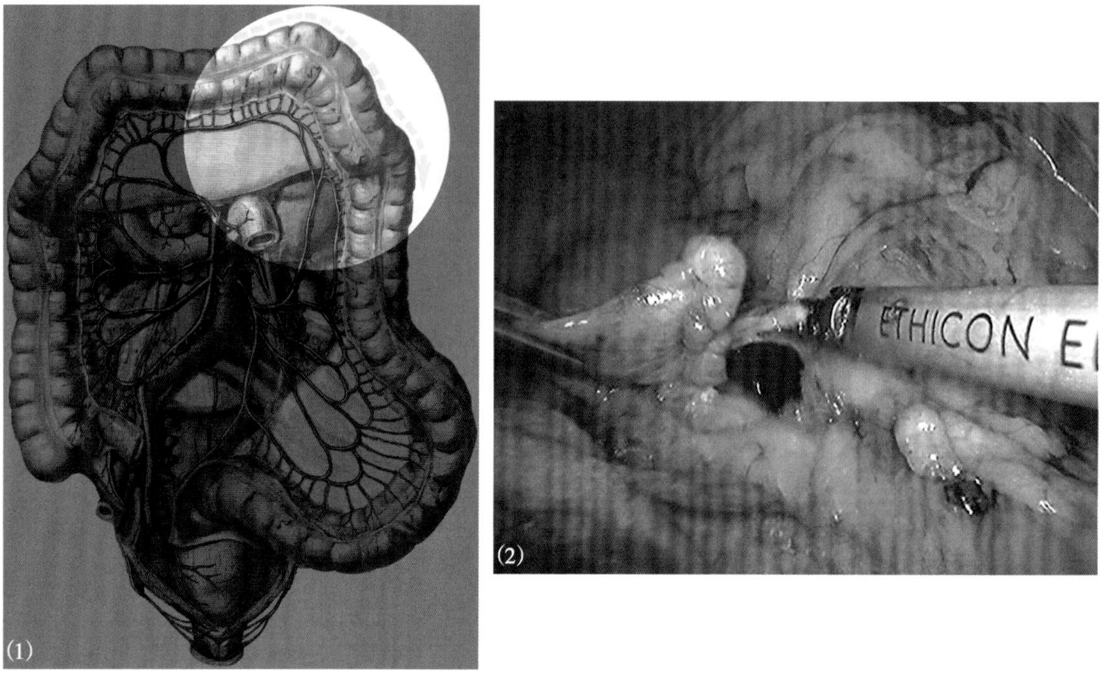

图 16-64　沿胃大弯左侧切开胃结肠韧带进入小网膜囊

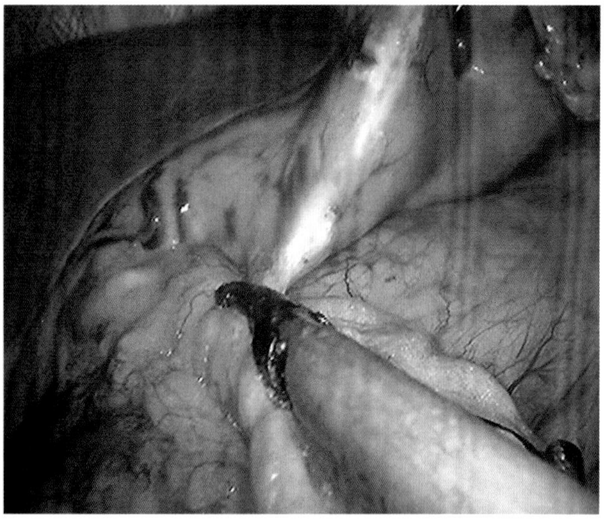

图 16-65　由左至右切断左侧胃结肠韧带至胃大弯中点

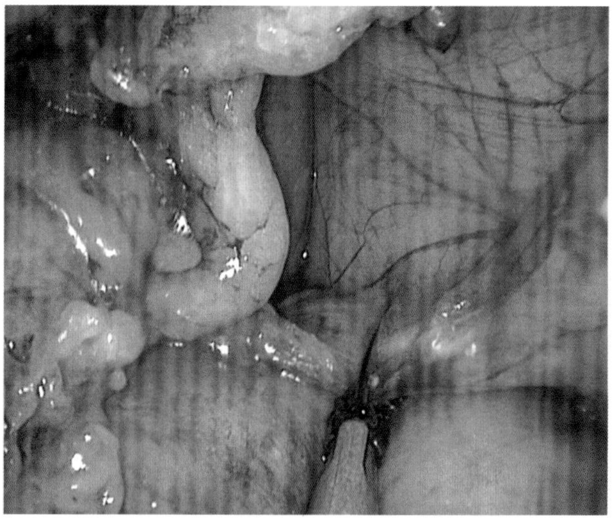

图 16-66　沿左侧腹壁游离结肠脾曲，在疏松结缔组织中分离

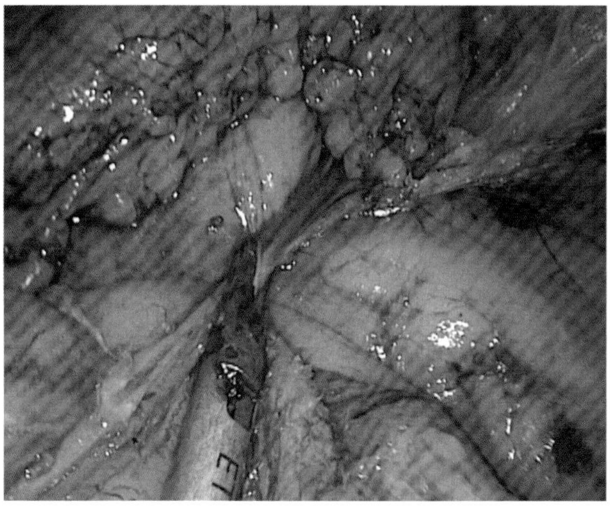

图 16-67　将脾曲完全游离

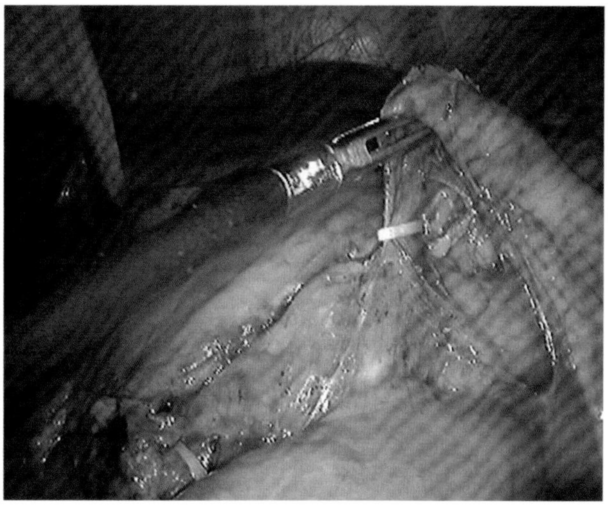

图 16-68　结扎结肠中动静脉左支

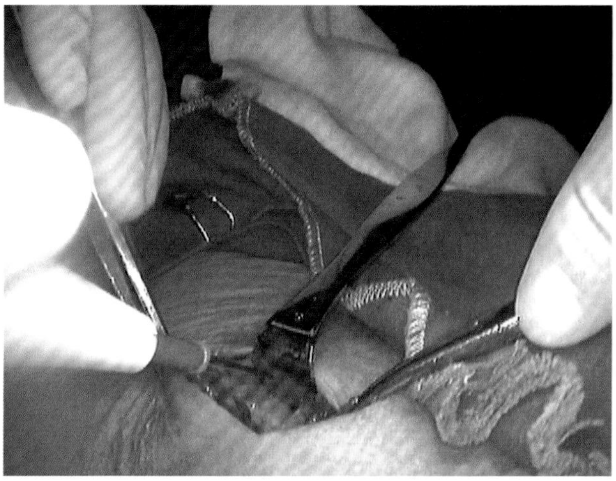

图 16-69　将左侧套管孔延续为反麦氏切口

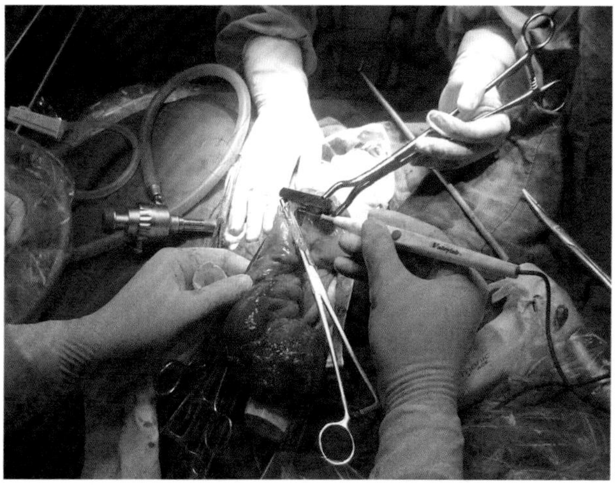

图 16-70　体外切除吻合

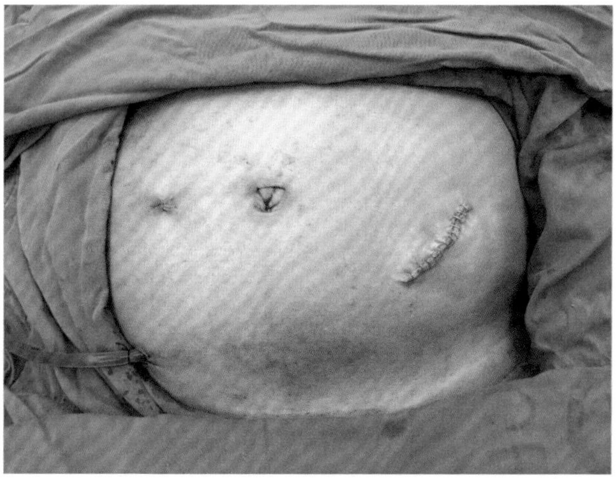

图 16-71　术后腹壁情况

血管分支，实为无血管区。向肠系膜下动脉远端分离，大约在4cm和7cm处可解剖出左结肠动脉和乙状结肠动脉第一支，均在根部结扎切断。腹腔镜手术要求从血管根部分离结扎，因在根部除主要分支外无其他血管，是较安全的入路，否则会遇到较多无规则的细小血管，容易引起出血，模糊手术视野。

2. Toldt筋膜入路　切断左结肠动脉和乙状结肠动脉第一支后，掀起血管蒂向左游离可自动进入左侧Toldt间隙。由内向外钝性分离，沿Toldt筋膜典型的疏松结缔组织层面拓展，与左输尿管隔膜相见，上至左肾前方，经Treitz韧带深面，达胰体尾表面，下至左输尿管与髂总动脉交汇处。

3. 游离脾曲结肠的技巧　沿降结肠与左侧腹壁之间的黄白交界线向上向内分离，即可进入Toldt间隙，与内侧分离间隙贯通。由于脾曲位置较高，常需在右上腹增加一5mm套管。将胃窦部提起，由胃结肠韧带薄弱处进入，沿胃大弯向左分离胃结肠韧带，直至结肠脾曲。最后牵拉横结肠和降结肠，形成一定张力下离断脾结肠韧带。

4. 根部血管处理　将肿瘤供血动脉从根部结扎切断才能清扫第三站淋巴结，从而做到彻底根治。同时，还需保留远端乙状结肠有良好血供，因此沿动脉进行剥离的技术，在此手术中十分重要。既要裸化彻底，又不能损伤动脉，关键是掌握好超声刀与血管壁的距离。

5. 将肿瘤及相连肠管拉出腹腔，在体外进行切除吻合，注意需切除足够的肠段(距肿瘤至少6~8cm)、系膜和左侧大网膜。吻合方式可选择手工缝合吻合或吻合器。若远侧断端已达乙状结肠远端，也可在近侧断端肠管置入圆形吻合器钉砧，经肛门置入圆形吻合器吻合。技术娴熟的可在腹腔镜下缝合近远端结肠系膜，但据文献报道此类手术出现内疝的几率极小，故可以不必缝合系膜裂孔。

6. 患者取仰卧人字位，或改良截石位，有利于术者在手术不同阶段改变站位。配置两台移动监视器，在手术进程中据需要调整位置。术中根据操作显露的需要改变患者体位。整个游离过程应保持解剖操作的连贯性，游离完一段再处理另一段。游离每一肠段时，可根据情况调整腹腔镜镜头、监视器位置、术者站位和患者体位。

【术后处理】

左半结肠切除后，横结肠与乙状结肠或直肠吻合，吻合口距肛门括约肌的距离较近，下段没有缓冲区域，术后第二天起建议每天扩肛一次，直至排气，以减少吻合口的压力，预防吻合口漏。

其余同本章第一节。

【并发症及其防治】

吻合口漏　术后3天后出现的吻合口漏，若患者一般情况好，腹膜炎局限在下腹者多可通过综合保守治疗、禁食、营养支持、抗生素治疗、保持局部通畅引流好转。术后3天内出现的吻合口漏，腹膜炎体征广泛，引流量大，持续高热，心率加快，白细胞升高，一般情况转差者，应立即手术探查，清洗腹腔，修补或重建吻合口，有效引流，并行末段回肠造口。若吻合口局部炎症水肿重，不适合修补或重建，则可近端造口远端封闭，待后期手术还纳吻合，建议尽量将吻合口远端固定于造口附近腹壁，以便二次手术时寻找。

（程勇　徐维）

参考文献

[1] Søndenaa K, Quirke P, Hohenberger W, *et al*. The rationale behind complete mesocolic excision (CME) and a central vascular ligation for colon cancer in open and laparoscopic surgery [J]. Int J Colorectal Dis, 2014, 29(4): 419-428.

[2] Han KS, Choi GS, Park JS, *et al*. Short-term Outcomes of a Laparoscopic Left Hemicolectomy for Descending Colon Cancer: Retrospective Comparison with an Open Left Hemicolectomy [J]. J Korean Soc Coloproctol, 2010, 26(5): 347-53.

[3] Yamamoto M, Okuda J, Tanaka K, *et al*. Evaluating the learning curve associated with laparoscopic left hemicolectomy for colon cancer [J]. Am Surg, 2013, 79(4): 366-71.

第四节　腹腔镜乙状结肠根治性切除术

乙状结肠的应用解剖在结直肠癌腹腔镜手术中非常重要。当直肠或降结肠病变被切除后，乙状结肠可作为备用肠道恢复结肠连续性。在此类手术中乙状结肠的血供问题需特别重视，若在根治性手术中从根部结扎肠系膜下动脉，切除了乙状结肠近端的肿瘤及其肠管，乙状结肠远端血供是否会出现障碍？如完整地切除乙状结肠，则必须游离结肠脾曲才能在无张力状态下行结直肠吻合，国人的乙状结肠较长，如何利用这一特点，做到既保证根治效果，又能在较小创伤下恢复结肠连续性？都是腹腔镜乙状结肠癌根治术中需要考虑的重点问题。

【适应证】

乙状结肠癌，癌肿直径 6cm 以下。

【禁忌证】

1. 乙状结肠癌已侵犯周围组织，盆壁有浸润或转移。

2. 全身情况差，伴发其他严重疾病无法耐受全身麻醉者。

【术前准备】

1. 常规于术前晚口服聚乙二醇电解质散进行容量性腹泻，排空肠道。存在不全梗阻的患者需慎用，以免造成急性梗阻，可在术前 3 天起进食流质半流质饮食，并使用缓泻剂，或分次小量使用聚乙二醇电解质散，术前晚灌肠。注意肠道准备期间应关注患者实际的排便情况，酌情调整计划。对存在梗阻、肠道准备不充分的患者，应作预防性造口计划。

2. 纠正贫血、营养不良及低蛋白血症。

3. 麻醉后术前留置尿管、胃管。

【麻醉】

气管插管全身麻醉。

【体位与套管放置】

人字位，即患者平卧位，双下肢外展 45°，形成约 90°夹角。手术开始后将体位调整至头低脚高 30°，向右倾斜 10°。或取改良截石位，即右髋关节伸直、外展约 45°，膝关节伸直，右下肢高度低于腹部，左髋关节屈 30°、外展 45°，膝关节屈 45°，右上肢内收（图 16-72）。术者立于患者右侧，扶镜手立于术者左侧，助手立于患者左侧（图 16-73）。

脐上缘放置 10mm 套管作为观察孔，右下腹（右锁骨中线与两髂前上棘连线交点）放置 12mm 套管作为主操作孔，右锁骨中线平脐点放置 5mm 套管作为辅助操作孔，左锁骨中线平脐点放置 5mm 套管作为次辅助操作孔，后期扩大至 4~5cm 作为取标本切口（图 16-74）。

【手术步骤】 切除范围及手术入路（图 16-75、16-76）。

切开乙状结肠系膜和小盆腔交界处的腹膜，沿右髂总动脉表面游离，切开后腹膜（图 16-77、图 16-78），显露腹主动脉，在距左右髂总动脉分叉以上约 4cm 处，分离出肠系膜下动脉（图 16-79）。用血管夹结扎后，自根部切断肠系膜下动脉（图 16-80）。若肿瘤位于乙状结肠上段、或乙状结肠较长时，需保留部分乙状结肠远段，需注意保留其血供，可沿肠系膜下动脉剥离，清除系膜根部淋巴结（图 16-81），分离出左结肠动脉和乙状结肠动脉（视频 24），清除二者周围淋巴结缔组织，根部结扎离断两动脉而保留肠系膜下动脉及其延伸的直肠上动脉（图 16-82）。离断肠系膜下动脉后在同一平面结扎切断肠系膜下静脉（图 16-83、图 16-84），并由此处进入 Toldt 间隙（图 16-85），向左下侧腹壁游离（视频 25）。沿乙状结肠外侧黄白交界线切开进入 Toldt 间隙（图 16-86、视频 26），显露左腰大肌、左髂总动脉及跨越其上的输尿管，与从内侧游离的 Toldt 间隙相贯通。沿腹主动脉表面的 Toldt 间隙向下游离（图 16-87），在直肠与乙状结肠交界处裸化肠管，用直线切割闭合器在此离断肠管（图 16-88、视频 27）。将左下腹套管孔延长至 4~5cm，放置切口保护器后将乙状结肠肿瘤肠段提

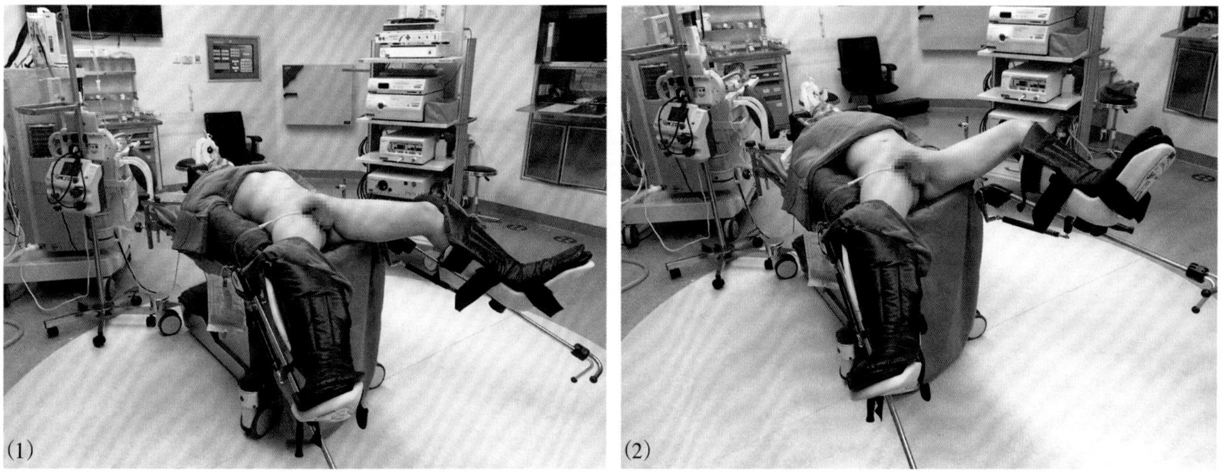

图 16-72
(1) 人字位；(2) 改良截石位

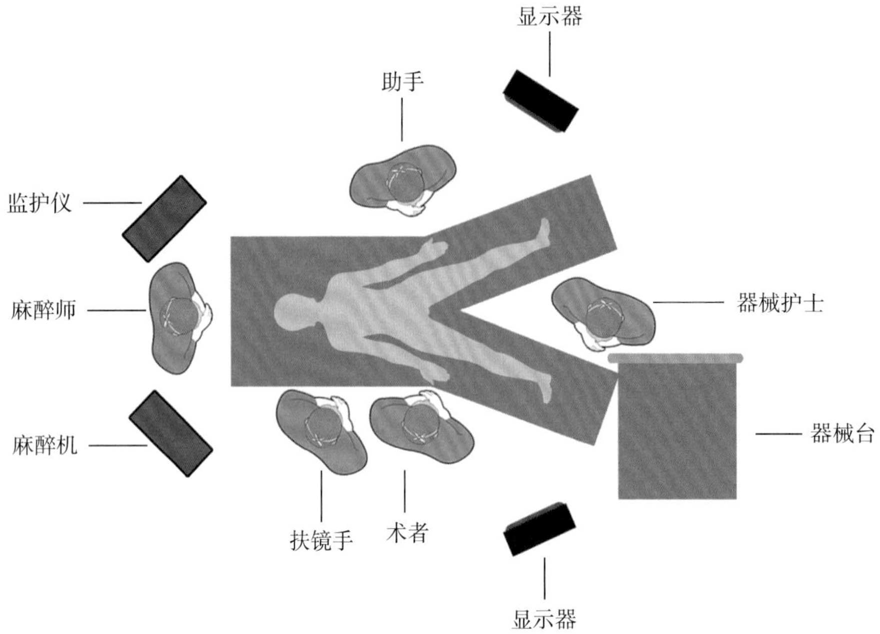

图 16-73　手术室布局

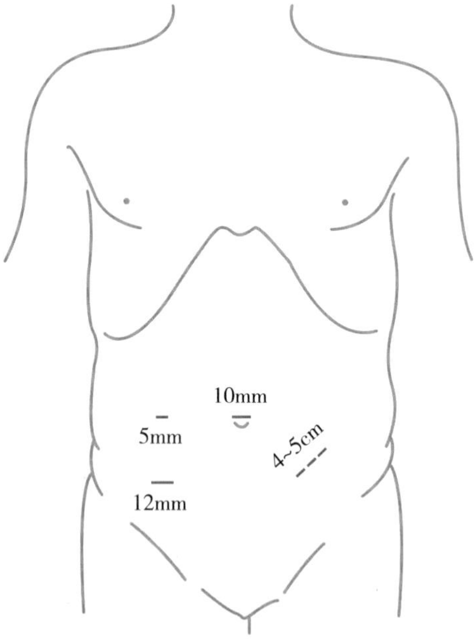

图 16-74　腹腔镜乙状结肠癌根治术套管位置

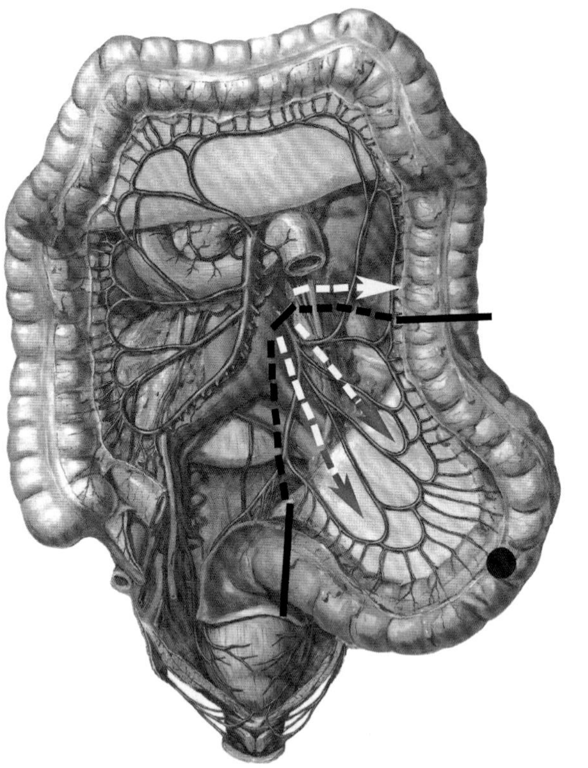

图 16-75　乙状结肠癌根治术切除范围

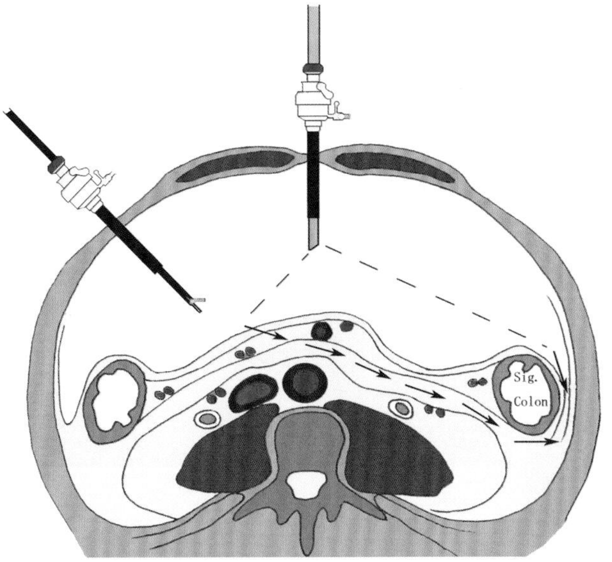

图 16-76　腹腔镜乙状结肠癌根治术入路截面图

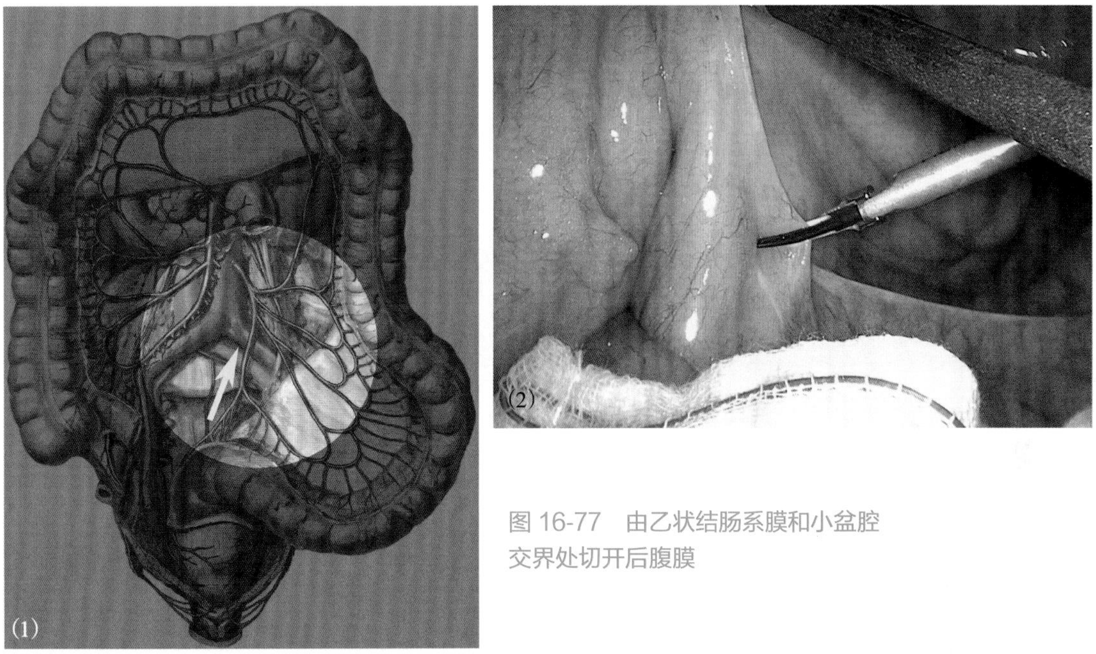

图 16-77　由乙状结肠系膜和小盆腔交界处切开后腹膜

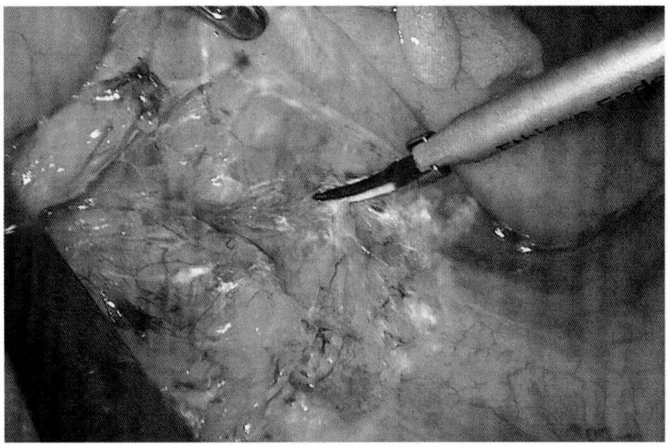

图 16-78　显露右髂总动脉，沿其表面向上切开后腹膜

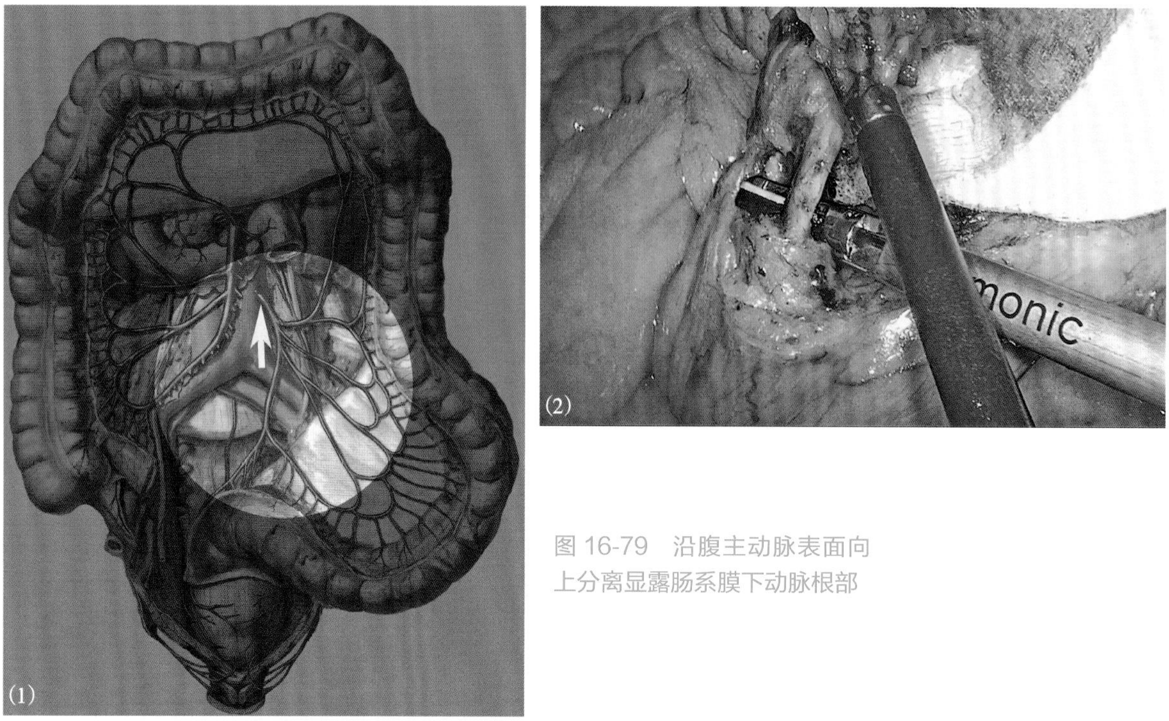

图 16-79　沿腹主动脉表面向上分离显露肠系膜下动脉根部

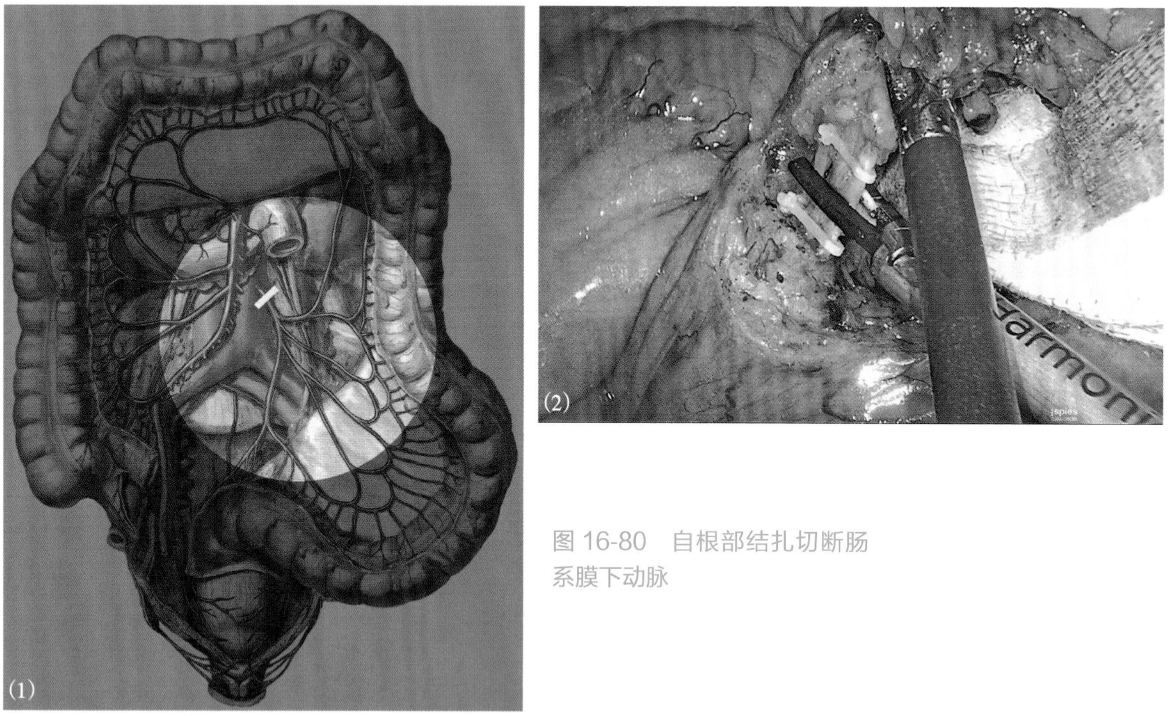

图 16-80　自根部结扎切断肠系膜下动脉

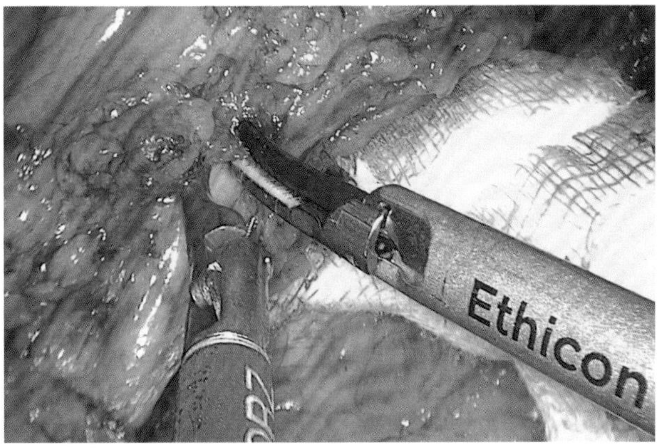

图 16-81　沿肠系膜下动脉剥离，清除系膜根部淋巴结

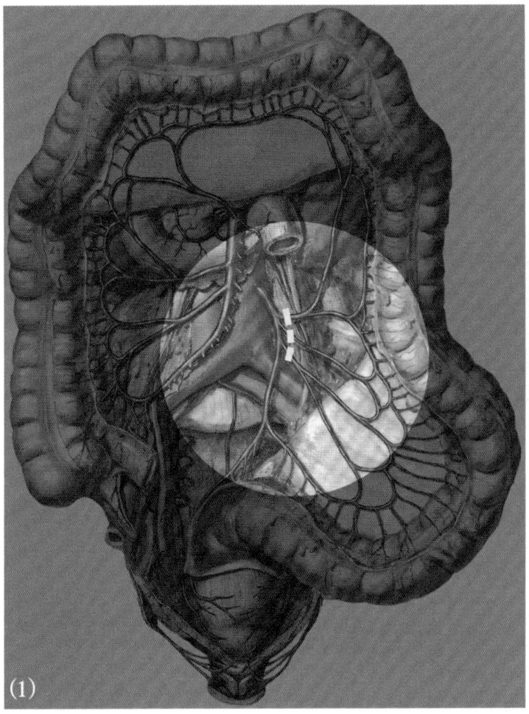

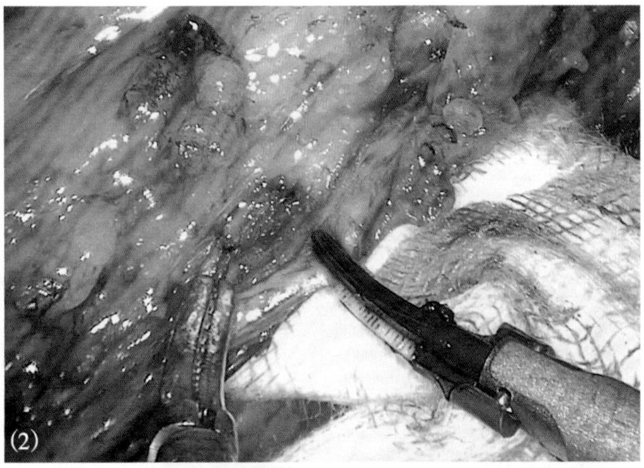

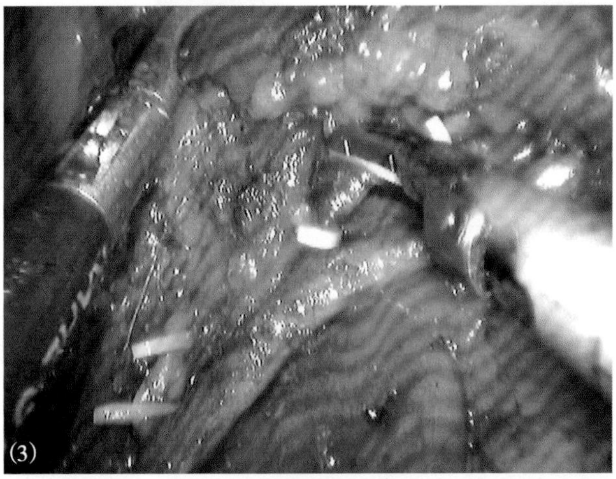

图 16-82　结扎离断左结肠动脉和乙状结肠动脉而保留肠系膜下动脉及直肠上动脉

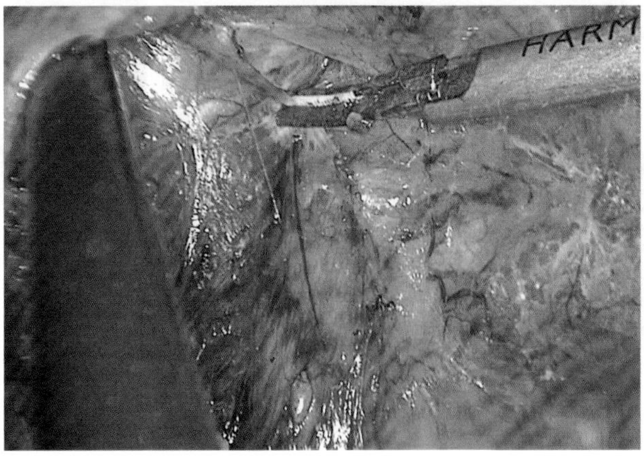

图 16-83　向左侧分离乙状结肠系膜，距动脉 1~1.5cm 处可显露肠系膜下静脉

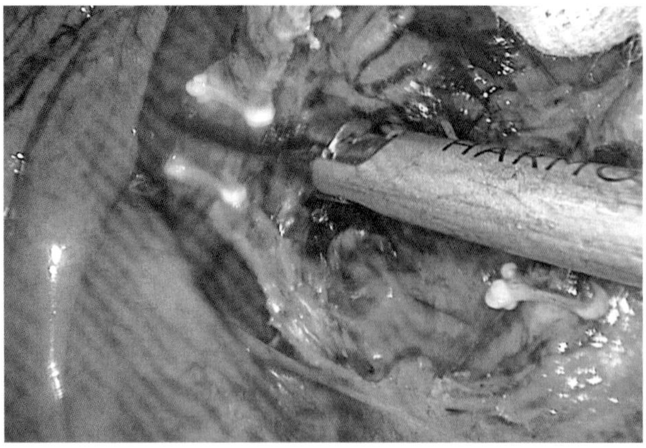

图 16-84 结扎离断肠系膜下静脉

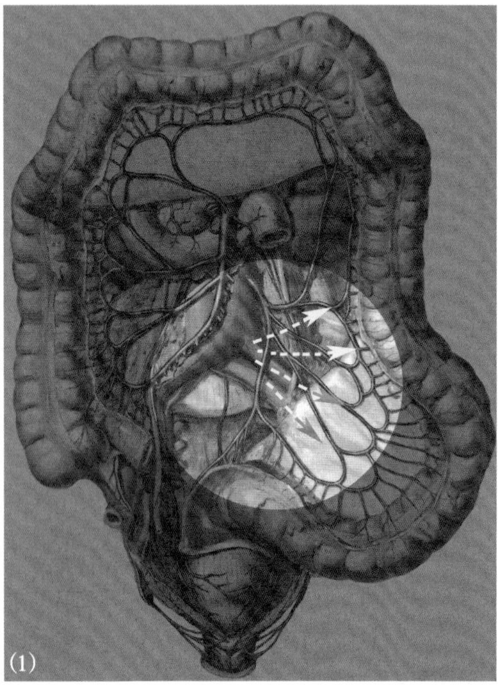

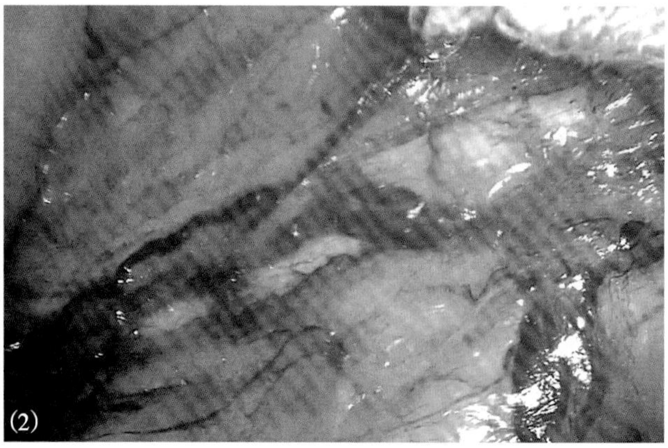

图 16-85 向左进入 Toldt 筋膜间隙，跨过输尿管和生殖血管表面

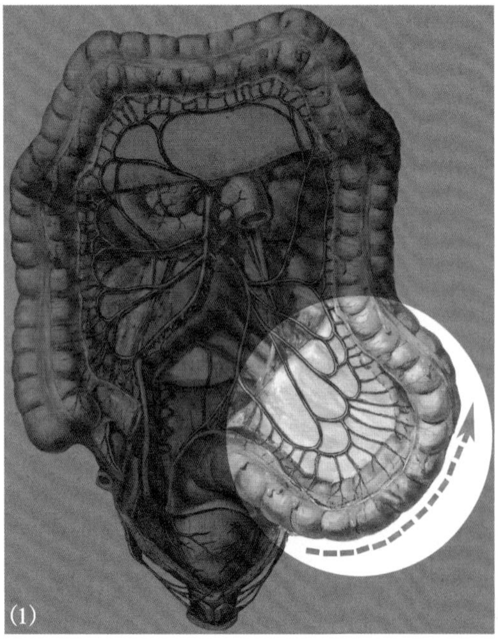

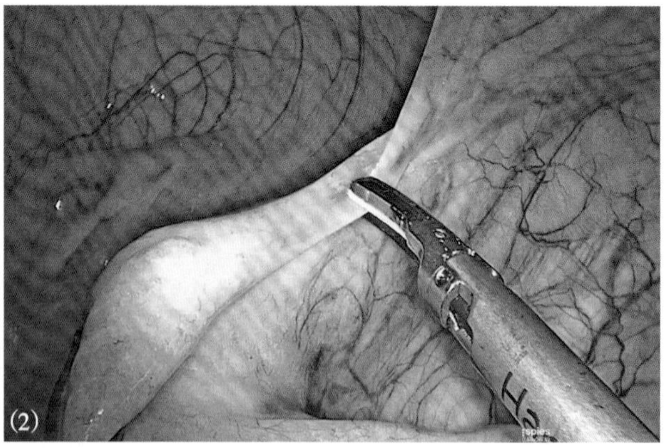

图 16-86 沿黄白交界线切开，将乙状结肠及其系膜由左侧腹壁上游离下来

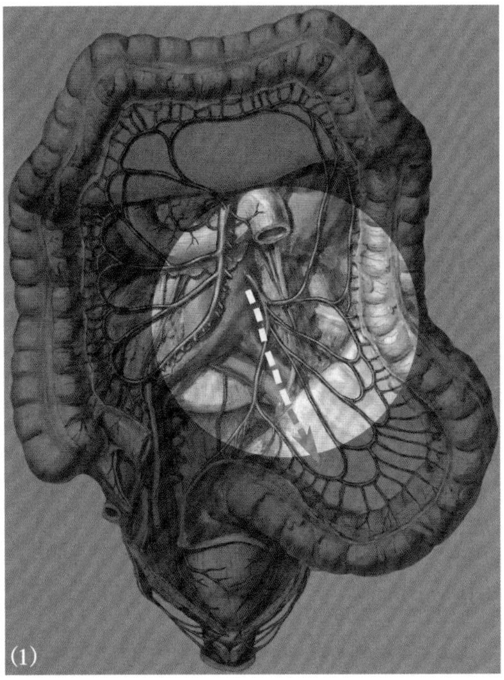

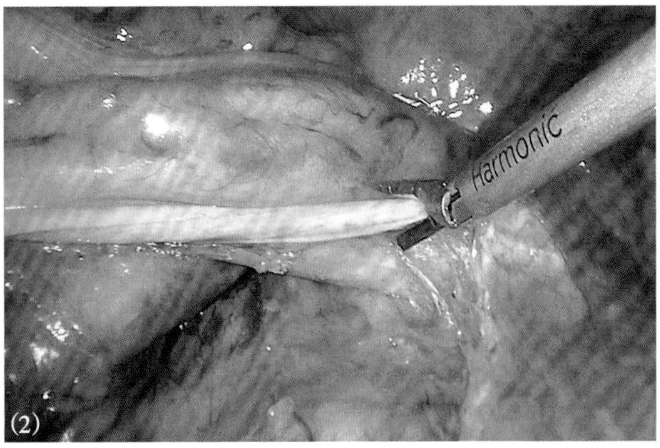

图 16-87　沿腹主动脉表面的 Toldt 间隙向下游离，断离乙状结肠系膜，注意保护直肠上动脉

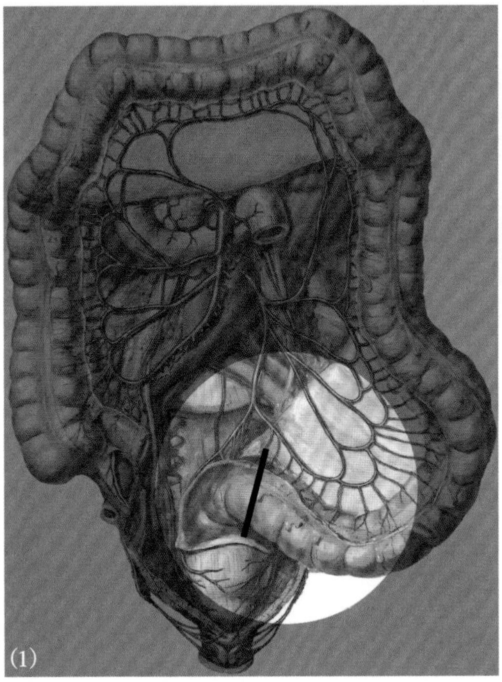

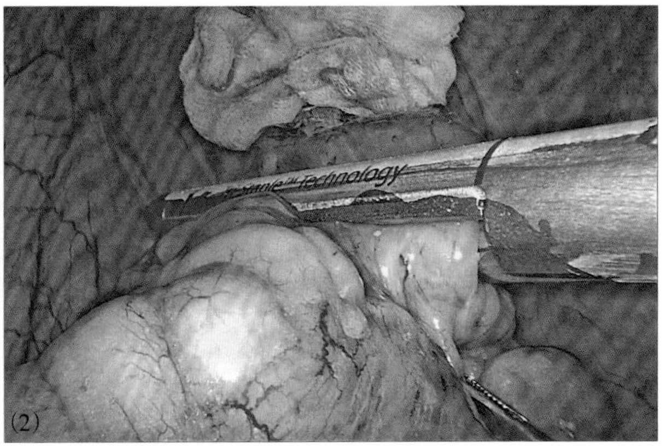

图 16-88　在直肠与乙状结肠交界处断离肠管

出腹腔外，在距肿瘤上缘 10cm 处切断乙状结肠，从而切除乙状结肠肿瘤、相连的部分正常肠管及其系膜淋巴组织（图 16-89）。在乙状结肠残端放置直径 28~33mm 圆形吻合器钉砧头（图 16-90）后放回腹腔。缝合小切口，重建气腹。由肛门插入圆形吻合器手柄，与钉砧头对接后击发吻合（图 16-91、视频 28）。建议常规使用术中肠镜检查吻合口，除验证吻合口严密性外，还可从肠腔内观察吻合口有无出血，更有优势。用大量蒸馏水冲洗手术创面，放置引流管于盆腔内吻合口旁，由右下腹套管孔引出。放尽气腹，撤除各套管，缝合各套管孔，术毕（图 16-92）。

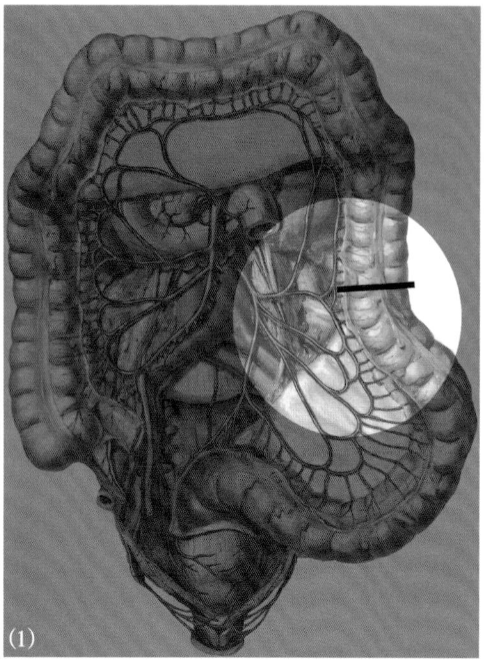

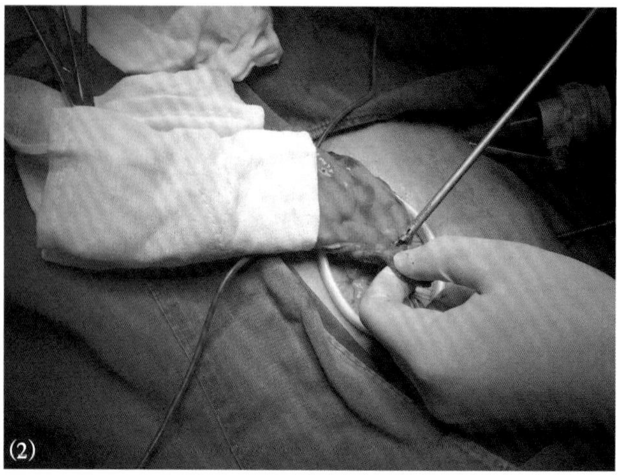

图 16-89　切除乙状结肠肿瘤和两侧足够肠段

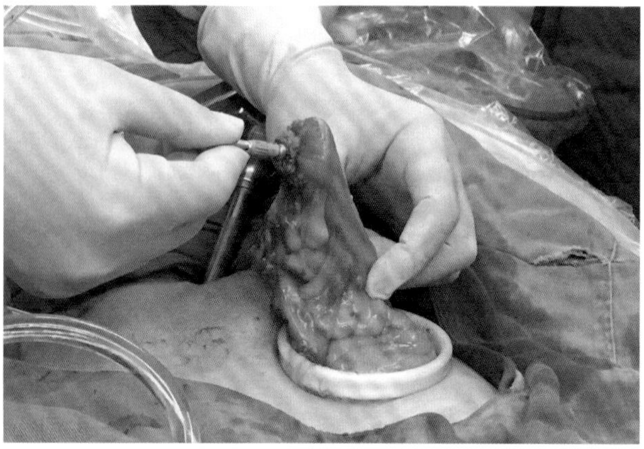

图 16-90　放置钉砧头

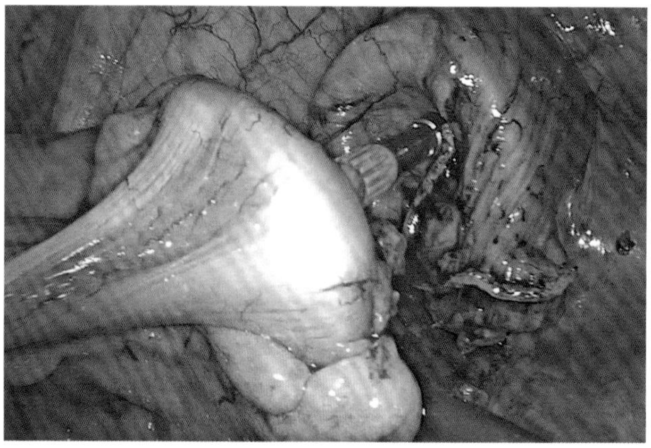

图 16-91　吻合结直肠

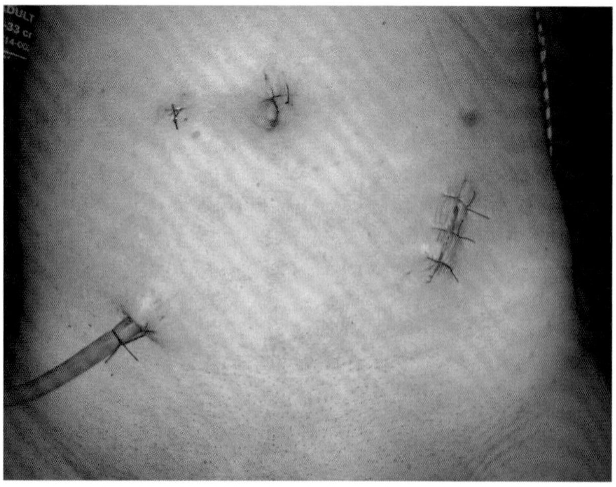

图 16-92　术后腹壁情况

视频 24 剥离肠系膜下动脉、左结肠动脉及乙状结肠动脉，清扫血管根部淋巴结
（潘凯 深圳市人民医院）

视频 25 游离乙状结肠系膜
（潘凯 深圳市人民医院）

视频 26 从外侧游离乙状结肠系膜
（潘凯 深圳市人民医院）

视频 27 裸化并离断肠管
（潘凯 深圳市人民医院）

视频 28 结直肠吻合
（潘凯 深圳市人民医院）

【要点分析】

1. 乙状结肠血管分布及血供来源特点 乙状结肠血供主要来源于肠系膜下动脉分出的乙状结肠动脉，还有部分来自结肠边缘动脉。肠系膜下动脉与结肠中动脉之间的结肠边缘动脉可在乙状结肠切除术中被利用来维持相关肠段的血供。由根部结扎肠系膜下动脉后，乙状结肠的血供即由结肠中动脉通过边缘动脉供给。当切除平面在乙状结肠与直肠交界处时，直肠残端由骶正中动脉的直肠支供给，可保证吻合口远端血运。但对于降结肠下段和乙状结肠上段肿瘤，在结扎肠系膜下动脉并切除肿瘤及两侧 10cm 的肠道后，远段乙状结肠仍有约 10cm 的长度。是否有必要将这部分肠管一并切除？如果保留，其血供是否充足？根据临床实践，在彻底切除肿瘤的基础上，保留部分乙状结肠即可多保留部分结肠功能。乙状结肠的长度变化很大，据文献报道为 15~60cm，平均 38cm。由于肿瘤组织沿肠壁的浸润距离通常在 5cm 以内，因此在肿瘤两侧 10cm 处切断肠管就能满足根治要求。结扎肠系膜下动脉并切除降结肠远段和乙状结肠近段后，剩余降结肠由结肠中动脉发出的边缘动脉供血，而远段和中段乙状结肠血供就可能不足，因此手术中可采用剥血管技术，沿肠系膜下动脉剥离，在根部结扎切断左结肠动脉和乙状结肠动脉的第 1、2 支，而保留肠系膜下动脉主干及与其相延续的直肠上动脉，这样既清除了第三站淋巴结，又保留了吻合口远端血供。

2. 关于结肠脾曲游离 大多数情况下乙状结肠切除术不需要游离结肠脾曲。但少数患者乙状结肠长度较短，切除肿瘤及相连肠段后，近远端肠管吻合时因长度不够而存在张力，则需松解结肠脾曲以满足吻合，这类患者多体型较肥胖。还有一种少见情况，即结肠中动脉缺如，降结肠仅靠左结肠动脉供血，左结肠动脉被结扎后，遥远的右结肠动脉不足以通过边缘动脉向吻合口供血。因此只有松解结肠脾曲，切除部分降结肠，缩短右结肠动脉与吻合口的距离，用血运较好的横结肠与乙状结肠或直肠做吻合。

3. 关于吻合方式 切除乙状结肠肿瘤及相连肠段后，结直肠吻合方式应根据吻合口位置高低而有所不同。如果吻合口位置在直肠与乙状结肠交界处，可用圆形吻合器经肛门插入进行吻合。如吻合口位于乙状结肠中下段，则应选用长杆圆形吻合器，经肛门插入前应先注入 20~40ml 液状石蜡，以免吻合器擦伤滞涩的结肠黏膜。如果吻合口位于乙状结肠中段以上，或距肛门 25~30cm 以上，不建议经肛门插入吻合器吻合，而应将肿瘤肠段由左下腹小切口提出，切除肿瘤和足够相连肠段后，用直线切割闭合器作功能性吻合，也可手工缝合吻合。

【注意事项】

1. 患者双肩部必须用肩托妥善固定，以免术中

调整头低脚高位时出现滑动。

2. 人字位不如截石位容易由肛门放入圆形吻合器。插入吻合器前需充分扩肛，如使用直径29mm吻合器，需扩肛至三指大小，如用直径33mm吻合器，应扩肛至四指大小。

【术后处理】

1. 扩肛　乙状结肠肿瘤切除后，吻合口距肛门距离较近，下段缓冲区域很少。故术后第二天起建议每天扩肛一次，直至排气，有利于减少吻合口压力，预防吻合口漏。

2. 镇痛　充分的术后镇痛，以利于患者早期下床活动。

3. 体位　术后待麻醉清醒、血压平稳后改为半卧位，有利于呼吸，减少肺部感染机会，有利于创面渗出液向盆腔引流。

4. 按摩　术中较长时间气腹压力使四肢静脉回流收到一定影响，术后应注意间断按摩四肢，适度抬高双下肢，促进静脉回流，防止深静脉血栓形成。也可使用下肢气压治疗仪。

5. 饮食　术后第二天若无不适即可少量饮温水，排气后恢复全流质饮食，逐渐过渡至半流质饮食及普食。

6. 综合治疗　液体疗法调节水、电解质平衡，恢复足量饮食前给予肠外营养支持，预防性使用抗生素，其他对症处理。

【并发症及防治】

同本章第三节。

（杨雪菲　潘凯）

参考文献

[1] Higashijima J, Shimada M, Iwata T, *et al*. New ports placement in laparoscopic central lymph nodes dissection with left colic artery preservation for sigmoid colon and rectal cancer [J]. J Med Invest, 2015, 62(3-4): 223-227.

[2] Desiderio J, Trastulli S, Ricci F, *et al*. Laparoscopic versus open left colectomy in patients with sigmoid colon cancer: prospective cohort study with long-term follow-up [J]. Int J Surg, 2014, 12(8): 745-750.

第五节　腹腔镜直肠癌根治术

腹腔镜直肠癌根治术较常规开腹手术对局部解剖掌握的要求更高。病灶的切除范围与淋巴结的清除是根治效果标志，腹腔镜直肠癌根治术要求在根部结扎离断肠系膜下血管，以清除第三站淋巴结。腹腔镜手术平面紧贴侧后腹膜进行，使乙状结肠系膜中的肠间淋巴结，即第二站淋巴结得以清除。沿骶前盆筋膜间隙进行完整锐性分离可彻底切除直肠肿块和直肠系膜（第一站淋巴结），即全直肠系膜切除（total mesorectal excision，TME）。只要严格执行肿瘤手术原则，利用直肠及其周围解剖特点，腹腔镜直肠癌根治术在创伤小、出血少的基础上，根治效果与开腹手术一样彻底。

一、腹腔镜直肠低位前切除术

【适应证】

1. 中上段直肠癌，肿瘤直径5cm以下。

2. 中下段直肠癌，切除肿瘤下缘2cm直肠后，肛管直肠环、肛提肌完整，无肿瘤浸润。

3. 直肠指诊，肿瘤距肛缘4~5cm以上。

【禁忌证】

1. 低位直肠癌已局部浸润，尤其是侵及肛管直肠环者。

2. 中上段直肠癌已侵犯周围组织，盆壁有浸润或转移者。

3. 全身情况差、合并其他严重疾病无法耐受全身麻醉者。

4. 曾有腹盆腔手术史，预计粘连较重者。

【术前准备】

同本章第二节。

【麻醉】

气管插管全身麻醉。

【体位与套管放置】

改良截石位，即右髋关节伸直、外展约45°，膝关节伸直，右下肢高度低于腹部，左髋关节略屈30°、外展45°，膝关节屈45°。右上肢内收，左上肢根据需要内收或外展。手术开始后调整至头低足高30°，向右倾斜15°。术者立于患者右侧，扶镜手立于术者左侧，助手立于患者左侧（图16-93、图16-94）。

开放法在脐上缘放置10mm套管，充气后置入腹腔镜作为观察孔，右下腹（右锁骨中线与两髂前上棘连线交点）置一12mm套管作为主操作孔，右锁骨中线平脐处置一5mm套管作为辅助操作孔，左锁骨中线平脐处置一5mm或10mm套管作为次辅助操作孔，后期扩大至4~5cm作为取标本切口（图16-95）。

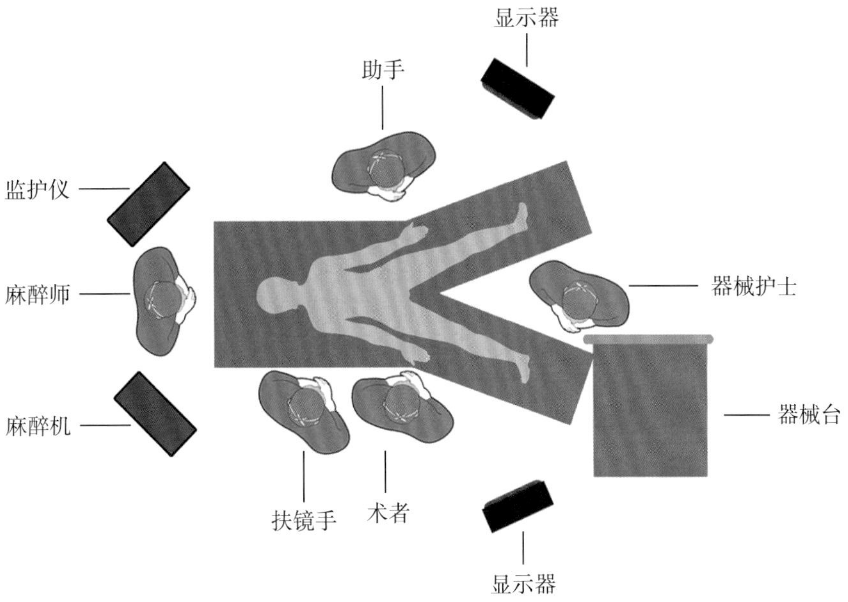

图 16-93　直肠低位前切除术手术室布局

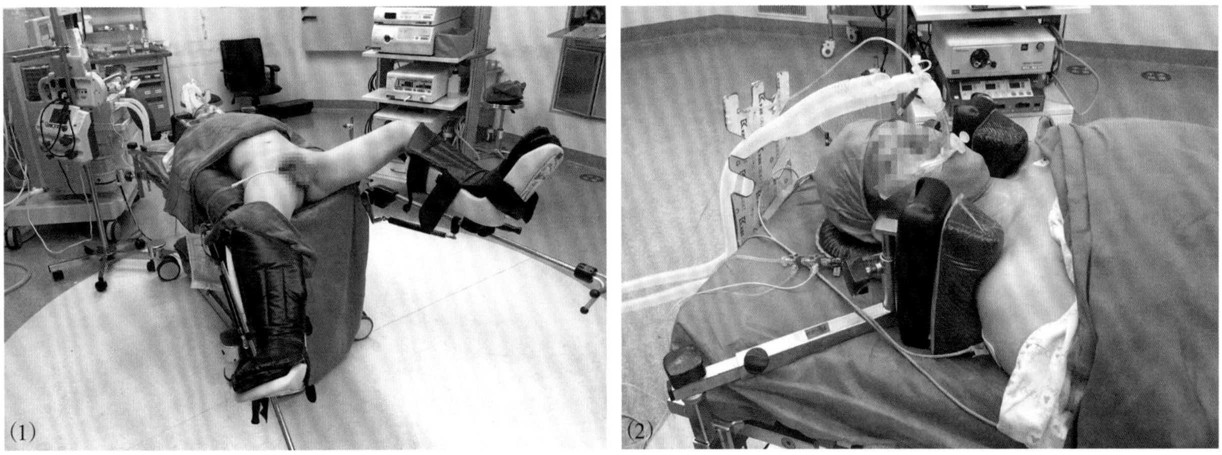

图 16-94　改良截石位，双肩部用肩托固定

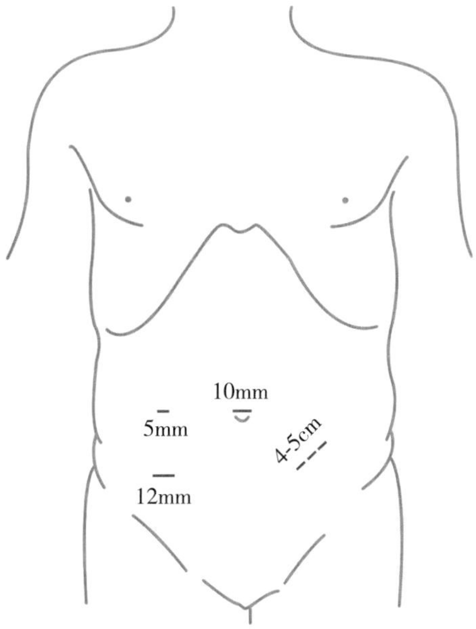

图 16-95　直肠低位前切除术套管放置

【手术相关解剖】（图 16-96、图 16-97）

【手术步骤】

由乙状结肠系膜和小盆腔交界处切开后腹膜，沿乙状结肠系膜根部由下至上进行分离（图 16-98）。在距左右髂总动脉分叉约 4cm 处，分离出肠系膜下动脉（图 16-99），自根部结扎切断（图 16-100、视频 29）。在同一平面肠系膜下动脉外侧 1cm 处结扎切断肠系膜下静脉（图 16-101），并由此向左进入 Toldt 间隙，向左下侧腹壁游离（图 16-102、视频 30）。沿左侧腹壁与乙状结肠系膜的黄白交界线切开，进入后腹膜 Toldt 间隙，向内侧游离，与从内侧游离的 Toldt 间隙相贯通，其间左腰大肌、左髂总动脉及跨越其上的输尿管均隔薄膜可见（图 16-103、视频 31）。沿腹主动脉表面向下游离（图 16-104），切开骶骨直肠韧带进入骶前间隙（图 16-105），沿疏松间隙分离直肠后方（图 16-106、视频 32）。分别从左右两侧沿直肠系膜与盆壁间的间隙向盆腔分离（图 16-107）。在直肠膀胱陷凹或直肠子宫陷凹切开盆底腹膜，在男性以显露精囊及前列腺为界（图 16-108），在女性以子宫颈和阴道穹隆为界（图 16-109、视频 33）。若乙状结肠较短，预计吻合有张力时，需松解脾曲。裸化距肿瘤下缘 3~5cm 直肠壁，用肠钳夹闭该段管腔，经肛门用生理盐水冲洗直肠下段，以尽量避免闭合线肿瘤细胞污染，然后用直线切割闭合器在此离断直肠（图 16-110、视频 34）。将左下腹套管孔延长至 4~5cm（图 16-111），逐层进入腹腔后，放置切口保护器，将离断的直肠及其系膜提出腹腔外（图 16-112），在距肿瘤上缘 10cm 处切断乙状结肠，从而切除直肠肿瘤、近端部分乙状结肠及其系膜淋巴组织（图 16-113）。在乙状结肠残端放置直径 29~33mm 圆形吻合器钉砧头（图 16-114），并修整残端肠壁表面脂肪组织。缝合腹壁切口，重建气腹。由肛门插入吻合器手柄，与腹腔内的钉砧头衔接，确认无肠管扭转、衔接处未夹入其他组织后击发吻合（图 16-115）。盆腔内注水，经肛门用肠镜观察吻合口有无出血，腹腔镜下观察有无气泡冒出，以检查吻合口是否严密（图 16-116）。大量蒸馏水冲洗手术创面，吸尽积液，放置引流管于骶前直肠吻合口旁，由下腹引出（图 16-117、视频 35）。对于低位直肠癌切除术建议经扩大的右下腹套管孔行预防性末段回肠造口，若未松解脾曲，也可以选择横结肠造口。最后缝合各套管孔，术毕（图 16-118、图 16-119）。

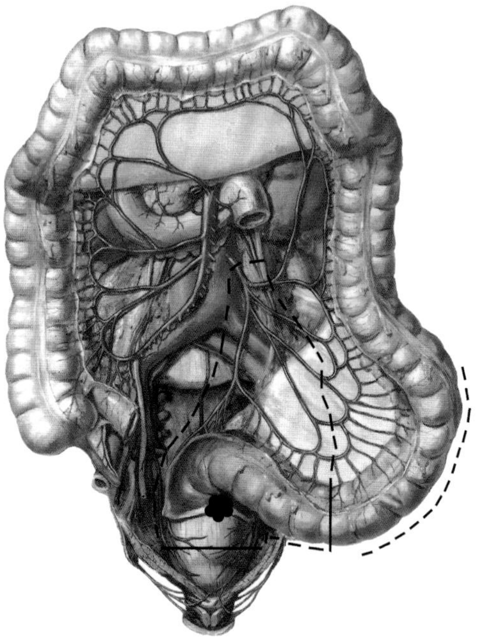

图 16-96　手术切除范围

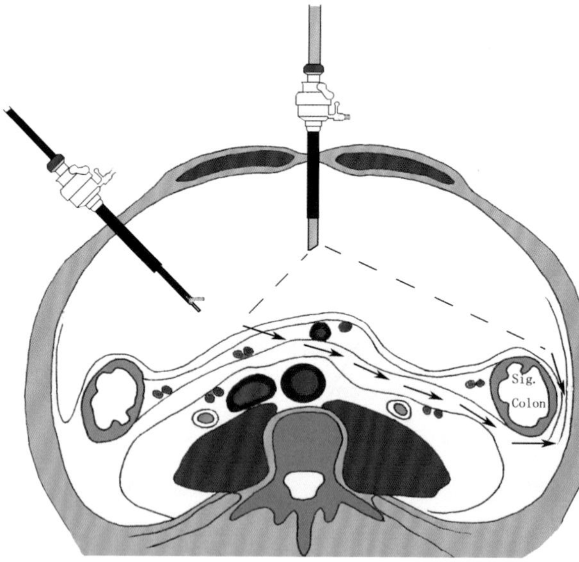

图 16-97　手术入路截面示意图

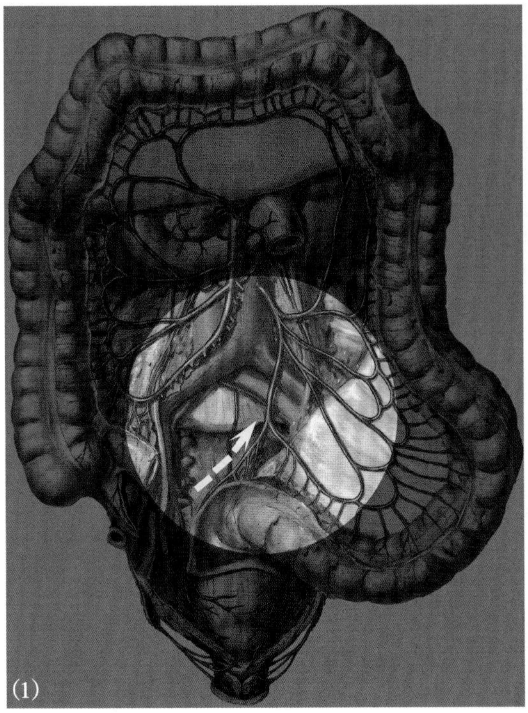

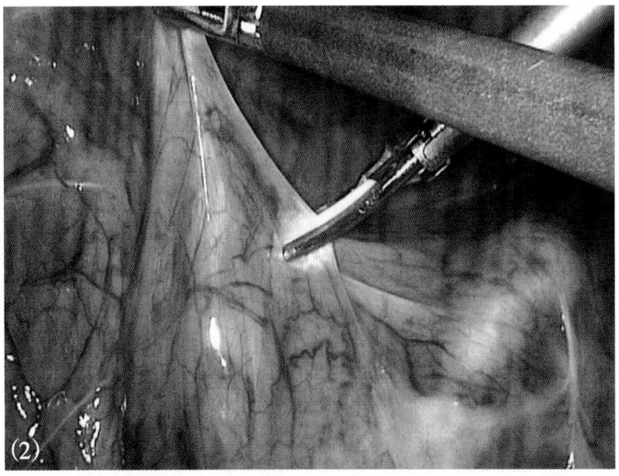

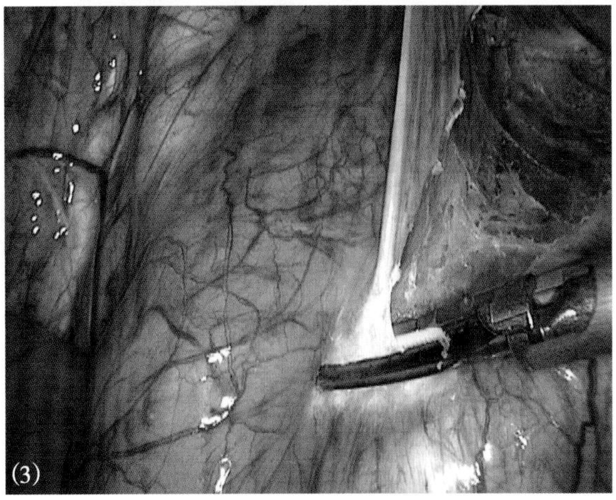

图 16-98　沿右髂总动脉向上分离至主动脉表面

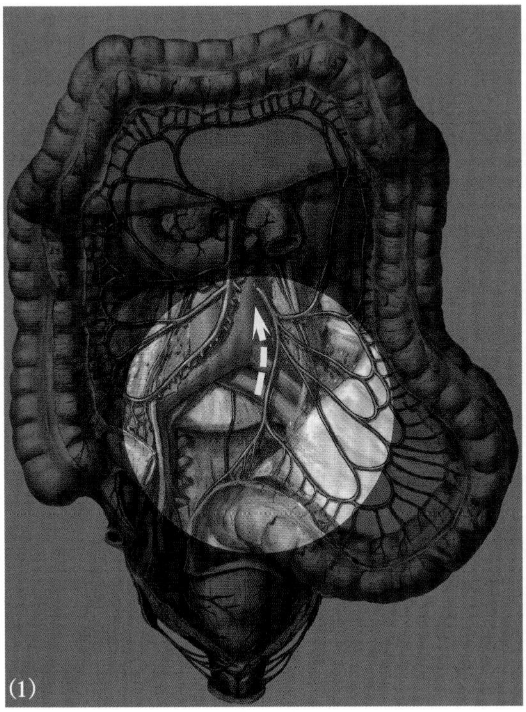

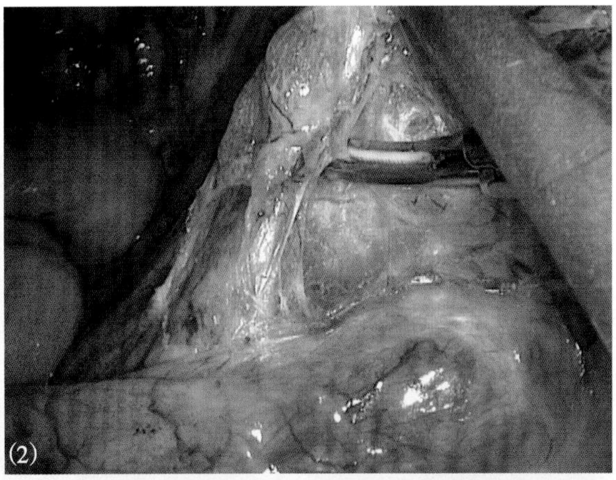

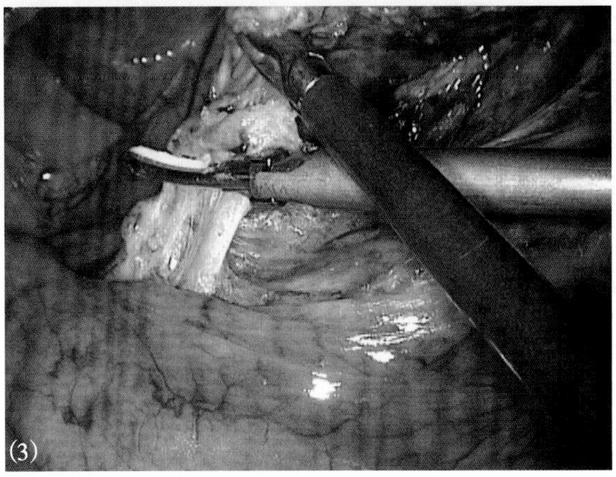

图 16-99　分离肠系膜下动脉

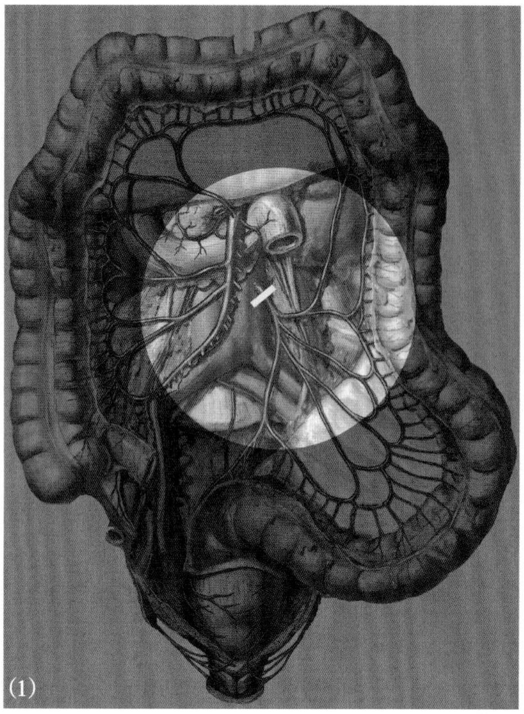

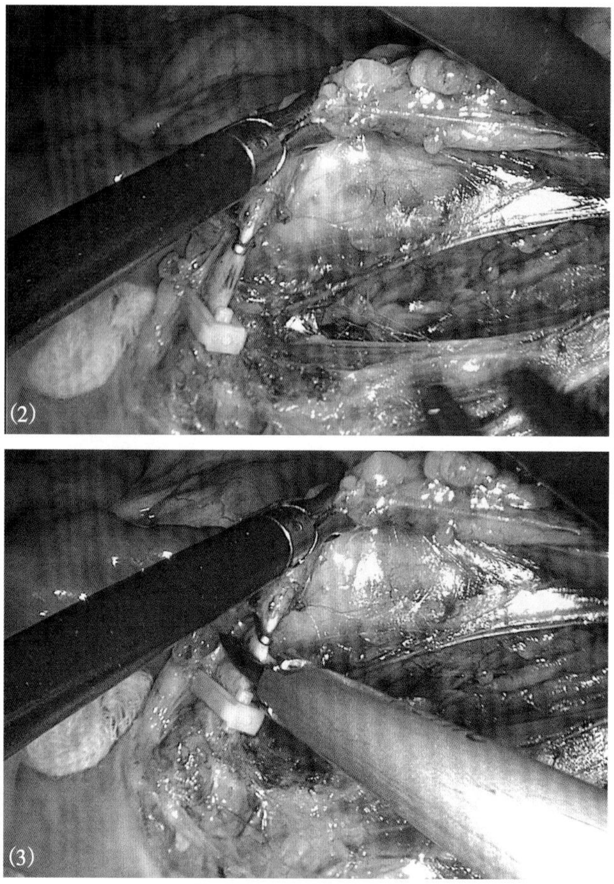

图 16-100　结扎离断肠系膜下动脉

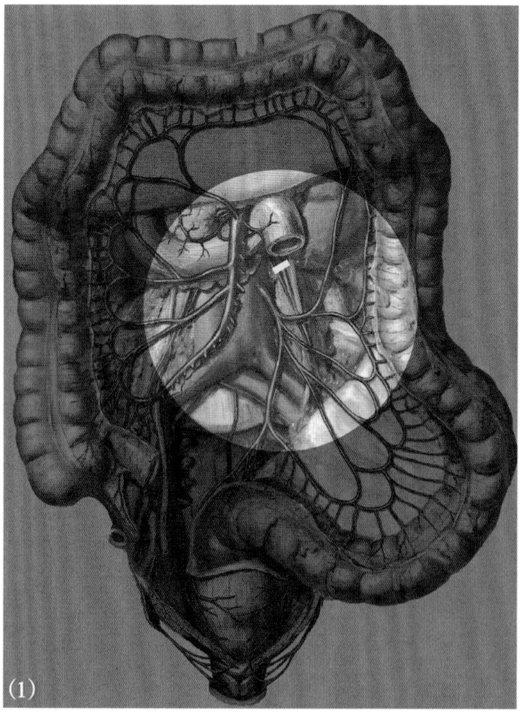

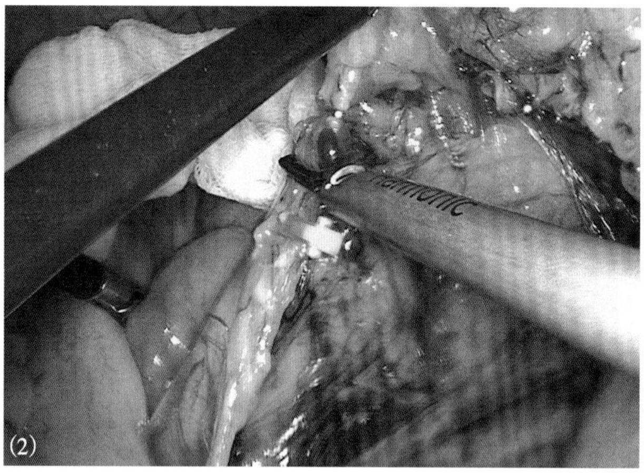

图 16-101　距肠系膜下动脉外侧 1cm 处结扎切断肠系膜下静脉

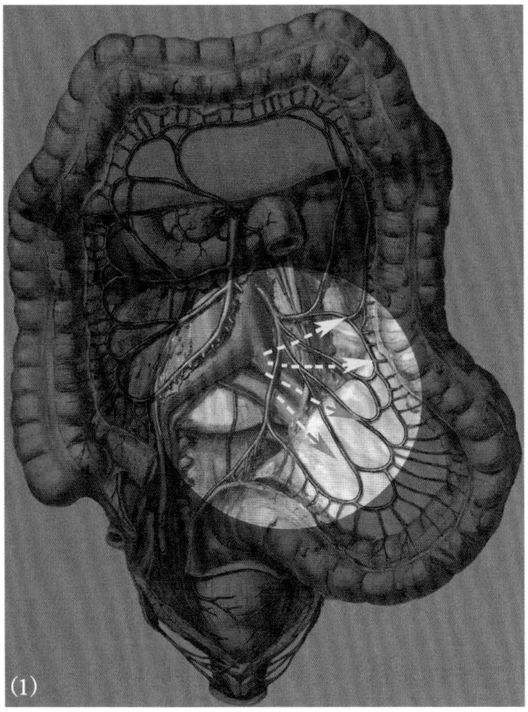

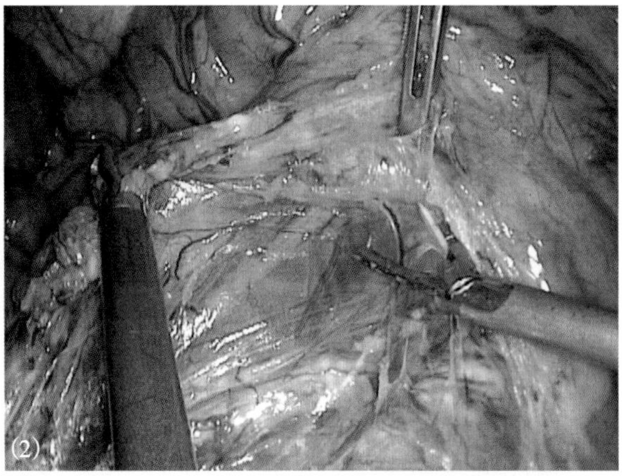

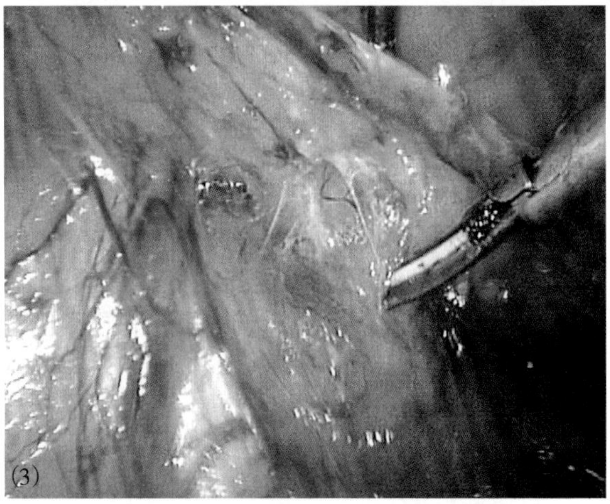

图 16-102　沿腹主动脉表面向左进入 Toldt 间隙，显露左输尿管等结构

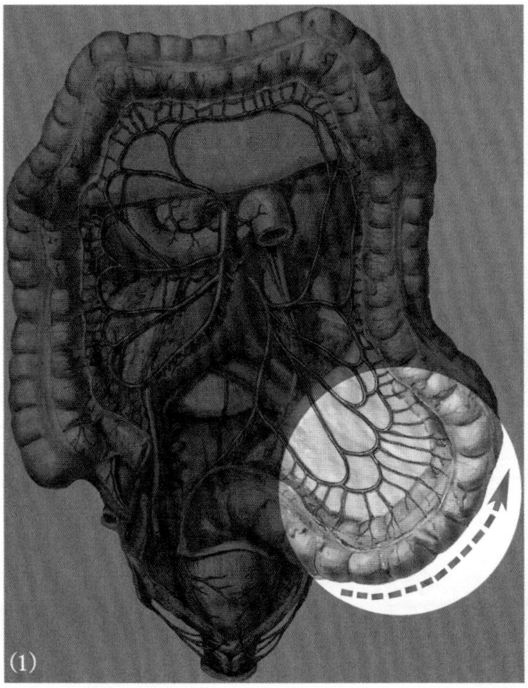

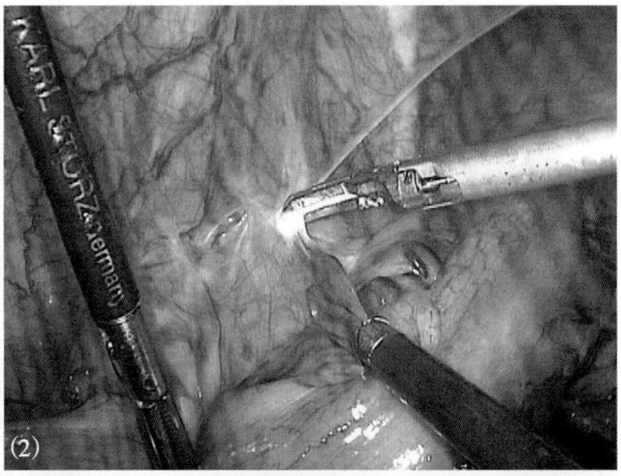

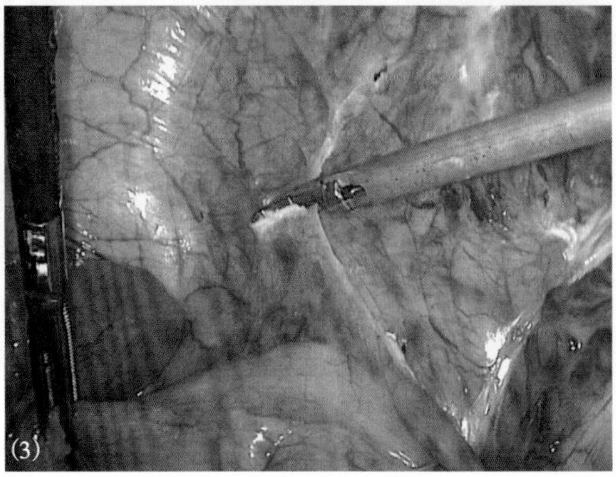

图 16-103　沿黄白交界线切开进入 Toldt 间隙，与内侧间隙贯通

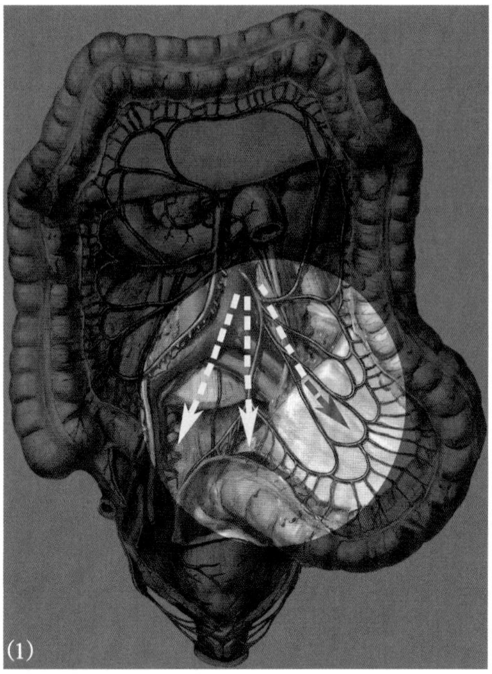

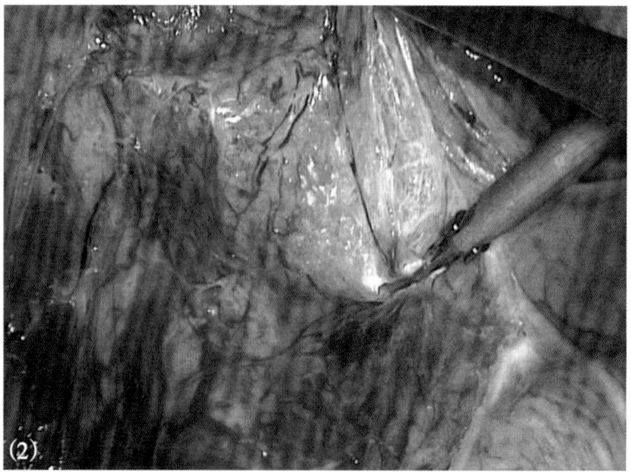

图 16-104　沿腹主动脉表面向下分离，经左右髂总动脉表面进入 Toldt 间隙

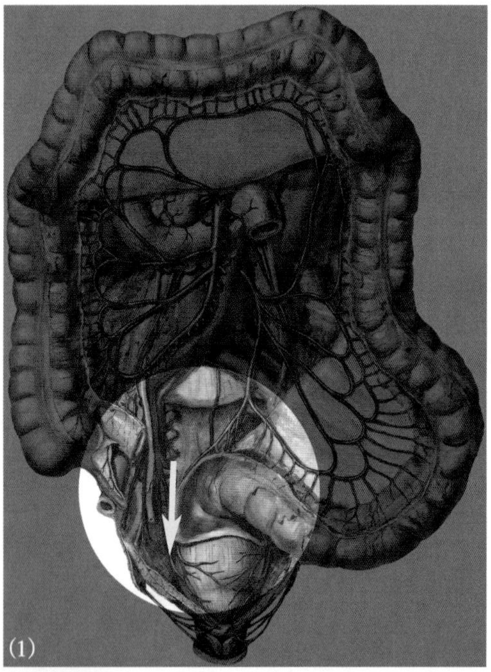

图 16-105　切开骶骨直肠韧带，进入骶前疏松结缔组织间隙

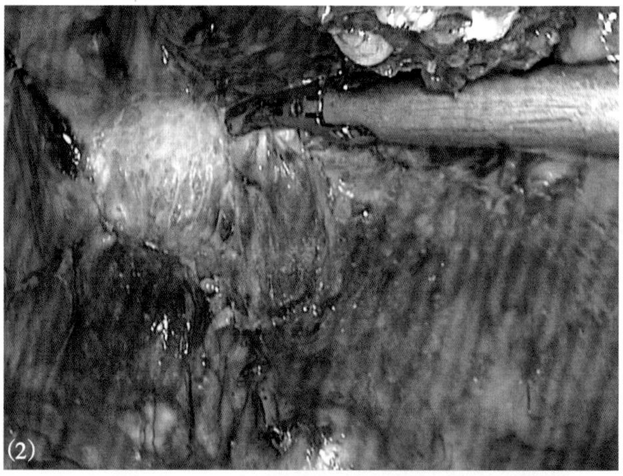

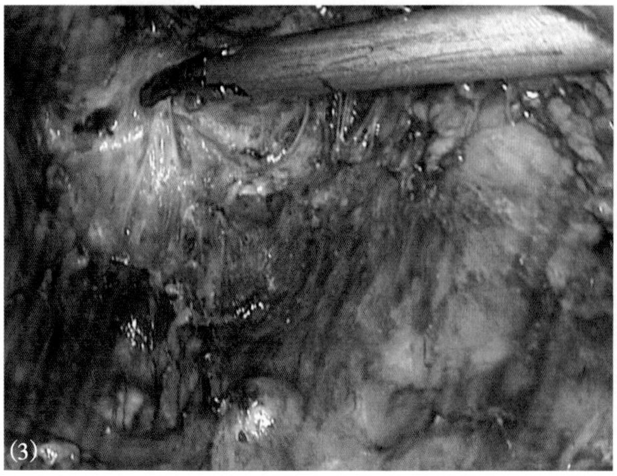

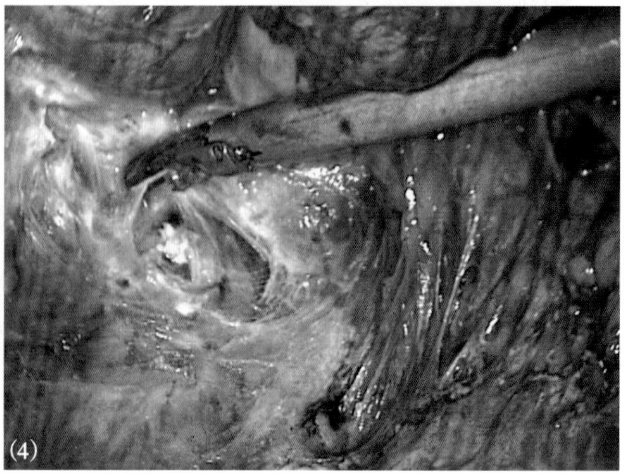

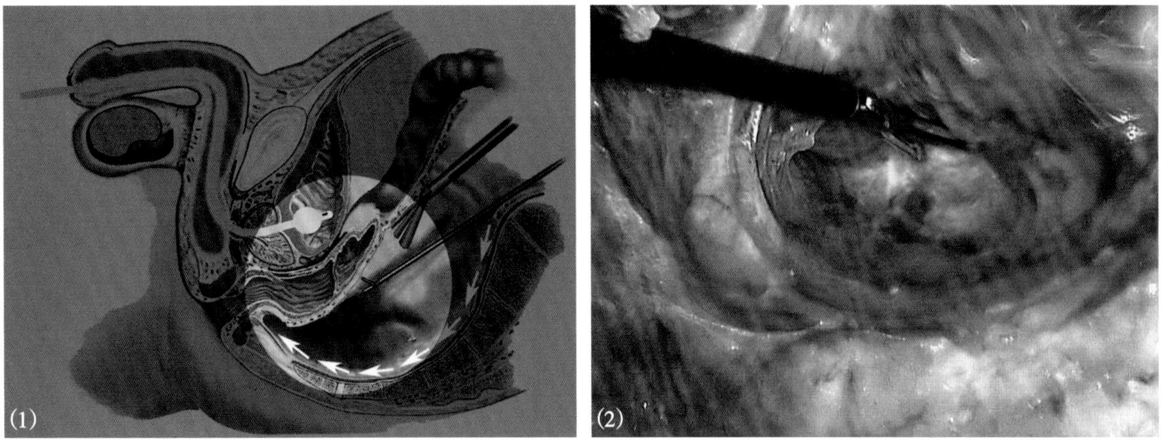

图 16-106　沿骶前间隙分离，可见典型疏松结缔组织区域

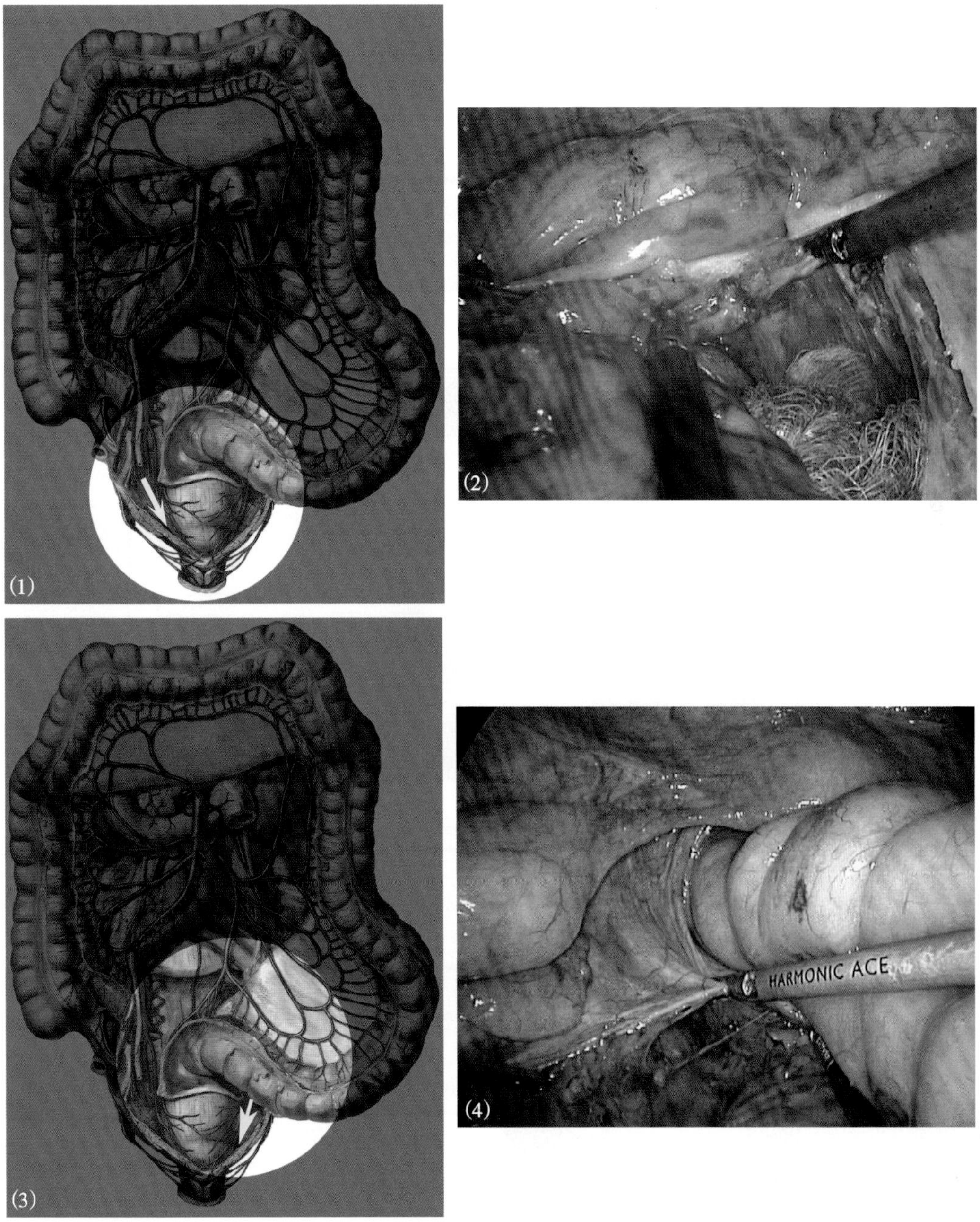

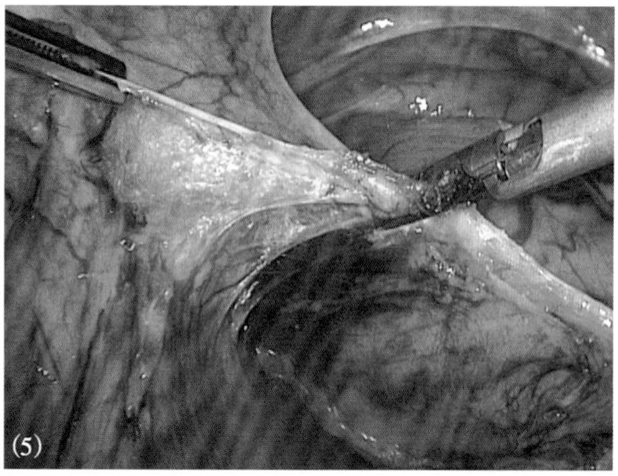

图 16-107　从左右两侧沿直肠系膜与盆壁间的间隙分离

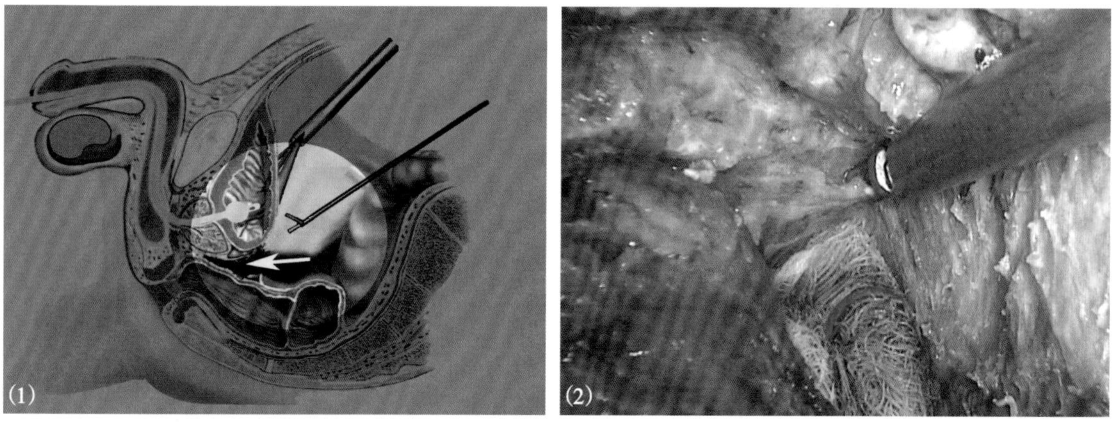

图 16-108　在男性以显露精囊和前列腺为界

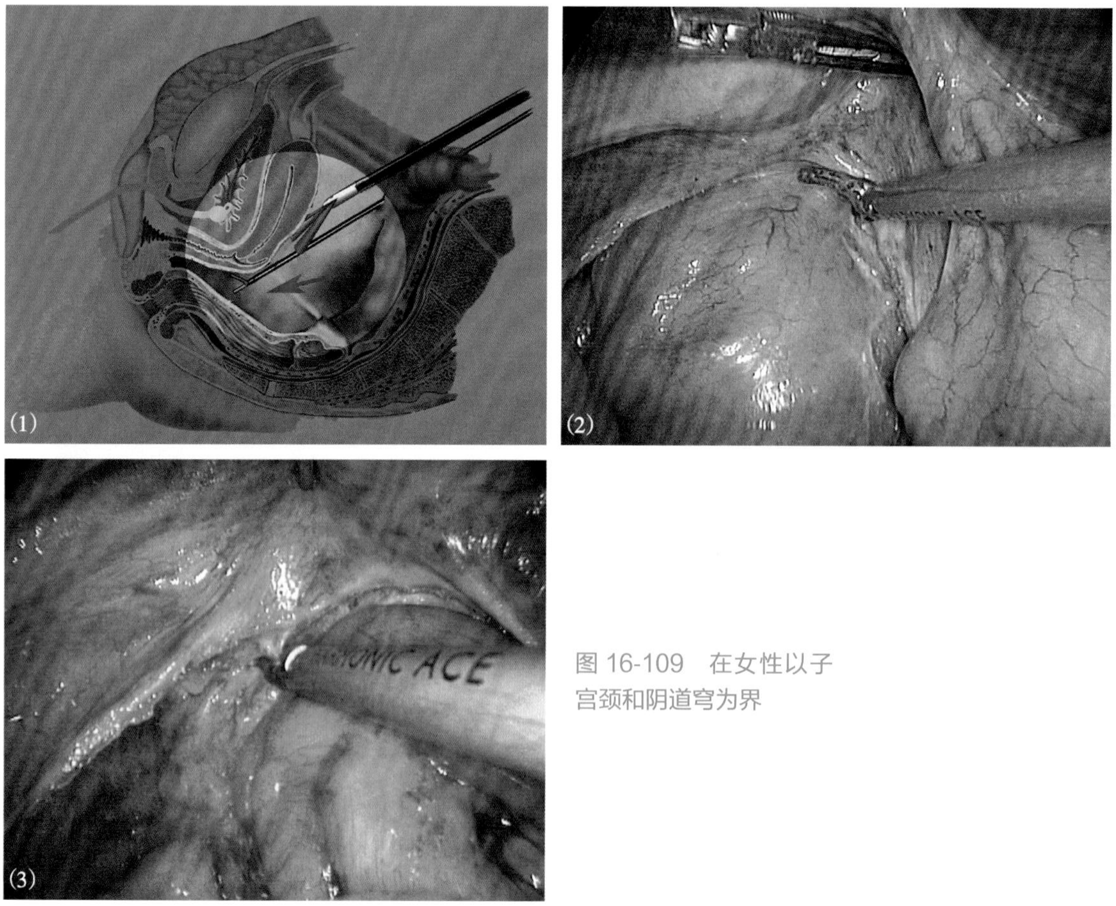

图 16-109　在女性以子宫颈和阴道穹为界

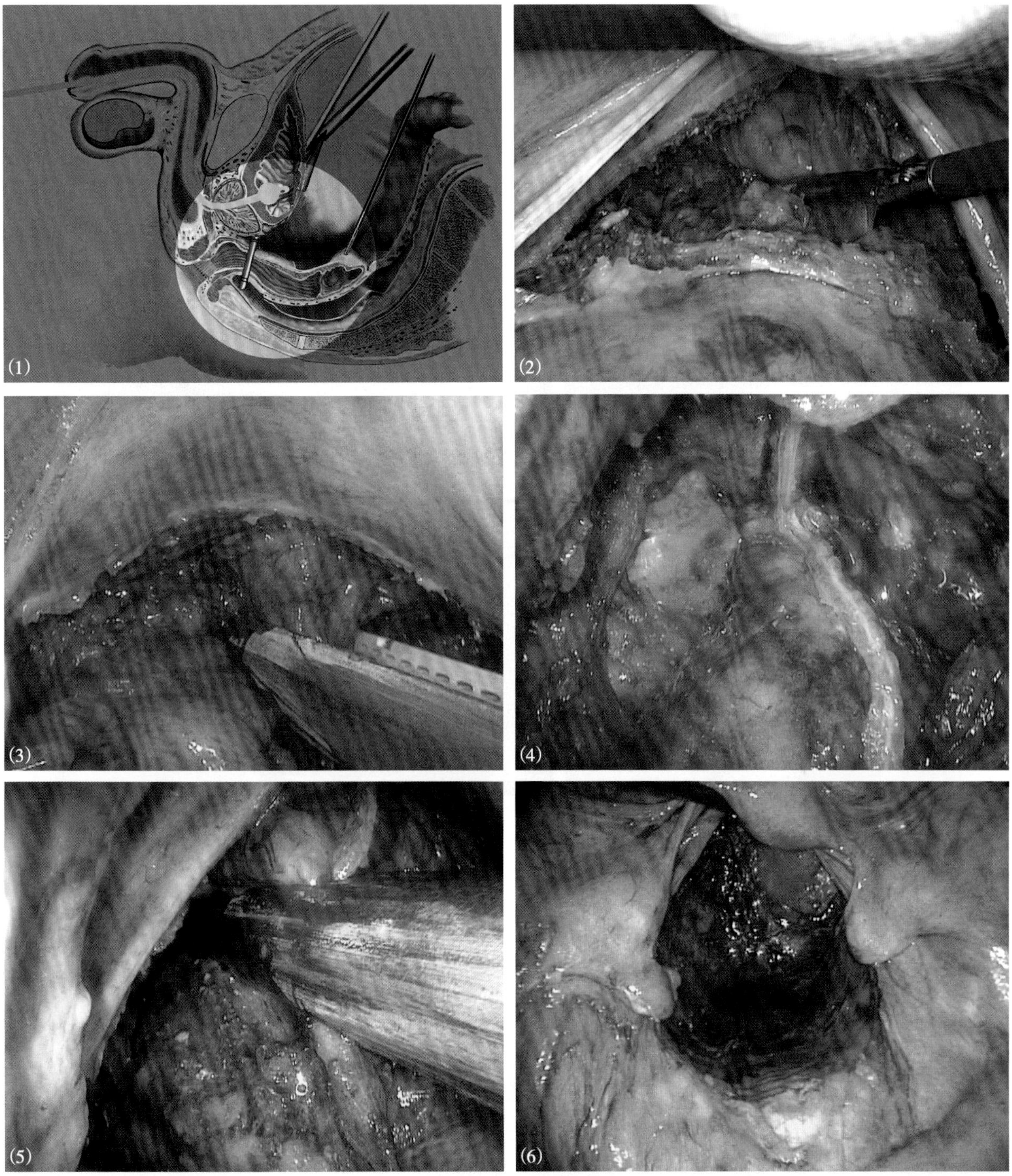

图 16-110
(1)~(3) 经肛门冲洗后切割闭合肿瘤以下直肠;(4) 直线切割闭合器第一次击发后,部分肠管被闭合切断;(5) (6) 因直肠直径和直线切割闭合器角度的关系,在盆腔较狭窄,离断位置较低时,常需 2~3 次切割完全离断直肠

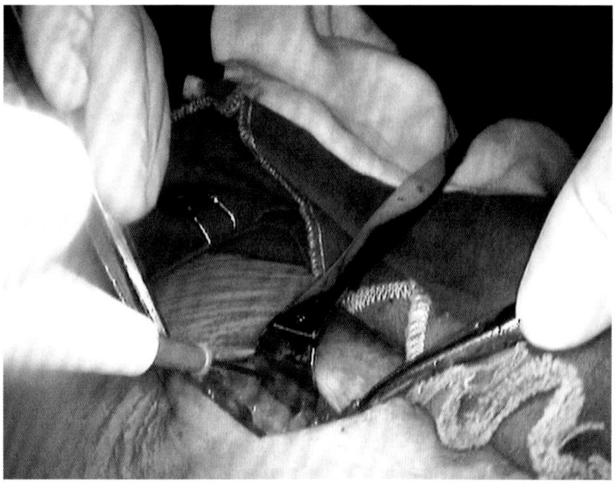

图 16-111　将左下腹套管孔延长至 4~5cm

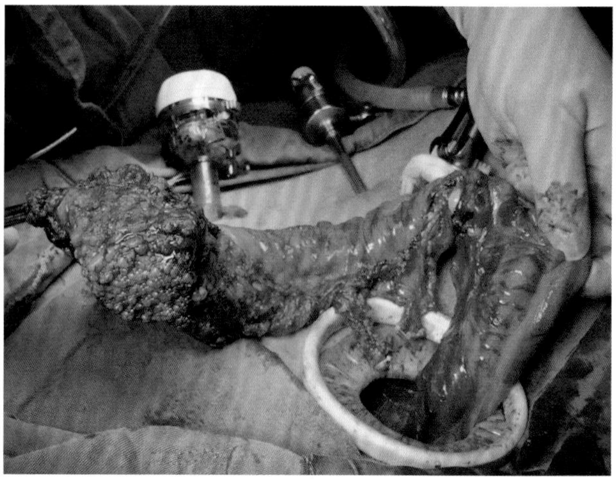

图 16-112　将离断的直肠及其系膜提出腹腔外

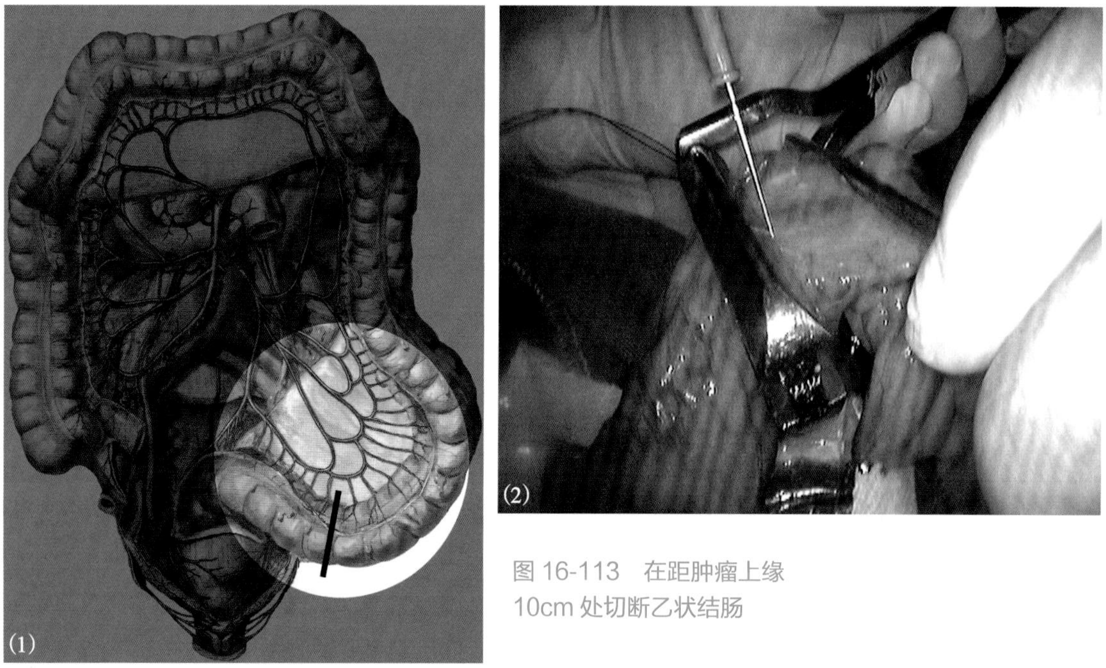

图 16-113　在距肿瘤上缘 10cm 处切断乙状结肠

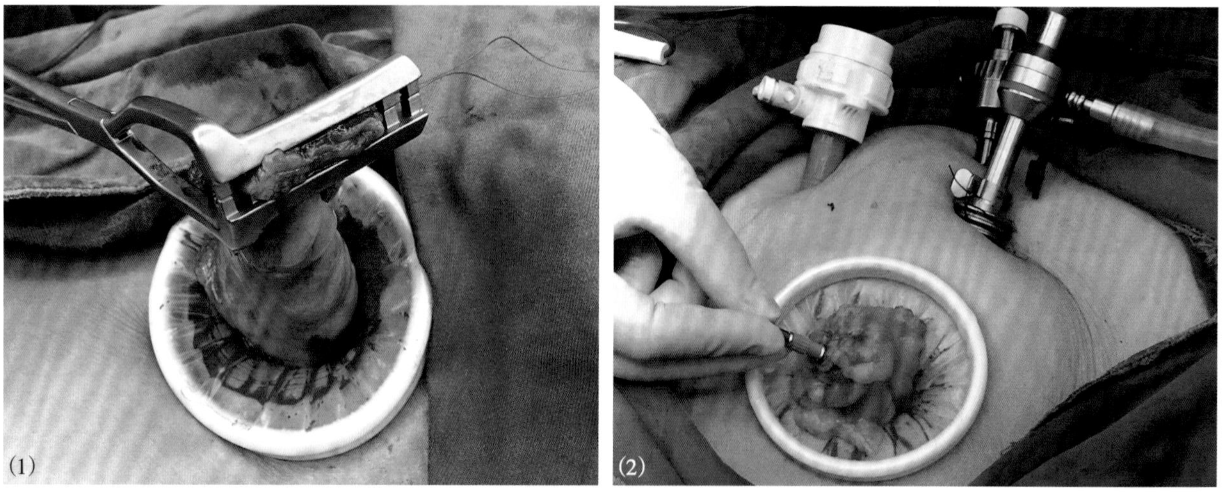

图 16-114　使用荷包钳和荷包线放置固定钉砧头，修整残端表面脂肪组织

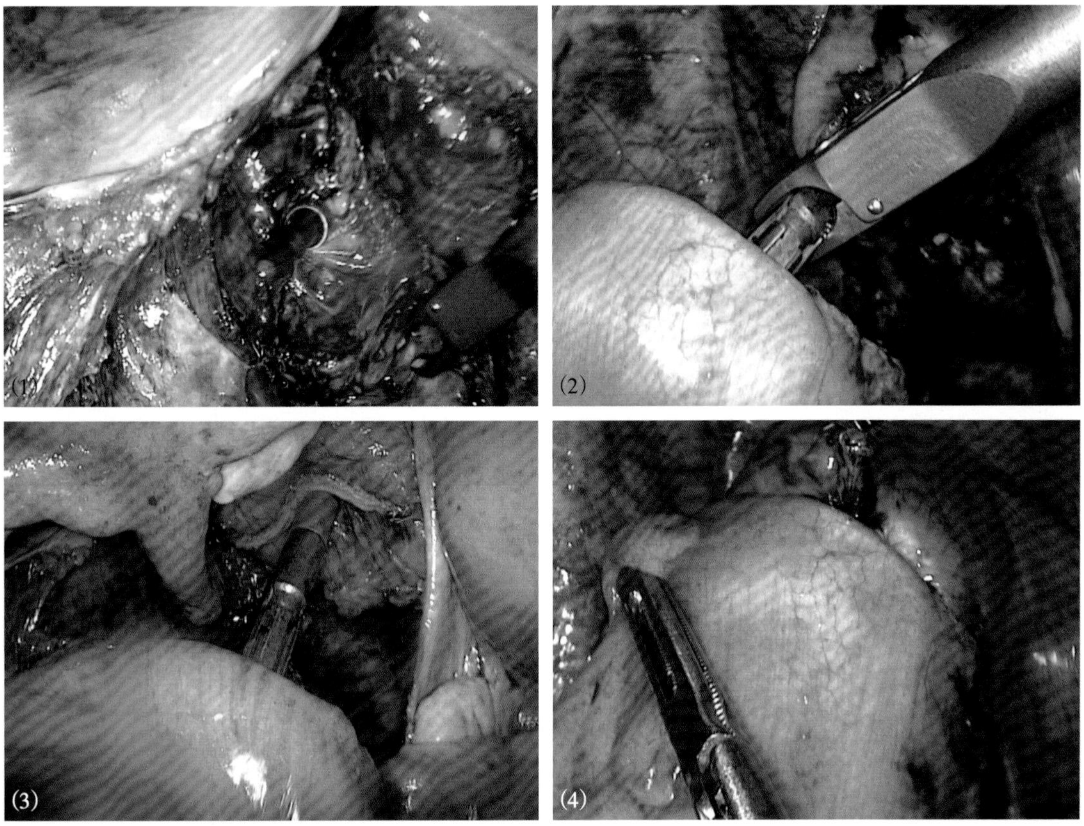

图 16-115　完成吻合

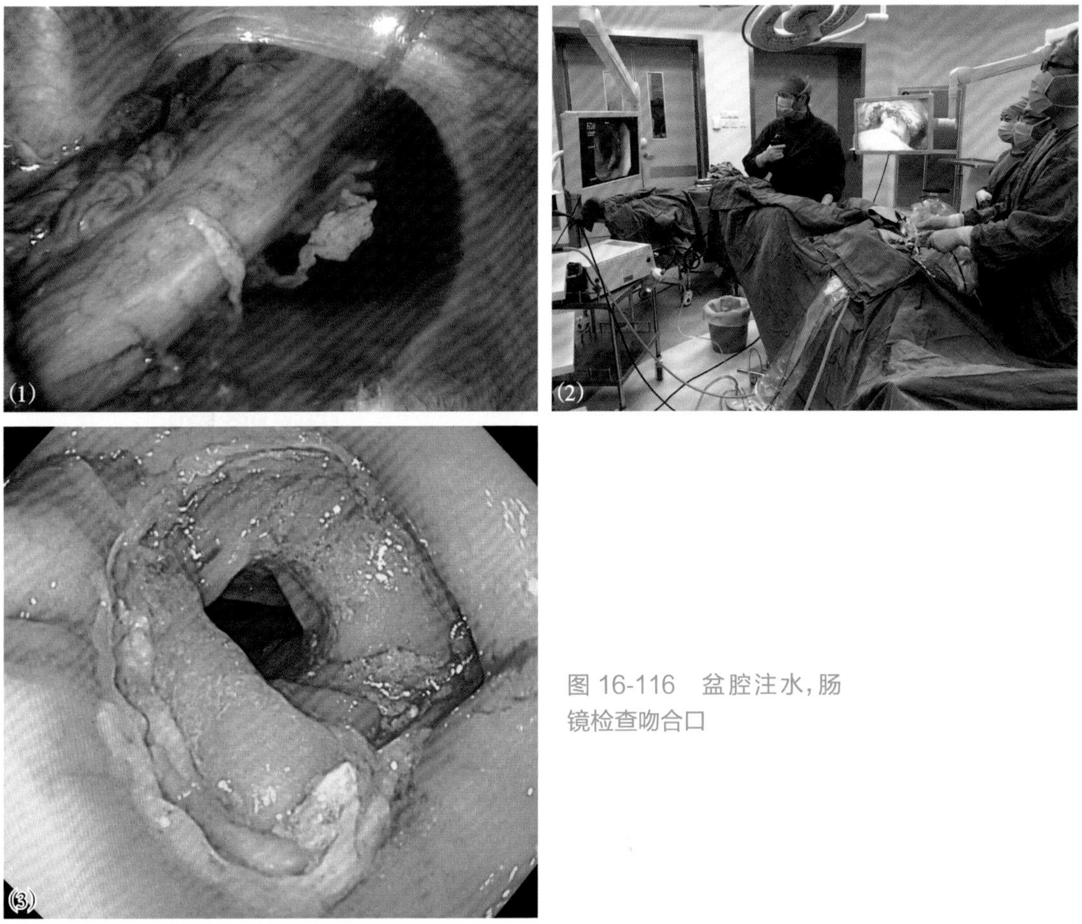

图 16-116　盆腔注水，肠镜检查吻合口

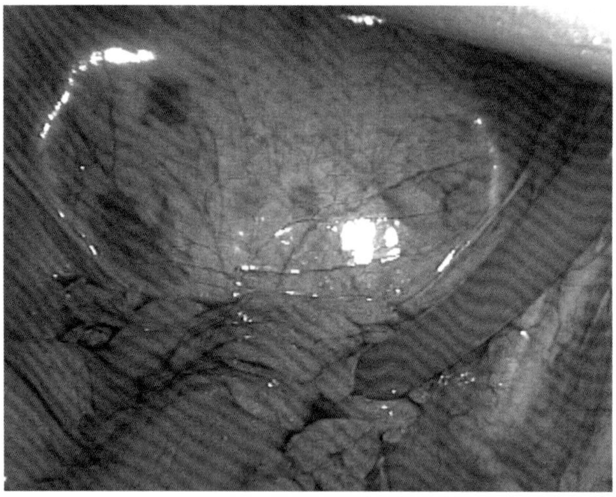

图 16-117　放入盆腔引流管

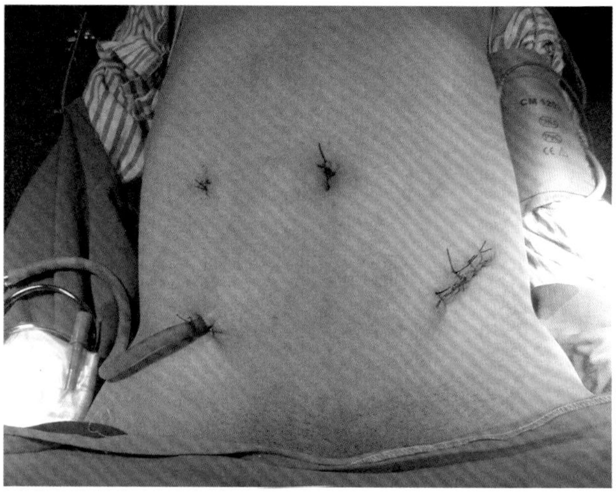

图 16-118　术毕腹壁情况

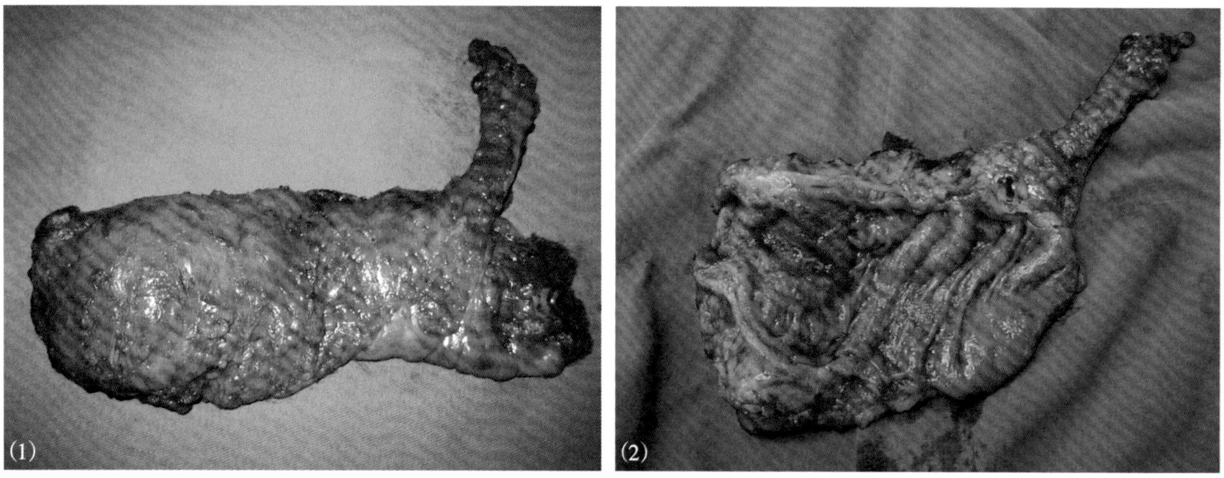

图 16-119　切除的直肠肿瘤肠段及其系膜

视频 29　分离肠系膜下动脉
（潘凯　深圳市人民医院）

视频 30　游离乙状结肠系膜
（潘凯　深圳市人民医院）

视频 31　切开黄白交界线向内侧游离乙状结肠系膜
（潘凯　深圳市人民医院）

视频 32　进入骶前间隙
（潘凯　深圳市人民医院）

视频 33　游离直肠及其系膜
（潘凯　深圳市人民医院）

视频 34　离断直肠
（潘凯　深圳市人民医院）

视频 35　吻合结直肠
（潘凯　深圳市人民医院）

【要点分析】

1. 熟悉局部解剖、按正确层次分离　乙状结肠内侧系膜的游离由系膜和小盆腔交界处开始，经右髂总动脉表面向头侧游离。乙状结肠系膜根部存在一无血管区，用超声刀切开可做到出血极少，或完全不出血。游离乙状结肠外侧时沿左侧腹壁黄白交界线进行，由此向内侧进入 Toldt 间隙。沿腹主动脉表面的游离上至肠系膜下动脉根部，下至盆腔进入骶前间隙，分离至左右髂总动脉分叉时可自动进入骶前间隙。腹腔镜清晰放大的视野有利于准确判断盆筋膜脏、壁二层之间的疏松间隙，并可抵达狭窄的小骨盆内，从不同角度观察术野，从而使用超声刀沿盆筋膜间隙完整锐性切除含脏层盆筋膜的直肠系膜。游离直肠两侧，在直肠侧韧带根部处理直肠中动脉时，一般用超声刀凝固后即可切断，很少需要使用血管夹。游离直肠前壁时，在男性患者注意与精囊腺分界，在女性注意与子宫颈和阴道穹分界。

2. 关于根部结扎肠系膜下动脉　直肠癌根治手术要求从肠系膜下动脉根部结扎血管，才能有效清除第三站淋巴结。肠系膜下动脉结扎后，乙状结肠由结肠中动脉发出的边缘动脉供血。沿腹主动脉表面向上游离很容易找到肠系膜下动脉根部，与伴行同名静脉距离约 1.5cm，周围没有细小动静脉分支，有利于超声刀直接游离。若先天性结肠中动脉缺如（约占 3%~5%）时，为确保近端乙状结肠血供，应保留左结肠动脉。建议常规在结扎肠系膜下动脉之前先用无损伤钳夹闭之，仔细观察拟保留的乙状结肠壁有无小动脉搏动，再酌情选择结扎方式（血管夹闭试验）。

3. 左侧输尿管的显露与保护　结扎切断肠系膜下血管后，继续向左侧游离可自然进入 Toldt 筋膜间隙，隔后腹膜经输尿管表面拓展分离，即可将左输尿管行程安全显露。另一种方法是先游离乙状结肠外侧，沿左侧黄白交界线入路，在左髂外动脉表面可将输尿管显露。腹腔镜下可清楚观察到输尿管蠕动，可用器械轻触诱发，以行鉴别。术中有两处需警惕损伤输尿管，一是游离乙状结肠侧韧带时平面过深，可将输尿管裹入其中导致损伤；二是左侧腹膜后有生殖血管和输尿管并行（男性为精索动静脉血管，女性为卵巢动静脉血管），二者直径相仿，可能导致混淆，但通过蠕动现象很容易鉴别。左侧输精管有时与输尿管直径相仿，但其紧邻精囊腺，且位置浅表，术中应注意鉴别。

【注意事项】

1. 患者取改良截石位时，右下肢需放低（图 16-94），以免影响术者对肠系膜下血管根部的操作。

2. 直肠肿瘤位置较低时，可在左下腹、或耻骨上加放一 5mm 套管，用于提吊直肠上段，增加局部显露空间。

3. 分离低位直肠过程中直肠壁不易辨认时，助手可经肛门或阴道指诊协助确定直肠壁的位置，避免直肠壁或阴道壁损伤。

【术后处理】

因直肠癌根治术对盆腔自主神经的损伤，术后排尿功能障碍很常见，建议术后留置尿管 1 周，并每日间断夹放尿管，锻炼尿意和排尿功能，对存在前列腺肥大的患者应给予口服药物。大部分患者在 1 周后可以拔除尿管，有时需更长时间，少数患者需留置尿管长至 3 个月，但最终均可拔除，罕见排尿功能不能恢复需膀胱造瘘的情况。

余同本章第一节。

【并发症及处理】

低位直肠癌切除术后吻合口漏发生率较高，术后应严密观察引流管性状和患者症状体征。术后 3 天后出现的吻合口漏，若患者一般情况好，腹膜炎局限在下腹者多可通过综合保守治疗、禁食、营养支持、抗生素治疗、保持局部通畅引流好转。术后 3 天内出现的吻合口漏，腹膜炎体征广泛，腹胀，引流量大，持续高热，心率加快，白细胞升高，一般情况转差者，应立即手术探查，清洗腹腔，有效引流，并行横结肠造口或末段回肠造口。若发现及时，患者全身情况平稳也可酌情行腹腔镜探查，清洗引流，并行近端肠造口术。

余同本章第一节。

二、腹腔镜腹会阴联合直肠癌根治术（Miles 手术）

随着腹腔镜手术技术的提高和器械更新，直肠癌保肛手术的比例越来越大，需要切除肛门的根治手术已大大减少。从理论上来讲，早期直肠肿瘤不论位置多低，都可以行保留肛门的根治手术，但临床上往往难以界定肿瘤浸润深度，所以在手术效果（包括生存期、复发率、控便能力、生活质量等）的认同上存在较大偏差，而腹会阴联合直肠癌根治术仍是低位直肠癌和肛管癌的标准选择。

【适应证】

1. 浸润性、分化差、距肛缘 5cm 以内的直肠癌。
2. 距肛缘 3cm 以内的直肠癌。
3. 肛管和肛门周围癌。

【禁忌证】

1. 年老体弱、全身情况差、合并其他严重疾病无法耐受全身麻醉者。
2. 肿瘤局部广泛浸润者。

【术前准备】

同腹腔镜直肠低位前切除术。

【麻醉】

气管插管全身麻醉。

【体位与套管放置】

同腹腔镜直肠癌根治术。左锁骨中线平脐点 5mm 或 10mm 套管孔后期扩大至 3cm 作乙状结肠人工造口。

【手术步骤】

腹部腹腔镜手术步骤与腹腔镜直肠低位前切除术相同。腹腔镜下直肠后方由骶前间隙一直分离至尾骨尖平面，前方分离至前列腺水平以下，女性分离至阴道直肠隔下端，两侧分离至盆底肌平面（图 16-120）。直线切割闭合器在肿瘤以上 10cm 处切割闭合肠管。将左下腹套管孔扩大为直径 3cm 切口，将乙状结肠近端自切口拉出腹腔造口。按规范 Miles 手术方式切除低位直肠或肛管肿瘤、肛门及周围部分皮肤和皮下组织，远端乙状结肠和肿瘤一同由会阴部切口拉出（图 16-121~ 图 16-131）。

【要点分析】

1. 体位摆放对腹腔镜 Miles 手术十分重要，因需要进行会阴部手术，会阴部操作前可调整患者双下肢位置，加大髋关节屈曲角度及双下肢外展角度，并保持头低位，升高手术台，使肛门区充分暴露。

2. 在腹腔镜直肠周围游离步骤，应尽可能分离至盆底肌，为会阴部手术创造条件。一旦会阴部手

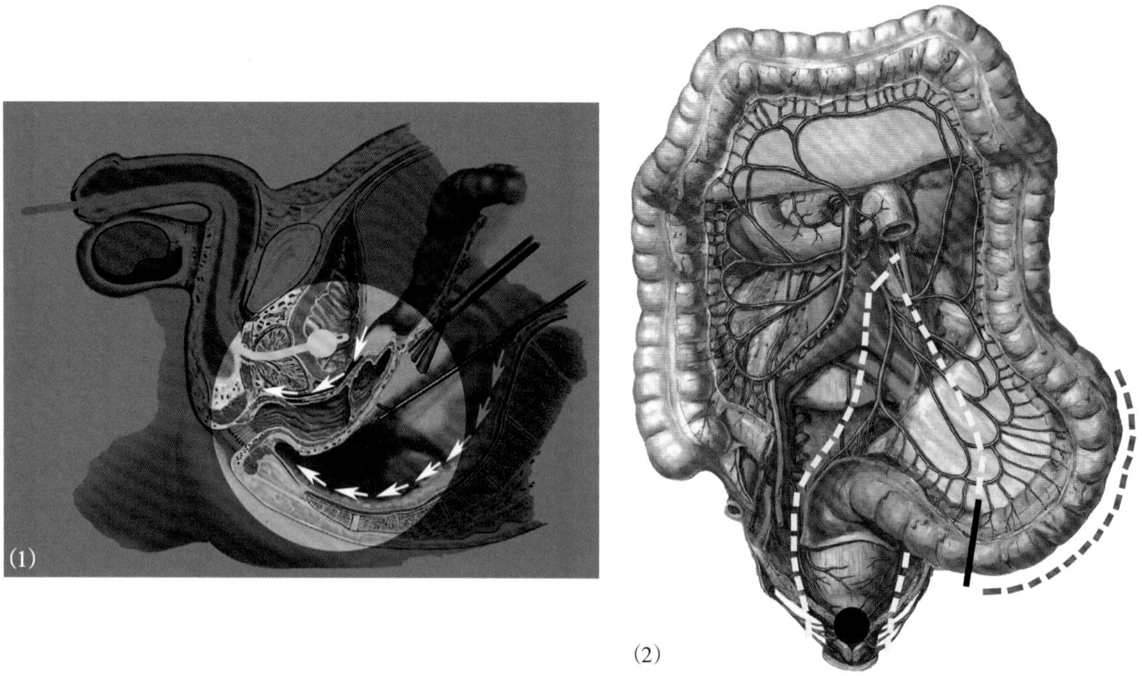

(1) (2)

图 16-120　切除范围示意图

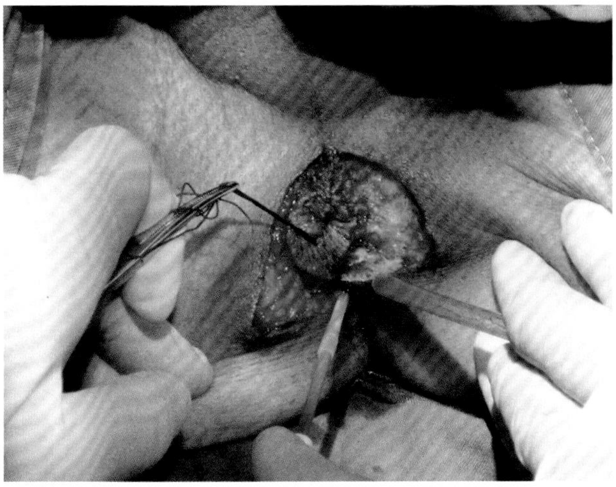

图 16-121　会阴部距肛缘 3cm 梭形切口

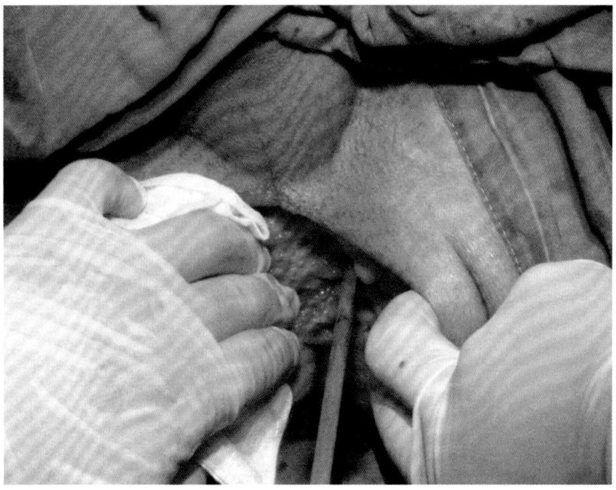

图 16-122　切开皮肤和皮下组织

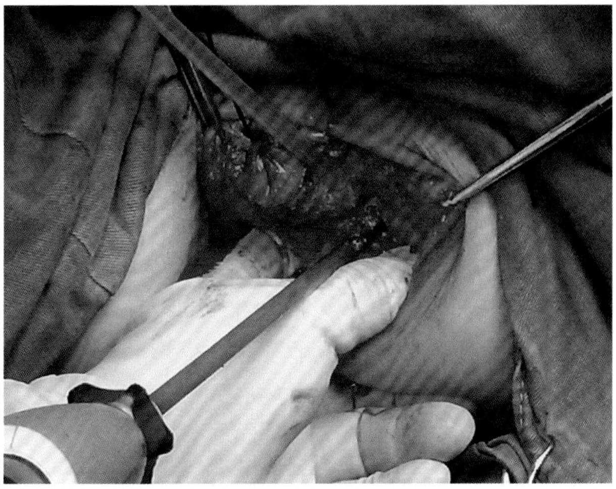

图 16-123　切断肛尾韧带

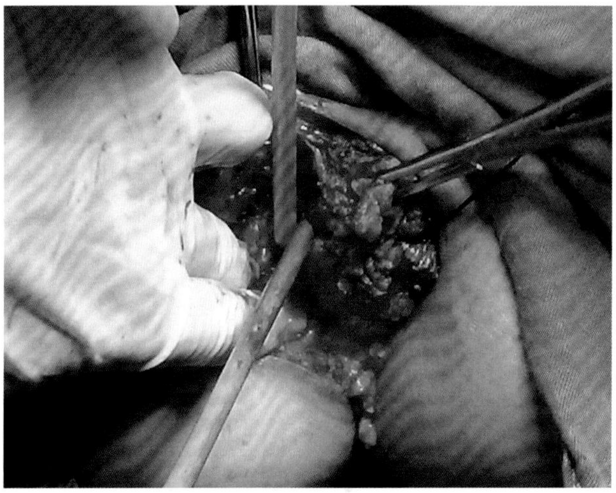

图 16-124　切断肛提肌

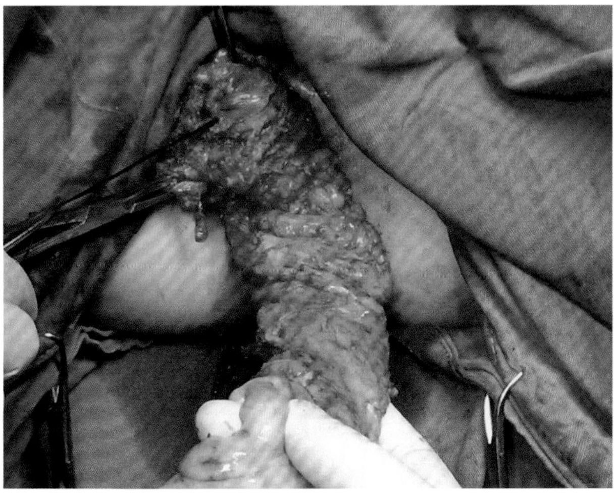

图 16-125　经会阴部切口拉出标本

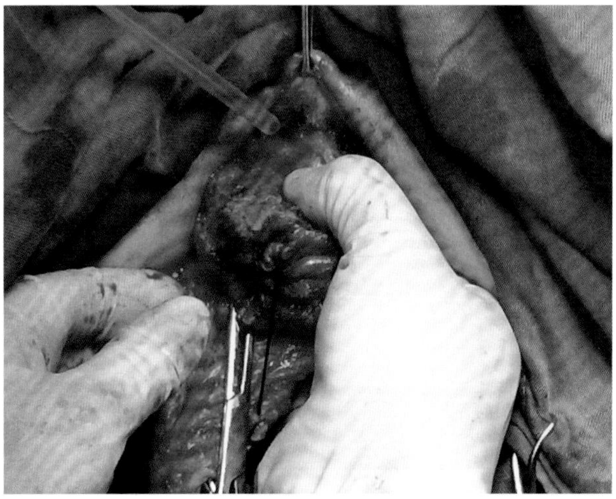

图 16-126　切断耻骨直肠肌和耻骨尾骨肌

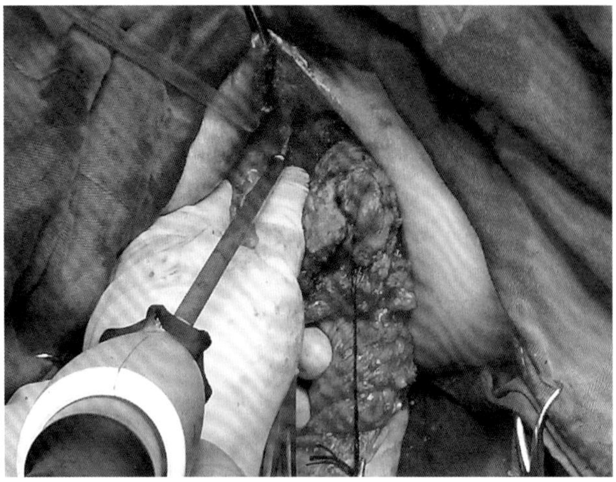

图 16-127　切断直肠尿道肌

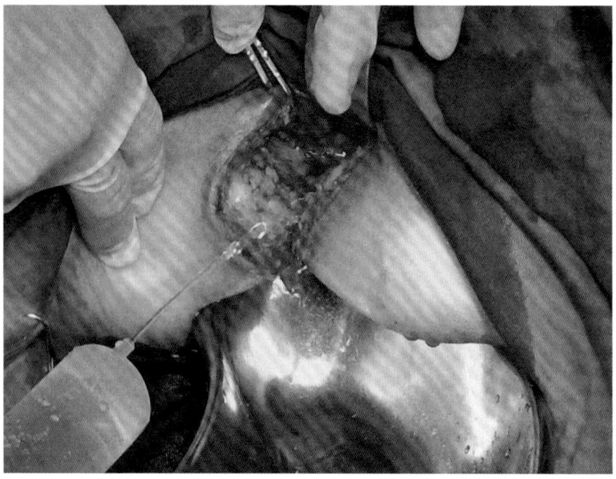

图 16-128　清理创面，确切止血

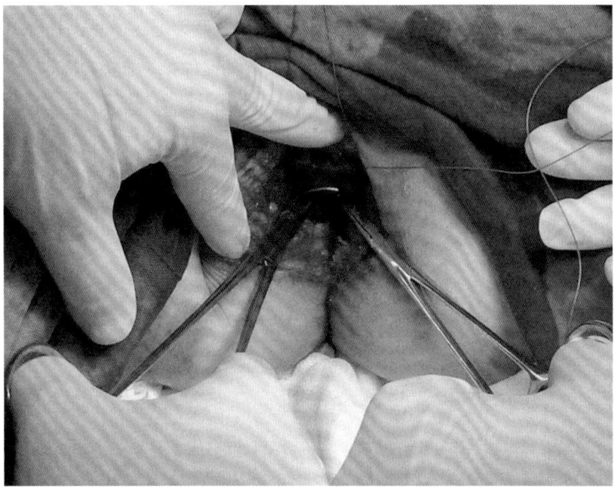

图 16-129　缝合肛提肌

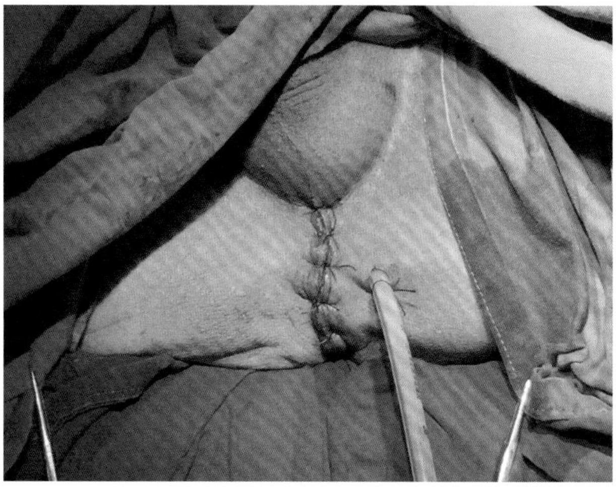

图 16-130　缝合会阴部切口，留置骶前引流管

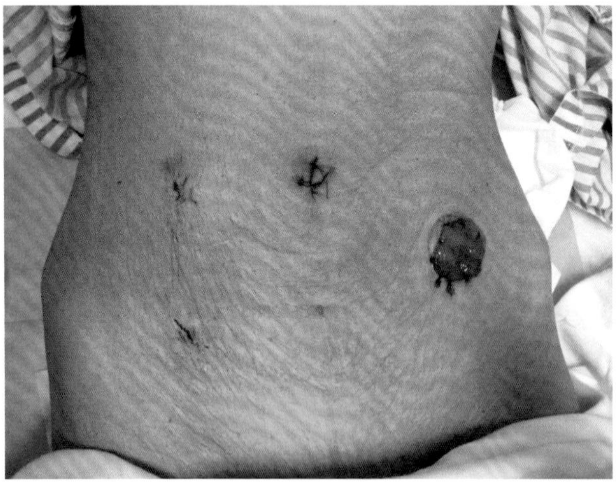

图 16-131　术后腹壁情况

术开始，气腹停止，则无法里应外合。

3. 因乙状结肠造口为永久性，建议行腹膜外隧道式造口，将乙状结肠近端通过腹膜外隧道拉出腹壁，可以减少远期造口旁疝发生机会。

4. 从会阴部较难规范地缝合关闭盆底腹膜，需分层依次缝合盆底肌肉、皮下组织和皮肤。会阴部引流管也可经盆腔由右下腹主操作孔引出。

【术后处理】

1. 会阴部手术的损伤对膀胱支配神经有明显影响，若操作视野不清也可能损伤尿道完整性。建议术后留置尿管一周以上，以维持尿路通畅。术后 7 日起间断夹闭尿管，锻炼膀胱功能，再过 3 日后拔除。

2. 人工肛门多在术后第 1 天即有气体和少量肠内液体排出，术后可早期恢复饮水和流质饮食，并逐渐加量过渡至半流质和普食，有利于患者胃肠道功能恢复和营养支持。

余同本章第一节。

【并发症及处理】

1. 尿道损伤　会阴部手术中应注意保护尿道的完整性，以尿管作为标志物。如肿瘤距尿道过近时，在切除肿瘤后，可将周围组织缝补包绕在薄弱的尿道壁上，若发现尿道有损伤，应会同泌尿外科处理，术后尿管应放置两周以上。

2. 出血　前列腺的下极与盆膈处血供极其丰富，且手术视野差，是容易出血且不易止血的部位。处理时可先离断肛管后面和两侧组织，进入盆腔，将肿瘤及相连肠道翻出会阴部握于手中，形成肠道与前列腺间的张力，最后在直视下断离直肠与前列腺和盆膈之间，同时切实止血。

3. 会阴部切口感染较常见，应重视术区消毒，会阴部手术开始前先荷包缝合肛门，尽量减少术区污染。一旦发生应敞开引流，每日换药。

三、腹腔镜逆行 Miles 手术

常规的 Miles 手术是在截石位下先行腹腔手术部分，然后行会阴部切除，最后回到腹部行人工肛门建立，优点是先结扎肿瘤根部血管，然后切除肿瘤，符合肿瘤治疗原则，且术中不用改变患者体位，而缺点是：①术后会阴部切口感染率高，由于先行腹部手术部分，术中可能使部分直肠内容物推出至肛门外，污染局部，即使行会阴部手术前进行再次消毒，但受体位限制，不可能彻底有效消毒术野；②会阴部切口紧贴手术床面，导致手术野显露不充分；③无影灯照射角度与术者视角形成锐角，导致操作者视野不良，常需反复调整灯光方向；④患者取截石位行会阴部手术时，术者双臂架空操作，姿态易疲劳，助手较难协助暴露，且术者观察术野已较困难，其他人更加难以观摩或监督；⑤遇到肿块较大，或向周围组织浸润时，上述不利因素更增加手术难度。因此我们改变手术程序，调整患者体位，采用先会阴后腹部的次序。

【适应证】

1. 肿块距肛缘小于 3cm，直径较大，与周围组织浸润粘连者；

2. 男性体型较肥胖者；

【禁忌证】

肿瘤局部广泛浸润者。

【麻醉】

气管插管全身麻醉。

【手术步骤】

1. 会阴部病灶切除　患者取改良右侧屈腿卧位，先使患者右侧卧位，双髋关节屈约 60°，膝关节屈 90°，双上肢环抱胸架（图 16-132）；调整手术床，头低脚高 30°；向右倾斜 20°（图 16-133）。

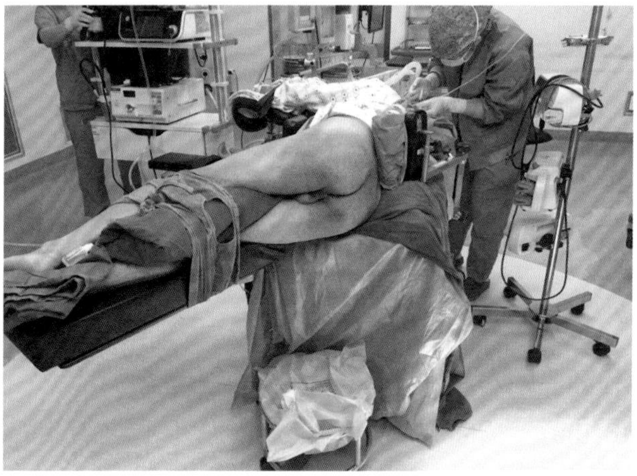

图 16-132　改良右侧屈腿卧位

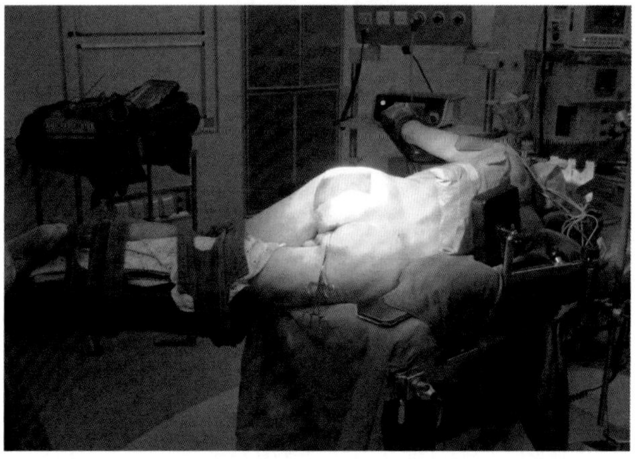

图 16-133　调整后的右侧屈腿卧位

常规消毒铺巾后，将肛门口荷包缝合关闭。以肛门口为中心做一前后纵径的梭形切口，切开皮肤、皮下组织，先在尾骨前方切断肛尾韧带（视频 36），沿两侧切断肛提肌，在前方切断耻骨直肠肌、耻骨尾骨肌（图 16-134）。

视频 36　会阴部手术，由尾骨前方切断肛尾韧带
（潘凯　深圳市人民医院）

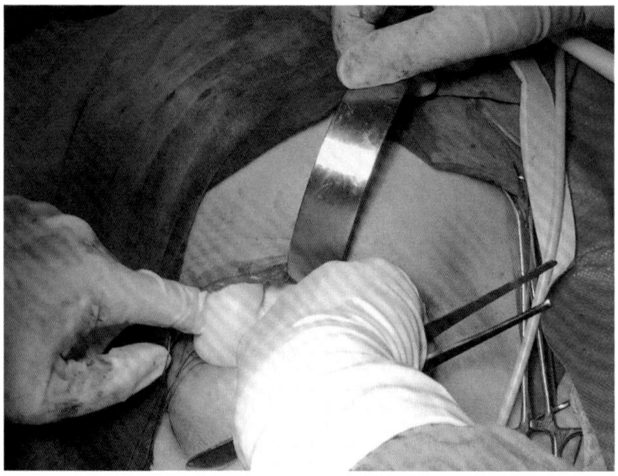

图 16-135　将水气囊塞入会阴部切口内

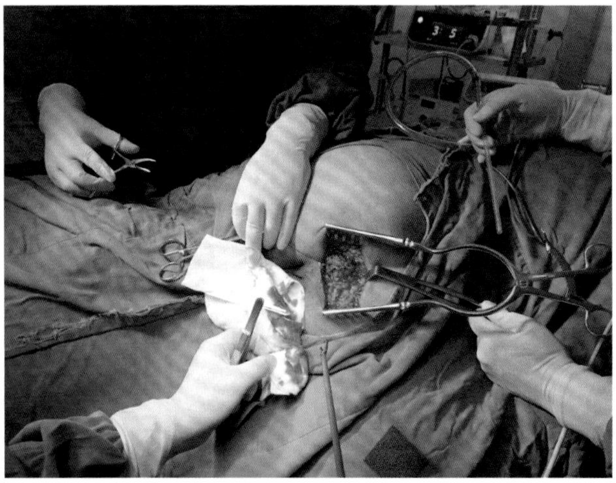

图 16-134　会阴部梭形切口向内切开

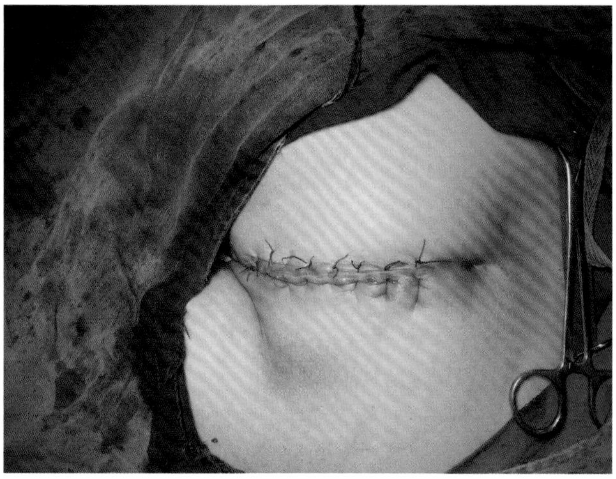

图 16-136　分层缝合皮下组织和皮肤

将适形的手套改装的水气囊塞入会阴部切口内（视频 37），分层缝合皮下组织和皮肤（图 16-135、图 16-136）

视频 37　将水气囊塞入会阴部切口内
（潘凯　深圳市人民医院）

2. 腹部腹腔镜手术　将患者改成仰卧位，常规消毒铺巾腹部手术区域，放置腹部套管及手术步骤与腹腔镜直肠癌低位前切除术相同。在水气囊的膨胀作用下，沿骶前间隙分离直肠系膜直至尾骨尖，在此很容易与会阴部手术区域相会合（视频 38），在白色水气囊的指引下向两侧迂回，在直肠前方相会，完整游离直肠肿块及其相关组织（图 16-137）。

视频 38　腹腔镜手术区与会阴部手术区域相会合
（潘凯　深圳市人民医院）

将左下腹套管孔扩大为直径 3cm 切口，放置切口保护器，将肛门直肠肿瘤、相连乙状结肠及其系膜由切口拉出，规范切除（图 16-138）。近端结肠做人工肛门。

【要点分析】

1. 逆行 Miles 手术是先解决难点病灶问题，通过体位变换，将手术区域放在常规手术功能位置。病变位置暴露清楚，术者视野良好，操作方向向下，

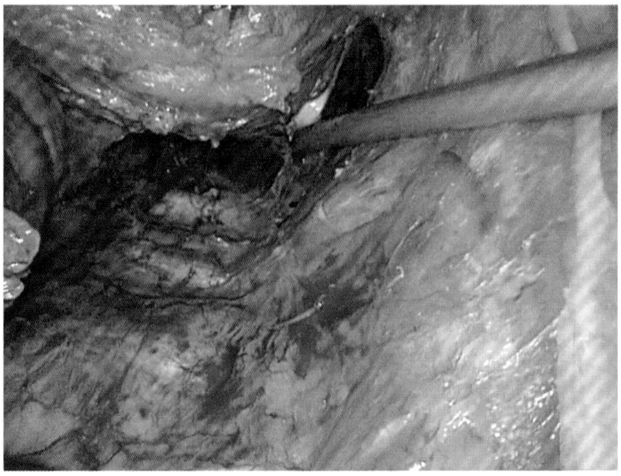

图 16-137 水气囊的膨胀作用利于盆腔深部组织显露

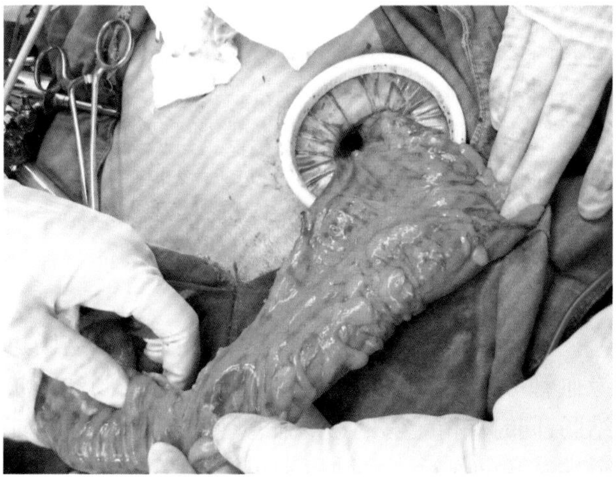

图 16-138 放置切口保护器拉出标本

不易疲劳。

2. 手术一开始就把肛门口缝闭控制，消除创面污染源头。手术野远离手术床面，易于手术区域充分消毒。

3. 手术视野好，便于术者和助手协同手术，操作确切，可使会阴部手术出血少，减少副损伤几率，手术时间短，减少术后感染几率。

4. 将水气囊放在会阴部切口内，借助其弹力，有利于腹部手术与会阴部手术创面会师。

【术后处理】

同腹腔镜 Miles 手术。

【并发症及其处理】

同腹腔镜 Miles 手术。

四、腹腔镜经内外括约肌间切除术

在保证根治效果的基础上改善生存质量，保留肛门而避免永久性造口，是直肠癌手术面临的现实问题。经内外括约肌间切除术(intersphincteric resection，ISR)始于 1977 年，是由 Lyttle 和 Parks 针对全结直肠切除的炎性肠病患者设计，手术仅切除直肠肛管内括约肌，而保留肛门外括约肌和周围组织，从而达到避免会阴部切口长期不愈的目的。后来 ISR 被用于低位直肠癌保肛根治手术，主要适用于低位、未侵犯肛门外括约肌的直肠癌，也适用于盆腔特别狭窄、位置稍高直肠癌的保肛手术。自 ISR 在临床应用以来，虽然报道治疗效果满意，3 年生存率可达 83.2%，但在适应证评估、根治效果和术后肛门功能等方面仍存在诸多争议。笔者认为这些问题的解决有赖于术前检查手段的进步，和制订基于大量临床研究的术前评估标准。

将腹腔镜技术和 ISR 结合，对低位直肠癌进行根治性切除保肛手术，力求以微创手术达到肿瘤根治目的，又保留肛门功能，提高患者生存质量，为低位直肠癌治疗手术提供了新的选择。腹腔镜手术对低位直肠癌保肛根治性切除有很多优势，因腹腔镜镜头可深入盆腔，多角度显示局部解剖结构，使外科医生在放大清晰的视野下细致解剖下段直肠，并尽可能向远端游离，直到耻骨直肠肌水平。目前尚无充足的腹腔镜 TME+ISR 手术临床研究结论，是值得探讨的方向。

【适应证】

1. 低位(距肛缘 4cm 以内)直肠广基绒毛状腺瘤恶变；

2. 低位早期直肠癌，未侵出肛管内括约肌层。肛门指诊肿瘤基底未固定，肿瘤直径 <3cm；

3. 早期肛管癌，未侵及肛门外括约肌，肛门指诊肿瘤基底未固定，肿瘤直径 <3cm；

4. 低位直肠恶性间质瘤，肿瘤直径 <3cm；

5. 部分术前接受放化疗的 Dukes C 期低位直肠癌。

【禁忌证】

1. 已侵及外括约肌的直肠肛管癌，肛门指诊肿瘤基底固定，肿瘤直径 >3cm；

2. 合并心肺疾患等不能行气管插管全身麻醉；

3. 有复杂腹部手术史、腹盆腔存在广泛粘连。

【术前准备】 同腹腔镜直肠低位前切除术。

【麻醉】

气管插管全身麻醉。

【体位与套管放置】

改良截石位及套管放置同腹腔镜直肠低位前切除术。

【手术步骤】

前期手术步骤与腹腔镜直肠低位前切除术相同，即由右侧腹腔与盆腔交界处切开乙状结肠系膜，沿 Toldt 筋膜表面分离，注意保护其下方的左侧输尿管。在乙状结肠系膜根部显露肠系膜下动脉，清扫系膜根部淋巴脂肪组织，沿血管分离出左结肠动脉后，在其起点远端结扎切断肠系膜下动脉（视频 39）。切开骶骨直肠韧带进入骶前间隙（视频 40）。由直肠系膜左右两侧向前游离直肠周围组织（视频 41）。直肠后方由骶前间隙一直分离至尾骨尖平面，直肠前方分离至前列腺水平以下，女性分离至阴道直肠隔下端至盆底（视频 42）。沿直肠壁分离至盆底肌平面进入括约肌间沟（视频 43）。

视频 39　沿肠系膜下动脉剥离，分离左结肠动脉

（潘凯　深圳市人民医院）

视频 40　切开骶骨直肠韧带进入骶前间隙

（潘凯　深圳市人民医院）

视频 41　游离直肠周围组织

（潘凯　深圳市人民医院）

视频 42　沿直肠系膜游离至盆底

（潘凯　深圳市人民医院）

视频 43　由盆底肌平面进入括约肌间沟

（潘凯　深圳市人民医院）

会阴手术组在肛缘皮肤做一周间断缝合，吊线牵引，将肛门口充分显露。由肛管括约肌间沟切开皮肤和皮下组织，找到内外括约肌间隙（图 16-139）。用电刀沿此间隙向近端锐性剥离。如行内括约肌部分切除，则垂直肠壁切透肥厚的内括约肌，达到内外括约肌间隙后再向近侧锐性游离（图 16-140）。向近端剥离达到齿状线水平，再继续向上沿肛提肌与内括约肌之间分离切开，即可与盆腔内分离面会合。远端切线距癌肿应有 2cm 的正常肠管和内括约肌。对术前接受放化疗者，肿瘤向远端浸润距离明显缩短，可放宽标准至 1cm。无论何种情况都应做术中快速冷冻切片检查，证实切缘无癌残留才能行保肛手术。

在腹腔镜下处理好肠系膜下血管，并在结肠边缘血管弓外侧裁剪系膜，游离足够的降结肠和乙状结肠，同时保留足够的边缘血管（图 16-141），以保证近端结肠的血运。将肿瘤和相关肠段由肛门拉出。在预定切除线切断肠管，直视下经肛门用 3-0 可吸收缝线行结肠和肛管吻合。也可将近端结肠做储袋后，与肛管皮肤或远端残留内括约肌作吻合（图 16-142）。将距回盲部约 20cm 末段回肠经扩大的右下腹套管孔提出，行预防性造口，未松解脾曲时，也可以选择横结肠造口。重建气腹，大量蒸馏水冲洗手术创面，放置引流管于盆腔最低处，由下腹引出（图 16-143）。

【要点分析】

要掌握进入内外括约肌间隙的技巧，内括约肌纤维细密、浅白色，呈鸡肉丝样，而外括约肌纤维粗大，呈红色牛肉丝样。两肌均有肌包膜，其间存在天然间隙。腹腔镜组的结肠游离要充分，又要确保吻合近端结肠有充分血供，以保证吻合口无张力、血运好。必要时需采取剥血管技术，保留左结肠动脉，而在其分出点远端结扎肠系膜下动脉。在肛管切除线处必须垂直肛管壁直接切透内括约肌全层，进入内外括约肌间隙，再沿此间隙向盆腔游离会师。

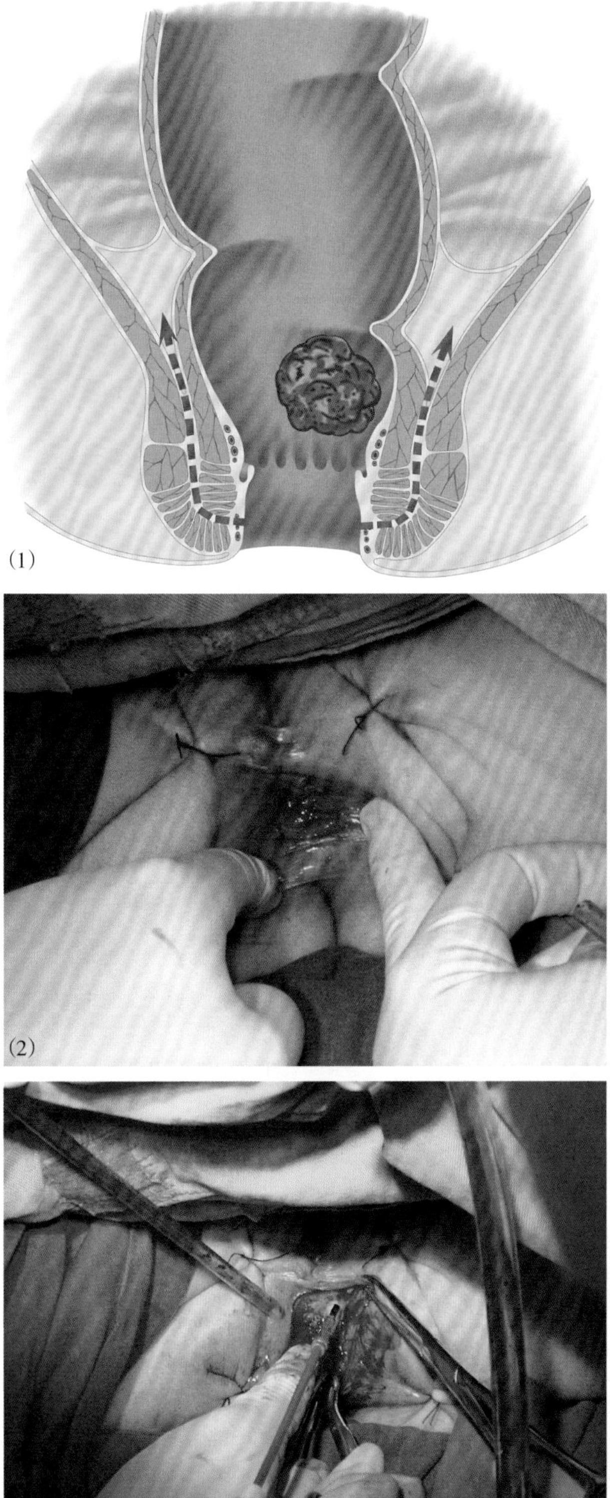

图 16-139　进入内外括约肌间隙

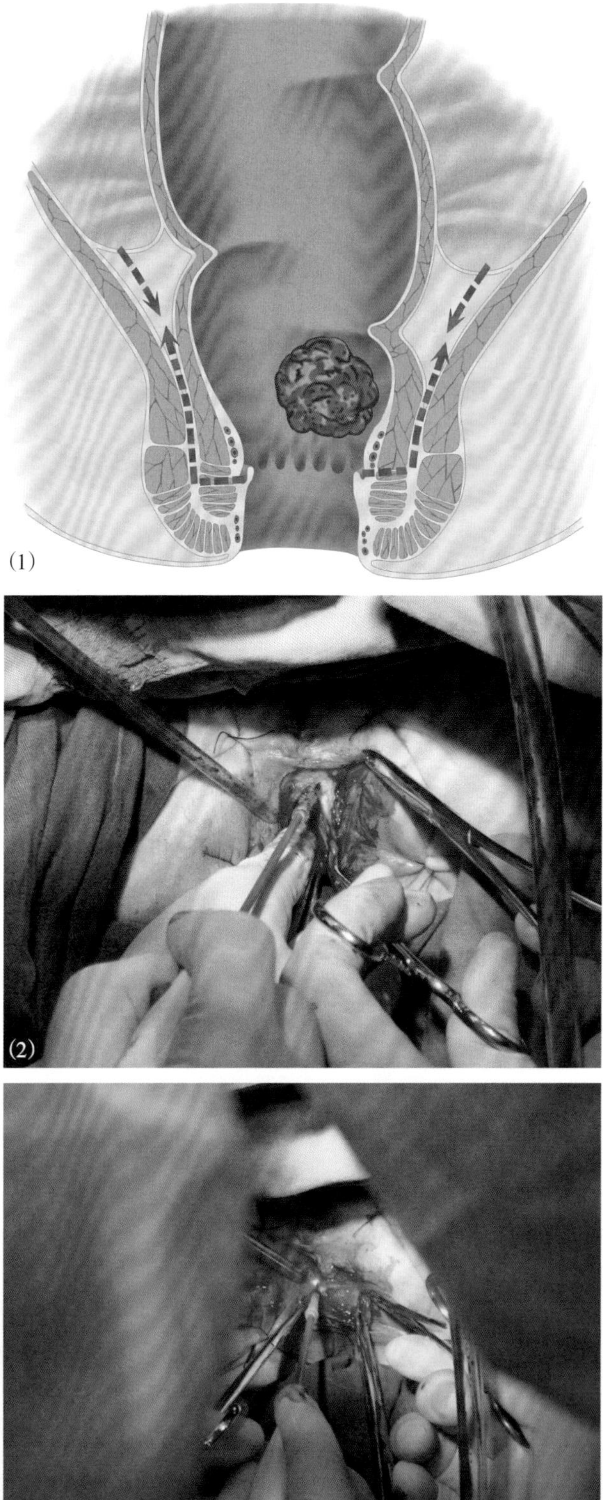

图 16-140　垂直肠壁切透内括约肌，达到内外括约肌间隙

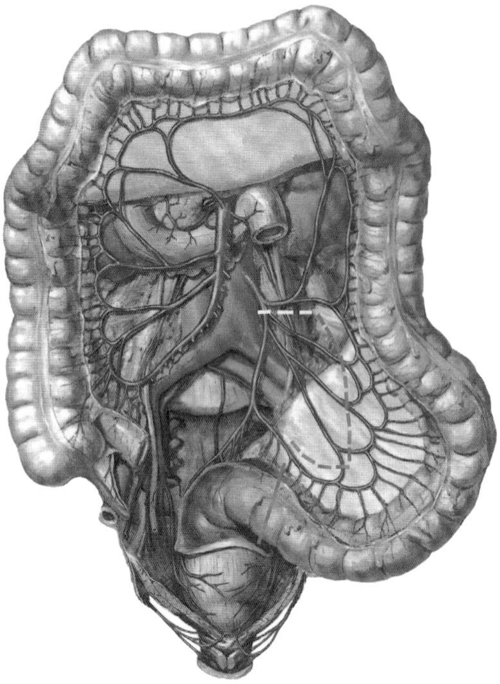

图 16-141　处理肠系膜下血管及系膜，保留足够的边缘血管

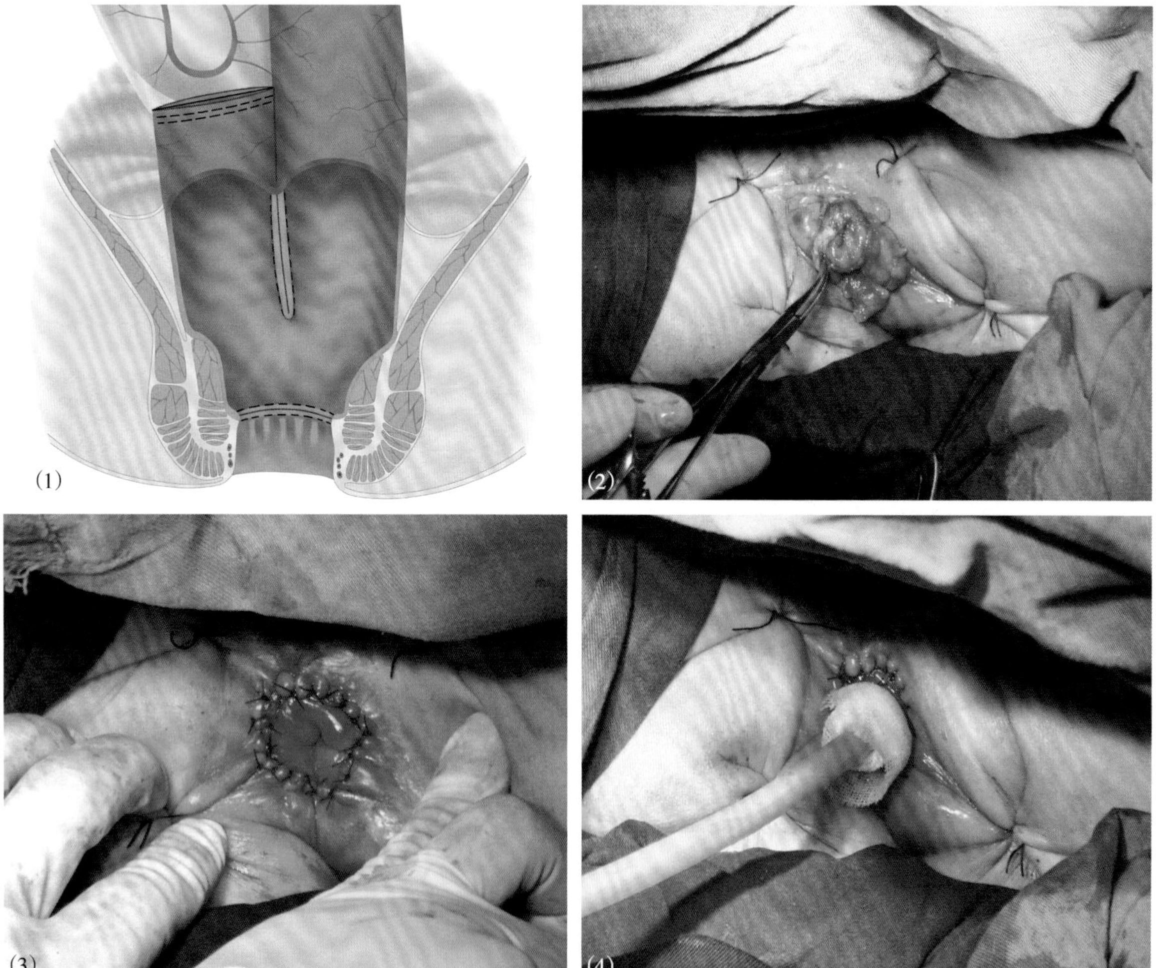

图 16-142　远端结肠做储袋后，与残留内括约肌吻合

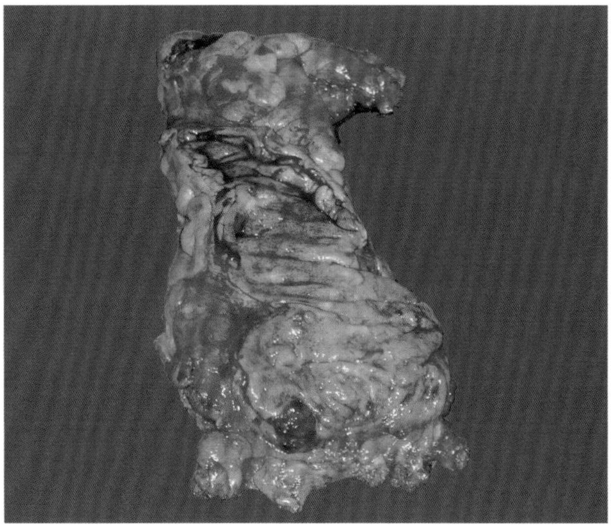

图 16-143 直肠肿瘤及内括约肌标本

【术后处理】

结肠与肛管皮肤形成的吻合口易发生狭窄，术后半月起每日应予扩肛治疗。

余同腹腔镜直肠低位前切除术。

【并发症及处理】

术中并发症主要为血管损伤出血。为保留左结肠动脉，需要沿肠系膜下动脉进行剥离，如操作不当可损伤肠系膜血管而被迫结扎，以致吻合近端结肠血运不良。另术中需裁剪相当长一段乙状结肠系膜，如操作不当会损伤结肠边缘血管。若发生上述情况需游离结肠脾曲，切除更多的血运不良肠段，以保证吻合口无张力和血运良好。

吻合口漏多发生于术后 4~6 天，多因吻合口存在张力或血运不良引起。若漏口小，漏出量少，经禁食、肠外营养支持、局部充分引流等保守治疗多可治愈。如出现高热、急性腹膜炎则需立即剖腹探查，充分清洗腹盆腔后放置通畅引流，并行横结肠或末段回肠造口。如情况紧急，估计结肠中内容物较多，可拆除吻合口，行近端结肠造口。如腹膜炎症状及体征不重、发热但无高热、盆腔引流量较多时，也可考虑再次腹腔镜探查，清洗腹盆腔及放置引流，并行腹腔镜末段回肠或横结肠造口，可避免剖腹探查的巨大创伤。

顽固性腹泻和控便功能差是术后最常见的症状，腹泻可多达 20~30 次 / 日，患者常难以控制粪便溢出和气体逸出，污染内衣。治疗上注意维持水电解质平衡，同时应用小檗碱、洛哌丁胺等止泻药物。症状多持续数月至 1 年以上，经饮食调理、药物治疗、排便功能训练后部分可逐渐减轻。部分患者症状长期不能减轻，生活质量差，最终被迫选择永久性造口。

五、经上下入路会师低位直肠癌保肛根治术

腹腔镜低位直肠癌保肛根治手术面临一系列困难，尤其在男性患者，骨盆狭窄，肿瘤位置低（距肛缘 4~6cm），体积较大且患者肥胖时，在腹腔镜下盆腔内手术野不易显露，操作空间狭小，易损伤肠壁或遗漏肿瘤组织。

【适应证】

1. 低位直肠肿瘤，距肛缘 4~6cm。
2. 直肠肿瘤直径约 3~4cm。
3. 体型肥胖、骨盆狭小的患者。

【禁忌证】

1. 直肠肿瘤距肛缘小于 3cm。
2. 肿瘤直径大于 4cm，且与盆壁相浸润。
3. 年龄大于 70 岁。

【手术器械】

腹腔镜和开放手术用超声刀，31~33mm 圆形吻合器，半圆形肛窥器。

【术前准备】

同腹腔镜直肠低位前切除术。

【麻醉】

气管插管全身麻醉。

【体位与套管放置】

同腹腔镜直肠低位前切除术。

【手术相关解剖】

【手术步骤】

1. 下入路部分　患者取改良截石位，会阴部及肛门直肠内用 1% 碘附再次消毒，充分扩肛，缝线牵拉肛缘皮肤，使肛缘充分显露。也可采用折刀位。在直视下、或半圆肛窥辅助下，沿直肠肿瘤下缘约 1cm 处荷包缝合直肠一圈，结扎后使远端直肠与肿瘤隔离（图 16-147）。沿缝扎线下 1cm 肠壁先切开直肠后壁，进入直肠后疏松结缔组织间隙，然后分别从左右两侧切开直肠壁，进入直肠周围疏松间隙（图 16-148）。用两根小纱条塞入直肠周边疏松组织间隙中，将离断的直肠近端与远端隔离开（图 16-149）。

2. 上入路部分　按常规腹腔镜直肠癌手术摆放体位和放置套管（图 16-150、图 16-151）。游离乙状结肠系膜根部，显露肠系膜下动脉，试夹其根部，观察乙状结肠肠壁旁血管有无搏动。如见搏动，在距其根部 0.5cm 处结扎后切断。如未见明显搏动，则可沿肠系膜下动脉分离显露出左结肠动脉后，在

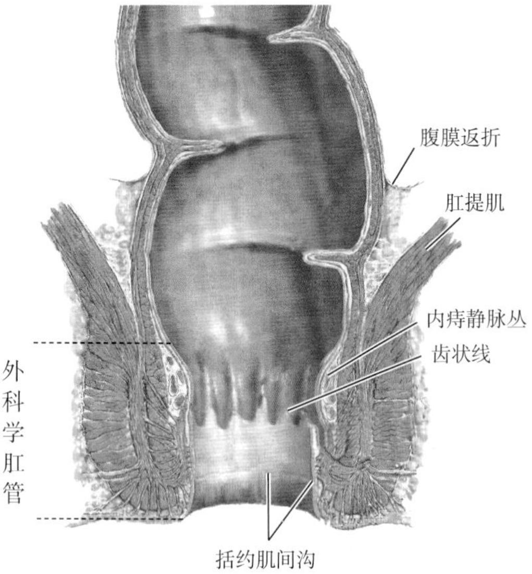

图 16-144　直肠局部解剖图

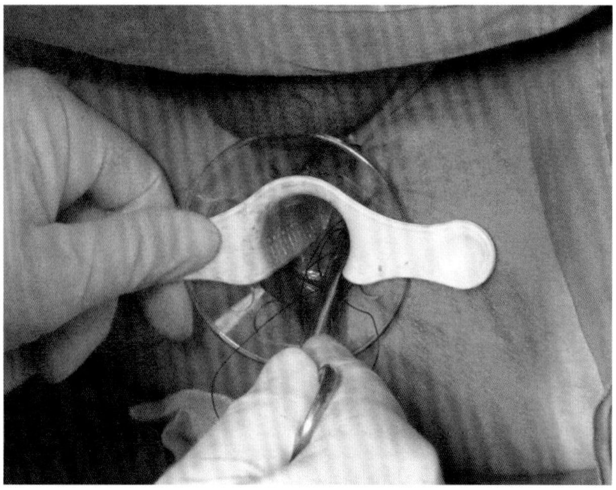

图 16-147　在半圆肛窥辅助下，直肠荷包缝合

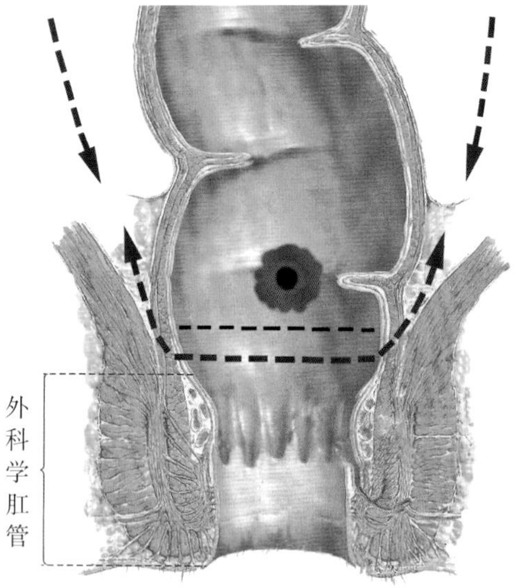

图 16-145　经上下入路会师图

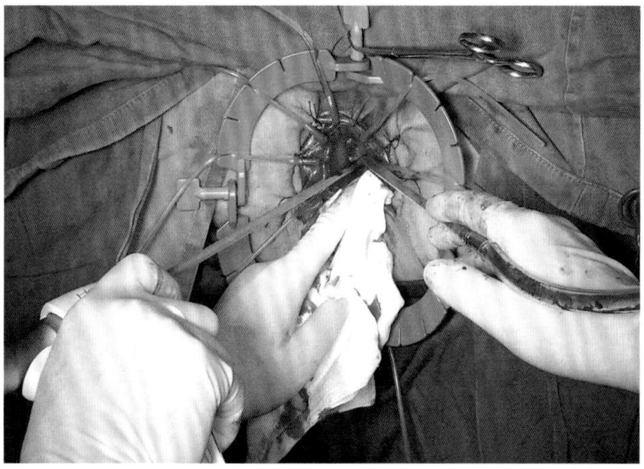

图 16-148　用超声刀切开肠壁，进入直肠后间隙

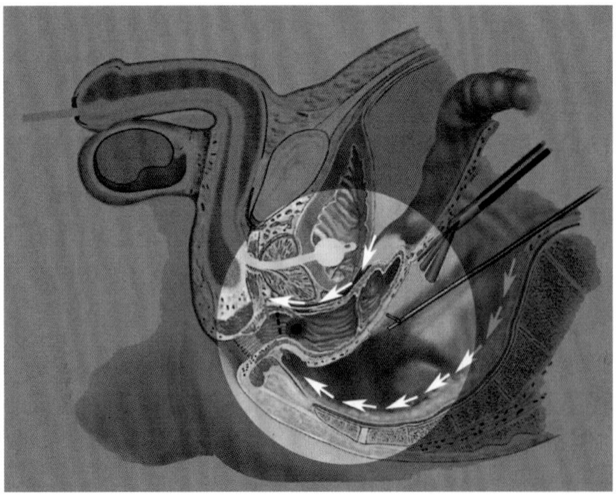

图 16-146　经上下入路腹腔镜手术示意图

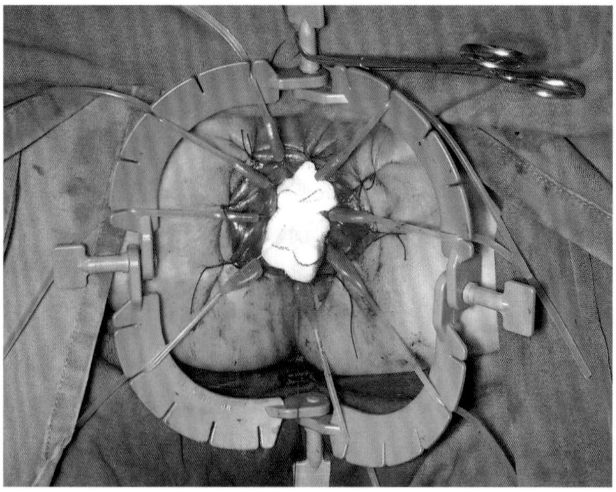

图 16-149　小纱条经离断直肠壁处塞入其周边疏松组织

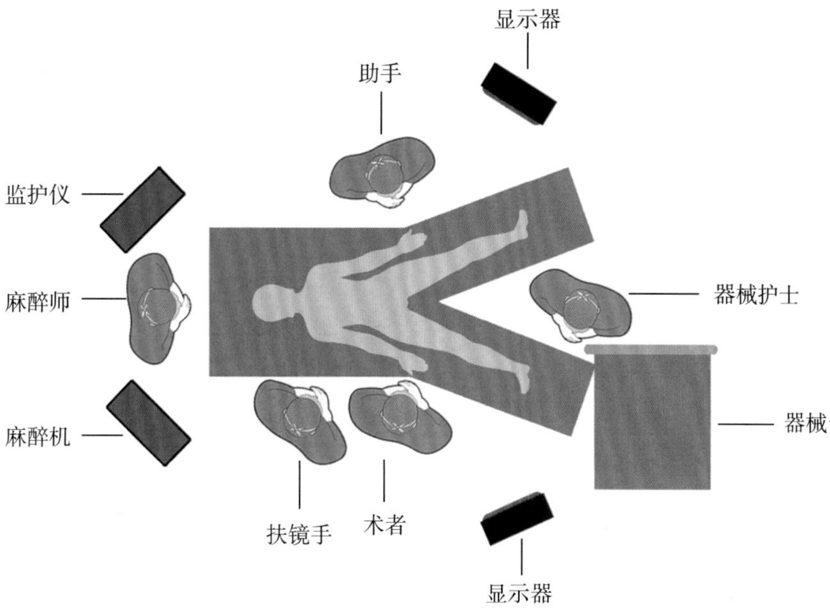

图 16-150 经上下入路直肠癌根治术手术室布局

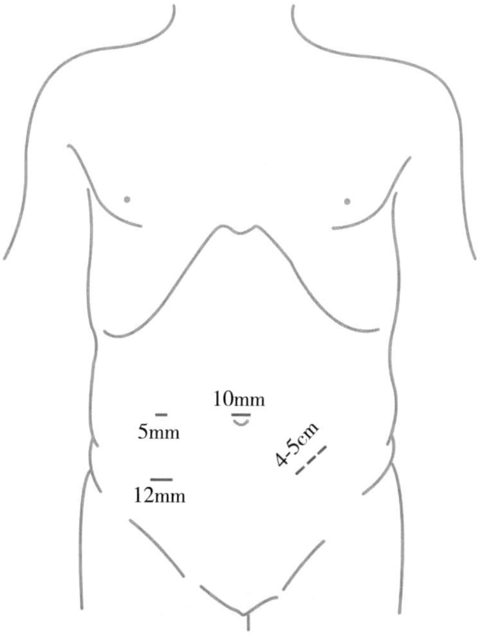

图 16-151 经上下入路直肠癌根治术套管放置

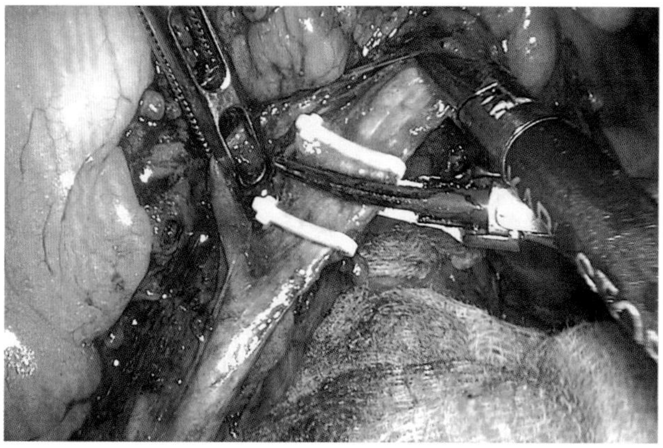

图 16-152 分离出左结肠动脉后，在其远端结扎离断肠系膜下动脉

视频 44 结扎肠系膜血管根部、游离乙状结肠系膜
（潘凯 深圳市人民医院）

其分出点远端结扎肠系膜下动脉干，即保留左结肠动脉的血供（图 16-152）。在同一水平结扎切断肠系膜下静脉，沿 Toldt 筋膜分离乙状结肠系膜，注意保护输尿管，离断乙状结肠系膜根部，清扫周围淋巴结（视频 44）。沿乙状结肠系膜根部切开直肠骶骨韧带，进入骶前间隙（图 16-153）。沿直肠系膜左、右边缘游离，在直肠膀胱陷凹底部会和，显露精囊腺，注意保护其被膜，沿被膜分离直肠前间隙（图 16-154）。沿骶前间隙向下锐性分离，此时调整腹腔镜镜头视野向上，可较好地暴露直肠系膜末端（图 16-155），分离直肠系膜左右间隙。在骶前间隙底端先与会阴部塞入的纱布会师，然后沿纱布左右二路绕向前方，完成与纱布的完整会师（图 16-156、视频 45），注意保留直肠荷包缝线，以确保肿瘤完整切除（图 16-157）。

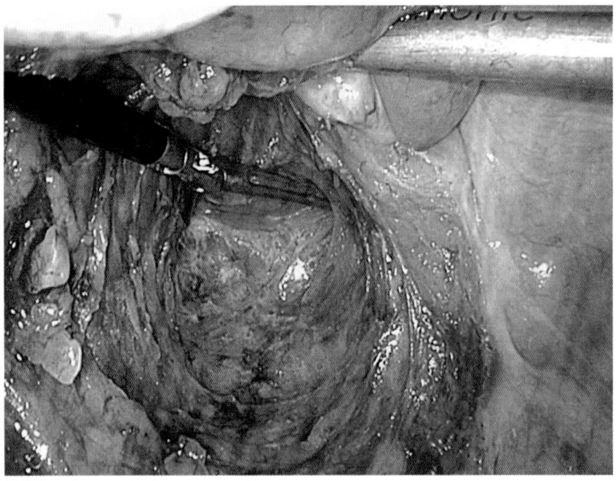

图 16-153　切开直肠骶骨韧带，进入骶前间隙

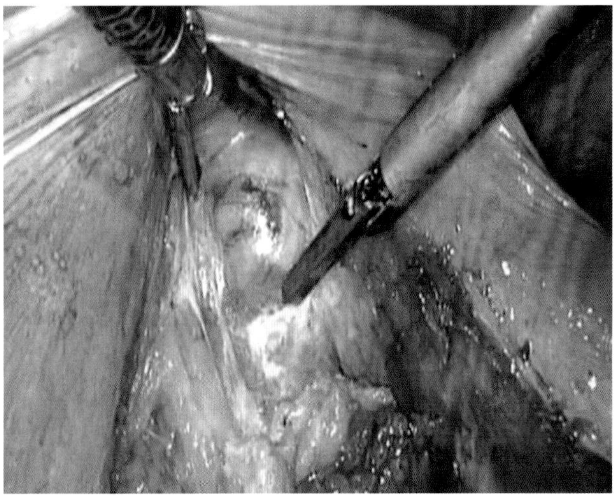

图 16-154　显露精囊腺，沿其被膜分离直肠前间隙

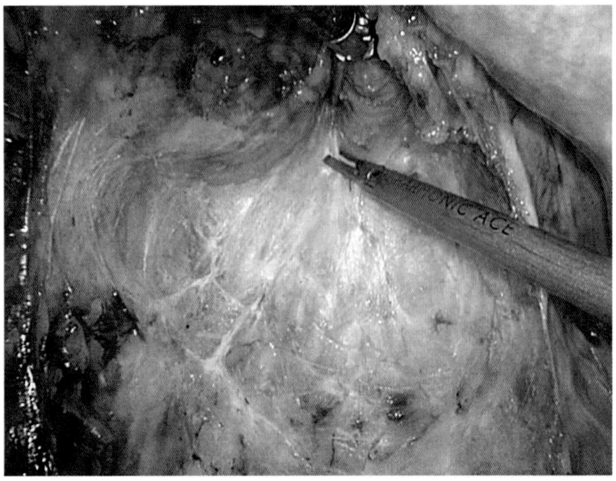

图 16-155　将腹腔镜镜头视野向上，显露直肠系膜末端

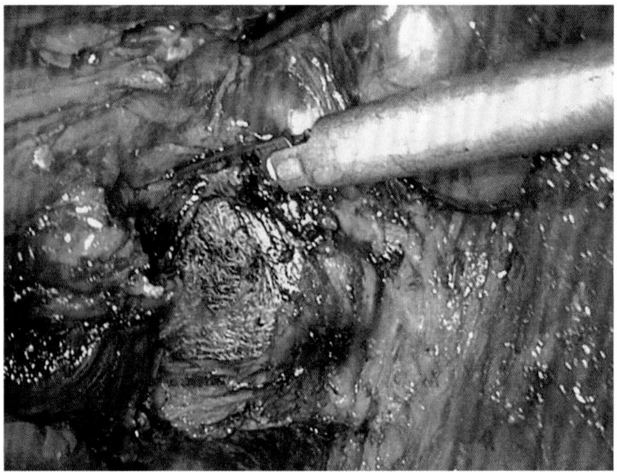

图 16-156　在骶前间隙底端先与会阴部塞入的纱布会师

视频 45　腹腔镜下在骶前间隙底端与会阴部塞入的纱布会师

（潘凯　深圳市人民医院）

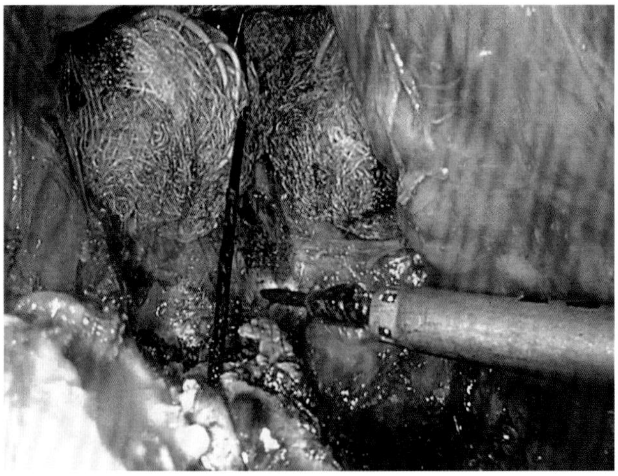

图 16-157　直肠荷包缝线提示肿瘤切除完整

3. 切除直肠肿瘤及其系膜　如肿瘤直径较小，可直接经末端直肠由肛门拉出，在会阴部体外切除直肠肿瘤及其系膜（图 16-158），并将圆形吻合器钉砧放置在近端乙状结肠残端，由肛门直肠送回腹腔内（图 16-159、视频 46）。

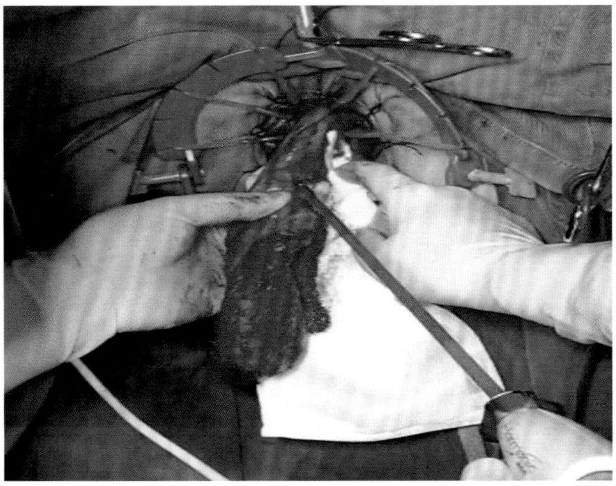

图 16-158　在会阴部体外切除直肠肿瘤及其系膜

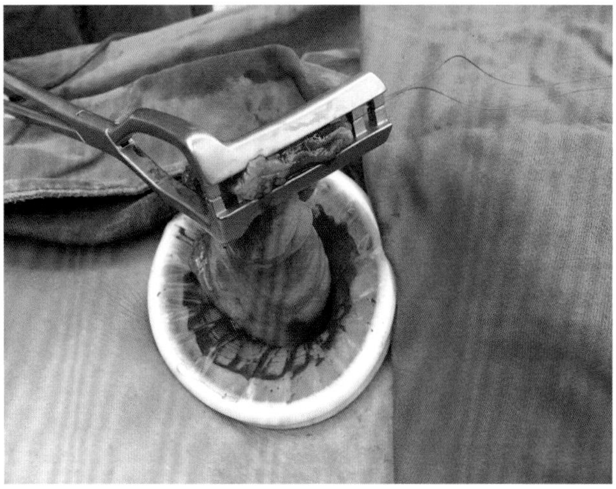

图 16-160　放置切口保护器，将直肠肿瘤及其系膜由此拉出切除

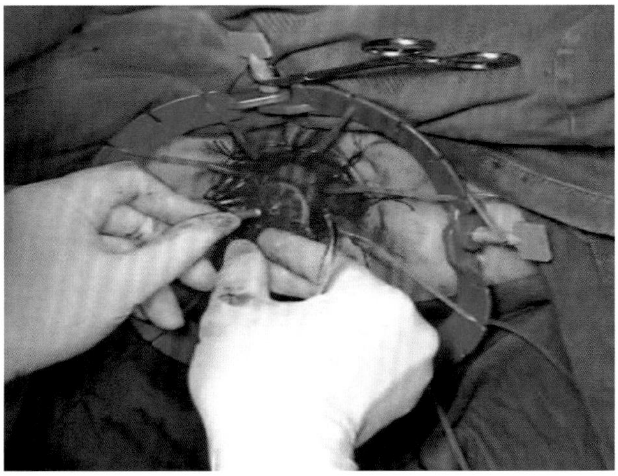

图 16-159　将吻合器钉砧放置在近端乙状结肠残端

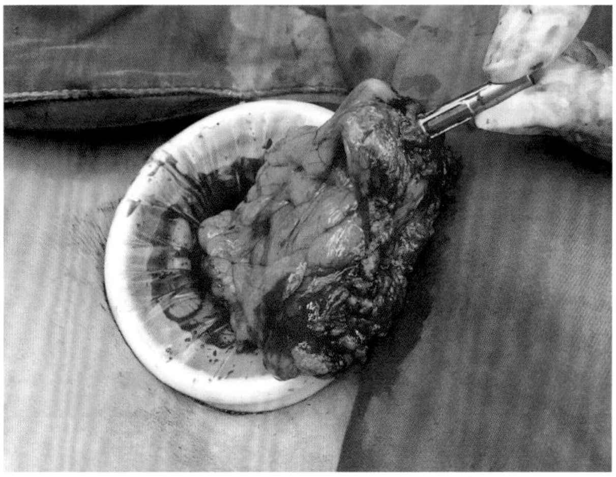

图 16-161　放置吻合器钉砧于乙状结肠残端

视频 46　在体外切除肿瘤，放置钉砧，直视下荷包缝合直肠残端

（潘凯　深圳市人民医院）

如肿瘤直径较大，或乙状结肠系膜较肥厚短缩，可在左下腹做一长约 5cm 的反麦氏切口，放置切口保护器（图 16-160），将直肠肿瘤及其系膜由此拉出，并在腹部体外予以切除。将圆形吻合器钉砧放置在乙状结肠残端，修整乙状结肠及其系膜，保留足够的结肠长度，确定吻合后无张力（图 16-161）。

4. 结肠直肠吻合　从会阴部作远端直肠残端荷包缝合（图 16-162），放入 31~33mm 吻合器，与腹腔内钉砧相连接，击发吻合（图 16-163）。向盆腔内注入生理盐水，夹闭吻合口近端结肠，由肛门向直肠注入气体，检验吻合口密闭性（视频 47）。亦可直视下检查吻合口（图 16-164）。放置引流管于盆腔内，由下腹引出。经扩大的右下腹套管孔行末段回肠预防性造口，若未游离脾曲也可选择横结肠造口。放置引流管于直肠内，由肛门引出（图 16-165）。

【要点分析】

常规腹腔镜直肠癌根治手术中，当游离至直肠系膜底端，因位置太低，手术野狭小，特别在男性体胖、肿瘤较大的患者，操作十分困难，且易损伤直肠壁，不易准确控制远端直肠残端切缘。经上下入路会师直肠癌根治术即是针对这一情况设计。

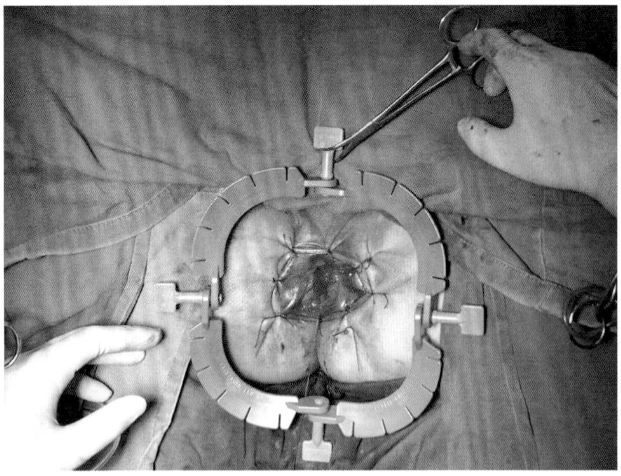

图 16-162　从会阴部作远端直肠残端荷包缝合

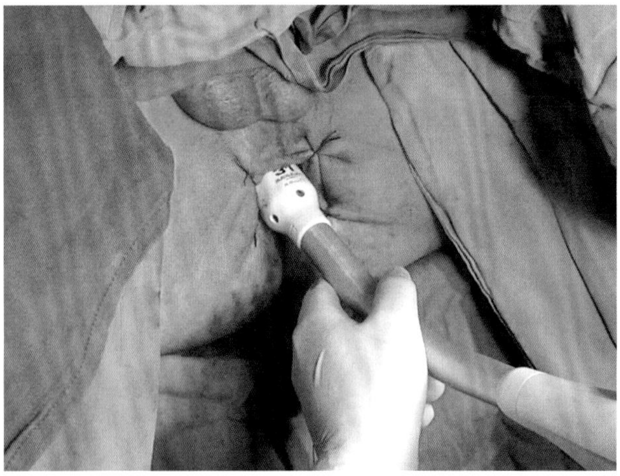

图 16-163　由肛门放入吻合器

视频 47　腹腔镜下行结直肠吻合

首先在下入路中，直视下在直肠肿瘤下缘 1cm 处环形荷包缝合远端肠壁，将肿瘤包围隔离，继而在结扎线下 1cm 处环行切开肠壁，进入直肠周围结缔组织间隙中，彻底横断直肠远端，以此确保直肠远端切缘阴性，同时也很大程度地降低了手术难度，节约了手术时间，提高了手术质量。上入路手术过程与常规腹腔镜直肠癌根治术相似，不同的是在游离下端直肠系膜时，仅需直接向下分离，与已横断的直肠断端相会合，而无须在分离直肠系膜底端时

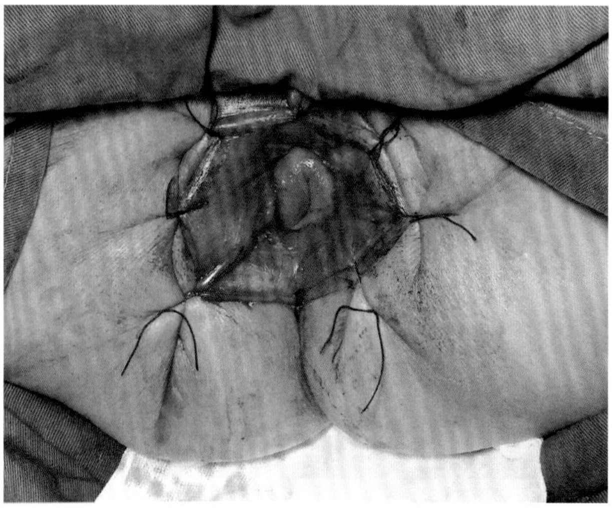

图 16-164　直视下检查吻合口

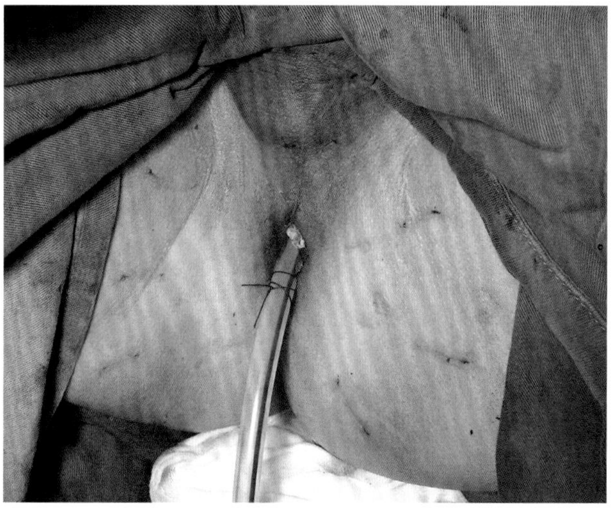

图 16-165　放置引流管于直肠内，由肛门引出

向肠壁拐弯靠近，减去了在狭窄盆腔底部横断直肠的困难操作，降低了手术难度，也必然降低了损伤风险。

【注意事项】

1. 会阴部操作时要显露好肛门，充分扩肛，确认在肿瘤下缘以下缝合隔离。用超声刀横断直肠，创面保持干净，将白色纱条塞入直肠周围创面结缔组织中，以此标记横断创面，方便上入路推进时接头会师。

2. 腹部操作时游离直肠系膜需沿其包膜进行，向下与白色纱布会师，切勿进入包膜而误入直肠。

3. 由于进行极低位结直肠吻合，离断肠系膜下动脉后，近端结肠来自边缘动脉的血液供应距离较长，残端供血较差，建议行末段回肠预防性造口，以确保吻合口安全愈合。

【术后处理】

1. 按腹腔镜直肠癌根治术后常规护理，做好术后镇痛、饮食管理、体位摆放、按摩下肢等工作。

2. 由于吻合口离肛门很近，术后排气后，需隔天扩肛一次，持续 3 个月至半年。尤其是行末段回肠预防性造口的患者，需每日至少一次扩肛治疗，并辅以提肛练习，直至 3~6 个月后行造口还纳手术。

3. 术后提肛练习，即主动收缩肛门括约肌的一项锻炼，以期提高患者术后的控便能力。

【并发症及处理】

同腹腔镜直肠低位前切除术。

（杨雪菲 潘凯）

参考文献

[1] Heald RJ, Husband EM, Ryall RD. The mesorectum in rectal cancer surgery—the clue to pelvic recurrence? [J]. Br J Surg, 1982, 69(10): 613-616.

[2] Heald RJ, Ryall RD. Recurrence and survival after total mesorectal excision for rectal cancer [J]. Lancet, 1986, 1(8496): 1479-1482.

[3] MacFarlane JK, Ryall RD, Heald RJ. Mesorectal excision for rectal cancer [J]. Lancet, 1993, 341(8843): 457-460.

[4] Noam S, Steven DW. Current status of laparoscopy for the treatment of rectal cancer [J]. World J Gastroenterol, 2014, 20(41): 15125-15134.

[5] Ido M, Haggi M. Role of laparoscopy in rectal cancer: A review [J]. World J Gastroenterol, 2014, 20(17): 4900-4907.

[6] Lyttle JA, Parks AG. Intersphincteric excision of the rectum [J]. Br J Surg, 1977, 64(6): 413-416.

[7] Schiessel R. Surgical technique of intersphincteric resection [M]//Intersphincteric Resection for Low Rectal Tumors. Springer Vienna, 2012: 73-84.

[8] Fujii S, Yamamoto S, Ito M, *et al*. Short-term outcomes of laparoscopic intersphincteric resection from a phase II trial to evaluate laparoscopic surgery for stage 0/I rectal cancer: Japan Society of Laparoscopic Colorectal Surgery Lap RC[J]. Surg Endosc, 2012, 26(11): 3067-3076.

[9] Chi P, Huang SH, Lin HM, *et al*. Laparoscopic Transabdominal Approach Partial Intersphincteric Resection for Low Rectal Cancer: Surgical Feasibility and Intermediate-Term Outcome [J]. Ann Surg Oncol, 2015, 22(3): 944-951.

第六节 经自然腔道取标本的腹腔镜结直肠癌根治手术

腹腔镜手术是在建立气腹后通过腹壁套管置入腹腔镜和器械进行操作，而所切除的胃肠道标本较大，并需保持完整性以进行病理学评估，故目前除数个放置套管的小切口（小于 12mm）外，仍需 5cm 左右的腹壁切口取出标本，对于较肥胖的患者，这个切口可能更大。腹腔镜手术虽已大大减少了传统开腹手术的腹壁创伤，但取标本切口在术后仍有一定程度的疼痛，并留有瘢痕，在较肥胖患者切口感染风险更高。故尽量减小或消除腹壁切口、减轻术后疼痛、避免切口并发症，消除手术创伤对患者的长期社会心理学影响，是目前腹腔镜手术寻求的更高目标。乙状结肠和直肠癌占大肠肿瘤 80% 以上，可利用其距肛门（女性患者距阴道）较近的解剖位置，将切除的手术标本由这些自然通道取出，从而消除腹壁取标本切口。本节叙述不同部位结直肠肿瘤切除标本经自然腔道的取出方式及吻合重建方法。

【适应证】

1. 乙状结肠和直肠的广基绒毛状腺瘤、腺瘤恶变；

2. cT_3 期乙状结肠和直肠腺癌，直径小于 3cm；

3. 直径小于 3cm 的乙状结肠和直肠恶性间质瘤，未侵出浆膜。

【禁忌证】

1. 肿瘤直径大于 4cm；

2. 肛门狭小；

3. 女性患者有阴道、子宫颈、子宫手术史；

4. 患者肥胖，乙状结肠系膜过于肥厚。

【术前准备】

同本章第二节。

【麻醉】

气管插管全身麻醉。

【体位与套管放置】

同腹腔镜直肠癌根治术。

【手术步骤】

前期腹腔镜手术与腹腔镜直肠癌根治术相同，即根部结扎离断肠系膜动静脉，游离乙状结肠系膜。

1. 肿瘤距肛门 20~40cm 在直肠与乙状结肠交界处离断肠管（图 16-166）。充分扩肛，用生理盐水和 1% 碘附冲洗末端肠管后，用超声刀横行切开远端离断闭合处（仅切开靠结肠带面的二分之一肠

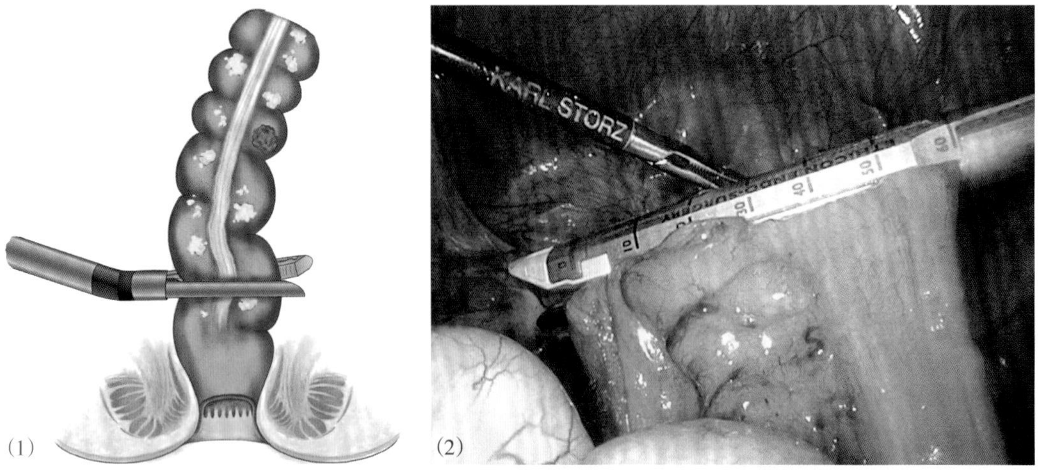

图 16-166　在直乙交界处离断肠管

管)，利用 TEO 手术器械的直径 4cm 硬质肛门镜，由肛门插入直肠进入腹腔，由此将圆形吻合器钉砧头置入腹腔(图 16-167)。放入前，钉砧头需稍加处理，将 10cm 带有弯针的 3-0 缝线固定在钉砧中心杆尖端(图 16-168)。腹腔镜下在距肿瘤约 8cm 的结肠近端，横行切开一 2cm 小口，将钉砧头放入肠腔内，将

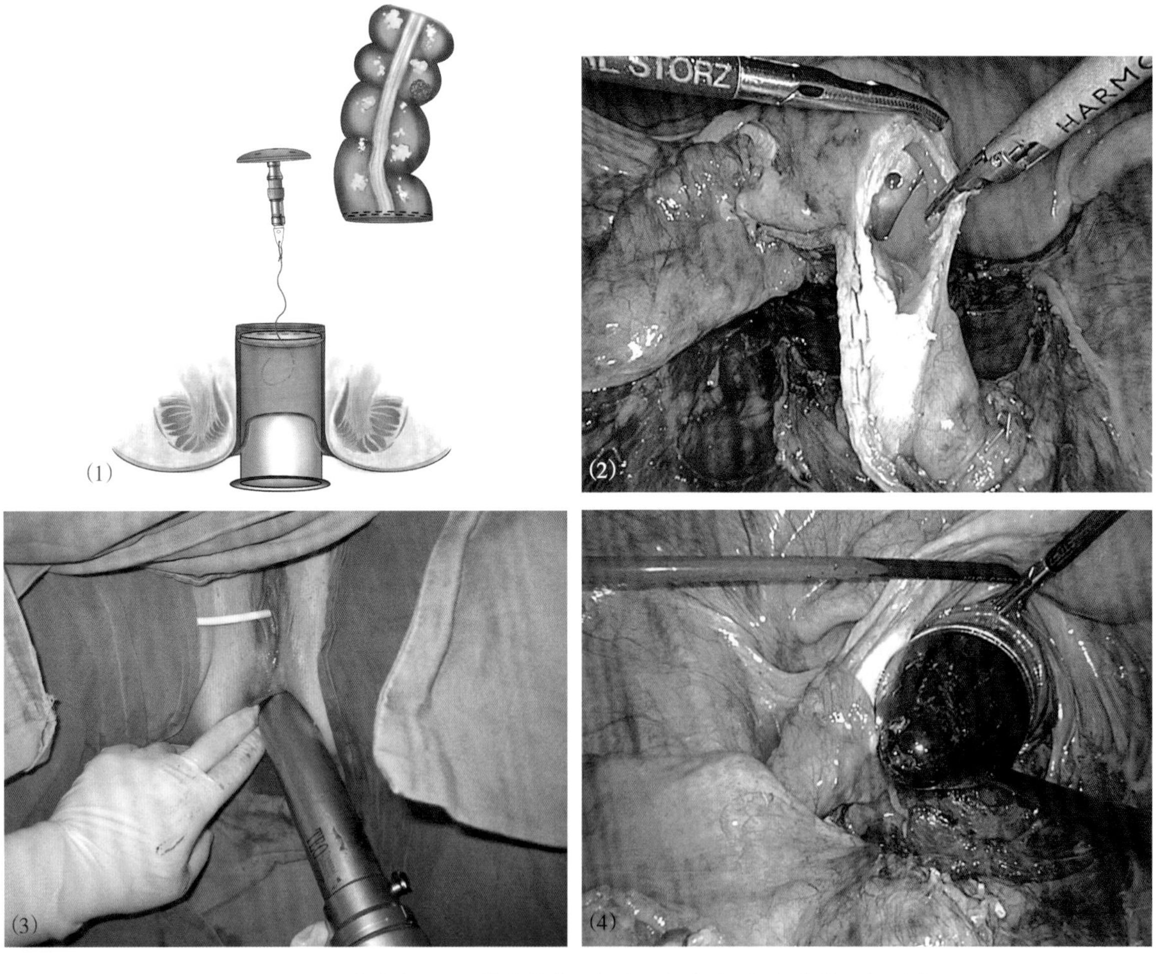

图 16-167　将直径 4cm 的套管由肛门直肠插入腹腔，经此放入钉砧头

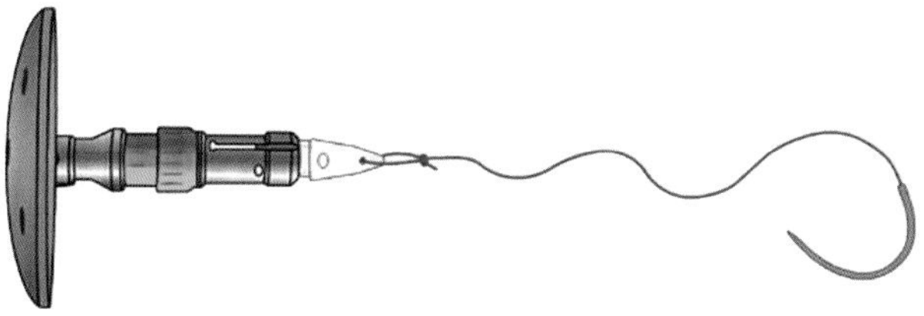

图 16-168　钉砧头制作

弯针自小切口近端 2cm 处肠壁穿出，拉出缝线（图 16-169）。用直线切割闭合器在拉出缝线处远端约 2mm 处切割闭合横断肠管（图 16-170）。牵引缝线，拉出钉砧中心杆尖端，继而拉出杆部，使钉砧贴紧结肠离断平面（图 16-171）。取除带线尖端经套管取出（图 16-172）。经肛门镜取出切除的肿瘤肠段标本（图 16-173），撤除肛门镜，用直线切割闭合器封闭直肠残端（图 16-174）。切割的少量近端肠管组织经套管取出（视频 48）。将吻合器经肛门置入，与近端结肠内钉砧对接，完成吻合（图 16-175）。

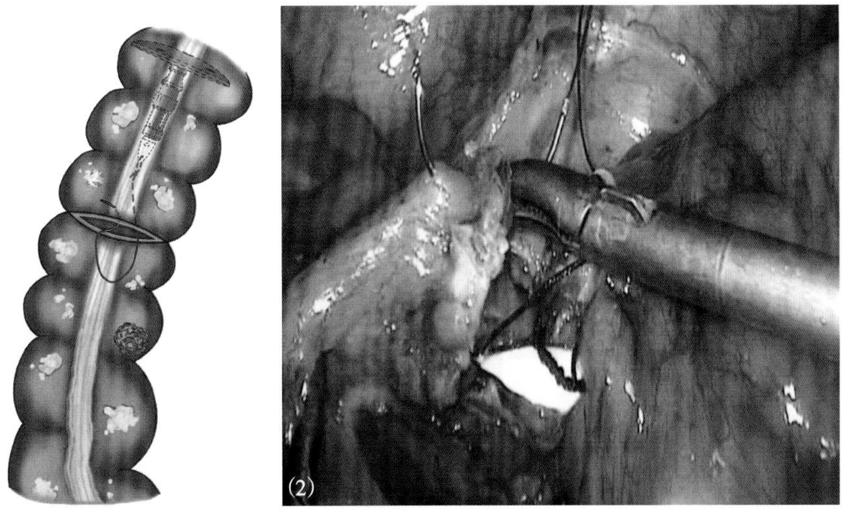

(1)　(2)

图 16-169　将钉砧头放入结肠腔内

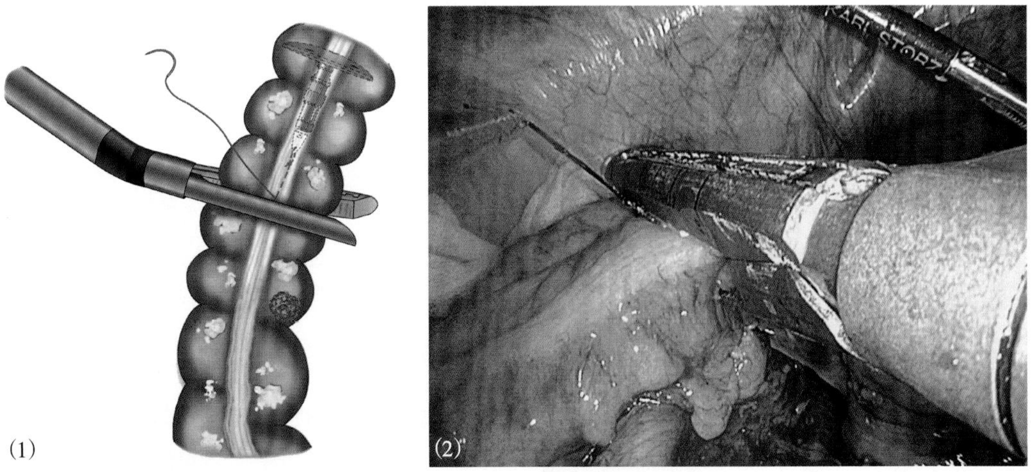

(1)　(2)

图 16-170　用直线切割闭合器横断肠管

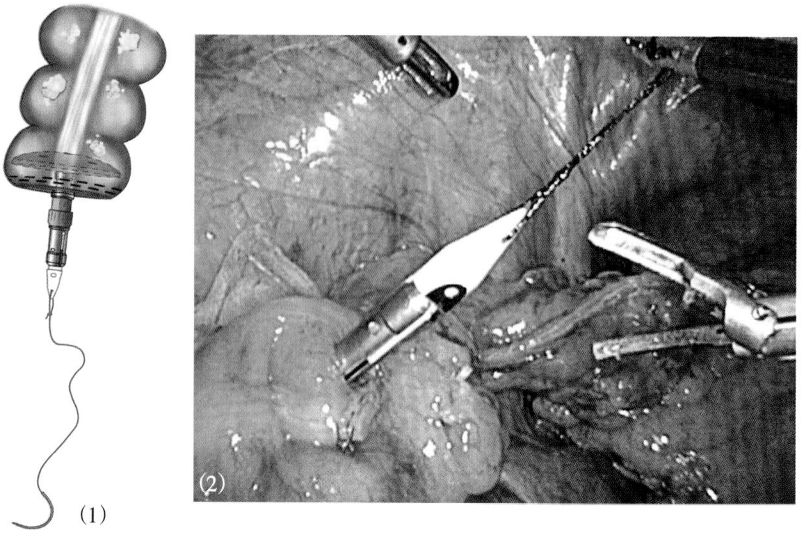

图 16-171　牵引缝线，由结肠闭合端拉出钉砧中心杆

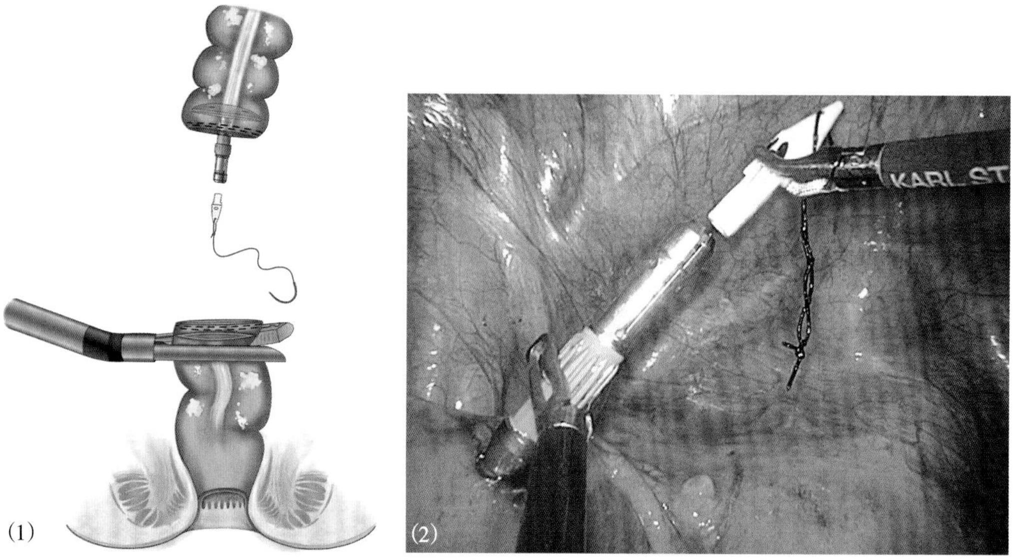

图 16-172　使带线尖端与中心杆脱离

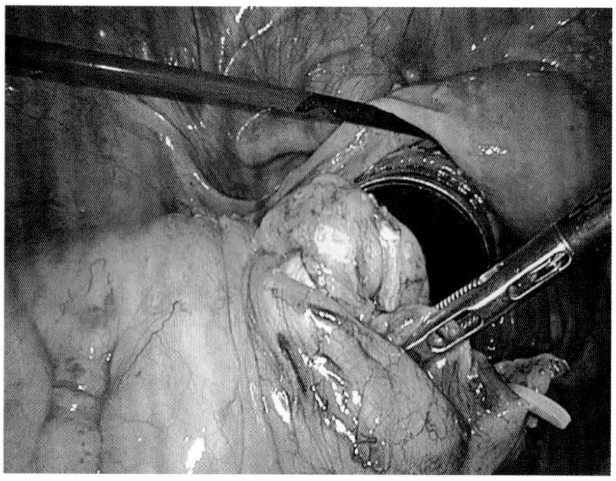

图 16-173　由肛门镜取出标本

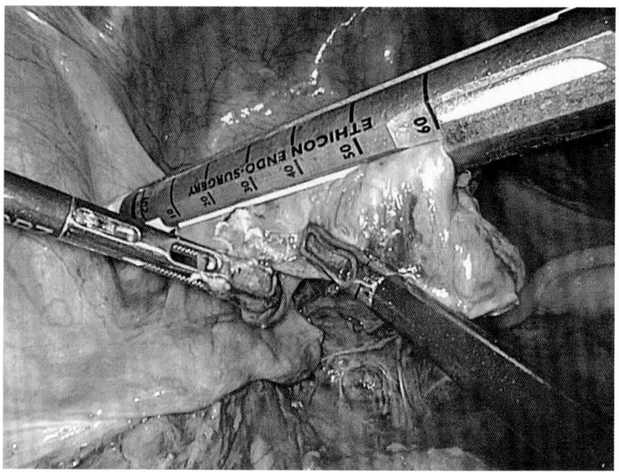

图 16-174　用直线切割闭合器封闭直肠残端

视频 48　缝针法放置吻合器钉砧
（潘凯　深圳市人民医院）

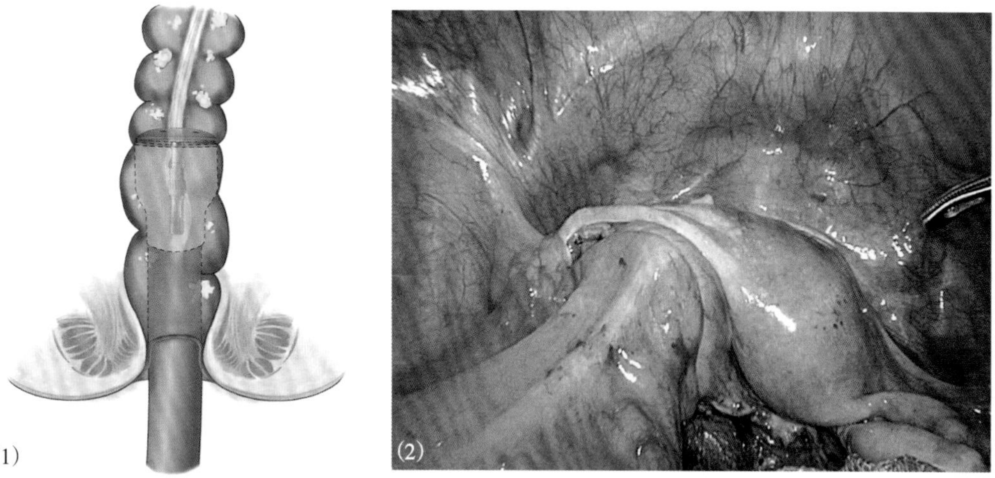

（1）　（2）

图 16-175　结直肠吻合

另一种放置钉砧的方法，是将其尖端穿一丝线，在肿瘤近端足够切除距离的结肠带上做纵行小切口，放入钉砧。将丝线牵拉至小切口近端顶端，用直线切割闭合器横断此处结肠，然后牵引丝线，拉出钉砧中心杆，即可将其安置在近端结肠上。取除带线尖端后经套管取出。同上述方法进行结直肠端 - 端吻合（图 16-176、视频 49）。

2. 肿瘤距肛门 10~20cm　在距肿瘤远端 2~5cm 处用直线切割闭合器离断直肠（图 16-177）。用生理盐水和 1% 碘附冲洗远端直肠，将远端直肠残端肠壁横行切一 3cm 小口，将近端肿瘤肠段由此经肛门拉出体外（图 16-178），可用肛门镜协助经肛门置入牵拉器械（视频 50）。在肿瘤上缘 6~10cm 处离断肠管，取出标本，放置圆形吻合器钉砧于近端结肠，经肛门送回腹腔（图 16-179）。腹腔镜下用直线切割闭合器封闭直肠残端（图 16-180）。切割的少量近端肠管组织经套管取出（视频 51）。将吻合器由肛门置入，与腹腔内钉砧相接，完成吻合（图 16-181）。

3. 肿瘤距肛门 5~10cm　将游离的乙状结肠中下段用腹腔内肠夹临时阻断，用生理盐水和 1% 碘附冲洗远端肠腔后，直接用超声刀在距肿瘤下缘 2~5cm 处离断（图 16-182）。经肛门将直肠肿瘤拉出体外（图 16-183）。在距肿瘤上缘 6cm 处离断肠管，切除肿瘤，放置圆形吻合器钉砧头，经肛门送回腹腔（图 16-184）。经肛门直视下将远端直肠残端做一荷包缝合（图 16-185）。将吻合器由肛门置入，与腹腔内钉砧相接，完成吻合（图 16-186）。最后经扩大的右下腹套管孔行末段回肠预防性造口。

以上三种情况主要用于男性和部分女性患者，对于年长女性患者可经阴道置入肛门镜，在腹腔镜下切开阴道后穹隆，送入钉砧和取出标本（视频 52、53）。撤除肛门镜后，可经阴道或在腹腔镜下缝合阴道后穹隆开口。

【要点分析】

当病变距肛缘 20~40cm 时，主要问题是如何将钉砧头放入近端结肠。可选方法多样，但均存在一定技术难度。除以上介绍的方法，也可用腹腔镜下缝合法，在近端结肠缝一荷包，放入钉砧头固定，但缝合技术有难度，需根据术者技术水平选择。采用器械固定法时，在钉砧头中心杆连一弯针，钉砧置入结肠后，最终是利用缝针将中心杆穿出肠壁，在紧贴钉砧切割闭合结肠前，应先拉出拉紧缝线，勿将缝线夹在闭合器中。

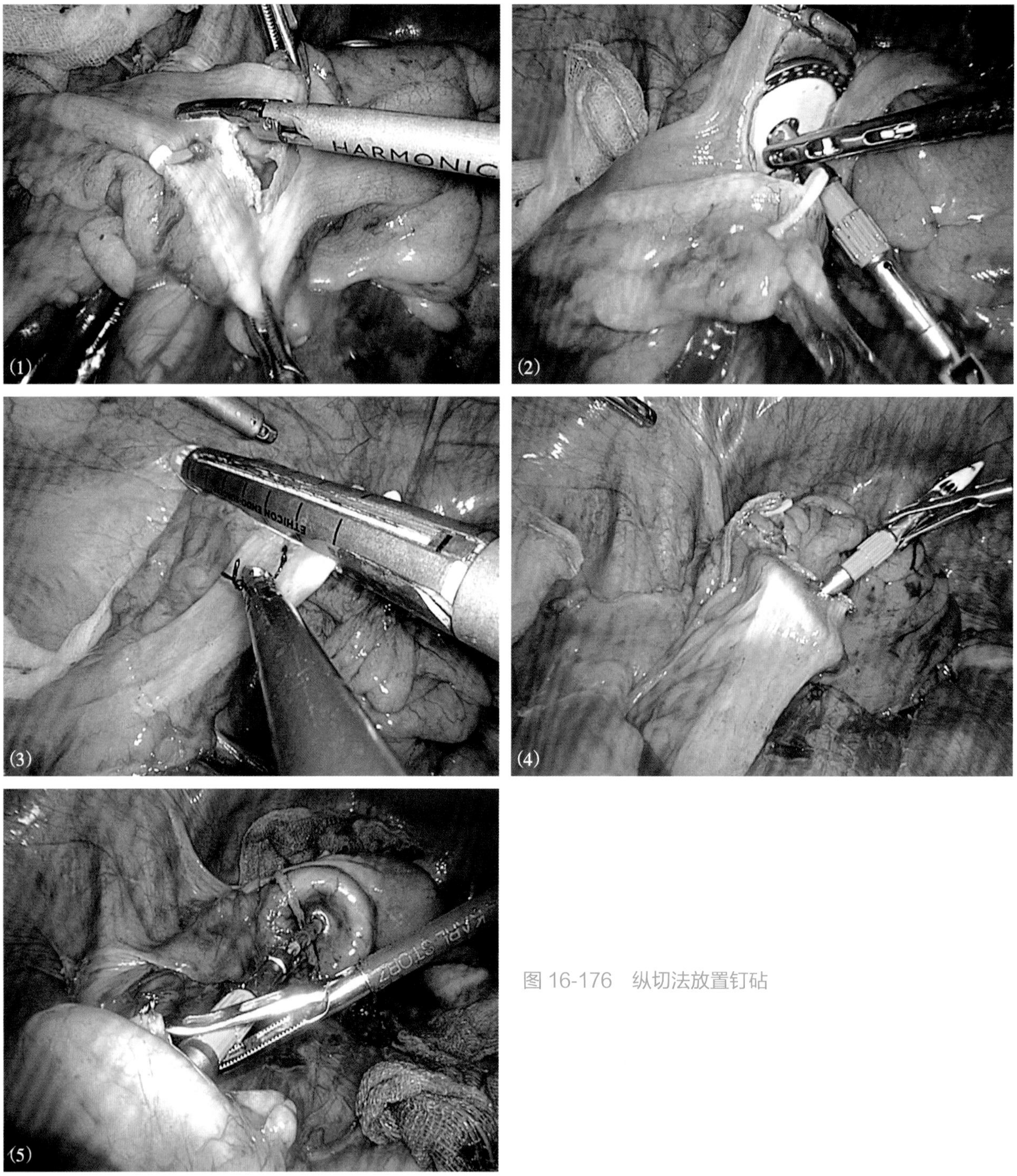

图 16-176　纵切法放置钉砧

视频 49　纵切法放置钉砧

（潘凯　深圳市人民医院）

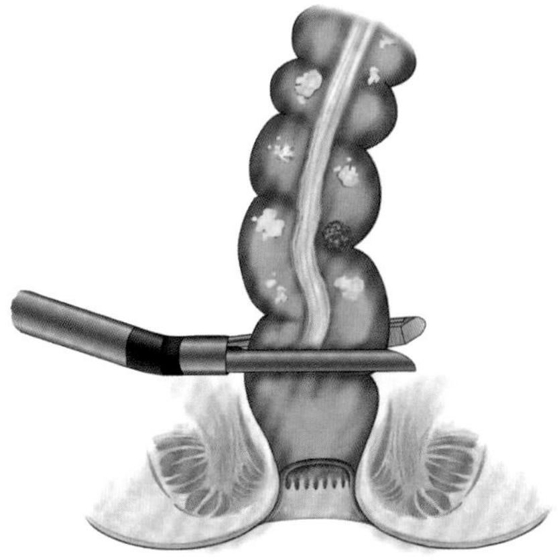

图 16-177　直线切割闭合器离断直肠

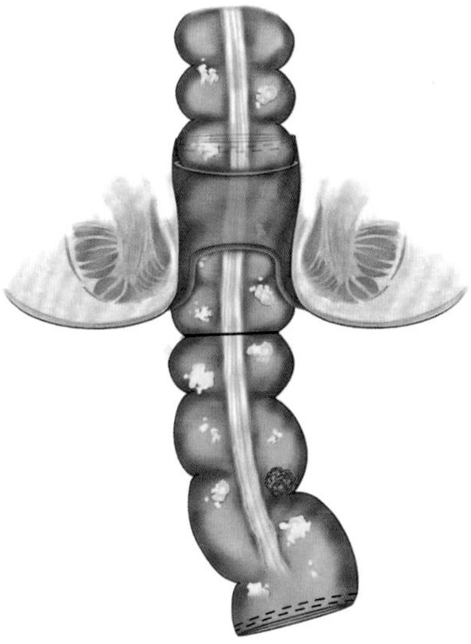

图 16-178　将肿瘤肠段经肛门拉出

视频 50　近端直肠及肿瘤经肛门拉出体外
（潘凯　深圳市人民医院）

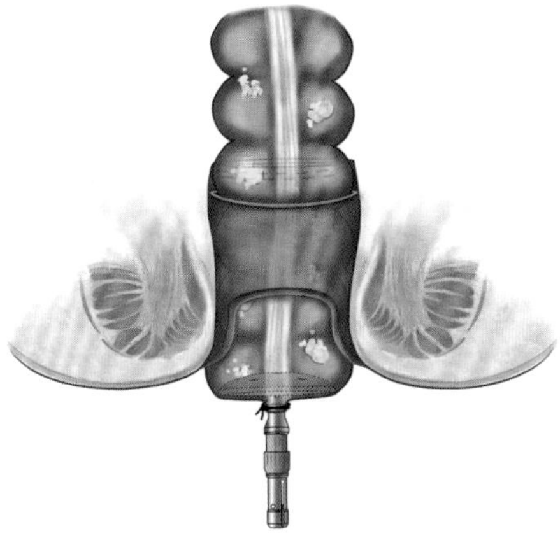

图 16-179　切除肿瘤，放置钉砧

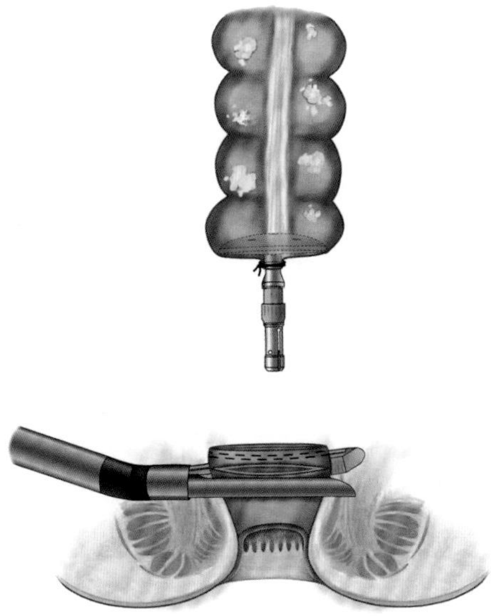

图 16-180　用直线切割闭合器封闭直肠残端

视频 51　放置钉砧后送回腹腔、关闭直肠残端
（潘凯　深圳市人民医院）

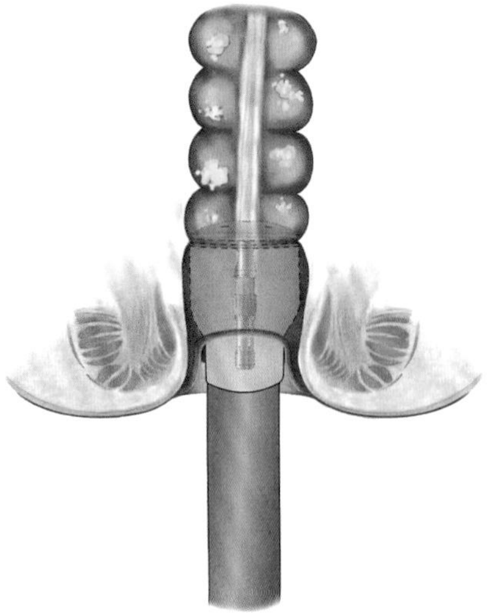

图 16-181　吻合肠道

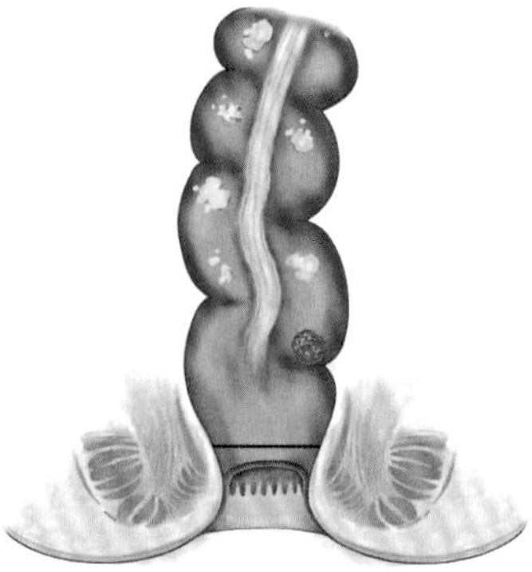

图 16-182　超声刀在距肿瘤下缘2~5cm 处离断直肠

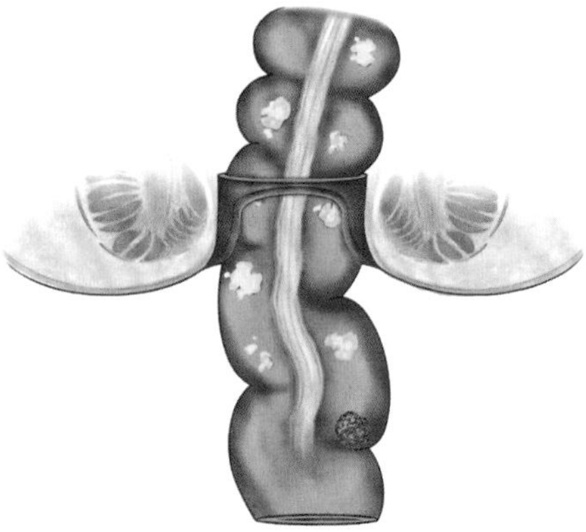

图 16-183　将直肠肿瘤拉出肛门外

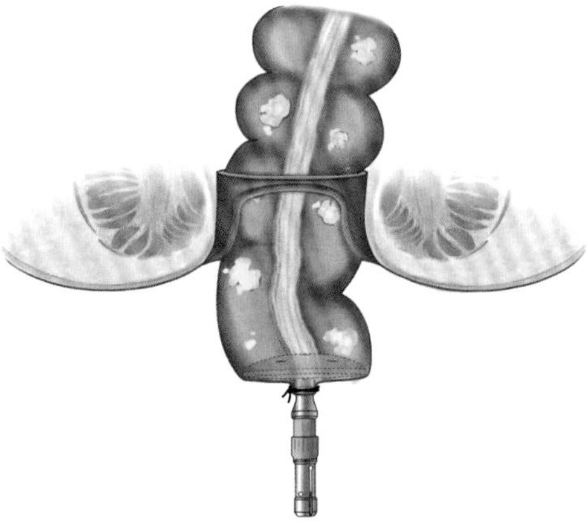

图 16-184　切除肿瘤，放置钉砧

(1)

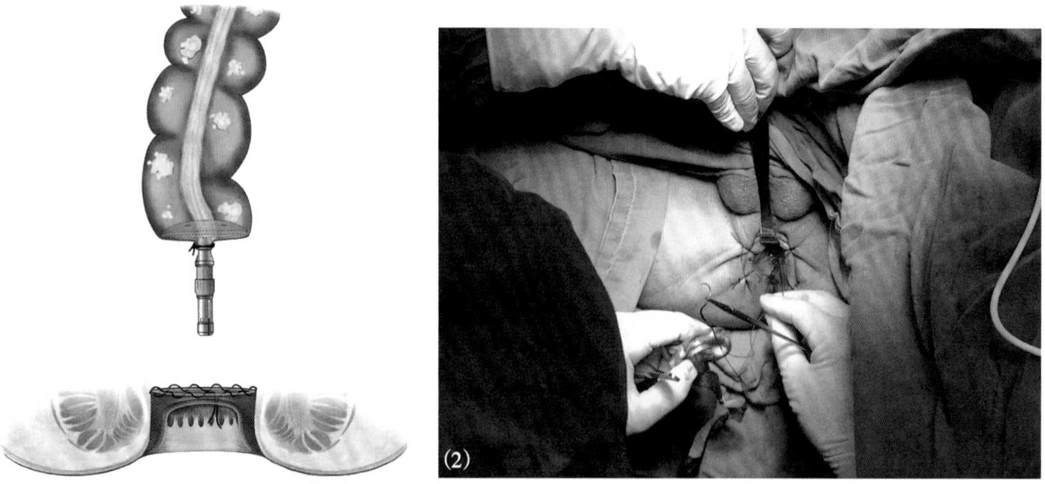

(2)

图 16-185　在远端直肠残端做荷包缝合

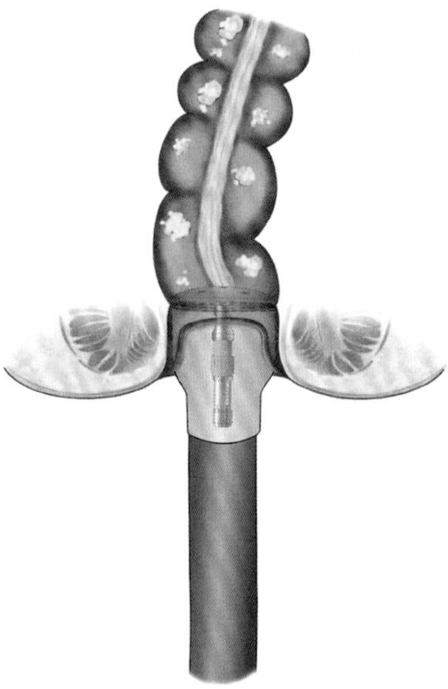

图 16-186　完成吻合

视频 52　经阴道置入肛门镜，腹腔镜下切开阴道后穹隆，送入钉砧
（潘凯　深圳市人民医院）

视频 53　经阴道后穹隆取出标本
（潘凯　深圳市人民医院）

病变距肛缘 10~20cm 时，重要步骤是充分游离结肠，使肿瘤肠管经肛门拉出体外后，仍能在其上方 6~10cm 处切断肠管，放置钉砧。关键是如何裁剪乙状结肠系膜，同时注意保护边缘动脉，以保证吻合口血供。

病变距肛缘 5~10cm 时，主要问题是如何闭合直肠残端，由于直肠断缘位置过低，只能经肛门在直视下于齿状线上 2cm 处环形荷包缝合直肠残端，技术关键是充分拉开暴露肛门和缝合技巧。

【注意事项】

1. 无瘤原则　切缘组织需送快速冷冻切片检查，确保切缘阴性。由肛门镜拉出标本时切忌粗暴操作，以免沿途播散。

2. 结肠边缘血管的保护至关重要，需保留结肠旁约 5cm 宽的系膜。

3. 注意保证吻合口无张力；

【术后处理】

同腹腔镜直肠癌根治术

【并发症及其处理】

同腹腔镜直肠癌根治术

（潘凯　朱畅　李方）

参考文献

[1] Nishimura A, Kawahara M, Suda K, *et al*. Totally laparoscopic sigmoid colectomy with transanal specimen extraction [J]. Surg Endosc, 2011, 25(10): 3459-3463.

[2] Wolthuis AM, Fieuws S, Van Den Bosch A, *et al*. Randomized clinical trial of laparoscopic colectomy with or without natural-orifice specimen extraction [J]. Br J Surg, 2015, 102(6): 630-637.

[3] Hisada M, Katsumata K, Ishizaki T, *et al*. Complete laparoscopic resection of the rectum using natural orifice specimen extraction [J]. World J Gastroenterol, 2014, 20(44): 16707-16713.

[4] Xingmao Z, Haitao Z, Jianwei L, *et al*. Totally laparoscopic resection with natural orifice specimen extraction (NOSE) has more advantages comparing with laparoscopic-assisted resection for selected patients with sigmoid colon or rectal cancer [J]. Int J Colorectal Dis, 2014, 29(9): 1119-1124.

[5] Zhang X, Zhou H, Hou H, *et al*. Totally laparoscopic resection with natural orifice specimen extraction for carcinoma of sigmoid colon and rectum: a feasible and innovative technique [J]. J Clin Gastroenterol, 2014, 48(7): e57-61.

[6] D'Hoore A, Wolthuis AM. Laparoscopic low anterior resection and transanal pull-through for low rectal cancer: a Natural Orifice Specimen Extraction (NOSE) technique [J]. Colorectal Dis, 2011, 13(7): 28-31.

[7] Diana M, Perretta S, Wall J, *et al*. Transvaginal specimen extraction in colorectal surgery: current state of the art [J]. Colorectal Dis, 2011, 13(6): e104-111.

[8] Benhidjeb T, Stark M. An innovative technique for colorectal specimen retrieval: a new era of "Natural Orifice Specimen Extraction" (N.O.S.E.) [J]. Dis Colon Rectum, 2010, 53(4): 502-503.

第七节　腹腔镜全结肠切除术

腹腔镜全结肠切除术涉及区域广、跨度大，需从根部结扎的血管数量多，要清扫的淋巴结站数多，除全部结肠和10~15cm末段回肠外，切除范围还常包括部分或全部直肠，手术难度高，时间长。腹腔镜全结肠切除术从根部结扎各段结肠供应血管，其意义与其他结直肠癌根治术有所不同，并非以清扫淋巴结为目的，而是为避免游离结肠系膜过程中处理多条血管的繁琐，可简化手术操作并防止出血干扰手术进程。此手术过程中需阶段性改变术者站位和患者体位，并改变主操作孔和监视器位置。腹腔镜全结肠切除主要包括三种类型：①完全腹腔镜全结肠切除，即腹腔镜下游离全部结肠、系膜、切除标本，重建肠道，经肛门取出标本；②腹腔镜辅助全结肠切除，指腹腔镜下游离全部结肠及其系膜，经小切口提出标本，体外切除结肠，重建肠道；③手辅助腹腔镜全结肠切除，指通过6~7cm小切口，术者左手经手助器进入腹腔辅助操作，建立气腹，腹腔镜下游离全结肠及其系膜，经手助器将结肠提出腹腔，切除标本，重建肠道。本节介绍最常用的腹腔镜辅助全结肠切除术。

【适应证】

1. 溃疡性结肠炎并反复出血，经内科治疗无效或癌变。

2. 家族性肠息肉病、肠息肉病合并多发性骨瘤和多发性软组织瘤（Gardner综合征），色素沉着息肉综合征（Peutz-Jeghers综合征）。

3. 广泛多发性结肠憩室并反复感染，多发性结肠癌。

4. 结肠慢传输型便秘，全结肠蠕动无力者。

【禁忌证】

1. 严重心肺疾患不能耐受全麻和长时间气腹。

2. 肝功能不良，凝血功能障碍。

3. 腹腔内广泛粘连、合并不全性肠梗阻等影响腹腔镜操作的情况。

【术前准备】

同腹腔镜直肠癌根治术。

【麻醉】

气管插管全身麻醉。

【体位与套管放置】

患者呈人字位，或改良截石位。手术开始时头低脚高15°，向右倾斜10°，术者立于患者右侧，助手立于患者左侧，扶镜手立于术者左侧（图16-187）。脐下缘置入10mm套管作为观察套管。右锁骨中线脐上4cm处放置5mm套管脐下6cm处放置12mm套管作为主操作孔。右下腹套管孔后期扩大成4~5cm取标本口。左锁骨中线脐上4cm和脐下6cm处分别放置5mm套管（图16-188）。如患者身材较高、或需切除直肠位置较低，也可在右锁骨中线平脐处及其上方10cm处各放置一5mm套管，其下方10cm处放置12mm套管（图16-189）。

【手术步骤】

1. 游离直肠、乙状结肠和左半结肠　将小肠推向右上方，在与盆腔交界的乙状结肠系膜根部切开后腹膜（图16-190），游离乙状结肠系膜根部（图16-191、视频54），在距左右髂总动脉分叉以上约4cm

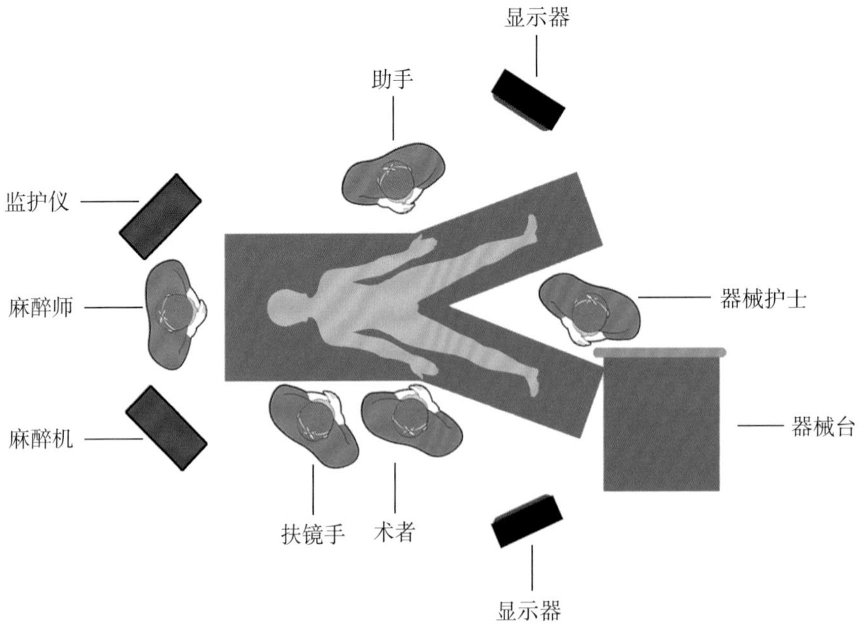

图16-187　腹腔镜全结肠切除术手术室布局

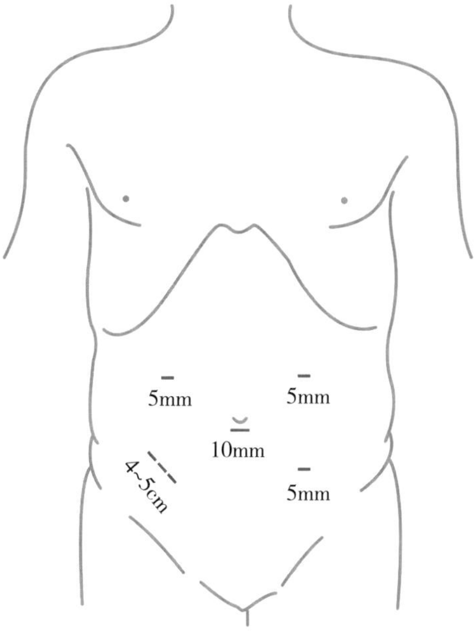

图 16-188　腹腔镜全结肠切除术套管位置

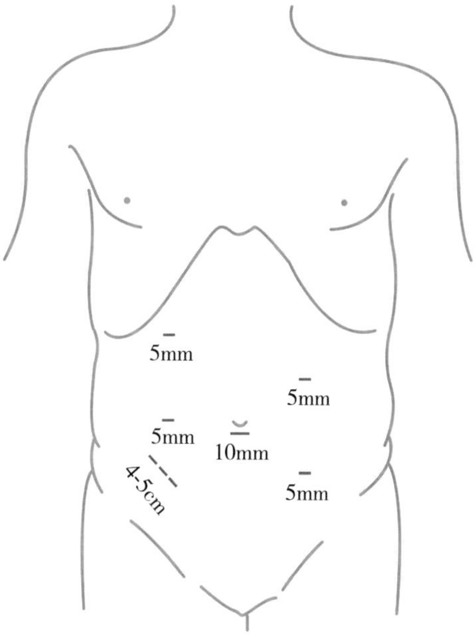

图 16-189　如需切除直肠位置较低时，可在右侧腹增加一个套管

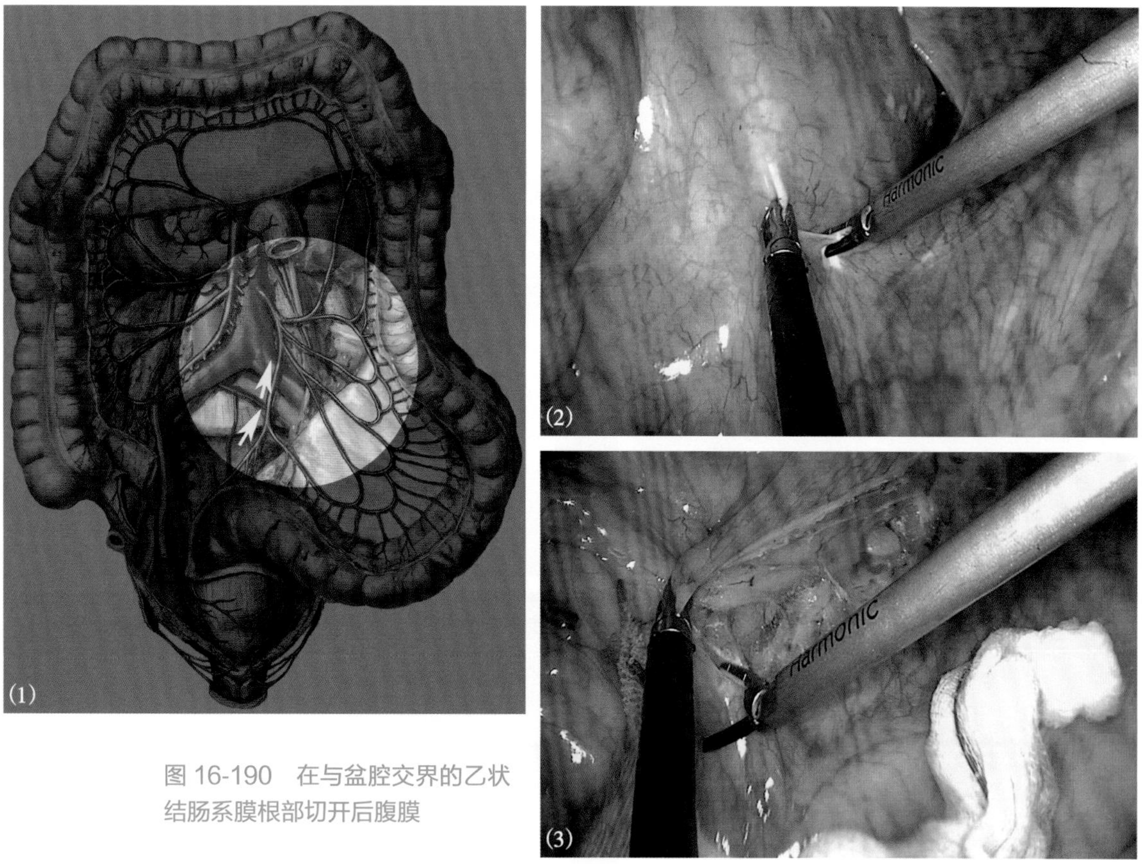

图 16-190　在与盆腔交界的乙状结肠系膜根部切开后腹膜

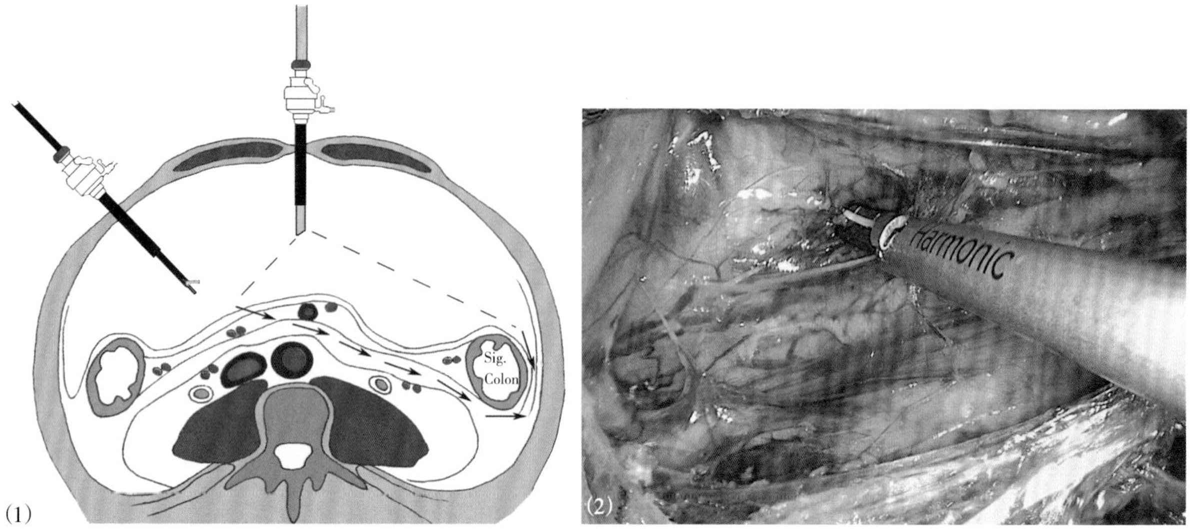

图 16-191　游离乙状结肠系膜根部

视频 54　游离乙状结肠系膜
（潘凯　深圳市人民医院）

处找到肠系膜下动脉根部，结扎切断（图 16-192）。自肠系膜下动脉根部向左进入 Toldt 间隙，向左上方分离（图 16-193）至胰体尾表面和脾下极。显露肠系膜下静脉，靠近其根部结扎切断（图 16-194、视频 55）。自肠系膜下动脉根部向左下方分离，经左输尿管和生殖血管表面（图 16-195），直至直肠与乙状结肠交界处。沿黄白交界线游离乙状结肠外侧

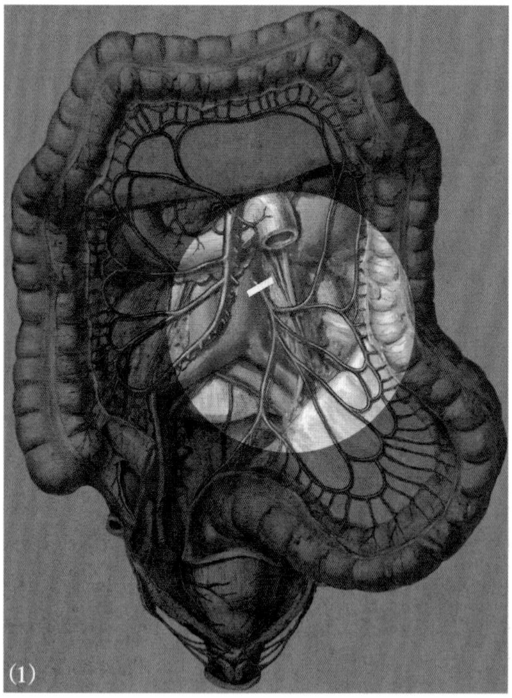

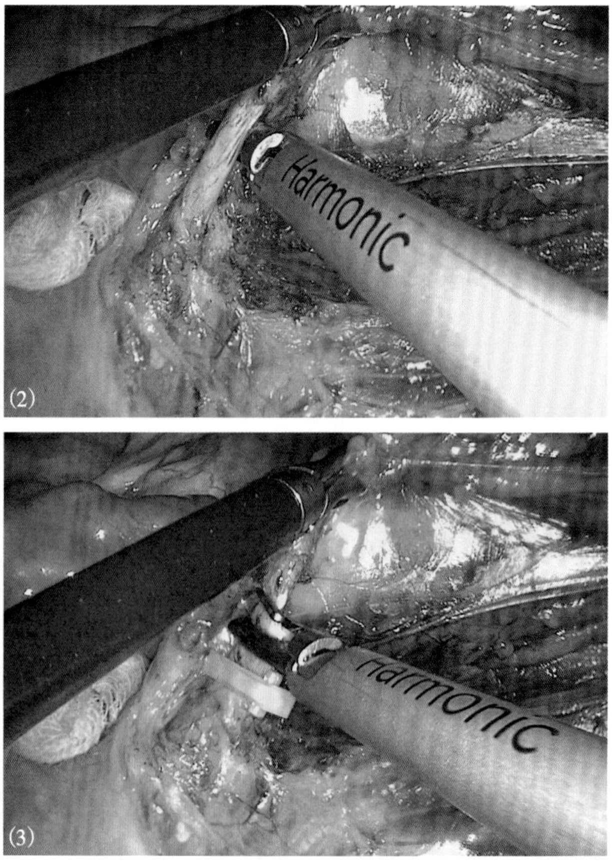

图 16-192　在根部结扎切断肠系膜下动脉

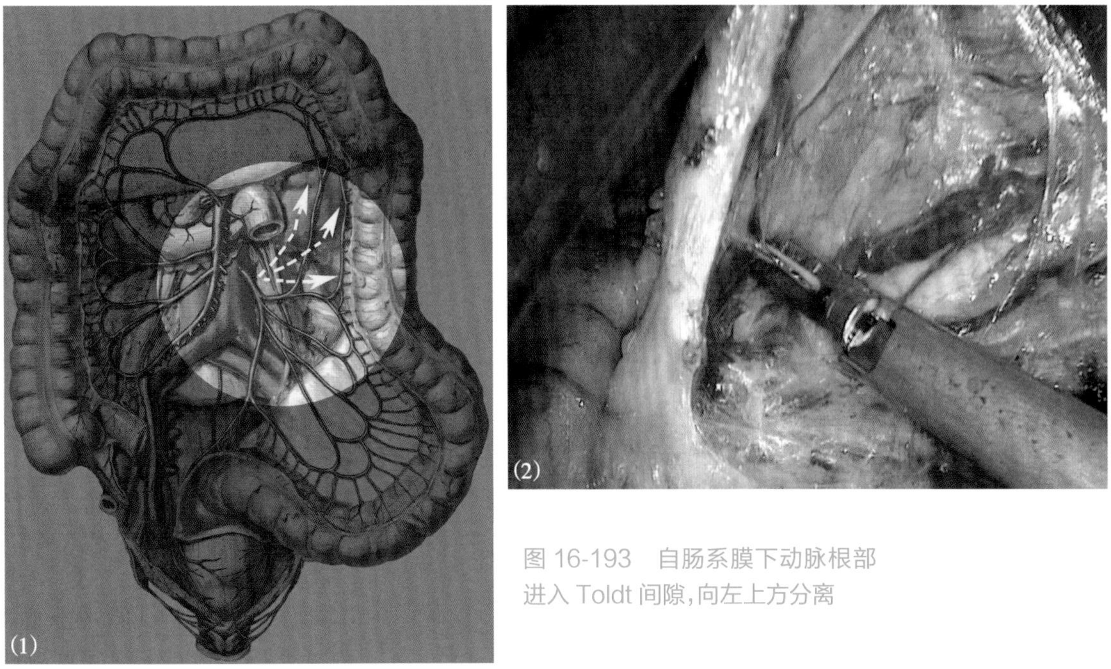

图 16-193　自肠系膜下动脉根部进入 Toldt 间隙，向左上方分离

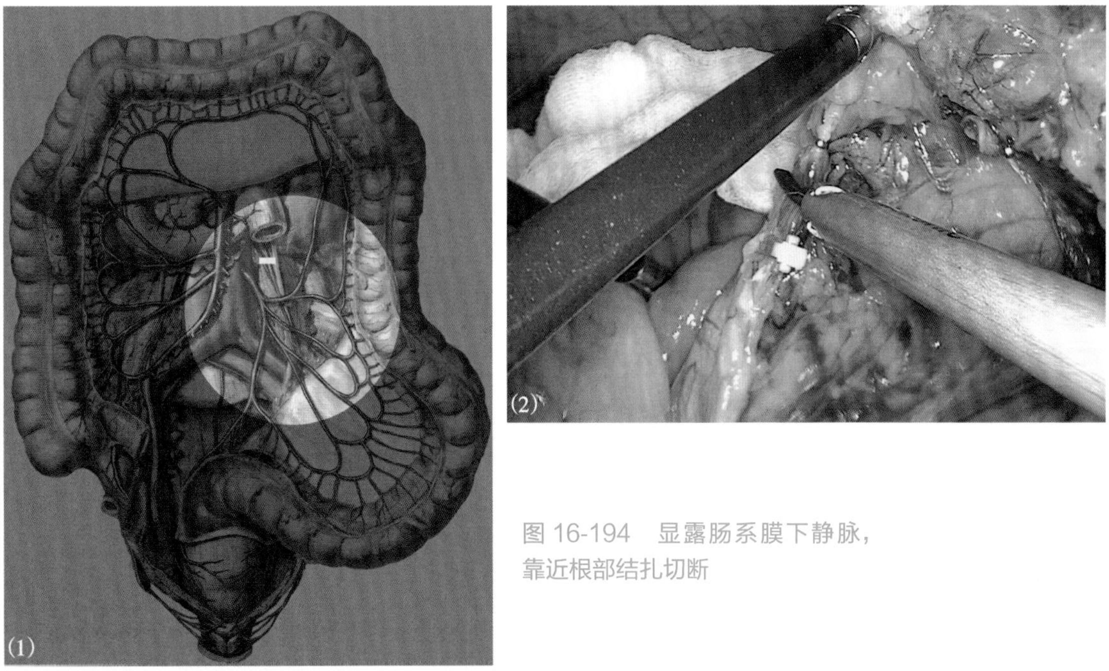

图 16-194　显露肠系膜下静脉，靠近根部结扎切断

视频 55　结扎离断肠系膜下动静脉
（潘凯　深圳市人民医院）

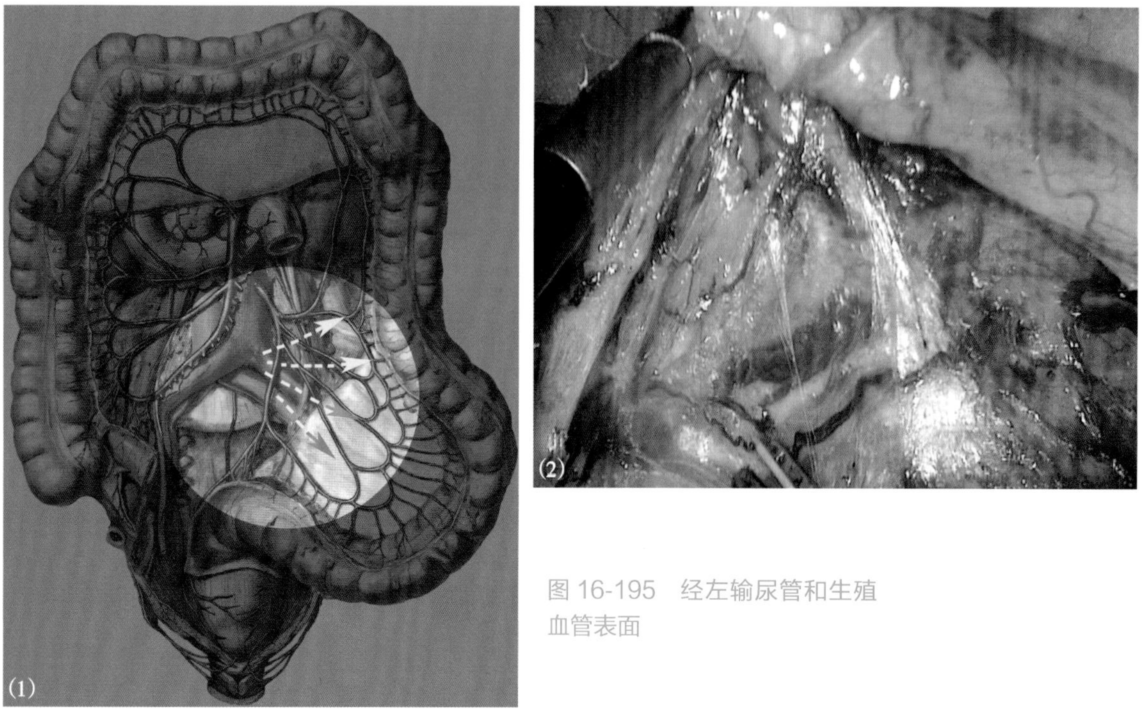

图 16-195　经左输尿管和生殖血管表面

（图 16-196），游离降结肠外侧，与已从内侧游离的 Toldt 间隙相贯通（图 16-197、视频 56）。沿腹主动脉表面向下游离，切开骶骨直肠韧带进入骶前间隙，并由两侧向前方游离直肠周围（视频 57）。游离结肠脾曲时，改取头高足低位，必要时在右锁骨中线肋缘下 5cm 处增加一 5mm 套管。将大网膜摆顺，沿胃网膜血管弓外向脾下极游离，离断左侧胃结肠韧带，并在此与 Toldt 间隙贯通。离断脾结肠韧带，将整个结肠脾曲游离（图 16-198、视频 58）。裸化直肠壁（图 16-199），用直线切割闭合器离断直肠（图 16-200）。常常因直肠组织恶变部分位置较低，需由会阴部联合手术彻底切除直肠下段及肛门，行末端回肠永久性造口，或彻底切除齿状线以上直肠及其黏膜组织，行末端回肠储袋与肛管端 - 侧吻合。

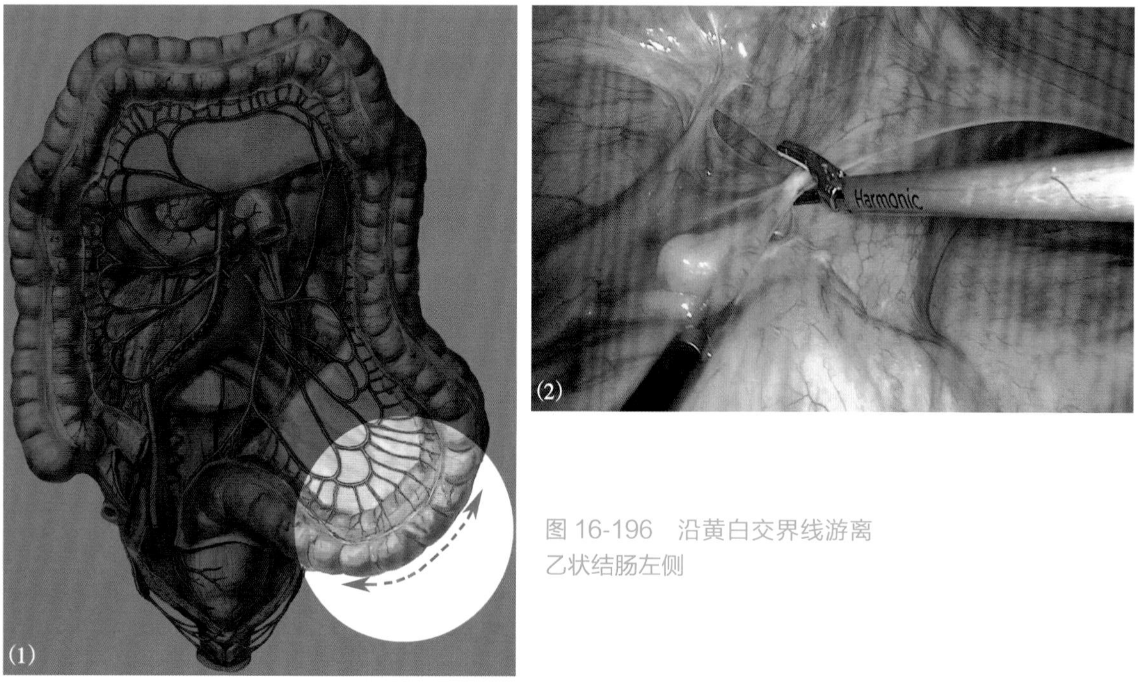

图 16-196　沿黄白交界线游离乙状结肠左侧

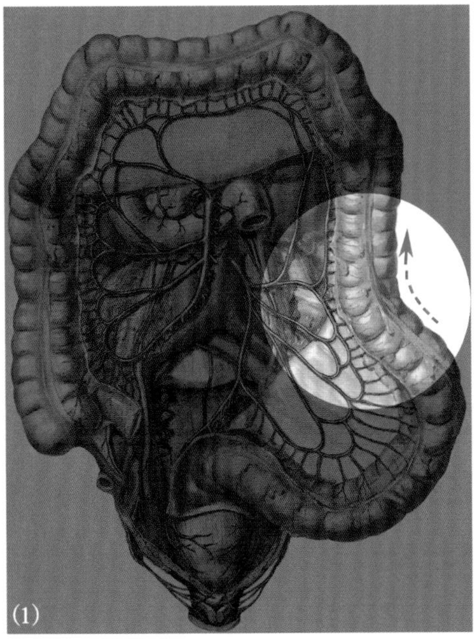

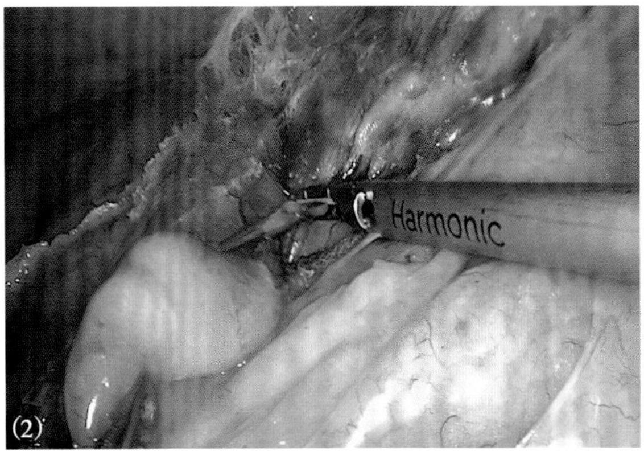

图 16-197　游离降结肠侧韧带，并与内侧 Toldt 间隙贯通

视频 56　由外侧向内侧进入 Toldt 间隙，游离乙状结肠及降结肠
（潘凯　深圳市人民医院）

视频 57　游离直肠周围
（潘凯　深圳市人民医院）

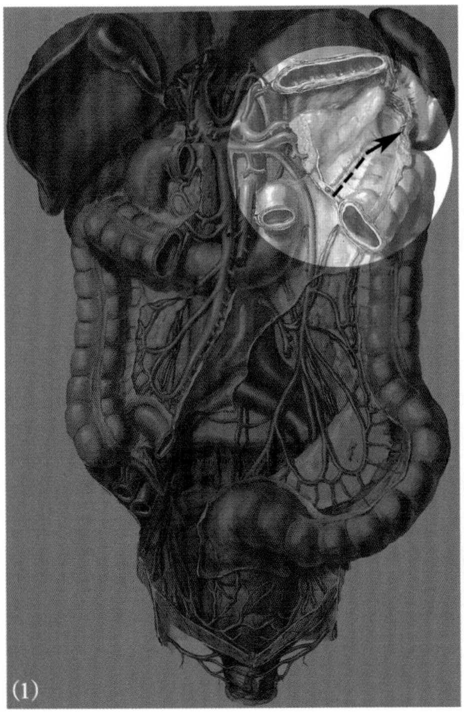

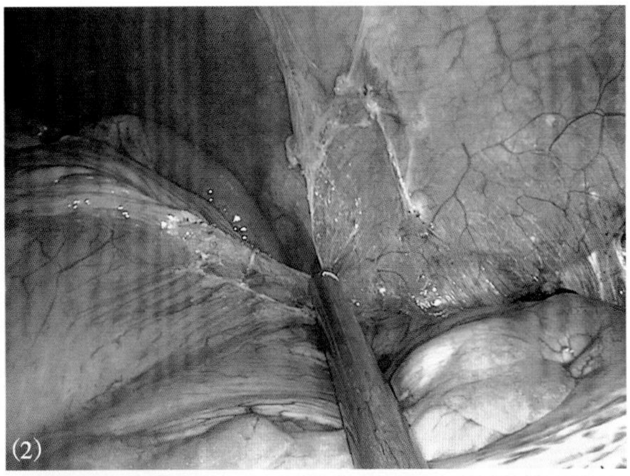

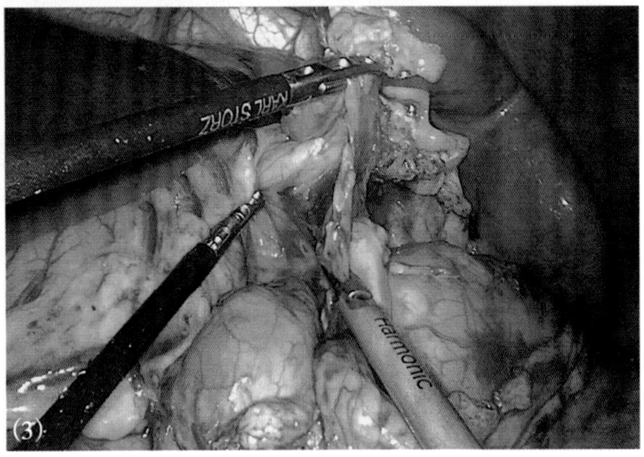

图 16-198　游离结肠脾曲

视频 58　游离结肠脾曲
（潘凯　深圳市人民医院）

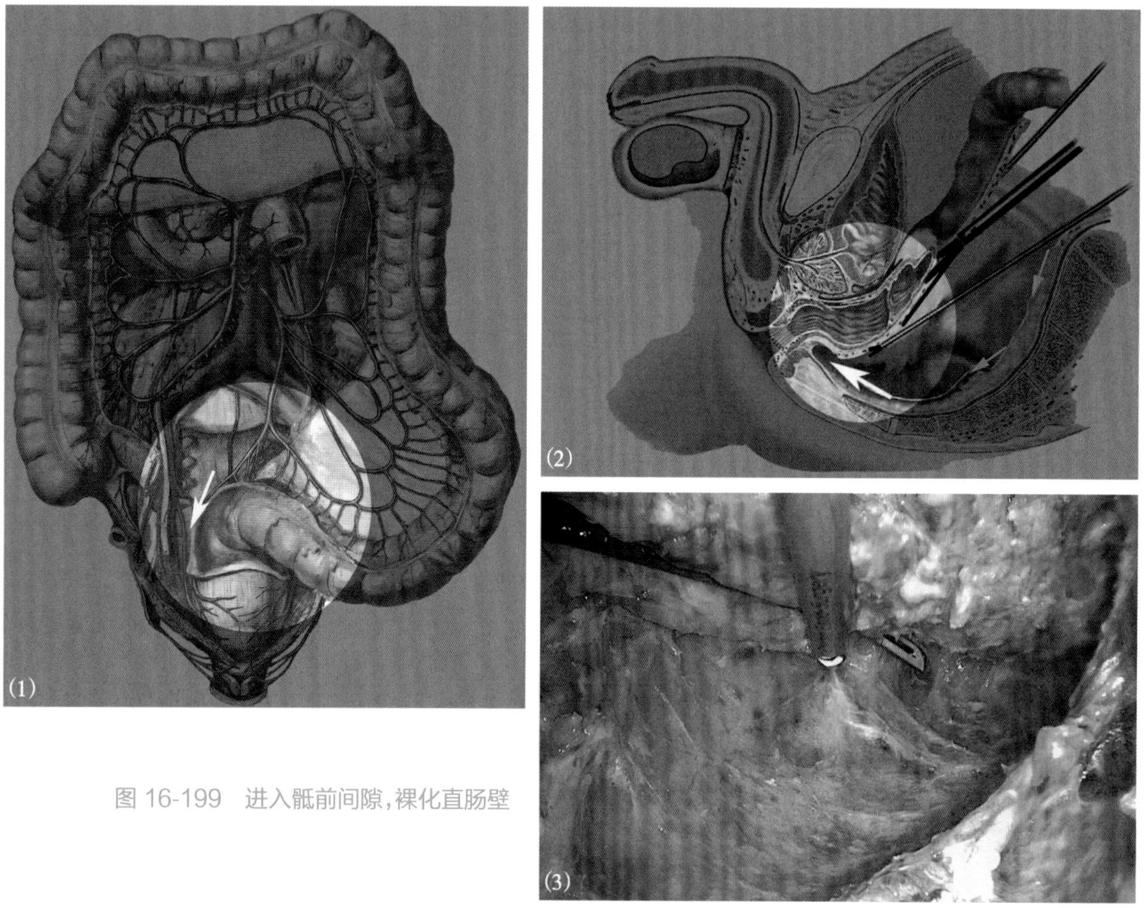

图 16-199　进入骶前间隙，裸化直肠壁

2. 游离横结肠和升结肠、回盲部　调整患者体位至头高脚低 15°，向左倾斜 10°。术者立于患者左侧，助手在右侧，扶镜手立于患者两腿之间（图 16-201）。将大网膜和横结肠推向头侧，小肠推向左侧腹腔，暴露横结肠系膜根部。此时多可见横结肠根部至阑尾方向有一搏动性脊状隆起。在体瘦患者可见脊状隆起右旁有一条浅蓝色带，即肠系膜上静脉。将后腹膜沿肠系膜上静脉方向剪开，显露该静脉（图 16-202），在其左旁并行肠系膜上动脉。在胰腺下缘、横结肠系膜根部可见由肠系膜上动脉发出的结肠中动脉，在其根部结扎切断（图 16-203），在其右侧结扎切断结肠中静脉。在肠系膜上静脉的左侧结扎切断右结肠动脉、回结肠动脉（图 16-204）。由结扎切断血管处自然进入 Toldt 间隙，向右侧分离（图 16-205）。用超声刀钝性加锐性分离，先沿十二指肠、胰头表面至十二指肠球部表面（图 16-206），然后向阑尾方向分离至末端回肠系膜（图 16-207）。由胃结肠韧带中部向右，沿胃网膜血管弓外侧分离至十二指肠球部，离断肝结肠韧带，自结肠肝曲向下游离（图 16-208），沿右侧腹壁黄白交界线、由上至下剪开侧腹膜，与已由内侧分离的 Toldt 间隙相贯通，游离结肠肝曲（视频 59）。由内向外游离回盲部，使盲肠和末段回肠游离（图 16-209、视频 60）。

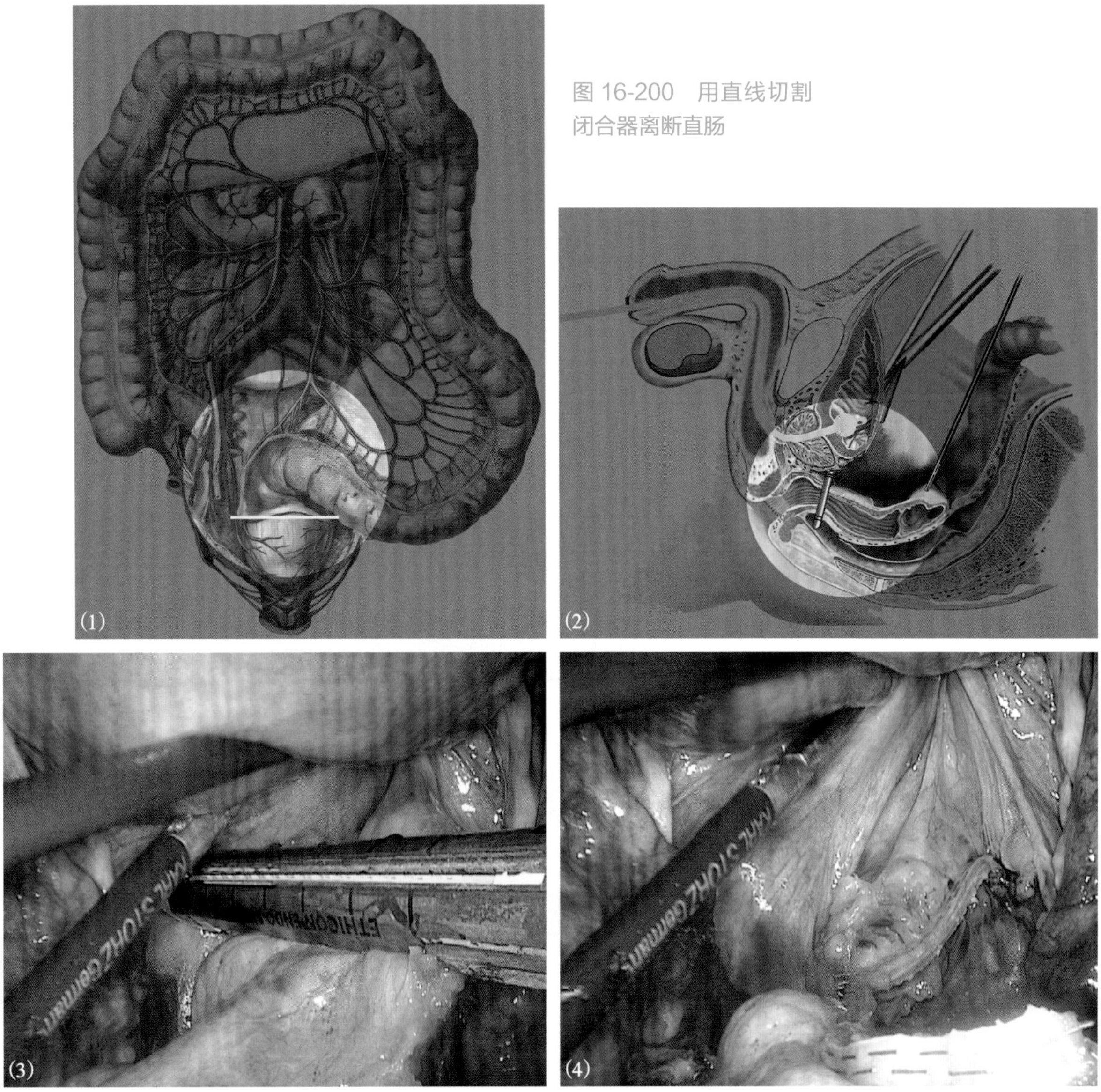

图 16-200　用直线切割闭合器离断直肠

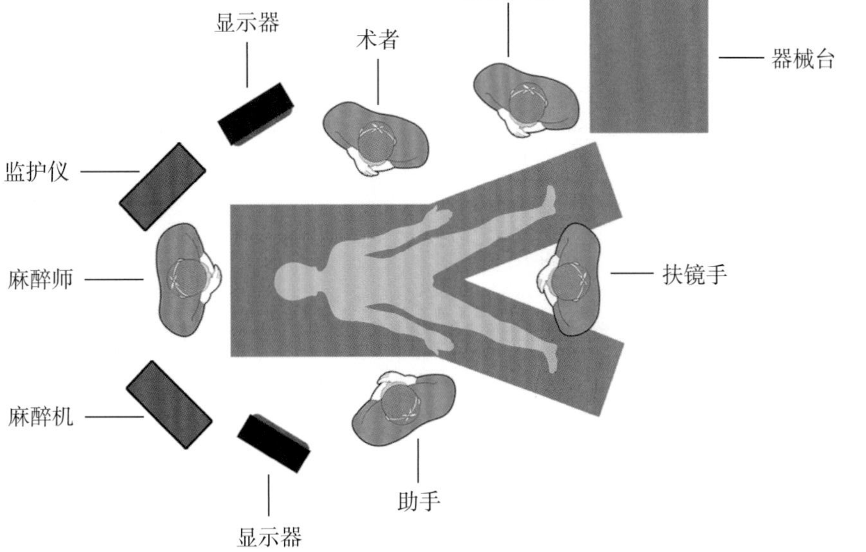

图 16-201　调整后手术室设备和人员分布图

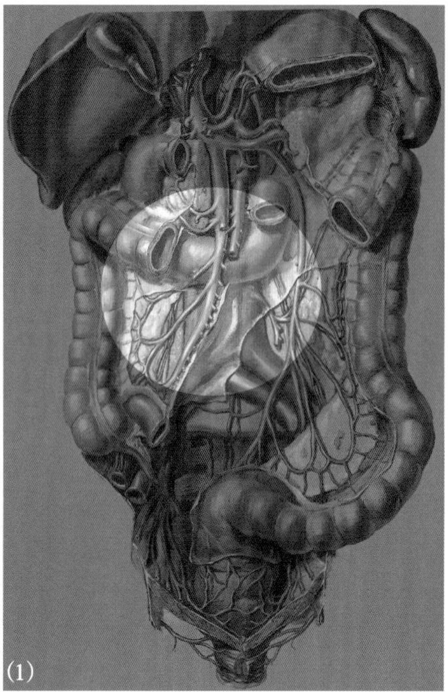
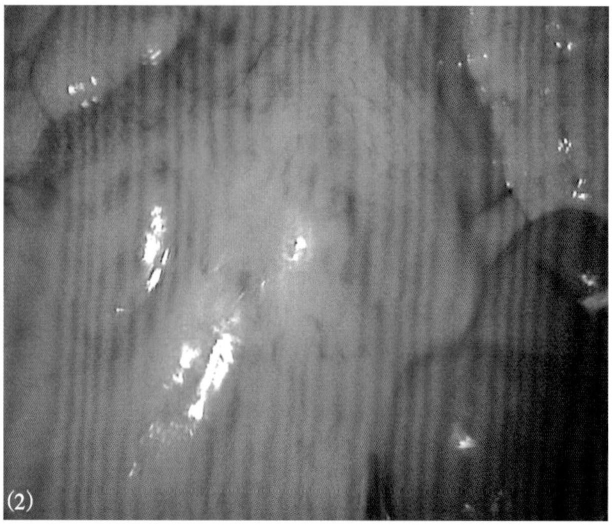
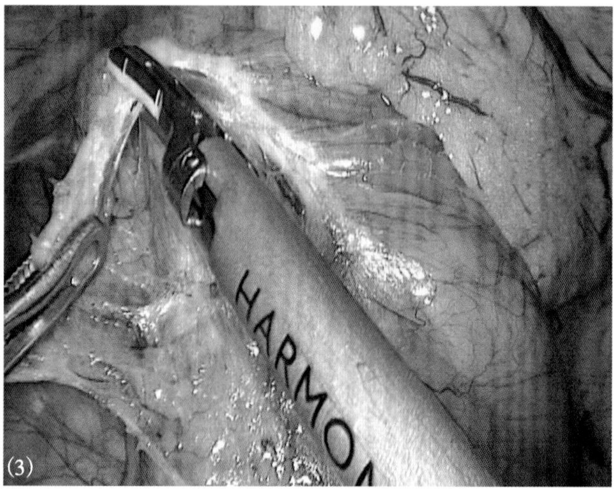

图 16-202　显露肠系膜上静脉

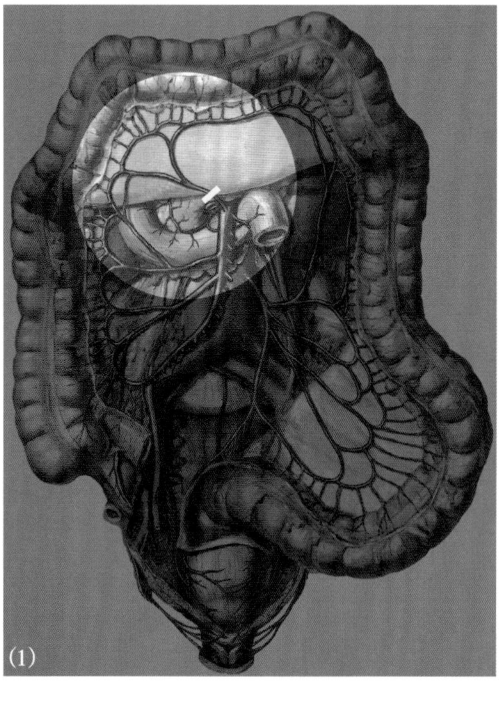
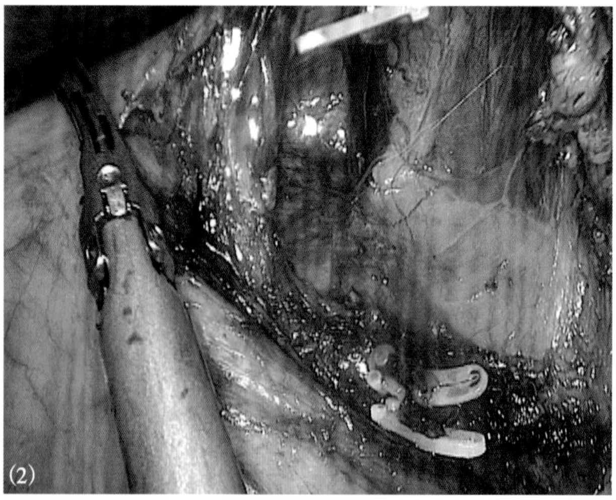

图 16-203　结扎结肠中动脉

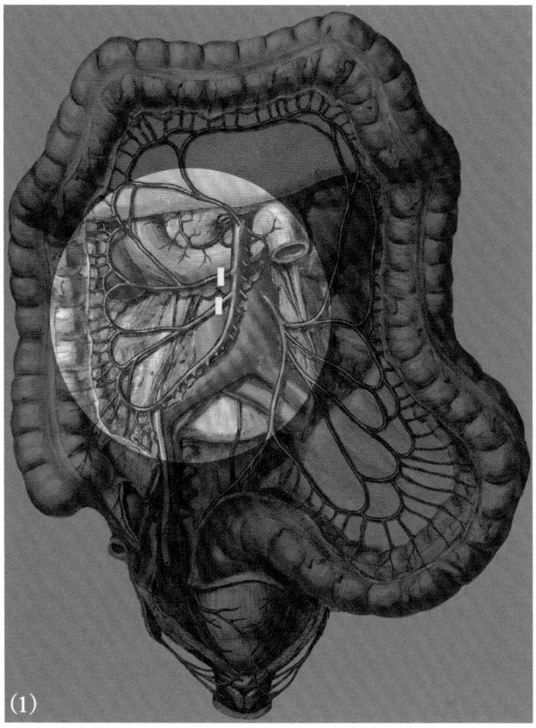

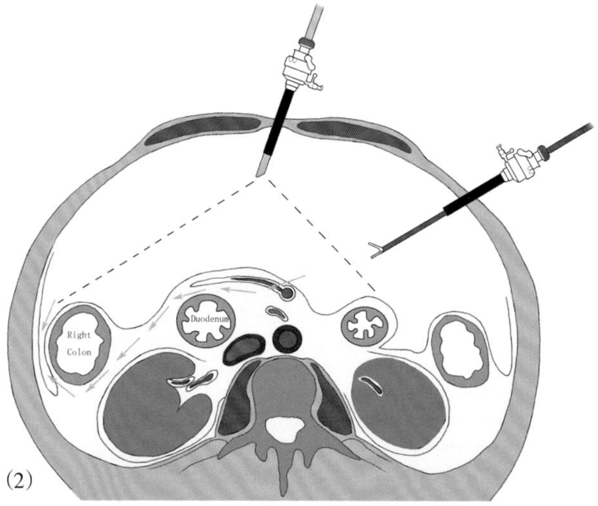

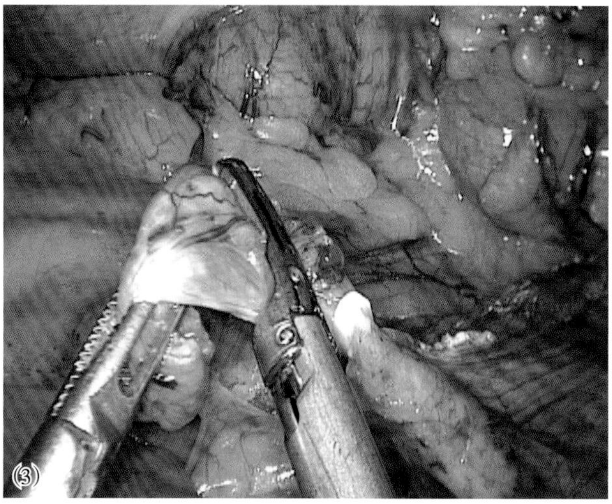

图 16-204　结扎右结肠血管

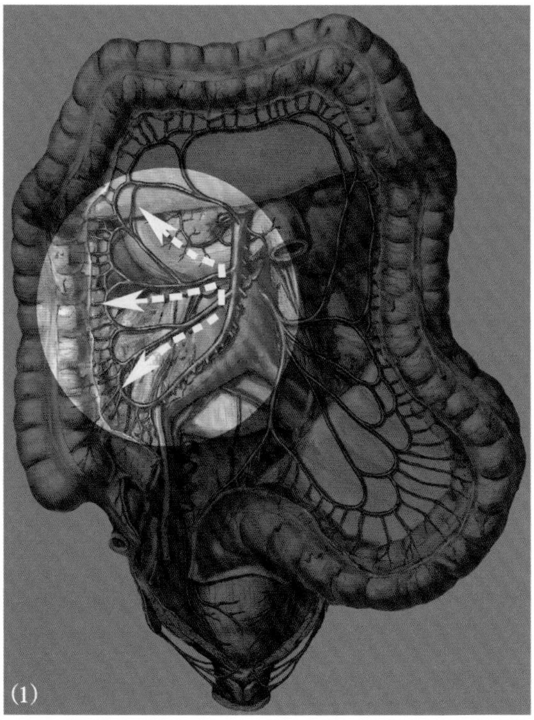

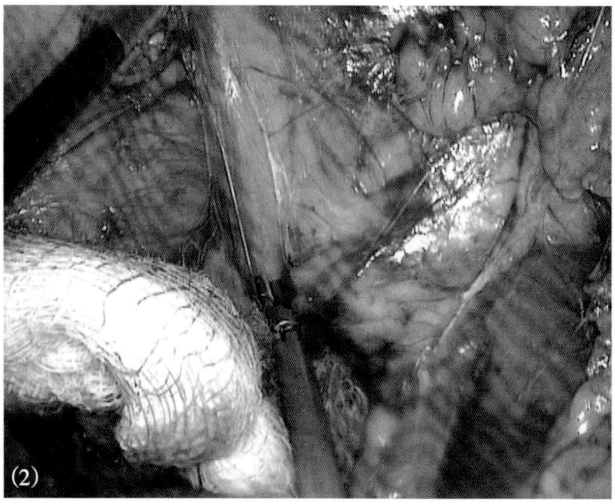

图 16-205　由切断血管处自然进入 Toldt 间隙向右游离

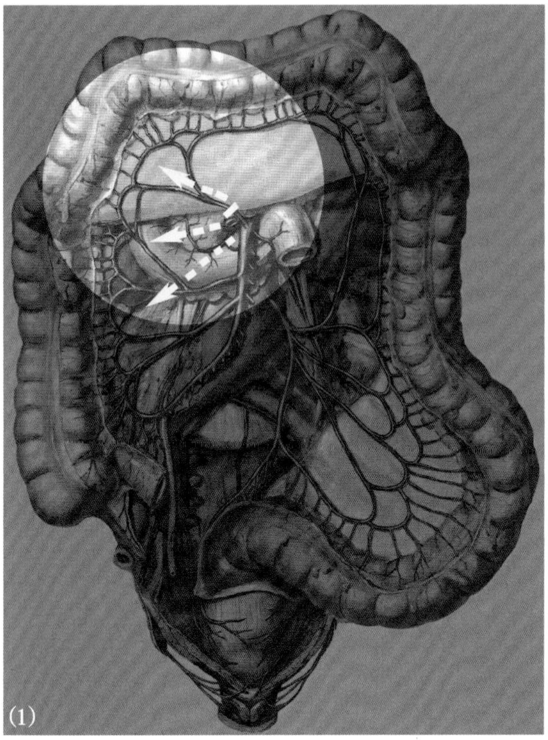

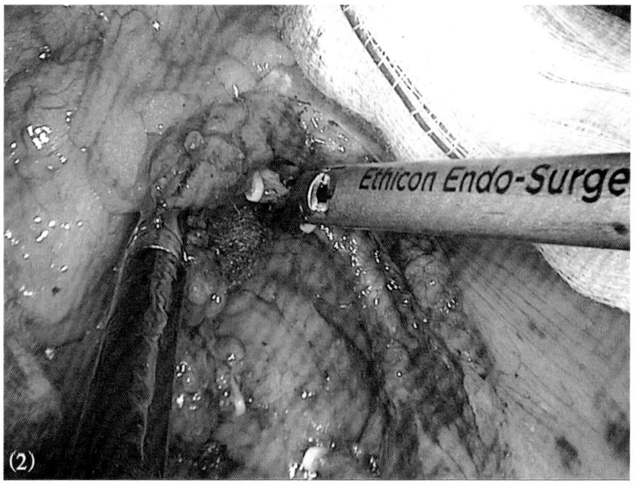

图 16-206　沿十二指肠、胰头表面游离至十二指肠球部表面

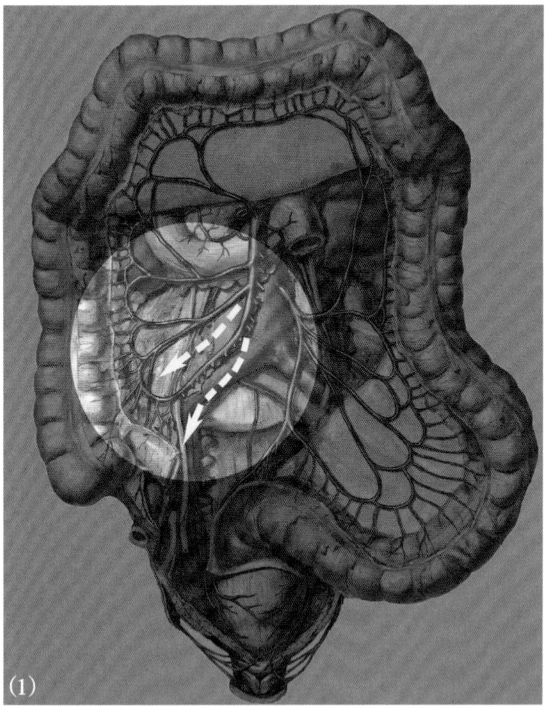

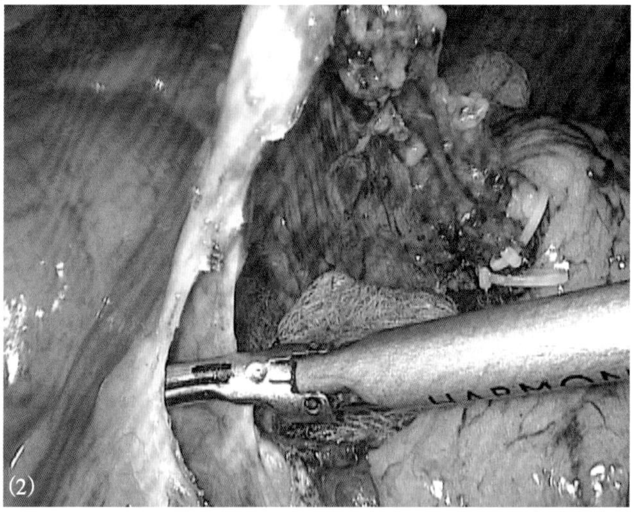

图 16-207　向阑尾方向分离至末端回肠系膜

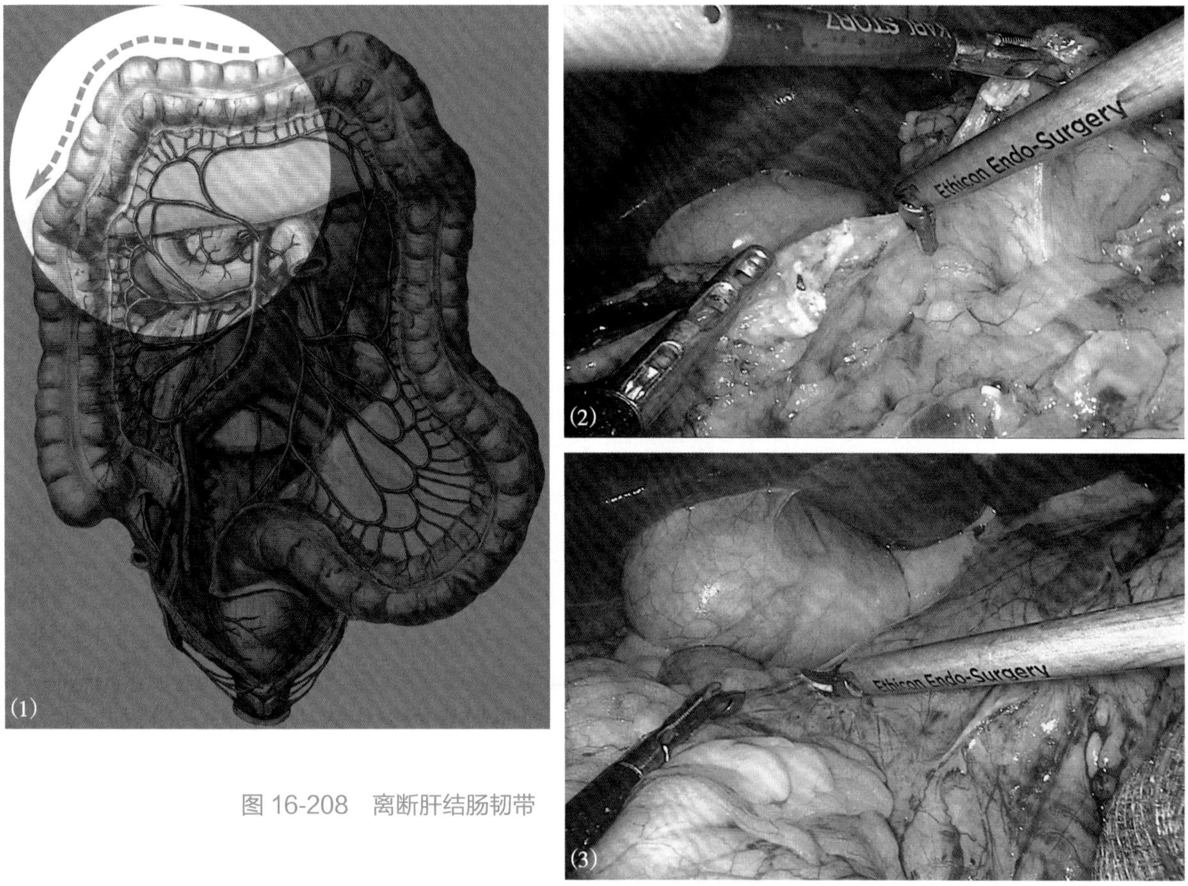

图 16-208　离断肝结肠韧带

视频 59　游离结肠肝曲
（潘凯　深圳市人民医院）

将右下腹套管孔扩大成 5~6cm 切口（图 16-210），放置切口保护套后由此拉出全结肠。在体外切除全部结肠和约 10cm 末段回肠（图 16-211）。将圆形吻合器钉砧头放置在回肠末端后放回腹腔，缝合小切口，重建气腹，经肛门插入 29~33cm 圆形吻合器，行回肠直肠吻合（图 16-212）。用蒸馏水冲洗手术创面，放置引流管于盆腔，由左下腹套管孔引出。放尽气腹，缝合各套管孔，术毕（图 16-213）。

【注意事项】

1. 患者取仰卧人字位，或改良截石位。有利于术者在手术不同阶段改变站位。

2. 配置两台移动监视器，在手术进程中按需要改变位置。

3. 手术进程中应保持操作的连贯性，游离完一段再处理另一段。游离每一肠段时，可根据情况调整腹腔镜、监视器位置、术者站位和患者体位。

【术后处理】

扩肛　全结肠切除后，末段回肠直接和直肠吻合，吻合口下段没有缓冲区域，因此术后第二天起，应每天扩肛一次直至排气，以减少吻合口压力。

其余同本章第一节。

【并发症及处理】

同腹腔镜直肠癌根治术。

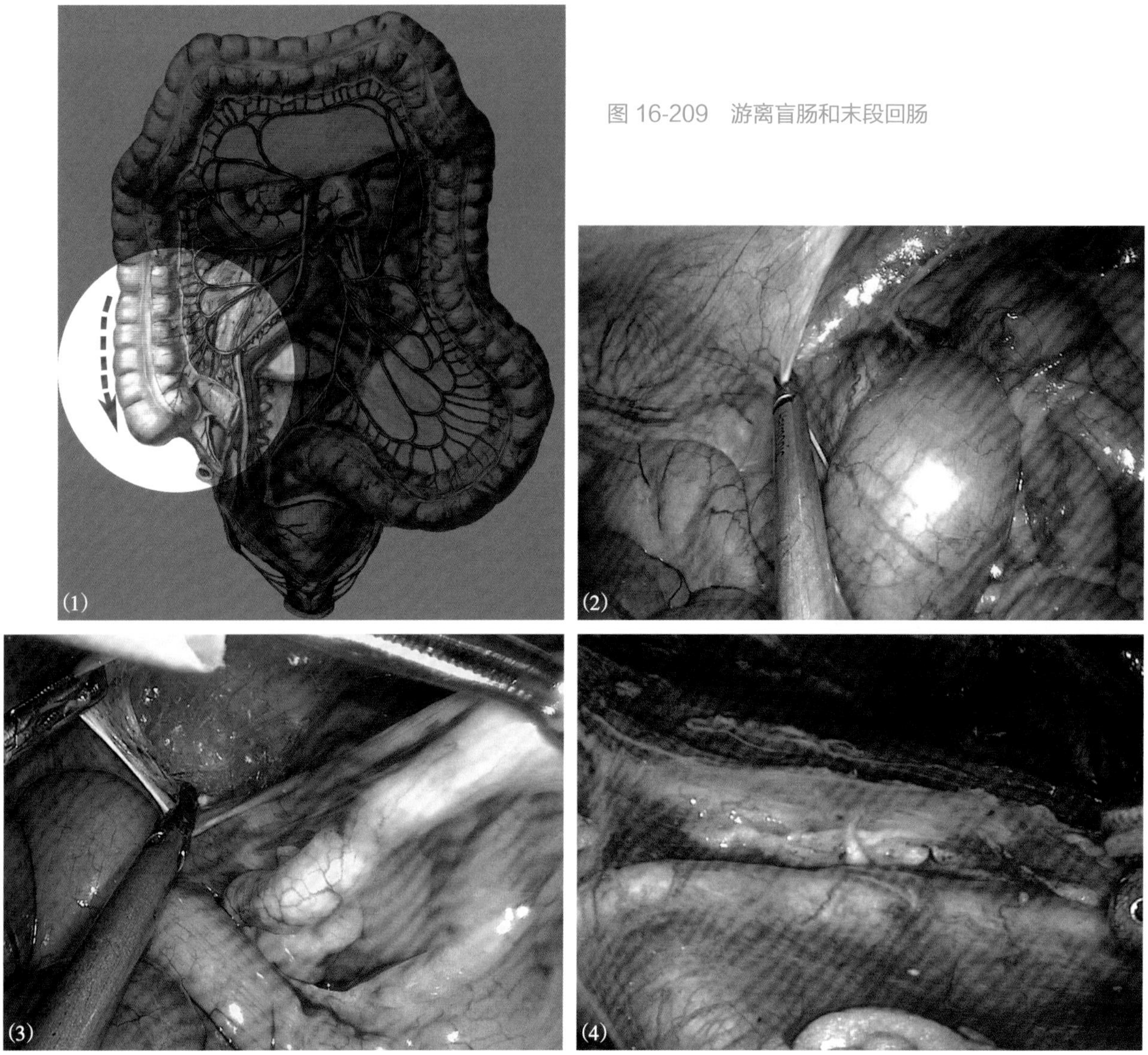

图 16-209　游离盲肠和末段回肠

视频 60　游离回盲部
（潘凯　深圳市人民医院）

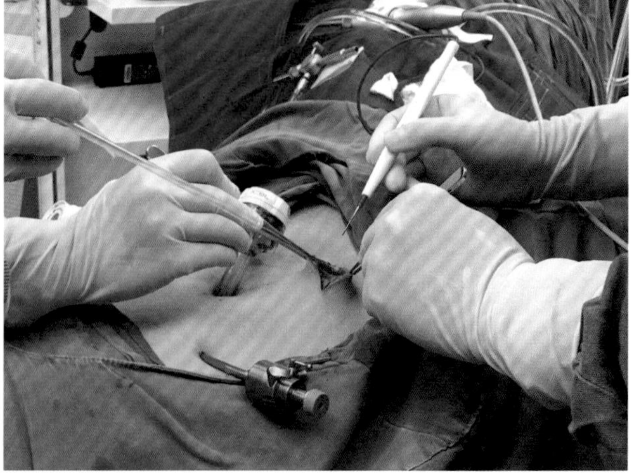

图 16-210　将右侧套管孔扩大

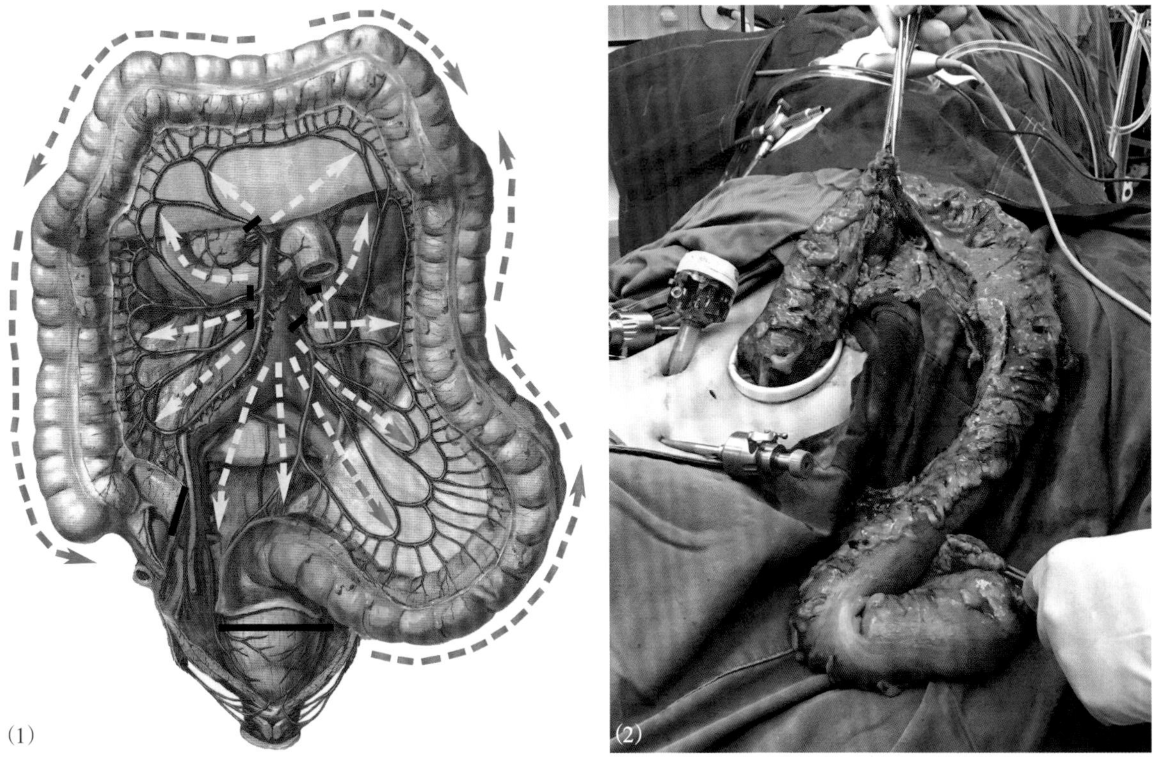

图 16-211　切除全部结肠和约 10cm 末段回肠

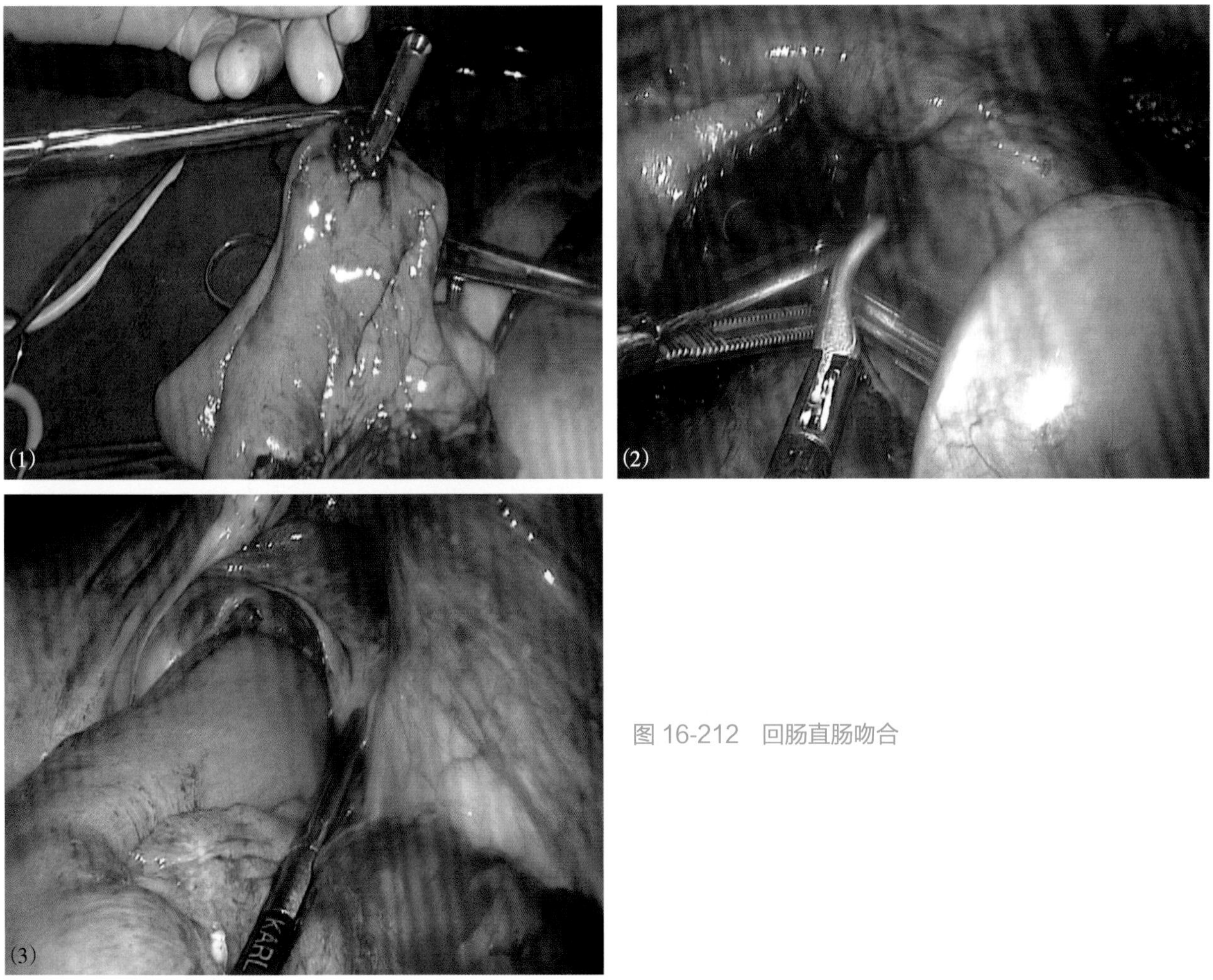

图 16-212　回肠直肠吻合

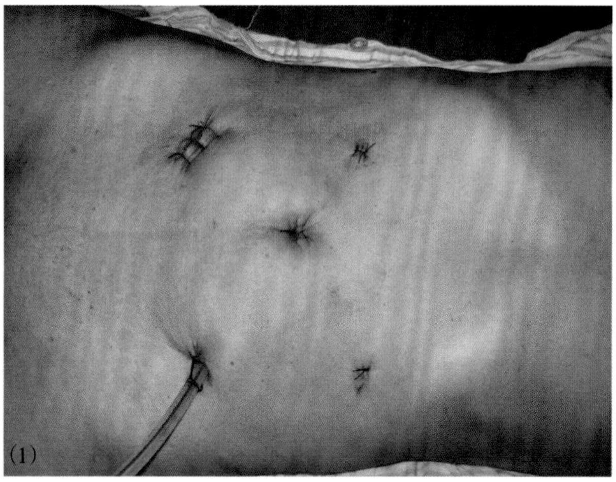

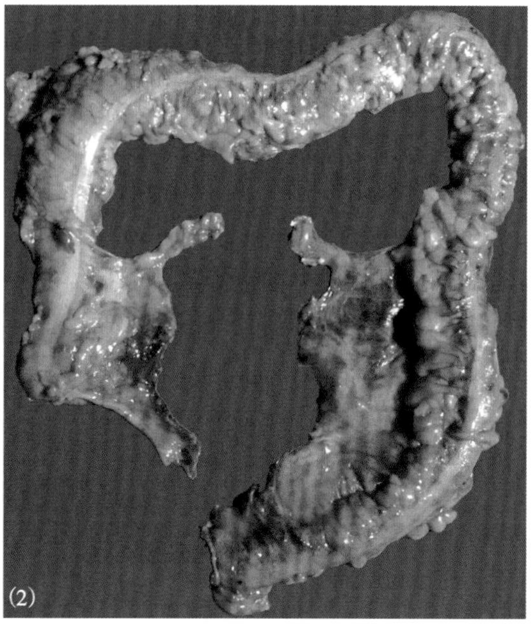

图 16-213　术毕腹部情况和标本

（潘凯　郭春华）

参考文献

[1] Bartels SA, Gardenbroek TJ, Ubbink DT, *et al*. Systematic review and meta-analysis of laparoscopic versus open colectomy with end ileostomy for non-toxic colitis [J]. Brit J Surg, 2013, 100(6): 726-733.

[2] Knapps JA, Senagore AJ. Total Colectomy and Proctocolectomy: Laparoscopic Approach [M]//Advanced Techniques in Minimally Invasive and Robotic Colorectal Surgery, Springer US, 2015: 183-188.

[3] Gu J, Stocchi L, Remzi FH, *et al*. Total abdominal colectomy for severe ulcerative colitis: does the laparoscopic approach really have benefit? [J]. Surg Endosc, 2014, 28(2): 617-625.

[4] Hayman AV, Dozois EJ. Total Abdominal Colectomy: Straight Laparoscopic Approach [M]//Minimally Invasive Approaches to Colon and Rectal Disease: Technique and best practices, New York: Springer Science+ Business, 2015: 89-101.

[5] Nam S, Park EJ, Cho MS, *et al*. Operative Outcomes of Open versus Laparoscopic Total Proctocolectomy with Ileal Pouch Anal Anastomosis in Ulcerative Colitis [J]. J Minim Invasive Surg Sci, 2015, 18(3): 69-74.

第八节　腹腔镜经肛提肌外腹会阴联合直肠切除术

低位直肠癌若侵犯了肛门外括约肌或肛提肌，可先行新辅助放化疗后行腹会阴联合直肠切除术(abdominoperineal excision, APE)。研究表明 APE 肿瘤学效果明显差于低位直肠前切除术(low anterior resection, LAR)和超低位直肠前切除术(ultra low anterior resection, ULAR)，肠管穿孔率、环周切缘(circumferential resection margin, CRM)阳性率、肿瘤局部复发率高于 LAR/ULAR，且 5 年生存率低于 LAR/ULAR，瑞典学者 Holm 教授等提出了扩大的 APE 术式(extended abdominoperineal excision)，后成为柱状腹会阴联合直肠切除术(cylindrical abdominoperineal excision, cAPE)，该术式可以避免传统 APE 切除造成的外科腰，降低局部复发率与 CRM 阳性率，从而改善预后。目前认为用“柱状”来描述这种扩大的 APE 手术不甚合适，因为此种命名会无形中鼓励外科医师多切除坐骨直肠窝的脂肪而使标本看起来呈柱状。其实这是不必要的，除非肿瘤突破肛提肌并累及坐骨直肠窝的脂肪组织。会阴部操作只需要沿着肛提肌平面进行即可,故目前多称之为经肛提肌外腹会阴联合直肠切除术(extralevator abdominoperineal excision,ELAPE)。

研究表明,通过腹腔镜手术进行ELAPE的腹部操作具有微创优势。腹腔镜ELAPE手术的腹部操作亦遵循全直肠系膜切除(total mesorectal excision,TME)原则,但腹腔镜下直肠系膜的锐性分离在抵达肛提肌起始水平后即停止,不继续将直肠系膜从肛提肌解剖分离。具体停止位置是:后方止于尾骨上方,左右侧和前方止于盆腔自主神经下方,该位置在男性位于精囊水平下方,女性位于子宫颈水平下方。而后开始会阴部操作,即沿着肛门外括约肌及肛提肌与坐骨直肠窝脂肪间的间隙解剖,分离至肛提肌起点后切断肛提肌,其手术途径与方式同开放ELAPE。腹腔镜ELAPE的缺点在于:切除肛提肌时需要翻转体位,切除过多未受肿瘤侵犯的肛提肌会增加盆底重建的难度与创伤等。对此,福建医科大学附属协和医院结直肠外科对腹腔镜ELAPE进行了改良,在腹腔镜ELAPE的腹部操作时经盆底途径直视下切除包裹直肠系膜的肛提肌,该方法可改变并简化经会阴部切除肛提肌的手术操作,并可实现肛提肌个体化切除。现介绍如下:

【适应证】

1. 由于肛提肌主要包绕低位直肠系膜的两侧及后方,在cT_4期肿瘤侵犯肛提肌和外括约肌,且肿瘤位于直肠后方和两侧时,ELAPE是很好的选择。

2. 若肿瘤向后方外累及尾骨和骶骨,可加行骶4、5和尾骨联合切除,但超过骶2水平的骶骨受累则无法手术切除。

3. 若肿瘤向前方外累及前列腺或阴道,可加行包括受累前列腺或阴道在内的联合脏器切除,必要时行全盆脏器切除。

【禁忌证】

1. 高龄、营养状态差或伴有其他严重疾病无法耐受麻醉或手术者。

2. 直肠癌局部广泛浸润呈冰冻骨盆无法切除者。

【手术器械】

超声刀、腹腔镜直线切割闭合器,或脱细胞真皮基质补片。

【术前准备】

1. 肠道准备,术前1天流质饮食,常规口服肠道不吸收抗生素,如甲硝唑片,术前1天口服泻药,术晨大便未排净者,加用清洁洗肠。

2. 纠正低蛋白血症和贫血,血红蛋白应纠正至≥100g/L,白蛋白应纠正至≥30g/L,必要时术前一周内可给予肠外营养支持。

3. 女性患者,术前3天每日以稀碘附冲洗阴道。常规行阴道检查,了解肿瘤是否侵犯阴道后壁。

4. 患者如有泌尿系统症状,应行膀胱镜检查或泌尿道造影检查,了解肿瘤是否侵犯泌尿道,必要时术前放置双J管。

5. 在麻醉状态下留置导尿管,是否留置胃管取决于术中胃膨胀程度是否影响对结肠脾曲的游离。手术开始前半小时经静脉给予1个剂量抗生素预防感染。

6. 如无抗凝禁忌,术前应使用低分子肝素行抗凝治疗以预防深静脉血栓形成。

【麻醉】

气管插管全身麻醉。

【体位与套管放置】

1. 采用截石位,两髋关节微屈,外展45°,膝关节屈30°,双下肢高度低于腹部,臀部垫高,右上肢内收(以便主刀手术),左上肢据需要内收或外展,手术开始后体位调整至头低脚高30°(图16-214)。

2. 术者站位(图16-215)。

3. 套管放置(图16-216) 即在脐上缘放置直径10mm套管,充气后置入腹腔镜作为观察孔;腹腔镜直视下右下腹(右髂前上棘内2横指)置入12mm套管作为主操作孔;在右锁骨中线平脐点置入5mm套管作为辅助操作孔,如患者较矮,可将该点上移3~4cm,以便操作;在左髂前上棘与脐连线中点置入10mm套管为助手主操作孔;于耻骨联合上2横指置入5mm套管作为助手辅助操作孔。

【手术相关解剖】(图16-217)

【手术步骤】

1. 腹盆部手术 按腹腔镜直肠癌根治术的常规手术步骤行左侧Toldt间隙分离,高位清扫肠系膜下动脉与静脉根部淋巴结,并结扎切断,游离直肠系膜至骶骨岬,术中保护输尿管和盆腔自主神经。

直肠后方解剖分离:按LAR沿直肠后间隙分离至水平平面与垂直平面(肛提肌平面)交界处,即为尾骨尖位置,可用吸引器头敲击证实,直视下切断附着在尾骨尖上的肛提肌及肛尾韧带(图16-218、图16-219)。

直肠前方解剖分离:在腹膜返折线以上1.0cm处弧形切开腹膜,可保证分离平面走行在Denonvilliers筋膜前方(图16-220)。为保护双侧神

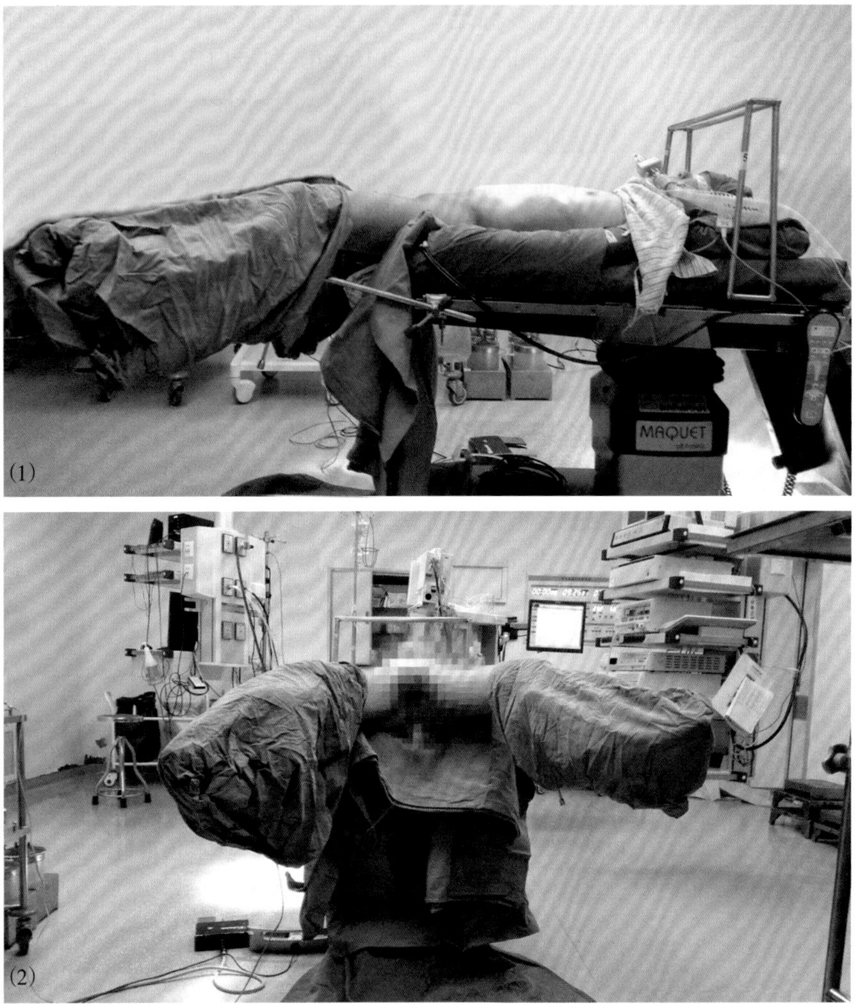

图 16-214　手术体位

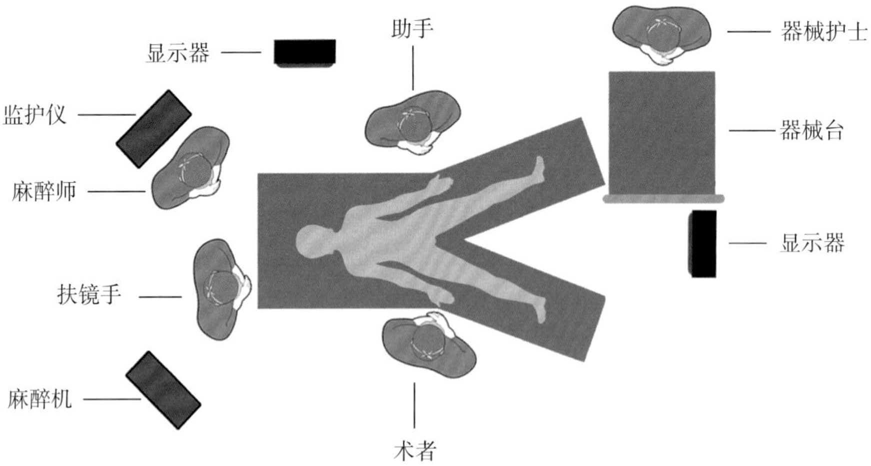

图 16-215　术者站位

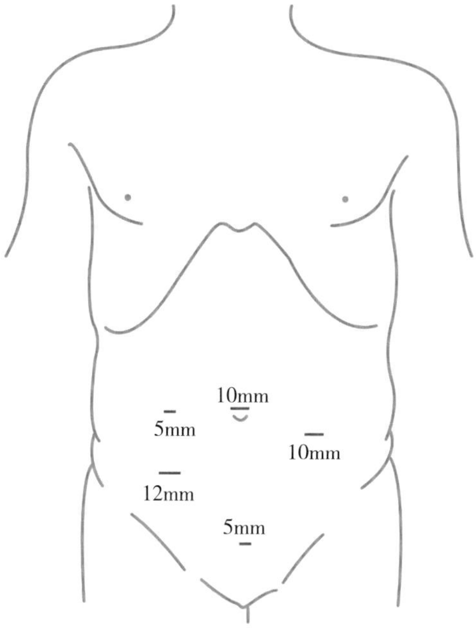

图 16-216 套管放置

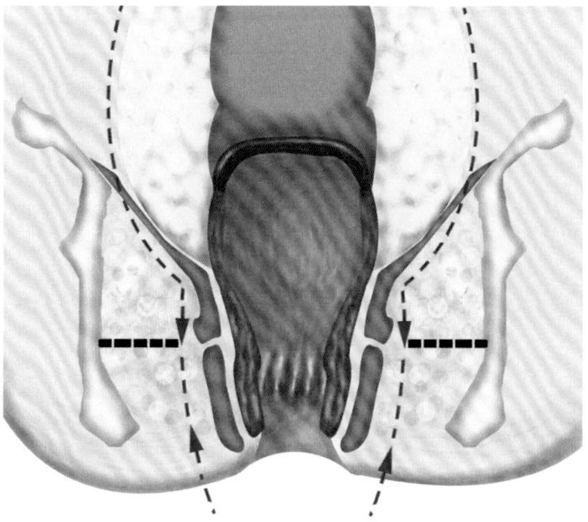

图 16-217 经盆底途径切除包裹直肠系膜的肛提肌解剖示意图（虚线所示为腹会阴手术会师平面）

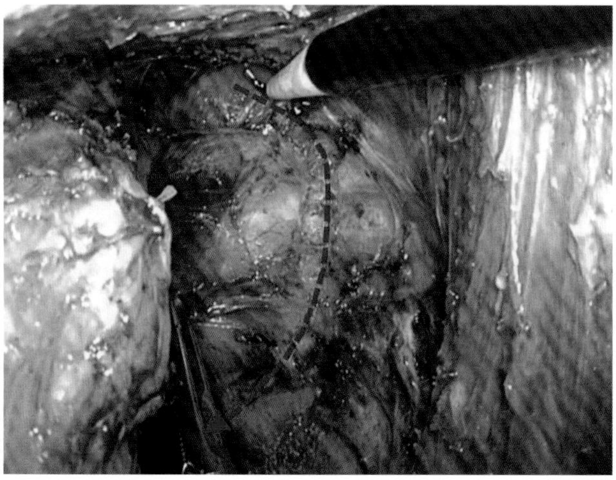

图 16-218 向尾骨尖方向切开肛提肌

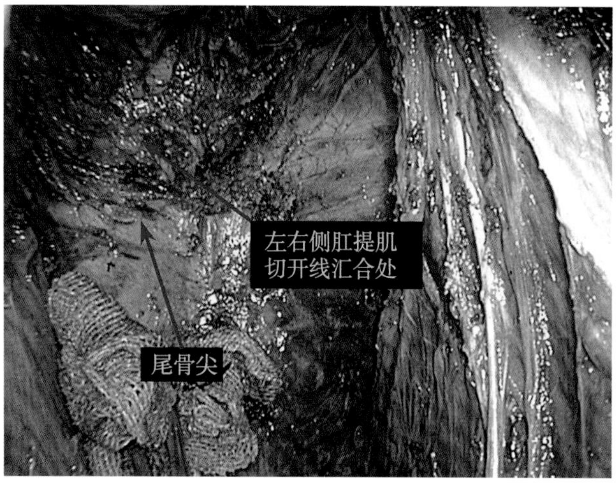

图 16-219 两侧肛提肌切开线汇合处

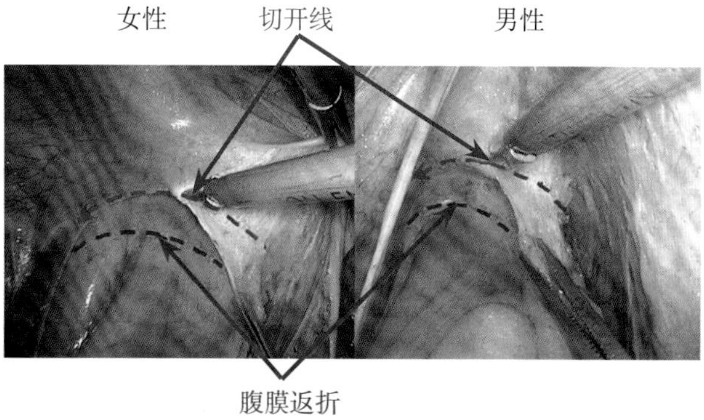

图 16-220 腹膜返折以上 1cm 处切开腹膜

经血管束，对男性患者需在距双侧精囊腺底 0.5cm 或更高位置横断 Denonvilliers 筋膜（图 16-221），沿该筋膜与直肠深筋膜间锐性分离，向下即可较容易到达肛提肌裂孔的上缘；对女性患者可在距腹膜返折 4~5cm 处横断 Denonvilliers 筋膜，以保护位于 Denonvilliers 筋膜前外侧的神经血管束（图 16-222、图 16-223）。

直肠两侧的解剖：沿 Holy 平面分离达肛提肌的起点处（肛提肌腱弓），根据肿瘤所在方位决定是否继续分离肛提肌与直肠系膜的平面，可通过器械敲击感受，有骨性感即为肛提肌腱弓。若需行肛提肌全部切除的 ELAPE 手术，可直接用电凝钩从肛提肌腱弓内侧垂直向盆底切割肛提肌（用电凝切割止血效果好），并渐弧形弯向尾骨尖，该肌完全被切断时，可见黄色的坐骨肛管间隙脂肪显露。使两侧肛提肌被切断的切口在尾骨尖汇合，并超越尾骨尖可见黄色脂肪组织。若需行肛提肌个体化切除手术，可根据患者术前影像学资料及术中直肠指诊情况确定肿瘤所在方位及其上界，据此决定将直肠系膜从肛提

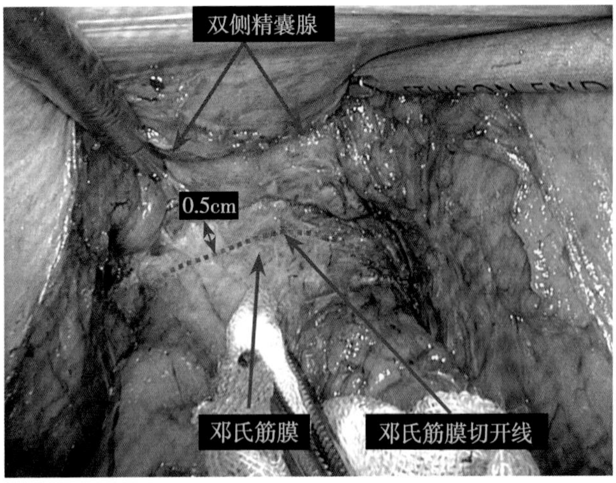

图 16-221　在距离精囊腺底约 0.5cm 处横断 Denonvilliers 筋膜（邓氏筋膜）

肌上分离及切断的范围。若肿瘤局限于肛提肌裂孔上方，则肿瘤所在侧的 Holy 平面应分离至肛提肌腱弓并于其起始点处切断，即患侧肛提肌应多切除，而健侧的 Holy 平面则可多分离，以保留更多的肛提肌用于盆底重建（图 16-224）。若肿瘤位于肛提肌裂孔下方，则只在两侧的耻骨尾骨肌外侧切断肛提肌，而多保留两侧的髂骨尾骨肌以用于盆底重建（图 16-225~ 图 16-230、视频 61）。

腹膜外结肠造口：腹腔镜下用直线切割闭合器切断乙状结肠（距离肿瘤近端 15cm 处），近侧结肠经左侧腹膜外隧道于扩大的左下腹套管孔处拖出，行永久性结肠造口。在左结肠旁沟结肠通过处用钛夹夹闭裂口，以防术后造口旁疝。盆底腹膜不做缝合（图 16-231~ 图 16-237）。

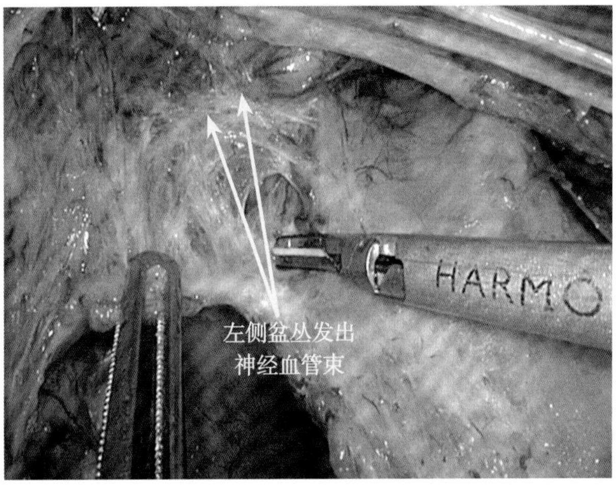

图 16-222　左侧盆丛及神经血管束

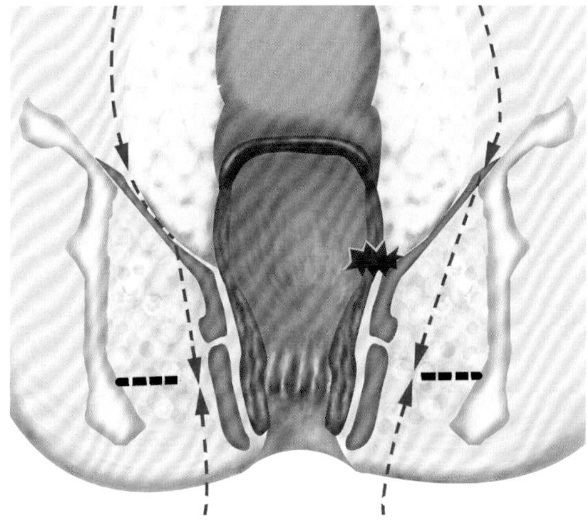

图 16-224　肿瘤位于肛提肌裂孔上方

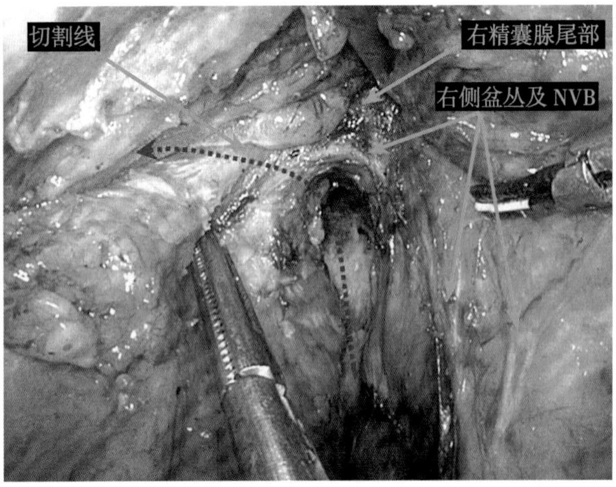

图 16-223　右侧盆丛及神经血管束（NVB）

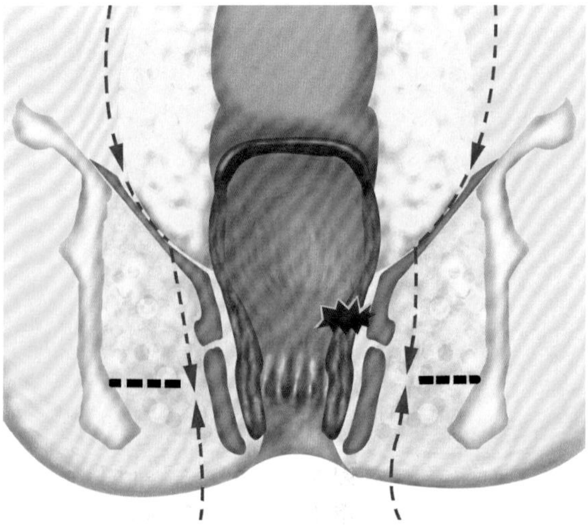

图 16-225　肿瘤位于肛提肌裂孔下方

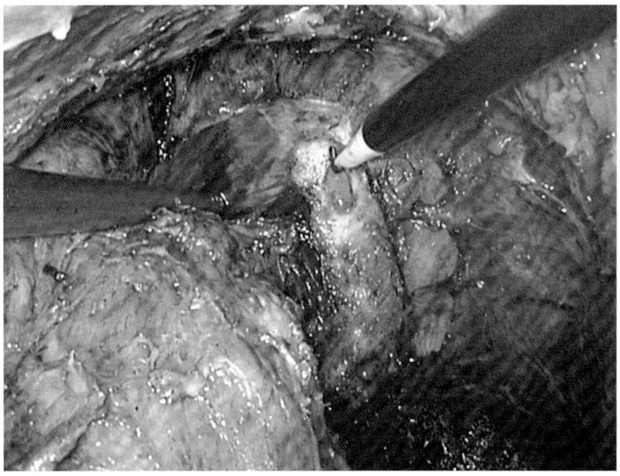

图 16-226　切断右侧肛提肌见坐骨肛管间隙脂肪

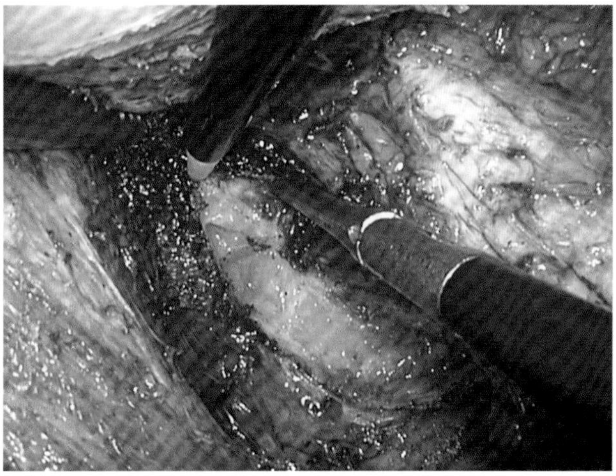

图 16-227　切断左侧肛提肌见坐骨肛管间隙脂肪

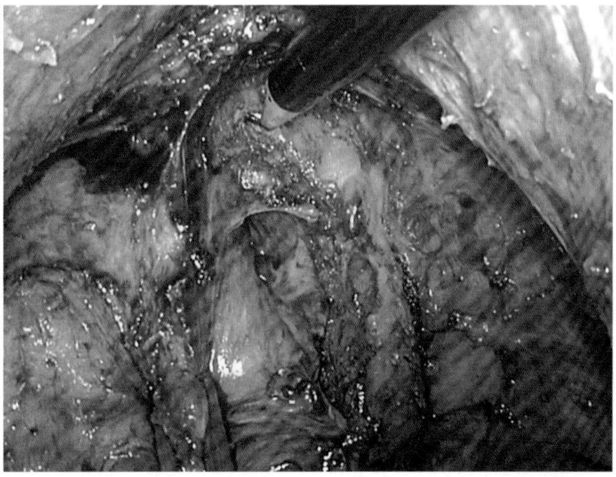

图 16-228　切开右侧肛提肌与直肠前肛提肌裂孔转折处

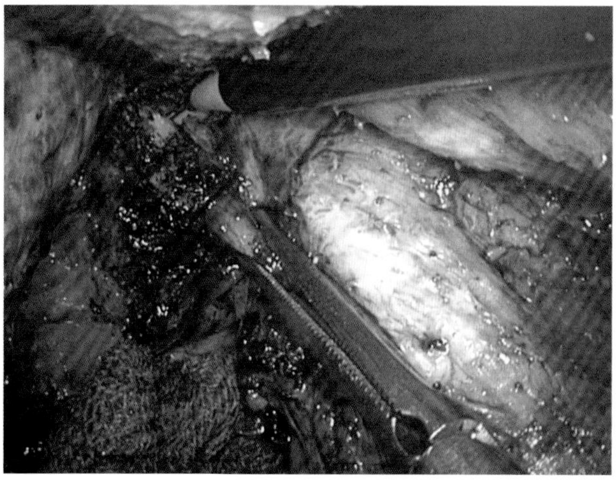

图 16-229　切开左侧肛提肌与直肠前肛提肌裂孔转折处

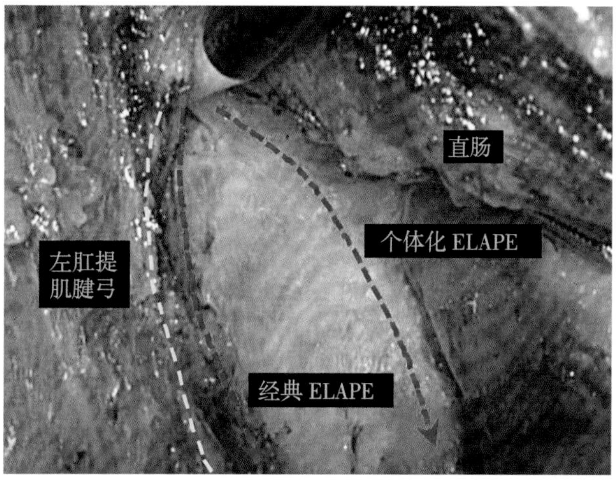

图 16-230　经典 ELAPE 与个体化 ELAPE 的不同

视频 61　经盆腔途径切断肛提肌
（池畔　福建医科大学附属协和医院）

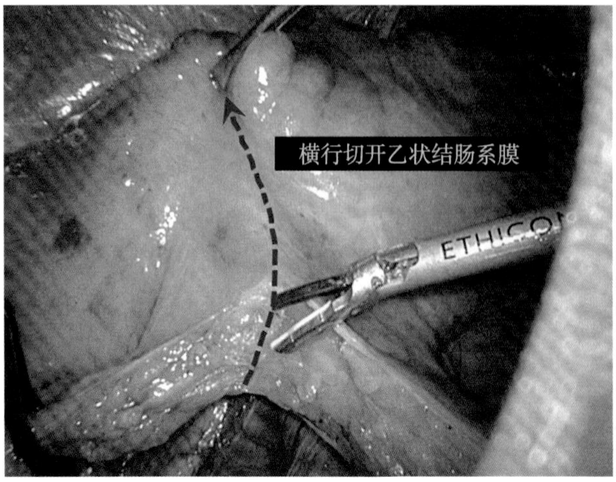

图 16-231　剪裁乙状结肠系膜

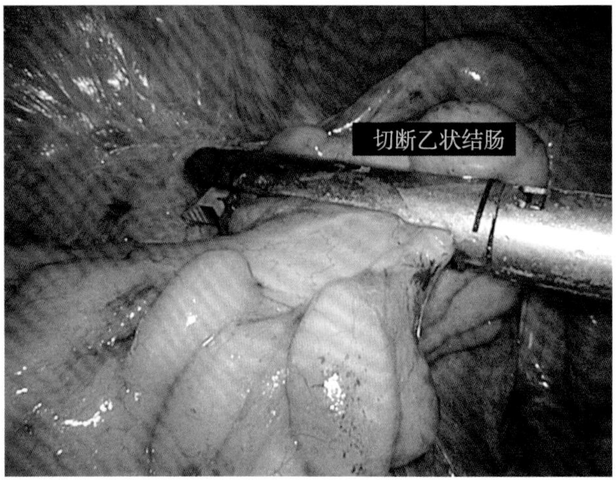

图 16-232　直线切割闭合器切断乙状结肠

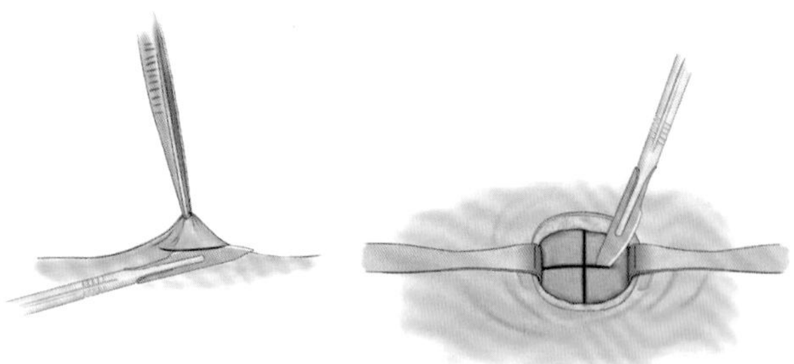

图 16-233　在左下腹造口处切开皮肤，十字切开腹直肌前鞘

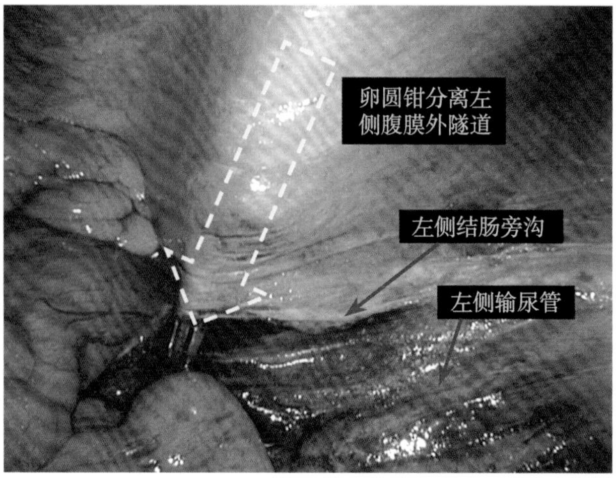

图 16-234　分离腹膜外隧道

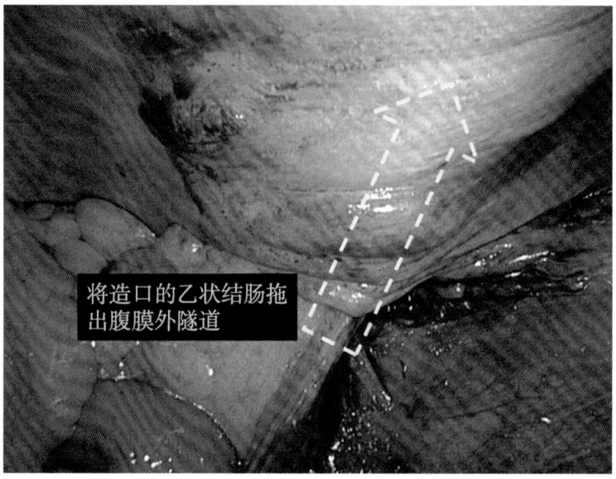

图 16-235　经腹膜外隧道行乙状结肠造口

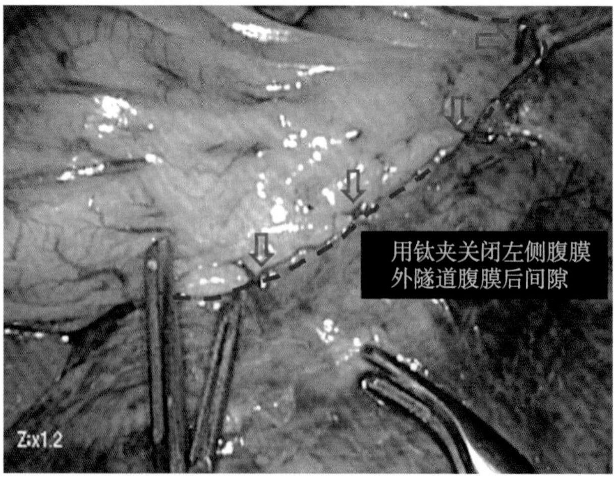

图 16-236　关闭腹膜外隧道腹膜（箭头指示为钛夹）

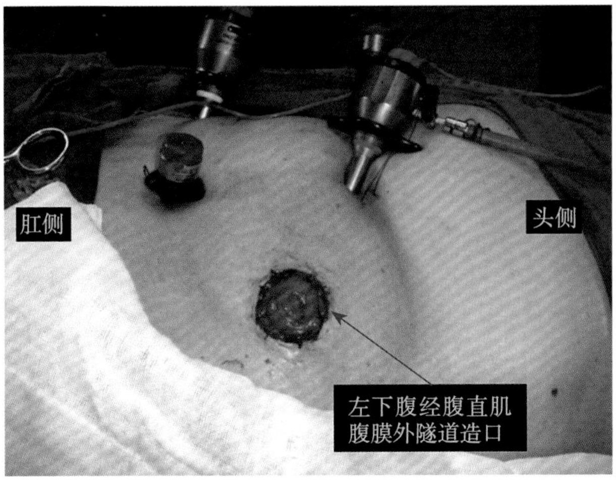

图 16-237 经腹直肌腹膜外隧道造口

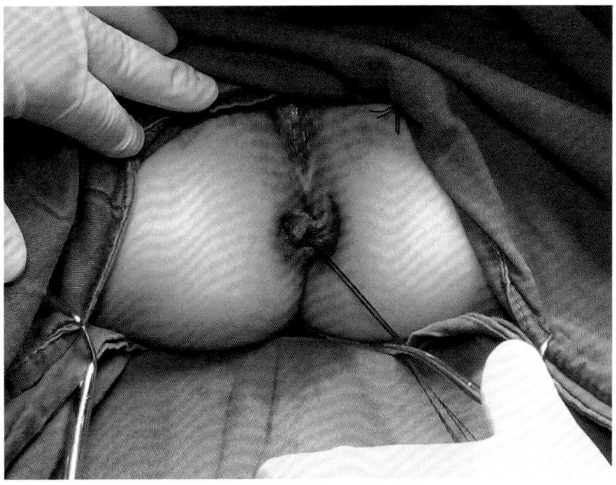

图 16-238 荷包封闭肛门

2. 会阴部手术 患者可翻转体位或仍处于截石位，双荷包缝闭肛门，切开肛门两侧与后方皮肤，沿着肛门外括约肌及肛提肌与坐骨直肠窝脂肪之间的平面分离，完整切除由肛门外括约肌及肛提肌包裹的肛管及直肠末端。由于腹部手术时已经切断肛提肌，会阴部手术分离至肛提肌切断处，即可与腹侧盆底手术平面相通。在直肠前方切开会阴浅横肌后缘，向上分离前列腺被膜的融合处和直肠尿道肌。如果直肠前壁肿瘤累及前方的盆筋膜脏层和壁层，部分前列腺和阴道壁也可一并切除；如果直肠后壁肿瘤累及低位骶尾骨，也可一并切除。切除的标本消除了传统 APR 手术的外科腰。

创面彻底止血后，经耻骨上套管孔用蒸馏水冲洗盆腔与腹腔创面，会阴部重新消毒、铺巾。若盆底缺损较大无法直接缝合，可将剪裁好的脱细胞真皮基质补片用 3-0 可吸收缝线间断缝合在盆壁残余肌肉上，再缝合皮下组织、皮肤。若缺损较小，可采用 prolene 2-0 单股缝线全层褥式减张缝合会阴部切口，一般为 3 针，彻底止血，不留死腔（图 16-238~16-247），手术标本如图 16-248。

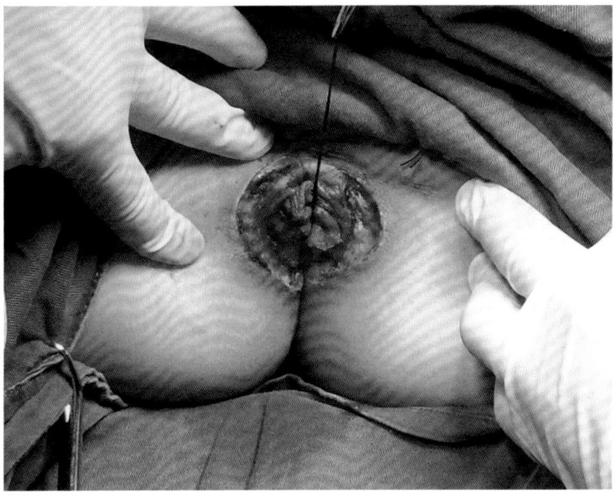

图 16-239 在肛门周围做一梭形切口

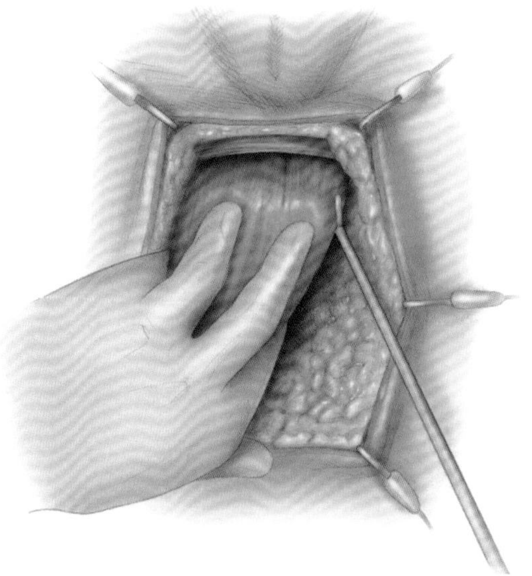

图 16-240 沿着肛门外括约肌及肛提肌表面分离，寻找肛提肌断端

【要点分析】

目前 ELAPE 存在的问题：①多以开放手术为主，有手术范围及创伤大的缺点；②腹组术毕，需转为俯卧折刀位，延长了手术时间；③经会阴部分离肛提肌断面以上的直肠两侧方平面较盲目，不利于盆神经保护；④不论肿瘤侵犯的深度及范围均行肛提肌全切除，增加盆底修复难度及盆神经损伤概率，且其合理性尚需论证。基于我中心的经验及临床研究结果，对上述四大问题的解决方法，是 ELAPE 术中经盆腔途径个体化切除肛提肌。

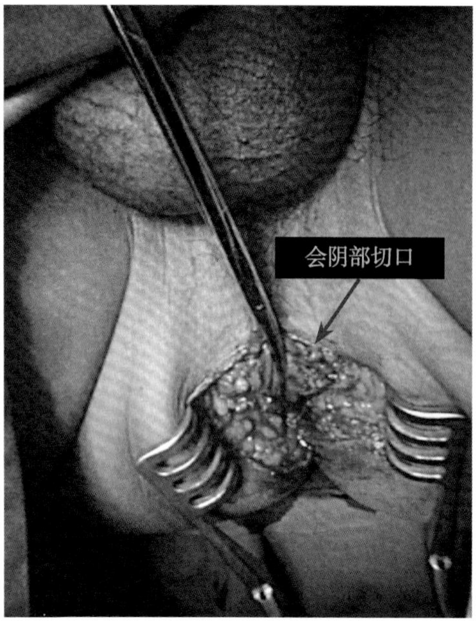

图 16-241　撑开器暴露会阴部切口

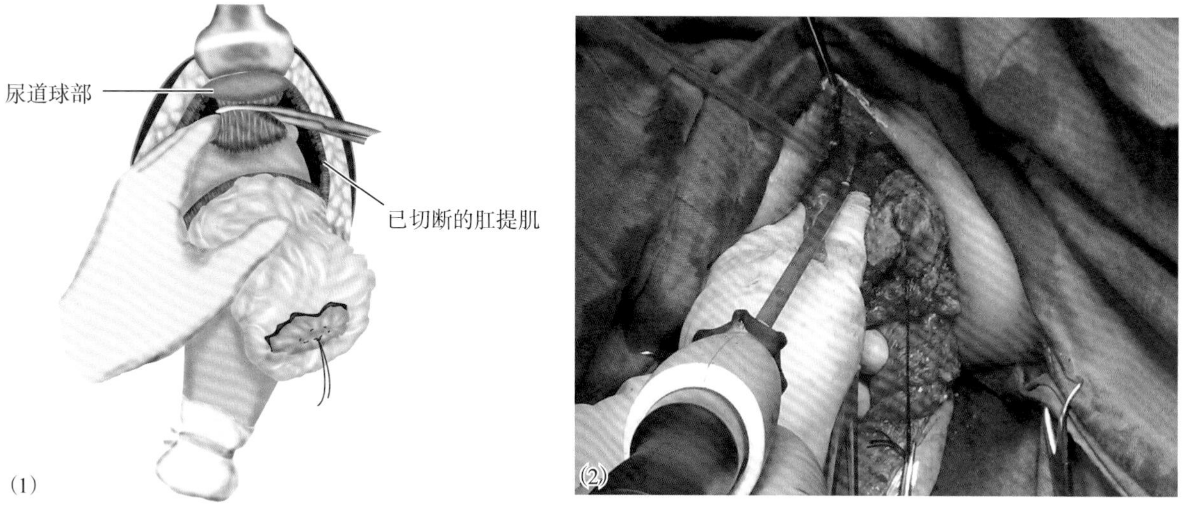

图 16-242　切断直肠尿道肌，移除直肠标本

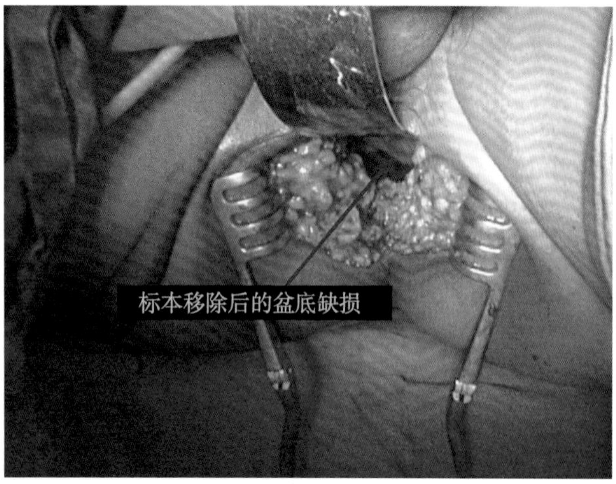

图 16-243　移除标本后的盆底缺损

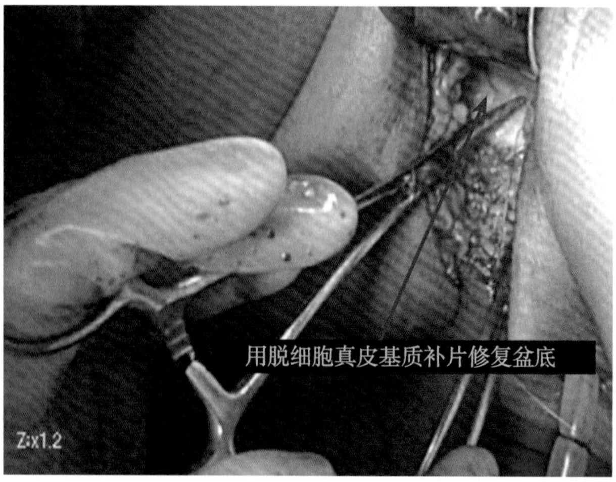

图 16-244　使用补片的盆底修复

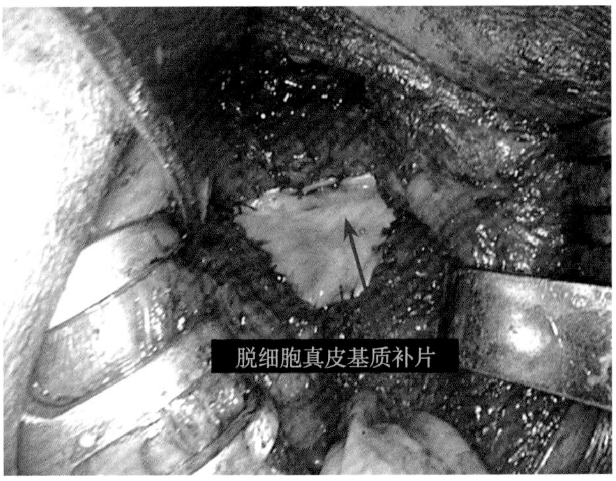

图 16-245　使用补片重建后的盆底（经会阴观察）

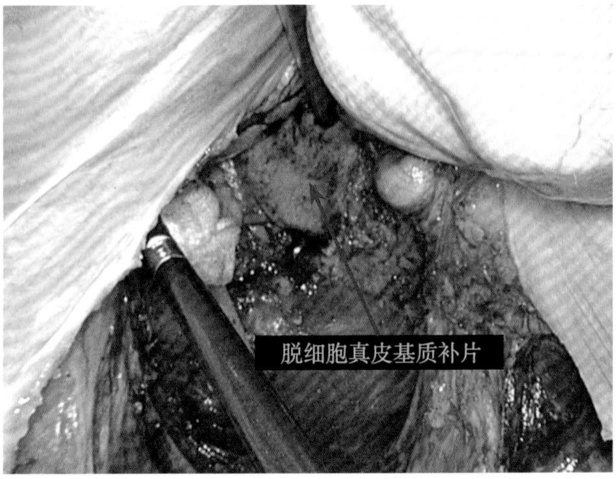

图 16-246　使用补片重建后的盆底（经盆腔观察）

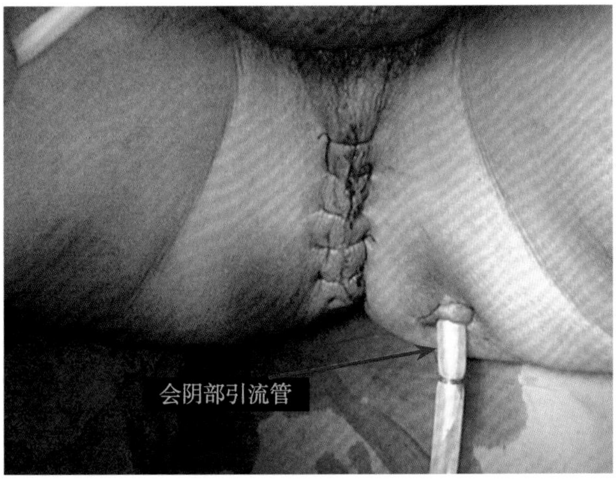

图 16-247　经会阴侧方放置补片前引流管

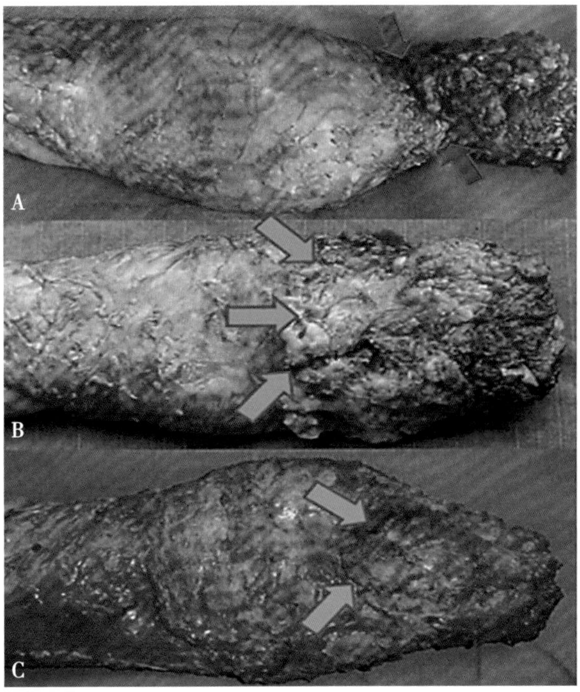

图 16-248　ELAPE 的手术标本

（A. 传统 APE 标本，箭头所示为外科腰；B 及 C. ELAPE 标本，箭头所示为附着在直肠系膜上的肛提肌，B 图示因切除较多的坐骨肛管间隙脂肪，标本呈柱状）

1. 经盆腔途径 ELAPE　传统 APE 的腹会阴手术交汇平面在肛提肌裂孔外侧约 1cm，经会阴途径 ELAPE 腹会阴手术交汇平面在肛提肌起始部，而经盆腔途径 ELAPE 腹会阴手术交汇平面在坐骨肛管间隙脂肪层面（肛提肌的切除起点可同经会阴途径的 ELAPE）。其优点为直视下在精囊腺水平横断 Denonvilliers 筋膜，沿着 Denonvilliers 筋膜下间隙向下分离前列腺后方，可将位于 Denonvilliers 筋膜上方前外侧的血管神经束加以保留。我中心 36 例经盆腔途径 ELAPE 中只有 5 例发生排尿功能障碍，其余 86.1%（31/36）患者术后排尿功能好。此术式可简化会阴部操作，术中无须翻转体位，可缩短手术时间，并可直视下决定肛提肌个体化切除范围，与机器人手术相比，该技术费用低、便于普及。

2. 个体化肛提肌切除方法　Holm 用一种手术方式处理不同 T 分期（如 T_2 期）与不同部位的肿瘤，可以被视为过度治疗，并且增加了创伤和盆底修复难度。我们的经验表明，对于 T_3/T_4 期患者先行新辅助治疗，争取肿瘤降期后再依据术前 MRI 提示肿瘤所在位置、外侵范围及术中探查情况，个体化决定肛提肌切除范围。术中据 T 分期决定切除肿瘤所在侧肛提肌的范围，健侧可少切（特别是 T_2 期），这种个体化肛提肌切除方法在经盆腔途径时很容易实现，且降低盆腔重建的难度。在保证CRM阴性的前提下，有利于使用残留肛提肌进行盆底修复，明显降低了修复难度。我科用该法进行了36例手术，所获标本同样消除了传统APE手术标本的外科腰，病理证实CRM阳性率为5.6%(2/36)，结果表明本法是可行的。但尚需经多中心、随机对照研究来进一步证实ELAPE改良术式在低位直肠癌中的治疗价值。

【注意事项】

根据T分期及肿瘤所在部位决定手术方案[9]

1. cT_1/cT_2期肿瘤位于肛提肌裂孔下方，或cT_3期癌肿位于肛提肌裂孔水平：经括约肌间APE或传统APE即可保证CRM阴性，无须行创伤大的ELAPE。

2. 对于肛提肌裂孔下方的cT_3/cT_4期直肠癌，行传统APE可保证大部分CRM阴性。

3. 由于肛提肌主要包绕低位直肠系膜的两侧及后方，在cT_4期肿瘤侵犯肛提肌和外括约肌，且肿瘤位于直肠后方和两侧时，ELAPE是很好的选择。若肿瘤向后方外累及尾骨和骶骨，可加行包括骶4-5和尾骨的联合切除，但超过骶2水平的骶骨受累则无法手术切除。若向前方外累及前列腺或阴道，可加行包括受累前列腺或阴道在内的联合脏器切除，必要时行全盆脏器切除。

【术后处理】

1. 镇痛　持续麻醉镇痛泵镇痛，或必要时给予吗啡等镇痛药物。

2. 饮食　术后麻醉清醒后2小时即可开始少量饮水，术后第一天开始进食清流质，视进食及造口排气排便情况，逐步过渡到流质、半流食饮食。

3. 体位　术后待麻醉清醒，血压平稳后改为半卧位，有利于呼吸，减少肺部感染的机会，也有利于创面渗出液向盆腔引流。应鼓励患者尽早下床活动。

4. 按摩　术后气压治疗仪按摩双下肢，促进静脉回流，防止深静脉血栓形成。

5. 术后抗凝治疗　如无抗凝禁忌，建议术后继续使用低分子肝素抗凝7~10天以预防深静脉血栓形成。对于有深静脉血栓形成高危因素（如活动受限、肥胖、既往有深静脉血栓病史）的患者，可适当延长抗凝时间。

6. 综合治疗　液体疗法调整水电解质平衡，进食半流质之前给予肠外营养支持。

【并发症及处理】

1. 肠梗阻　预防：①APR手术后如有条件，可关闭盆底腹膜，但需保证切实缝合，文献上时有报道因缝合关闭不全诱发的盆底腹膜裂孔疝，或可不缝合腹膜，对女性患者可将子宫翻转覆盖盆底，常规将回肠末端铺盖至盆底最低处，后将所有小肠重叠排列；②行腹膜外隧道式造口可预防造口旁疝，但腹腔内隧道内口不能关闭过紧，以免压迫肠管致肠梗阻。治疗：①发生机械性肠梗阻应急诊手术；②如系腹膜外隧道式造口腹膜内口处嵌顿可在腹腔镜下松解。

2. 会阴部切口感染　预防：①会阴部手术时，重新消毒铺巾，双荷包缝闭肛门，防止粪便污染；②术中操作严格遵守无菌原则，会阴部的器械不可与腹部组器械混用；③闭合会阴部切口之前，多次用碘附溶液冲洗切口；④如采用生物补片重建盆底，应在切口旁另戳孔放置双套管至盆底，术后持续灌洗1周，无感染迹象方可拔除。另在补片前置一小引流管，另戳孔由切口旁引出，术后持续负压吸引至无引流液时方可拔除；⑤如不必行补片修补而直接缝合会阴部皮肤，应避免分层缝合皮下脂肪组织和皮肤，而应采用prolene 2-0单股缝线行全层皮肤与皮下组织减张缝合，皮下放置引流条，余同上，可减少或避免切口感染。治疗：①按照本科室切口感染常见病原菌的药敏结果，经验性使用抗生素，术后第一天常规留取切口分泌物送细菌药敏检查，等待药敏结果再进一步调整抗生素；②切口换药，由于ELAPE术后创面较大，若发生切口感染，建议采用持续冲洗联合负压封闭引流技术治疗；③积极改善患者营养状态。

3. 盆底疝　预防：①常规将回肠末端铺盖至盆底最低处，后将所有小肠重叠排列，对女性患者可将子宫翻转覆盖盆底；②若盆底缺损较大无法直接缝合，可将剪裁好的脱细胞真皮基质补片用3-0可吸收缝线间断缝合在盆壁残余肌肉上，缝合皮下组织、皮肤。治疗：应用生物补片修补或者转移皮瓣修复修补盆底缺损。

（池晔　陈致奋　孙艳武）

参考文献

[1] Brown G, Daniels IR. Preoperative staging of rectal cancer:

the MERCURY research project [J]. Recent Results Cancer Res,2005,165:58-74.

[2] Nagtegaal ID,van de Velde CJ,Marijnen CA,*et al.* Low rectal cancer:a call for a change of approach in abdominoperineal resection [J]. J Clin Oncol,2005,23(36):9257-9264.

[3] Holm T,Ljung A,Haggmark T,*et al.* Extended abdominoperineal resection with gluteus maximus flap reconstruction of the pelvic floor for rectal cancer [J]. Br J Surg,2007,94(2):232-238.

[4] Chi P,Chen ZF,Lin HM,*et al.* Laparoscopic extralevator abdominoperineal resection for rectal carcinoma with transabdominal levator transection [J]. Ann Surg Oncol,2013,20(5):1560-1566.

[5] 肖毅,邱辉忠,吴斌,等.腹腔镜下经肛提肌外腹会阴联合直肠癌切除术的单中心经验[J].协和医学杂志,2014(2):152-157.

[6] Lyman GH,Khorana AA,Kuderer NM,*et al.* Venous thromboembolism prophylaxis and treatment in patients with cancer:American Society of Clinical Oncology clinical practice guideline update[J]. J Clin Oncol,2013,31(17):2189-2204.

[7] 池畔,林惠铭,卢星榕,等.确保腹腔镜直肠系膜完全切除的手术技巧:介绍一种自创骶前隧道式分离法[J].中华胃肠外科杂志,2009,12(3):317-318.

[8] Shihab OC,Heald RJ,Rullier E,*et al.* Defining the surgical planes on MRI improves surgery for cancer of the low rectum [J]. Lancet Oncol,2009,10(12):1207-1211.

[9] 陈致奋,池畔,官国先,等.经盆腔途径肛提肌的经肛提肌外腹会阴联合直肠切除术—附36例报告[J].中华胃肠外科杂志,2014,17(1):60-64.

[10] 池畔,陈致奋.肛提肌外腹会阴联合直肠切除术治疗低位直肠癌[J].中华胃肠外科杂志,2014(6):534-539.

第九节 经肛门直肠癌全直肠系膜切除术

经肛门全直肠系膜切除术(transanal total mesorectal excision,TaTME)是微创胃肠外科为追求进一步的微创效果而探索的新术式。2010年,西班牙的Lacy与美国的Sylla合作,用TEM设备开展了全球首例腹腔镜辅助下经肛门内镜直肠癌根治术,同年中国的陈远光等相继有成功报道。2013年,分别由中国的张浩及法国的Leroy相继报道了两例完全经肛门切除直肠的个案,随后法国的Chouillard与中国的康亮、汪建平等分别报道了10例和11例完全经肛门全直肠系膜切除手术。由于TaTME改变了常规腹腔镜直肠手术的顺序,手术空间狭小,难度加大,对结直肠手术的经验和技术水平要求高,目前尚未得到广泛开展。

【适应证】

距肛缘8cm以下,术前分期$T_3N_xM_x$以下,术前MRI判断可达到环周切缘阴性,肿瘤游离后大小能经肛门拖出的直肠癌病例。

【禁忌证】

1. 术前肿瘤分期T_4以上,侵犯肛提肌或外括约肌,MRI分期肿瘤环周切缘阳性者。

2. 合并心肺疾病不能行气管插管全身麻醉者。

3. 肿瘤体积过大,游离后不能经肛门拖出标本者。

【手术器械】

腹腔镜器械(与腹部手术联合切除术需备两套)、电刀、超声刀、腹腔镜手术用血管夹、圆形吻合器。

【术前准备】

1. 纠正贫血、低蛋白血症,补充维生素,调节电解质平衡。

2. 术前晚口服聚乙二醇电解质散行肠道准备。

3. 麻醉后术前留置胃管、尿管。

【麻醉】

气管插管全身麻醉

【体位与套管放置】

患者取头低足高的膀胱截石位,双腿外展,臀大肌平面应稍突出于手术床。术者坐于患者两腿之间左侧,扶镜手坐于右侧(图16-249)。与腹部手术联合切除时腹腔镜组术者位置与传统腹腔镜直肠癌手术组相同(图16-250)。

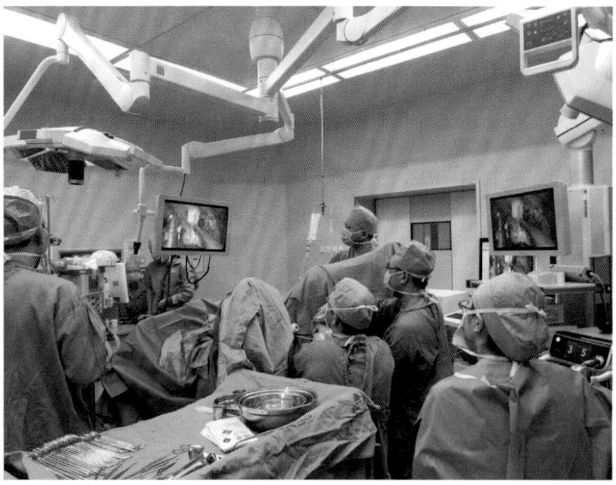

图16-249 术者位置

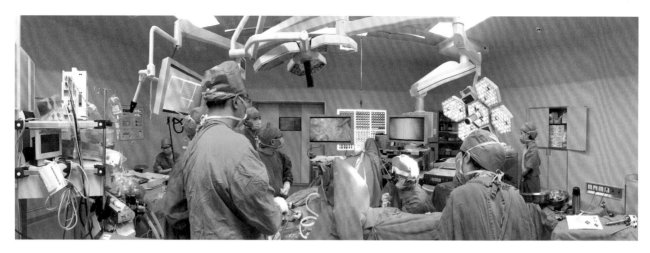

图 16-250　与腹部手术联合切除时术者位置

【手术相关解剖】

经肛门直肠癌根治术离断血管部位及切除范围与腹腔镜直肠癌相同（图 16-251）。

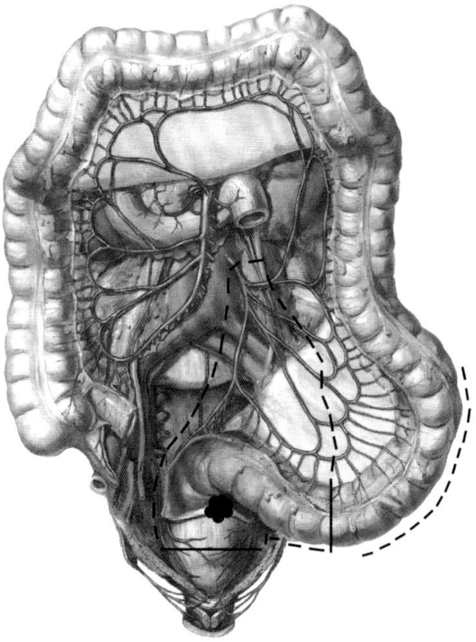

图 16-251　经肛门直肠癌根治术切除范围

【手术步骤】

碘附消毒肛管，充分扩肛后，用环形拉钩将肛门拉开（图 16-252），经半圆肛窥直视下距肿瘤下缘 1cm 和 2cm 处分别做两个荷包缝合隔离肿瘤（图 16-253）。然后置入单孔腹腔镜手术操作平台，建立 CO_2 压力 10~12mmHg（图 16-254）。镜下先沿隔离线远端环形切开（如果肿瘤离肛缘距离小于 5cm，往往需要直视下沿隔离线下缘环形分离足够空间后才置入操作平台）（图 16-255、图 16-256）。首先沿直肠后壁进行游离，进入直肠后间隙后，向近端及两侧拓展间隙（图 16-257），注意保护盆丛神经及避免损伤骶前静脉丛（图 16-258、图 16-259）。然后游离前方，从 Denonvilliers 筋膜前后叶之间进行分离，同样向近端和两侧拓展间隙，在游离直肠侧前方时注意避免损伤双侧血管神经束（图 16-260、图 16-261）。然后游离直肠两侧，与后方及前方汇合，游离两侧时小心避

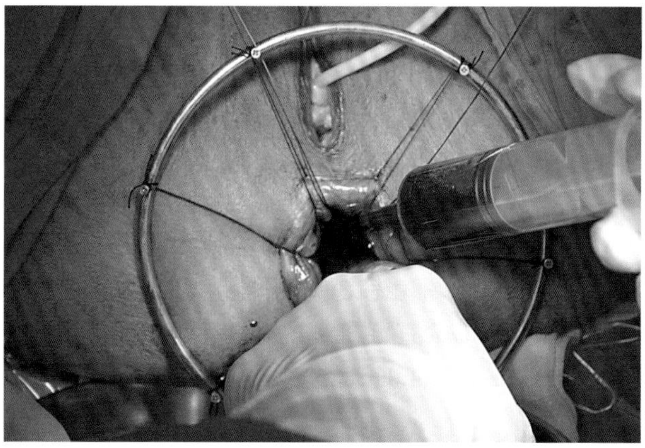

图 16-252　环形拉钩将肛门拉开

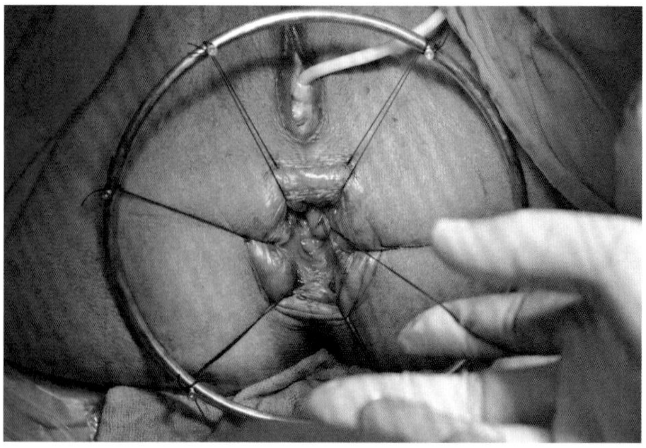

图 16-253　荷包缝合隔离肿瘤

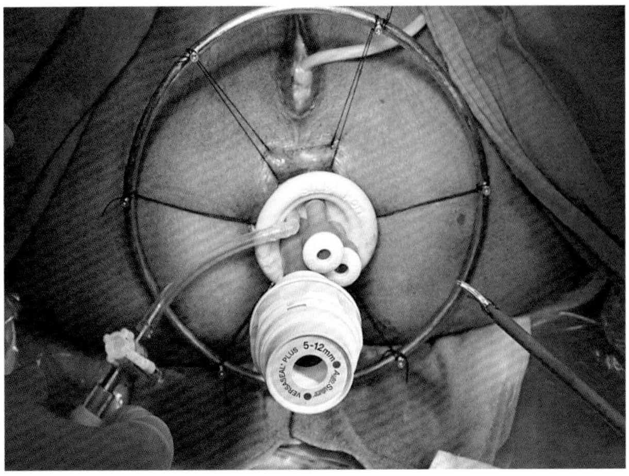

图 16-254 置入单孔操作平台

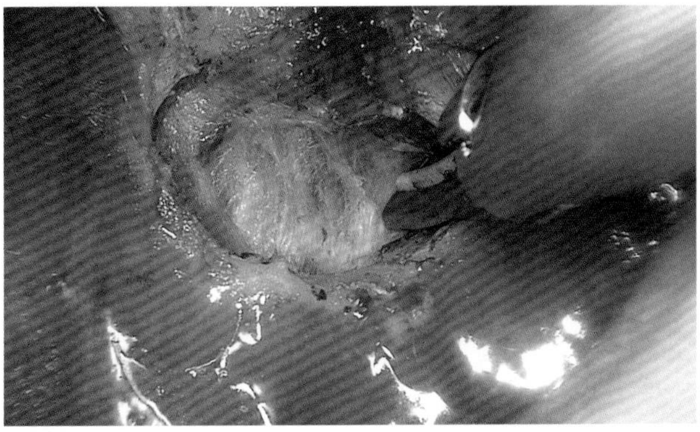

图 16-255 镜下沿隔离线远端环形切开

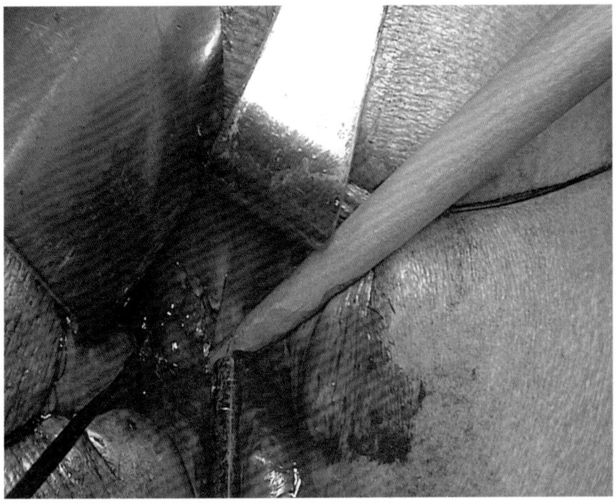

图 16-256 直视下沿隔离线下缘环形分离

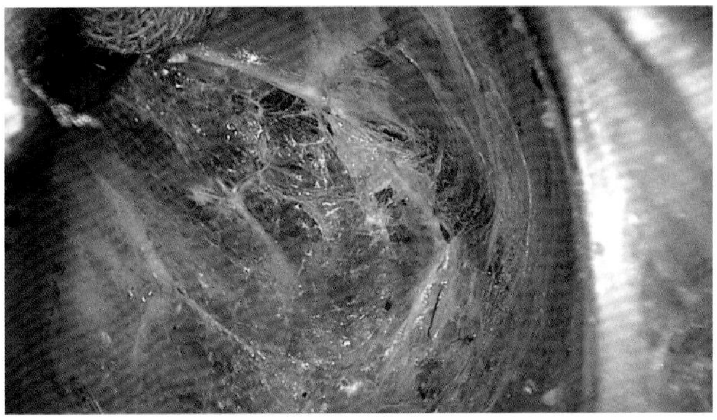

图 16-257 直肠后方间隙

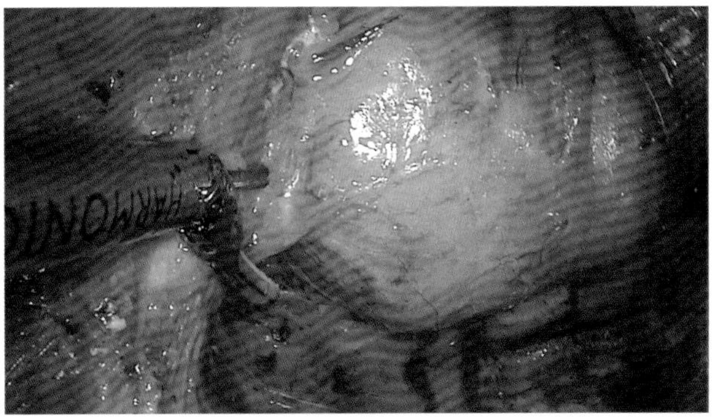

图 16-258 侧方盆丛神经

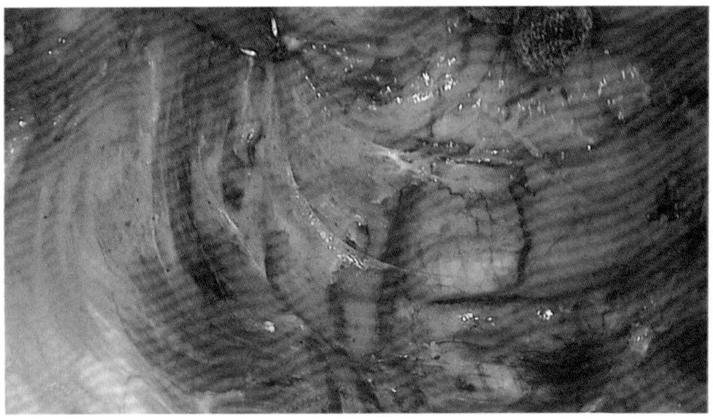

图 16-259 骶前静脉丛

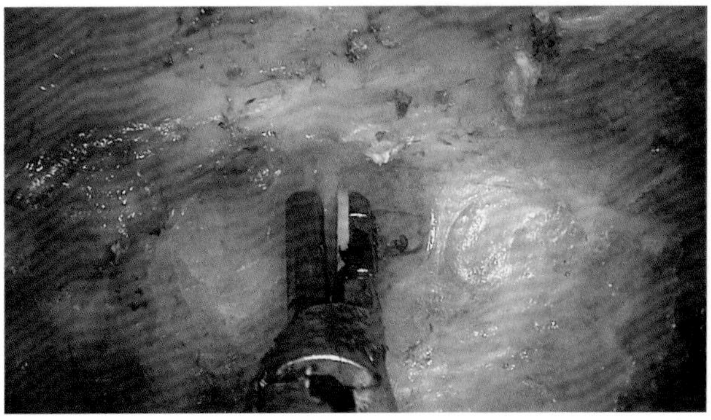

图 16-260 Denonvilliers 筋膜

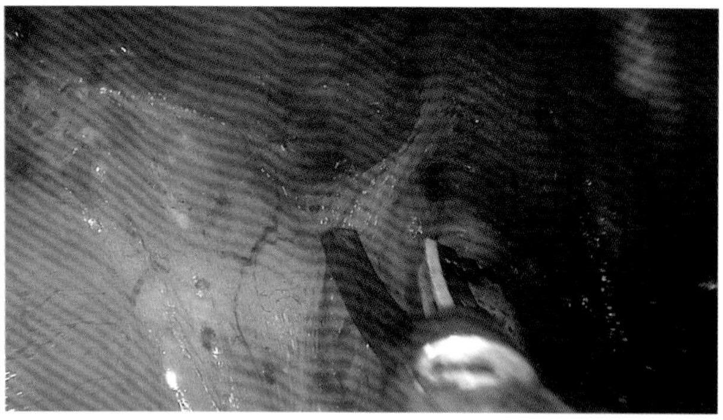

图 16-261　直肠侧前方血管神经束

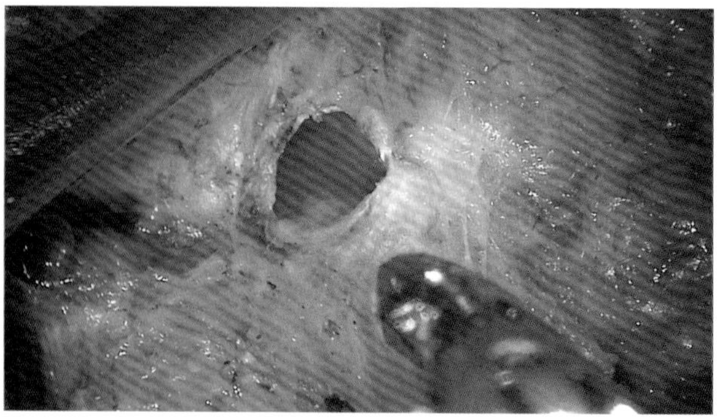

图 16-263　经直肠前方切开腹膜返折处进入腹腔

免损伤输尿管（图 16-262）。最后经直肠前方切开腹膜返折处进入腹腔（图 16-263），将已游离的远端直肠翻转入腹腔内，继续分离两侧侧腹膜与乙状结肠系膜融合处（图 16-264），然后沿直肠后方紧贴直肠深筋膜向近端游离，在腰 5~ 骶 1 水平附近前方可看到左右髂总动脉交叉处，继续向近端游离 2cm 左右即可看到肠系膜下动脉从腹主动脉发出。用腹腔镜血管夹分别结扎切断肠系膜下动静脉（图 16-265、16-266）。充分游离乙状结肠系膜和降结肠系膜后，将操作平台从肛门移开，把游离肠管及肿瘤经肛门拖出，选择合适部位切断肠管及血管蒂（图 16-267）。移除标本后将近端肠管和直肠残端进行端 - 端吻合，吻合方式可以用 2-0 可吸收线间断全层缝合，也可以用圆形吻合器吻合：将圆形吻合器钉砧置入近端肠管，2-0 可吸收线在远端直肠断端作全层荷包缝合备用，吻合器手柄经肛门与钉砧对合后，收紧荷包缝线打结于中心杆，旋紧吻合器至合适位置，击发完成吻合（图 16-268）。术毕前放置骶前引流管和肛管。联合腹腔镜手术时，可在腹腔镜下经腹腔放置骶前引流管，完全经肛门手术时，需在吻合前经肛周坐骨直肠窝将骶前引流管放置到位（图 16-269）。

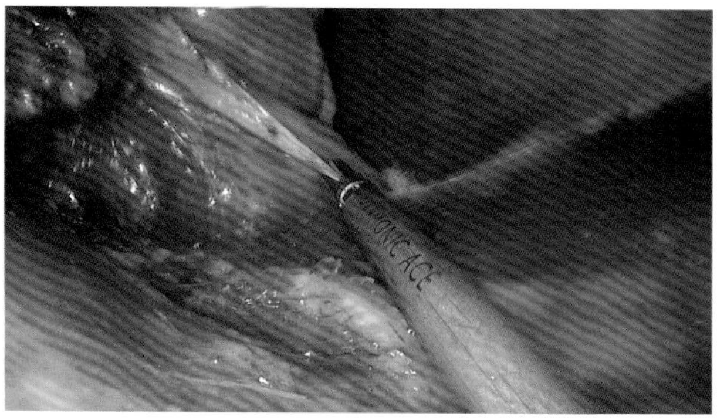

图 16-264　分离侧腹膜与乙状结肠系膜融合处

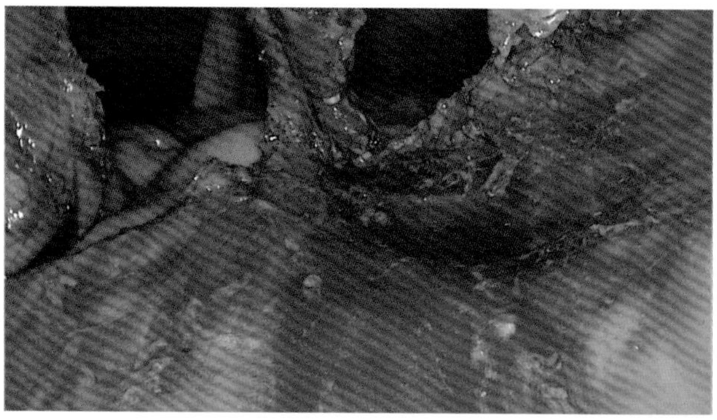

图 16-265　血管夹结扎肠系膜下静脉

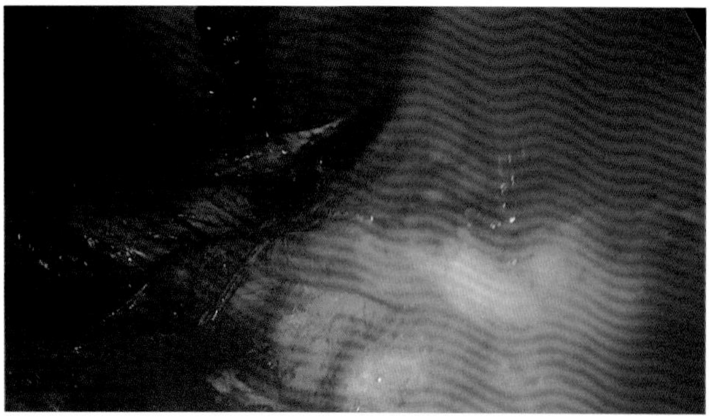

图 16-262　左侧输尿管

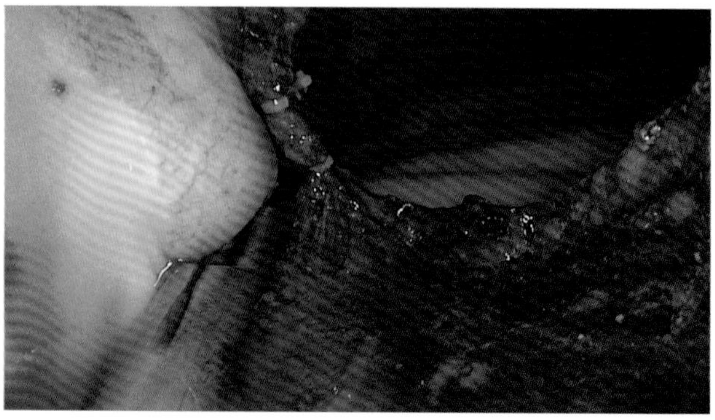

图 16-266　血管夹结扎肠系膜下动脉

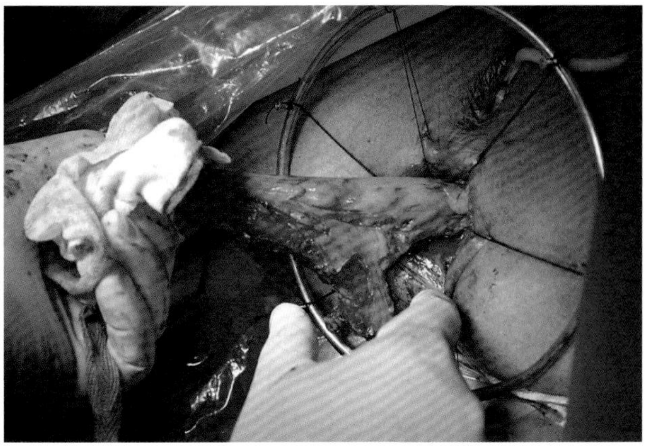

图 16-267　经肛门拖出游离肠管

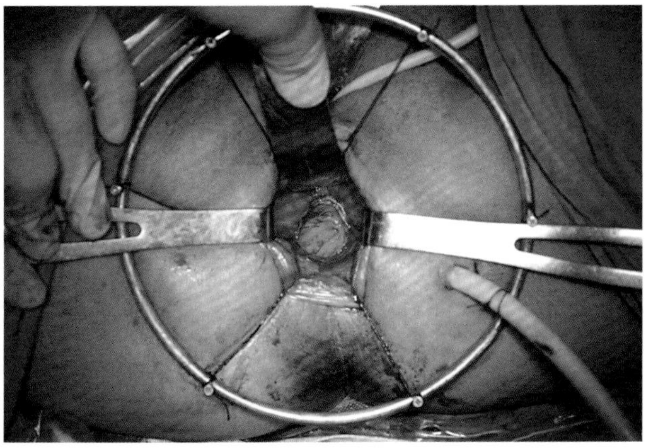

图 16-268　端 - 端吻合

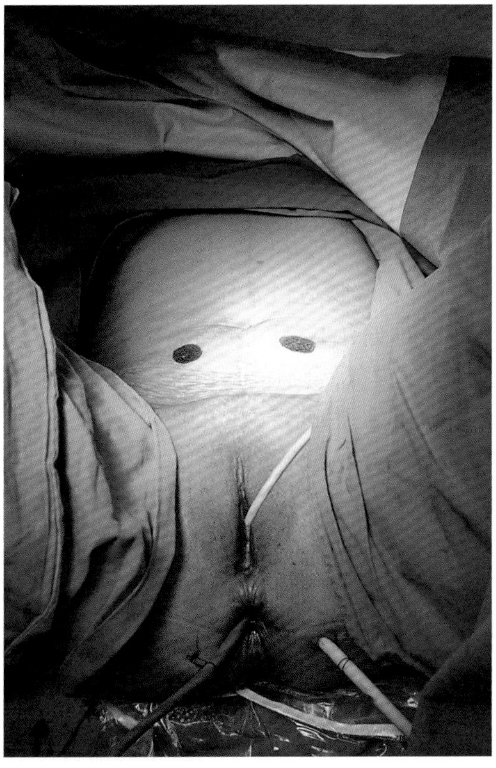

图 16-269　放置肛管、引流管

【要点分析】

1. 该术式与传统开腹或腹腔镜直肠癌手术操作顺序截然相反，首先经肛门将肿瘤下方缝合，隔离肿瘤；然后切开肠壁由内向外、由下而上游离，切除直肠系膜，最后游离切断血管根部。

2. 术中有以下三个重要解剖标志可以作为手术过程的指引，后方标志为尾骨，在切开直肠全层后，首先从直肠后方开始，此时指引手术方向的是尾骨，沿直肠后方尾骨前方向近端分离，很容易进入正确的疏松间隙；两侧以耻骨直肠肌为标志，注意两侧游离时应在耻骨直肠肌与髂骨尾骨肌组成的盆膈上筋膜表面内侧进行，沿弧形方向向内上方游离，可有效避免进入盆壁外侧髂血管平面以外而损伤髂内血管、盆丛神经或输尿管下段；前方解剖标志为前列腺（男性）或阴道及子宫颈（女性），在以上器官与直肠间的 Denonvilliers 筋膜间隙进行游离，然后切开直肠膀胱隔进入腹腔。

3. 如果在游离全直肠系膜以后继续向上方游离困难，可以经腹部用腹腔镜辅助进行肠系膜下动脉根部淋巴结清扫及血管结扎。也可以分两组人员经肛门经腹同时进行手术，最后将游离肠管经肛门拖出，用吻合器进行结肠与肛管端 - 端吻合，或者手工缝合吻合。

【注意事项】

1. 由于此术式从下往上的操作方向与常规腹腔镜手术从上往下的方向完全相反，视野角度不同，器官解剖位置与医生习惯位置不同，因而在开展此手术前，有必要先复习盆腔解剖和进行动物实验，在已经开展该术式较多的中心学习培训后再开展，如有条件可以进行尸体训练，以获得更好的感性认识，最大可能地有利于度过前期学习曲线。

2. 在游离侧方过程中容易靠外进入盆壁，从而损伤髂内血管和盆丛神经，输尿管也可能在游离组织中受到牵拉远离后腹壁，导致术中损伤。

3. 由于操作空间狭小，任何游离过程中的出血均极易影响术野清晰，造成困难。操作空间压力的不稳定也是增加手术难度的原因之一。因此在开始阶段快速进入正确的平面拓展空间是顺利完成手术的关键。

4. 在进行完全经肛门全直肠系膜切除术时，将肠管拖出肛门时要注意保持肠管的正常解剖位置，防止肠管扭转导致术后吻合口缺血或梗阻。

【术后处理】

1. 镇痛　术后疼痛轻微，无须行硬膜外置管持续镇痛。

2. 饮食与活动　无须留置胃管，一般术后第一天到第三天即恢复排气，术后第一天可开始少量饮水，进行床上活动，饮食逐步过渡到流质、半流食和软食。鼓励患者早日下床活动。无异常引流液可在72小时后拔除引流管。

3. 抗生素及液体治疗：预防性使用抗生素不超过48小时，如恢复顺利无须进行全胃肠外营养支持。

【并发症及处理】

1. 术中并发症　损伤输尿管及髂内血管是最常见的术中并发症，由于操作空间狭小，一旦发生建议转开腹手术处理。

2. 术后并发症　吻合口漏、吻合口出血、短期控便功能不佳的发生率较高，可能与肛门在术中较长时间保持扩张有关。尽快度过学习曲线和采取经肛经腹同时操作可有效预防该并发症。

3. 若行完全经肛门全直肠系膜切除术，在吻合前需将进入腹腔的气体充分排出，否则容易导致患者术后早期出现腹胀腹痛症状，有时难以与腹膜炎鉴别。

（康亮　汪建平）

参考文献

[1] Leroy J, Barry BD, Melani A, *et al*. No-scar transanal total mesorectal excision: the last step to pure NOTES for colorectal surgery [J]. JAMA Surg, 2013, 148(3): 226-230.

[2] De Lacy AM, Rattner DW, Adelsdorfer C, *et al*. Transanal natural orifice transluminal endoscopic surgery (NOTES) rectal resection: "down-to-up" total mesorectal excision (TME)—short-term outcomes in the first 20 cases [J]. Surgical Endosc, 2013, 27(9): 3165-3172.

[3] Velthuis S, van den Boezem PB, van der Peet DL, *et al*. Feasibility study of transanal total mesorectal excision [J]. Br J Surg, 2013, 100(6): 828-831.

[4] Fernández-Hevia M, Delgado S, Castells A, *et al*. Transanal total mesorectal excision in rectal cancer: short-term outcomes in comparison with laparoscopic surgery [J]. Ann Surg, 2015, 261(2): 221-227.

[5] Muratore A, Mellano A, Marsanic P, *et al*. Transanal total mesorectal excision (taTME) for cancer located in the lower rectum: Short-and mid-term results [J]. Eur J Surg Oncol, 2015, 41(4): 478-483.

[6] Lezoche E, Balla A, Quaresima S, *et al*. Transanal Total Mesorectal Excision by Transanal Endoscopic Microsurgery as an Alternative to Abdominoperineal Resection for Rectal Cancer [J]. J Am Coll Surg, 2015, 221(4): S39.

[7] Lacy AM, Tasende MM, Delgado S, *et al*. Transanal Total Mesorectal Excision for Rectal Cancer: Outcomes after 140 Patients [J]. J Am Coll Surg, 2015, 221(2): 415-423.

[8] Simillis C, Hompes R, Penna M, *et al*. A systematic review of transanal total mesorectal excision: is this the future of rectal cancer surgery? [J]. Colorectal Dis, 2016, 18(1): 19-36.

[9] Elmore U, Fumagalli Romario U, Vignali A, *et al*. Laparoscopic Anterior Resection with Transanal Total Mesorectal Excision for Rectal Cancer: Preliminary Experience and Impact on Postoperative Bowel Function [J]. J Laparoendosc Adv Surgi Tech A, 2015, 25(5): 364-369.

[10] Penna M, Knol JJ, Tuynman JB, *et al*. Four anastomotic techniques following transanal total mesorectal excision (TaTME) [J]. Tech Coloproctol, 2016, 20(3): 185-199.

[11] Perdawood SK, Al Khefagie GA. Transanal vs laparoscopic total mesorectal excision for rectal cancer: initial experience from Denmark [J]. Colorectal Dis, 2016, 18(1): 51-58.

[12] Kang L, Chen WH, Luo SL, *et al*. Transanal total mesorectal excision for rectal cancer: a preliminary report [J]. Surg Endosc. 2015 Aug 27. [Epub ahead of print]

[13] Chen WH, Kang L, Luo SL, *et al*. Transanal total mesorectal excision assisted by single-port laparoscopic surgery for low rectal cancer [J]. Tech Coloproctol. 2015, 19(9): 527-534.

[14] Zhang H, Zhang YS, Jin XW, *et al*. Transanal single-port laparoscopic total mesorectal excision in the treatment of rectal cancer [J]. Tech Coloproctol. 2013, 17(1): 117-123.

第十节　腹腔镜肠造口术

腹腔镜下行肠造口术比开放手术有明显优势，操作简单，创伤更小，且可在术中全面探查腹腔，根据探查情况选择最合适的造口部位。结肠造口应尽量选择低位的肠道进行，并考虑对生活影响更小的造口位置，及患者主观要求的较隐蔽位置。

【麻醉方式及术前准备】

气管插管全身麻醉。术前留置尿管，是否放置胃管根据病情决定，如有明显肠梗阻征象者须留置胃管。

【手术器械】

腹腔镜器械：30°镜，肠钳，抓钳，组织剪，分离钳，吸引器及冲洗装置，10mm穿刺套管一个，5mm穿刺套管两个。另需开腹造口术常规器械。

一、腹腔镜乙状结肠造口术

【适应证】

1. 直肠癌伴急性肠梗阻时作为一期减压手术，待梗阻缓解后二期行肿瘤根治术。

2. 晚期直肠或乙状结肠远端肿瘤无法切除并伴梗阻，或出血较多，保守治疗无法控制者。

3. 低位结直肠损伤、穿孔修补后，近端肠管作暂时的保护性造口，以转流粪便，保证愈合。

4. 直肠癌腹腔镜腹会阴联合切除术（腹腔镜 Miles 术）。

【禁忌证】

1. 因心肺疾患等不能耐受全身麻醉者。

2. 全身情况极差，中毒性休克，或肿瘤晚期呈恶病质者。

3. 有复杂腹部手术史，可能存在广泛粘连者。

4. 肠梗阻导致严重腹胀，无法建立有效气腹空间者。

【体位及手术室布局】

患者取截石位或仰卧人字位，术中多采用头低脚高右倾体位，也可根据探查及操作需要随时调整体位。麻醉师位于患者头侧，器械护士位于患者足侧，术者立于患者右侧，扶镜手立于术者左侧，患者足端两侧各设置一台显示器。腹腔外手术部分与开腹手术站位相同（图 16-270）。

【手术步骤】

1. 套管放置　在脐上缘做切口，开放法置入 10mm 套管，建立气腹，插入 30°腹腔镜。在腹腔镜监视下置入其余套管，右下腹麦氏点置入 5mm 套管作为主操作孔，其头侧 10cm 处置入另一个 5mm 套管作为辅助操作孔（图 16-271、图 16-272）。

2. 探查腹腔及盆腔　观察腹水情况、有无腹腔种植转移或远处器官转移、肿瘤局部侵犯情况。如肿瘤已有腹腔广泛种植转移，或已侵犯重要器官而无法切除，则于肿瘤近端行乙状结肠造口术。直肠或乙状结肠外伤应先行腹腔镜下或经肛门修补术（视损伤位置而定），或腹腔镜下损伤肠管切除术，再行腹腔镜下近端乙状结肠造口术（图 16-273~ 图 16-275）。但在伤情严重，腹腔污染重，腹腔镜手术处理困难时，或患者有大量失血、休克、全身情况不平稳时，应及时中转开腹手术。

3. 用肠钳提起拟造口乙状结肠肠管，分离其与侧腹壁之间的疏松组织粘连，游离乙状结肠，如肠管游离度仍不够，可从乙状结肠外侧切开“黄白交界线”，沿 Toldt 间隙向肠系膜根部作分离，游离至能提起肠管至腹壁且无明显张力时即足够。用抓钳钳夹拟造口处肠壁或附近脂肪组织定位（图 16-276~ 图 16-280）。

4. 切除左下腹壁拟造口处直径约 3cm 的皮肤及皮下组织，切开腹外斜肌腱膜，钝性分开肌肉，切开腹横筋膜及腹膜进入腹腔，腱膜及腹膜切口大小须根据肠管直径决定，一般以通过 2 指为度。在定位钳的帮助下将拟造口处肠管提出腹腔，将肠管壁稍加修整后先将其浆膜层与腹膜和腹外斜肌腱膜层

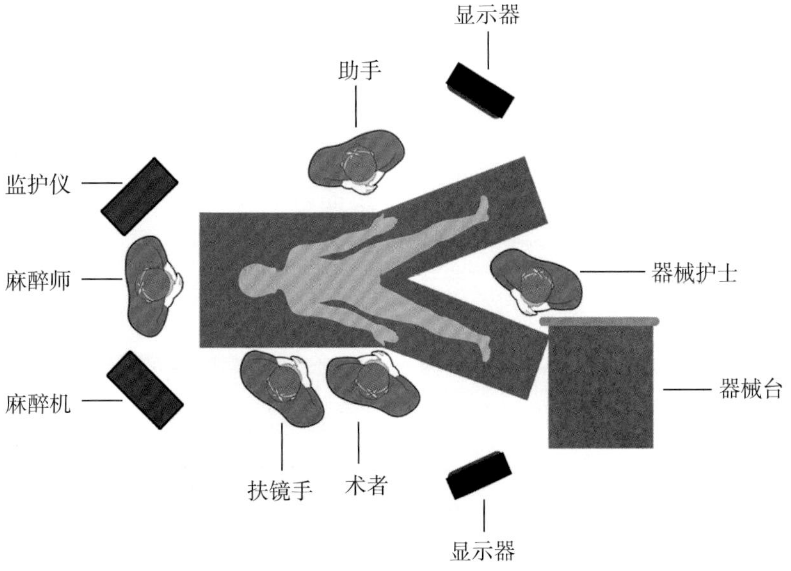

图 16-270　腹腔镜乙状结肠造口术手术室布局

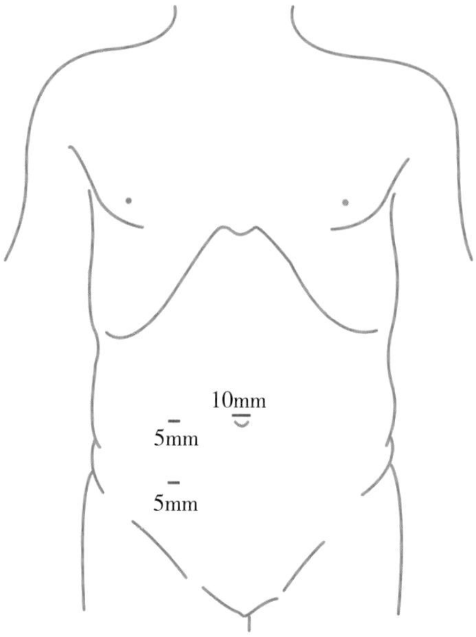

图 16-271　套管位置

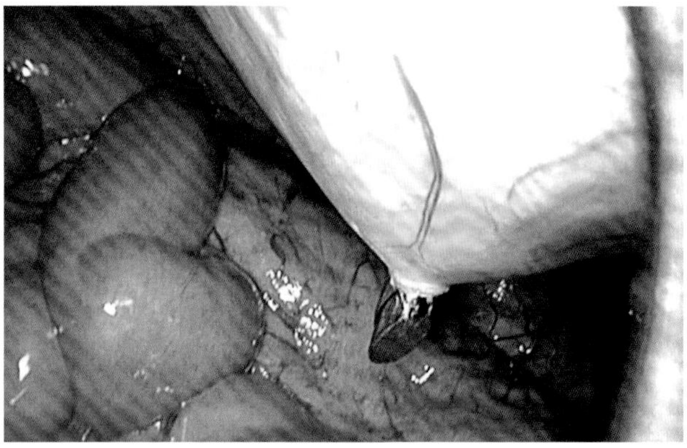

图 16-272　腹腔镜监视下放置 5mm 套管

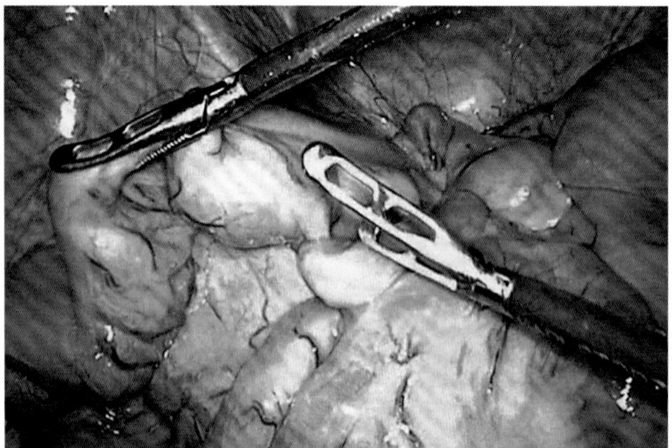

图 16-273　探查腹腔

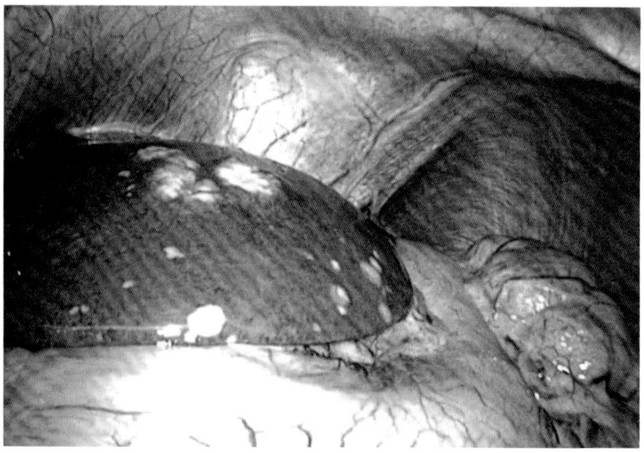

图 16-274　肝转移灶

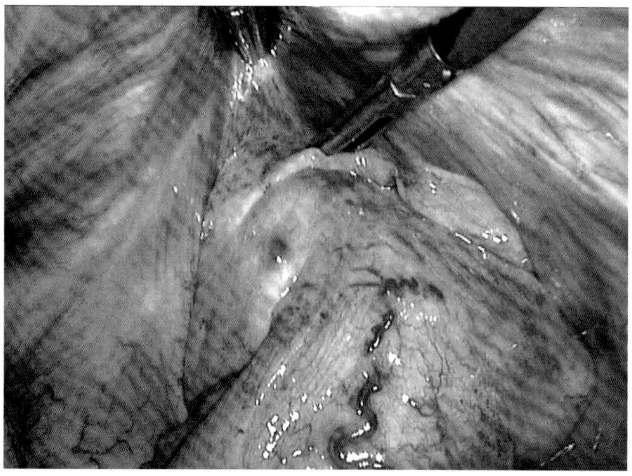

图 16-275　肿瘤位于腹膜返折以下，局部固定

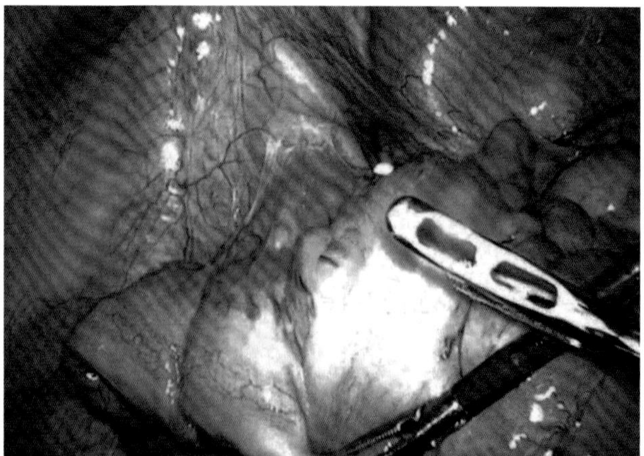

图 16-276　需游离乙状结肠外侧

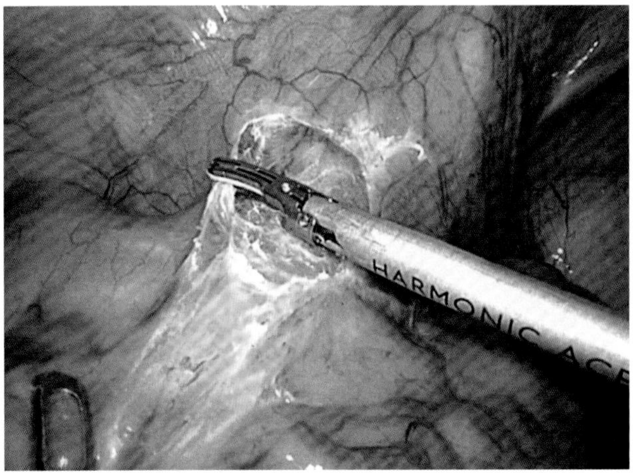

图 16-277 超声刀锐性分离乙状结肠系膜与侧腹壁

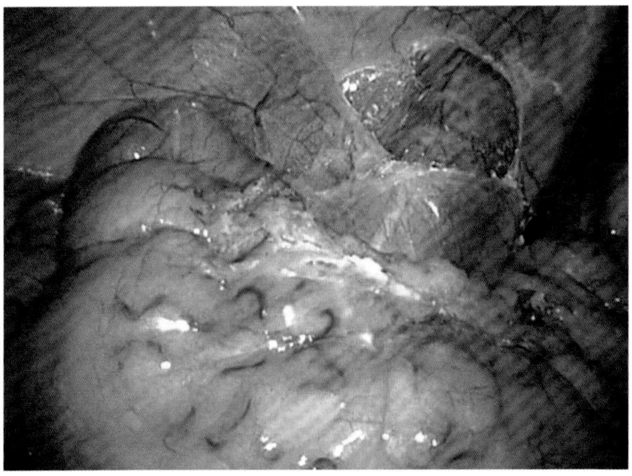

图 16-278 乙状结肠系膜与侧腹膜完全分离

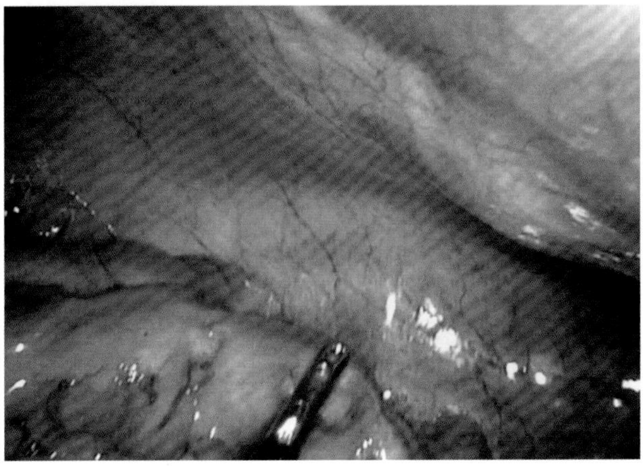

图 16-279 按压腹壁确定乙状结肠造口位置

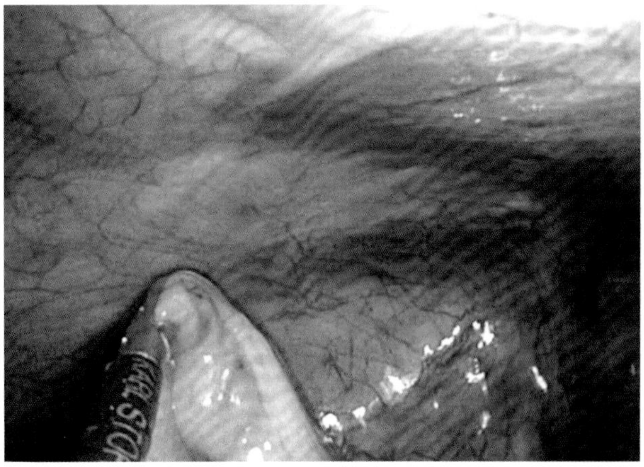

图 16-280 将乙状结肠提至腹壁造口处，测试游离度

分别间断缝合一周，此层缝合对减少造口回缩有重要意义。若腹膜切口较大须先缝合关闭几针至合适大小。操作中注意勿使造口处肠管受压及扭转，缝合完毕须用手指探查环周有无缺损。重新建立气腹，放入腹腔镜，彻底吸除积血积液，可酌情冲洗，并检查造口肠袢情况。无异常后放尽气腹，拔除腹壁套管，缝合后敷料覆盖，以免肠造口开放后导致套管孔污染。沿肠管纵行切开造口肠壁，将切开处肠壁全层与皮肤或皮下组织间断缝合一周，完成造口。如果肠管内容物较多，切开肠管后可在近端肠腔内填塞纱条暂时阻塞，待完成皮肤层缝合、粘贴肛袋后拔出（图 16-281~ 图 16-288）。乙状结肠双腔造口经腹膜和腹外斜肌腱膜层的缝合固定，造口张力小，一般不需要留置造口下支撑棒。但在患者全身情况不佳，需要尽快完成手术时，造口支撑棒是一个快捷的选择。若行临时性乙状结肠单腔造口，建议将远端肠管缝合悬吊于造口附近，悬吊缝合可在腔镜下完成或

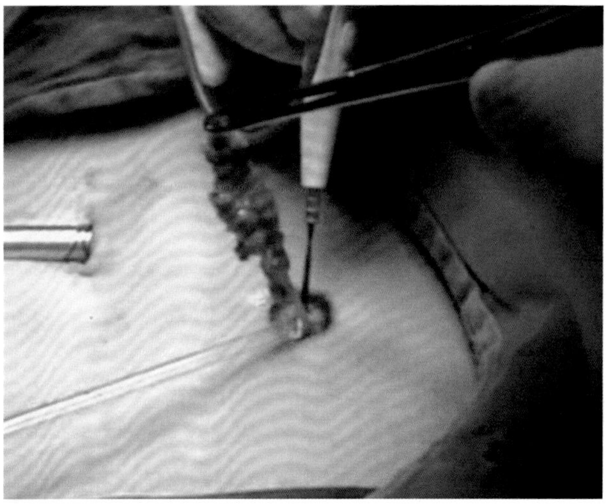

图 16-281 圆形切除造口处皮肤和皮下组织

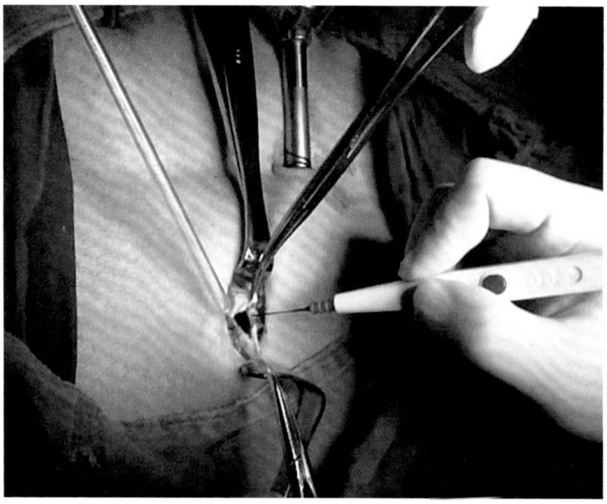

图 16-282　逐层切开至进入腹腔

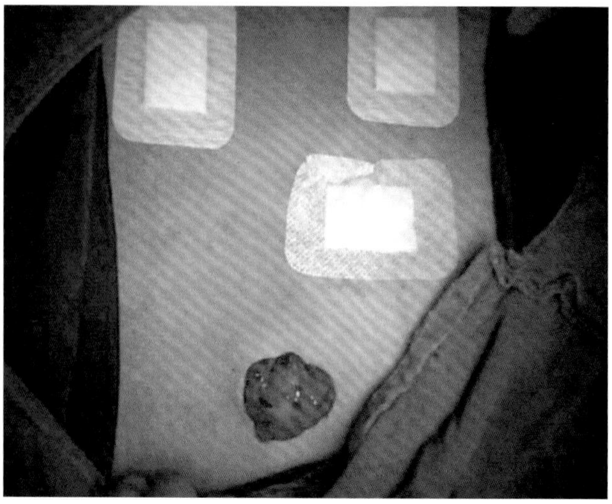

图 16-285　缝合套管孔贴敷料

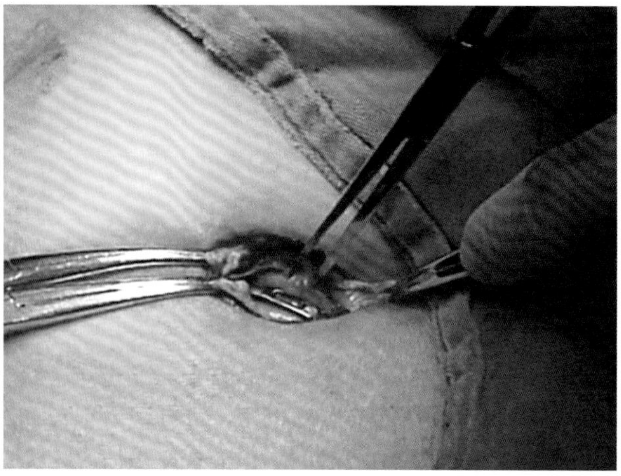

图 16-283　将拟造口肠管提出腹腔

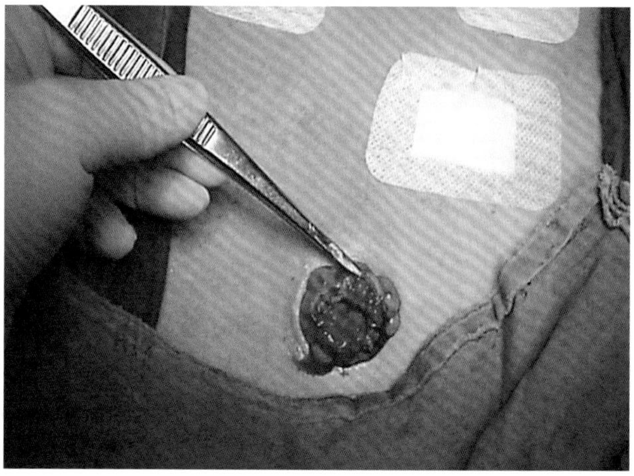

图 16-286　切开造口处肠壁

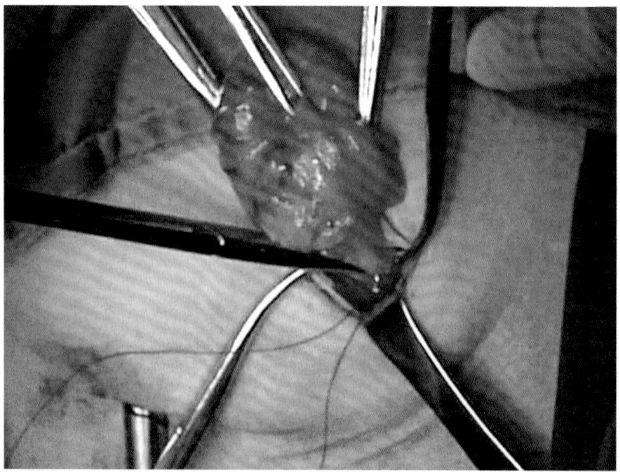

图 16-284　完成肠管与腹外斜肌腱膜、腹膜的缝合固定

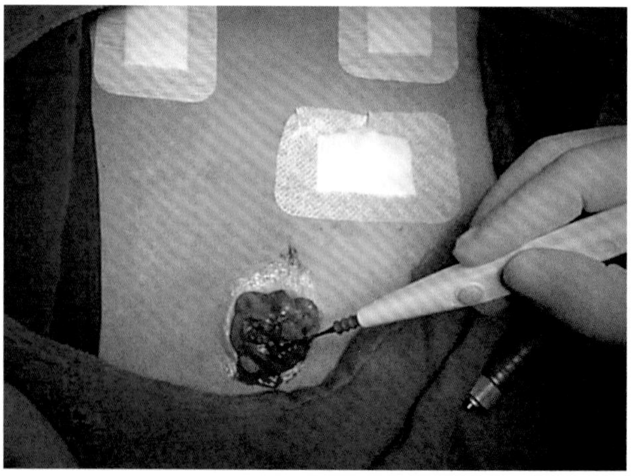

图 16-287　肠壁确切止血

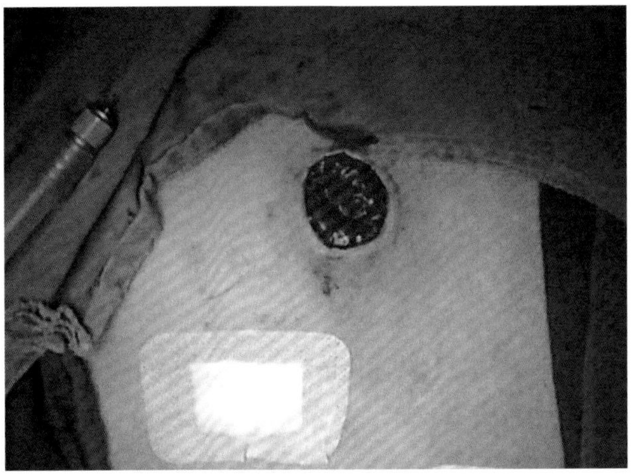

图 16-288　缝合肠壁开口边缘与皮肤

在肠管提出体外后完成，为二期手术做准备。否则，可能因远端肠管坠入盆腔形成粘连而造成二期手术困难，风险增大，或远端肠管萎缩而致吻合困难。

腹膜外隧道式造口：行永久性乙状结肠单腔造口者，可在腹腔镜下行腹膜外隧道式造口。于左下腹部脐与髂前上棘连线的中外 1/3 交界处（或术前选定位置）做一直径约 3cm 圆形切口，切除皮肤、皮下脂肪，切开腹直肌前鞘或腹外斜肌腱，钝性分开（或部分离断）肌肉组织，显露腹膜，在腹腔镜直视下以圈钳或手指，在腹横肌与腹膜之间，向腹腔内造口肠管拟穿过腹膜处方向，小心分离腹膜外间隙，造成三横指宽的圆弧形隧道。从腹腔内剪开乙状结肠外侧拟提出肠管处腹膜，向腹腔外造成隧道方向，钝性分离腹膜外间隙，与从腹腔外造成的隧道衔接，将乙状结肠自此隧道拉出腹壁外，肠管断端与造口周围皮肤缝合。可在腹腔镜下用钛夹或间断缝合关闭腹膜开口处。在腹腔镜直视下建立腹膜外隧道，有助于将肠管摆放至合适的角度，降低隧道式造口术后发生肠梗阻的几率。

隧道式造口的优势在于，隧道内的粘连可使造口肠袢固定在腹壁上，减少造口肠管脱出或回缩，以及造口旁疝等并发症。壁腹膜具有丰富的神经末梢，当粪便通过造口时可引起躯体感觉，使患者能及时清理，有利于生活护理和减少造口周围炎的发生。

【术后处理】

1. 若术中没有一期开放造瘘，术后 2~3 天后，可在床边切开造口肠管，肠壁边缘可缝扎止血。而大量临床实践证实，术前良好的准备，术中注意保护造口周围组织不受污染，造口肠壁与皮肤确切缝合，术中一期开放造口是安全的。

2. 注意观察造口肠管颜色，排除肠缺血或坏死。若造口处黏膜颜色变暗，而检视造口肠管内部黏膜红润，肠管无明显回缩或脱落，患者一般情况好，无发热和腹膜炎体征，造口有排气排便，可暂不予处理，继续观察，血运不佳的黏膜多可在数日内由内部黏膜向外生长而替代。

二、腹腔镜横结肠造口术

横结肠造口和乙状结肠造口方法类似，亦用于解除梗阻，暂时性粪便转流及永久性结肠造口。

【适应证】

腹腔镜横结肠造口术的适应证与开放手术没有区别。

1. 降结肠、乙状结肠肿瘤伴急性肠梗阻时作为一期减压手术，待梗阻缓解后二期行肿瘤根治术。

2. 晚期降结肠、乙状结肠或直肠肿瘤已无法切除并伴梗阻，或出血较多，保守治疗无法控制者。

3. 远端结直肠损伤、穿孔修补后，或者行肠切除术后评估吻合口漏风险较高时，作为保护性措施，转流粪便，保证愈合。

【禁忌证】

1. 因心肺疾患等不能耐受全身麻醉者。

2. 全身情况极差，中毒性休克，或肿瘤晚期已呈恶病质者。

3. 有复杂腹部手术史，可能存在广泛腹腔粘连者。

4. 肠梗阻导致严重腹胀，无法建立有效气腹空间者。

【体位及手术室布局】

患者取仰卧位或仰卧人字位，术中可根据操作需要变换头低脚高或左倾、右倾体位。麻醉师位于患者头侧，器械护士位于患者足侧。术者立于患者右侧，助手立于患者左侧，扶镜手立于患者两腿之间（图 16-289）。患者头端两侧设置两台显示器。腹腔外手术部分与开腹手术站位相同。

【手术步骤】

1. 套管放置　在脐下缘做切口，开放法置入 10mm 套管，建立气腹，插入 30°腹腔镜。右下腹麦氏点置入 5mm 套管作为主操作孔，右上腹腋前线肋缘下处置入 5mm 套管作为辅助操作孔。套管位置可依具体情况适当调整（图 16-290）。

2. 调整患者体位至头低脚高左倾位。探查腹腔及盆腔，了解肿瘤侵犯情况，有无近端梗阻等。如肿瘤已广泛转移或侵犯重要器官无法切除，则于肿瘤近端行横结肠造口术（图 16-291、图 16-292）。

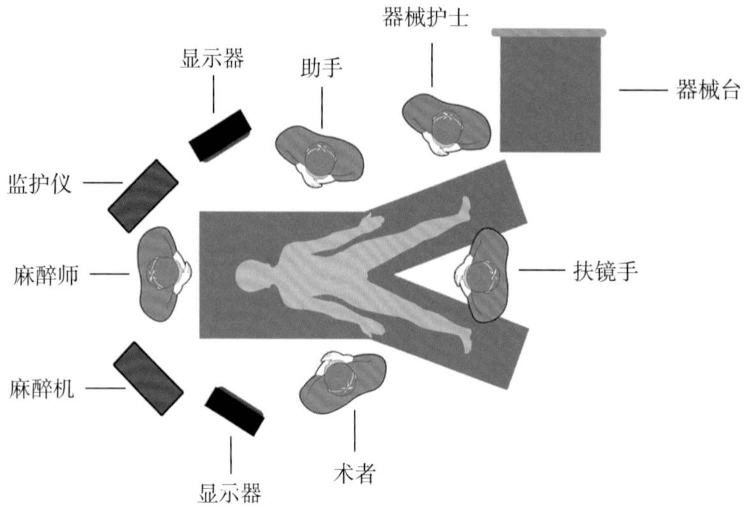

图 16-289　腹腔镜横结肠造口术手术室布局

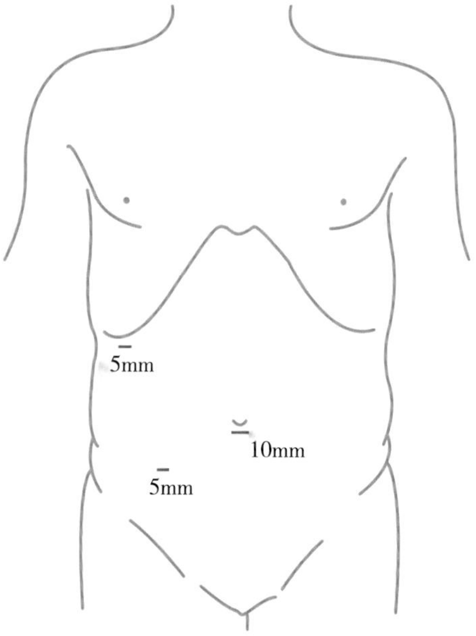

图 16-290　套管位置

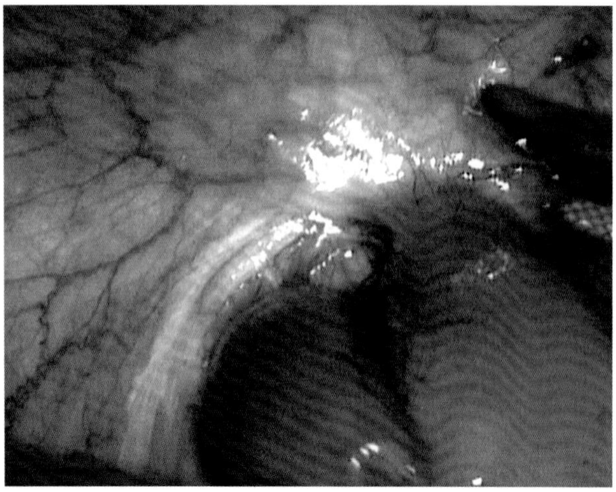

图 16-291　盆腔已完全粘连封闭

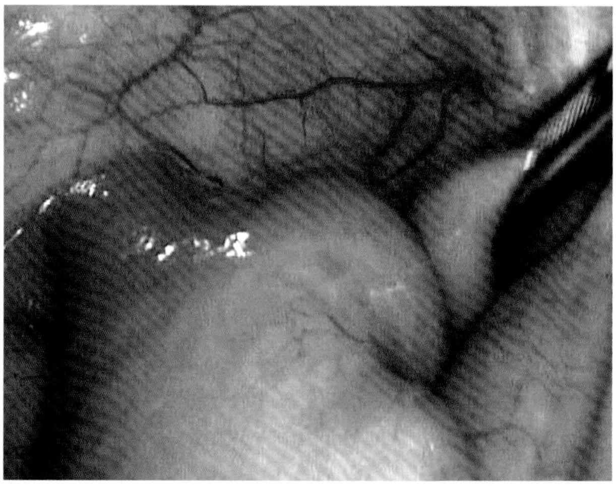

图 16-292　乙状结肠前方为扩张小肠覆盖，无法提出

如行乙状结肠或直肠切除术，需行临时保护性肠造口时，若松解脾曲拉下吻合将影响横结肠游离度，应改在末段回肠造口。远端结直肠损伤，在设备、医生团队和患者条件允许的情况下，可先行腹腔镜或辅助开放切口肠管修补或切除吻合，冲洗腹腔后再行保护性横结肠造口。

3. 用肠钳将大网膜推送至横结肠上方，提起拟造口处横结肠肠管，多数情况下横结肠本身已有足够的游离度，必要时需要分离部分胃结肠韧带。在大网膜靠近结肠的无血管区切开，可使用超声刀或组织剪锐性分离，靠近肠管的带电操作易致损伤，应谨慎使用。游离横结肠至能提起至腹壁且无明显张力时即足够，抓钳钳夹拟造口处肠壁定位，通过压迫腹壁确定腹壁造口位置（图 16-293～图 16-295）。

4. 放尽气腹，在脐与剑突连线中点右侧作小切

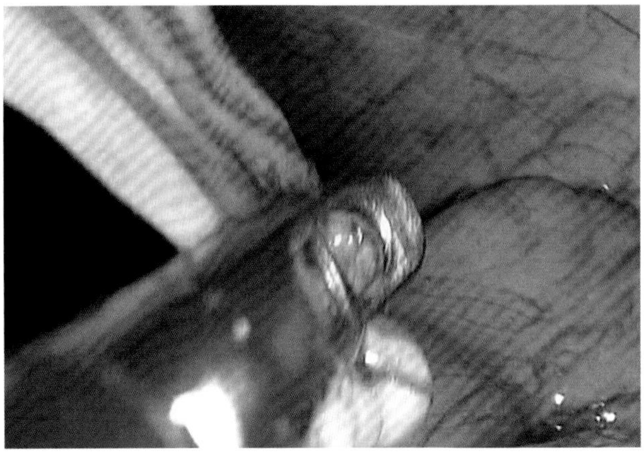

图 16-293 松解横结肠附近粘连

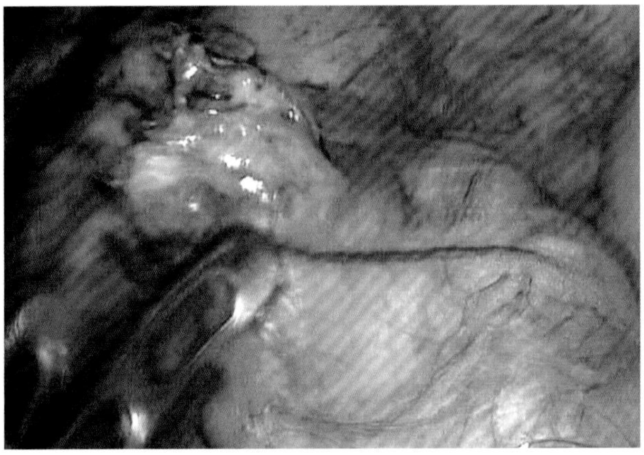

图 16-294 将横结肠前方大网膜推至上方

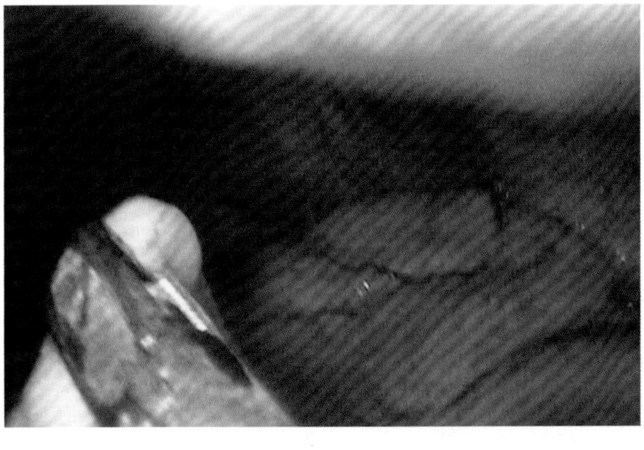

图 16-295 提起横结肠,按压腹壁确定造口位置

口,切除约 3cm 直径的皮肤及皮下组织,切开腹直肌前鞘,钝性分开肌肉,切开后鞘及腹膜进腹,腱膜及腹膜切口大小需根据肠管直径决定,一般以通过 2 指为度。在定位抓钳的帮助下将拟造口处肠管提出腹腔,将肠管壁稍加修整后先将其浆膜层与腹膜和腹直肌前鞘间断缝合,注意勿使造口处肠管受压及扭转。退出套管,缝合脐部套管孔,敷料覆盖。然后沿结肠带纵行切开造口肠壁 3cm,肠壁切口边缘全层与皮肤或皮下组织间断缝合,完成造口。横结肠造口多选择双腔造口,在远端存在肿瘤梗阻时,近端单腔造口、远端关闭将导致远端结肠闭袢梗阻(图 16-296)。

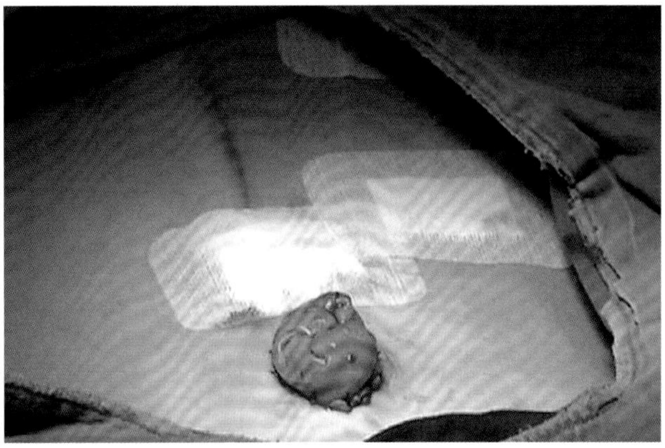

图 16-296 将横结肠提出体外完成造口

【术后处理】

同腹腔镜乙状结肠造口。

三、腹腔镜末段回肠造口术

末段回肠造口的缺点是肠液损失量大,易致水、电解质紊乱,造口周围皮肤易被碱性肠液腐蚀而导致严重的皮肤炎,增加患者痛苦,造口护理难度大。而其优势是小肠游离度大,易于提出;小肠管径小,造口皮肤切口小;小肠内容物通畅性好,更适合做皮下隐形肠造口,即将拟造口肠管固定于皮下,缝合皮肤,待需要开放造口时再切开皮肤及肠管;回肠造口还纳手术相对简单安全。故腹腔镜远端结肠或直肠切除术若需临时保护性肠造口时,多选择末段回肠造口。

【适应证】

1. 晚期结肠肿瘤,伴有梗阻、出血较多,保守治疗不能缓解,且结肠因肿瘤浸润和转移,已无可造口的游离肠段。

2. 结直肠损伤、穿孔修补后,或结直肠切除术评估吻合口漏风险较高时,作为保护性措施,以转流粪便,保证愈合。

【禁忌证】

1. 因心肺疾患等不能耐受全身麻醉者。

2. 全身情况极差,中毒性休克,或肿瘤晚期呈恶病质者。

3. 有复杂腹部手术史,可能存在广泛腹腔粘连者。

4. 肠梗阻导致严重腹胀，无法建立有效气腹空间者。

【体位及手术室布局】

患者取仰卧头低足高左倾位，术者立于患者左侧，扶镜手立于术者右侧（图 16-297）。

【手术步骤】

套管位置与腹腔镜阑尾切除手术相似，脐部放置 10mm 套管作为观察孔，麦氏点的左下腹对称位置置入 5mm 套管，脐下 10cm 置入 5mm 套管（图 16-298）。常规放置套管，制造气腹，置入腹腔镜全面探查腹腔后，视探查情况先分离末段回肠周围粘连，游离足够长度的肠管。一般选择距回盲部 15~20cm 处回肠为造口肠管（图 16-299、16-300）。

提起拟造口处肠管至腹壁测试有无张力。用小抓钳钳夹拟造口处回肠壁定位（图 16-301），在右下腹麦氏点作小切口，切除直径 3cm 的皮肤及皮下组织，切开腹外斜肌腱膜，钝性分离肌肉后切开腹膜，切口大小以通过 2 指为宜。在定位抓钳帮助下将拟造口处肠管提出腹腔外，与开腹手术同法将肠壁浆膜层间断缝合于腹膜及腹外斜肌腱膜。纵行切开回肠壁约 3cm，将切口边缘肠壁全层间断缝合于皮肤或皮下，完成造口。临时性末段回肠造口也可只作肠壁与皮肤一层缝合，使还纳手术更便捷。

【术后处理】

1. 注意观察造口处肠管颜色，排除肠缺血或坏

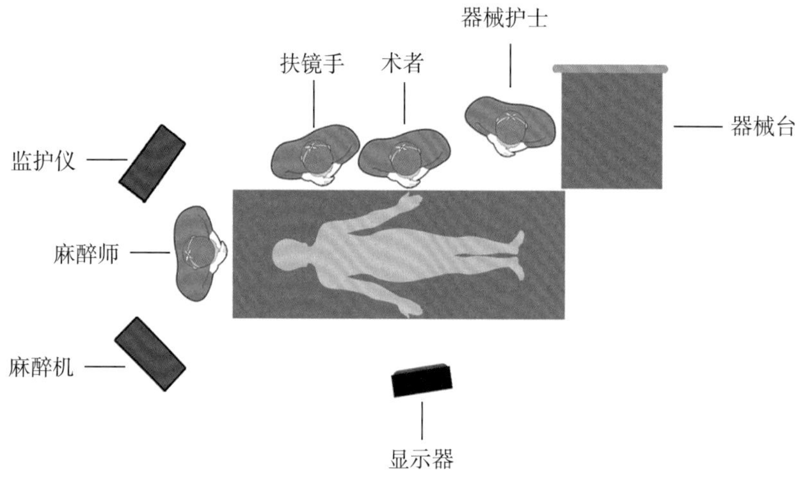

图 16-297　腹腔镜末段回肠造口手术室布局

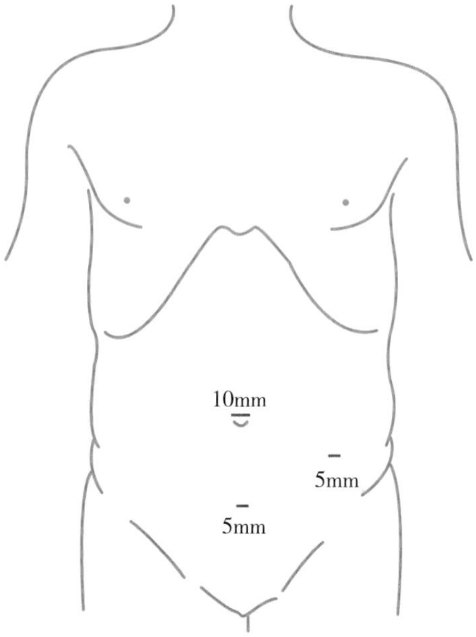

图 16-298　套管位置

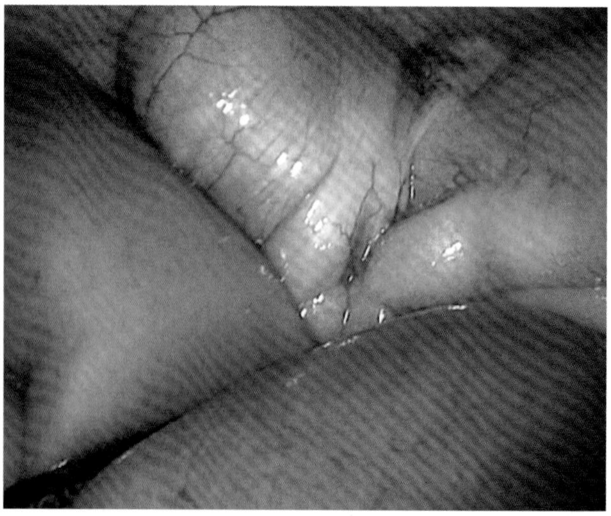

图 16-299　显露回盲部

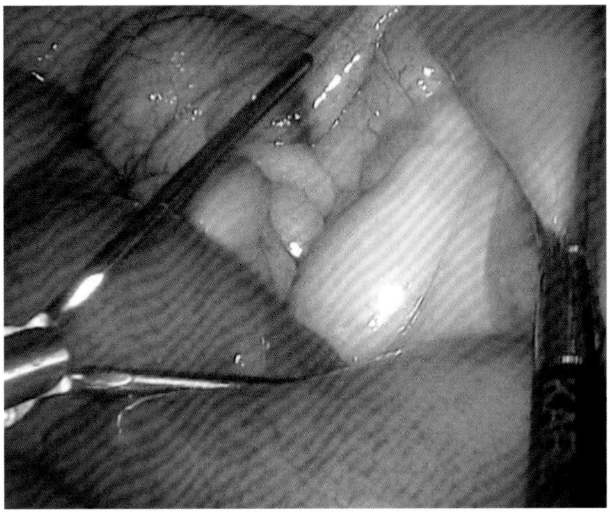

图 16-300　沿回盲部向上寻找 20cm 处回肠

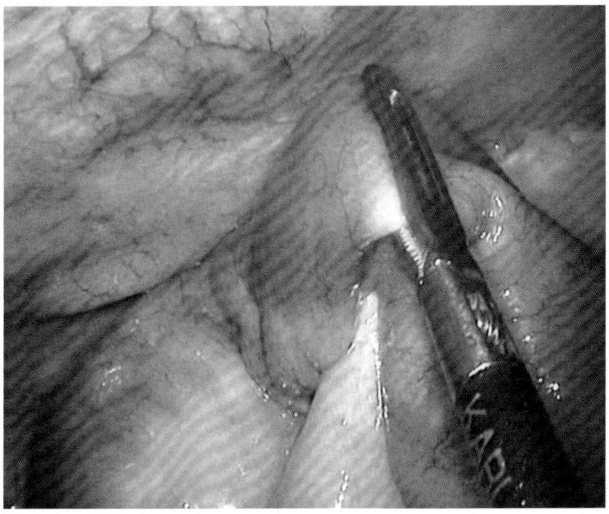

图 16-301　定位造口处肠管

死。若造口颜色暗黑，患者有腹痛及腹膜炎体征，应及时手术探查。

2. 末段回肠造口肠液流量大，碱性肠液对局部皮肤腐蚀性大，可使用各种新型敷料保护皮肤后再粘贴造口袋，并可使用造口防漏膏防止肠液渗漏。

四、腹腔镜空肠上段置管造口术

经皮胃和空肠置管造口，现已可在内镜下进行，包括经皮内镜胃造口（PEG）及经皮内镜空肠造口（percutaneous endoscopic jejunostomy，PEJ）。临床较少单独行腹腔镜下胃或空肠造口。本节主要介绍腹腔镜上段空肠造口术。

【适应证】

1. 晚期胃十二指肠肿瘤已无法切除，并上消化道梗阻。

2. 鼻咽癌放疗后吞咽困难，食管肿瘤术后因并发症或其他治疗后致食管狭窄、梗阻，晚期食管肿瘤、晚期胃底贲门肿瘤导致消化道梗阻。

【禁忌证】

1. 因心肺疾患等不能耐受全身麻醉者。

2. 有复杂腹部手术史，可能存在广泛腹腔粘连者。

3. 肠梗阻致严重腹胀，无法建立有效气腹空间者。

4. 有条件行内镜置管术者不需行单纯的腹腔镜下空肠置管造口术。

【体位及手术室布局】

患者多选择仰卧头高脚低右倾位，术者立于患者右侧，助手立于患者左侧，扶镜手立于术者右侧或患者两腿之间（图 16-302）。

【手术步骤】

脐下缘置入 10mm 套管，建立气腹，置入腹腔镜，于右侧锁骨中线脐上、下 5cm 各置入 5mm 套管（图 16-303）。

全面探查腹腔后，视探查情况先分离上段空肠周围粘连，游离足够长度的肠管，需使拟造口处肠管提至腹壁而无明显张力。多选择距 Treitz 韧带 20cm 处空肠为造口肠管。用小抓钳钳夹拟造口处空肠壁定位。多选择在剑突与脐连线中点偏左侧作小切口 4cm，切开皮下组织及腹直肌前鞘，钝性分离肌肉后切开后鞘及腹膜，在定位抓钳帮助下将拟造口处肠管提出腹腔外，在肠壁作小切口置入 12 或 14 号硅胶尿管、蕈状管（或可使用 PEJ 套装中的导管，固定更加便捷），导管在肠腔内伸向空肠远端，紧贴导管缝合肠壁置管口，使导管与肠壁贴合严密，防止渗漏。沿肠腔外导管走行方向缝合空肠壁浆肌层，呈隧道状包埋导管，包埋长度约 5cm。将肠管放回腹腔，导管经切口留置于腹腔外。将导管穿出隧道处的肠壁浆肌层缝合固定于切口下方的腹膜，逐层关闭切口，并将导管缝合固定于腹壁。重新建立气腹后，观察空肠有无扭转。在体外用注射器向导管内推注生理盐水检验通畅性及有无渗漏。若无异常放尽气腹，撤除套管后切实缝合脐部套管孔（图 16-304~ 图 16-307）。

术中注意导管的隧道式包埋需确切，腹腔外操作时需注意分辨空肠近远端。也可不作腹壁切口，而直接在左侧中上腹放置套管，经套管将造口导管放入腹腔，在腹腔镜下置入上段空肠腔并缝合包埋，并固定于腹壁，但操作难度加大。

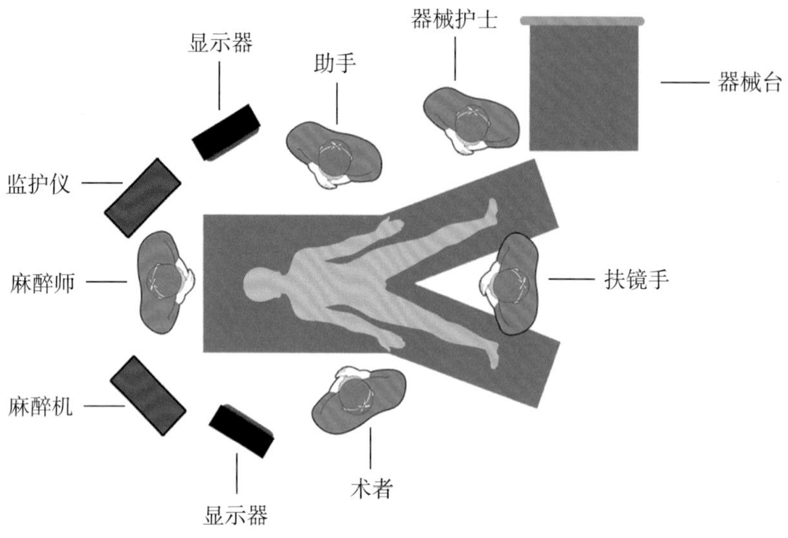

图 16-302　腹腔镜空肠上段置管造口术手术室布局

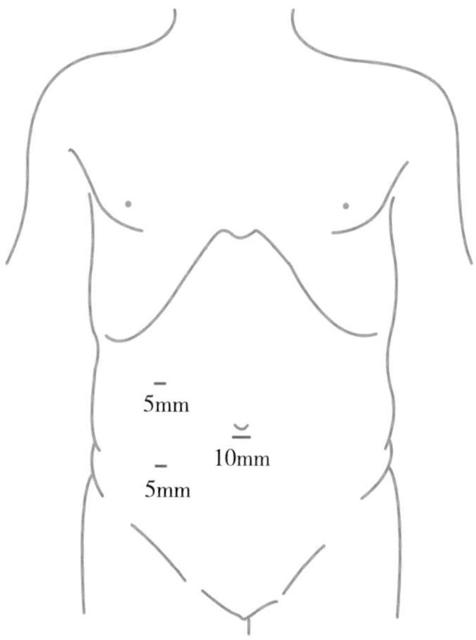

图 16-303　套管位置

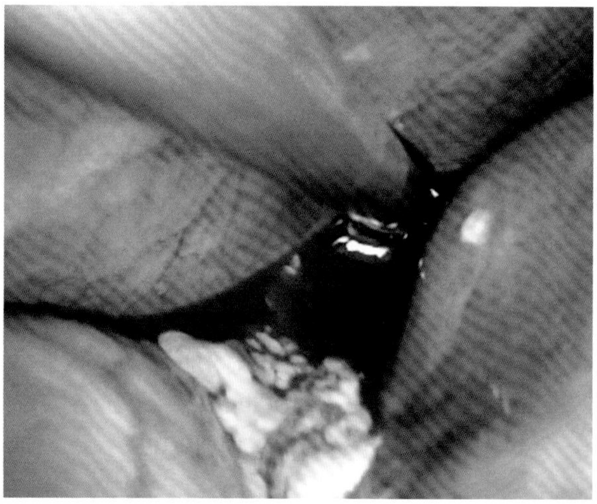

图 16-305　腹腔已有血性腹水

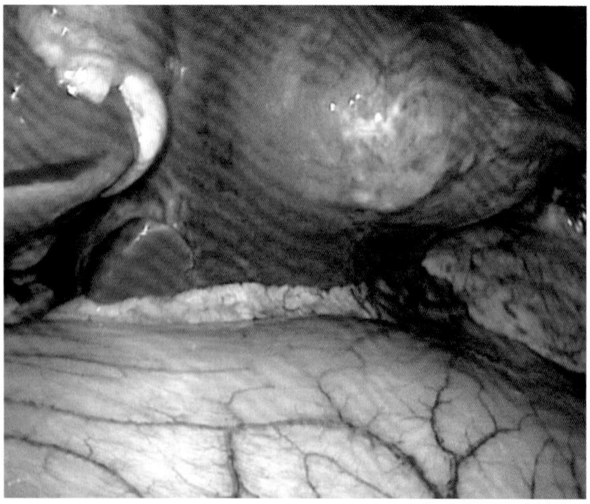

图 16-304　晚期胃底贲门癌，肝转移

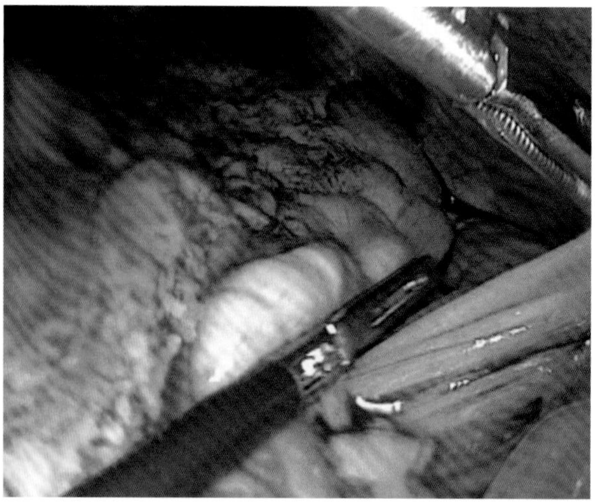

图 16-306　Treitz 韧带

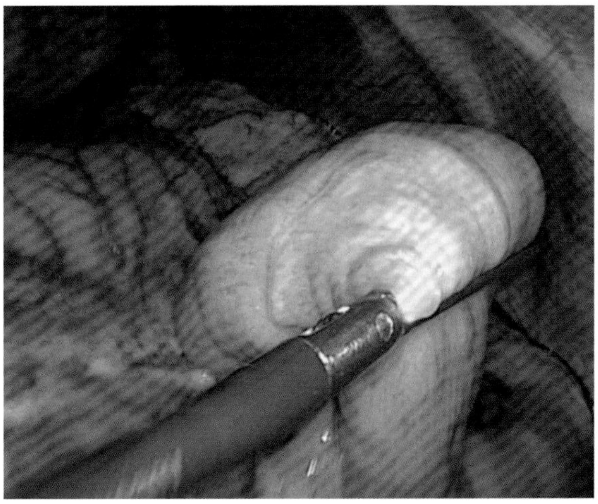

图 16-307　定位肠管

【术后处理】

1. 术后待肠功能恢复，排气后再开始肠内营养支持，开始可先予少量温糖盐水进行适应性灌注，若无绞痛或明显腹泻，再逐渐增量过渡至全量肠内营养制剂，也可配合米汤等流质食物使用。

2. 造口管周围若有渗漏需暂停灌注，待渗漏停止后再继续。

3. 每天营养液输注完成后用生理盐水冲管，以防营养液干结后堵塞管腔。

4. 空肠营养置管可长期放置，若需拔除应至少待术后 10 天以上。

（郭春华　夏利刚）

第十七章

经肛门直肠内镜手术

随着医疗检查水平的提高和胃肠内镜筛查的普及，直肠病变、特别是早期直肠癌的诊断率逐年增高。越来越多的临床医生更加重视对直肠良性腺瘤、息肉、癌前病变、早期直肠癌等病变的检查和治疗。经肛门直肠内镜下显微手术（transanal endoscopic microsurgery，TEM）和经肛门直肠内镜手术（transanal endoscopic operation，TEO）是集内镜、腔镜、和微创手术于一体的新技术，可进行早期直肠病变黏膜、黏膜下层、肌层、或全层切除。TEM 手术平台术者是通过双目镜观察直肠内术野，可呈现放大的三维立体视野，同时也可以外接显示器供多人观摩。TEO 平台则不使用目镜，而是通过腔镜镜头将直肠内术野以高清图像显示于显示器，医生通过观看显示器做手术，姿态相对舒缓，也便于多人观摩，但仅有二维平面视野。TEM 和 TEO 的区别主要是手术平台不同，而手术模式和观念没有根本差别。

【适应证】

齿状线以上 1~12cm 的直肠病灶，基底或蒂部在直肠横轴方向直径小于 2cm，在直肠纵轴方向直径小于 3cm，病变体积在直肠充气扩张后不大于肠腔横截面 2/3，具体包括：

1. 广基良性直肠息肉、腺瘤、肉芽肿；
2. Tis 早期直肠癌；
3. T_1~T_3 直肠癌，因老年或其他严重疾病无法耐受根治手术者；
4. 肠镜下黏膜切除术后的残留病变；
5. 其他直肠肿瘤，如间质瘤、神经内分泌肿瘤。

【禁忌证】

1. 合并心肺疾病不能耐受全身麻醉者。
2. 凝血功能异常者。

【手术器械】

TEM 和 TEO 专用手术器械：充气直肠镜（直径 4cm），TEM（12cm 和 20cm）和 TEO（15cm 和 20cm）平台各有两个不同长度可供选择，针形高频电刀，前端弯曲的抓钳，头端偏侧的剪刀，双极电凝剪，注射针，持针器，银夹和施夹器，吸引器，冲洗、吸引、电切、电凝四合一电刀，超声刀等（图 17-1~ 图 17-4）。

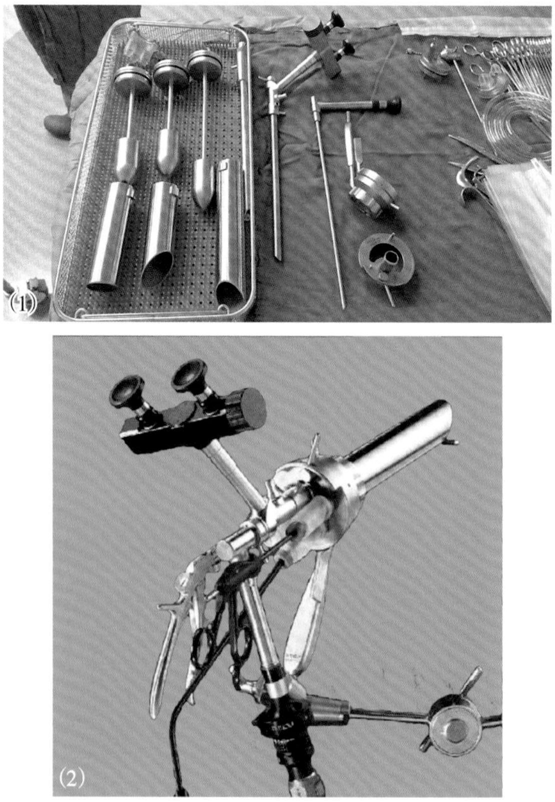

图 17-1　TEM 直肠镜及手术平台

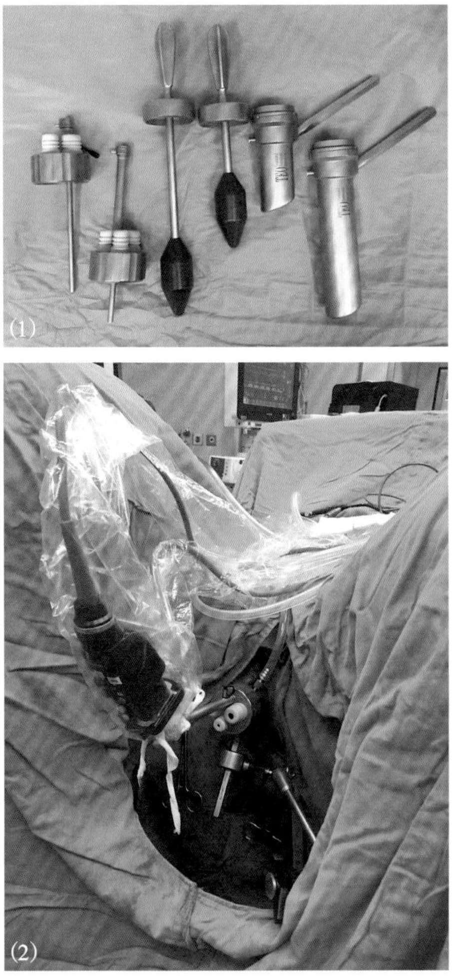

图 17-2　TEO 直肠镜及手术平台

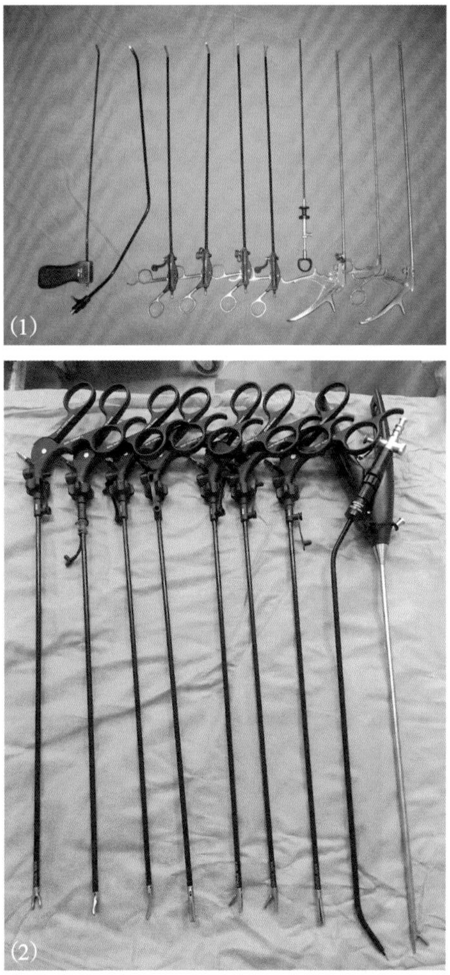

图 17-3　专用手术器械

【术前准备】

1. 纠正贫血、低蛋白血症，补充维生素，调节电解质平衡。

2. 术前一天口服容量型腹泻剂准备肠道，术晨视肠道准备情况酌情补充灌肠。

3. 术前留置尿管。

【麻醉】

气管插管全身麻醉。

【体位与套管放置】

根据病变部位决定手术体位，病变位于直肠后壁采用截石位；病变在前壁时采用俯卧折刀位；病变在左侧壁采用左侧卧位；病变在右侧壁采用右侧卧位，目的是使病变处于医生操作姿态的下方，以利于操作。因直肠黏膜有一定的活动度，可以牵拉提起，也有中心全部采用截石位进行手术，当然在处理直肠前壁病变时会增加难度，但仍可实施，取决于技术水平和经验。侧卧位时注意使患者髋关节尽可能屈曲以方便手术操作（图 17-5~ 图 17-8）。

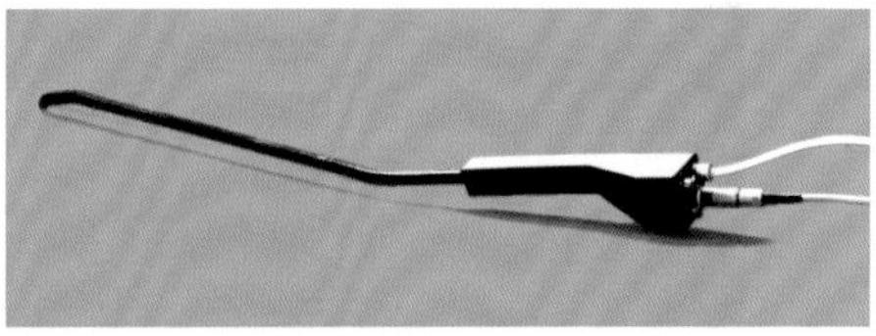

图 17-4　四合一电刀

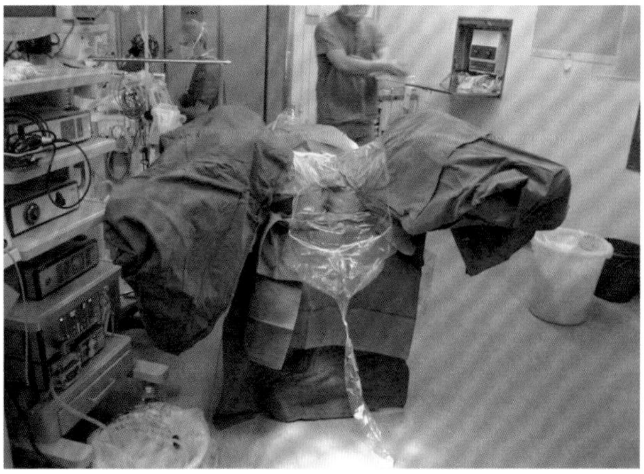

图 17-5　病变在直肠后壁时用截石位

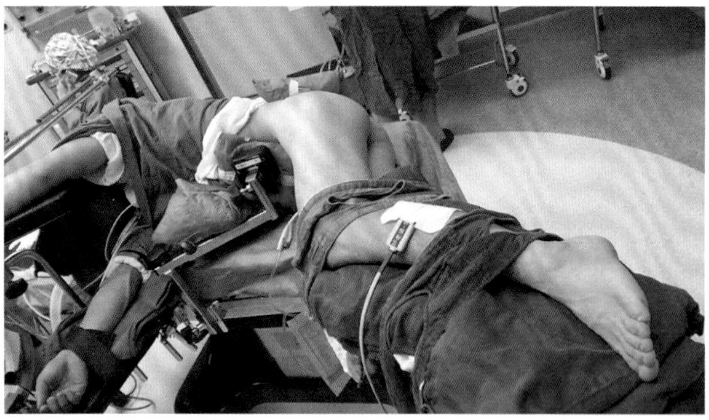

图 17-6　直肠侧壁病变用侧卧位

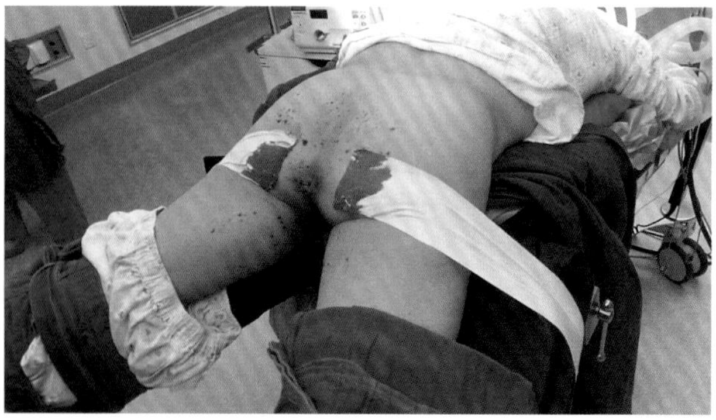

图 17-7　病变在直肠前壁时用俯卧折刀位

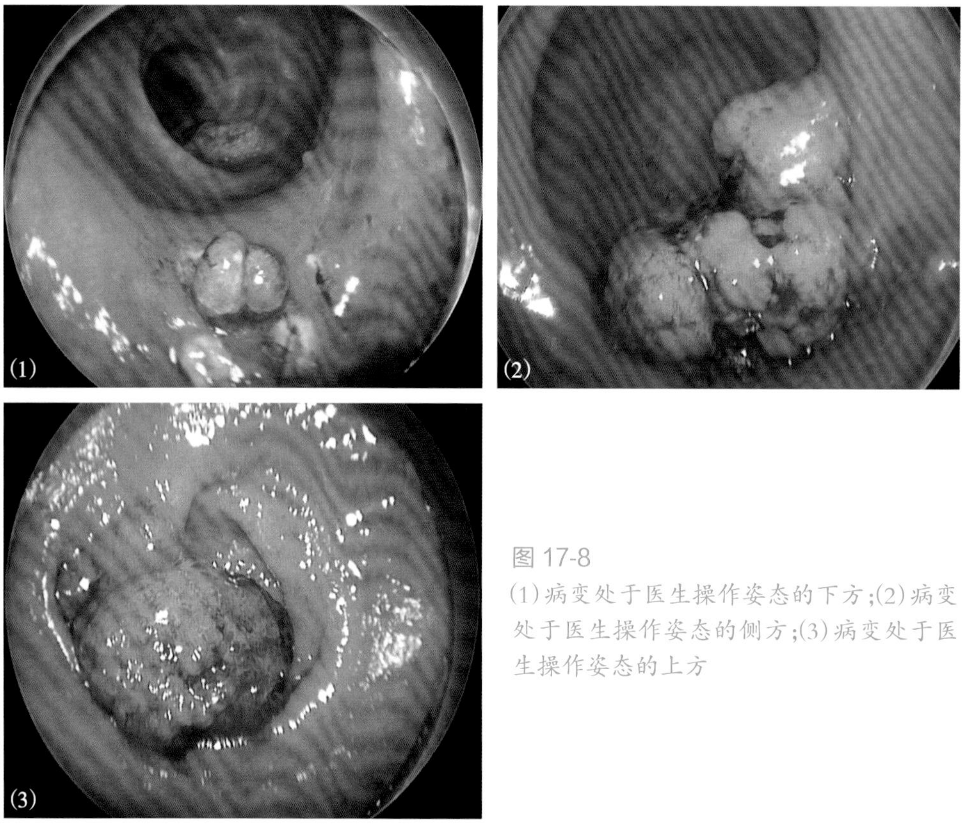

图 17-8
(1)病变处于医生操作姿态的下方;(2)病变处于医生操作姿态的侧方;(3)病变处于医生操作姿态的上方

【手术相关解剖】

TEM 和 TEO 手术部位限于直肠范围内,其中两个部位仅适宜做黏膜下切除术,分别是肛门近括约肌部位和腹膜返折以上部位,如切除过深可损伤括约肌引起术后肛门功能障碍,或穿透直肠进入腹腔内(图 17-9)。除了上述两个特定部位,直肠其他部位可以作直肠壁全层切除。女性患者前壁病变做直肠壁全层切除术应注意避免损伤阴道壁,防止发生术后直肠阴道瘘。

【手术步骤】

1. 置入直肠镜　依据直肠的解剖学特点,顺着生理弯曲,轻柔置入直肠镜。操作前要指诊了解直肠是否有狭窄,然后扩肛确认肛门括约肌充分松弛后,肛门内注入液状石蜡,或镜管壁外涂上润滑剂,再插入带管芯的直肠镜。根据病变部位高低选择直肠内镜的长短,用 U 形万向臂固定直肠镜(图 17-10)。TEM 系统先组装好直肠内镜及观察窗口,连接冷光源。用手辅助注气球囊向直肠内注入适量气体,观

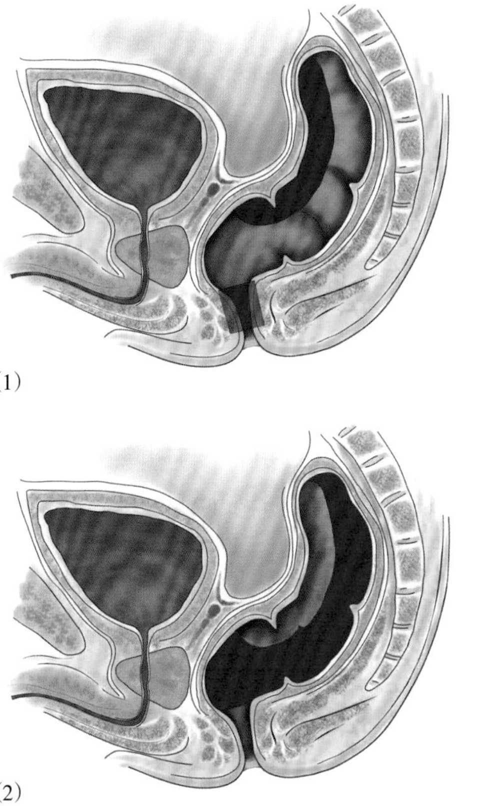

(1)

(2)

图 17-9

(1) 不能全层切除的部位(蓝色区域);(2) 可行全层切除的部位(蓝色区域)

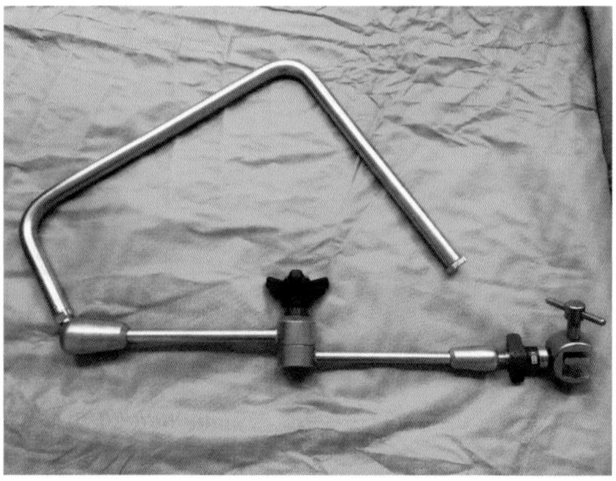

图 17-10 TEO 平台的 U 形万向臂

察病变部位,调整内镜方向使病变位于手术视野的下方。再安装手术操作系统,先开通 TEM 系统电源,待系统面板自检数字显示均为"0"后连接 TEM 管道系统,并按顺序启动 TEM 系统。开机后保持肠腔内约 12~15mmHg 的 CO_2 气压。连接内镜的摄像装置和监视设备,做白平衡测定,显示出肠腔内图像,术者观看视屏影像或通过双目镜进行手术(图 17-11)。TEO 系统则在固定好直肠镜后,安装带有观察和操作通道的后盖,气腹管连接直肠镜进气孔和持续模式供气的腹腔镜 CO_2 气腹机,压力选择同 TEM,插入连接好光源和镜头的腔镜后打开气源,使直肠处于持续扩张状态,通过观察显示器图像进行手术(图 17-12)。

2. 黏膜层切除 首先用单极电刀在距离病变 0.5~1.0cm 的正常直肠黏膜上围绕病变点状烧灼一周,作为切除范围的标记(图 17-13)。可用 23G 注射器向病变处黏膜下层注入含有肾上腺素及亚甲蓝的生理盐水溶液,在病变的黏膜周围点状注射,使病变部位黏膜层浮起,易于分清黏膜下层,使得切除更容易和安全(图 17-14)。用单极电刀沿着标记线切开黏膜,常按顺序切开黏膜,使病变组织周边完全分离。用抓钳夹持提拉切开的正常黏膜,用电刀沿黏膜下层进行切除,到达固有肌层浅面。常可见紧靠黏膜下层的血管,较粗的血管可先用血管钳夹住,电凝止血,然后离断。(视频 62)

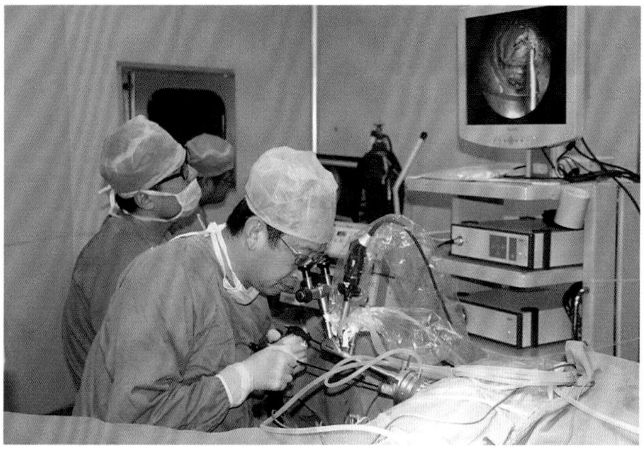

图 17-11 TEM 手术

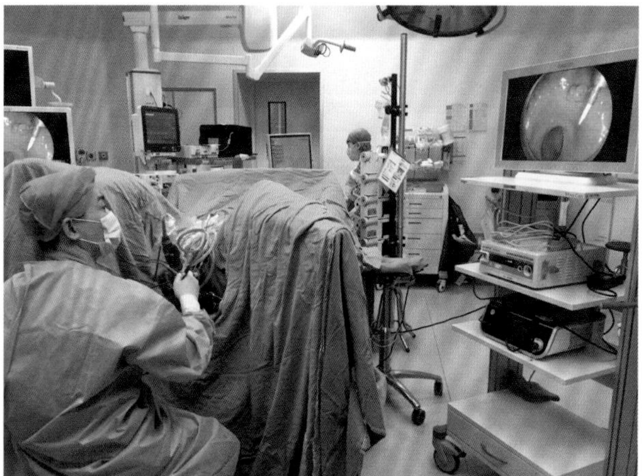

图 17-12 TEO 手术

病灶切除后，用生理盐水冲洗手术创面，以清除游离的肿瘤细胞和肠内容物。缝合创面肠壁时，应与肠管长轴平行方向进针出针，从而横行闭合创面，以避免直肠狭窄（图 17-15）。当创面较小时，可用结扎锁直接夹闭黏膜缺损（图 17-16）。用带倒刺的免打结缝线进行连续缝合很有优势，可直接拉紧缝线，松开牵拉时缝线也不会后退松动，末尾可用结扎锁固定后剪断（图 17-17）。也可采用可吸收线连续缝合，过程中使用银夹固定缝线（图 17-18）。缝合结束后仔细观察术野有无活动性出血，可放置吸收性明胶海绵压迫创面，术毕撤除直肠镜。

3. 直肠壁全层切除　与切除黏膜病变的方法相同，用电刀在病变周围 0.5~1cm 的黏膜进行标记，在切开黏膜部位稍靠近内侧切开直肠肌层，直肠固有肌层略呈白色，肌层下的脂肪组织呈浅黄色。有的患者直肠肌层很薄，切开肌层需要慎重确认直肠壁各层结构。用电刀切开直肠壁肌层后，也可以进

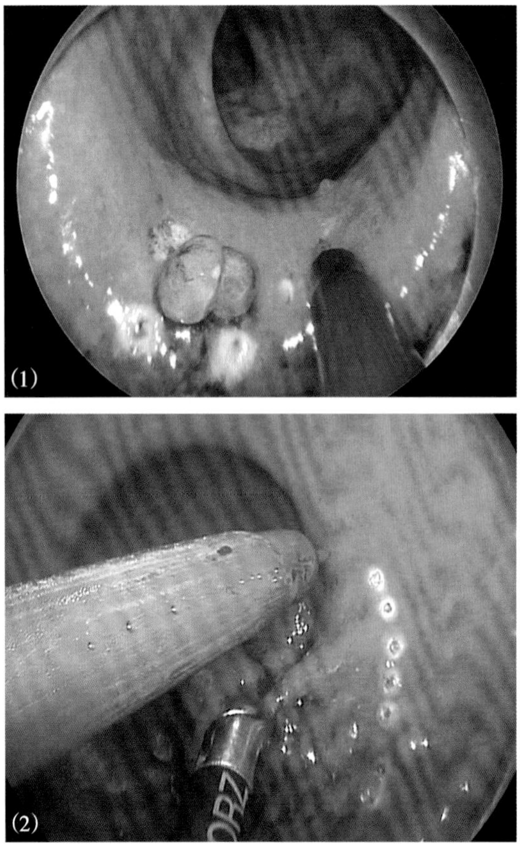

图 17-13　标记切除范围

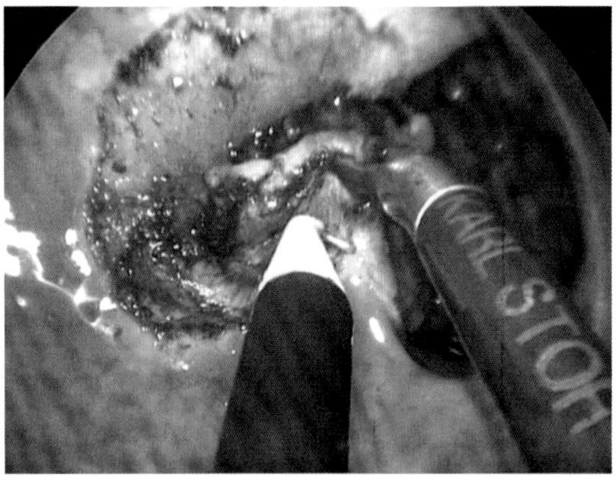

图 17-14　黏膜下注射后的切除

视频 62　病灶黏膜下注射亚甲蓝溶液后行 TEO 黏膜层切除

（樊敬文　香港大学玛丽医院）

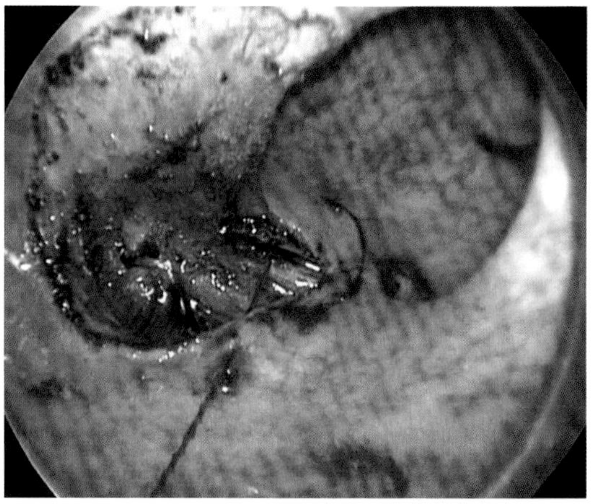

图 17-15　与直肠长轴平行方向进针出针

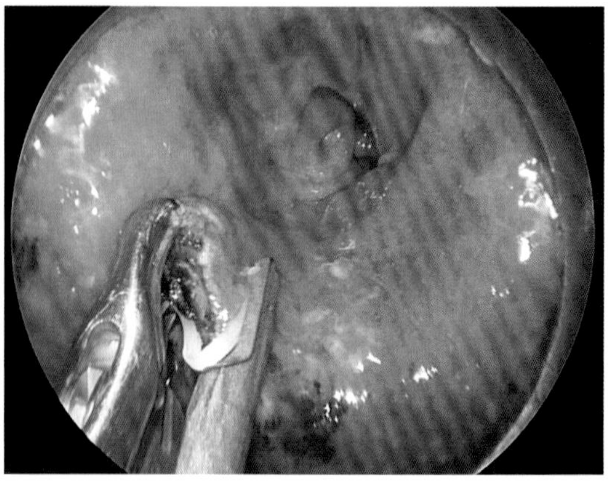

图 17-16　结扎锁夹闭小创面

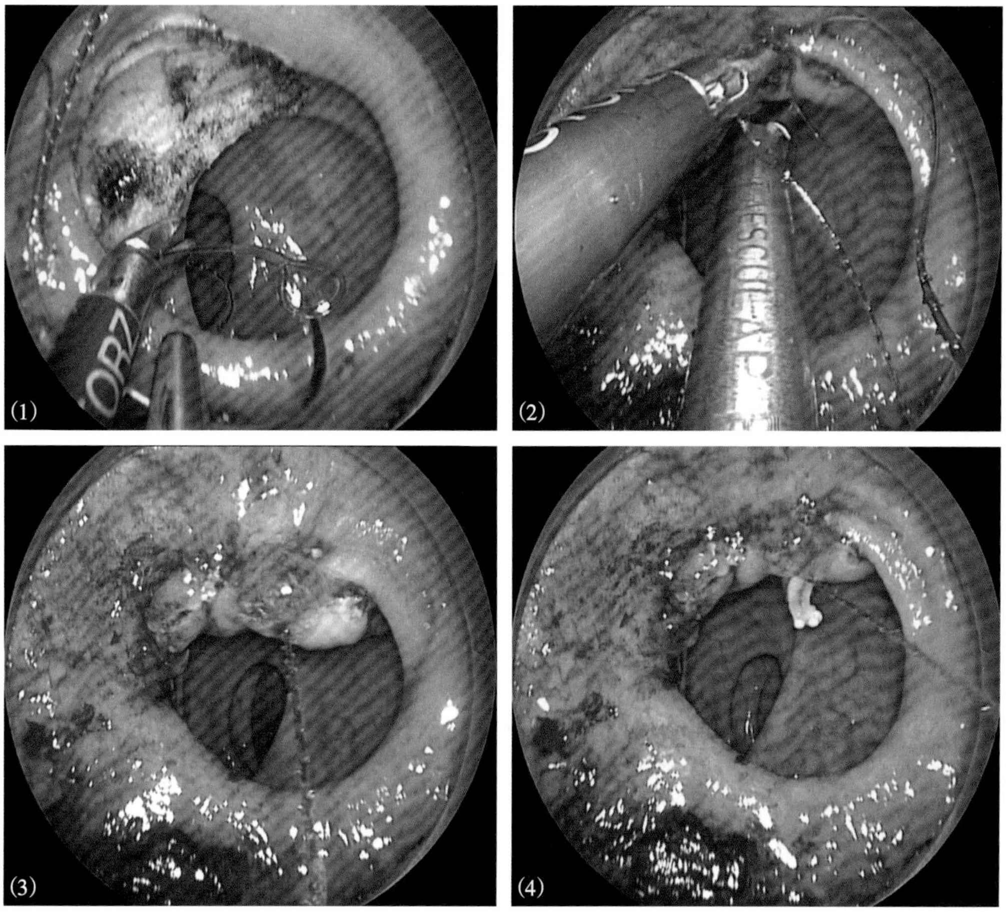

图 17-17
(1)倒刺线缝合第一针后穿过线尾小圈；(2)用倒刺线缝合；(3)倒刺线连续缝合，直接拉紧缝线；(4)结尾处用结扎锁固定

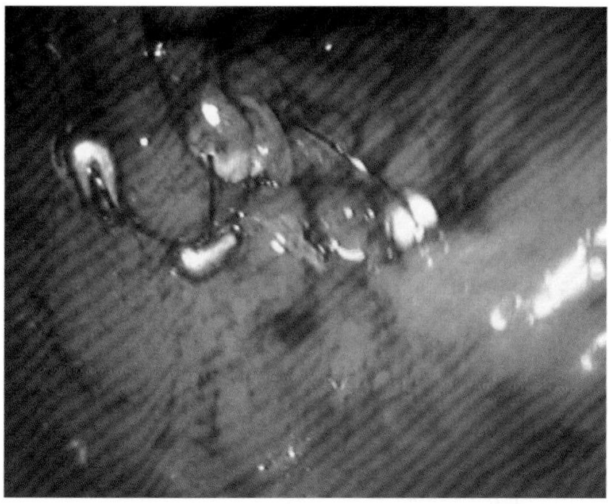

图 17-18　用银夹固定连续缝合缝线

一步切除直肠壁外的脂肪组织(图 17-19)。由于支配直肠的血管丰富，切开创面易出血，可使用超声刀，止血效果较好，操作要点是组织钳抓住病变周围的正常组织，保持向上提拉的动作，使病变与基底部有一定的张力，然后用超声刀从病变两侧和底部完整切除(图 17-20)。切除后用可吸收缝线全层缝合直肠壁缺损，缝合原则仍是与肠管长轴平行方向进针出针，从而横行闭合创面，以避免直肠狭窄。用带倒刺缝线进行较大创面的缝合时，为确保安全，并避免拉线过紧造成的肠腔缩窄，过程中可以用结扎锁协助固定缝线(图 17-21)。普通可吸收缝线连续缝合时可用银夹固定缝线(视频 63)。

【要点分析】

1. 术前病灶的定位及分期　病灶的位置决定手术体位，将病灶置于术者操作姿态的下方较有利操作，因此术前检查病灶定位非常重要。对于距肛缘 8cm 以内的病变，肛门指诊定位可靠，更高位置则需借助硬质乙状结肠镜或电子结肠镜进行判断。有些病灶直径较小，术前肠镜检查发现病灶时，可在病灶旁正常组织留置钛夹作为标记，有助于术中寻找病灶。因经肛门直肠内镜手术有严格适应证，故准

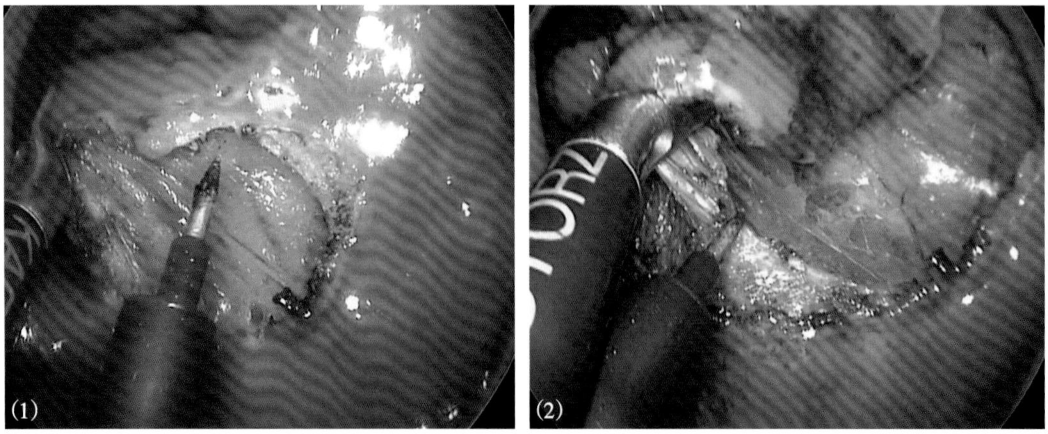

图 17-19　直肠壁全层切除

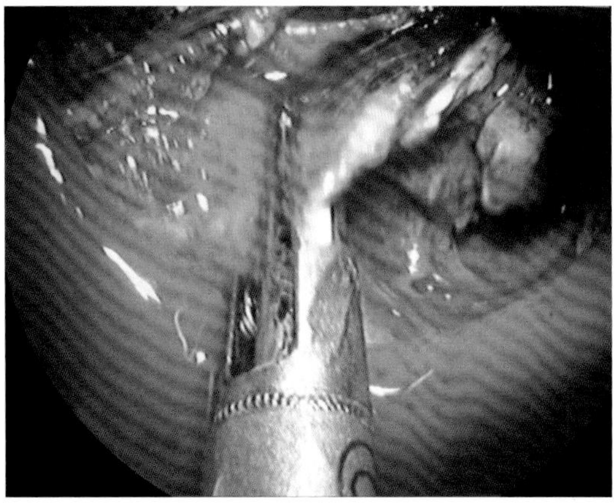

图 17-20　用组织钳抓住正常组织，提起后超声刀分离病变基底

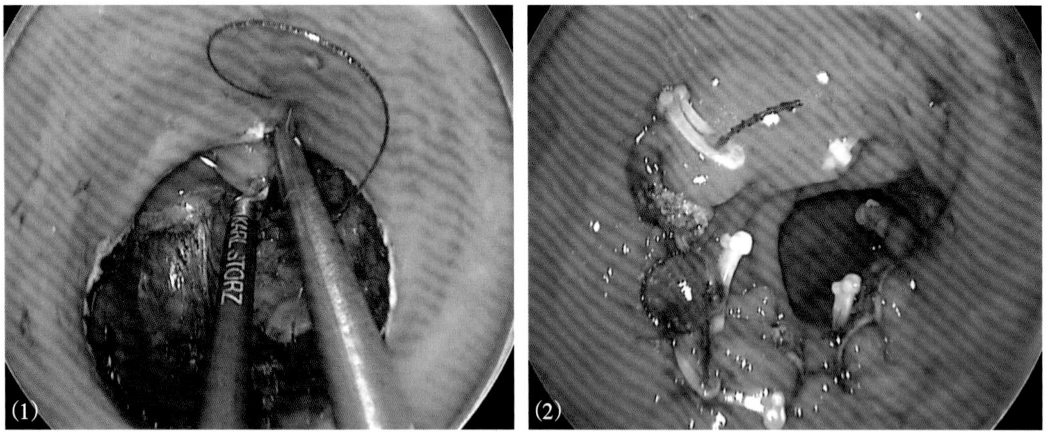

图 17-21

(1)用带倒刺缝线全层缝合直肠壁缺损；(2)用结扎锁协助固定缝线

视频 63　早期直肠癌行 TEO 局部直肠壁全层切除
（罗伟伦　樊敬文　香港大学玛丽医院）

确的术前分期尤为重要。术前分期主要采用直肠腔内超声（ERUS）、超声内镜（EUS）及磁共振（MRI）进行（图 17-22~ 图 17-24）。

2. 手术中出血　用超声刀进行切除基本可以避免出血。对于黏膜下层血管出血可以电凝止血，肌层和直肠周围系膜比较粗的静脉性出血和动脉出血，先进行钳夹，再电凝止血。直肠周围脂肪组织中出血可以缝扎止血。

3. 切穿直肠壁　术中出现直肠壁穿透性损伤时，应及时缝合修补。当肠内容物较多时，要及时吸出，充分冲洗后再进行修补。如果直肠壁缺损较大、缝合修补后张力较大，有裂开可能时，或肠壁周围污染较重，修补肠壁后肠腔内需放置引流，并进行预防性乙状结肠或末段回肠造瘘。对病灶接近直肠近端的病例，术中可能切穿肠壁进入腹腔，经肛门手术同时应备腹腔镜器械，必要时转腹腔镜手术处理（图 17-25）。

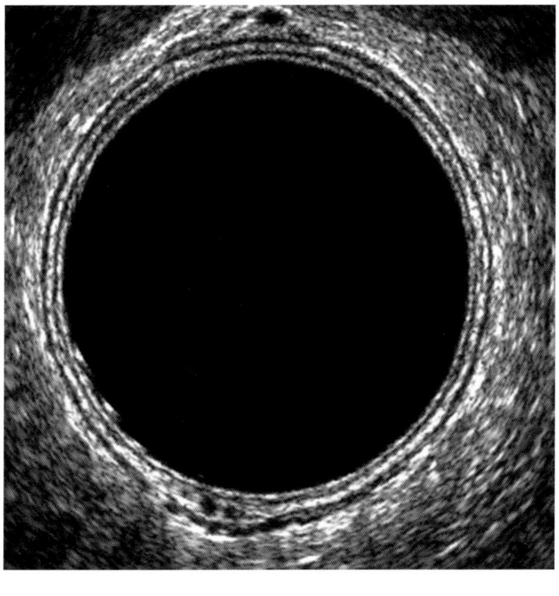

图 17-22　正常直肠壁超声图像

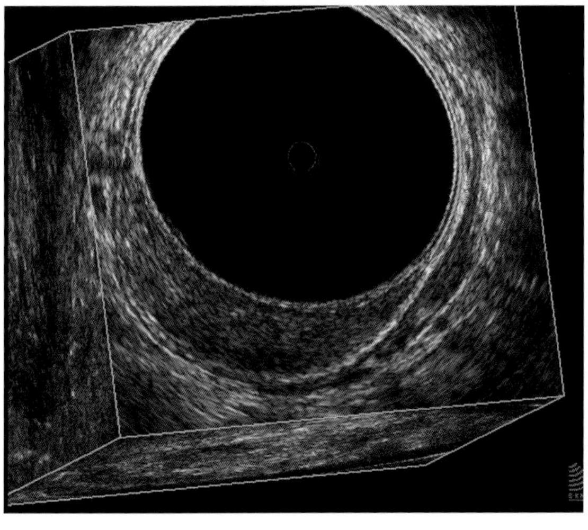

图 17-23　T_1 期直肠癌三维直肠腔内超声图像

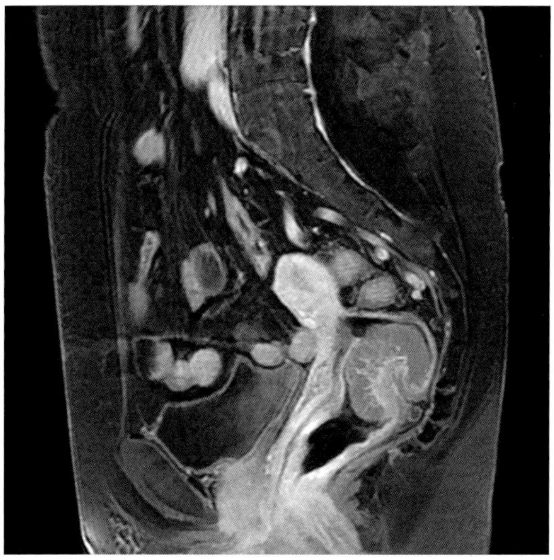

图 17-24　直肠癌 MRI 图像

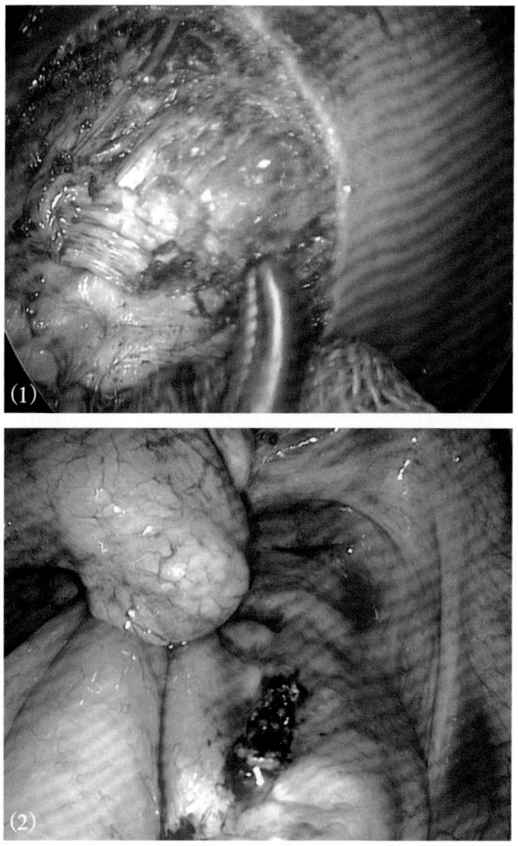

图 17-25

（1）TEO 手术切穿肠壁进入腹腔，可见穿孔处的腹腔内脂肪（钳尖所指处）；（2）从腹腔镜下所见的 TEO 手术穿孔

【术后处理】

手术后可能有轻微肛门疼痛，多数在几天内好转。术后2日内直肠壁全层切开的病例建议预防性使用抗生素。黏膜层病灶切除的患者手术后第1日即可进水和流质饮食，术后第3天软食。直肠壁全层切除的患者从术后肛门排气后，开始进食流质饮食，逐渐恢复正常饮食。对于切除的标本应进行术中快速冷冻病理检查，确定病变性质和切缘是否有癌组织残留，早期癌尤其是黏膜下层癌要判断组织分化类型、淋巴管和血管是否有侵犯，如果发现肿瘤浸润直肠全层，或有局部淋巴管和血管浸润，则应改行直肠癌根治手术。

【并发症及处理】

1. 术后出血　术中止血不彻底，缝合创面渗血，术后发生便血，可全身及局部应用止血药物，局部压迫止血。若无法控制的来自较粗血管或动脉性出血需再次麻醉下扩肛，电凝或缝扎止血。手术后5~7天发生出血多为缝合创面感染或电凝组织坏死、脱落，造成创面出血，可以先压迫止血，若无法控制则再次经肛门手术，将创面冲洗干净后缝合止血。

2. 直肠狭窄　可以分为黏膜狭窄和直肠壁全层狭窄。黏膜层缺损较大，缝合技术问题，过度烧灼黏膜及黏膜下层组织，或者手术创面感染，都可能引起创面瘢痕收缩，发生直肠腔的变形和狭窄，可定期逐渐扩肛，解除黏膜狭窄。

3. 黏膜或直肠壁裂开　肿瘤直径较大，黏膜或直肠壁缺损范围大，缝合部位张力较大，容易发生术后创面裂开。若无明显感染，创面经2~3周多可自行愈合，无须特别处理。不建议对创面进行缝合或冲洗引流处理。如果术中黏膜下层止血不完善、出血合并感染，肠内容物外溢或直肠周围脂肪组织出血、感染、破溃，导致黏膜或直肠壁裂开，可以引起术后直肠周围的感染和出血，导致肛周感染和肛瘘形成。

4. 直肠阴道瘘、延迟性穿孔　可先进行横结肠或末段回肠造口、转流粪便，待瘘管或穿孔愈合后还纳造口。骶骨前及腹膜后间隙感染者需充分引流感染部位，并行上游肠造口。

（夏立建　陈景波　刘剑文　杨雪菲）

参考文献

[1] Saclarides TJ. Transanal Endoscopic Microsurgery [J]. Clin Colon Rectal Surg, 2015, 28(3): 165-175.

[2] Laliberte AS, Lebrun A, Drolet S, *et al*. Transanal endoscopic microsurgery as an outpatient procedure is feasible and safe [J]. Surg endosc, 2015, 29(12): 3454-3459.

[3] Guerrieri M, Ortenzi M, Trombettoni MMC, *et al*. Local Excision of Early Rectal Cancer by Transanal Endoscopic Microsurgery (TEM): The 23-Year Experience of a Single Centre [J]. J Cancer Ther, 2015, 06(11): 1000-1007.

[4] Clancy C, Burke JP, Albert MR, *et al*. Transanal endoscopic microsurgery versus standard transanal excision for the removal of rectal neoplasms: a systematic review and meta-analysis [J]. Dis Colon Rectum, 2015, 58(2): 254-261.

[5] Althumairi AA, Gearhart SL. Local excision for early rectal cancer: transanal endoscopic microsurgery and beyond [J]. J Gastrointest Oncol, 2015, 6(3): 296-306.

[6] Allaix ME, Arezzo A, Morino M. Transanal endoscopic microsurgery for rectal cancer: T1 and beyond? An evidence-based review [J]. Surg Endosc, 2016, 22. [Epub ahead of print].

[7] Chiniah M, Ganganah O, Cheng Y, *et al*. Transanal endoscopic microsurgery is an oncologically safe alternative to total mesorectal excision for stage I rectal cancer: results of a meta-analysis of randomized controlled trials [J]. Int J Colorectal Dis, 2016, Feb 10. [Epub ahead of print].

[8] Marques CF, Nahas CS, Ribeiro U Jr, *et al*. Postoperative complications in the treatment of rectal neoplasia by transanal endoscopic microsurgery: a prospective study of risk factors and time course [J]. Int J Colorectal Dis, 2016, 31(4): 833-841.

[9] An C, Huh H, Han KH, *et al*. Use of Preoperative MRI to Select Candidates for Local Excision of MRI-Staged T1 and T2 Rectal Cancer: Can MRI Select Patients With N0 Tumors? [J]. Dis Colon Rectum, 2015, 58(10): 923-930.

[10] Leon-Carlyle M, Brown JA, Hamm J, *et al*. The accuracy of endorectal ultrasound in staging rectal lesions in patients undergoing transanal endoscopic microsurgery [J]. Am J Surg, 2015, Dec 13. [Epub ahead of print].

深圳市科技研发资金 JCYJ20140414092023238 资助

第十八章

腹腔镜疝修补术

第一节　腹腔镜儿童腹股沟疝修补术

腹股沟疝是腹外疝中最常见的，约占 95% 以上。其定义为腹内脏器经腹股沟区（两侧髂前上棘水平连线与腹直肌外缘及腹股沟韧带所形成的三角区域）向体外突出。腹股沟疝按突出途径分为直疝和斜疝，直疝是指疝内容物从腹壁下动脉内侧，经 Hesselbach 三角突出的疝，多见于中老年男性，常为双侧，儿童及青少年罕见；斜疝是指疝内容物由内环口进腹股沟管，再由外环口突出的疝，主要以鞘状突未闭为病理基础，可见于各个年龄组，男性居多，儿童腹股沟疝绝大多数是斜疝。

【适应证】

1. 1 岁以上，确诊腹股沟疝的儿童；

2. 1 岁以上，经佩戴疝气带 / 托保守治疗 3~6 个月无效者；

3. 1 岁以内婴儿腹股沟疝若有嵌顿史均应及时手术治疗。

【禁忌证】

1. 发生急性嵌顿的儿童或婴儿腹股沟疝；

2. 不能承受气管插管全麻的患儿。

【术式选择】

手术方式以腹腔镜疝囊高位结扎为原则，根据操作入路分为经腹腔内和经腹腔外两种。经腹腔内常见术式是在内环口水平切断疝囊，将腹膜裂口缝合关闭；或将内环口腹膜作 2~3 个 Z 形间断缝合；或沿内环口行腹膜外荷包缝合，从而完成疝囊高位结扎。经腹腔外是指在腹腔镜监视下，用各种可带线针如 Endoclose，Endoneedle 或自制带线穿刺缝合针等，夹带不可吸收线由内环口体表投影处皮肤切口穿刺至腹膜外层，围绕内环口在腹膜外潜行，避开输精管及睾丸血管，完成疝囊高位结扎，该术式操作简便、疗效可靠，较为常用。

【相关解剖学】

腹腔镜下观察双侧腹股沟区及内环口，注意辨认脐正中襞（脐尿管）、脐内侧襞（脐动脉索）和脐外侧襞（腹壁下血管），输精管、子宫圆韧带、睾丸血管以及开放的内环口（图 18-1）。脐正中襞、脐内侧襞和脐外侧襞的大小及发育程度个体差异非常大。男女两性内环口结构区别在于女性没有睾丸血管，子宫圆韧带取代了输精管位置（图 18-2）。

【术前评估】

询问病史，了解有无诱发腹内压升高的伴发病，如慢性咳嗽、便秘或易哭闹等，术前积极治疗呼吸道感染，待患儿咳嗽消除后才能安排手术。另外要了解发作时疝块大小，若疝块巨大、估计内环口直径 >1.5cm，且术后短期内不能排除剧烈哭闹或

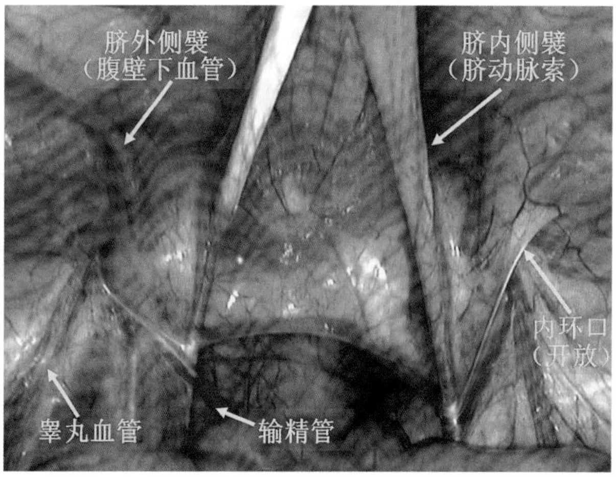

图 18-1　腹腔镜下男童双侧腹股沟区

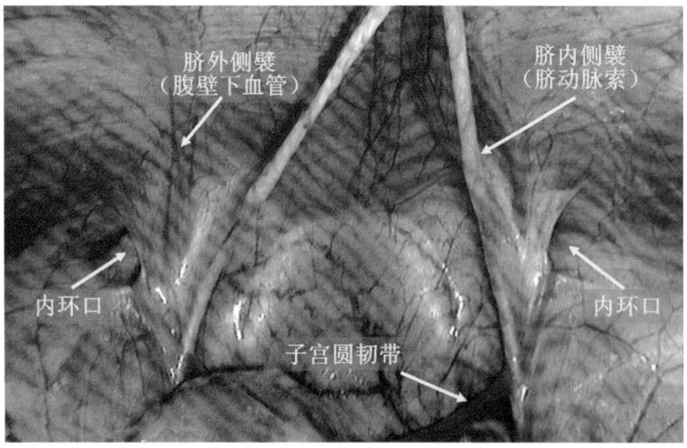

图 18-2 腹腔镜下女童双侧腹股沟区

咳嗽等诱发因素，推荐术前准备疝气带（Trusses），术毕立即佩戴，术后1~2周拆除。术前体检要仔细触摸双侧睾丸，比较大小、质地及部位，排除隐睾、睾丸萎缩等。常规行双侧腹股沟区、阴囊彩超检查，男童需与鞘膜积液鉴别，女童与子宫圆韧带囊肿鉴别。

【麻醉】

多采用气管插管全身麻醉。若应用喉罩可使患儿在麻醉苏醒期间更舒适、更平稳。

【手术准备】

按常规腹腔镜手术前备皮和清洗脐部。

【体位】

患儿平卧，将手术床置于头低脚高位，有利于重力作用使肠管移开、暴露双侧腹股沟区。

【手术室布局】

监视器位于患者足侧，扶镜手立于患侧，术者立于对侧。对双侧腹股沟疝术者可依习惯及修补次序选择站位。麻醉师位于患者头侧，器械护士与术者立于一侧（图 18-3）。

【套管位置】

脐下缘放置5mm套管，男童推荐在脐与耻骨联合的中点放置3mm套管（图 18-4），女童可以省却。如术者腹腔镜技术熟练，可将3mm套管与5mm套管均放置在脐部切口内，行单孔腹腔镜疝囊高位结扎术（图 18-5）。

【手术步骤】

常规消毒铺巾，于脐下缘切开皮肤5mm，钳夹牵拉脐部切口上份，用Veress气腹针插入腹腔，建立气腹，压力10~12mmHg，拔出气腹针后置入5mm套管和30°腹腔镜，探查双侧腹股沟区。

以下以男性儿童左侧腹股沟斜疝为例。于患侧内环口顶部体表投影处切开皮肤1.5mm，用Endoclose针夹带2-0不可吸收线（丝线不宜）由切口穿入腹壁至内环顶部腹膜外层，注意避让腹壁下血管，围绕内环口内侧在腹膜外间隙向内环底部潜行（图 18-6），跨过输精管和睾丸血管。注意Endoclose针一定要从输精管与腹膜之间分离穿行（图 18-7），从输精管深面通过将导致误扎输精管。针潜行推进过程中可经3mm套管用分离钳帮助牵拉松弛的腹膜，有利于操作。Endoclose针在内环底部穿破腹膜，将缝线袢放在腹腔内，完成内半环绕。将针缓缓退至内环顶部腹膜外，沿内环外侧在腹膜外潜行并从内环底部腹膜裂孔进入腹腔（图 18-8），夹住腹腔内线袢拉出体外，完成外半环绕。潜行操作应紧贴腹

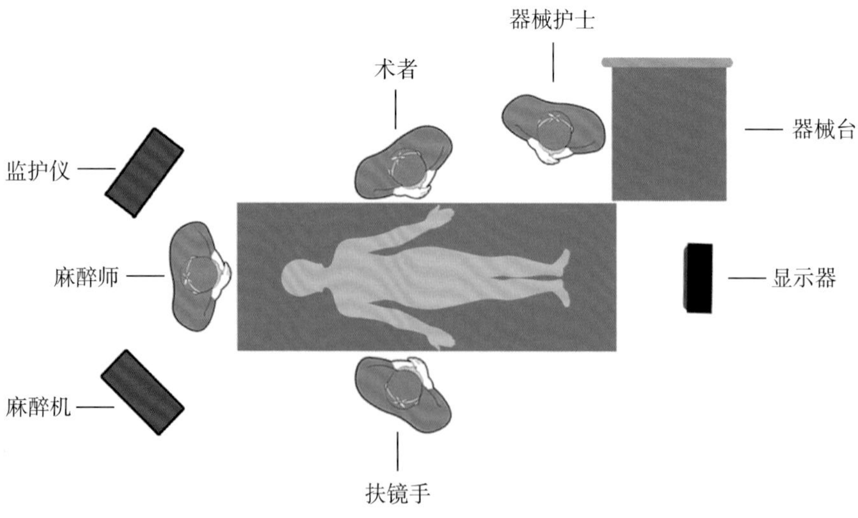

图 18-3 手术室布局

膜进行，尽量减少包绕腹膜外筋膜或肌肉组织。将腹腔压力适当降低，挤压阴囊排尽残留气体，收紧环绕线打结（图 18-9），线结埋于皮下。术毕撤镜前，再次检查确定结扎妥当，如有线结滑松，需重复以上操作。术中 Endoclose 针潜行跨越输精管、睾丸血管和收线打结时可适当牵拉患侧睾丸绷紧精索，或在腹膜外注射生理盐水，加上 3mm 分离钳帮助，基本能保证输精管及睾丸血管不被结扎，同时还能避免医源性隐睾。对于女性患儿，不必强求 Endoclose 针越过子宫圆韧带，可以直接从其下穿过，将之与疝囊一并结扎。

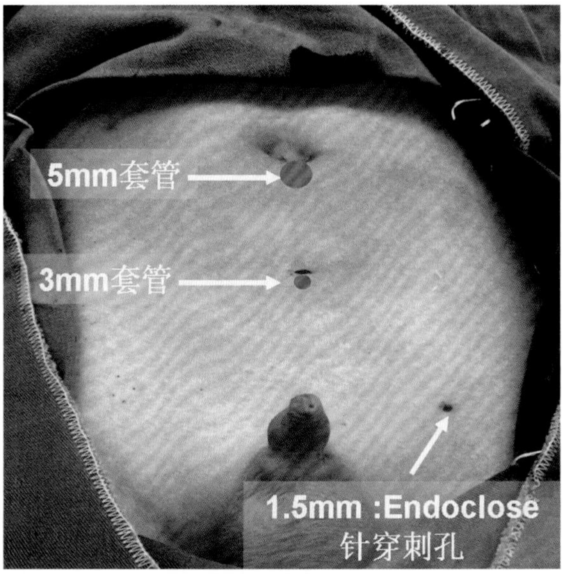

图 18-4　套管位置

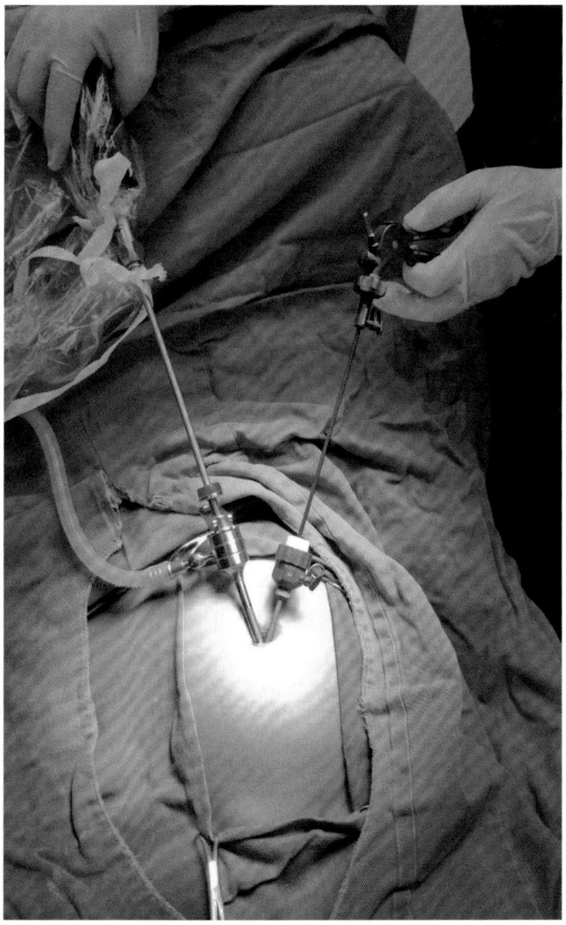

图 18-5　单孔腹腔镜套管位置

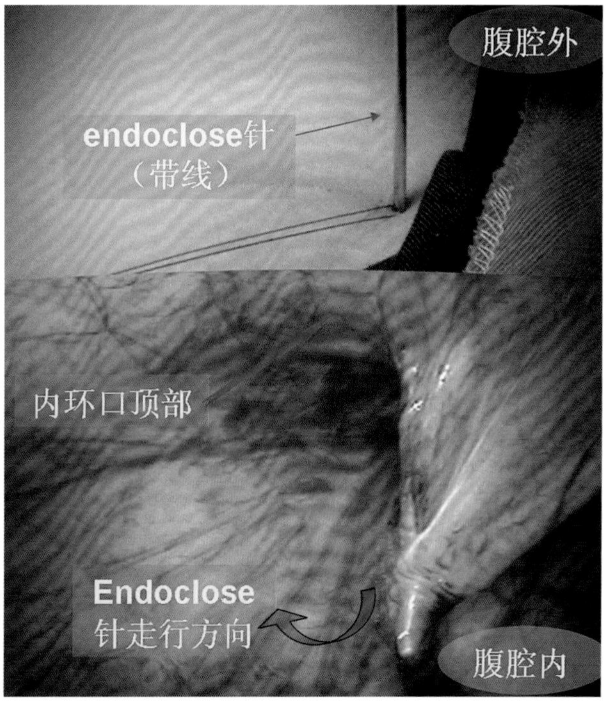

图 18-6　Endoclose 针在腹膜外潜行

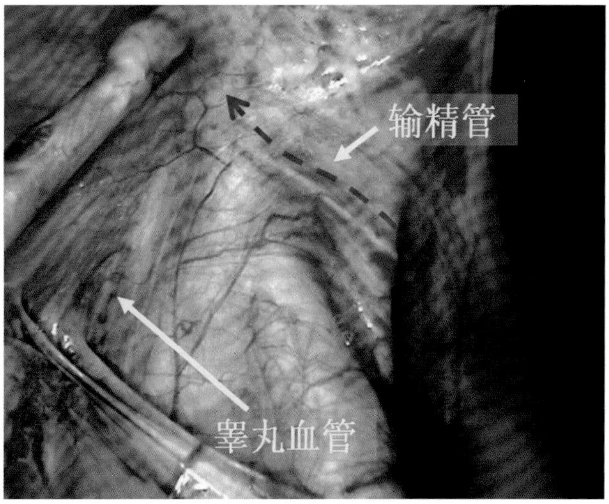

图 18-7　在输精管与腹膜之间穿行

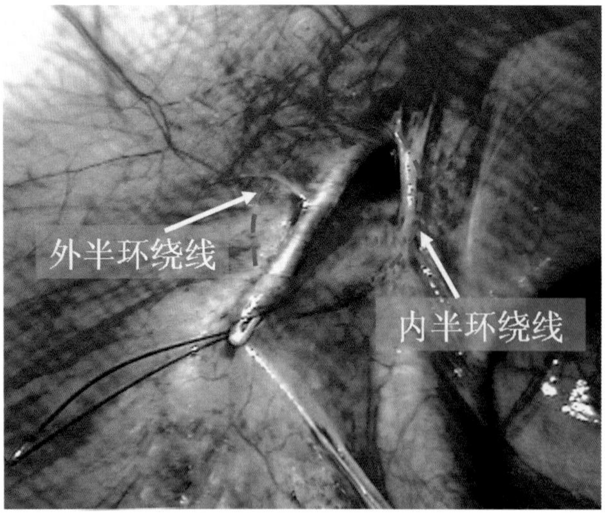

图 18-8　完成外半环绕

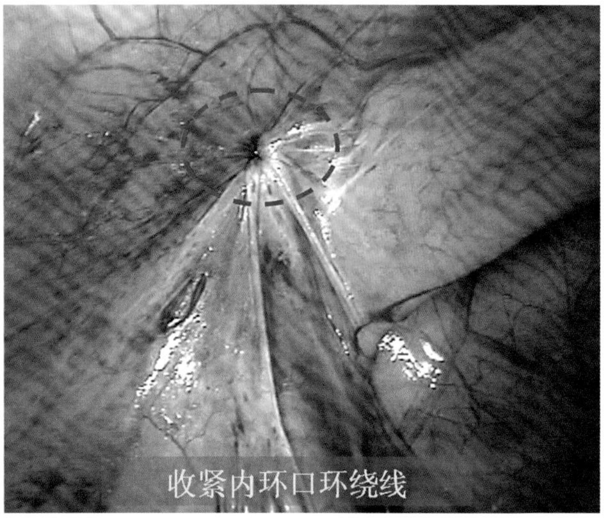

图 18-9　收紧环绕线打结

腹膜、腹横筋膜与脐内侧襞边缘间断缝合固定 5~6 针，注意勿缝合过深伤及血管神经（图 18-10）。据作者观察，中国患儿中大约仅 74% 拥有宽大的脐内侧襞，可利用其覆盖强化内环口，另外约 26% 的患儿脐内侧襞宽度较窄小，难以起到覆盖加强的作用（视频 64）。

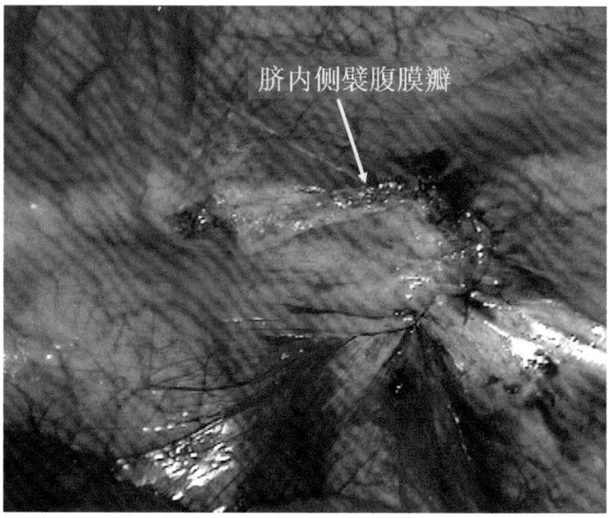

图 18-10　脐内侧襞腹膜瓣覆盖内环口疝修补术

视频 64　脐内侧襞腹膜瓣覆盖内环口疝修补术
（刘嘉林　深圳市人民医院）

【特殊情况及处理】

1. 对于疝囊高位结扎术后复发儿童、大龄儿童（>12 岁），或肥胖、有慢性咳嗽、喜欢剧烈哭闹和内环缺损直径大于 1.5cm 的患儿，单纯疝囊高位结扎术后复发率较高。可以施行腹腔镜内环口疝囊双重高位结扎术，可在一定程度上降低术后斜疝复发率。需注意的是不能结扎过多前腹壁筋膜或肌肉组织，避免术后顽固性疼痛发生。

若疝同侧有足够的脐内侧襞，也可以实施脐内侧襞腹膜瓣覆盖内环口疝修补术，以加强内环口，降低腹腔镜疝囊高位结扎术后复发率，方法如下：常规完成腹腔镜疝囊高位结扎后，在腹腔镜下将患侧脐内侧襞修剪成（5~7）cm×（2~3）cm 的腹膜瓣，向外牵拉覆盖同侧内环口，沿内环口周围将

2. 术野出血　在儿童腹腔镜疝修补术中比较少见，偶尔因刺破腹壁下血管、输精管周围小血管或睾丸血管丛而出现明显出血，并可以在腹膜外形成血肿。此时可放入小纱条在局部压迫片刻，常能止血，必要时也可经腹壁外压迫止血。止血后观察 10~15 分钟血肿无继续增大即可。

3. 交通性鞘膜积液　儿童交通性鞘膜积液是泌尿外科常见疾病，传统治疗方法是切开腹股沟管，寻找未闭的鞘突，并在内环水平高位结扎。事实上多数未闭鞘突较细，寻找困难，不仅有术中损伤提睾肌、精索血管及输精管的风险，还有术后复发之虞。而腹腔镜手术在腹腔充气和局部放大的情况下，很容易在内环口周围发现开放的鞘突管口并予高位结扎，旷置鞘膜腔，无须解剖腹股沟管、精索动静脉和

提睾肌，疗效确切。交通性鞘膜积液同侧常常伴发腹股沟斜疝，术中可将未闭鞘突和疝囊一并结扎，一举两得。术中若确认鞘突开口困难，可自体外挤压牵拉患侧阴囊及精索，仔细观察鞘膜积液挤出部位以确认开口（图 18-11），用分离钳牵拉可隐约看见鞘状突管（图 18-12）。

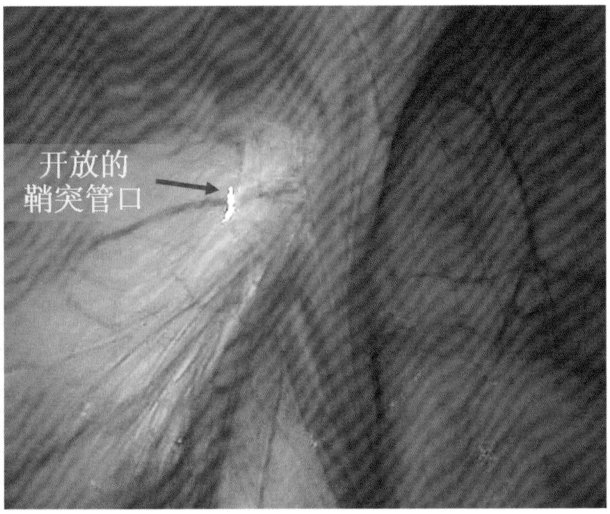

图 18-11　开放的鞘状突管口（左侧）

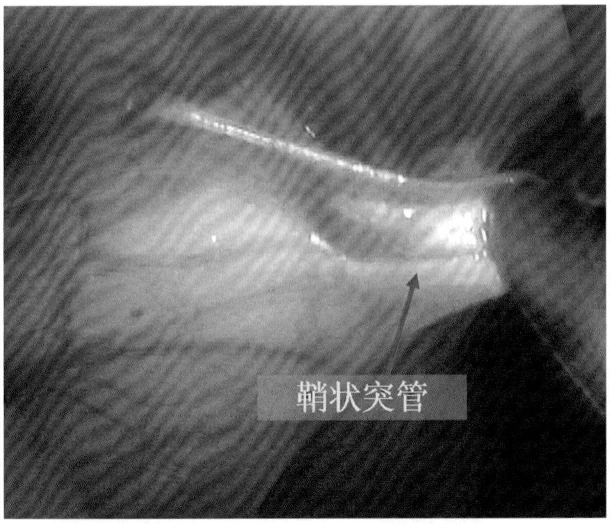

图 18-12　牵拉暴露未闭鞘状突管

4. 避免误伤疝入腹股沟管的重要器官　最常见的疝内容物是大网膜，但在女性患儿有时可见输卵管疝入腹股沟管（图 18-13），这时一定要将输卵管牵拉回纳入腹，避免错误结扎。

5. 术中发现对侧鞘状突未闭如何处理　腹腔镜下可清楚判断对侧是否存在鞘状突未闭，虽然并不一定发展为腹股沟疝，但考虑到可能再次手术的风险、医疗费用和家长理解程度，目前大多数学者主张同期行对侧未闭鞘状突高位结扎术。

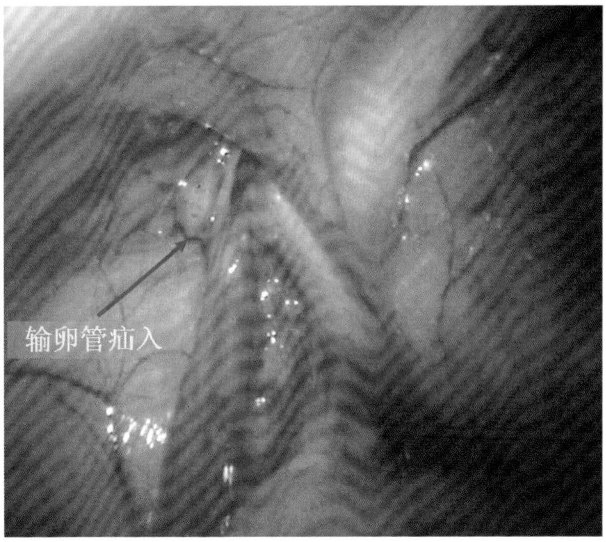

图 18-13　输卵管疝入腹股沟管

6. 对于内环口直径巨大或术后短期内存在腹内压增高因素患儿，建议术后佩戴疝气带 2 周，以确保腹股沟区术野顺利愈合。

（刘嘉林）

参考文献

［1］Liu JL, Baird B, Tang Y, *et al*. Medial Umbilical Ligament Flap Reinforcement of the Internal Ring in Children with Indirect Inguinal Hernia［J］. J Laparoendosc Adv S, 2011, 21(6): 561-565.

［2］田恒宇，刘嘉林．腹腔镜儿童腹股沟疝术后复发的特征与预防［J］. 中华疝和腹壁外科杂志：电子版，2012，6(4)：917-918.

第二节　腹腔镜成人腹股沟疝修补术

【适应证】

腹腔镜腹股沟疝修补术适用于成人各型腹股沟疝，尤其适用于双侧疝和开放式疝修补术后复发的患者。但对于有下腹部开腹手术史、下腹部放疗史、出血倾向和巨大难复性疝患者，应慎行腹腔镜修补术。

【禁忌证】

不能耐受全麻、伴发严重前列腺增生、肝硬化腹水、急性嵌顿性疝、绞窄疝、下腹壁皮肤感染等均属禁忌证。

【术式选择】

常用成人腹腔镜腹股沟疝修补术式有三种：腹腔内补片植入术（intraperitoneal onlay mesh，IPOM），经腹腹膜前补片植入（transabdominal preperitoneal，TAPP）和完全腹膜外补片植入术（total extraperitoneal，TEP）。三者修补原理基本一致，都是以修补肌耻骨孔为目标，只是路径不同。IPOM 和 TAPP 均经腹腔内修补，TEP 则需在腹膜外建立充气腔隙。经腹腔的腹膜前修补（TAPP）因进入腹腔，更易发现双侧疝、复合疝和隐匿疝，尤其适宜嵌顿疝及难复性疝病例。鉴于 IPOM、TAPP 和 TEP 手术难度差异较大，对腹膜完整性要求不一，所用补片性质也迥然不同，三种术式的适应证是有区别的。初学者可选择 TAPP，以降低难度，快速掌握腹股沟应用解剖和操作技巧，待操作熟练后，再选择优势较多的 TEP 术式，不仅能减少肠粘连等并发症，还可降低手术费用。对于巨大阴囊疝、有下腹部手术史或复发疝患者，因疝囊分离困难或既往手术对腹膜外间隙的破坏，选择 TAPP 较为容易。IPOM 多在以上两种方法实施有困难时使用，对需要刻意保护精索、下腹部放疗术后、多次复发疝和心肺情况不允许过长时间手术者也可采用 IPOM，既可避免损伤精索的风险和分离腹膜的困难，还可缩短手术时间，但不推荐作为腔镜手术的首选方法。为防止术后发生腹腔粘连，IPOM 必须使用防粘连补片。

【术前评估】

询问病史，了解有无诱发腹内压升高的伴发病，如慢性咳嗽、长期便秘或小便困难等，腹内压增高是术后导致疝复发的常见原因。老年男性要询问夜尿情况，必要时测定膀胱残余尿量，了解前列腺良性肥大情况。50 岁以上男性患者，术前 2~3 天开始口服选择性 α_1 受体阻滞剂，如坦索罗辛，可显著降低术后急性尿潴留发生率。术前需积极治疗呼吸道感染，待患者咳嗽缓解后再安排手术。对于复发疝患者，应细致了解既往手术方式及术后诊断，特别是有无放置人工修补材料，以准确评估本次手术难度并选择恰当术式。男性患者术前体检要仔细触摸双侧睾丸，比较大小、质地及部位，常规双侧腹股沟区彩超检查，排除隐睾、鞘膜积液、肿瘤等。

【麻醉】

多采用气管插管全身麻醉，若应用喉罩可减少患者在麻醉苏醒过程中气管刺激引起的剧烈呛咳，有利于保护疝修补效果。

【手术准备】

按腹腔镜手术准备腹部皮肤并清洗脐部，术前 30 分钟预防性使用抗生素，对高危人群（高龄、糖尿病、肥胖、消瘦、多次复发疝、化放疗后或其他免疫功能低下状况等）可减少感染风险。患者术前排空膀胱，技术熟练预计手术时间不长时，一般无须留置尿管，但术中发现膀胱残余尿量较多，为求术野宽敞可在麻醉后留置尿管，术毕即拔除。

【体位】

患者平卧位，如肠管堆积在盆腔或髂窝遮挡双侧腹股沟区，可将手术床置于 10°~15° 头低脚高位，以利于暴露腹股沟区和保护肠管。

【所需设备器械】

标准腹腔镜设备，30° 腹腔镜，单极、双极电凝器各 1 个，5mm 超声刀，10mm 穿刺套管 1 个，5mm 穿刺套管 2 个，5mm 剪刀 1 把，5mm 无损伤钳 1 把，5mm 抓钳 1 把，5mm 持针器 1 把，5mm 连发式内镜螺旋疝钉枪，15cm ×（10~15）cm 聚丙烯或聚酯疝补片，（12~15）cm ×（8~10）cm 防粘连补片。

【相关解剖学】

1. 肌耻骨孔（myopectineal orifice） 是法国学者 Fruchaud 于 1956 年最早提出的解剖区域，所有腹股沟直疝、斜疝和股疝都是因肌耻骨孔腹横筋膜薄弱所引起（图 18-14）。腹股沟韧带将肌耻骨孔分为上下两个区，上区有精索或子宫圆韧带通过，下区有股神经、股动脉、股静脉及股管通过。肌耻骨孔深面由腹横筋膜封闭，并包绕由肌耻骨孔穿出的精索和股鞘。修补一侧肌耻骨孔就能同时彻底修补斜疝、直疝和股疝发病部位，这也是腹腔镜成人腹股沟疝修补术的原理（图 18-15）。

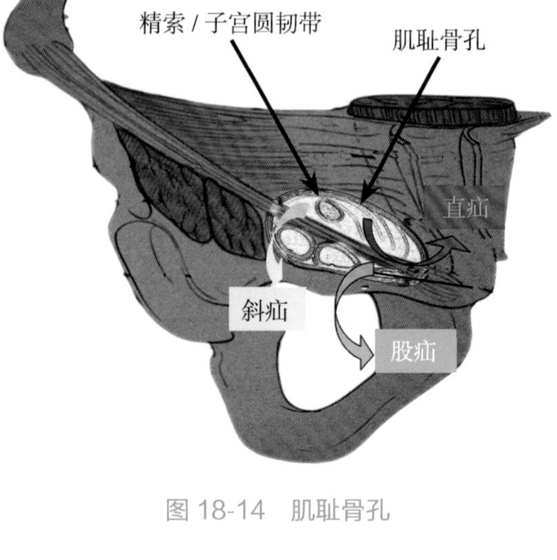

图 18-14 肌耻骨孔

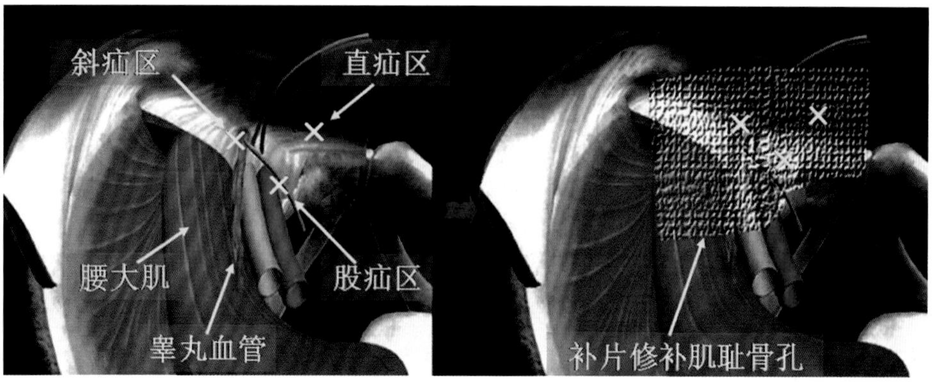

图 18-15　腹腔镜成人腹股沟疝修补术原理

2. 腹横筋膜　该解剖结构比较复杂且争论较多，总体而言，腹横筋膜是薄层腱膜样结构，位于腹直肌、腹横肌深面与腹膜之间。有学者认为分为两层，也有学者认为仅有一层，有学者认为腹横筋膜厚实，也有学者认为薄弱。事实上，腹横筋膜的性状在 TAPP 及 IPOM 中意义不大，所以常常忽略，但在 TEP 中，正确理解腹横筋膜及其间隙，有助于保证手术顺利进行，具有重要的临床价值。根据作者临床观察，腹横筋膜分为两层是符合大多数患者特点的。为了方便叙述，先将前下腹壁的解剖层次以腹横筋膜为重点介绍见表 18-1。

腹横筋膜在前下腹壁可分为两层（图 18-16）。紧贴前腹壁肌肉深面的是腹横筋膜浅层，较为薄弱，没有临床实用价值。在浅层深面，覆盖腹膜浅面的是腹横筋膜深层，50% 以上患者深层较为厚实，其余患者的深层较为稀疏薄弱。腹横筋膜浅层与深层之间形成壁层间隙。腹横筋膜浅深层共同向腹股沟区延伸，向外包绕两侧腹壁下血管，并于腹壁下血管外侧与前腹壁融合附着。外侧腹横筋膜继续向下与腹股沟韧带后下缘连接，与髂筋膜相连续。内侧腹横筋膜附着于耻骨、耻骨肌以及 Cooper 韧带。腹横筋膜深层于内环口处收窄呈漏斗状向下包裹穿出的精索结构（输精管、睾丸血管及斜疝疝囊），形成精索内筋膜，由内环口进入腹股沟管。因此在腹股沟斜疝分离疝囊步骤中，必须切开精索内筋膜，见（图 18-17），才能暴露精索结构与疝囊。

3. 耻骨后腹膜前间隙和腹股沟后腹膜外间隙（Bogros 间隙）　这两个间隙是前下腹壁内潜在的非自然腔隙，位于腹横筋膜浅层和腹膜之间（图 18-18），均需要人工分离而成，腹腔镜腹股沟疝修补术的操作主要在这两个间隙里进行。

耻骨后腹膜前间隙位于下腹中线，前方有腹横筋膜浅层和耻骨，后方为膀胱，上至脐平面，下至盆底肌，外至双侧腹壁下动脉，填充疏松的结缔组织与脂肪，没有明显血管，易于分离，稍加钝性推挤即可见到耻骨联合和发亮的 Cooper 韧带。通常人们将耻骨后腹膜前间隙等同于 Retzius 间隙，但 Retzius 间隙原指腹横筋膜深层及腹膜紧密贴合向下，在膀胱腹膜返折处分离所形成的间隙，该间隙内有膀胱及其周围的疏松结缔组织充填。事实上，为了在耻

表 18-1　前下腹壁腹横筋膜及间隙（以右前下腹壁为例）

<table>
<tr><th>手术区域</th><th>重要结构</th><th>内侧</th><th rowspan="6">腹壁下血管</th><th>外侧</th><th>重要结构</th><th>手术区域</th></tr>
<tr><td></td><td></td><td>腹横筋膜浅层</td><td>腹横筋膜浅层</td><td>髂耻束
髂筋膜</td><td></td></tr>
<tr><td rowspan="3">耻骨后腹膜前间隙</td><td></td><td>壁层间隙</td><td>壁层间隙</td><td>精索</td><td rowspan="3">Bogros
间隙</td></tr>
<tr><td></td><td>腹横筋膜深层</td><td>腹横筋膜深层</td><td>精索内筋膜</td></tr>
<tr><td>Retzius 间隙</td><td>脏层间隙</td><td>脏层间隙</td><td></td></tr>
<tr><td></td><td>膀胱</td><td>腹膜</td><td>腹膜</td><td>疝囊</td><td></td></tr>
</table>

注：手术区域指腹腔镜腹股沟疝修补术主要操作区域。

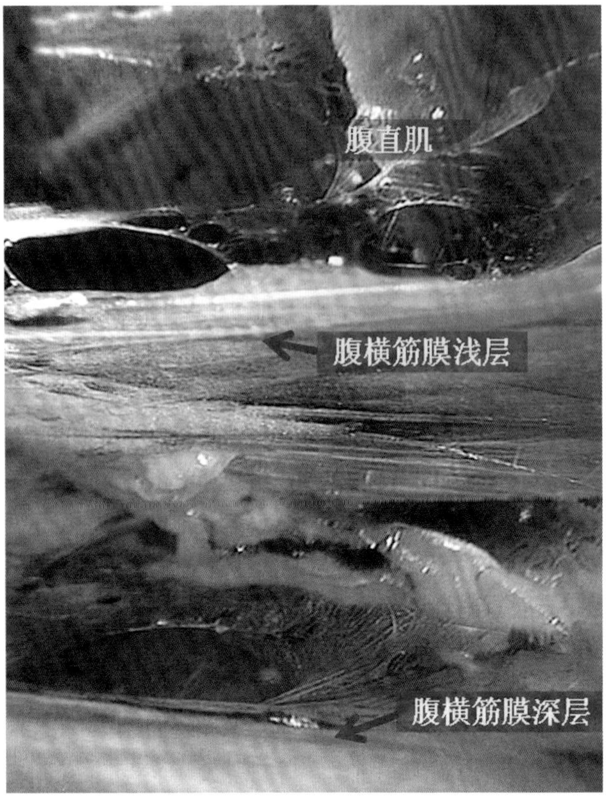

图 18-16　腹横筋膜浅、深层

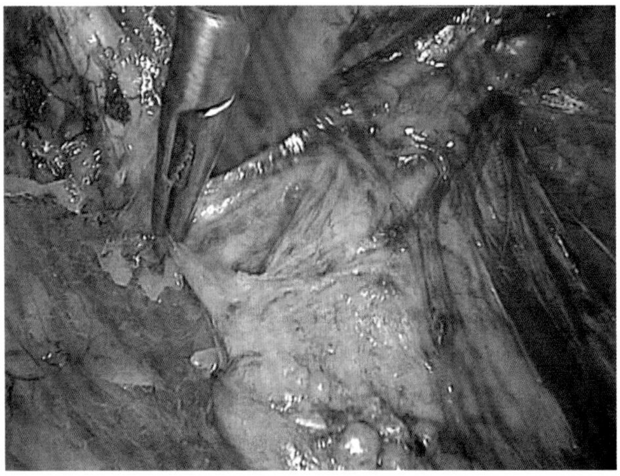

图 18-17　切开精索内筋膜

骨后获得比较宽敞的耻骨后腹膜前间隙，术者实际需要切开附着于耻骨及 Cooper 韧带上的腹横筋膜深层，并进入脏层间隙。因此耻骨后腹膜前间隙应包括了 Retzius 间隙、部分脏层间隙和部分壁层间隙。

Bogros 间隙位于 Retzius 间隙的外侧，其前方为腹横筋膜浅层，内侧界限为腹壁下血管，侧方界限为盆壁，后方界限为腰肌、髂外血管和股神经。

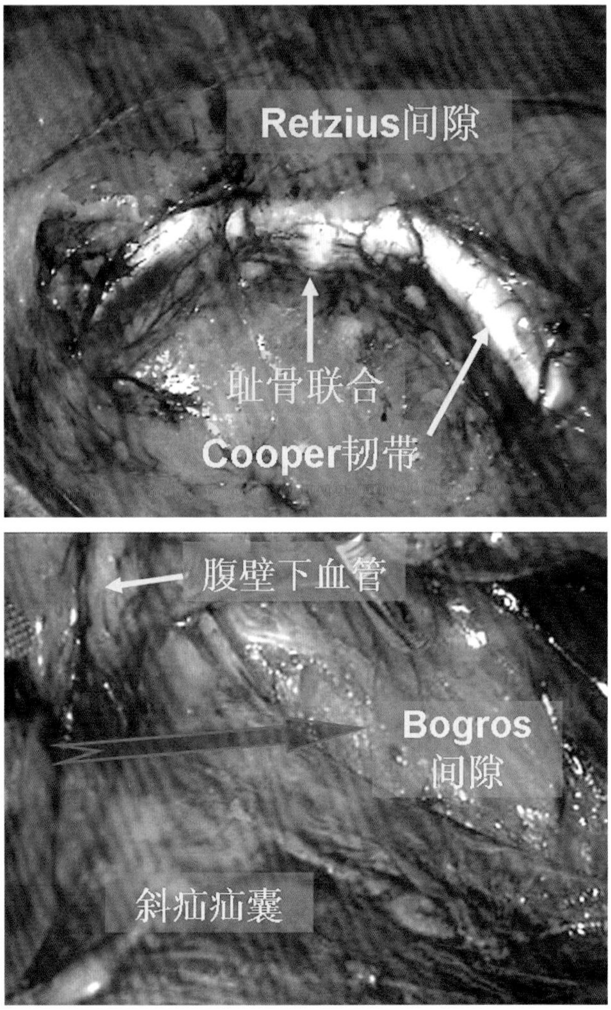

图 18-18　耻骨后腹膜前间隙和 Bogros 间隙

腹腔镜腹股沟疝修补术中分离 Bogros 间隙是为了向髂窝扩展，便于铺展补片外侧。术中完成耻骨后腹膜前间隙分离，向外侧分离 Bogros 间隙时，需注意半数患者的腹横筋膜深层在腹壁下血管外侧紧密附着于前腹壁（图 18-19），切开附着部位的腹横筋膜深层，才能进入 Bogros 间隙。Bogros 间隙内腹横筋膜与腹膜结合相对紧密，通常需要人工分离。

4. 重要解剖结构及标志　腹腔镜腹股沟疝修补术中首先要从腹腔内辨认一些重要结构：脐正中襞、脐内侧襞、脐外侧襞、Hesselbach 三角、内环口和股环，这些结构是正确诊断和准确操作的标志（图 18-1）。其他必须认识的腹膜外间隙解剖结构有：耻骨联合、Cooper 韧带、Corona Mortis 血管、腹壁下血管、输精管 / 子宫圆韧带、睾丸血管、髂耻束、危险三角（doom triangle）和疼痛三角（pain triangle）（图 18-20）。

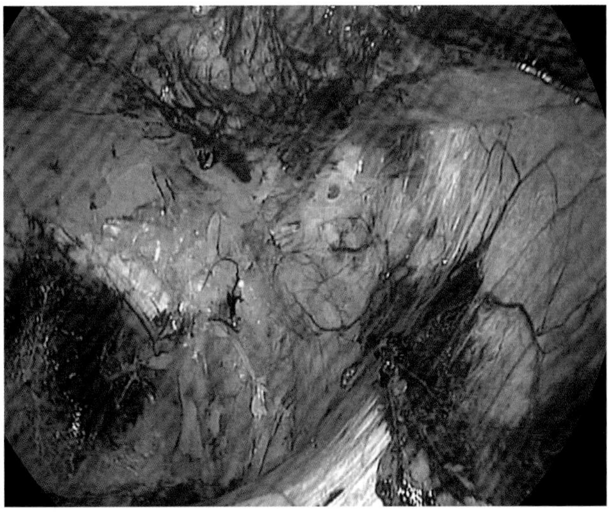

图 18-19　腹横筋膜深层紧密附着于腹壁下血管外侧

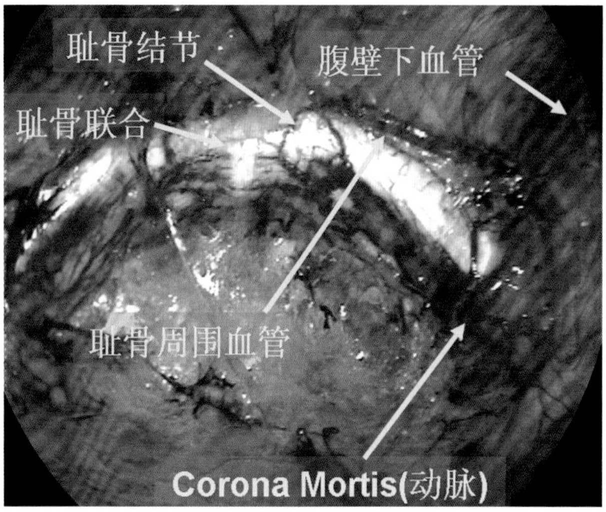

图 18-21　Corona Mortis 血管

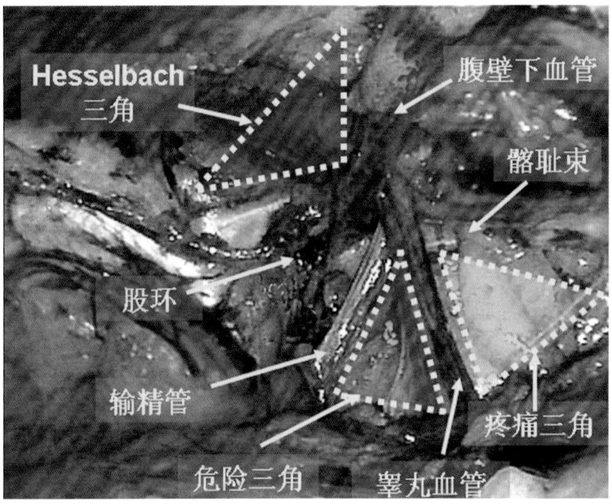

图 18-20　重要腹膜外间隙解剖标志

耻骨联合是分离 Retzius 间隙最先暴露的解剖标志，也是铺放补片位置的内侧参考界线。

Cooper 韧带（耻骨梳韧带）在镜下极易辨认，是发白、发亮且坚韧的腱性组织，源于陷窝韧带沿耻骨梳向外下走行，并附着于耻骨梳。Cooper 韧带是固定补片、放置疝钉的结构。

距耻骨联合约 5cm 处的 Cooper 韧带上常可看到一或数支腹壁下血管或髂外血管与闭孔动静脉之间的吻合支，即 Corona Mortis 血管，跨过 Cooper 韧带（图 18-21）走行。Corona Mortis 血管包括静脉和动脉两种，多为单独走行，经闭膜管出盆腔，术中若发生 Corona Mortis 血管损伤，血管断端可能回缩至闭膜管，造成严重出血且难以止血，故也称为“死亡冠”，提醒术者在 Cooper 韧带上做分离和固定等操作时要时刻警惕它。

继续沿着 Cooper 韧带向外侧分离，越过 Corona Mortis 血管即可见到深蓝色的髂外静脉和白色有弹性、搏动的髂外动脉。在髂外血管的前上方即可发现略细的腹壁下动静脉，腹壁下血管大多是髂外动静脉的分支，腹壁下动脉一般有两支静脉伴随，沿腹直肌的背面向脐部走行。明确腹壁下血管位置，在拟分离进入 Bogros 间隙时至关重要，只有在腹壁下血管与腹横筋膜深层之间分离，才能正确进入 Bogros 间隙（图 18-22），否则极易错误游离腹壁下血管或戳破腹膜，造成手术难度加大甚至中转开放手术。

危险三角是腹腔镜腹股沟疝修补术中所见到的输精管、睾丸血管和腹膜返折围成的三角形区域，

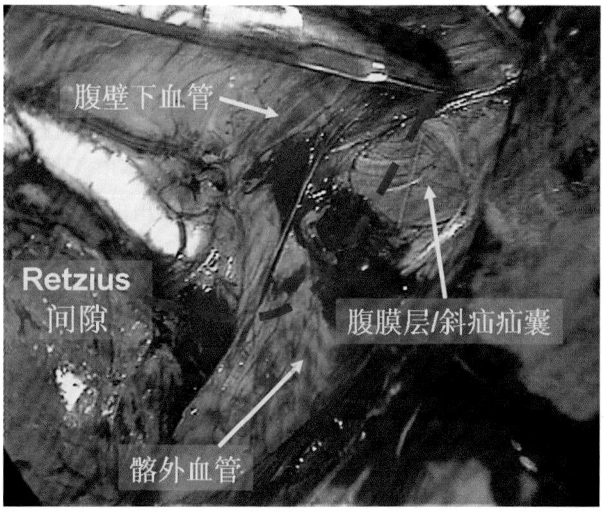

图 18-22　正确进入 Bogros 间隙

该范围内有髂外动静脉，当伴发髂外血管畸形或动脉瘤等特殊病变时，此区域内的分离操作具有较大危险。

疼痛三角位于危险三角外侧，是指髂耻束、睾丸血管和腹膜返折之间三角形区域，该区域从外向内常规有股外侧皮神经、生殖股神经股支和股神经在腰大肌和髂肌表面向下走行，绝大多数通过髂耻束深面进入会阴和大腿相应支配区域（图 18-23）。股神经在腹股沟韧带以上 6cm 都被腰大肌遮掩不易损伤。股外侧皮神经表面覆盖有髂筋膜，于髂前上棘内下 1~4cm 范围从髂耻束下穿过进入下肢。在分离 Bogros 间隙过程中，避免突破髂筋膜，防止神经裸露，是降低术后慢性神经痛发生率的有效方法之一。临床资料显示以股外侧皮神经和生殖股神经股支损伤最为多见，轻微刺激常造成术后神经感觉异常，约 2~4 周后多能自行缓解，但如果分离、固定、止血等操作损伤或卡压了以上神经，就会引起相应区域术后神经感觉异常和下肢运动障碍，尤其是慢性神经痛，处理起来异常棘手。

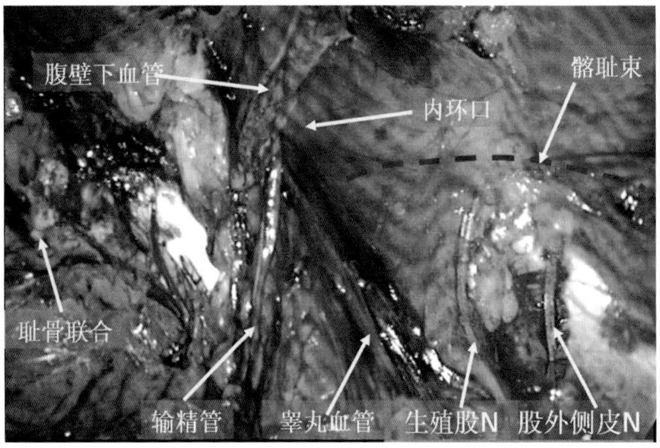

图 18-23　股外侧皮神经和生殖股神经

髂耻束是由腹横筋膜增厚形成的腱性结构，连接髂前上棘与耻骨结节，与腹股沟韧带平行（图 18-24），内侧跨过股血管前方后扇形止于耻骨结节和 Cooper 韧带。髂耻束是疼痛三角的外侧界，在固定补片外侧份时，一定要在髂耻束水平以上进行。白色的髂耻束在直疝环口下缘及内环口下方常常能看见，但其发育程度个体变异极大，其他部位的髂耻束在腔镜下不易辨认。最简单的辨别方法是：疝钉枪固定补片外侧时，用一只手在体外触压枪头，如果可扪及枪头，则在髂耻束以上，反之则提示枪头很可能位于髂耻束以下，有损伤神经的可能。

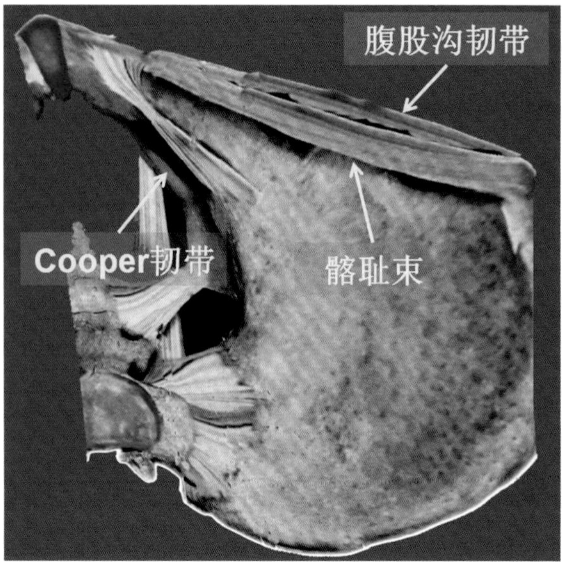

图 18-24　右 Cooper 韧带、髂耻束及腹股沟韧带示意图

输精管 / 子宫圆韧带和睾丸血管，需要在切开精索内筋膜，将疝囊或腹膜返折向头侧分离后才能完全显露。

【手术室布局】

监视器位于患者足侧，助手立于患侧，术者立于对侧。对于双侧腹股沟疝，术者可依习惯选择站位，术中按需调整。麻醉师位于患者头侧，器械护士与术者立于一侧。

【套管位置】

套管位置随手术方式、操作需要和术者习惯各不相同，IPOM 与 TAPP 可采取近似的方案：脐下缘放置 10mm 套管，脐水平两侧腹直肌外缘各放置一个 5mm 套管（图 18-25）。TEP 术式则在脐部放置 10mm 套管，耻骨联合与脐连线三等分点上各放置一个 5mm 套管。三个套管在一条直线上，虽然在初期术者可能感觉别扭，但有利于双侧腹股沟疝修补。必要时也可以将靠近耻骨联合的 5mm 套管移到患侧髂前上棘内上方，以方便术者双手操作。随着术者技术提高，也可以尝试两孔甚至单孔腹腔镜手术，需要配备特殊的单孔腹腔镜入路平台，或带操作孔腹腔镜，以及特殊手术器械。

【腹腔镜下探查常规】

在 TAPP、IPOM 术式，腹腔镜放入腹腔后的常规探查内容：①观察建立气腹、放置套管过程中有无腹壁较大血管及肠管等损伤，全面探查腹腔内各重要脏器有无异常；②观察双侧腹股沟区及重要结构，诊断腹股沟斜疝、直疝和股疝，需注意股疝因疝环口径常较小而极易遗漏；③确认疝环及疝囊内有无网膜、

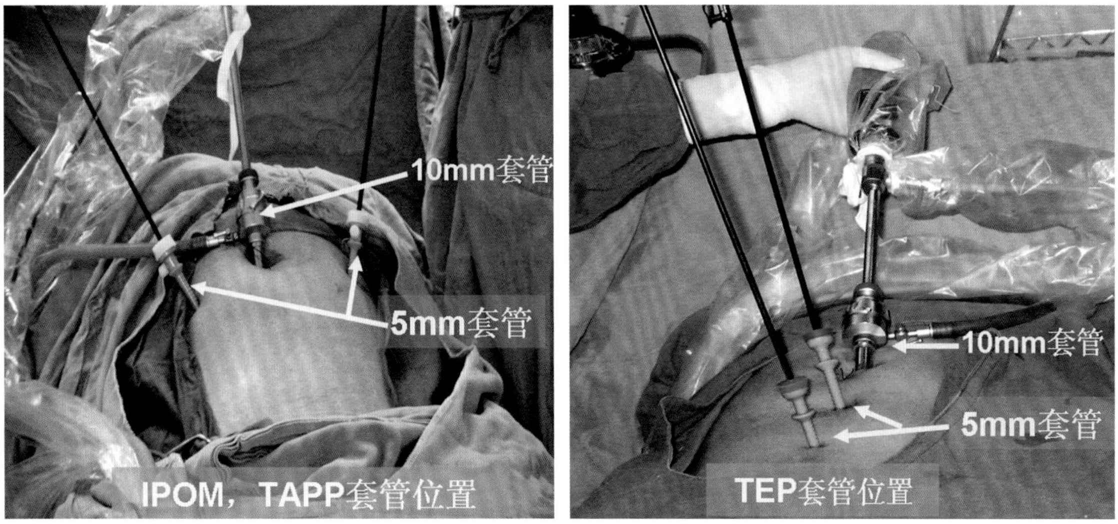

图 18-25 套管位置

肠管、输卵管或其他脏器，若有则必须完全回纳；④腹股沟区体外按压，明确有无隐匿性腹股沟疝，在成人主要以尚未形成的直疝为主，当术者用手在体外腹股沟区向腹内按压时，可清楚看到腹膜外脂肪团从薄弱的腹横筋膜缺损处突进腹腔，即提示隐匿性直疝位置；⑤较大的精索脂肪瘤也可引起隐匿性腹股沟斜疝，表现与隐匿性直疝类似（图 18-26）。

【手术步骤】

一、腹腔镜腹腔内补片植入术（IPOM）（视频 65）

1. 常规消毒铺巾，于脐下缘切开皮肤 10mm，小拉钩暴露脐部中线，Veress 气腹针插入腹腔，建立气腹，压力 12~14mmHg，置入 10mm 穿刺套管和 30° 腹腔镜探查。脐水平两侧腹直肌外缘各切开皮肤 5mm，放入 5mm 套管及手术器械。以上为闭合法建立气腹，也可根据术者习惯和患者情况（如有腹部手术史）以开放法进行。

2. 准备补片铺放范围 将疝环和疝囊内的网膜或脏器用无损伤器械牵回腹腔，并把肌耻骨孔范围内的腹膜暴露清楚，所有与此范围粘连的结构，包括回盲部、乙状结肠等均向头侧分离（图 18-27）。在 Cooper 韧带水平切开脐内侧襞以利于铺平补片，电凝切断内侧襞里闭锁的脐动脉，如有明显出血，予以结扎（图 18-28）。整个肌耻骨孔范围准备完毕，即可放置补片。某些患者耻骨支表面的腹膜及脂肪层过

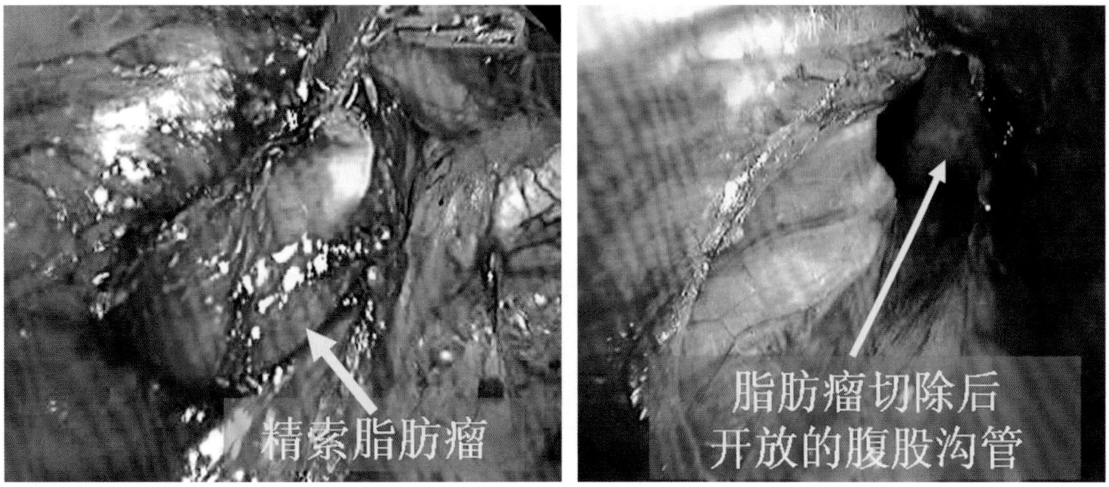

图 18-26 精索脂肪瘤

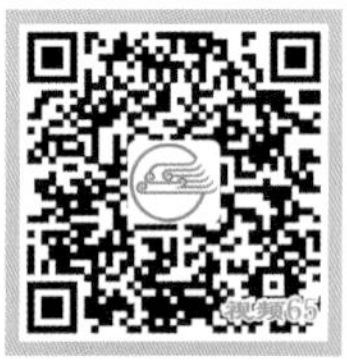

视频 65　腹腔镜经腹铺片腹股沟疝修补术（IPOM）
（刘嘉林　深圳市人民医院）

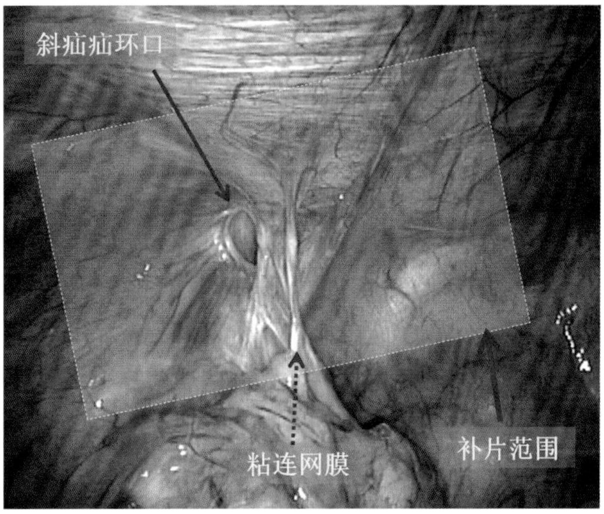

图 18-27　暴露补片铺放范围

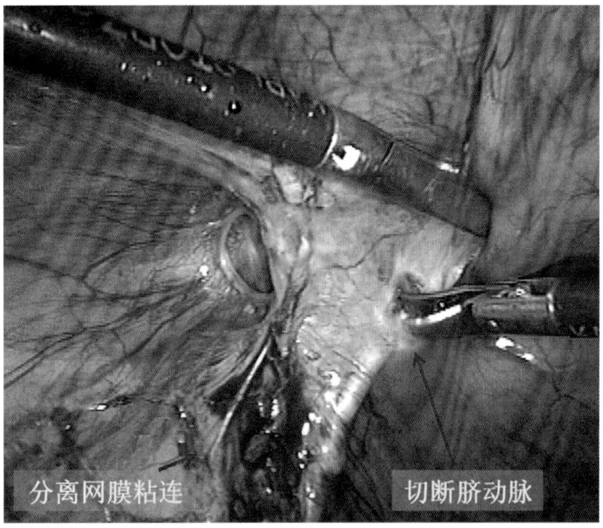

图 18-28　切开脐内侧襞，切断脐动脉

厚，难以明确 Cooper 韧带和 Corona Mortis 血管位置，为避免放置螺旋钉时损伤血管，可在脐内侧襞切断处切开壁腹膜，暴露 Cooper 韧带及 Corona Mortis 血管（图 18-29），内侧分离至暴露耻骨联合。为了将补片确切固定在 Cooper 韧带上，避免补片移位或侵蚀膀胱壁，建议施行 IPOM 时切开脐内侧襞。

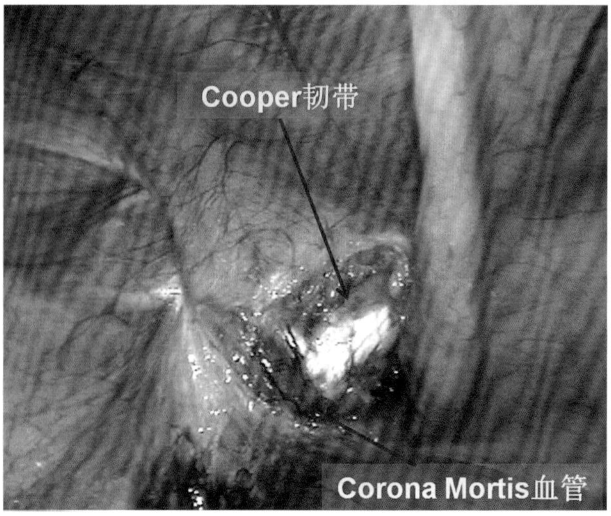

图 18-29　暴露 Cooper 韧带及 Corona Mortis 血管

3. 放置、固定补片　取出腹腔镜，将防粘连补片（12~15）cm ×（8~10）cm 卷成烟卷状，经 10mm 套管送入腹腔，再置入腹腔镜。补片长轴中线与髂耻束一致，内侧超过耻骨联合，覆盖 Hesselbach 三角、股环及斜疝疝环，要求补片边缘超过缺损边缘 3cm，注意补片防粘连面朝向腹腔。补片固定从耻骨结节和 Cooper 韧带开始，各放置一枚螺旋钉，确切固定补片内侧。Cooper 韧带固定钉不宜超越耻骨联合外 5cm 以远，避免损伤 Corona Mortis 血管。然后将补片向外侧牵开铺平，沿补片上缘间隔 3~4cm 放置螺旋钉，直到补片外侧，注意不能低于髂耻束。于腹壁下血管两侧放钉，慎勿伤及血管。一般 IPOM 仅将补片钉在耻骨联合、Cooper 韧带和下腹壁上，跨越髂血管的补片部分无须与腹膜固定。但为了防止术后补片移位或肠管从补片下方钻入，造成疝复发，建议在镜下将补片与腹膜间断缝合固定，注意进针深度勿伤及血管神经（图 18-30）。内侧的脐内侧襞切口无须与防粘连补片缝合关闭。

二、腹腔镜经腹腹膜前补片植入术（TAPP）（视频 66）

1. 常规消毒铺巾，与 IPOM 同法建立气腹，压力 12~14mmHg，放置穿刺套管和 30° 腹腔镜，探查双侧腹股沟区，明确诊断，回纳疝内容物。

2. 切开腹膜、初步分离腹膜前间隙　以左腹股沟斜疝为例，用带电剪刀 / 超声刀于内环口缺损边缘上方 6~8cm，从脐内侧襞根部至髂前上棘弧形切开腹膜（图 18-31），用一把钳牵拉腹膜边缘，另一把钳或剪刀在腹膜外沿腹膜与腹横筋膜之间向后下分

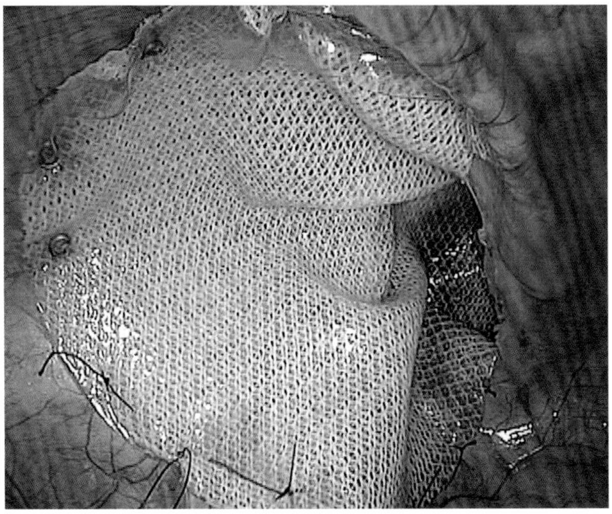

图 18-30　补片固定完毕实图

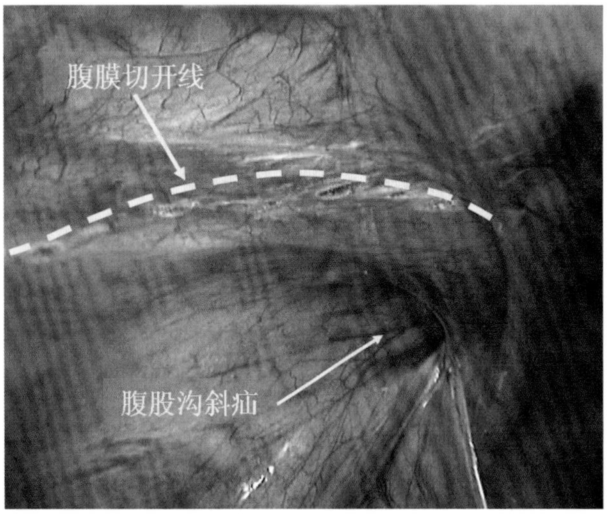

图 18-31　弧形切开腹膜

视频 66　腹腔镜经腹腹膜前腹股沟疝修补术
（刘嘉林　深圳市人民医院）

离耻骨后腹膜前间隙、Bogros 间隙以及髂窝。经腹腔路径分离以上腹膜外间隙相对容易，内侧须达到耻骨联合，暴露耻骨支和 Cooper 韧带，注意保护内下方的膀胱，外侧达髂前上棘水平。分离覆盖腹壁下血管的腹膜时，注意勿损伤血管。在 Bogros 间隙内常常见到片状增厚的腹横筋膜将腹横肌与腹膜紧密联系在一起，分离过程中切断此类筋膜组织，初步分离暴露 Bogros 间隙，彻底分离 Bogros 间隙及髂窝留待疝囊处理后进行。

3. 分离疝囊　对于腹股沟直疝，在分离 Retzius 间隙时，顺着 Cooper 韧带可以很容易发现疝囊。稍加分离疝囊周围，即可见腹横筋膜与疝囊之间的边缘线。用一把钳抓住疝囊，将疝囊与松弛变形的腹横筋膜（假性疝囊）完全分离开，直疝疝囊即可回纳，并继续把直疝疝囊向头侧与 Cooper 韧带分离，直到清楚暴露 Cooper 韧带和直疝缺损（图 18-32）。较大的直疝缺损内，术后容易出现积血，可将松弛的假性疝囊套扎或拉出钉在 Cooper 韧带上，降低术后血肿或浆液肿发生率。

腹股沟斜疝疝囊延续腹膜，与输精管及睾丸血管被精索内筋膜包裹起来，从腹壁下血管根部外侧进入腹股沟管。因此，分离斜疝疝囊须先在腹壁下血管根部切开精索内筋膜，才能暴露白色疝囊。然后用钝性锐性结合的方法将睾丸血管和输精管与疝

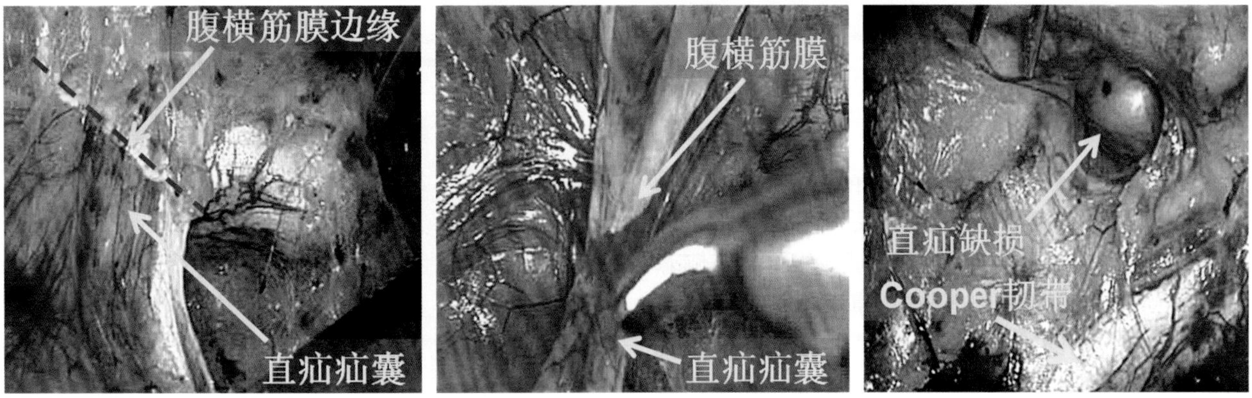

图 18-32　分离直疝疝囊

囊分离开(图 18-33)。若斜疝疝囊未完全进入阴囊底或很浅,可以很容易地把疝囊完整分离回纳。但对于深入阴囊底部,或病程较长、粘连致密的疝囊,则没有必要彻底剥离回纳,可用体外打结法或腔内打结法在内环口结扎疝囊并切断(图 18-34),注意确认疝囊远端断面止血妥善。

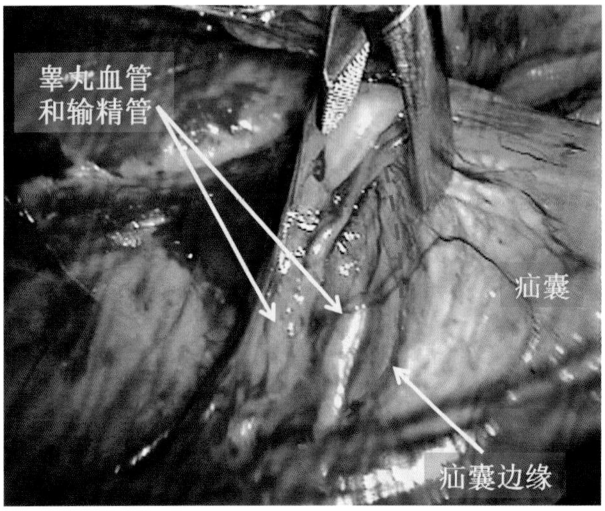

图 18-33　分离斜疝疝囊

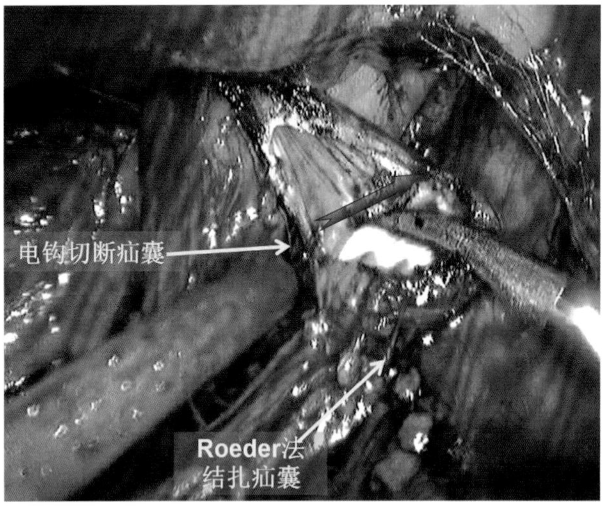

图 18-34　电钩切断疝囊

4. 游离疝囊近端和腹膜返折,精索腹壁化,彻底分离 Bogros 间隙　疝囊切断后,很容易看到腹膜返折,夹住疝囊近侧断端和腹膜返折,向头侧牵拉,保持张力,钝、锐性结合将腹膜返折与睾丸血管和输精管分离,即精索腹壁化(图 18-35),保证腹膜返折距内环口 5cm 以上,以便于铺放补片和关闭腹膜裂口。在男性患者常见从深面环绕输精管的腹横筋膜深层,即腹膜前环。切断腹膜前环,有利于最大限度实现精索腹壁化,而且更便于在精索表面铺平补片(图 18-36)。女性患者因子宫圆韧带多被斜疝疝囊间位包裹且粘连紧密,分离困难,可将其与疝囊一起高位结扎,留待补片剪口插入,但远端疝囊宜敞开(图 18-37)(视频 67)。也可以切开部分与子宫圆韧带融合的腹膜,腹壁化子宫圆韧带后,再缝合关闭腹膜切口,从而完整保留子宫圆韧带。继续向外侧将 Bogros 间隙内的腹膜返折和后腹壁脂肪团向头侧分离,暴露后腹壁的髂筋膜,尽量避免裸露腰大肌及其表面向下走行的生殖股神经和沿腰大肌外缘斜向外下走行的股外侧皮神经,为补片外侧分离足够空间即可,至此腹膜外间隙分离完毕。

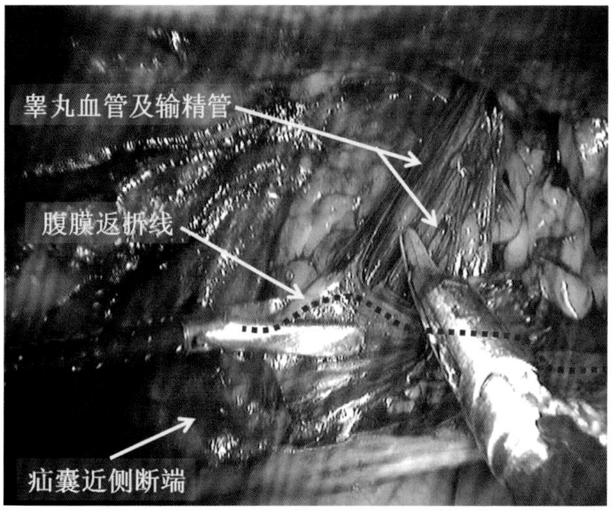

图 18-35　精索腹壁化

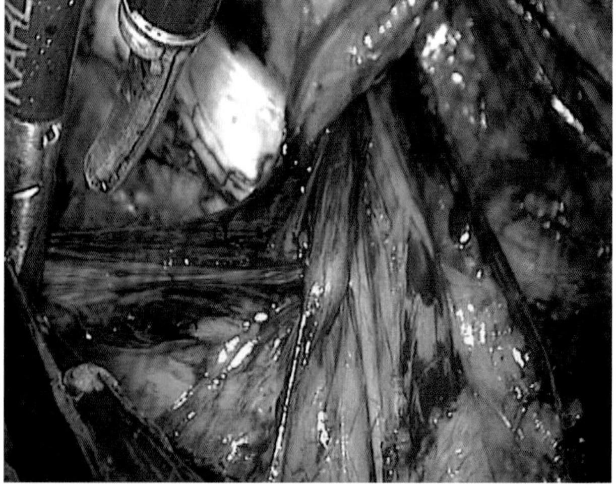

图 18-36　腹膜前环

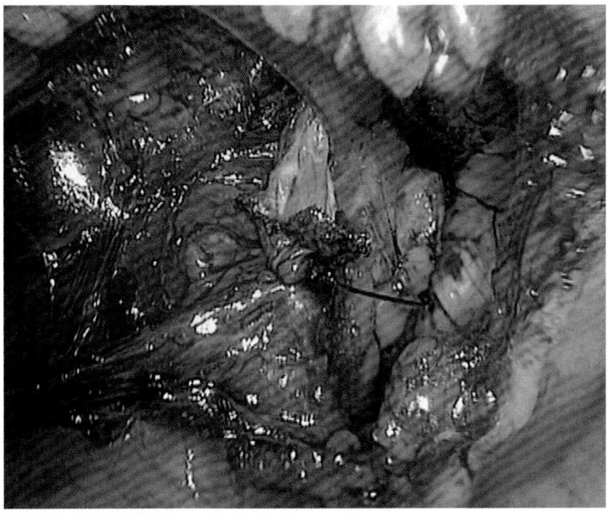

图 18-37　敞开远端疝囊

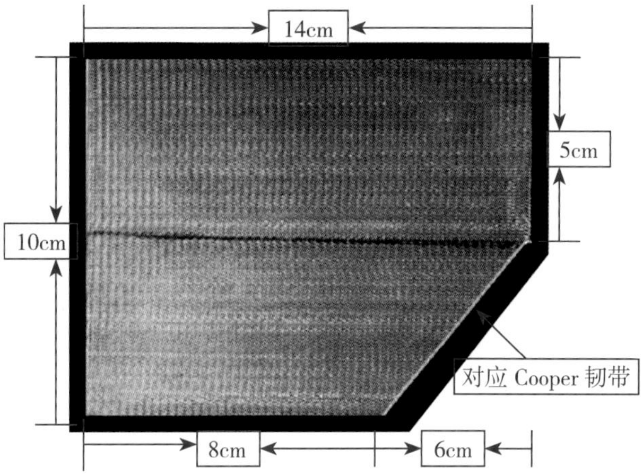

图 18-38　裁剪聚丙烯疝补片

视频 67　TEP 术中处理子宫圆韧带
（刘嘉林　深圳市人民医院）

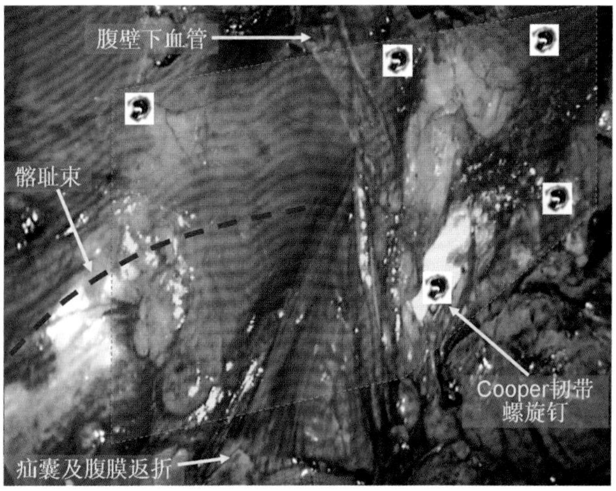

图 18-39　补片固定示意

5. 裁剪、铺放、固定补片　以聚丙烯疝补片为例，将 15cm × 15cm 聚丙烯平片裁剪成如图形状（图 18-38），大小约（15~14）cm ×（12~10）cm，补片内下角裁剪平行对应并超越耻骨支下 1cm 即可。补片裁角不仅有助于术中辨认补片方位，还可以避免补片突出过多对膀胱产生刺激，引起排尿感觉异常或补片侵蚀膀胱。将补片卷成烟卷状（初学者可用线将补片卷中份捆绑一圈，便于操作），从脐部套管用器械送入腹腔，再放置于腹膜外间隙，展开补片覆盖肌耻骨孔。补片上方覆盖联合腱 2~3cm，外侧至髂前上棘，内侧覆盖耻骨联合并超过中线，下方内侧插入耻骨膀胱间隙而不是直接覆盖在膀胱上。补片固定与否，观点有所不同，建议初学者固定补片（图 18-39）。用螺旋钉固定补片，从 Cooper 韧带开始，注意辨认 Corona Mortis 血管及髂外血管，防止损伤。当补片内侧有一个点被固定后，就比较容易继续向前固定耻骨结节，向上外固定联合腱、腹直肌背侧，这里要注意避开腹直肌外侧的腹壁下血管，若不慎钉伤出血，可以直接结扎或夹闭。对于腹股沟直疝，耻骨结节、Cooper 韧带的补片固定非常重要。要特别注意补片外上角的放钉位置，第一不能低于髂耻束，防止损伤、卡压股外侧皮神经，第二不要过分用力深深钉入肌层，防止卡压髂腹股沟和髂腹下神经。最后确认补片外下角铺平，保证腹膜返折及疝囊位于补片上面，防止腹膜后脂肪团、肠管或疝囊由补片下方突出造成疝复发。一般来讲，固定 Cooper 韧带、联合腱和外侧角已经足够。为减少螺旋钉固定引起的术后疼痛，可改用生物胶固定补片，甚至根本不固定补片，其技术基础在于使用大尺寸补片 15cm × 12cm，腹壁疝环直径 <3cm，或使用与腹股沟区形状相适应的 3D 成形解剖型补片。也可以使用自固定补片，依靠补片自带的可吸收聚乳酸微钩将补片固定在腹股沟区（图 18-40）。

6. 关闭腹膜裂口　将游离的腹膜瓣提起，如腹膜瓣张力较大，将腹腔压力降低有助于腹膜裂口上、下两半对齐。关闭腹膜可以腔内缝合，也可以间断钉合。使用带倒刺缝线便于快速腔镜下缝合。钉合

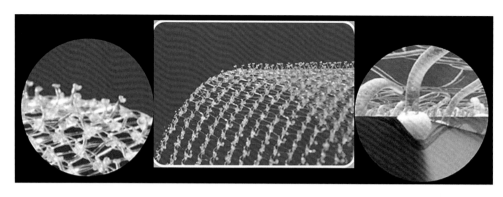

图 18-40　自固定补片示意图

可吸收聚乳酸微钩密布补片一面，均匀分布，15 个月吸收，微钩头端圆顿，嵌入而非刺入组织，不损伤神经，自动固定

的原则是：①保护腹壁下血管；②髂耻束以下严禁放钉；③聚丙烯补片必须完全被腹膜瓣遮盖，完整关闭腹膜裂口，避免术后肠粘连、梗阻甚至肠管侵蚀。

7. 检查腹腔内有无出血、副损伤，解除气腹，缝合 10mm 套管口。

三、腹腔镜全腹膜外补片植入术（TEP）（视频 68）

视频 68　腹腔镜全腹膜外腹股沟疝修补术

（刘嘉林　深圳市人民医院）

1. 常规消毒铺巾，探查腹腔　在脐轮下缘弧形切开皮肤 1.5cm，小拉钩协助暴露。传统 TEP 仅做 1 个腹直肌前鞘切口，没有探查腹腔程序。将传统 TEP 增加探查腹腔程序后可以融合 TAPP 的许多优点，具体步骤如下：分离中线及两侧约 1cm 范围的腹直肌前鞘，在中线两侧分别横行切开 0.6cm（图 18-41），由疝对侧腹直肌前鞘切口放入气腹针建立气腹，压力 12~14mmHg，经该切口放置 10mm 套管和 30°腹腔镜，探查双侧腹股沟区，回纳疝内容物，明确诊断并确定修补方案（图 18-41 中示右侧腹股沟斜疝）。然后放尽腹腔气体，拔出套管，缝合探查侧腹直肌前鞘切口。

2. 分离耻骨后腹膜前间隙　以下步骤与传统 TEP 术式一致。血管钳提起患侧腹直肌前鞘切口下瓣，将腹直肌纤维拨向外侧，显露后鞘，将 10mm 套管由肌肉和后鞘之间插入，进入约 3~5cm，接气腹管，压力 12~14mmHg，将 10mm 30°腹腔镜放入套管，继续分离耻骨后腹膜外间隙。分离该间隙有多种方法，包括用球囊扩张分离、手指分离、镜身分离等，这里介绍镜身分离。术者一只手在腹壁外引导，另一只手握住腹腔镜在镜头监视下对准耻骨联合方向进入腹横筋膜浅深层之间，接着穿过深层进入 Retzius 间隙，此时可见特征性蜘蛛网样疏松结缔组织，此过程要防止推进过深进入腹腔，或过浅进入皮下（图 18-42）。腹腔镜头端接触到耻骨联合后，轻轻向两侧用镜身推拉，扩大分离 Retzius 间隙，常可初步暴露耻骨联合和亮白色的 Cooper 韧带。注意动作轻柔，避免刺破腹膜，谨慎控制分离范围，不宜深入耻骨联合后方及其外侧 5cm 以远，防止损伤耻骨联合后静脉、Corona Mortis 血管、髂外血管或腹壁下血管（视频 69）。为减少 10mm 套管周围漏气，可于脐部皮肤切口预先缝合一针，待 Retzius 间隙分离完毕即可收紧打结。如使用球囊扩张器及球囊套管效果更好，但费用较昂贵。

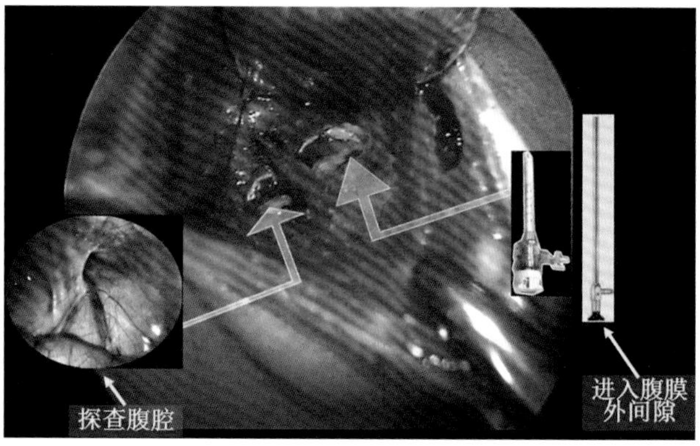

图 18-41　增加探查腹腔程序 TEP

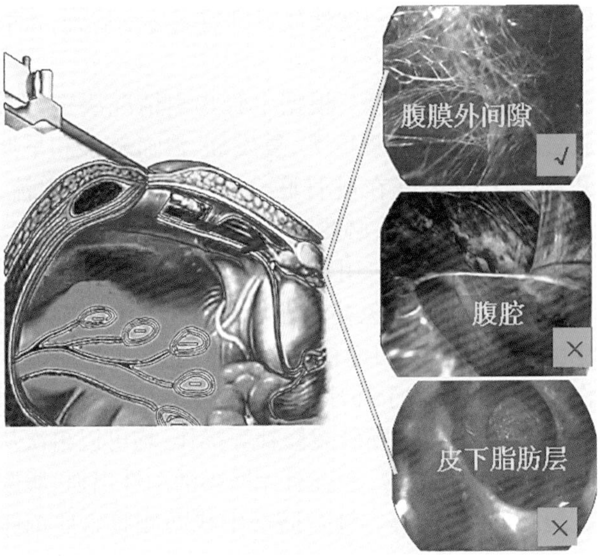

图 18-42　正确进入 Retzius 间隙

视频 69　分离 Retzius 间隙和对腹壁下血管特殊情况的处理

（刘嘉林　深圳市人民医院）

初步用镜身推出 Retzius 间隙后，即可在预定位置放置 2 个 5mm 操作套管，放入一把分离钳和一把剪刀。如有必要可适当游离腹腔镜套管周围腹横筋膜、半环线等，以改善视野。钝、锐性结合，沿耻骨联合及双侧耻骨支将腹横筋膜深层切开，彻底暴露耻骨联合、耻骨结节、患侧 Cooper 韧带和 Retzius 间隙，注意直疝疝囊会越过耻骨支、Cooper 韧带进入 Hesselbach 三角。沿着 Cooper 韧带向外分离，距耻骨联合大约 5cm 常可看到 Corona Mortis 血管，以及位于其前上的股环，注意股环处有无股疝疝囊外突。继续向外分离，可见 Cooper 韧带被直行向下的髂外动静脉遮盖，顺着髂外血管向前上很容易见到腹壁下动静脉，腹壁下血管与髂外血管之间就是被精索内筋膜包裹的斜疝疝囊、输精管和睾丸血管。

3. 分离 Bogros 间隙和髂窝间隙　约 50% 以上患者腹横筋膜深层较为厚实，向外于腹壁下血管外侧与前腹壁融合附着（图 18-19）。但在内环口，附着部位常常变得疏松。因此，从内环口分离 Bogros 间隙会容易许多。用分离钳紧贴腹壁下血管后面，在血管与斜疝疝囊或腹膜之间轻柔分离，逐渐进入 Bogros 间隙（图 18-43）。部分患者的腹横筋膜深层与腹膜间结合致密，极易诱导术者错误切开腹膜，造成气体进入腹腔。因此在切开坚韧的腹横筋膜时，时刻注意预先分离腹膜与腹横筋膜之间的粘连，保护深面的腹膜层（视频 70）。由于未分离的斜疝疝囊往往把腹膜拉向内环口，限制了扩展术野空间，所以未分离疝囊之前是难以彻底分离 Bogros 间隙和髂窝间隙的，此时只需初步分离 Bogros 间隙以便于分离疝囊即可（图 18-44）。

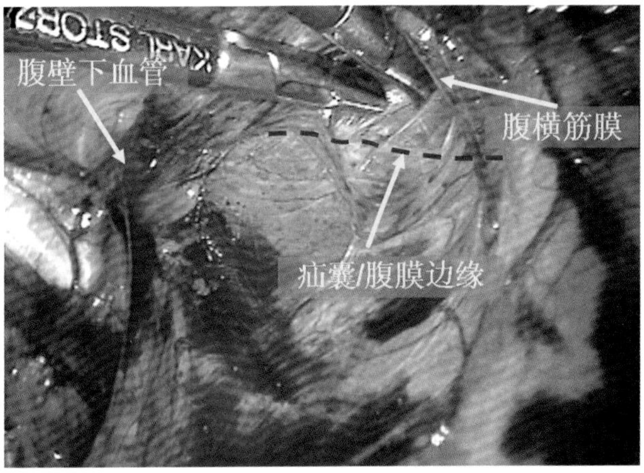

图 18-43　进入 Bogros 间隙

视频 70　切开腹横筋膜，分离 Bogros 间隙

（刘嘉林　深圳市人民医院）

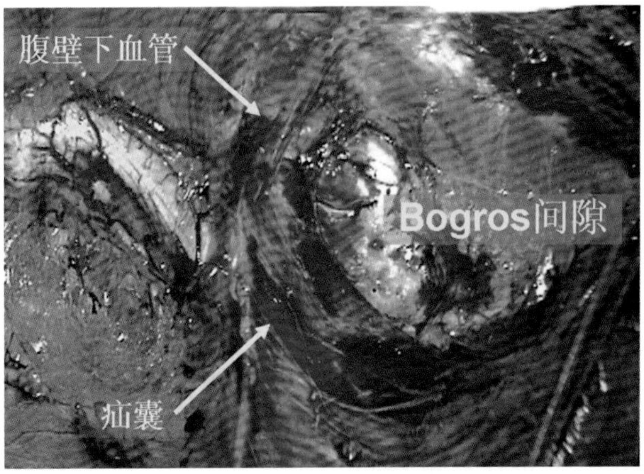

图 18-44　初步分离 Bogros 间隙

4. 分离疝囊　直疝疝囊剥离容易，与 TAPP 类似（视频 71）。为避免腹股沟直疝术后容易出现的血清肿，术中可以把松弛的腹横筋膜从腹壁缺损里拉出来，用线套扎或用疝钉将之固定在 Cooper 韧带上，使腹壁缺损变浅甚至消失，这样可减少术后血肿和血清肿形成机会。斜疝疝囊剥离难易差别较大，与疝囊直径、厚度、深度、内环口疝囊周围粘连程度密切相关。切开精索内筋膜，暴露出白色疝囊，紧贴疝囊将输精管及睾丸血管钝性剥离，无须刻意分离疝囊底。内环口疝囊游离一周后，结扎切断疝囊，远端旷置即可，注意疝囊断端止血。

视频 71　分离巨大直疝疝囊
（刘嘉林　深圳市人民医院）

5. 精索腹壁化，彻底分离 Bogros 间隙和髂窝间隙　用一把分离钳抓住斜疝疝囊结扎处向头侧牵拉，另一钳分别将睾丸血管和输精管与疝囊分离，附于精索上的脂肪瘤块需一并游离，从而腹壁化睾丸血管和输精管。输精管常被腹横筋膜深层(腹膜前环)环绕，需要切断，才能游离足够长度的输精管，保障疝囊及腹膜返折距腹壁下血管根部的游离距离大于 5cm，这样才有足够的范围放置补片。疝囊及腹膜返折距腹壁下血管根部，即内环口的游离距离要大于 5cm，这样才有足够的范围放置补片。在腹股沟直疝患者要注意寻及内环口腹膜返折，同样向头侧游离。沿着腹膜返折继续向外侧彻底分离 Bogros 间隙和髂窝间隙，常需要切断包绕腹膜返折的腹横筋膜深层才能顺利进行，直到髂前上棘水平。偶有大块脂肪瘤块附着于 Bogros 间隙后壁，尽可能耐心剥离推向头侧，注意保护髂筋膜，避免显露生殖股神经和股外侧皮神经。

6. 裁剪、铺放和固定补片　裁剪补片大小形状同 TAPP，经脐孔 10mm 套管放入腹膜外间隙，展开铺平，内侧超过耻骨联合约 1cm，外侧达髂前上棘下方，内下覆盖耻骨支以下 1cm，切实覆盖肌耻骨孔，将补片外侧铺平，确认补片下缘没有浮在腹膜返折之上，固定补片同 TAPP。若使用自固定补片，因其与组织接触后很难再调整位置，可在置入前将补片用薄膜包裹卷起，一次性放置到位后逐渐展开，再取出薄膜（视频 68）。

7. 放置引流管　根据术野渗出情况决定是否放置引流，一般疝囊巨大、复发疝、渗血较多和早期开展 TEP 时最好在耻骨联合后放置腹膜外引流，24~48 小时后拔除，必要时可以留置 72 小时。

8. 结束手术　用一只分离钳将补片外下角压紧在腰大肌上，避免补片外下边缘与腰大肌之间有缝隙成为疝复发的途径。缓慢放气，腹膜在腹内压作用下自然覆盖于补片上。若手术开始时有进腹回纳大网膜，或有腹膜破裂修补等操作，均可以再次从脐部原探查孔入腹，探查有无网膜活动性出血、腹膜破裂、补片移位等。缝合脐部中线两侧腹直肌前鞘切口，术毕（图 18-45）。

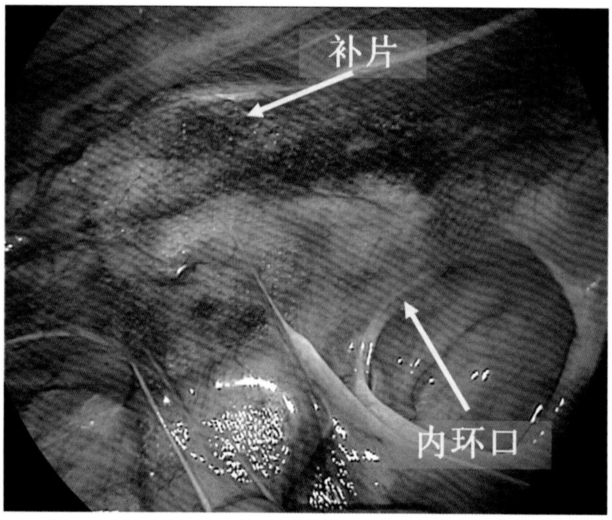

图 18-45　必要时术毕前再次探查腹腔

【特殊情况及处理】

1. 大网膜回纳困难　大网膜是最常见的疝内容物，一般情况下，若大网膜与疝囊没有粘连或轻微粘连，可尝试用手在腹腔外挤压腹股沟区将其回纳入腹。若大网膜与疝囊粘连严重，或在疝囊狭窄部位嵌顿，经体外按压回纳失败，则需要放入分离钳帮助回纳。IPOM 和 TAPP 可利用常规套管及分离钳完成，TEP 则需在患侧脐旁腹直肌外缘另置 5mm 套管，放入分离钳辅助完成。回纳时可把整块网膜分解成若干条，体外同时按压，内外结合完成。若疝环口狭窄明显，在保护腹壁下血管的基础上，可用电钩或剪刀切开疝囊或疝环狭窄上份 1~2cm，常可奏效（图 18-46）。若腹腔内回纳亦失败，可在腹股沟区做小的辅助切口，开放回纳，或切除嵌顿网膜，游离

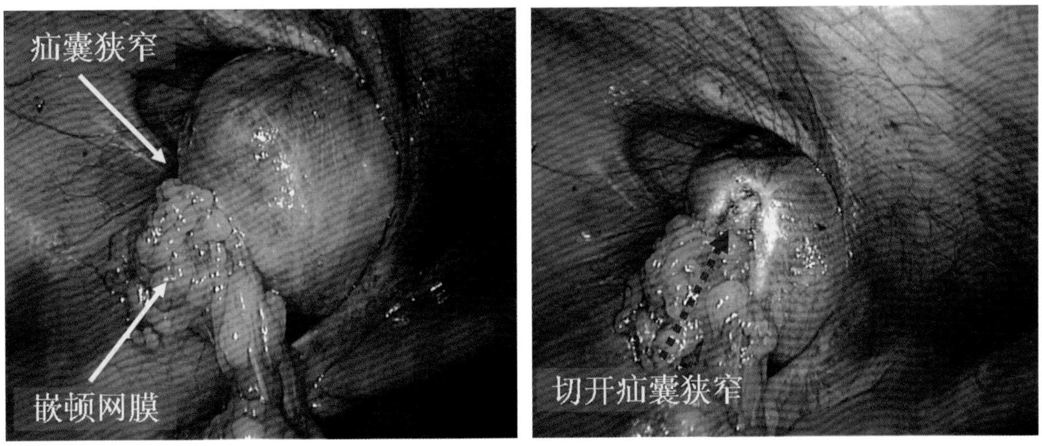

图 18-46　大网膜嵌顿处理

结扎切断疝囊，分层缝合辅助切口后再继续 TEP 或 TAPP，或直接中转开放疝修补术。

2. 复杂腹股沟直疝　在腹腔镜修补术中，直疝疝囊一般比斜疝疝囊容易分离，且内环口腹膜返折分离简单。但遇到复杂直疝，如单侧多发直疝或直疝疝囊深长进入阴囊者（图 18-47），由于疝囊周围粘连严重，使分离异常困难，此类直疝无法按常规分离，可以仿效斜疝疝囊仅在疝环处分离后结扎切断，可明显简化手术。

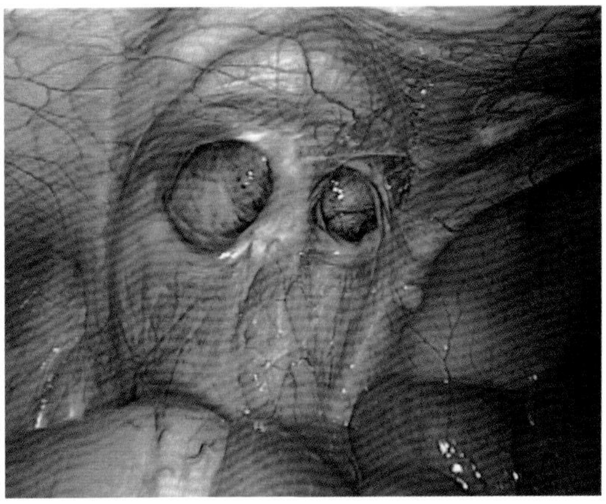

图 18-47　直疝疝囊深长进入阴囊

3. 隐睾伴发腹股沟斜疝　成人隐睾伴发腹股沟斜疝在隐睾患者中约占 25.6%，将腹腔镜腹股沟疝修补术和腹腔镜隐睾切除术结合起来，可以一期完成手术。采用何种腹腔镜疝修补术式，需根据探查所见隐睾类型、是否保留隐睾和腹股沟区腹膜完整情况而定。对于腹股沟管内型隐睾患者，应用 TEP 对术者技术要求高，而采用 TAPP 或 IPOM 则操作较为简单；对于腹腔内型隐睾患者，如拟切除隐睾，可在完成腹腔镜隐睾切除后应用 TEP 完成疝修补；对拟行隐睾下降固定术者，选用 IPOM 则较为理想。联合腹腔镜手术的穿刺套管宜放置于脐水平腹直肌外侧缘（图 18-48）。

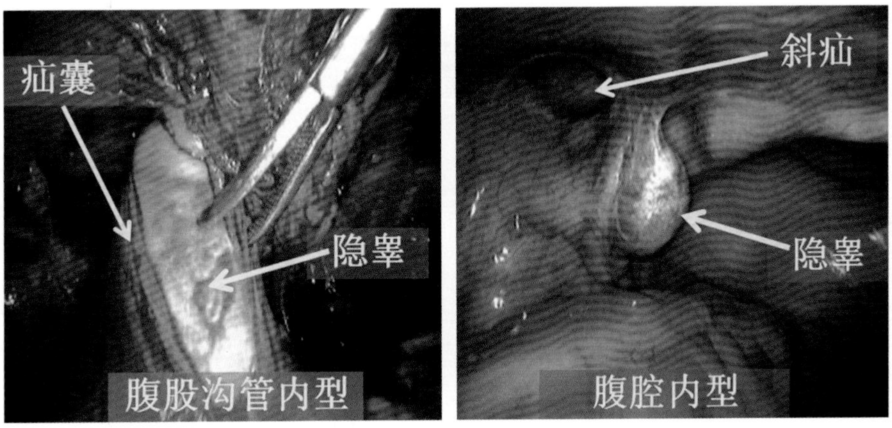

图 18-48　腹股沟管内型和腹腔内型隐睾伴发腹股沟斜疝

4. 术野出血　成人腹腔镜腹股沟疝修补术出血主要发生在：①损伤耻骨支周围血管，静脉出血比动脉出血量大，须谨慎电凝止血，必要时双极电凝止血；②损伤耻骨后静脉丛，在耻骨膀胱间隙的深面，耻骨后静脉丛向会阴方向汇集成阴茎背侧静脉丛，血管较粗、壁薄、呈簇状、血流量大。在分离耻骨膀胱间隙时注意不要过于深入耻骨联合后方，一旦损伤，立即纱布压迫，吸引器吸净积血，再用双极电凝止血，必要时缝合止血；③损伤腹壁下动脉及其分支血管，可以直接结扎、夹闭止血，特别是分离脐孔套管周围腹直肌纤维时，偶尔碰到腹直肌内腹壁下动脉的分支，不慎损伤可以有明显的搏动性出血，必要时用双极电凝或钛夹止血；④分离 Bogros 间隙时腹横筋膜内小血管破裂渗血，量不大，容易止血；⑤分离腹股沟斜疝疝囊时撕破疝囊周围精索内小静脉，出血量极小，一般不用特殊处理，常很快自然停止；⑥Corona Mortis 血管撕裂出血，由于该血管常行经股环且管壁较脆，止血困难，可先放入小纱条压迫止血，3~5 分钟出血减缓后，用吸引器一边吸走积血暴露确切出血点，一边用双极电凝准确电凝止血。

5. 腹膜撕裂　腹膜撕裂是 TEP 术中相当常见的情况，微小裂口无须处理，若腹膜外 CO_2 气体漏入腹腔造成腹膜胀鼓影响术野操作，可用 Veress 针经脐部切口插入腹腔放出 CO_2 气体，即可保持腹膜外间隙有充足空间。如裂口较大至 1cm 以上，不仅会造成术中继续分离困难，还可能诱发术后肠粘连。对于较大腹膜裂口可用分离钳抓住，用体外打结法将裂口结扎，或用钛夹、结扎锁夹闭裂口，也可用可吸收缝线连续缝合修补。

6. 错误游离腹壁下动脉　在分离耻骨后和腹股沟后间隙时若不小心将腹壁下血管游离出来，悬挂在术野中央，将令本就狭小的腹膜外间隙失去操作空间，所以分离过程中要仔细，勿用暴力，随时注意确定腹壁下血管位置。如此情况发生，可以用带线针经体外穿过腹壁，将血管悬吊，或另加分离钳协助提吊血管，以保证手术顺利进行。

7. 意外疝囊内容物　即使术前体格检查判断疝内容物已经完全回纳，实际上可能还有部分患者的腹股沟管内有粘连异位的网膜、阑尾、输卵管、卵巢等组织器官（图 18-49），只有经腹腔镜探查后才能确切回纳。

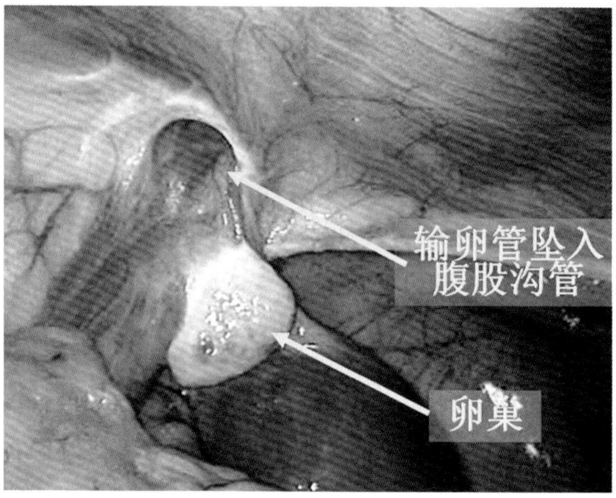

图 18-49　左输卵管壶腹部坠入腹股沟管

8. 无张力腹股沟疝修补术后复发疝（图 18-50）　由于聚丙烯材料与人体组织粘连致密，没有必要特意分离，也无须彻底切除，可把原修补材料当成人体组织的一部分。如需要切除原聚丙烯疝修补材料，可用电钩、电剪直接切割。腹腔镜修补术式依据既往手术造成前下腹壁腹膜外间隙的粘连程度选

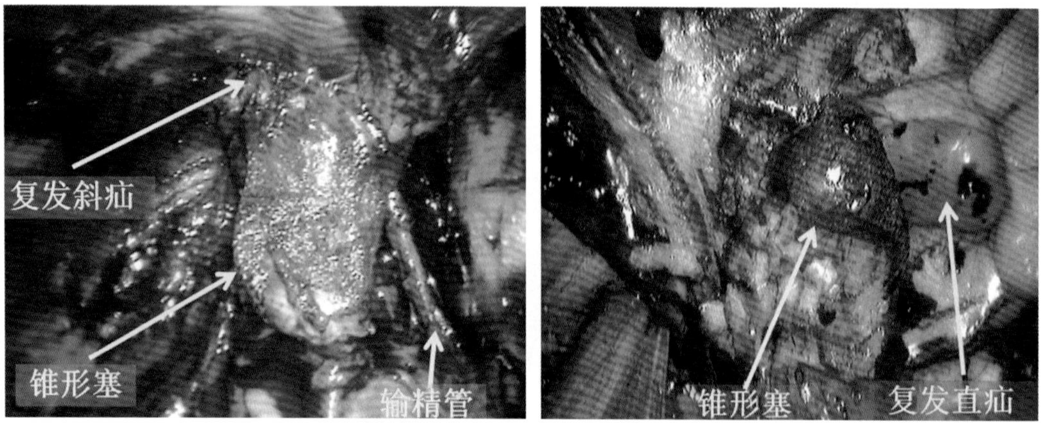

图 18-50　左腹股沟斜疝和直疝行疝环充填术后复发

择，可以选择 TEP、TAPP、IPOM，建议 TAPP 首选。

9. 引流管的放置 IPOM 和 TAPP 不需要放置引流管。TEP 由于腹膜外间隙相对封闭，一旦发生积血或积液，有可能导致腹膜外感染和补片移位。因此 TEP 术中发现术野渗血明显者，术毕以安放引流管为宜。一般来讲，术后术野渗血与疝囊周围粘连严重，或疝囊腔较大、易于潴留积血积液有关。对于巨大完全阴囊型腹股沟斜疝患者，术中不仅有必要放置腹膜外引流管，甚至需要在残余疝囊内单独安放引流管。引流管放置时间取决于每日引流量和性状，待引流液色泽清亮，量少于 5ml/d 即可拔除，常需 24~48 小时，偶尔需延至 72 小时。

10. 巨大完全阴囊疝建议术毕佩戴疝气带 对于巨大斜疝（疝块 >15cm）患者，因内环口缺损较大（直径 >4cm），应参考腹壁切口疝处理方法。这类患者容易在麻醉苏醒过程中或术后短期内突发腹内压增加时出现疝复发，因此术毕麻醉清醒之前应立即佩戴疝气带，术后 14~21 天待疝补片与周围组织融合固定牢靠后去除，有利于保障疝修补效果。

11. 血肿或浆液肿 术后常发生于腹股沟区或进入阴囊的远端残余疝囊内，巨大者易被误诊为疝复发，超声检查有助于鉴别诊断。术后血肿与术野分离创面渗血较多或引流不彻底有关，而浆液肿与人工补片刺激周围组织产生较多渗出有关。一般情况下，血肿和浆液肿的体积均不会太大，无须特殊处理，多在 1 个月后逐渐自行吸收，3 个月后多可消失。较大的血肿或浆液肿需在术后 1 周左右在超声指引下抽吸，血肿经抽吸 1~2 次常可消失，而浆液肿可能需要多次。个别腹股沟斜疝患者，术后远端残留疝囊可以延迟发生鞘膜积液，经物理疗法、穿刺抽吸等保守治疗 3 个月后无效者，需行鞘膜翻转术（图 18-51）。

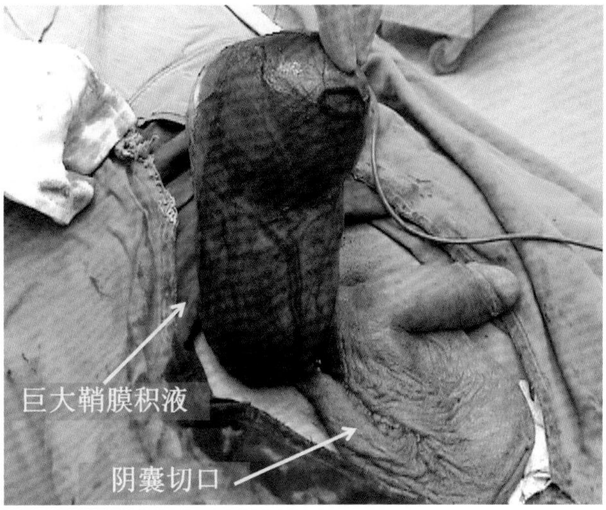

图 18-51 右腹股沟斜疝 TEP 术后并发睾丸鞘膜积液

12. 术中探查阴性 临床上偶尔可遇到术前诊断腹股沟疝，而术中腹腔镜探查却未见内环口开放，此时不可轻易撤镜终止手术，应考虑到精索脂肪瘤或股疝这两种术前难以明确诊断的可能。应经体外腹股沟区反复按压检查，可以发现从腹股沟管突向腹腔的精索脂肪瘤（图 18-52）。这种精索脂肪瘤往往可以造成腹股沟管开放，也属于腹股沟斜疝病因之一，精索脂肪瘤切除与腹股沟疝修补须同时进行。股疝疝口常常狭小，需仔细观察股环部位后才能排除。

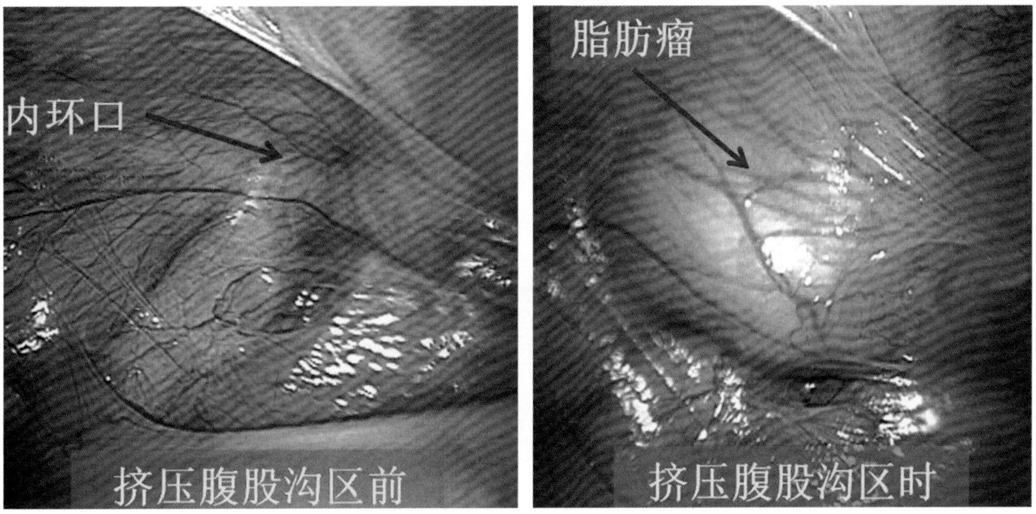

图 18-52 术前难以诊断的精索脂肪瘤

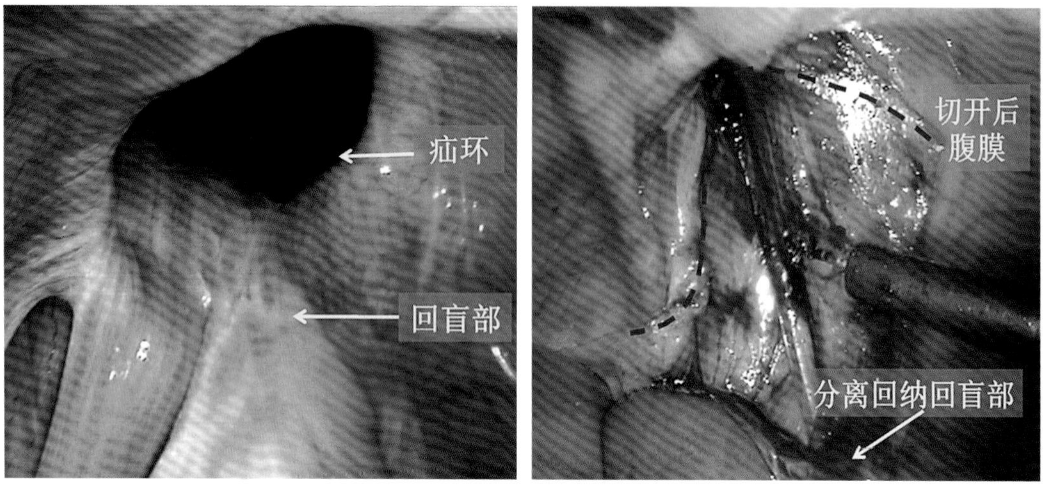

图 18-53 滑动疝处理

13. 滑动疝的处理 滑动性斜疝疝囊后壁常见的是回盲部(图 18-53),也有少数患者是膀胱。经体外挤压将疝内容物回纳腹腔,接着应用 TAPP 或按 IPOM 术式暴露腹股沟区,修补肌耻骨孔。由于滑动疝多系巨大阴囊疝,内环口径较大,补片固定显得尤为重要。术毕建议立即佩戴疝气带 2~3 周,保障补片与周围组织附着愈合完全。

14. 术式中转 腹腔镜腹股沟疝修补术在遇到无法克服的困难时,都应及时中转为更合理的术式。手术中转以 TEP 最为常见,如 TEP 术中发生腹膜广泛破裂无法修补时,可考虑中转 TAPP,待 TAPP 完成后,于腹腔内关闭腹膜裂口。如 TAPP 术中发现腹膜完整剥离困难,无法保证完全遮盖聚丙烯补片,即需考虑转为 IPOM,使用防粘连补片,如腹腔粘连严重则只能中转为开放修补。由于腹腔镜下腹横筋膜常被分离撕破,开放修补时宜先修补腹横筋膜,然后放置补片,以平片法(Lichtenstein 术式)较为方便。

15. 术后下腹壁疼痛 注意术前评估患者腹股沟区有无疼痛及疼痛程度,尤其要鉴别腹股沟区疼痛是否继发于腹股沟疝、股疝或闭孔疝,注意排除腰椎、脊髓、盆腔、髋关节和泌尿生殖系统疾病导致的腹股沟区疼痛。一般情况下,因术中组织分离、补片固定等操作,术后所有患者均立即出现程度不同、活动时加重的术侧腹股沟区疼痛,以 TAPP 和 IPOM 术式发生率略高,但多能忍受。若疼痛剧烈,与体位和活动无关,呈烧灼、放电样或伴随区域性皮肤麻木感,则要考虑相关神经损伤,安排神经电生理检查。最常见的是股外侧皮神经、生殖股神经生殖支损伤,偶有损伤股神经、髂腹股沟神经和髂腹下神经的报道。轻微神经损伤,短期疼痛缓解明显者可以保守治疗。如疼痛剧烈持续或伴有显著的皮肤感觉和下肢运动功能障碍,则需要立即手术探查,去除固定、缝线,切除受累的股外侧皮神经、髂腹股沟神经和髂腹下神经等。如患者术后数周或数月后出现腹股沟区疼痛并逐渐加重,应考虑补片或瘢痕挛缩刺激腹股沟区神经,可以采用非甾体消炎止痛药物、神经营养药物、局部神经阻滞等方法治疗。同时行腹股沟区超声、CT 等检查排除血肿、补片移位、遗漏疝和疝复发等少见情况。如以上保守疗法无效,疼痛持续半年以上,在排除精神因素后,可行手术探查去除补片、固定物,或行相关神经切除术等。

(刘嘉林)

第三节 腹腔镜成人股疝修补术

股疝约占腹外疝的 3%~5%,仅次于腹股沟疝,股疝常常与腹股沟疝伴发(图 18-54),容易漏诊。从肌耻骨孔概念和腹腔镜修补的角度,股疝的发病机制和治疗原则与腹股沟疝基本一致,因而本节只重点总结其与常规腹腔镜腹股沟疝修补术的不同之处。

【适应证】

同腹腔镜腹股沟疝修补术。

【术式选择】

可以选择 IPOM、TAPP 或 TEP。

【术前评估】

强调常规行双侧腹股沟区彩超检查,与鞘膜积

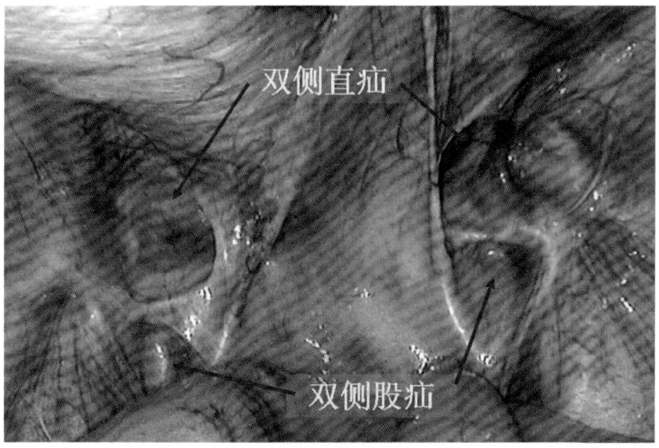

图 18-54　双侧股疝伴发双侧直疝

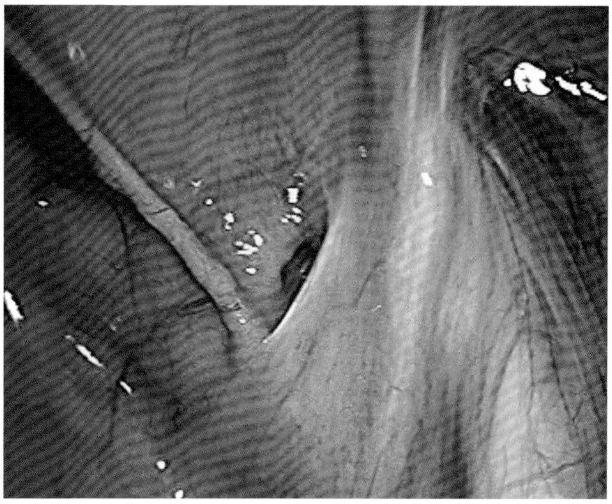

图 18-55　腹腔探查证实右侧股疝

液、大隐静脉曲张、大腿根部脂肪瘤、肿大的淋巴结等鉴别。其余同腹腔镜腹股沟疝修补术。

【麻醉】

同腹腔镜腹股沟疝修补术。

【手术准备】

同腹腔镜腹股沟疝修补术。强调准备双极电凝，以备耻骨周围或股环周围血管支破裂止血用。

【体位】

同腹腔镜腹股沟疝修补术。

【套管位置】

同腹腔镜腹股沟疝修补术。

【股疝手术步骤】

常规消毒铺巾，建立气腹，向腹腔内置入 10mm 套管和 30°腹腔镜探查，注意髂外血管内侧有无网膜等进入股环，股环处有无腹膜连续性中断，或腹膜向足侧凹陷。临床偶见患者以腹股沟疝收入院，而经腹腔镜探查证实为股疝（图 18-55）。

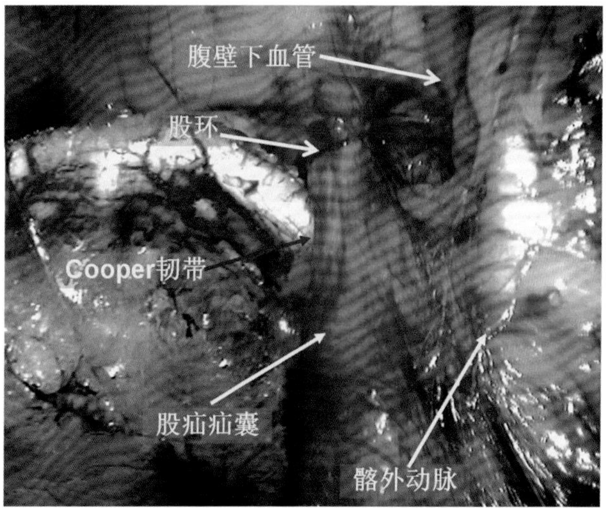

图 18-56　分离 Retzius 间隙见右侧股疝囊

以 TEP 修补女性右侧股疝为例，进入 Retzius 间隙稍事分离即可见到患侧有大块组织与髂外血管并行，跨越右侧 Cooper 韧带进入右侧股环（图 18-56）。初步分离右侧 Bogros 间隙以便于进一步分离疝囊，一把分离钳抓住疝囊向头侧牵拉，另一把分离钳在股环内上方分离其与疝囊间的粘连，有时疝囊与股环粘连非常致密，需用电钩细致分离，同时助手可经体外按压股环部位，有助于逐步将疝囊和与其紧密相连的腹膜外脂肪团从股环里拉出。如反复尝试回纳疝囊和疝内容物（多为大网膜团块）失败，可以在股环内侧切开部分陷窝韧带，解除股环卡压，即可将大网膜、肠脂垂等嵌顿组织拉出股管，回纳腹腔（图 18-57）。注意避免在股环外侧过多分离，以防损伤股血管和 Corona Mortis 血管。将疝囊和腹膜返折向头侧游离，完全暴露 Cooper 韧带，避免疝囊残留及复发。

将聚丙烯疝补片按 TAPP 裁剪，卷曲后经脐孔套管放入腹膜外间隙，用两把分离钳将补片展开、铺平，覆盖肌耻骨孔，注意内下缘覆盖超越 Cooper 韧带约 1cm。在股环下方 Cooper 韧带上放置螺旋钉一枚，注意避开 Corona Mortis 血管。继续在患侧耻骨结节、联合腱、腹直肌背侧和右下腹壁各置一枚螺旋钉。与腹腔镜腹股沟疝修补术一样，是否放置引流管视术中渗血情况而定。为避免股环周围积血或血清肿而放置的腹膜外引流，1 天后即可拔除。

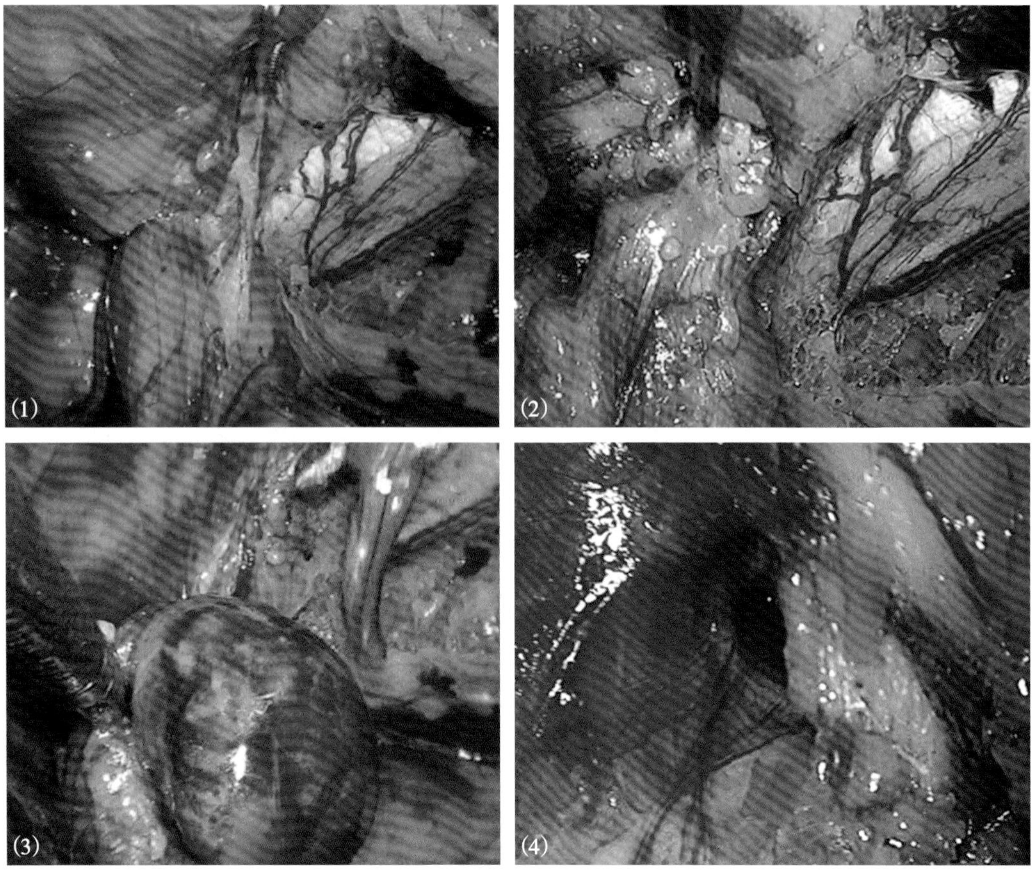

图 18-57 切开嵌顿性股疝的陷窝韧带
(1) 左侧嵌顿性股疝;(2) 切开左侧陷窝韧带;(3) 回纳嵌顿肠脂垂;(4) 显露左侧股环

(刘嘉林)

参考文献

[1] 中华医学会外科学分会疝和腹壁外科学组,中国医师协会外科医师分会疝和腹壁外科医师委员会. 成人腹股沟疝诊疗指南(2014 年版). 中华疝和腹壁外科杂志(电子版),2014,8(3):204-206.

[2] 江志鹏,陈双,周军,等. 腹前下壁腹横筋膜及其相关结构的解剖学研究现状[J]. 中华疝和腹壁外科杂志(电子版),2010,4(1):69-74.

第四节 腹腔镜腹壁切口疝修补术

腹壁切口疝是指腹内组织或器官在腹内压力作用下,由筋膜和(或)肌层愈合不全的腹壁手术切口区域突出体表形成的疝,为腹部手术后常见并发症,发生率约为 2%~18%,其发病常与切口感染、手术操作不当、腹内压增高及其他全身性因素如吸烟、营养不良、黄疸、肥胖、使用类固醇激素、免疫力低下等有关,纵切口发生切口疝的几率显著大于横切口。腹壁切口疝不能自愈,均需采取积极治疗措施(非手术/手术治疗)。

【适应证】

参照 2014 年中华医学会疝及腹壁外科学组提出的“腹壁切口疝诊疗指南(2014 版)”,①诊断明确,手术风险评估不大,患者能够承担补片费用;②诊断明确,手术风险较大,需完成相应的术前准备,如肺功能锻炼,腹腔容量扩充(人造气腹)等;③对术前诊断有巨大切口疝伴有腹壁功能不全(loss of abdominal domain)的患者,推荐采用多学科治疗模式,请整形科、呼吸科和重症监护科等多学科会诊,共同制订手术方案;④不宜手术或暂不手术的患者,推荐使用腹带包扎以限制切口疝的增大和发展。

【禁忌证】

1. 不能承受气管插管全麻和气腹;
2. 急性嵌顿疝并伴有肠绞窄;

3. 局部皮肤或腹腔内有感染灶，全身内分泌、心血管及呼吸系统等伴发疾病控制不理想，或免疫力低下，如艾滋病等；

4. 腹腔内恶性疾病术后，存在肿瘤复发、其他器官转移或播散转移的患者；

5. 手术医院不具备重症监护室（ICU）。

【分类】

1. 依据腹壁缺损大小分为 4 类，并予以相应的手术方案，具体见表 18-2。

表 18-2　腹壁缺损分类及相应手术方案

分类	分型指标	手术方法选择
小切口疝	腹壁缺损最大距离 <4cm	单纯缝合修补法：用不可吸收线连续缝合关闭疝环缺损，缝线长度和切口长度比约 4∶1
中切口疝	腹壁缺损最大距离 4~8cm	先缝合关闭腹壁缺损，再用修补材料放置在缺损部位并超过两侧 3~5cm
大切口疝	腹壁缺损最大距离 8~12cm	同上
巨大切口疝	腹壁缺损最大距离 >12cm，或疝囊容积与腹腔容积的比值 >15%（不论其腹壁缺损最大距离是多少）	同上，但术前须进行腹腔扩容及腹肌顺应性训练 2~3 周（疝内容还纳腹腔 + 腹带束扎或进行渐进性人工气腹）。

2. 依据腹壁缺损部位分为：①前腹壁中央区域（中线或近中线处）切口疝（包括脐上、下切口疝，经/绕脐上、下切口疝）；②前腹壁边缘区域切口疝（剑突下、耻骨上、肋缘下和近腹股沟区切口疝）；③侧腹壁和背部（肋髂间和腰部切口疝）；

3. 依据是否为疝的复发分为初发切口疝和复发切口疝。

【手术时机与方法】

对无感染过程的切口疝患者，切口愈合后，临床观察随访 3 个月以上，再行修补手术。对切口有感染的患者，必须在感染治愈、切口愈合后，观察随访 3~6 个月以上再行修补手术。切口疝嵌顿急诊手术时，因术后感染的风险较大，应慎重使用补片材料。依据修补材料在加强切口疝时所放置的层次，切口疝修补方式可分为：①腹壁肌肉前放置（onlay/overlay）；②腹壁肌肉后（或腹膜前间隙）放置（sublay）；③腹膜腔内放置（IPOM/underlay），紧贴腹膜放置，腹腔镜下的切口疝修补即采用此法，但需使用防粘连补片。

【术前评估及准备】

1. 询问病史，详细了解既往手术的原因、方法、术后诊断和切口愈合经过。如属复发性腹壁切口疝，需细致了解既往手术修补方式。

2. 伴有慢性咳嗽，肺部感染者，应用化痰及抗生素治疗，待症状改善，感染控制后 1 周再安排手术。吸烟者术前停止吸烟 2 周以上，并要求患者进行胸廓和膈肌锻炼，以完成有效的深呼吸动作。

3. 肥胖患者应适当减肥后再手术，且术后需保持体重稳定。

4. 强调腹部 CT 或 MRI 影像学检查，不仅可以清楚显示腹壁缺损位置、大小、疝内容物及其与周围脏器关系，还能计算疝囊容积和腹腔容积比。推荐患者使用侧卧位辅以屏气动作完成影像学检查，有助于显示切口疝的实际状态。另外全面的影像学检查有助于明确肿瘤患者术后腹腔内是否存在肿瘤复发、转移或播散情况（图 18-58）。

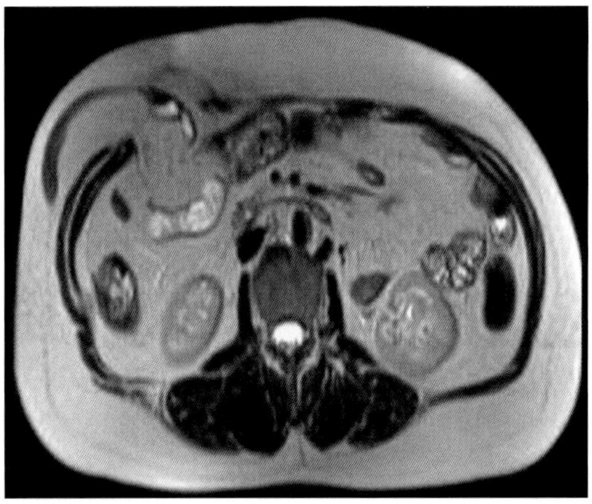

图 18-58　右肋缘下切口疝 MRI

5. 中、大腹壁切口疝患者术前两周佩戴腹带，且能适应日常活动。大腹壁切口疝患者需术前 3 周开始佩戴腹带，进行深呼吸锻炼胸廓及膈肌，防止术后发生呼吸困难、肺部感染，甚至腹腔间隔室综合征。

6. 对巨大切口疝患者，推荐采用多学科治疗模式。请麻醉科、整形科、呼吸科及重症监护科等多学科会诊，共同制订手术方案，预防腹腔间隔室综合征。

【麻醉】

气管插管全身麻醉。

【手术准备】

按腹腔镜手术前准备腹部皮肤和脐部，术前1天行肠道准备。术前30分钟预防性使用抗生素，放置胃肠减压管和尿管。

【体位】

患者平卧，术中酌情调整手术床位置，以有利于暴露术野为原则。

【手术人员站位】

监视器放于患侧，助手和术者立于对侧，必要时在患侧增加套管，术者和助手位置依操作方便随时调整。麻醉师位于患者头侧，器械护士与术者立于一侧。

【套管位置】

对于不同部位的切口疝，套管置入位置也不同。一般情况下选择在双侧腋前线、双侧髂前上棘内侧和耻骨联合上方的弧形连线上（图18-59）。第一个12 mm穿刺套管为腹腔镜和置入补片通道（可视套管安全性更好），在腹腔镜监视下另放置5mm穿刺套管两个，三个套管位置依术者习惯安排，但两个5mm穿刺套管间距应大于15cm，以避免操作钳相互交锁。

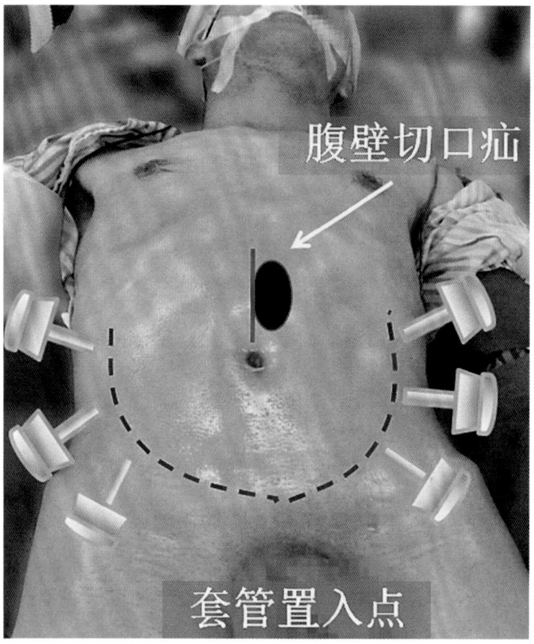

图18-59　套管放置

【手术步骤】

1. 常规消毒铺巾，一般选择左肋缘下方（粘连机会少）切开皮肤1.5mm，Veress气腹针插入腹腔，建立气腹，压力12~14mmHg，然后放置第一套管。第一套管位置应远离原切口5cm以上，也可以在术前行B超滑动试验或根据MRI腹壁图像来帮助确定粘连较轻的部位，在预定位置用开放法置入12mm套管。第一套管置入后放入30°腹腔镜探查，并在腹腔镜监视下置入两个5mm套管（图18-60）。

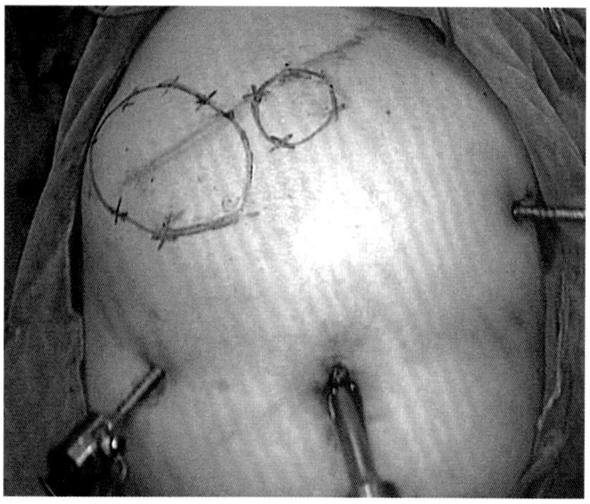

图18-60　右肋缘下切口疝套管位置

2. 分离粘连，暴露疝环口周围3~5cm的筋膜或肌肉　少部分切口疝环口周围光滑无任何粘连（图18-61），手术就比较轻松。而对于有粘连的情况，需用剪刀或超声刀分离。分离粘连时应紧贴腹壁，尽量多使用锐性分离，与肠管关系紧密处宜用剪刀分离（不要带电），遇到确切出血点再止血。分离致密粘连处非常困难时，宁可切开腹膜壁层，将粘连肠管与部分腹壁组织一起整块分离下来，从而避免损伤肠管。分离粘连后应仔细检查腹壁以避免遗漏隐匿的腹壁缺损。

若腹腔镜下分离疝环周围粘连困难，特别是肠管疝进疝囊并与疝囊顶壁粘连致密，无法在腹腔镜下分离（图18-62），可经腹腔镜光源引导，停止气腹，采用杂交技术。即先梭形切除部分原切口瘢痕，打开疝囊，切除粘连网膜块，回纳网膜近端和肠管，尽可能彻底游离疝环和周围腹壁，然后缝合关闭辅助切口，继续腹腔镜修补术。

3. 确定腹壁缺损范围及补片大小，缝合关闭裂开筋膜　分离好切口疝缺损周围5cm以上（图18-63）。置入输尿管支架管或消毒软尺测量缺损大小，在腹壁上标出疝环的位置和补片修补范围。将气腹压力降低一半，用注射器针头经腹壁外刺进腹内缺损边缘，可以明确标记腹壁缺损的位置和范围，注意包括小的隐匿腹壁缺损。将缺损各个方向放大4cm左右，

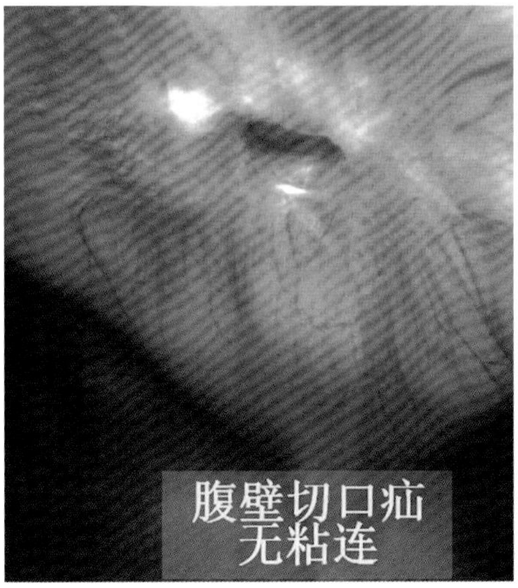

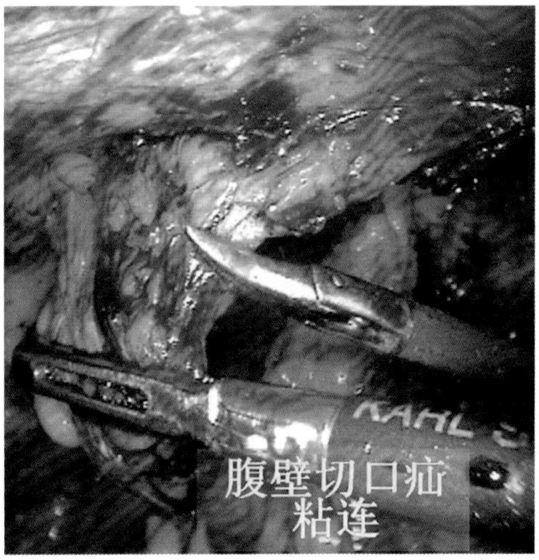

图 18-61 观察腹壁切口疝环口

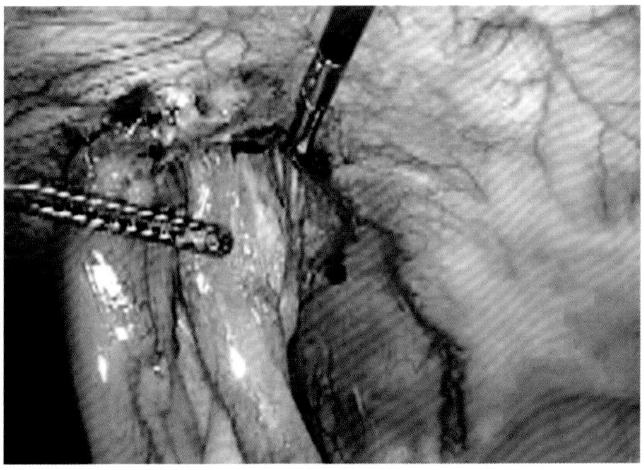

图 18-62 腹壁切口疝环口肠管粘连致密

即为所需补片的大小，并标记补片范围（图 18-64）。用 Endoclose 针夹带不可吸收线，经切口疝体表皮肤小口，贯穿腹壁全层入腹，间断或连续缝合关闭缺损筋膜（图 18-65）。若采用螺旋钉联合腹壁贯穿缝合悬吊固定补片的方法，贯穿缝合固定点宜选在补片范围以外 1cm 处，固定点沿补片周边均匀分布，加上补片中心，在腹壁上标记 6~8 个点。

4. 准备补片 更换手套，选择合适大小的防粘连补片，在粗糙面（非防粘连面）沿周边和在中心部位用 2-0 不可吸收缝线缝置 6~8 针，保留等长双线尾 15~20cm，将补片紧密卷曲成卷，线尾包在卷内。为便于快速、准确地将补片放置到位，需在补片中心点预置缝线，用腹壁缝合针经腹壁缺损中心拉出悬吊（图 18-66）。

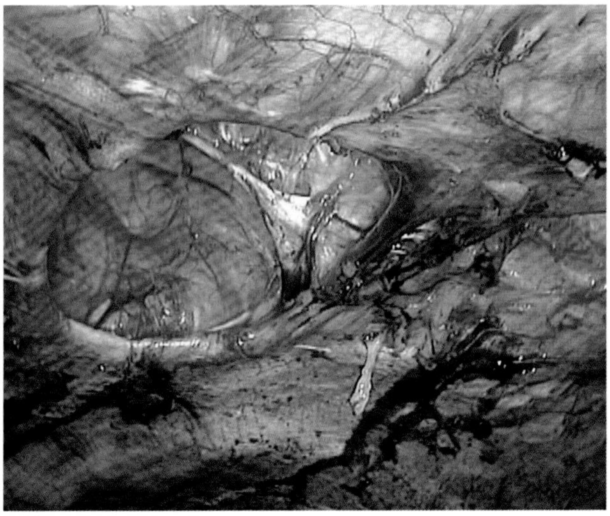

图 18-63 右肋缘下切口疝缺损

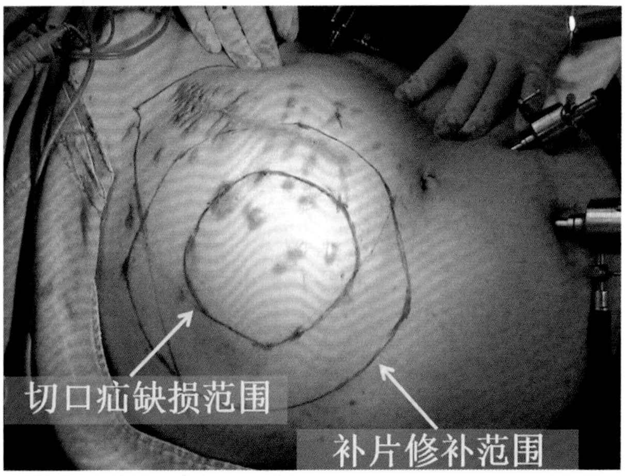

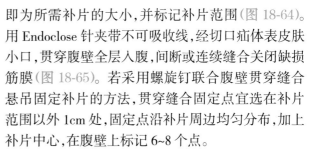

图 18-64 标记腹壁缺损和补片范围

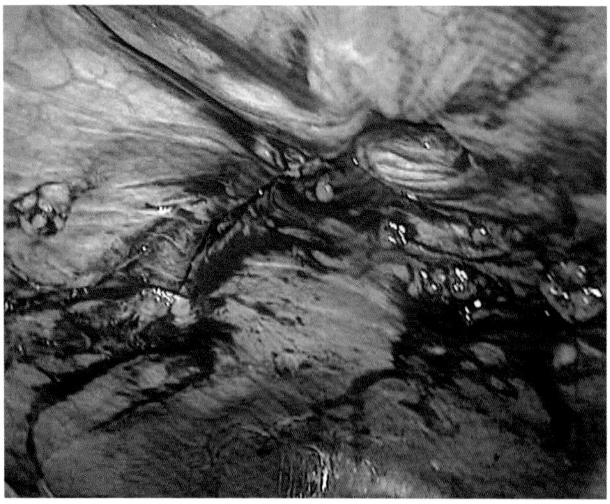

图 18-65　间断缝合关闭切口疝缺损筋膜

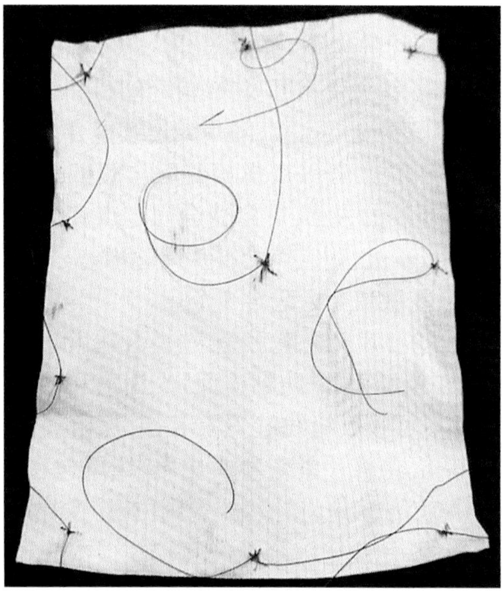

图 18-66　准备补片

5. 放置、固定补片　将卷好的补片通过 12mm 套管置入腹腔后，打开补片，防粘连面朝向腹腔，用 Endoclose 针或各种穿刺针经预置部位贯穿腹壁全层入腹，每次将一根悬吊缝线拉至腹外，每点穿刺两次，保证每个点的缝线两端不从同一穿刺点通过。适度拉紧所有预置缝线，使补片与腹壁贴紧并充分展开，用 5mm 螺旋钉间隔 2~4cm 围绕疝环边缘和补片边缘各钉合一圈，固定补片。将气腹压力降低一半，悬吊缝线打结，但需严格避免过紧，线结埋入皮下。国内外专家均认同切口疝缺损直径 <5cm，可以单独使用螺旋钉固定，以缩短手术时间，减少术后腹壁疼痛程度。但疝缺损直径≥5cm 时，宜联合螺旋钉和腹壁贯穿缝合固定法。

某些特殊部位切口疝的补片往往有一侧是不能与腹壁直接固定的，如耻骨上切口疝和肋缘下切口疝。对于耻骨上切口疝，在固定补片下缘时注意暴露利用耻骨梳韧带，对于肋缘下切口疝，术中往往需要切开肝镰状韧带，将补片上缘置入膈下肝上间隙，然后在肋缘下方间断贯穿腹壁全层缝合固定数针。

6. 放置引流管　不常规放置腹腔引流管，对于术中分离面较大，有肠管修补的病例应放置引流供术后观察用。补片与疝囊之间不常规放置引流，引流管放置时间取决于每日引流量和性状，待引流液色泽清亮，量少于 5ml/d 即可拔除。

7. 中转时机　如果腹腔内不仅仅是肠管与腹壁成角粘连，肠管间还存在广泛成团的致密粘连，无法置入穿刺套管和操作器械，或腹腔镜下无法分离致密粘连者，均应及时中转开腹，以确保手术安全。

8. 术毕即佩戴腹带，术后包扎 3 个月以上，以确保切口与补片完全愈合。术后早期禁止剧烈活动及重体力劳动。

【并发症处理】

1. 术后腹胀、不全性肠梗阻　多于术后 2 天出现腹部膨隆伴肠鸣音减弱，腹部 X 线片常可见广泛肠管扩张，2~3 天后常能自行缓解。术后预防性使用生长抑素 2~3 天，抑制肠液分泌，可以显著减轻术后腹胀程度和发生率。

2. 疝补片固定区域疼痛　体位变动或咳嗽时较明显，联合腹壁贯穿缝合固定法较单纯螺旋钉固定者明显，但疼痛程度多可耐受，除术后 1~2 天需止痛剂外，一般无须特殊处理。偶见术后半个月仍有腹壁痛，可予口服消炎镇痛类药物。

3. 血清肿　位于疝囊与补片之间，可在术后 4~5 天后出现，疝囊较大且与内容物粘连、术中行分离操作较多者发生率较高。绝大多数血清肿可在术后 2~4 周自行吸收，如果较大或持续时间较长，可经超声定位，在严格无菌操作下穿刺抽出积液并加压包扎，反复数次常可治愈。在术中间断或连续缝合疝囊，缩小其容积，或将防粘连补片用尖刀片分散戳孔（0.2cm），以使补片上的积液漏进腹腔，均有减少血清肿发生的效果。

4. 呼吸功能障碍　多发生在腹壁缺损最大距离 >12cm 的患者，严重的需要呼吸机支持治疗。术前充分腹腔扩容准备（包括佩戴腹带、人工气腹等）有助于预防此并发症。

5. 肠管损伤　以肠破裂穿孔多见，迟发穿孔可延迟发生于术后 2~3 天。主要原因是术中分离肠粘连时直接损伤了肠壁，或分离器械热力传导损伤导致迟发性肠穿孔。因而术中一定要仔细分离，力求避免损伤肠管壁。若术中损伤肠管浆肌层，需及时缝合修补，术毕于腹腔内放置引流管。若术中损伤肠管全层，宜修补肠管后中止疝修补术，腹腔留置引流管，3~6个月后再行腹腔镜疝修补术。有术者报道修补小肠肠管破损后一期行腹腔镜疝修补术，其前提是没有大量肠内容物外溢污染腹腔，但医患双方都为补片感染承担巨大风险。术中如未能及时发现肠管损伤，术后一旦发现肠穿孔征象应尽早剖腹探查、修补肠管，必要时造瘘、引流腹腔、取出已污染的补片，腹壁切口疝留待二期修补。

6. 切口疝复发　由于腹壁切口疝患者多经两次以上手术，局部肌肉、腱膜均有不同程度萎缩，在主要疝环周围常常并发一些小的隐匿性腱膜缺损，因而术中缺损范围判断不足导致补片大小不够是切口疝复发的主要原因。联合疝钉和贯穿缝合法固定补片，可以避免术后螺旋钉因受力过大撕脱而导致的疝复发。术后常规使用腹带2~3个月，不仅可以减轻腹壁固定点的疼痛，还可为补片与腹壁顺利融合提供有利条件。一旦发生腹壁切口疝复发，需再次手术修补。

7. 感染　为防止伤口或修补区感染，接触补片前应常规更换新的无菌手套，避免补片接触其他手术器械和术区皮肤，直接经套管进入腹腔，以减少补片受污染机会。一旦补片感染，常需要取出而导致修补失败。

8. 套管孔疝　也称戳口疝，是腹腔镜手术后特有的切口疝，多发生于12 mm穿刺孔。术毕前应确切缝合较大套管孔的肌筋膜以预防套管孔疝。应在麻醉苏醒前拔除套管并完成套管孔缝合，以避免苏醒过程中腹压升高导致肠管或大网膜嵌入切口内。

9. 对合并肝硬化大量腹水患者，手术需特别谨慎。顽固腹水不但阻碍手术创面愈合和补片与腹壁组织融合，还会增加补片感染几率，导致疝修补失败。故对此类患者宜经保守治疗至腹水消失后才可考虑疝修补手术。如必须手术，术毕前可在腹腔内留置引流管，减少腹水量。

（刘嘉林）

参考文献

[1] 中华医学会外科学分会疝和腹壁外科学组，中国医师协会外科医师分会疝和腹壁外科医师委员会. 腹壁切口疝诊疗指南(2014年版)[J]. 中华外科杂志，2014，52(7)：485-487.

[2] 顾岩，王惠春. 组织结构分离技术在腹壁功能重建中的应用[J]. 外科理论与实践，2013，18(3)：214-217.

第五节　腹腔镜成人脐疝修补术

成人因脐环闭锁不全或脐部结缔组织薄弱，在腹内压持续增高的情况下，如多次妊娠、肝硬化腹水等，腹腔内容物可由脐环突出而形成脐疝。疝内容物早期多为脐环周围腹膜外脂肪团，随着疝环扩大，大网膜、小肠甚至结肠都可进入疝囊。成人脐疝占腹壁疝的6%，多发生于中年肥胖女性，男女比例约为1∶3，成人脐疝不能自愈，且存在急性嵌顿的危险，故应积极手术治疗。近年随着腹腔镜技术的普及，脐部套管孔疝也逐渐增多。

【适应证】

明确诊断的脐疝均具有手术指征，对于疝囊较小，尤其要求保留脐部形状的患者，腹腔镜手术修补具有显著优势。

【禁忌证】

1. 不能承受气管插管全麻和气腹；

2. 合并肝硬化腹水患者，宜在保肝利尿治疗腹水消退后再择期施行修补手术；

3. 急性嵌顿或绞窄疝。

【术前评估】

1. 询问病史，详细了解有无造成腹内压增高的伴发病，如为腹腔镜术后脐部套管孔疝，须细致了解既往病史、手术方式和术后愈合过程。

2. 巨大脐疝（疝囊直径>10cm）患者要求术前两周佩戴腹带，且能适应日常活动，以防止术后发生呼吸困难或腹腔间隔室综合征。

3. 强调肺功能检查，行影像学检查如彩超、CT、MRI，不仅可以清楚显示腹壁缺损的位置、大小、疝内容物及其与周围脏器关系，还能明确有无腹腔积液和肝脏情况。

【麻醉】

气管插管全身麻醉。

【手术准备】

按腹腔镜手术前准备腹部皮肤和脐部，由于脐疝术后切口感染报告高达11%，故脐部准备非常重要，脐窝可用碘附（Iodophor）棉球填塞，持续消毒6~8小时。术前30分钟预防性使用抗生素。

【体位】

患者平卧，术中酌情调整手术床位置，以有利于暴露术野和方便术者操作为原则。

【手术人员站位】

监视器放于患者足侧，术者和助手可依操作习惯立于一侧或两侧。麻醉师位于患者头侧，器械护士与术者立于一侧。

【套管位置】

对于脐疝，套管置入点一般选择在腋前线和肋缘相交点与同侧髂前上棘的弧形连线上。第一个12mm套管为腹腔镜和置入补片通道，在腹腔镜监视下另放置5mm套管两个，套管位置依术者习惯安排，但两个5mm穿刺套管间距应大于15cm，以避免操作钳相互交锁。

【手术步骤】

1. 常规消毒铺巾，一般选择左肋缘下方切开皮肤1.5mm，Veress气腹针插入腹腔，建立气腹，压力12~14mmHg。在预定位置用开放法置入10mm或12mm套管一个，放入30°腹腔镜探查，并在腹腔镜监视下置入两个5mm套管。

2. 分离脐环、明确缺损　经体外挤压回纳疝内容物，同时明确脐环位置。沿脐环周围3cm切开腹膜，于腹膜外层次分离切除脐环周围腹膜和脂肪团块。向脐环缺损分离疝囊，将疝囊及周围腹膜瓣完整切除，游离脐环边缘，测量缺损大小，了解缺损形状，排除脐旁小的隐匿缺损（图18-67）。

3. 直接缝合脐环缺损　对于脐环直径<3cm者，缺损尚局限在脐环范围，可用间断缝合法直接关闭缺损。具体方式：于脐部切开1.5mm皮肤小切口，插入夹带2-0不可吸收缝线的Endoclose针，在距缺损边缘1cm以外贯穿腹直肌前鞘、部分腹直肌、后鞘、腹横筋膜和腹膜入腹，将线袢留在腹腔。Endoclose针退回脐孔，同法贯穿对侧腹壁，夹住腹腔内线袢，拉出腹腔。纵行缝合，每针间隔1cm，共3~6针，放出部分腹腔气体，降低腹压，收紧缝线打结，线结埋入脐环皮下。注意上下两端缝线应超过脐环缺损，以保障修补效果。所有缝线均要贯穿全层腹壁，避免仅仅缝合脐环周围腹白线结构，对减少腹白线较宽和肥胖患者术后复发几率具有重要意义（图18-68）。

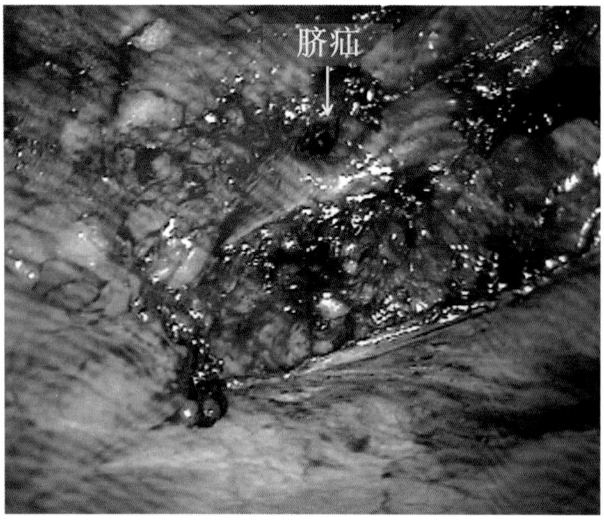

图18-67　分离脐环、明确缺损

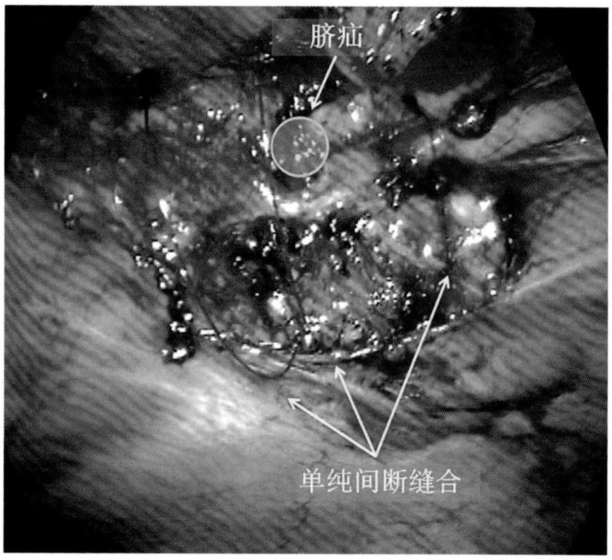

图18-68　单纯间断缝合脐疝缺损

4. 人工补片修补脐环缺损　对于脐环直径>3cm或复发患者，因疝环缺损已累及周围部分腹直肌鞘，尤其是脐上下腹白线结构，宜应用防粘连补片（图18-69），采用与腹腔镜腹壁切口疝修补术相同的腹腔内铺片方法，修补脐疝缺损。

不常规放置腹腔引流管，因分离脐疝疝囊，脐部中心区往往仅留一层皮肤，为避免术后发生伤口积液、感染和皮瓣坏死，可在脐部Endoclose针进出皮肤切口放置细的皮下引流管，24~48小时后依引流情况拔除。脐孔外放置纱团加压包扎。

【特殊情况处理】

较小的脐疝发生疝内容物难以回纳或嵌顿，可经腹腔镜光源引导，停止气腹，采用开放辅助方法，围绕脐环于腹壁缺损处做弧形辅助切口约2~2.5cm，逐层切开，上下潜行游离，脐环保留在游离的皮瓣上。分离至疝囊颈部，纵行切开疝囊颈部及狭窄僵

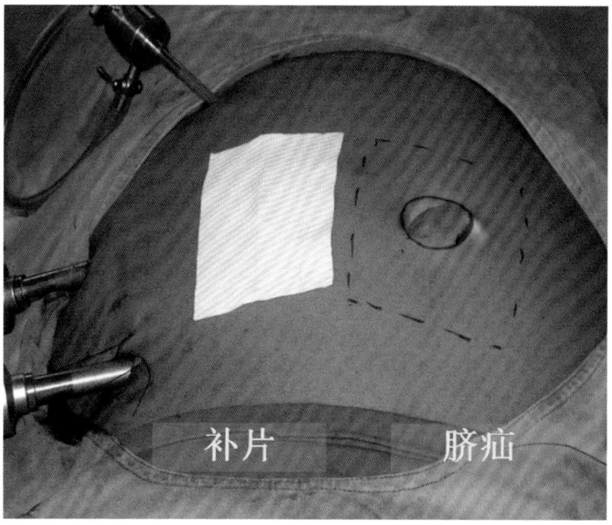

图 18-69　防粘连补片修补脐疝

硬的脐环，将内容物还纳或切除。然后间断缝合脐环切口，分层缝合关闭脐部，再继续腹腔镜下分离修补。

较大的脐疝，疝块皮肤常有血运障碍和营养缺乏导致的局部坏死、感染、炎症等。修补过程中可于脐疝块颈部梭形切开皮肤，直至打开疝囊，证实疝内容物无嵌顿绞窄并可以回纳，切除多余疝囊和皮肤，游离疝环边缘。分层间断缝合脐环和脐部皮肤，继续进行腹腔镜脐疝修补术。

脐疝急性嵌顿或绞窄时仅缝合关闭疝环，不宜放置人工补片，3~6 个月后再考虑补片修补。

（刘嘉林）

第六节　腹腔镜成人腹白线疝修补术

腹白线疝（hernia of linea alba）是指发生于腹壁正中腹白线上的疝。腹白线由两侧腹直肌鞘于腹正中线相互交织而成，脐以上腹白线较宽，脐以下腹白线狭而坚固。因此腹白线疝好发于脐上部，又叫白线疝或上腹疝。发病原因与个体腹白线发育障碍或有血管、脂肪块穿过白线造成孔隙缺陷等有关，另外多合并长期腹压增高因素，如重体力劳动、妊娠等。腹白线疝发病率较低，脐上腹白线疝（上腹部疝）占腹外疝的 1%，脐下腹白线疝（下腹部疝）罕见。临床症状表现为上腹正中线发现指头大小肿块，一般无明显疼痛，牵拉肿块可刺激腹膜诱发上腹疼痛、嗳气、恶心等。疝入的网膜或小肠嵌顿后可有腹胀、腹痛、恶心呕吐等肠梗阻征象。体检于腹白线上常扪及可复性质软肿块，偶可扪及白线缺损区域。疝内容物通常为大网膜、肝圆韧带、腹膜外脂肪团和小肠，有报道腹白线胆囊嵌顿个案。部分腹白线疝没有疝囊，仅见腹膜外脂肪团贯穿白线缺损。对于不可复腹白线疝，在腹白线上固定部位常有压痛，由于疝内容物质地柔软，临床上经常误诊为上腹壁脂肪瘤，在肥胖患者尤甚。彩超检查可见腹壁正中线连续性中断，缺损处可见稍低回声混合性包块，并穿过缺损与腹腔内容物相连续。

【适应证】

小而无症状的白线疝不必治疗，症状明显者应行手术治疗。

【禁忌证】

1. 不能承受气管插管全麻和气腹。

2. 急性嵌顿疝并伴有急性肠梗阻。

【术前评估】

1. 询问病史，详细了解有无造成腹内压增高的伴发病；

2. 巨大腹白线疝（疝囊直径 >10cm）患者要求术前两周佩戴腹带，且能适应日常活动，以防止术后发生呼吸困难或腹腔间隔室综合征；

3. 强调肺功能检查，行影像学检查如彩超、CT、MRI，不仅可以清楚显示腹壁缺损位置、大小、疝内容物及其与周围脏器关系，还能明确有无腹腔积液、肝脏情况。

【麻醉】

气管插管全身麻醉。

【手术准备】

按腹腔镜术前准备腹部皮肤，术前 30 分钟预防性使用抗生素。

【体位】

患者平卧，术中酌情调整手术床位置，以有利于暴露术野和术者操作为原则。

【手术人员站位】

监视器放于患者足侧，术者与助手依习惯选择站位。麻醉师位于患者头侧，器械护士与术者立于一侧。

【套管位置】

同腹腔镜成人脐疝修补术。

【手术步骤】

1. 常规消毒铺巾，建立气腹　一般选择左肋缘下方切开皮肤 1.5mm，Veress 气腹针插入腹腔，建立气腹，压力 12~14mmHg。在预定位置用开放法置入 12mm 套管一个，放入 30° 腹腔镜探查，并在腹腔镜监视下置入两个 5mm 套管（图 18-70）。

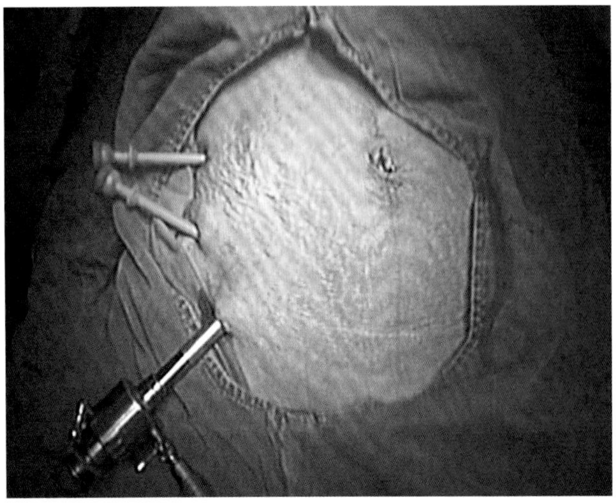

图 18-70　套管放置

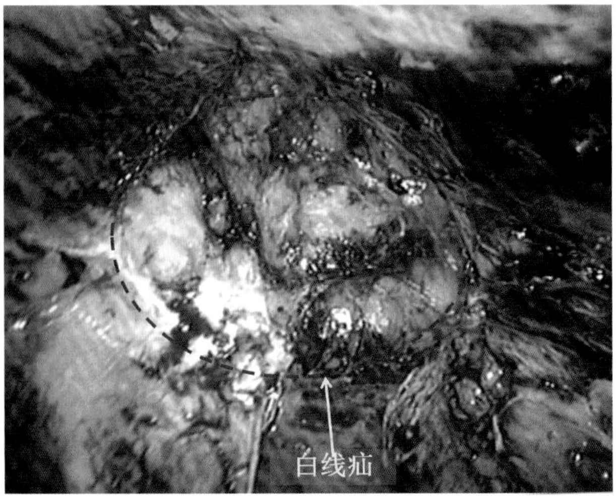

图 18-72　分离暴露疝环及其周围

2. 分离疝环、明确缺损　经体外挤压回纳疝内容物，同时帮助明确腹白线疝环位置（图 18-71）。沿疝环周围 3~5cm 切开腹膜，于腹膜外层次分离切除疝环周围腹膜及脂肪团块，切断肝圆韧带。沿疝环缺损边缘向中心分离疝囊，将疝囊完整分离切除，游离脐环边缘，测量缺损大小，了解缺损形状，注意排除合并其他小的白线缺损（图 18-72）。

3. 直接缝合白线疝环缺损　对于疝环最大直径 <3cm 者，缺损局限，可用夹带 2-0 不可吸收缝线的 Endoclose 针在距缺损边缘外侧 1cm 处贯穿腹直肌前鞘、部分腹直肌、后鞘、腹横筋膜和腹膜进入腹腔，用间断缝合法直接关闭缺损（同腹腔镜脐疝修补术）。

4. 人工补片修补　对于腹白线疝环最大直径 >3cm 者，简单缝合修补术后疝复发几率大，宜应用防粘连补片，采用与腹腔镜腹壁切口疝修补术相同的腹腔内铺片方法修补缺损。

经腹腹膜前修补腹白线疝

如果患者腹白线疝环最大直径介于 3~10cm，经济状况不能承担防粘连补片，可以考虑进行经腹腹膜前聚丙烯补片修补术，方法类似腹股沟疝 TAPP 术式。

1. 切开腹膜、分离疝囊和腹膜前间隙　以脐上腹白线疝为例，用带电剪刀距疝环边缘 5cm 处矩形切开腹膜，用一把分离钳牵拉腹膜瓣，另一把分离钳或带电剪刀沿腹膜与腹横肌、腹直肌之间向对侧分离（图 18-73）。分离腹白线疝囊比较容易，助手在体外将突起的腹白线疝块向腹内挤压，有助于术者在腹腔内的分离操作。因上腹壁腹膜前间隙疏松组织较少，故经腹腔分离脐上腹膜外间隙较下腹壁相对

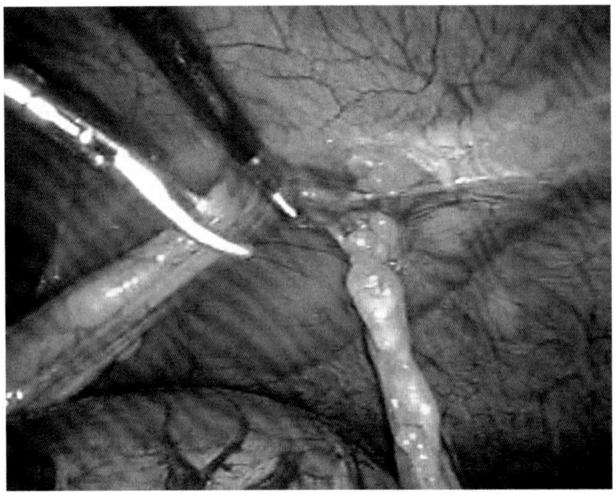

图 18-71　回纳疝内容物

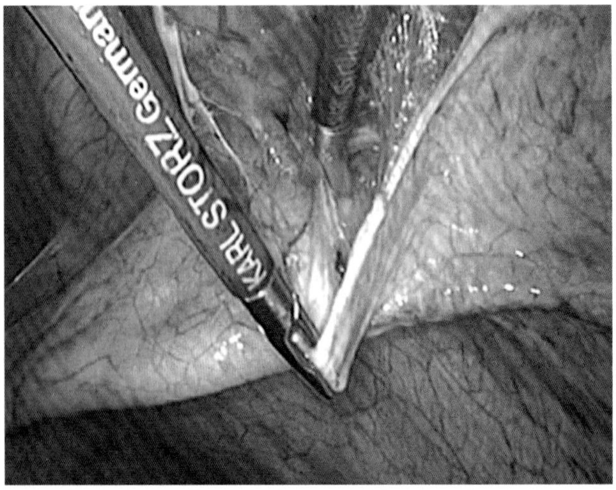

图 18-73　切开腹膜、分离疝囊和腹膜前间隙

困难，多数时候为保证腹膜层完整，需将腹直肌后鞘一并分离，过程中注意止血妥善。经体外用注射器针头穿刺入腹明确分离范围足够后，即可放置聚丙烯补片。

2. 裁剪、准备、铺放、固定补片　类似腹壁切口疝，在体外最后确定腹白线缺损大小和形状，距疝环边缘 3~5cm 即所需聚丙烯疝补片的大小与形状，按需要将补片裁剪成形（图 18-74）。建议采用螺旋钉联合经腹壁贯穿缝合悬吊固定法，补片缝合固定点选在补片四角加上补片中心，共 5 个点，用 2-0 不可吸收缝线缝置 5 针，保留等长双线尾 15~20cm。在腹壁上标记 5 个对应点，腹壁贯穿缝合固定点宜选在补片范围以外 1cm 处。将补片卷曲，线尾包在卷内，从脐部套管用器械送入腹腔镜并放至腹膜前间隙，将补片展开覆盖预定区域。

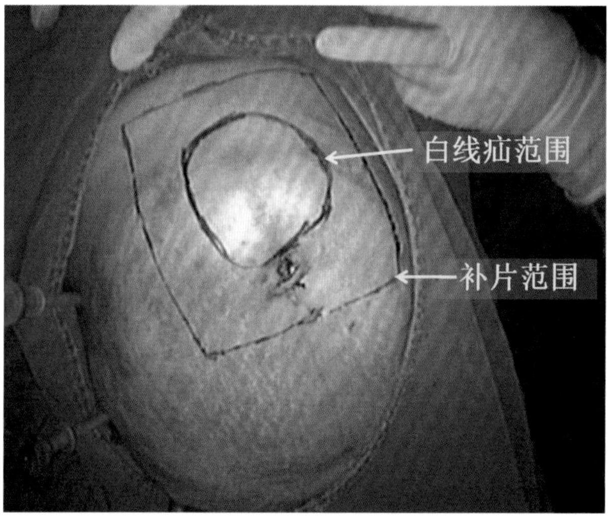

图 18-74　明确聚丙烯补片范围和形状

首先用 Endoclose 针或其他腹壁缝合针将补片中心点的预置缝线拉出悬吊，这样有助于后续的补片铺放和固定操作。同法将补片四周预置缝线线尾经预定点分两次穿刺拉出体外，应保证缝线两端从不同穿刺路径通过，拉紧所有预置缝线，使补片与腹壁贴紧并充分展开，用 5mm 螺旋钉间隔 2cm 围绕补片边缘钉合一圈。气腹压力降低一半，将悬吊缝线适度拉紧打结，线结埋入皮下（图 18-75）。

3. 关闭腹膜裂口　保持腹腔低压状态，将游离的腹膜瓣提起，与腹膜裂口相应部位对齐，间断钉合关闭腹膜裂口。有时因腹壁张力，腹膜切口不能完全关闭，但聚丙烯补片必须完全被腹膜瓣遮盖。

4. 结束手术　检查腹腔内有无出血、副损伤，

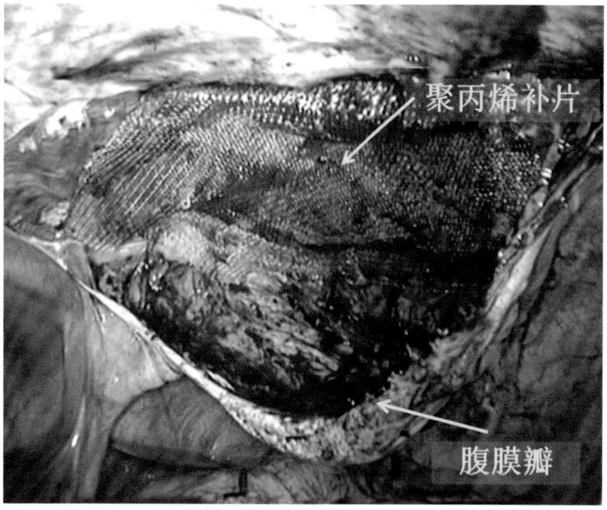

图 18-75　腹膜前放置聚丙烯补片

解除气腹，缝合 10mm 套管口，5mm 套管孔皮肤切口以胶布粘贴即可。不常规放置腹腔引流管，可在疝缺损中心经 Endoclose 针进出皮肤的切口放置闭式或低负压细引流管，引流管放置于补片浅面，72 小时左右依引流情况拔除（每日引流量 <5ml），必要时可延迟，以避免术后发生浆液肿。如补片面积较大，可放置 2~3 根引流管以彻底引流。

（刘嘉林）

第七节　腹腔镜造口旁疝修补术

造口旁疝是指患者接受造口手术后，由于腹壁造口通道扩大、腹腔内组织或器官在其周围的人造通道旁突出所形成的肿物，是腹部造口手术后最常见的远期并发症之一。总的发生率约 5%~81%，术后 1 年的发生率约 30%~50%。造口旁疝患者多会出现造口周围皮肤刺激、腹壁缺损区域胀痛以及排便困难等症状，严重者更会并发肠管嵌顿，引起肠梗阻、肠坏死等，大大降低患者生活质量，威胁健康安全。

手术是治愈造口旁疝的唯一方法。造口旁疝环局部缝合修补及造口移位修补的术后复发率较高，目前临床治疗造口旁疝应用较多的，是使用人工合成材料进行修补的手术。近十余年来，腹腔镜补片修补手术治疗造口旁疝逐渐开展，其手术安全性、效果及远期随访均取得良好结果，与传统的开放造口旁疝修补术相比，具有操作安全、术后恢复快、并发症少及复发率低等优势，正逐步广泛地应用于临床。

一、腹腔镜结肠造口旁疝修补术

目前常用的全腹腔镜结肠造口旁疝修补手术主要有Keyhole术式、Sugarbaker术式和Sandwich术式，现介绍如下。

【适应证】

1. 永久性结肠造口术后患者；

2. 出现造口旁肿物逐渐增大并伴有腹胀、腹痛等症状；

3. 人工肛门袋密封性受影响，导致周围皮肤破溃、护理困难；

4. 疝内容物回纳困难、有肠管嵌顿风险；

5. 因疝囊较大影响外观或正常生活。

【禁忌证】

1. 术前检查评估或术中探查有肿瘤复发；

2. 术前检查发现心肺功能、凝血功能等无法耐受全身麻醉及手术；

3. 术前检查发现合并有感染且控制不佳(尿路感染、肺部感染，造口周围皮肤感染等)。

【术前准备】

1. 术前12小时流质饮食，术前6小时禁食，清洁肠道准备；

2. 术前0.5~1小时预防性使用抗生素一次。

【麻醉】

气管插管全身麻醉。

【手术区域准备】

先腹壁手术区域、后造口区域消毒三遍，待干燥后，于结肠造口内置入肛管，以备术中助手导引协助术者辨识造口肠管走行，造口外敷纱布一块，以手术贴膜封闭造口，用手术巾将术野自中线左右分开，并用手术贴膜将手术巾和腹壁粘贴，以分开手术操作区和造口相对污染区(图18-76)。

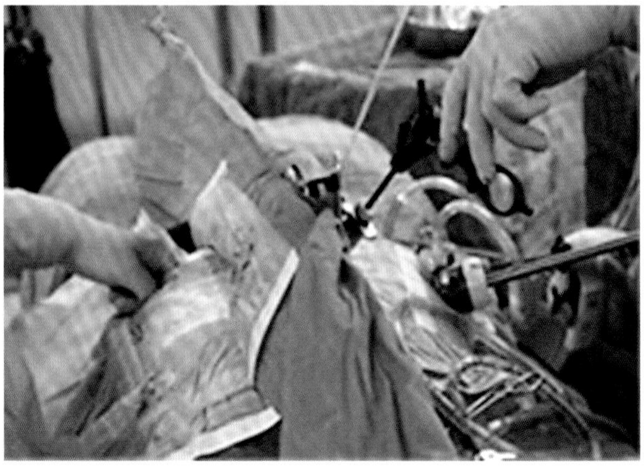

图18-76　手术区域准备

【体位与套管放置】

患者取仰卧位，头低脚高15°，向右倾斜15°。因结肠造口一般位于左下腹，故术者及扶镜手立于患者右侧，助手立于患者左侧。于右侧腋前线肋缘下3cm作小切口，以开放法或使用可视穿刺套管置入12mm套管，放入30°腹腔镜，观察有无损伤、出血及腹腔粘连情况。在腹腔镜监视下，于右腋前线髂前上棘上方(通常在第一个套管下方约10cm处)及脐与剑突连线中点分别置入5mm套管，作为操作孔(图18-77)。

【手术步骤】

1. 探查腹腔、分离粘连　探查腹腔，观察肝脏、网膜、盆腔、原手术区域有无肿瘤复发及腹腔粘连情况，原切口下方是否合并隐匿的切口疝，是否同时伴有腹股沟疝。将造口周围至少10cm内的腹壁区域完全游离，达到可以放置和固定补片的条件。多数情况下可使用超声刀分离粘连。如肠管与腹壁粘连致密，建议使用剪刀锐性分离，以避免造成肠管的隐匿性热损伤，导致术后延迟性肠漏。及时修补损伤的肠管。

2. 回纳疝内容物、游离造口肠管　用无损伤抓钳将疝内容物轻柔回纳。常有疝囊内粘连，则分离粘连后再回纳。鉴于一些术式补片钉合固定的需要，如采用Keyhole及Sandwich术式，必须游离与腹壁粘连的造口肠管，注意勿损伤造口肠管及其系膜血管，尤其是系膜血管，一旦损伤，可能导致造口肠管缺血坏死，修补手术将终止。而疝囊内造口肠管由于走行常常有变，游离时损伤的可能较大，而一旦损伤，修补后再覆盖补片，尤其是含e-PTFE材料的补片，导致感染的几率较高，因此，为手术安全起见，疝囊内的造口肠管多不予游离。当然，在腹腔镜手术技术熟练的情况下，也可以安全游离造口肠管。但由于全腹腔镜下造口旁疝补片修补术，不能较理想地固定造口肠管，结肠的较强蠕动将使得游离的造口肠管重新堆积于原疝囊内，因此，疝囊内造口肠管的游离意义不大。

3. 测量疝环大小　完整暴露造口旁疝，测量疝环缺损大小，通常测量长径及短径。

4. 选择补片　多数造口旁疝疝环大小为4~7cm，将覆盖造口肠管的因素考虑在内，建议补片大小为15cm×20cm。一些特制专用的造口旁疝修补材料应选用较大型号，以确保补片大于疝环5cm的要求，即补片与腹壁的搭接面要大于5cm范围。

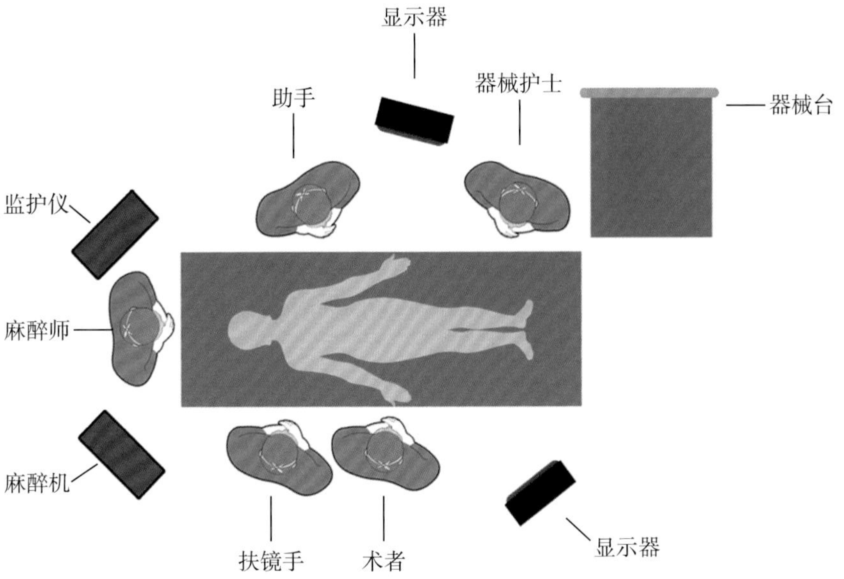

(1)

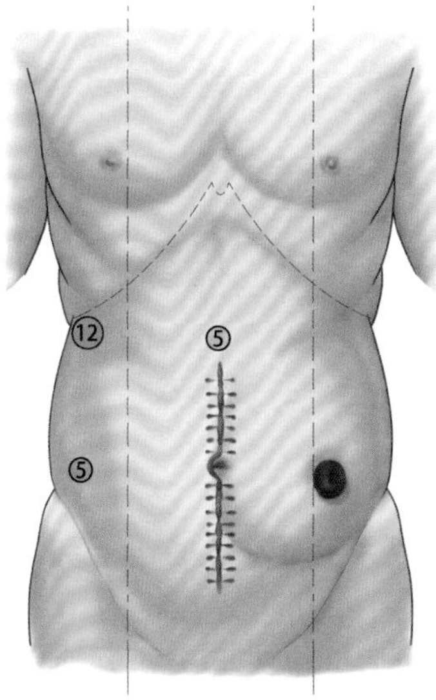

(2)

图 18-77
(1)手术室布局;(2)套管位置

如没有中央开孔的专用补片,可在补片一侧剪开,并于相应位置(多数为补片长径的 2/5 与 3/5 交界处)剪一多瓣型的孔洞,直径 2cm 左右。补片必须选用防粘连材料,由 12mm 套管置入腹腔。

5. 固定补片　根据剩余造口肠管、系膜长度及肠管与腹壁的交角大小决定采用哪种方式进行修补。交角较大、肠管较短者建议采用 Keyhole 方式固定补片;交角较小、肠管较长者建议采用 Sugarbaker 或 Sandwich 方式固定补片。通常每隔 1~1.5cm 放置一个钉合钉,可使用螺旋钉或可吸收钉固定。

Keyhole 方式:将补片围套在造口肠管周围,补片开口方向在疝环的造口肠管侧,先钉合固定开口的一边,再根据围套造口肠管的松紧(可让助手将示指插入造口以协助控制),钉合开口的另外一边及补片其他部分,补片开口的两边应有一定重合(图 18-78)。

Sugarbaker 方式:用补片将一段造口肠管(通常将其贴于疝环外侧腹壁)及其旁疝即腹壁缺损一起覆盖,使造口肠管紧贴腹壁,留出造口肠管通过的大小合适的空间,将其两侧钉合固定,再于疝环及补片周围钉合固定(图 18-79)。

Sandwich 方式类似于 Keyhole+Sugarbaker,主要分为三部分:第一部分,为保证能放置补片修补原切口下方的薄弱区域,需要游离膀胱前间隙,暴露双侧耻骨梳韧带,并游离肝圆韧带下缘的一部分;第二部

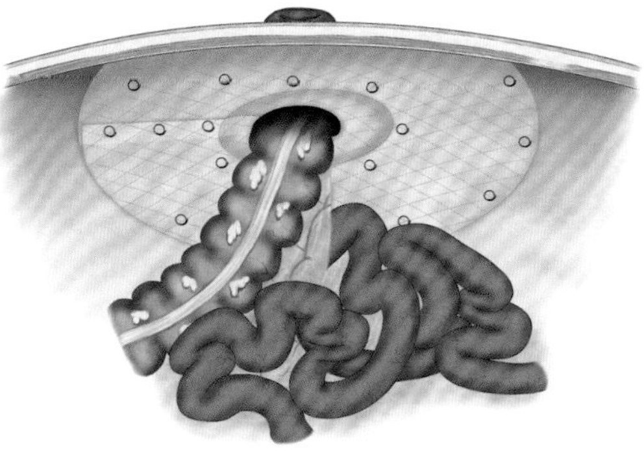

(1)

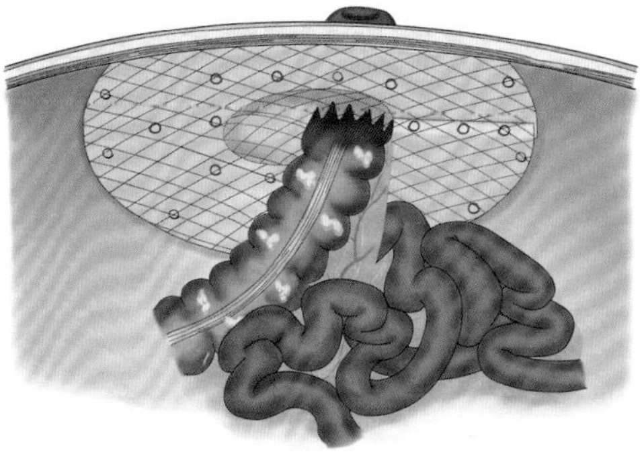

(2)

图 18-78　Keyhole 方式固定补片

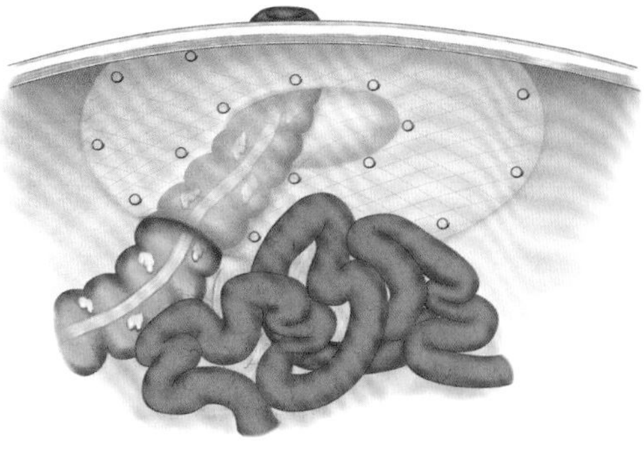

图 18-79　Sugarbaker 方式固定补片

分，先采用 1 张 15cm×15cm 的防粘连补片，裁剪并预留中央孔洞 1~1.5cm 大小，容纳造口肠管通过，并围绕造口肠管，补片剪开的部分需两边互相重叠再固定于腹壁，即应用 Keyhole 技术修补缺损；第三部分，采用 Sugarbaker 技术，于腹部正中处向造口区覆盖另一张 30cm×20cm 防粘连补片，钉合固定，使内外两层补片夹合一段造口肠管至恰当的松紧度及角度（图 18-80）。该术式的发明者 D. Berger 医生认为，任何手术瘢痕均有不同程度的薄弱，应予以同时加强修补，而且在 Keyhole 基础上加上 Sugarbaker 技术可使复发率降到最小。由于防粘连补片的价格随补片大小变化很大，临床实践中较难接受在没有切口疝的情况下对原切口瘢痕区域进行补片加强。因此，我中心选择首先使用 15cm×15cm 聚丙烯补片进行 Keyhole 修补，且使用较少固定钉，仅使补片展平且恰当围绕造口肠管为准，然后再用 15cm×20cm 防粘连补片进行 Sugarbaker 修补，按前述方法钉合固定补片。

6. 留置负压引流　根据手术创面大小及渗出情况决定是否留置负压引流，引流管放置于造口旁疝修补区域，经过盆底，转由下腹部 5mm 套管孔引出。

7. 粘贴造口袋，腹带包扎（图 18-81）。

【要点分析】

全腹腔镜下结肠造口旁疝补片修补手术过程中，分离粘连、回纳疝内容物、游离造口肠管及系膜，以及钉合补片等步骤都需要在腹腔镜下完成，手术技术要求较高，所以必须要注意分辨重要解剖结构，仔细耐心操作，必要时应中转开放，保证手术安全地完成。

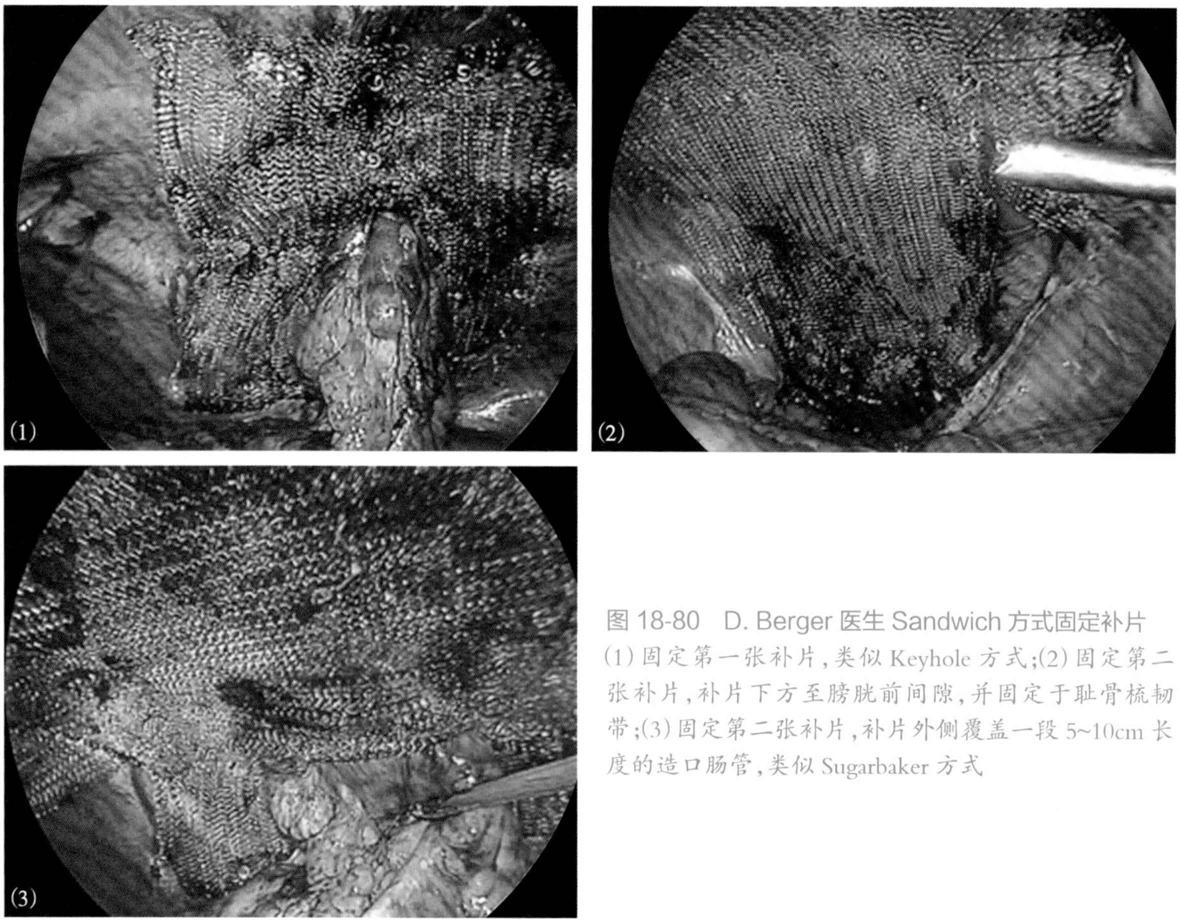

图 18-80　D. Berger 医生 Sandwich 方式固定补片

（1）固定第一张补片，类似 Keyhole 方式；（2）固定第二张补片，补片下方至膀胱前间隙，并固定于耻骨梳韧带；（3）固定第二张补片，补片外侧覆盖一段 5~10cm 长度的造口肠管，类似 Sugarbaker 方式

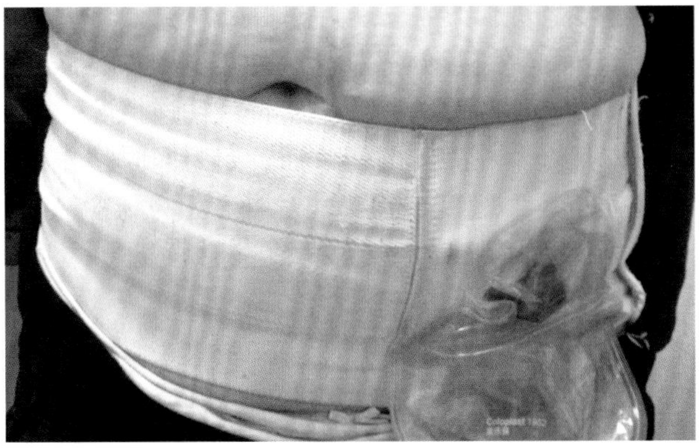

图 18-81 造口专用腹带

【注意事项】

由于需置入补片修补，必须严格无菌操作。分离粘连时注意粘连组织内可能隐藏的肠管，仔细辨识，避免发生损伤却未能及时发现。游离造口肠管时勿损伤肠管及其系膜，尤其是系膜血管，一旦损伤，就可能需要重做造口，造成此次手术修补失败。造口肠管若有损伤，建议修补损伤后放弃补片修补，待半年后再行手术。由于担心肠管损伤影响修补全局，且游离后的造口肠管由于缺乏可靠固定，结肠的排便蠕动依然会使其重新堆积到原来的疝囊内，使修补效果及排便功能不理想，故疝囊内造口肠管多数不建议游离。有些医生在全腹腔镜下缝合关闭疝环，有利于修补效果，但由于张力及特殊的位置，操作较为困难，故很难较为理想地关闭。由于多数防粘连补片不透明，给钉合固定补片增加了难度，需要仔细辨识造口肠管走行，切忌损伤。留置负压引流可帮助术后密切观察腹腔引流液性质，及时发现问题。

【术后处理】

1. 术后 6 小时可少量饮水，术后第一天可视情况进流食，待排气后再进食半流质。另外可予乳果糖等通便药物辅助治疗。

2. 密切观察造口色泽，评估造口血供情况。如留置负压引流管，需密切观察引流液的颜色和性质。

3. 给予充分的镇痛治疗。

4. 建议患者在床上多做翻身、抬腿等活动，并鼓励其早期下床活动，预防深静脉血栓形成，预防肺栓塞及肺部感染。

5. 建议腹带加压包扎 3 个月。

【并发症及处理】

1. 术中并发症　遇到术野粘连非常严重、解剖结构分辨不清时，或分离粘连疑似有粘连小肠、造口肠管损伤时，应及时中转开腹。

2. 术后并发症　①粘连肠管隐匿性损伤、穿孔，多于分离粘连时发生，会导致补片感染，若使用含 e-PTFE 材料的补片，或腹腔感染严重时，必须去除补片，修补穿孔，故术中操作必须非常仔细耐心；②出血，往往系粘连创面分离过多导致，用超声刀分离网膜等粘连可有效避免；③不全性肠梗阻，分为小肠粘连性梗阻和造口肠管梗阻，前者通过胃肠减压等保守治疗大多能缓解，后者需要经造口放置肛管通气通便治疗；④浆液肿，全腹腔镜下造口旁疝补片修补术，因很难做到较完整地去除及缝合关闭疝囊，发生浆液肿的几率较高，积液较少时可以观察，待其吸收，积液量较多时，则建议在超声定位下进行穿刺抽吸，以避免误伤肠管污染补片。

3. 由于腹壁钉合钉固定及补片的刺激，修补区域腹壁疼痛会较为明显，且持续一段时间，应予充分的镇痛处理。腹带加压包扎是较好的缓解疼痛的方式，也是预防复发的有效手段，应建议患者术后下床即开始使用，且使用 3 个月以上。

二、腹腔镜结肠造口旁疝 Lap-re-Do 修补术

腹腔镜结肠造口旁疝修补的 Keyhole 术式、Sugarbaker 术式及 Sandwich 术式，均以补片桥接的方式覆盖造口旁缺损，但是对疝环缺损、皮下疝囊以及冗长的造口肠管均未做处理，术后结肠排便蠕动强，容易复入疝囊，引起复发，且造口功能改善不明显，外观也难以达到造口初始时腹壁的对称状态。Sugarbaker 术式及 Sandwich 术式对较早期的造口旁疝效果明显，但对疝囊较大的后期造口旁疝，两者相对于 Keyhole 术式可以减少复发，但对改善造口功能和腹壁外观也难以令人满意。我中心自 2009 年起，在腹腔镜结肠造口旁疝补片修补术的基础上，针对疝环缺损、皮下疝囊以及冗长的造口肠管分别作相应处理，并于原位重建造口，将腹腔镜的微创优势与开放手术的优势加以结合，创新性地设计一种新术式，定义为“Lap-re-Do”，取得了较好的手术疗效，介绍如下。

【适应证】【禁忌证】【术前准备】

同腹腔镜结肠造口旁疝修补术。

【手术区域准备】

先腹壁手术区域、后造口区域消毒三遍，待干燥后，于结肠造口内置入肛管，以备术中助手导引协助术者辨识造口肠管走行，造口外敷纱布一块，以手术贴膜封闭造口（图 18-82）。

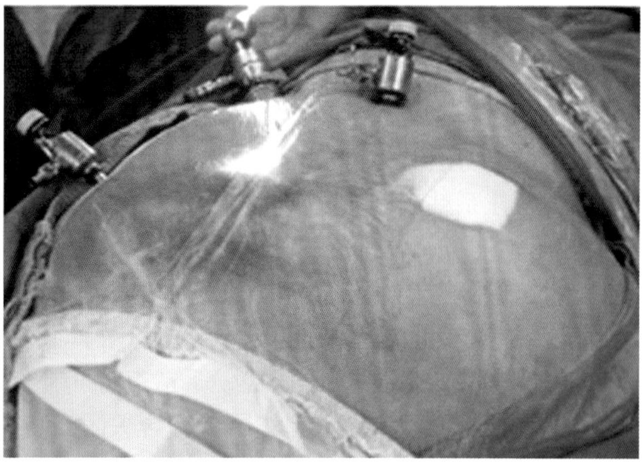

图 18-82　手术区域准备

【体位与套管放置】

同腹腔镜结肠造口旁疝修补术（图 18-83）。

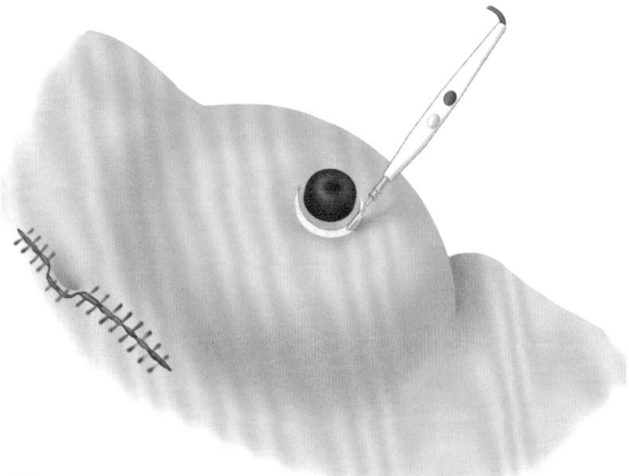

（1）

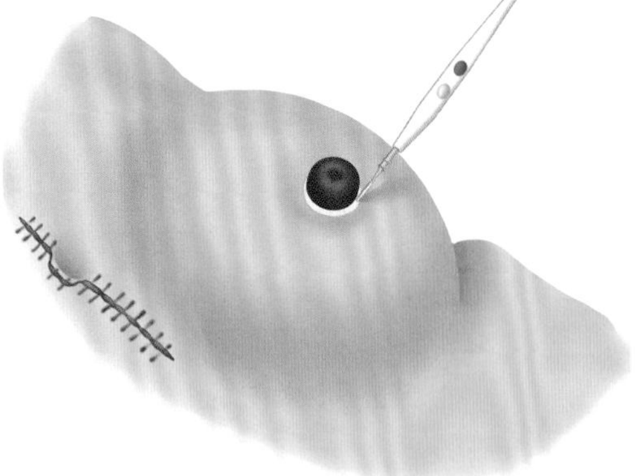

（2）

图 18-83　造口环形切口

（1）造口偏小时原位切开；（2）造口原位切开

【手术步骤】

1. 探查腹腔，分离粘连　探查肝脏、网膜、盆底、原手术区域有无肿瘤复发，腹腔粘连情况，原切口下方是否合并隐匿的切口疝。如为网膜粘连，用超声刀分离，以避免渗血影响术野。如为肠管粘连，建议用腹腔镜剪刀锐性分离，以避免肠管隐匿性热损伤（图 18-84、图 18-85）。

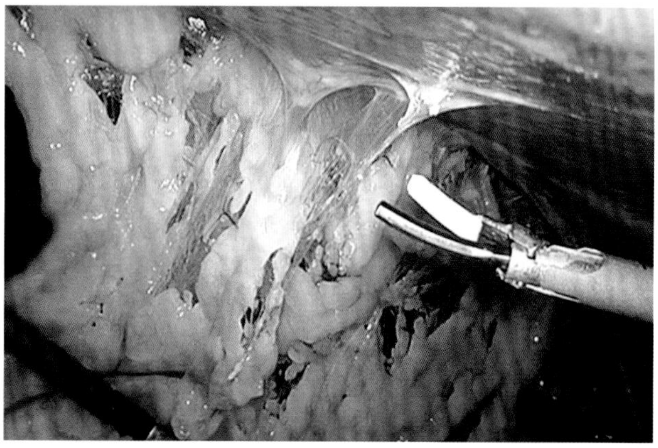

图 18-84　超声刀分离网膜粘连

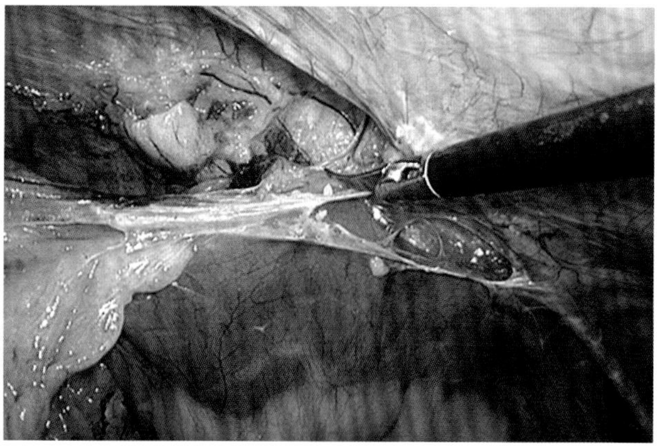

图 18-85　剪刀分离肠管粘连

2. 回纳疝内容物、游离造口肠管、测量疝环大小　用腔镜无损伤钳回纳疝内容物后，超声刀分离造口旁疝内粘连（图 18-86），并尽可能游离造口肠管直至皮下（图 18-87），注意勿损伤造口肠管及其系膜血管。完整暴露造口旁疝（图 18-88），并测量疝环缺损大小（图 18-89）。

3. 开放游离造口肠管　造口区域再次消毒（图 18-90），沿造口黏膜与皮肤交界处行环形切口，切开后拖出造口肠管并用无菌手套封闭，丝线结扎（图 18-91）。如分离粘连过程中有损伤小肠的担心，可经过开放的腹壁拉出可疑肠管进行检查处理。

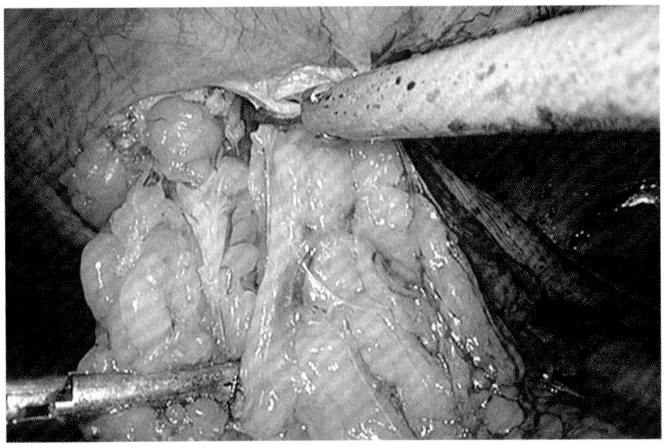

图 18-86　超声刀分离疝内粘连

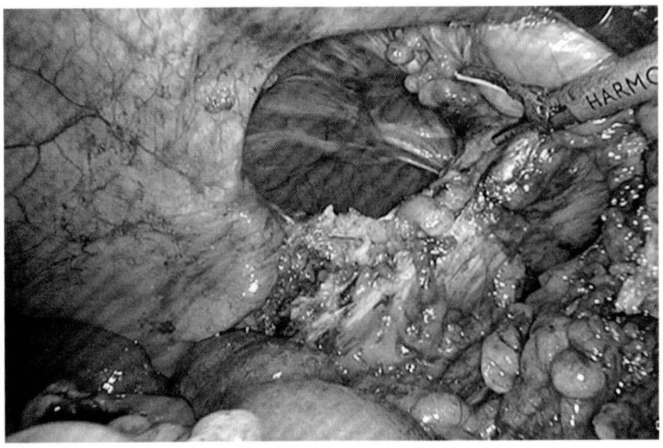

图 18-87　游离造口肠管直至皮下

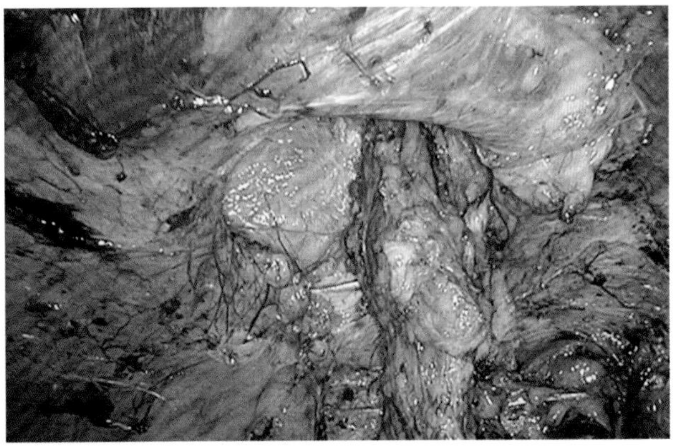

图 18-88　暴露造口旁疝疝环

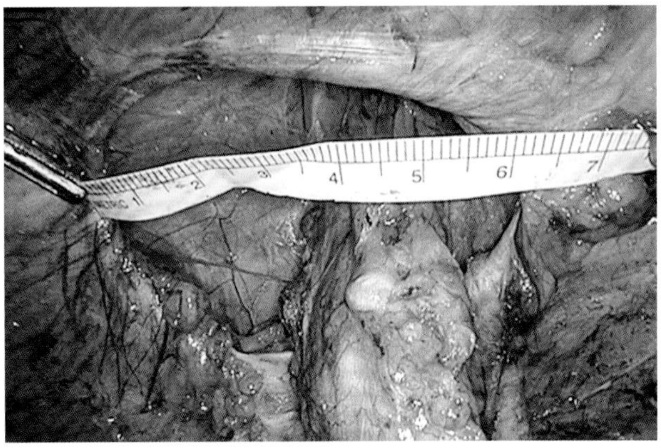

图 18-89　测量疝环缺损大小

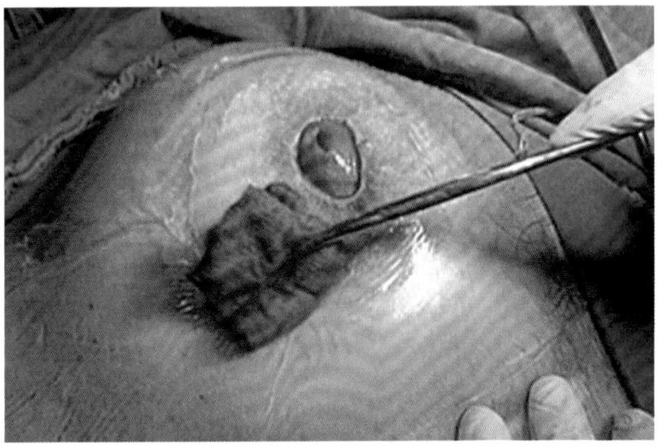

图 18-90　造口开放前造口区域再次消毒

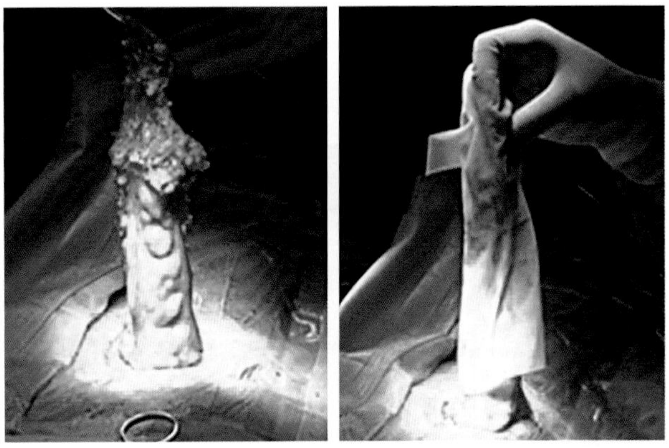

图 18-91　使用无菌手套封闭造口肠管

4. 选择并置入补片　通常根据造口肠管的长度来选择修补方式，造口肠管短的，只能采用 Lap-re-Do Keyhole 方式修补（视频 72），如造口肠管较长，则既可选用 Lap-re-Do Keyhole 方式，又可选用 Lap-re-Do Sugarbaker 方式（视频 73）。如采用 Lap-re-Do Keyhole 方式修补，建议选用专用的 Dynamesh-IPST 补片（图 18-92），通常大小为 15cm × 15cm × 2cm，注意将 PVDF 面朝向腹腔，不要将腹腔内造口肠管留的过长。确定造口肠管长度后，将补片袖套与造口肠管用不可吸收缝线缝合两圈固定（图 18-93），再将补片置入腹腔。使用不可吸收缝线缝合关闭疝环，以造口肠管旁容纳一指尖为度控制缝合松紧（图 18-94）。如采用 Lap-re-Do Sugarbaker 方式修补，则在关闭疝环后，由 12mm 套管置入防粘连补片，通常选用 15cm × 20cm 大小的透明、大网孔轻质补片。

视频 72　复发结肠造口旁疝 Lap-re-Do Keyhole 修补
（姚琪远　复旦大学附属华山医院）

视频 73　结肠造口旁疝 Lap-re-Do Sugarbaker 修补
（姚琪远　复旦大学附属华山医院）

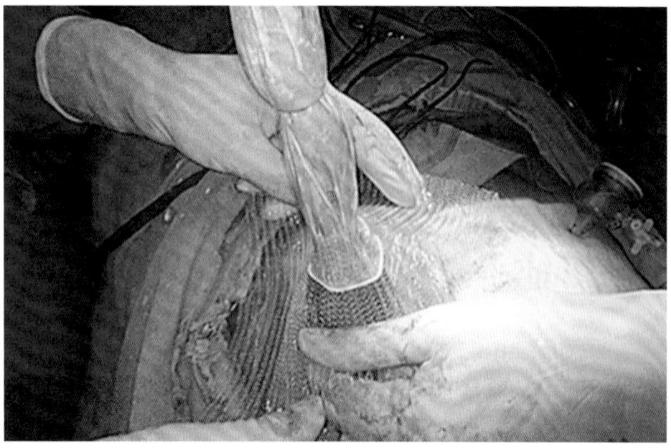

图 18-92　套入 Dynamesh-IPST 补片

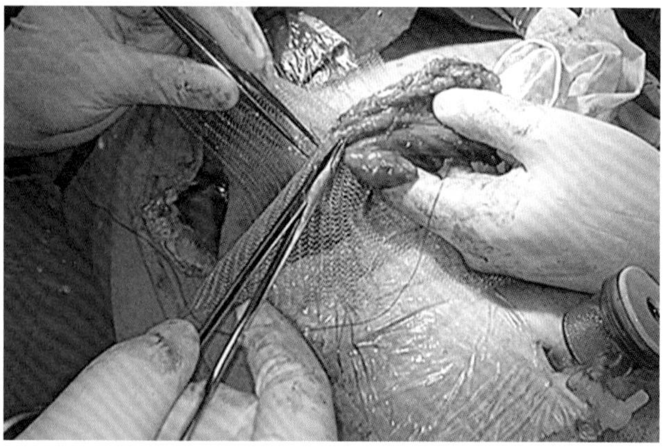

图 18-93　将补片袖套部分与造口肠管缝合固定

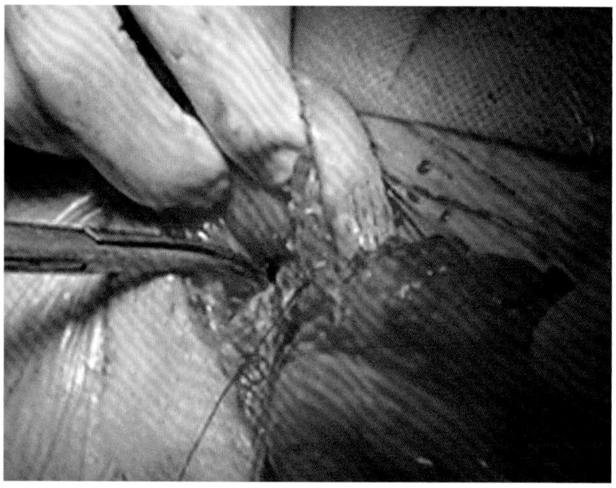

图 18-94　缝合缩小原造口旁疝环缺损

5. 腹腔镜下固定补片　Lap-re-Do Keyhole 修补术，需要调整造口肠管出腹壁的位置，使得补片固定位正好位于腹壁下方，于造口肠管周围及补片边缘以螺旋钉或可吸收钉每隔 1~1.5cm 固定（图 18-95、图 18-96）。Lap-re-Do Sugarbaker 修补术，需要将造口肠管贴合外侧腹壁，补片中心点位于造口中央，补片长轴与身体纵向平行，沿造口肠管周围及补片边缘以螺旋钉或可吸收钉每隔 1~1.5cm 间距固定补片（图 18-97、图 18-98）。

6. 留置负压引流　根据手术创面决定是否留置负压引流，引流管放置位置为造口旁疝修补区域，经过盆底，转由下腹部 5mm 套管孔引出。

7. 原位重建造口　尽可能切除皮下疝囊组织，注意创面止血。采用可吸收缝线缝合关闭原疝囊，视原疝囊大小及缝合满意程度决定是否放置皮下负压引流管。切除冗长造口肠管，原位重建造口（图 18-99）。最后粘贴造口袋，并使用造口专用腹带。

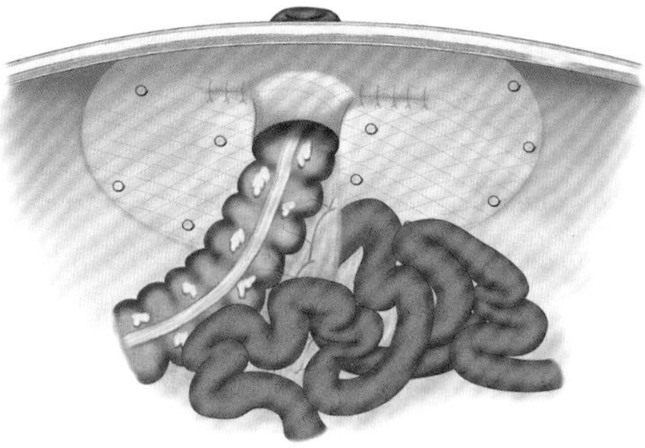

图 18-95　Lap-re-Do Keyhole 钉合补片示意图

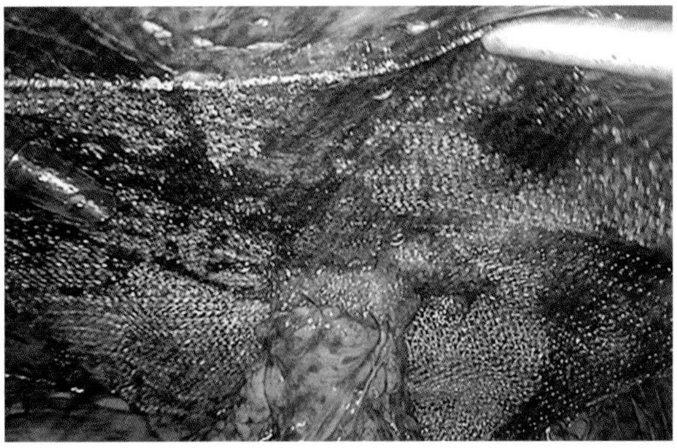

图 18-96　Lap-re-Do Keyhole 钉合补片

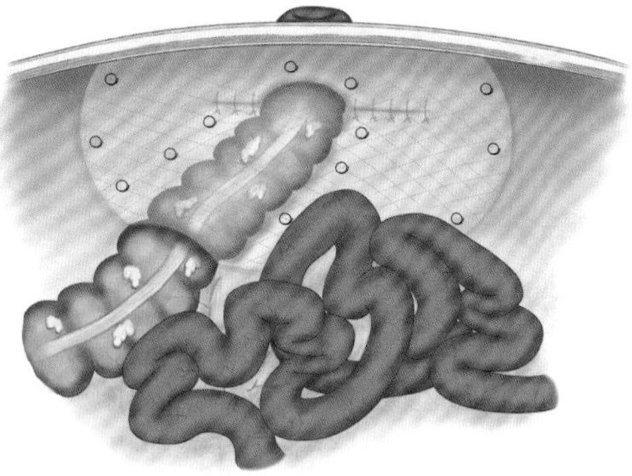

图 18-97　Lap-re-Do Sugarbaker 钉合补片示意图

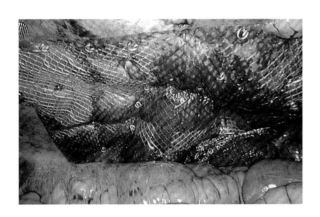

图 18-98　Lap-re-Do Sugarbaker 钉合补片

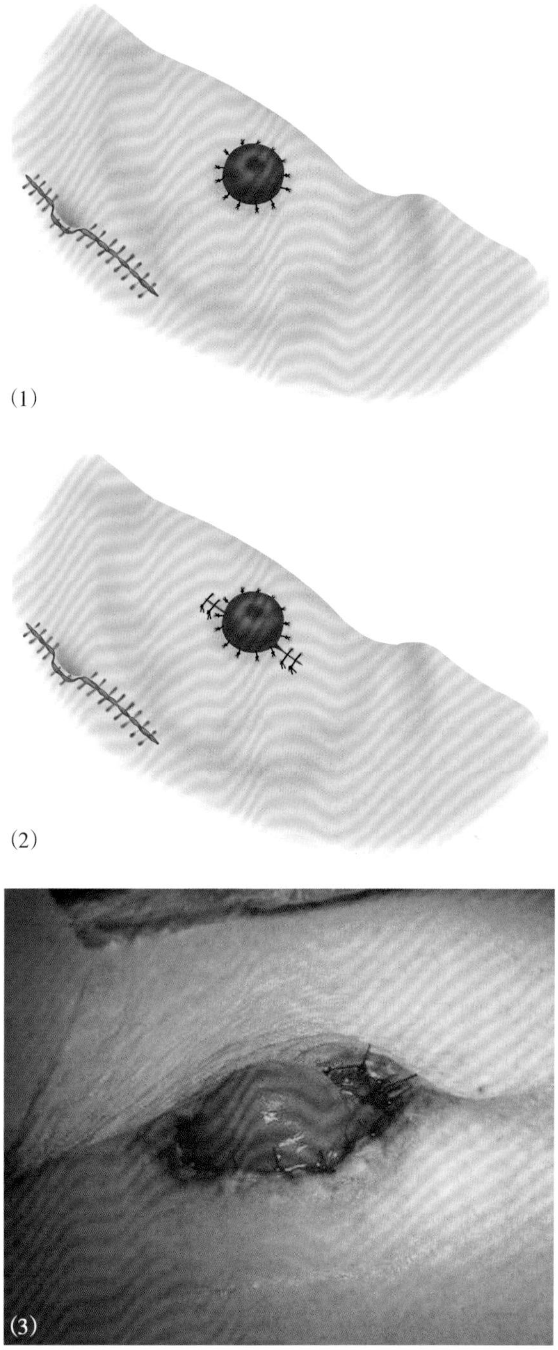

图 18-99　原位重建结肠造口

【要点分析】

Lap-re-Do 修补术腹腔镜下分离粘连、回纳疝内容物、钉合补片等步骤都与全腹腔镜下结肠造口旁疝补片修补术类似，但在这一手术方式中可大胆地使用超声刀进行游离，并尽可能将造口肠管游离至皮下，这样可以减少造口开放时间，减少污染。

Lap-re-Do Keyhole 术式补片固定较为容易，而 Lap-re-Do Sugarbaker 术式补片固定较难。后者补片要平整地贴合腹壁，又要留出造口肠管通畅空间，需以造口周围补片固定为先，造口肠管内可先置入肛管，必要时可将覆盖造口肠管的补片边缘处剪开3cm，以避免卡压肠管导致梗阻。

Lap-re-Do 术式通过缝合疝环、固定造口肠管、切除皮下疝囊组织、切除过长的造口肠管、原位重建造口，达到恢复造口初始状态的目的，这样既能有效降低复发率，预防皮下浆液肿，还能使术后排便功能及腹壁外观达到更好的效果。同时，如果原来造口开口较小或较大，可以在术中调整，从而更大程度地改善患者生活质量。

【注意事项】

因 Lap-re-Do 手术涉及重建造口，手术区域有污染风险，而且要放置人工合成材料进行修补，所以需更加注意无菌操作。术中及时封闭及消毒开放的造口和造口区域、避免肠管损伤、关闭并引流皮下疝囊、选择合适的大网孔防粘连补片等措施，均能最大限度地预防造口周围区域感染。

【术后处理】

同腹腔镜结肠造口旁疝修补术

【并发症及处理】

1. 术中并发症　分离粘连疑似有小肠损伤时，可以通过造口原位环形切口拖出小肠进行检查及处理。造口肠管一旦损伤，如为全层破裂需要在腹腔镜下缝合破损处，以减少造口区域污染，如仅为浆膜层损伤，则可待开放手术步骤时视情况决定，进行局部修补，或连同冗长的造口肠管一并切除。如果术野粘连非常严重，解剖结构分辨不清，应及时中转开腹。

2. 术后并发症　①粘连肠管隐匿性损伤，多系分离粘连时发生，应注意仔细辨识隐藏的肠管，避免使用超声刀等热损伤手术器械分离致密的肠管粘连，如发生需再次手术处理；②出血，往往与粘连创面分离过多有关，用超声刀分离网膜等粘连可有效避免；③肠梗阻，分为小肠粘连性梗阻和造口肠管梗阻，前者通过胃肠减压等保守治疗大多能缓解，后者需要放置肛管通气通便；④疝囊化脓感染或补片感染，前者需要穿刺置管引流，腹腔内感染或补片感染多需要再次手术去除补片；⑤浆液肿，Lap-re-Do 术式因结合开放手术去除疝囊壁，发生浆液肿的几率较低，如果积液量较多，建议在超声定位下进行穿刺，以避免误伤肠管。

3. 患者术后会因腹壁疼痛不愿下床，导致下肢深静脉血栓和肺栓塞的风险增大，应鼓励患者早期活动，并重视疼痛管理和深静脉血栓预防性治疗。

三、腹腔镜回肠代膀胱造口旁疝补片修补术

回肠代膀胱造瘘术，又称 Bricker 手术，是泌尿外科治疗膀胱癌及各类难治性膀胱炎的常用手术方法。该手术需要截取一段回肠替代膀胱，并在腹壁造口，术后约 5%~65% 的患者会出现回肠造口旁疝，并有各类症状，多数需要再次手术治疗。

【适应证】

1. 回肠代膀胱术后出现造口旁肿物逐渐增大并伴有腹胀、腹痛等症状；

2. 造口袋密封性受影响，导致尿液外渗、护理困难；

3. 造口旁疝内容物回纳困难、常有腹痛且有肠管嵌顿风险；

4. 疝囊较大影响患者外观及正常生活。

【禁忌证】

1. 术前检查评估或术中探查有肿瘤复发；

2. 术前检查发现心肺功能、凝血功能等无法耐受全身麻醉及手术；

3. 术前检查发现合并有感染且控制不佳（尿路感染、肺部感染，造口周围皮肤感染等）。

【术前准备】

1. 术前 12 小时流质饮食，术前 6 小时禁食，清洁肠道准备；

2. 术前 0.5~1 小时预防性使用抗生素一次。

【麻醉】

气管插管全身麻醉。

【手术区域准备】

先腹壁手术区域、后造口区域安尔碘消毒三遍，待干燥后，于回肠造口肠管内留置球囊导尿管，球囊内注入 10ml 生理盐水，造口外敷纱布一块，以手术贴膜封闭造口，用手术巾将术野自中线左右分开，并用手术贴膜将手术巾和腹壁粘贴，以分开手术操作区和相对污染区（图 18-100、图 18-101）。

【体位与套管放置】

患者仰卧位，头低脚高 15°，向左倾斜 15°。因回肠代膀胱造口一般位于右下腹，故术者及扶镜手立于患者左侧，助手立于患者右侧。于左侧腋前线肋缘下 3cm 作小切口，采用开放法或可视穿刺套管，置入 12mm 套管，置入 30° 腹腔镜，探查有无损伤及出血。在腹腔镜监视下，分别于左侧腋前线平脐水平以下区域，以及脐与剑突连线中点，放置 5mm 套管（图 18-102）。

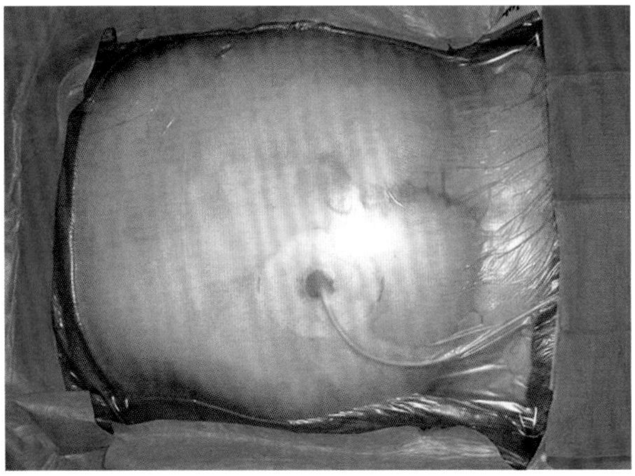

图 18-100　手术区域准备

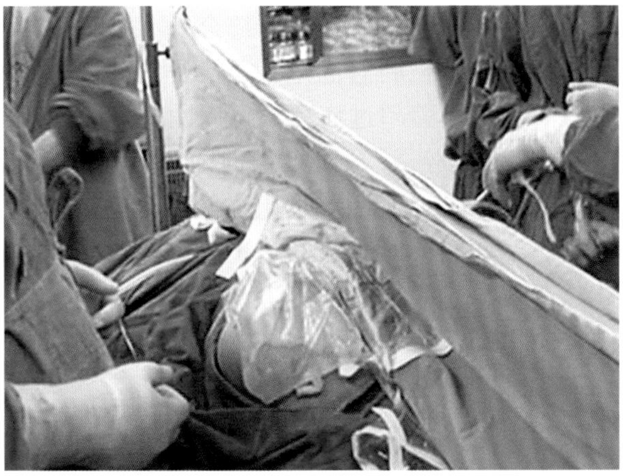

图 18-101　手术区域与造口区域隔离

【手术步骤】(视频 74)

视频 74　腹腔镜回肠代膀胱造口旁疝 Sugarbaker 补片修补术

（姚琪远　复旦大学附属华山医院）

1. 探查腹腔，分离粘连　探查肝脏、网膜、盆底、原手术区域有无肿瘤复发，腹腔粘连情况，原切口下方是否合并隐匿的切口疝。如为网膜粘连，用超声刀分离，以避免渗血影响术野。如为肠管与腹壁致密粘连，建议用腹腔镜剪刀锐性分离，以避免肠管隐匿性热损伤(图 18-103)。

2. 回纳疝内容物　用腹腔镜无损伤抓钳回纳疝内容物(图 18-104)，一般为小肠和网膜，注意动作轻柔避免损伤，疝内容物与疝囊壁常有粘连，需分离粘连后回纳。

3. 测量疝环大小　完全回纳疝内容物后，暴露疝环(图 18-105)，并将疝环周围 5cm 的腹壁区域完全游离，达到可以放置补片的条件，测量疝环缺损大小(图 18-106)。

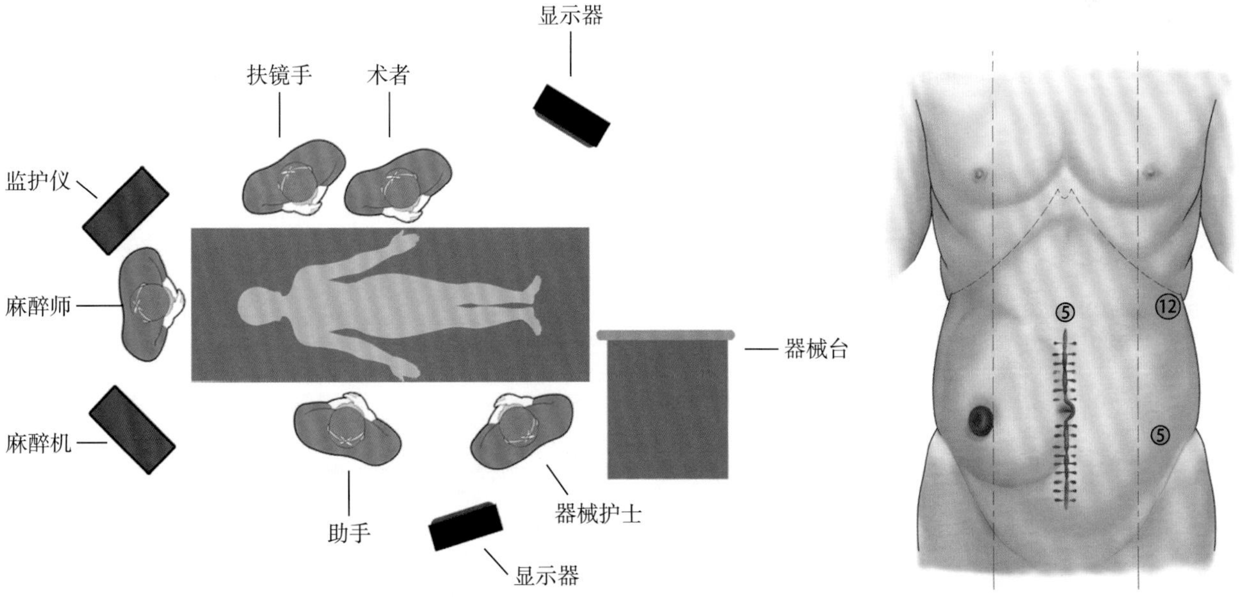

(1)　(2)

图 18-102

(1)手术室布局；(2)套管位置

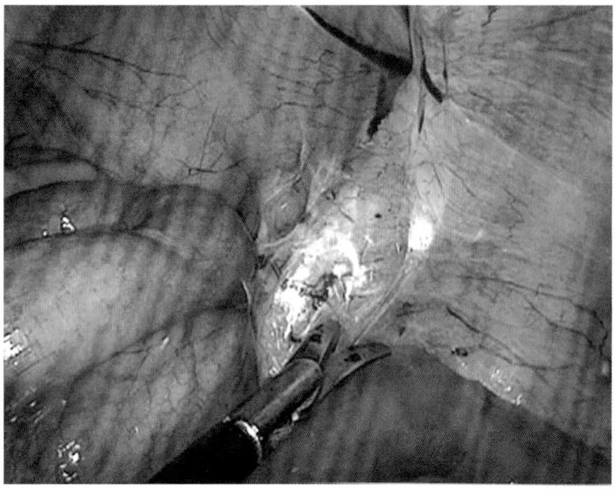

图 18-103　剪刀锐性分离粘连肠管

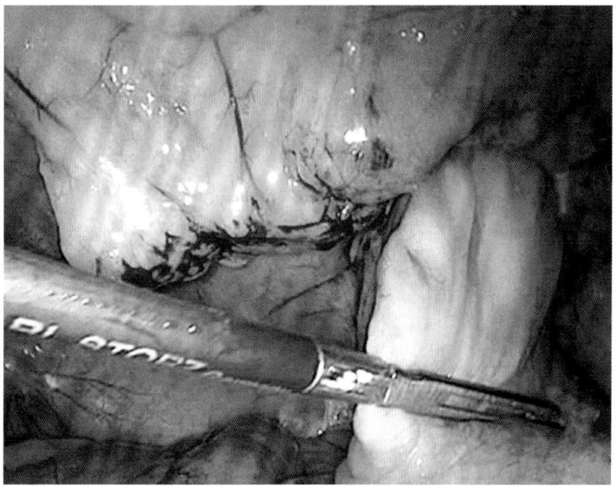

图 18-104　回纳疝内容物

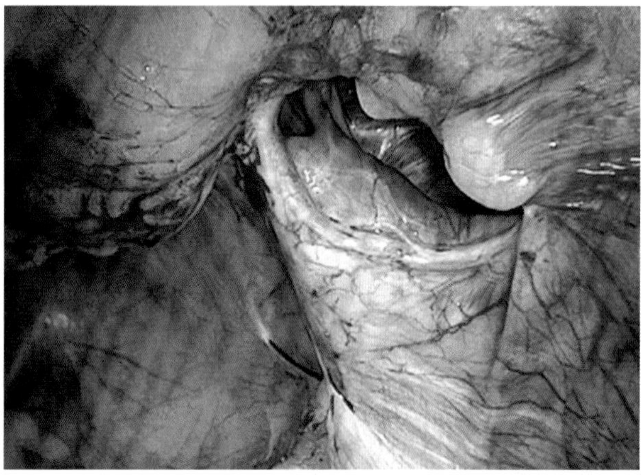

图 18-105　暴露疝环

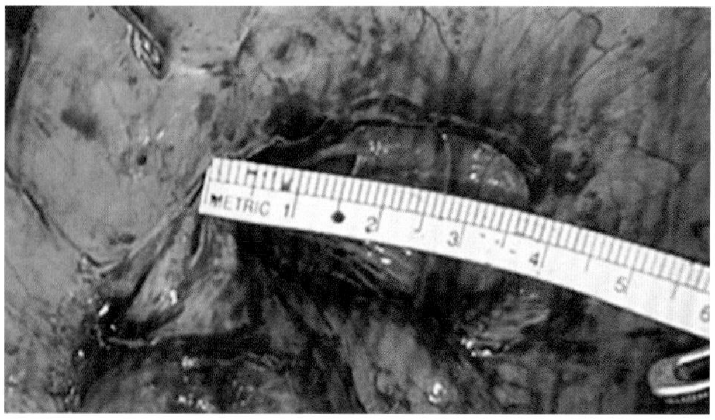

图 18-106　测量疝环缺损大小

4. 缝合疝环　辨识清造口肠管走行，用不可吸收缝线在腹腔镜下对疝环进行缝合。

5. 置入补片，钉合固定　选择尺寸适合的防粘连补片，需要覆盖超过疝环缺损周围 5cm，从 12mm 套管内置入腹腔，注意防粘连面朝向腹腔脏器，采用 Sugarbaker 方法修补，使用螺旋钉或可吸收钉在造口肠管旁及补片周边，间隔 1~1.5cm 钉合钉固定（图 18-107）。

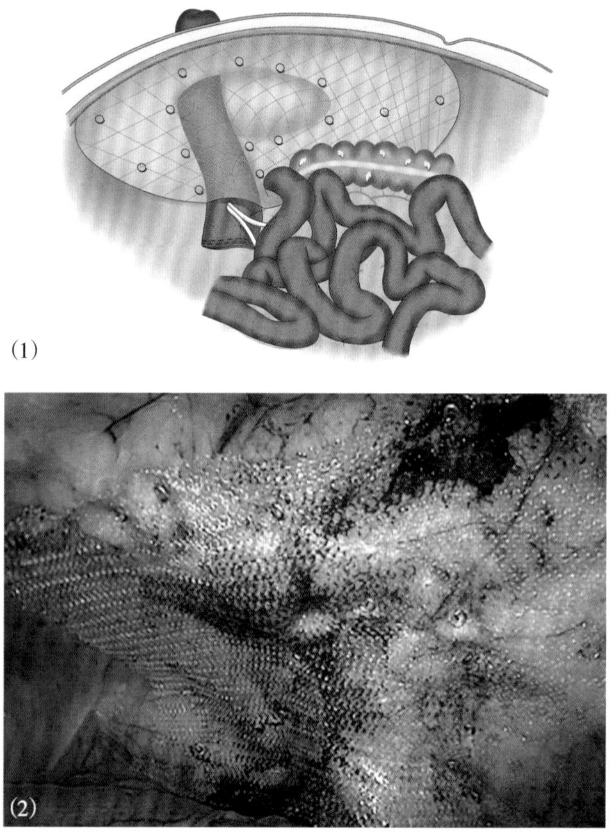

图 18-107　Sugarbaker 方式固定补片

6. 留置负压引流　根据手术创面决定是否留置负压引流，引流管放置位置为造口旁疝修补区域，经过盆底，转由下腹部5mm套管孔引出。

7. 腹腔镜观察下退出各套管，放尽气腹，关闭12mm套管孔，余各套管孔粘合胶对合。粘贴造口袋，并使用造口专用腹带。

【要点分析】

分离粘连时，需辨认回肠造口肠管及其系膜解剖结构。回肠代膀胱造口肠管一般走行于腹膜外，所以从腹腔内手术，需仔细辨认其走行及其系膜血管位置，避免分离粘连或钉合固定时损伤，必要时可以由助手站在造口区域牵拉预留置的导尿管，帮助术者辨认肠管位置。

【注意事项】

钉合补片：采用Sugarbaker方式固定补片，钉合时注意避免损伤造口肠管及其系膜血管、避免损伤髂血管、避免钉合于同侧腹股沟区的疼痛三角区域。

【术后处理】

同腹腔镜结肠造口旁疝修补术。

【并发症及处理】

1. 术中并发症　术野粘连严重，分辨不清时应中转开腹，如损伤造口肠管及其系膜血管，损伤处应妥善修补，并请泌尿外科会诊检查原输尿管回肠吻合口是否通畅。

2. 术后并发症　①粘连肠管隐匿性损伤，发生率约为0~9.1%，多系分离粘连时发生，建议遇到致密肠管粘连使用腹腔镜剪刀进行锐性分离，而不要使用热损伤器械；②出血，往往系粘连创面分离过多所致，用超声刀分离网膜等粘连可有效避免；③肠梗阻，发生率约为6.3%，因回肠代膀胱造口排出的是尿液，所以出现梗阻的几率较低；④补片感染，往往继发于肠管隐匿性损伤，需要再次手术，应尽可能避免选择含有e-PTFE材质的防粘连补片，因这类材料的孔径一般在10μm以下，巨噬细胞等免疫细胞无法进入其中清除感染，一旦感染会形成症状反复的顽固性感染。

3. 由于在腹壁的钉合固定及补片刺激，修补区域腹壁疼痛会较为明显，且持续一段时间，应予充分的镇痛处理，腹带加压包扎是较好缓解疼痛的方式，也是预防复发的有效手段，应建议患者术后下床即使用，且使用3个月以上。

4. 浆液肿　在腹腔镜操作下，很难切除疝囊壁，容易导致术后发生浆液肿。少量积液或没有症状的情况下，多保守观察，待其自行吸收。如果积液量较多，建议在超声定位下进行穿刺抽吸，以避免误伤肠管污染补片。

（何凯　姚琪远）

参考文献

[1] Moreno-Matias J, Serra-Aracil X, *et al*. The prevalence of parastomal hernia after formation of an end colostomy. A new clinic-radiological classification [J]. Colorectal Dis, 2009, 11(2): 173-177.

[2] Israelsson LA. Parastomal hernias [J]. Surgclin North Am, 2008, 88(1): 113-125.

[3] Hansson BM, van Nieuwenhoven EJ, Bleichrodt RP. Promising new technique in the repair of parastomal hernia [J]. Surg Endosc, 2003, 17(11): 1789-1791.

[4] Hansson BM, de Hingh IH, Bleichrodt RP. Laparoscopic parastomal hernia repair is feasible and safe: early results of a prospective clinical study including 55 consecutive patients [J]. Surg Endosc, 2007, 21(6): 989-993.

[5] Hansson BM, Bleichrodt RP, de Hingh IH. Laparoscopic parastomal hernia repair using a keyhole technique results in a high recurrence rate [J]. Surg Endosc, 2009, 23(7): 1456-1459.

[6] Muysoms EE, Hauters PJ, Van Nieuwenhove, *et al*. Laparoscopic repair of parastomal hernias: a multi-centre retrospective review and shift in technique [J]. Acta Chir Belg, 2008, 108(4): 400-404.

[7] Safadi B. Laparoscopic repair of parastomal hernias: early results [J]. Surg Endosc, 2004, 18(4): 676-680.

[8] LeBlanc KA, Bellanger DE, *et al*. Laparoscopic parastomal hernia repair [J]. Hernia, 2005, 9(2): 140-144.

[9] Sugarbaker PH. Peritoneal approach to prosthetic mesh repair of paraostomy hernias [J]. Ann Surg, 1985, 201(3): 344-346.

[10] Berger D, Bietzle M. Laparoscopic repair of parastomal hernias: A single surgeon's experience in 66 patients [J]. Dis Colon Rectum, 2007, 50(10): 1668-1673.

[11] Mclemore EC, Harold KL, Efron JE, *et al*. Parastomal hernia: short-term outcome after laparoscopic and conventional repairs [J]. Surg Innov, 2007, 14(3): 199-204.

[12] Pastor DM, Pauli EM, Koltun KA, *et al*. Parastomal hernia repair: a single center experience [J]. JSLS, 2009, 13(2): 170-175.

[13] Berger D, Bientzle M. Polyvinylidene fluoride: a suitable mesh material for laparoscopic incisional and parastomal hernia repair! A prospective, observational study with 344 patients [J]. Hernia, 2009, 13(2): 167-172.

[14] 姚琪远，何凯．造口旁疝手术治疗术式选择及技术要点[J]．中国实用外科杂志，2012，32(6)：443-445.
[15] 姚琪远，陈浩，丁锐，等．腔镜修复术治疗结肠造口旁疝[J]．中国实用外科杂志，2007，27(6)：465-467.
[16] Halabi WJ，Jafari MD，Carmicheal JC，*et al*. Laparoscopic versus open repair of parastomal hernias：an ACS-NSQIP analysis of short-term outcomes [J]. Surg Endosc，2013，27(11)：4067-4072.
[17] Helgstrand F，Rosenberg J，Kehlet H，*et al*. Risk of morbidity，mortality，and recurrence after parastomal hernia repair：A nationwide study [J]. Dis Colon Rectum，2013，56(11)：1265-1272.

第八节　腹腔镜食管裂孔疝修补术

腹腔镜食管裂孔疝修补术是疝外科难度较高的手术，需要对胃食管结合部及食管裂孔周围解剖有良好的认识以及精准的操作。

【食管裂孔疝分型】

食管裂孔疝的分型对于诊断及治疗都至关重要，根据2013年美国胃肠内镜外科协会的指南，将食管裂孔疝分为4型(图18-108)。

Ⅰ型：滑动型裂孔疝，临床上此型最为多见，占所有食管裂孔疝的95%，此型疝的胃食管连接部上移入胸腔，一般裂孔较小，疝可上下滑动，仰卧时疝出现，站立时消失。因为覆盖裂孔及食管下段的膈食管韧带无缺损，故多无真性疝囊。由于膈食管韧带松弛，使膈下食管段、贲门部经食管裂孔滑行出入胸腔，使正常的食管-胃交接锐角(His角)变为钝角，导致食管下段正常的抗反流机制被破坏，故此型多并发不同程度的胃食管反流。

Ⅱ型：食管旁裂孔疝，少见，胃食管连接部仍位于膈下，而一部分胃底或胃体经扩大的食管裂孔薄弱处进入胸腔，由于存在膈食管韧带的缺损，多具有完整的疝囊。膈下食管段和食管-胃交接角仍保持正常的解剖位置和正常生理性括约肌作用，抗反流机制未被破坏，故此型极少发生胃食管反流。约1/3的巨大食管旁裂孔疝易发生嵌顿。

Ⅲ型：混合型裂孔疝，系前两型并存，且前两型疝后期都可能发展成混合型疝，此型疝胃食管连接部以及胃底大弯侧移位于膈上，胃的疝入部分较大，可达全胃1/3至1/2，并常有嵌顿、绞窄及穿孔等急腹症症状。

Ⅳ型：巨大疝，不仅有胃疝入胸腔，还有其他腹腔内脏器，包括网膜、结肠、小肠等在疝囊内。

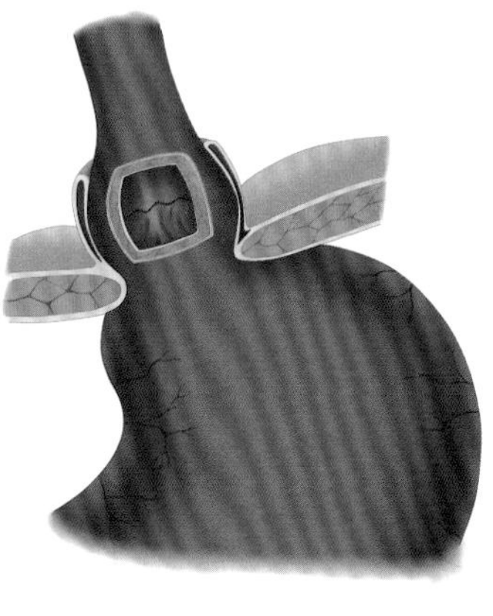

Ⅰ型

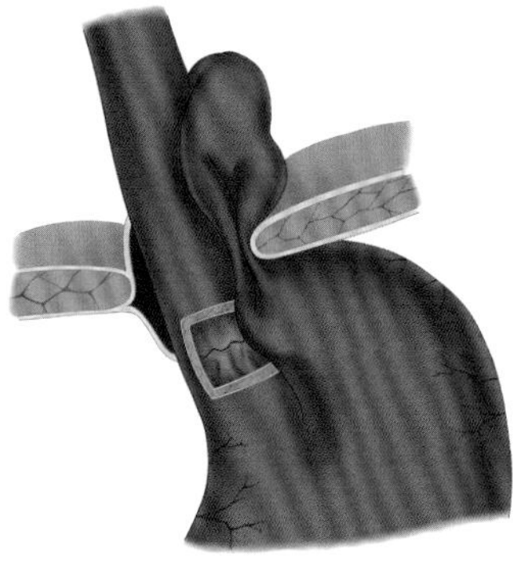

Ⅱ型

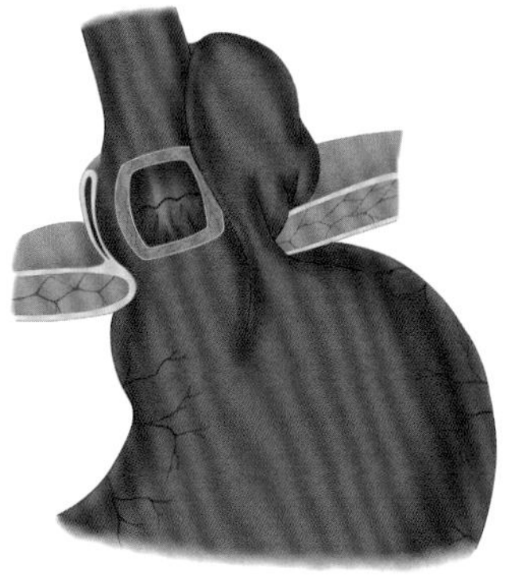

Ⅲ型

图18-108　食管裂孔疝分型

也有学者将Ⅲ、Ⅳ型疝合并为一个类型，统称混合型疝，占除Ⅰ型疝外的大部分(剩余5%中的95%)，而真正的Ⅱ型疝很少见。常见的Ⅰ型疝与Ⅱ、Ⅲ、Ⅳ型疝在临床表现、辅助检查结果及治疗原则上均有很大差别。

【适应证】

1. Ⅱ、Ⅲ、Ⅳ型疝伴有不适症状的患者；

2. Ⅰ型疝症状严重，影响生活，经内科治疗无效或药物不良反应无法耐受；

3. Ⅰ型疝内科治疗有效，但一旦停药后症状反复，且患者不愿意长期服药治疗；

4. Ⅰ型疝已出现严重胃食管反流的并发症，包括：①B级以上食管炎（洛杉矶分级）；②严重食管狭窄及出血等；③严重消化道外病变，如吸入性肺炎及哮喘等。

【禁忌证】

1. Ⅱ、Ⅲ、Ⅳ型疝无任何不适症状；

2. Ⅰ型疝无症状或症状轻微，服用抑酸药物能控制；

3. 合并心肺疾病无法耐受全身麻醉；

4. 有上腹部手术史，上腹部粘连严重。

【手术器械和材料】

超声刀、腹腔镜手术肝脏拉钩、防粘连补片或生物补片、螺旋钉枪。

【术前准备】

1. 纠正贫血、低蛋白血症，调节水电解质平衡；

2. 术前予缓泻剂，如乳果糖等，排尽宿便。

【麻醉】

气管插管全身麻醉。

【体位与套管放置】

全麻后留置尿管，并留置胃管吸净胃液。患者仰卧，双下肢分开，呈大字位，头高脚低30°。剑突与脐部连线中点置入10mm套管，放入腹腔镜。剑突下放置5mm套管为肝脏拉钩置入孔，右上腹锁骨中线肋缘下2指放置5mm套管作为辅助操作孔，左上腹锁骨中线肋缘下2指放置10mm套管为主操作孔，如有必要可在左侧腋前线加一个5mm套管辅助操作。术者立于患者两腿之间，助手立于患者左侧，扶镜手立于患者右侧（图18-109）。

【手术相关解剖】（图18-110、18-111）

【手术步骤】

建立气腹后，以肝脏拉钩挡起肝脏，观察食管裂孔情况，尽量回纳疝内容物（图18-112）。从胃大弯开始以超声刀离断胃网膜左血管与胃壁间血管及胃短血管，打开左侧膈食管韧带，彻底游离胃底，显露左侧膈肌脚（图18-113）。然后沿肝脏边缘切开肝胃韧带，向上打开右侧膈食管韧带，显露右侧膈肌脚（图18-114），游离右侧膈肌脚，并使双侧膈肌脚交汇处在食管后方显露（图18-115）。切开腹段食管前方的膈食管韧带，经食管裂孔游离疝囊并切除，回纳疝内容物。在纵隔内游离食管，使腹段食管长度达到3cm，注意保护迷走神经（图18-116）。将食管向左上方牵起，在食管后以不可吸收线间断缝合膈肌脚，缩小食管裂孔至1.5~2cm（图18-117）。如果膈肌脚薄弱明显或食管裂孔直径>5cm，可以补片加强修补，补片可以钉合或缝合固定。现在多建议将膈肌脚缝合缩小后使用补片加强（图18-118）。然后行胃底折叠，以短松型360° Nissen折叠最常用，以无损伤抓钳夹持胃底经由食管后方绕至食管右侧，一般

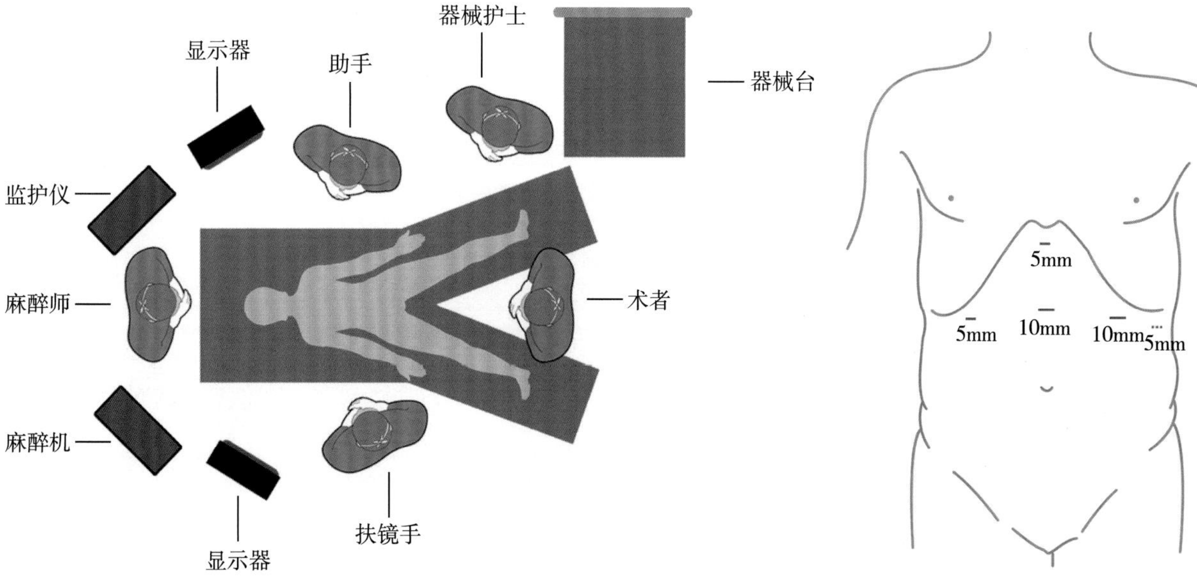

(1)　(2)

图18-109

(1)手术室布局；(2)套管位置

缝合 2~3 针，近端一针固定于食管肌层。折叠后检查折叠袢可容分离钳通过(图 18-119)。其他折叠方式还有 Toupet 折叠(270° 折叠)(视频 75)和 Dor 折叠(180° 折叠)。Toupet 折叠(270° 折叠)是将胃底不完全包绕食管，在食管前壁两侧各缝合 3~4 针(图 18-120)。而 Dor 折叠(180° 折叠)则是将胃底从食管前方覆盖腹段食管，并将胃底与食管缝合 3~4 针。这两种折叠方式也可在合适的患者中应用。可以经肝下至脾窝放置引流管，经右上腹套管孔引出，也可不放置。最后观察术野及各套管孔无出血，逐个关闭切口(图 18-121)。

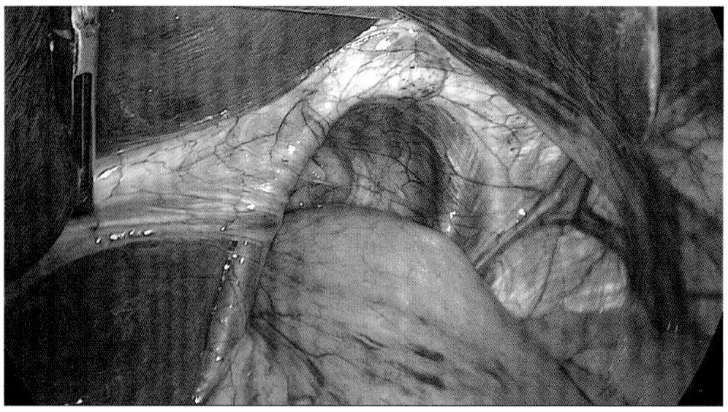

图 18-112　观察食管裂孔，回纳疝内容物

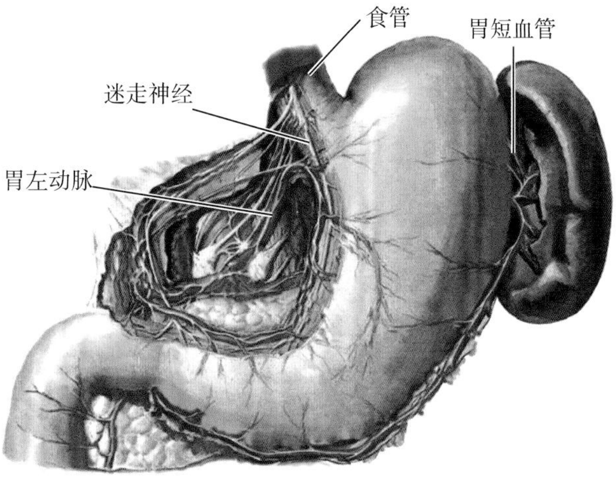

图 18-110　胃食管接合部及邻近器官解剖

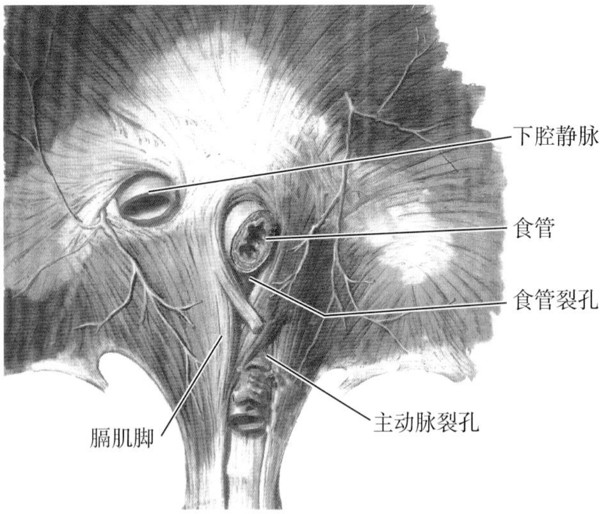

图 18-111　食管裂孔周围解剖

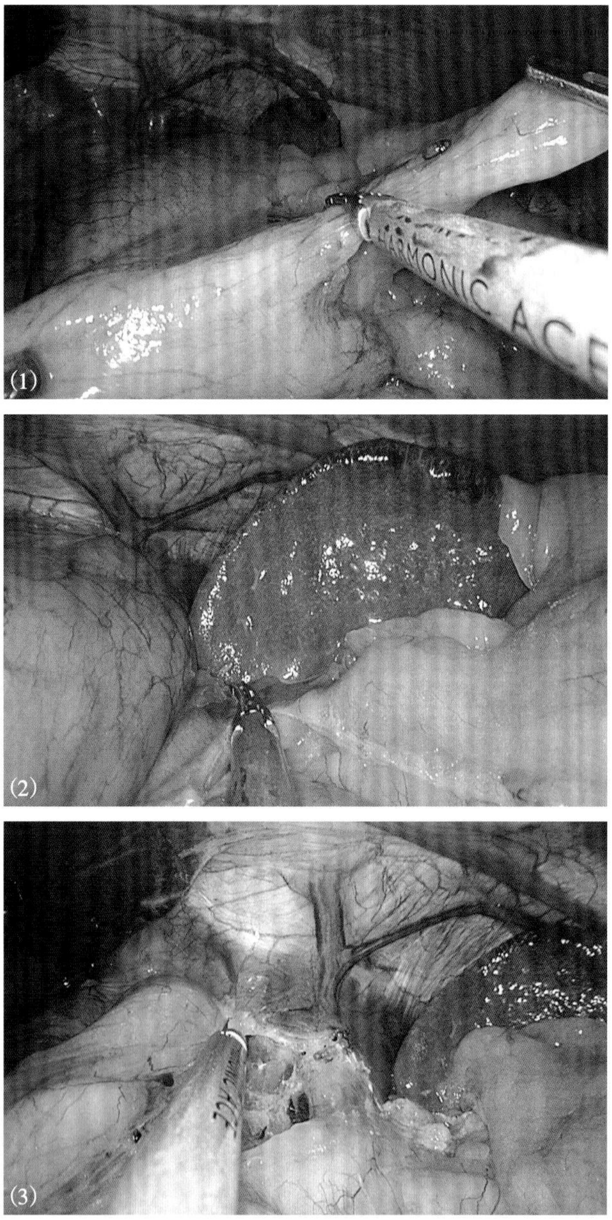

图 18-113　从胃大弯侧开始，离断胃网膜左血管及胃短血管，显露左侧膈肌脚

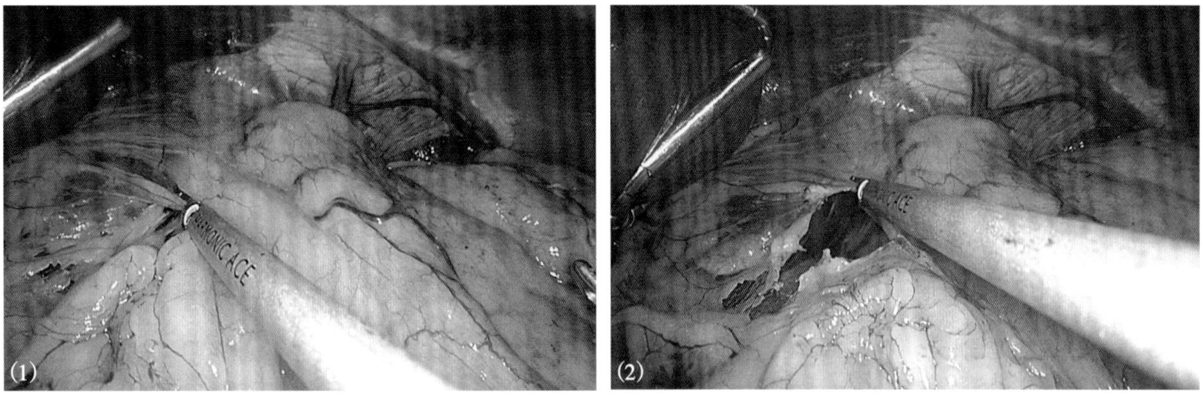

图 18-114　切开肝胃韧带，显露右侧膈肌脚

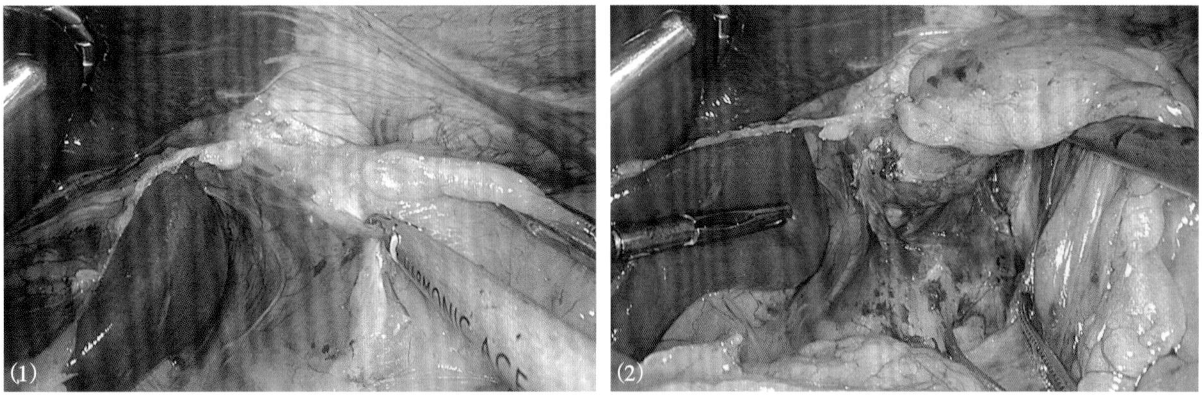

图 18-115　显露双侧膈肌脚交汇处

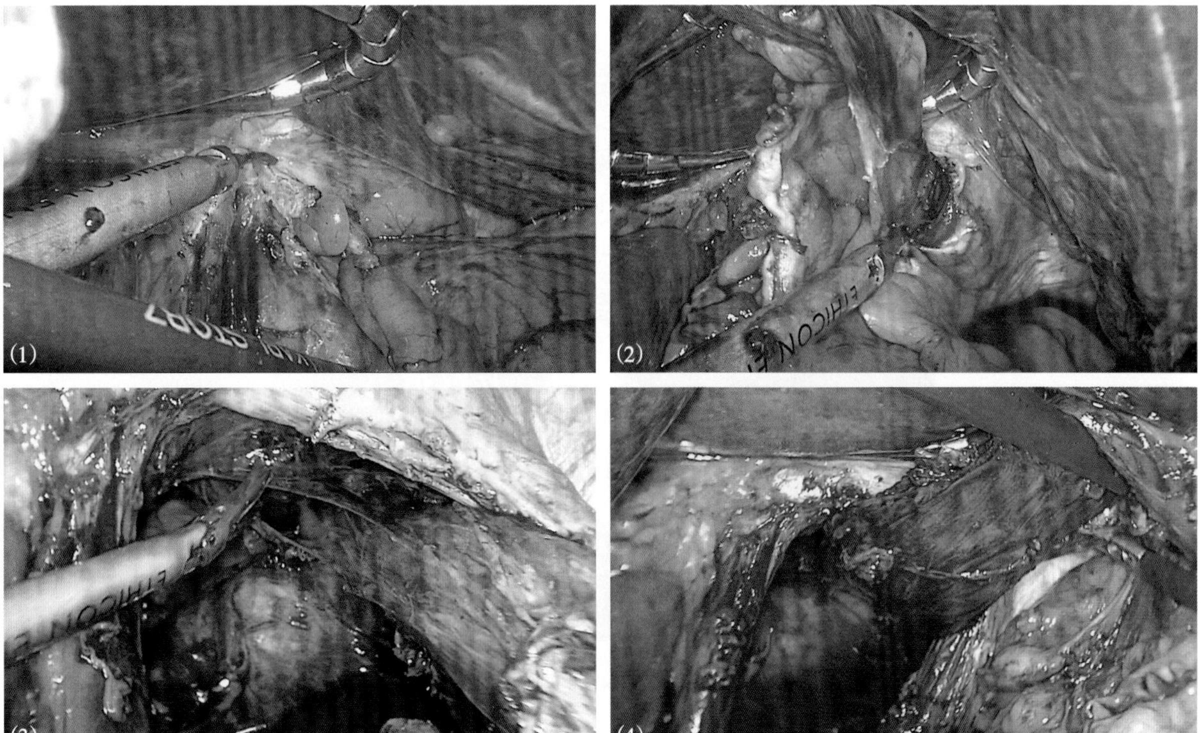

图 18-116　游离疝囊并尽量切除，游离腹段食管至少 3cm

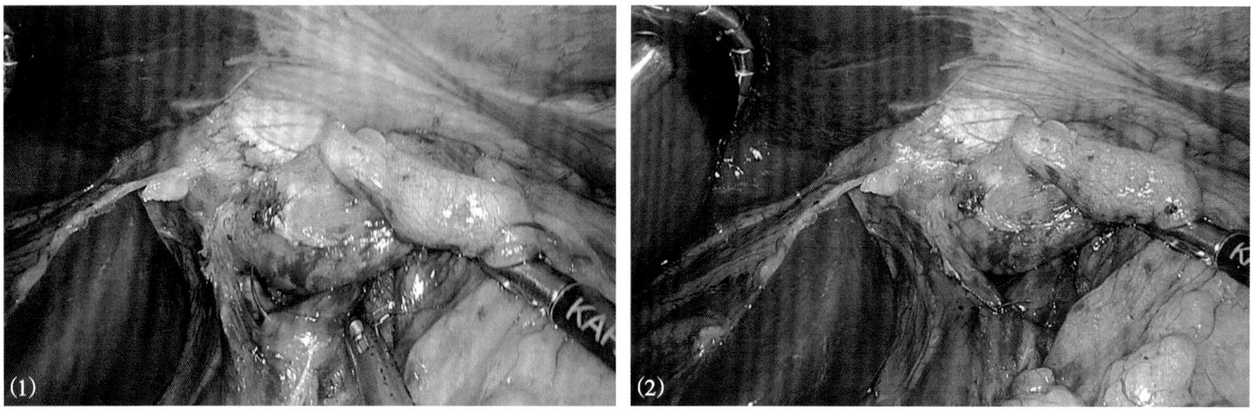

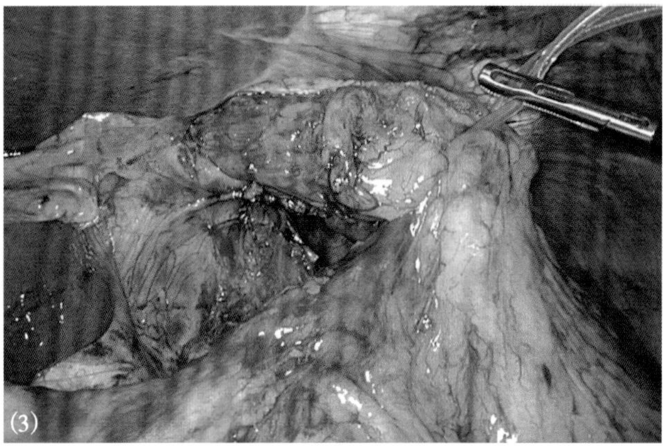

图 18-117　间断缝合膈肌脚

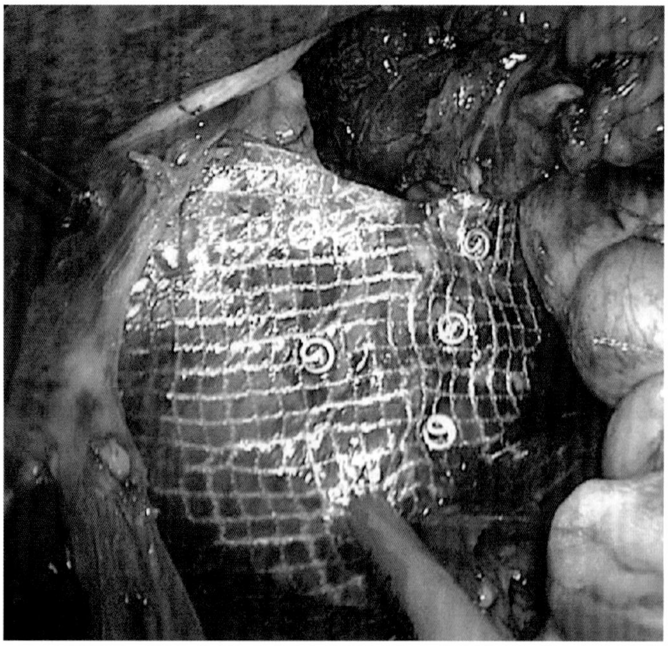

图 18-118　补片加强修补

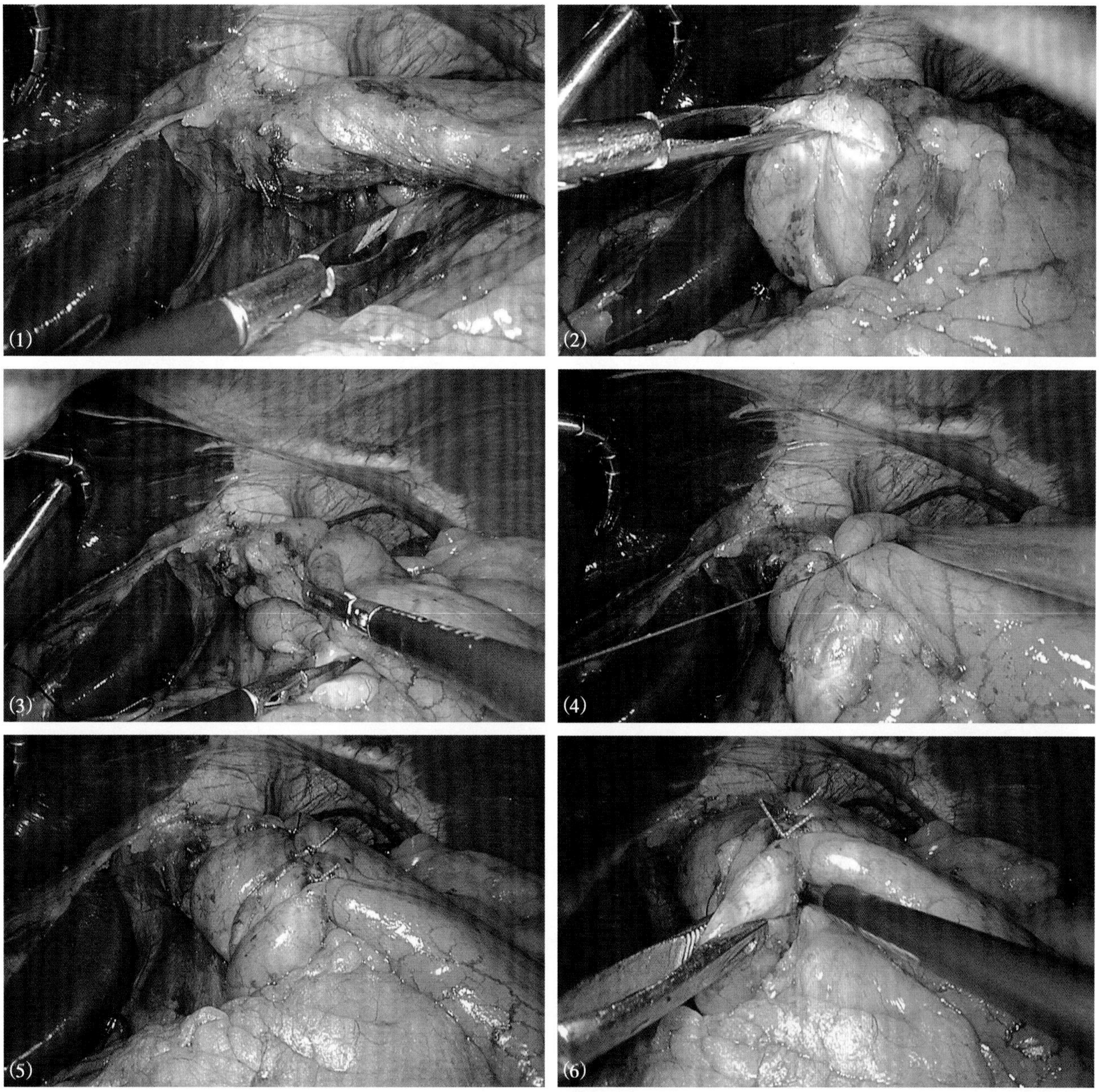

图 18-119　短松型 360° Nissen 胃底折叠

视频 75　腹腔镜食管裂孔疝修补术（Toupet 折叠）
（姚琪远　复旦大学附属华山医院）

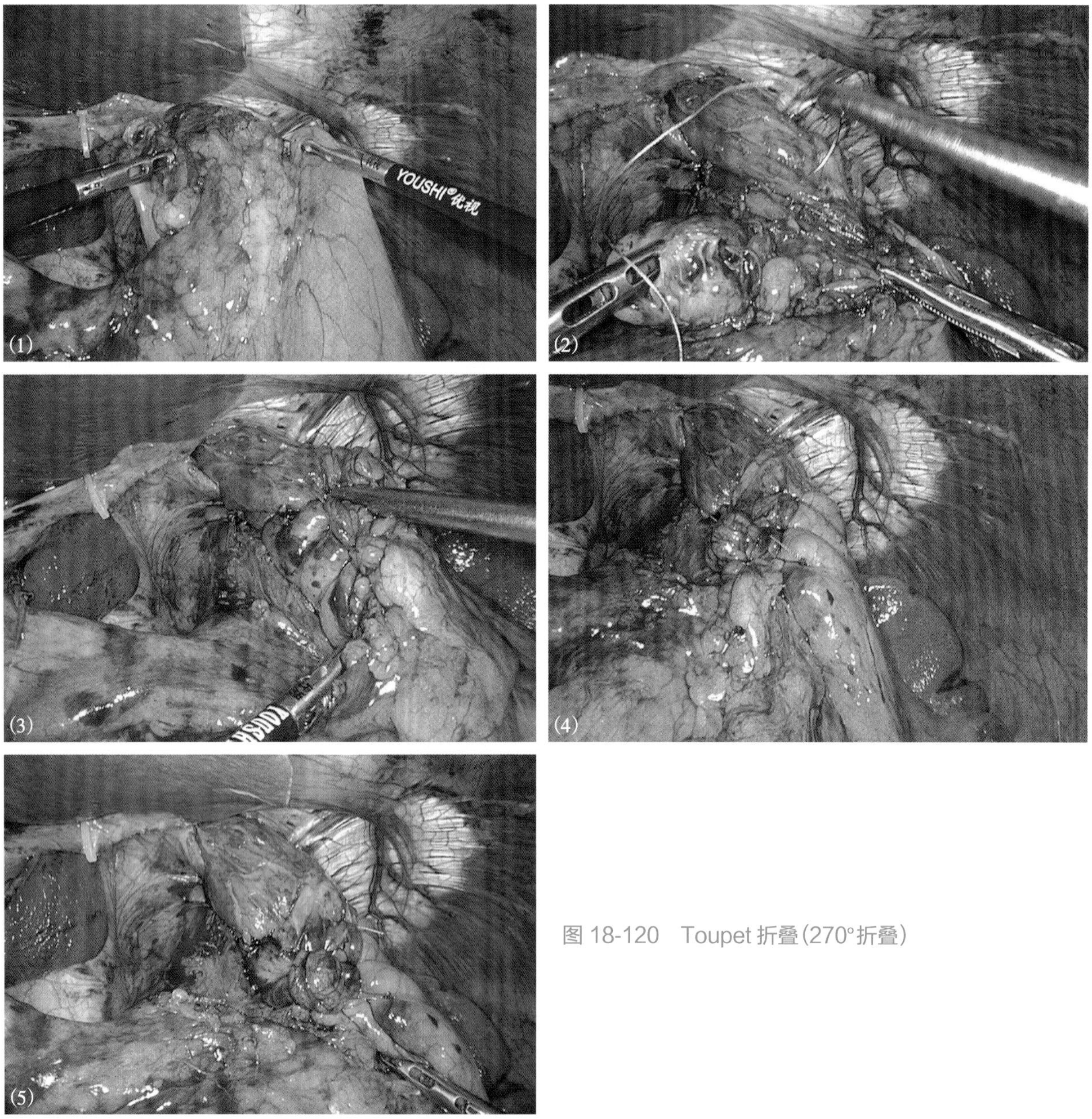

图 18-120　Toupet 折叠（270°折叠）

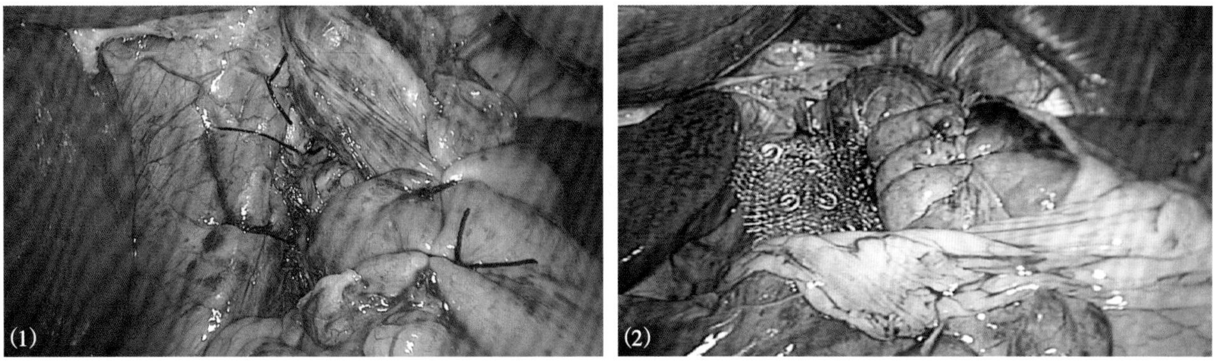

图 18-121 术毕腹腔内情况

【要点分析】

1. 腹腔镜下食管裂孔疝修补最重要的步骤就是显露双侧膈肌脚，修补扩大的食管裂孔后将其重建至合适大小。如果膈肌脚特别薄弱或者食管裂孔过大，单纯的间断缝合修补往往张力过高，容易出现术后复发，这时需要用补片修补。补片修补也是建立在缝合膈肌脚基础上的加强修补，而不是桥接修补。补片应该选择防粘连的复合材料或生物补片，以免造成术后补片相关并发症。另外，补片靠近食管部分切忌修剪，以免产生粗糙边缘侵蚀食管。食管裂孔重建后的大小应在 1.5~2cm 左右，太大容易复发，太小会出现术后进食困难。

2. 食管裂孔疝修补后应常规做胃底折叠，因为手术本身会破坏胃食管连接部周围的支撑结构，从而引起或加重胃食管反流病。如果做短松型 360° Nissen 折叠，都是从左侧开始，离断所有的胃短血管，这样折叠时张力不会过大。如果做 Toupet 折叠或 Dor 折叠，也可以从右侧开始，尽量保留胃短血管，因为这两种折叠方式即使不离断血管，胃底的张力往往也不大，完全可以完成折叠。关于折叠方式的选择还没有定论，但目前以短松型 360° Nissen 折叠最常用。术前或术中食管测压数据有助于指导选择折叠方式。

【注意事项】

1. 患者取仰卧大字位，有利于术者操作。术者站在患者两腿之间，无论是分离还是缝合都十分方便。由于手术区域位置较高，且有肋骨阻挡，无论是经胸还是经腹的开放手术都暴露困难，手术难度较大。而腹腔镜食管裂孔疝修补具有良好视野和操作空间的优势，头高脚低位更有助于显露及缝合。

2. 术中应找到并保护迷走神经，以尽量减少术后腹胀、嗳气等不适症状，避免胃瘫。游离的腹段食管应足够长，这样折叠袢才能位于正确的位置，减少术后疝的复发。

3. 疝囊应尽量切除，但疝囊很大时强行分离切除容易损伤胸膜，这时如果不影响膈肌脚缝合及胃底折叠，也可以保留部分疝囊。

【术后处理】

1. 镇痛　术后往往疼痛较轻无须特殊处理，必要时给予镇痛药物。

2. 饮食　术后 6 小时开始少量饮水，逐步过渡到流质和半流质饮食。由于术后早期患者出现进食梗阻比较常见，所以一般建议术后第 1 个月以半流质或软饭为主，避免进食太快和大块食物。如能顺利过渡到半流质饮食即可出院。

【并发症及处理】

1. 术中并发症

(1) 出血：术中应妥善处理胃短血管，注意保护脾脏，否则可能引起无法控制的出血。如果发生应及时中转开腹，有时甚至要切除脾脏。

(2) 胸腔脏器损伤：固定补片建议使用螺旋钉，避免打穿膈肌损伤胸腔脏器，若无把握，缝合固定更加安全。

(3) 腹腔脏器损伤：除游离胃底时损伤脾脏外，大多数腹腔脏器损伤出现在回纳疝内容物时或牵拉胃食管时。应注意手术操作动作轻柔，解剖结构不清时应以钝性分离为主，避免锐性分离直接损伤脏器。

(4) 气胸：胸膜破裂是术中常见的情况，一般无须胸腔闭式引流，只需手术结束时正压通气使肺复张即可，较大的胸膜破裂可予缝合。

2. 术后并发症

(1) 复发：食管裂孔疝的复发率远高于腹股沟疝、切口疝等其他常见腹壁疝。如果术后出现Ⅰ型疝复发且无不适症状，可以随访。如果复发引起明显的梗阻和反流症状，则需要再次手术。对有经验的医生而言，再次手术也可以在腹腔镜下完成。

(2) 进食困难：术后第 1 个月出现进食困难的患者在一半以上，大多数患者可以自行缓解，术后 6 个月仍有进食困难者低于 5%。非常少的患者需要扩张治疗甚至再次手术。但对于修正手术需慎重，要有客观证据，而且要排除患者精神因素的干扰。

（花荣　姚琪远）

参考文献

[1] Tam V, Winger DG, Nason KS. A systematic review and meta-analysis of mesh vs suture cruroplasty in laparoscopic large hiatal hernia repair [J]. Am J Surg, 2016, 211(1): 226-238.

[2] Watson DI, Thompson SK, Devitt PG, *et al.* Laparoscopic repair of very large hiatus hernia with sutures versus absorbable mesh versus nonabsorbable mesh: a randomized controlled trial [J]. Ann Surg, 2015, 261(2): 282-289.

[3] Müller-Stich BP, Achtstätter V, Diener MK, *et al.* Repair of Paraesophageal Hiatal Hernias——Is a Fundoplication Needed? A Randomized Controlled Pilot Trial [J]. J Am Coll Surg, 2015, 221(2): 602-610.

[4] Kohn GP, Price RR, DeMeester SR, *et al.* Guidelines for the management of hiatal hernia [J]. Surg Endosc, 2013, 21(27): 4409-4428.

[5] Auyang ED, Carter P, Rauth T, *et al.* SAGES clinical spotlight review: endoluminal treatments for gastroesophageal reflux disease (GERD) [J]. Surg Endosc, 2013, 28(27): 2658-2672.

[6] Oelschlager BK, Pellegrini CA, Hunter JG, *et al.* Biologic prosthesis to prevent recurrence after laparoscopic paraesophageal hernia repair: long-term follow-up from a multicenter, prospective, randomized trial [J]. J Am Coll Surg, 2011, 213(4): 461-468.

[7] Koch OO, Asche KU, Berger J, *et al.* Influence of the size of the hiatus on the rate of reherniation after laparoscopic fundoplication and refundopilication with mesh hiatoplasty [J]. Surg Endosc, 2011, 25(4): 1024-1030.

[8] Braghetto I, Korn O, Csendes A, *et al.* Postoperative results after laparoscopic approach for treatment of large hiatal hernias: is mesh always needed? Is the addition of an antireflux procedure necessary? [J]. Int Surg, 2010, 95(1): 80-87.

[9] Awais O, Luketich JD. Management of giant paraesophageal hernia [J]. Minerva Chir, 2009, 64(2): 159-168.

[10] Stylopoulos N, Rattner DW. The history of hiatal hernia surgery from Bowditch to laparoscopy [J]. Ann Surg, 2005, 241(1): 185-193.

[11] Targarona EM, Bendahan G, Balague C, *et al.* Mesh in the hiatus: a controversial issue [J]. Arch Surg, 2004, 139(12): 1286-1296.

[12] Gordon C, Kang JY, Neild PJ, *et al.* The role of the hiatus hernia in gastro-oesophageal reflux disease [J]. Aliment Pharmacol Ther, 2004, 20(7): 719-732.

[13] Watson DI, Jamieson GG, Devitt PG, *et al.* A prospective randomized trial of laparoscopic Nissen fundoplication with anterior vs posterior hiatal repair [J]. Arch Surg, 2001, 136(12): 745-751.

[14] Rogers ML, Duffy JP, Beggs FD, *et al.* Surgical treatment of para-oesophageal hiatal hernia [J]. Ann R Coll Surg Engl, 2001, 83(6): 394-398.

[15] Altorki NK, Yankelevitz D, Skinner DB, *et al.* Massive hiatal hernias: the anatomic basis of repair [J]. J Thorac Cardiovasc Surg, 1998, 115(4): 828-835.

第十九章

精准腹腔镜肥胖与代谢病外科手术

肥胖与代谢病的发病率在全世界范围内迅猛增长，我国肥胖与代谢病问题也呈爆炸性增长。肥胖与代谢病是一种多因素的慢性代谢性疾病，常与2型糖尿病、高血压、血脂异常和心血管疾病、睡眠呼吸暂停综合征、脂肪肝、某些恶性肿瘤、月经紊乱、性功能障碍以及骨关节炎等并存，不但大大增加医疗卫生开支，而且使患者的生活质量下降，预期寿命缩短。

经过数十年的不断发展与改善，目前两种最经典的肥胖与代谢病外科手术术式为胃旁路术和袖状胃切除术。胃旁路术一方面在胃的上部建立一个小胃囊，限制食物摄入量，另一方面将远端空肠和小胃囊吻合，使食物绕过胃大部、十二指肠和第一段空肠，从而有效控制食物摄入量和吸收(图 19-1)。胃旁路术已经有50年历史，治疗肥胖症效果显著，但是传统的开放手术创伤大、切口并发症率高。自从1994年美国的Wittgrove医生首先报道腹腔镜胃旁路术(laparoscopic Roux-en-Y gastric bypass，LRYGB)以来，因其明显的微创优势，现已成为治疗肥胖与代谢病的金标准术式。腹腔镜袖状胃切除术(laparoscopic sleeve gastrectomy，LSG)操作相对简单，减重及治疗代谢性疾病效果理想，近年来也得到了广泛的开展。该术式顺着胃大弯的走行方向，保留4~6cm幽门以上胃窦，切除胃的大部，使残留的胃呈“衣袖状”，减少了胃容量，降低刺激产生饥饿感的激素分泌(图 19-2)。我国专家首先提出精准肥胖与代谢病手术概念，主张注重各个步骤的精细操作，结果表明，精准手术比传统的手术方式安全性更高、效果更佳。

【适应证】

1. BMI为30~35kg/m^2，合并有高脂血症、痛风、冠心病、2型糖尿病、高血压、退行性骨关节变、脂肪肝、睡眠呼吸暂停综合征之一。

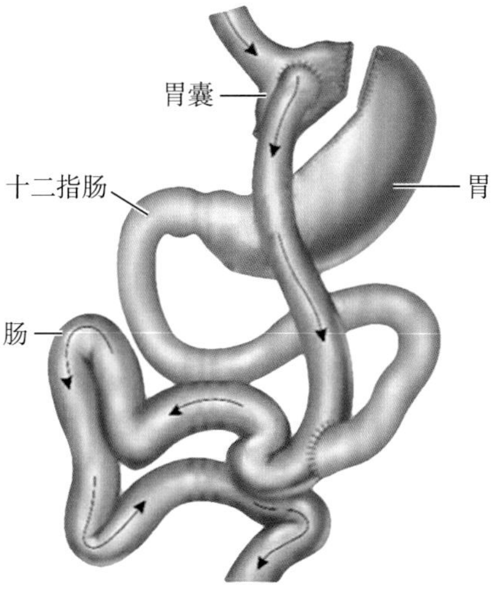

图 19-1　胃旁路术示意图

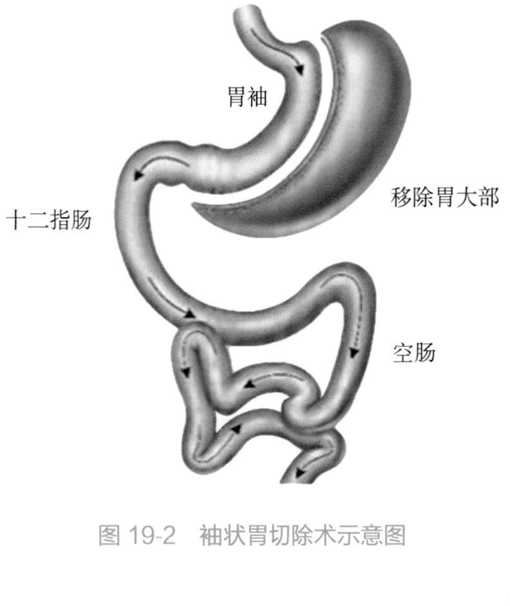

图 19-2　袖状胃切除术示意图

2. BMI 为 28~29.9kg/m²，或者 BMI 27.5~27.9kg/m²，且男性腰围>90cm，女性腰围>80cm；合并有高脂血症、痛风、冠心病、高血压、退行性骨关节变、脂肪肝、睡眠呼吸暂停综合征、胆结石、月经失调、不育之一项以上；且有通过内科治疗控制不佳的 2 型糖尿病，病史少于 15 年，胰岛细胞功能未衰竭，年龄一般不超过 65 岁。

3. 具有以上 3 条之一，而且通过控制饮食、服用药物或行其他非手术方式减肥失败的患者，并排除继发性肥胖，无吸毒酗酒，女性患者在 2 年内无妊娠计划，精神心理评估术后能配合饮食指导的患者。

4. 家族性胃癌病史，胃体、幽门及十二指肠球部存在溃疡、息肉的患者，可同时行远端胃切除术。

【禁忌证】

绝对手术禁忌证与一般腹腔镜手术相同。

相对禁忌证包括年龄小于 14 岁或大于 65 岁；滥用药物或酒精成瘾，患有难以控制的精神疾病；对代谢病手术风险、预后及可能出现的并发症缺乏理解；术后难以配合随访并坚持良好生活方式；胰岛 B 细胞功能已基本丧失，空腹 C 肽低于正常值下限的 2 型糖尿病患者；合并出凝血功能异常、心肺肝肾功能不全的患者；BMI>30kg/m² 但药物治疗或使用胰岛素能够满意控制血糖的 2 型糖尿病患者；妊娠糖尿病及其他特殊类型糖尿病等。

巨大膈疝、门静脉高压肝硬化、慢性胰腺炎、炎性肠病、腹腔手术史、腹腔内有严重感染或粘连等情况会增加手术难度。

【手术器械】

高清腹腔镜系统，5mm、10mm 30° 或 45° 镜头，肠钳、抓钳、分离钳、超声刀、持针钳、冲洗吸引器械，25cm 布带，可转弯腹腔镜直线切割闭合器，专用引导胃管（图 19-3）。所有器械备加长型。使用直线切割闭合器，在接近幽门的部位一般建议绿色或金色钉仓，接近贲门的部位建议用蓝色钉仓。

【术前准备】

血常规、生化指标、胸片、心电图、心脏彩超、肝胆胰脾彩超、泌尿系彩超，肺功能等检查，详细评估手术及麻醉相关风险，及发现胆囊结石等合并症。术前半小时静脉注射抗生素预防感染。

【麻醉】

气管插管全身麻醉。

一、精准腹腔镜胃旁路术

【体位与套管放置】

患者取仰卧大字体位，头高脚低，两腿分开，术者站在患者两腿之间。采用“五孔法”：脐部为 10mm 观察孔，左腋前线肋缘下 10cm 处放置 5mm 套管为主操作孔，右锁骨中线肋缘下 8cm 处放置 12mm 套管，剑突下 5cm 处放置 5mm 套管，左锁骨中线肋缘下 5cm 处放置 5mm，为辅助操作孔（图 19-4）。

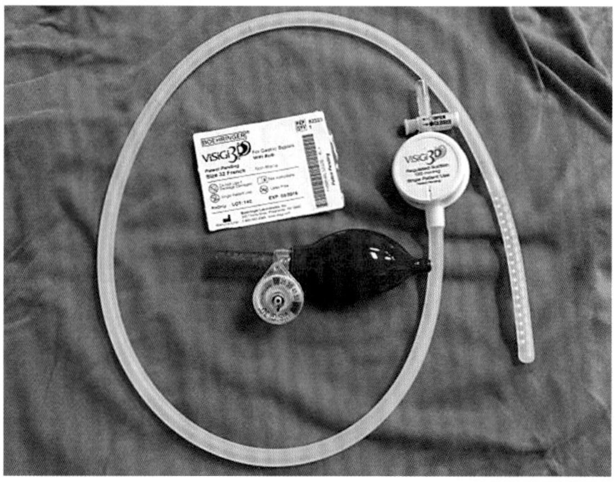

图 19-3　专用引导胃管

【手术步骤】（视频 76）

探查腹腔，经口置入专用引导胃管，排空胃囊。分离贲门左侧腹膜，贲门左侧完全分离后，可见左侧肋膈角（图 19-5）。距离贲门 2cm 处分离胃小弯，注意避免损伤胃壁（图 19-6）。制造进入小网膜囊的裂孔（图 19-7），通过小网膜裂孔置入直线切割闭合器，垂直切割闭合胃前后壁（图 19-8）。专用胃管紧贴胃小弯侧作为指引，向贲门胃底方向置入直线切割闭合器，切割闭合胃，制作胃小囊（图 19-9）。上翻大网膜和横结肠，找到空肠起始端。以 25cm 长的布带精准测量 Treitz 韧带以下胆胰袢长度，常规取 25cm（图 19-10）。用直线切割闭合器切断空肠和部分小肠系膜，再以超声刀分离部分小肠系膜（图 19-11）。从空肠远断端开始测量 Roux 肠袢长度，Roux 肠袢的长度取决于患者的 BMI 及有无糖尿病，BMI 28~40kg/m²，Roux 袢取 125cm；BMI40~60kg/m²，Roux 袢取 150cm；BMI>60kg/m²，Roux 袢取 175cm。若同时合并糖尿病，Roux 袢增加 25cm。在空肠断端以远 125~200cm 处及空肠近侧断端对系膜缘以电钩各作一切口，用以置入腔镜直线切割闭合器。直线切割闭合器前端自两裂口置入，闭合激发，作空肠 - 空肠侧 - 侧吻合（图 19-12），吻合口 6cm。缝合关闭吻合口处空肠共同开口，同时关闭小肠系膜裂孔，预防术后内疝发生。在横结肠系膜无血管区（常位于 Treitz 韧带上方）切开一小口，直径约 3cm，进入胃后小网膜囊内（图 19-13）。将空肠远断端向上送入小网膜囊内，拉到胃小囊旁，用直线切割闭合器行胃小囊空肠吻合（图 19-14）。2-0 可吸收线全层连续缝合关闭胃小囊空肠吻合口共同开口，丝线连续缝合浆肌层，网膜覆盖吻合口。丝线连续缝合关闭横结肠系膜裂孔及 Peterson 孔（图 19-15）。疝修补缝合器全层缝合关闭 12mm 套管孔（图 19-16），排尽气腹，缝合其他各套管孔，手术结束，无须留置胃管或腹腔引流管（图 19-17）。

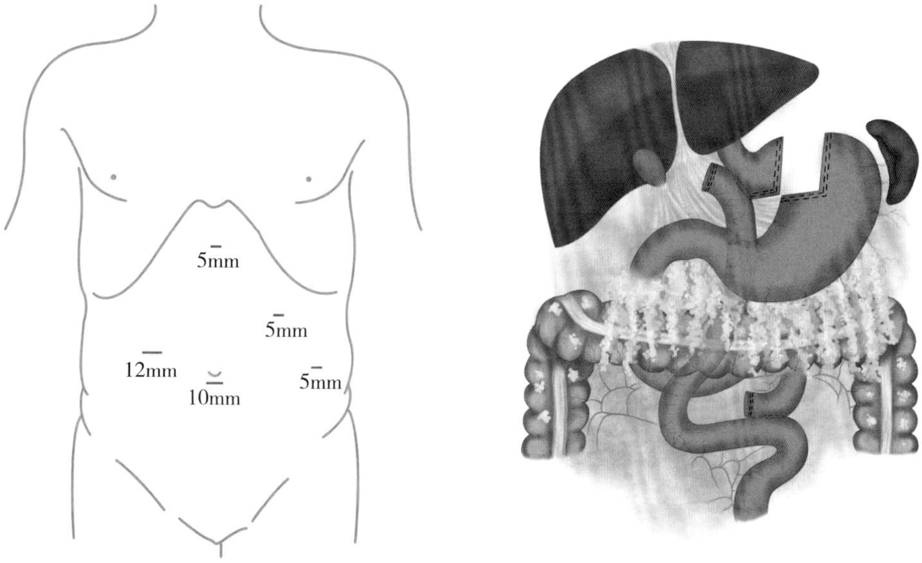

(1)　　(2)

图 19-4
（1）腹腔镜胃旁路术套管位置；（2）解剖示意图（结肠后胃后胃空肠吻合方式）

视频 76　精准腹腔镜胃旁路术
（王存川　杨景哥　杨华　暨南大学附属第一医院）

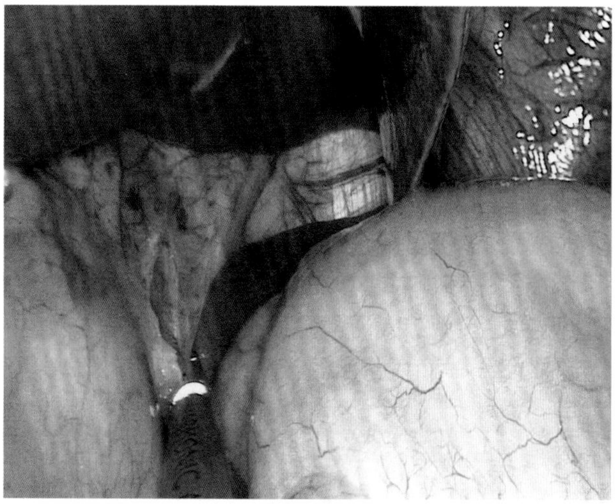

图 19-5　分离胃底至贲门、肋膈角

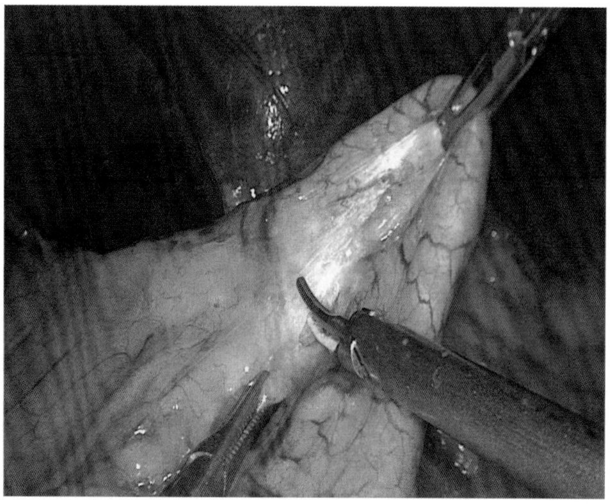

图 19-6　距离贲门 2cm 处分离胃小弯

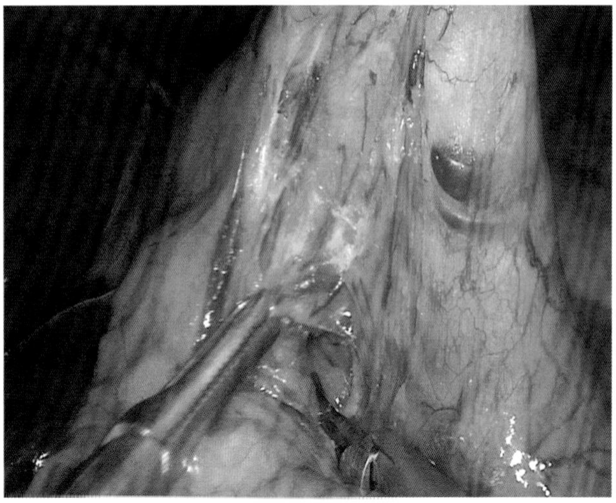

图 19-7　制造进入小网膜囊的裂孔

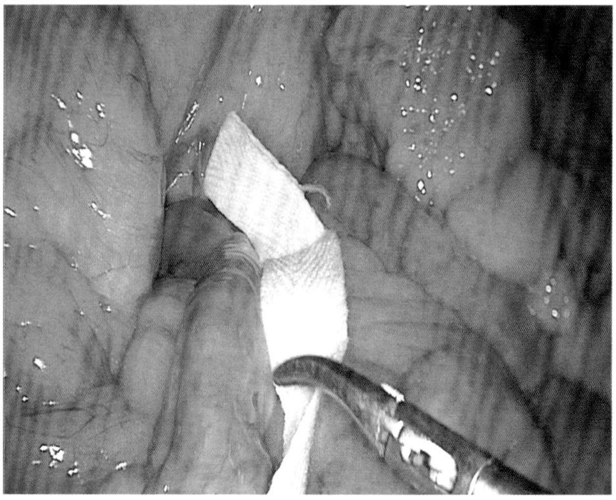

图 19-10　以 25cm 长的布带测量 Treitz 韧带以下胆胰袢长度

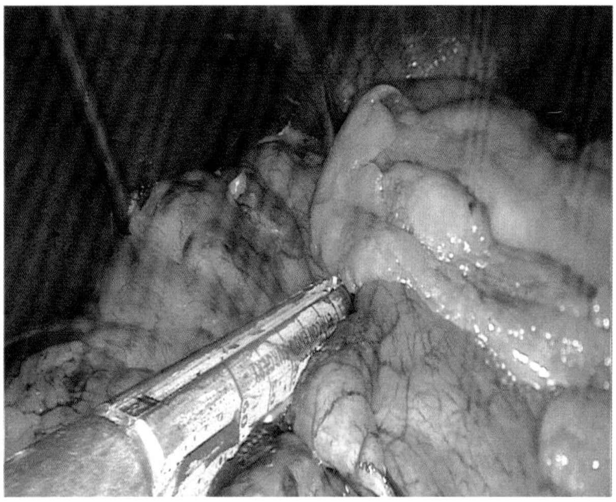

图 19-8　垂直切割闭合胃前后壁

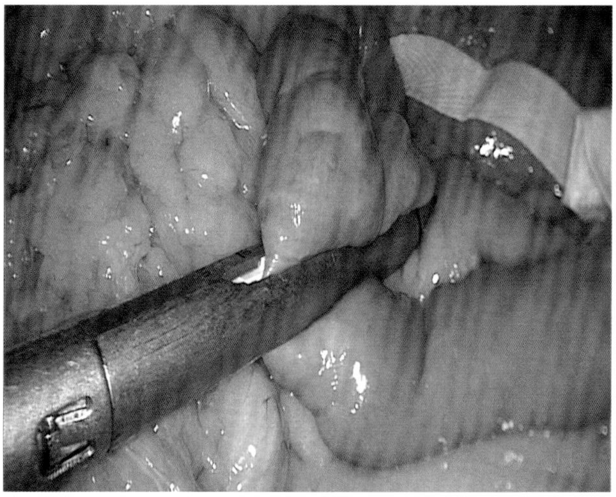

图 19-11　切断空肠和部分小肠系膜

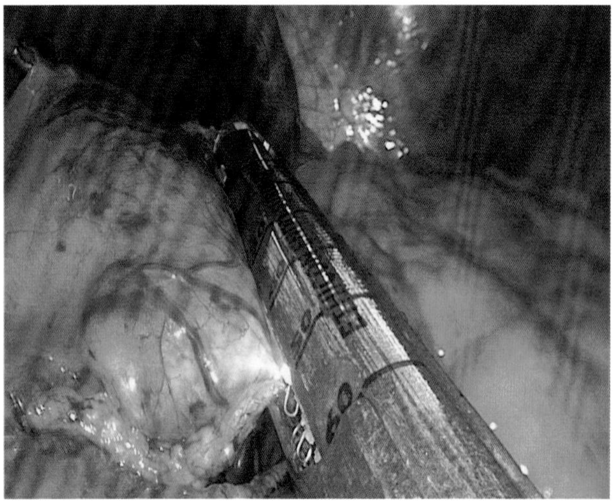

图 19-9　制作胃小囊

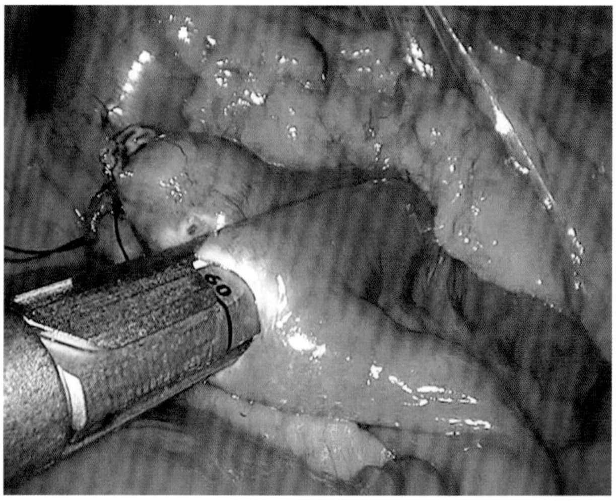

图 19-12　空肠 - 空肠侧 - 侧吻合

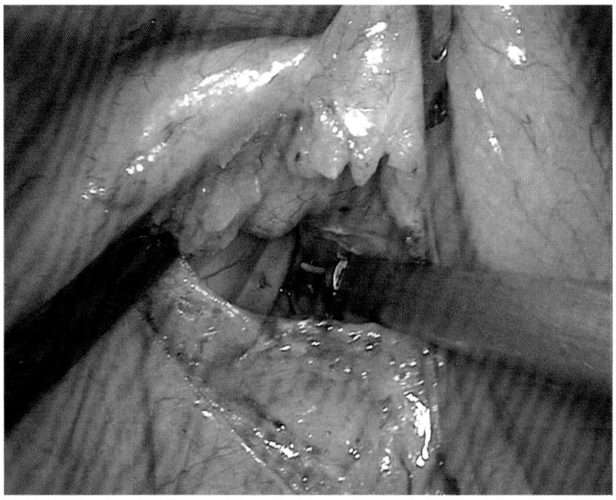

图 19-13　在横结肠系膜切开小孔

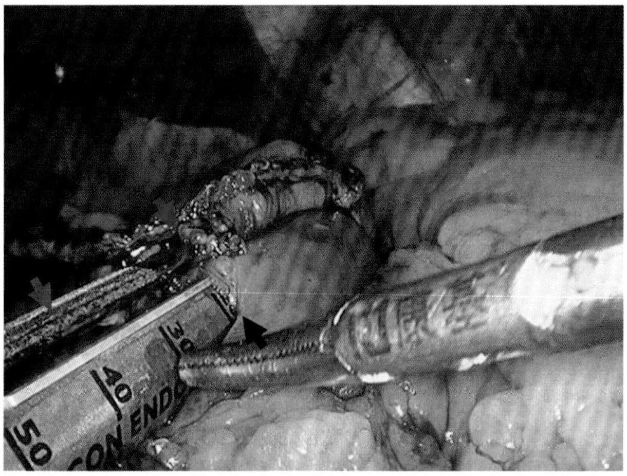

图 19-14　胃小囊空肠吻合

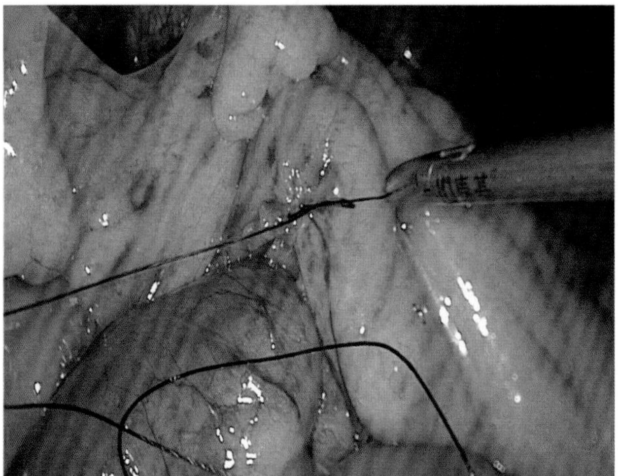

图 19-15　常规关闭各裂孔

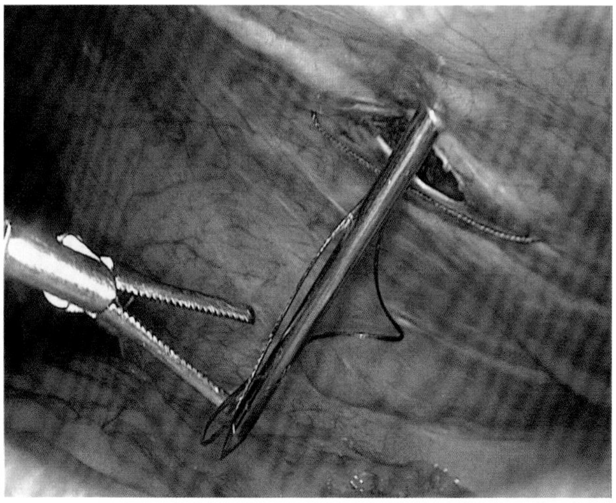

图 19-16　疝修补缝合器全层缝合关闭 12mm 套管孔

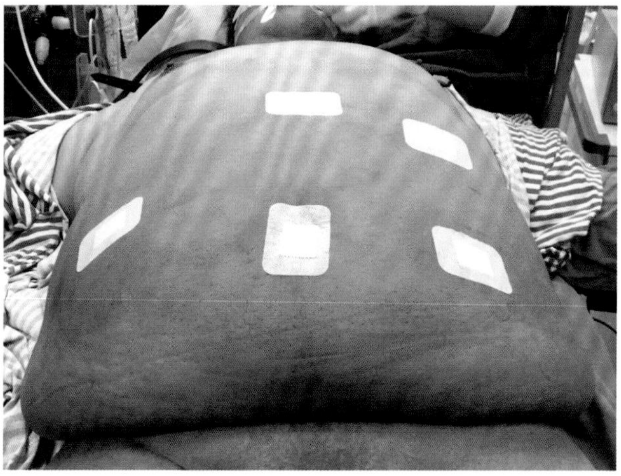

图 19-17　术后腹壁情况

二、精准腹腔镜袖状胃切除术

【体位与套管放置】

体位同胃旁路术。采用"四孔法"，脐部为 12mm 观察孔，用于置入腹腔镜及切割闭合器，其余三孔均为 5mm：左腋前线肋缘下 10cm 处为主操作孔，右锁骨中线肋缘下 8cm 处（同时为置入 5mm 镜头处）、剑突下 5cm 处为辅助操作孔（图 19-18）。

【手术步骤】（视频 77）

探查腹腔，经口置入专用引导胃管，排空胃囊。腹腔探查后向上牵抬肝脏左外叶，显露全胃，贴胃大弯胃壁（网膜血管弓内）切开大网膜，向远端游离至距幽门 3cm 处，向近端游离胃底与脾脏之间的粘连，离断胃脾韧带直至 His 角（图 19-19）。将引导胃管

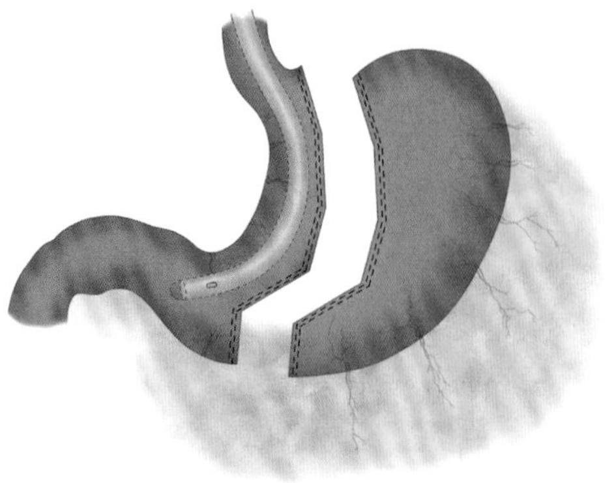

(1)

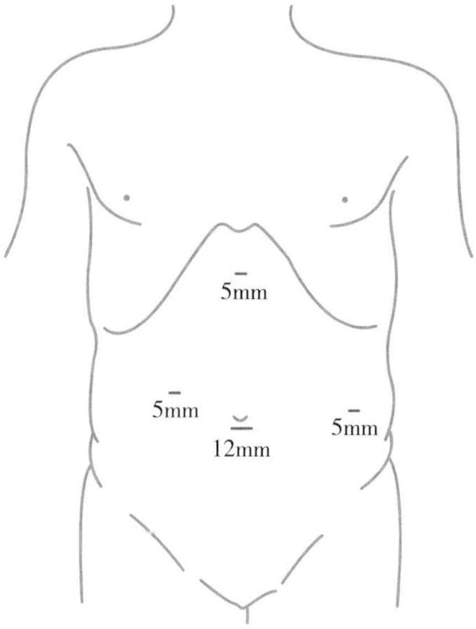

(2)

图 19-18
(1)手术切除范围示意图;(2)套管孔位置

视频 77 精准腹腔镜袖状胃切除术
（王存川 杨景哥 杨华 暨南大学附属第一医院）

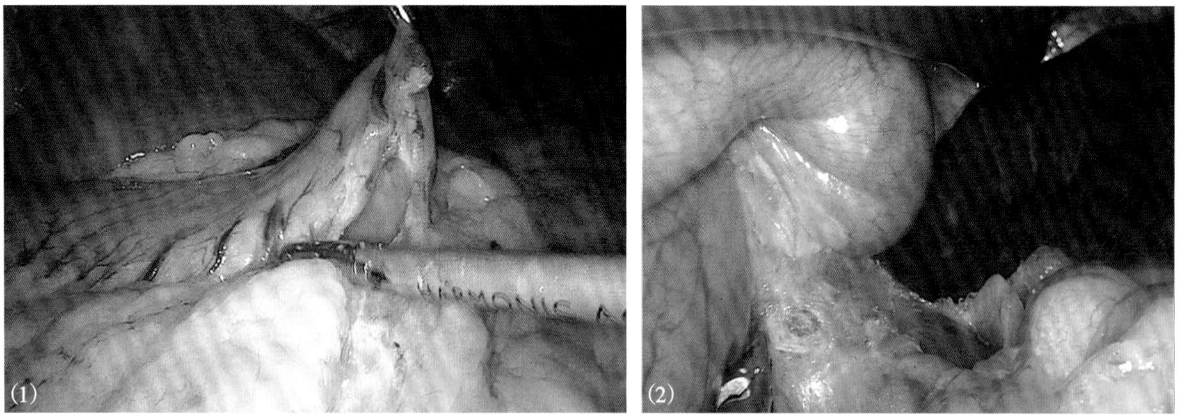

图 19-19 切开大网膜向两侧游离

插入胃内,计划切割线,胃管以 32~36F 最佳。换成 5mm 镜头自右中腹 5mm 套管内置入,从脐部 12mm 套管内置入直线切割闭合器,自距离幽门 3cm 处开始向近端切除胃大弯侧胃体直至 His 角,形成约 60~80ml 的袖状胃囊(图 19-20)。连续浆肌层缝合切缘,将胃大弯创面内翻包埋(图 19-21)。大网膜与切缘缝合复位(图 19-22)。检查手术创面无出血后拔除引导胃管。切除的胃组织装入标本袋,从脐部套管口取出。不需要留置胃管、引流管、尿管,排尽气腹,缝合各套管孔(图 19-23)。

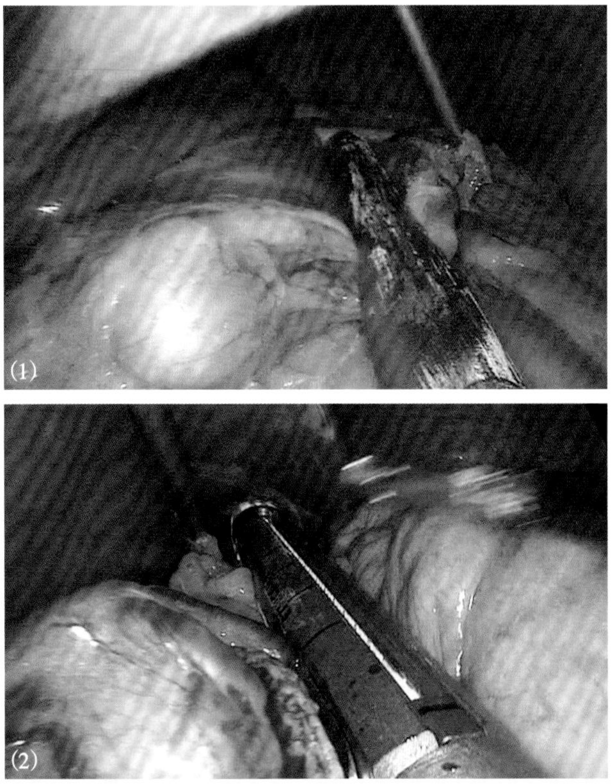

图 19-20 切除胃大弯侧胃体直至 His 角

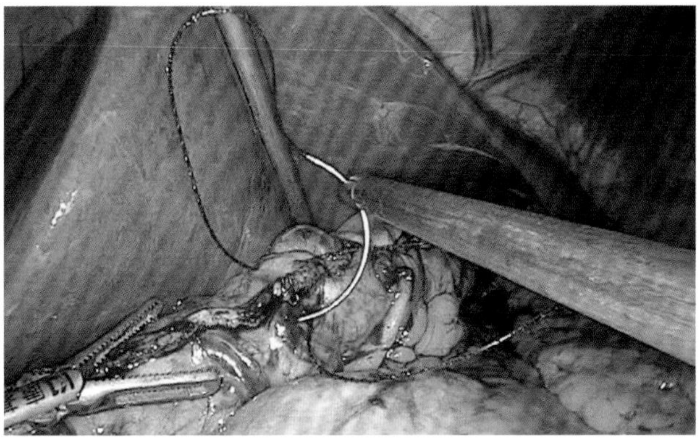

图 19-21 连续缝合包埋切缘

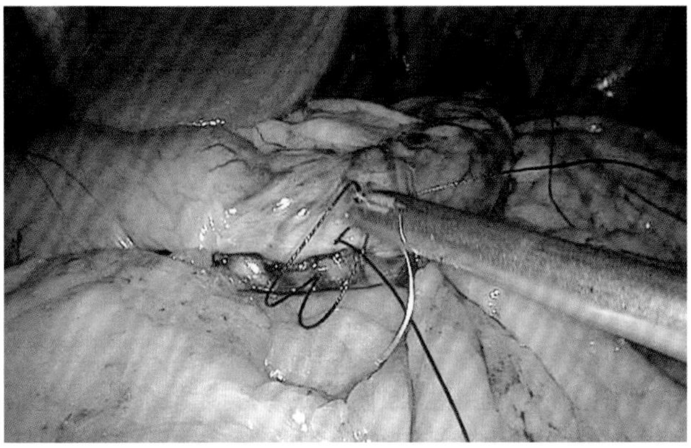

图 19-22 大网膜复位

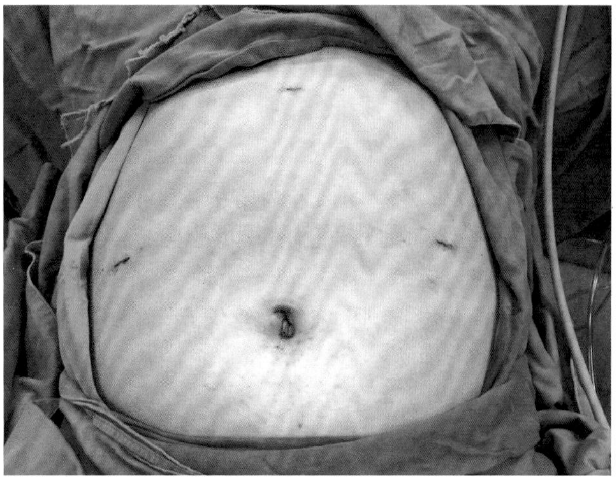

图 19-23 术后腹壁情况

【要点分析及注意事项】

1. 胃旁路术的胃空肠吻合方法，结肠后胃前吻合符合生理，不影响大网膜功能，减少小肠和前腹壁粘连机会；横结肠无受压，减少术后便秘机会；消除了结肠系膜下方内疝（结肠前较难避免），但是手术操作复杂，技术要求更高，更费时。术中需要精准测量小肠旷置长度、小胃囊大小及吻合口直径，完全关闭各个异常裂孔及创口，避免内疝发生。手工缝合加固各个吻合口，注意吻合血供和张力，达到止血和防止吻合口漏的作用。

2. 袖状胃术中需完全游离胃底，可避免漏诊食管裂孔疝和残留胃底部过大。胃管以 32~36F 最佳，小于 32F 容易发生狭窄，大于 36F 容易继发残胃扩张，减重效果受限。需手工缝合加固切缘，可避免出血和漏的发生。

【术后处理】

1. 待患者肠道功能恢复后给予少量饮水，并逐步过渡到清流质和半流质饮食。

2. 糖尿病患者术后根据血糖情况，逐渐减少胰岛素用量或至停用。

3. 术后视情况鼓励患者早期恢复活动。

4. 口服复合维生素片，育龄女性根据需要适当补充铁剂。

5. 所有减重手术后患者必须养成良好的饮食习惯，一日 3~4 餐，不另外加餐，建议进高蛋白饮食及蔬菜水果，杜绝高热量含糖饮料等饮食。

6. 长期随访，接受医生或健康管理师的饮食运动指导。

【并发症及处理】

1. 吻合口并发症 腹腔镜胃旁路术的吻合口

可能发生的情况包括漏、出血、狭窄、溃疡、胃漏等。发生吻合口漏的患者可表现为发热、心动过速、白细胞升高、血氧饱和度降低、精神萎靡不振等症状。手术中可经胃管注入气体或亚甲蓝溶液观察吻合口有无渗漏，术后也可留置吻合口旁引流管，有助观察。轻微的吻合口漏，通过保守治疗可痊愈，保守治疗无效的应尽快行探查手术。对于出血、狭窄等与手术技术相关的并发症，通过更细致的手术操作可以避免。若患者出现吻合口狭窄，可发生腹痛、恶心或呕吐，行腹部平片或上消化道造影可明确诊断。吻合口狭窄可尝试内镜扩张治疗，若狭窄梗阻情况严重则需考虑手术修复。

2. 下肢深静脉血栓　肥胖患者在围术期发生下肢深静脉血栓的危险较高，术后应尽快下床活动。术前及术后双下肢弹力绷带加压包扎或使用弹力袜有助降低血栓形成和肺栓塞的风险。

3. 内疝　文献报道内疝的发生率为0.7%~2.5%，主要和术者操作的精细度有关，术中留下腔隙可造成小肠内疝而引起梗阻。手术中应常规关闭各个腔隙，包括小肠系膜裂孔、横结肠系膜裂孔及 Peterson 孔。若出现内疝应及时行腹腔镜探查及疝修补术。

4. 胆石症　胃旁路术后胆石症的发生率明显增加。术前应对患者行腹部 B 超检查，有胆囊结石的应同时施行胆囊切除术。至于是否应该为减重手术的患者常规切除胆囊，目前仍存在争议。

5. 切口感染　腹腔镜胃旁路术术后发生切口感染的机会远比开放术式低，术中应严格遵守无菌原则，避免器械和组织直接接触切口，以减少感染机会。若出现感染应及时予抗感染药物及伤口换药处理。

6. 倾倒综合征　有些患者术后可出现倾倒综合征，主要表现为进食糖类时出汗、心悸、恶心及全身不适，但这些症状可限制患者术后不正确的进食，有助于减重效果，大部分医生认为可不视为并发症。

7. 肠梗阻　腹腔镜胃旁路术后肠梗阻的原因包括粘连、内疝、吻合口狭窄等。在开放术式文献中，由粘连引起的肠梗阻最为常见，发生率在 3%~4%，而腹腔镜技术可将粘连性梗阻的风险降低到 0.3%。如果高度怀疑肠梗阻存在，即使影像学结果阴性，也应该进行腹腔镜探查，可起到诊断和治疗的作用。

8. 微量营养素缺乏　腹腔镜胃旁路术旷置了大部分的胃，食物不经过十二指肠吸收，导致一些需要胃酸协助吸收或在十二指肠吸收的微量营养素吸收不足，例如维生素 B_{12}、叶酸、铁、钙和维生素 D 等，容易引起贫血、骨密度疏松等。加强随访，定期补充微量营养素，绝大部分患者可满足生理需要。

（杨华　杨景哥　王存川）

参考文献

[1] Wittgrove AC, Clark GW, Tremblay LJ. Laparoscopic Gastric Bypass, Roux-en-Y: Preliminary Report of Five Cases [J]. Obes Surg, 1994, 4(4): 353-357.

[2] Csendes A. Results of gastric bypass plus resection of the distal excluded gastric segment in patients with morbid obesity [J]. J Gastrointest Surg, 2005, 9(1): 121-131.

[3] 王存川，陈鋆. 腹腔镜 Roux-en-Y 分流旁路减肥术 1 例报告[J]. 中国内镜杂志，2004，10(12)：110-112.

[4] Buchwald H, Oien DM, Metabolic/bariatric surgery worldwide 2011 [J]. Obes Surg, 2013, 23(4): 427-436.

[5] Wang CC, Yang W, Yang JG. Surgical Results of Laparoscopic Roux-en-Y Gastric Bypass in Super Obese Patients With BMI>60 in China [J]. Surg Laparosc Endosc Percutan Tech, 2014, 24(6): e216-220.

[6] Ren YX, Yang W, Yang JG, *et al*. Effect of Roux-en-Y Gastric Bypass with Different Pouch Size in Chinese T2DM Patients with BMI 30-35kg/m^2 [J]. Obes Surg, 2015, 25(3): 457-463.

[7] Wong HM, Yang W, Yang JG, *et al*. The value of routine gastroscopy before laparoscopic Roux-en-Y gastric bypass surgery in Chinese patients [J]. Surg Obes Relat Dis, 2015, 11(2): 303-307.

[8] 杨华，王存川. 精准腹腔镜 Roux-en-Y 胃旁路术治疗肥胖与代谢病 140 例疗效分析[J]. 中华胃肠外科杂志，2014，17(7)：648-650.

[9] Yang W, Wang CC, Yang JG. Precise Laparoscopic Roux-en-Y Gastric Bypass: a New Concept in Bariatric and Metabolic Surgery [J]. Surg Laparosc Endosc Percutan Tech, 2015, 25(3): e98-100.

[10] Patel KR, White SC, Tejirian T, *et al*. Gallbladder management during laparoscopic Roux-en-Y gastric bypass surgery: routine preoperative screening for gallstones and postoperative prophylactic medical treatment are not necessary [J]. Am Surg, 2006, 72(10): 857-861.

[11] Rogula T, Yenumula PR, Schauer PR. A complication of Roux-en-Y gastric bypass: intestinal obstruction [J]. Surg Endosc, 2007, 21(11): 1914-1918.

[12] Andrew A, Gumbs MG. Sleeve Gastrectomy for Morbid Obesity [J]. Obes Surg, 2007, 17(7): 962-969.

[13] Osnat GM, Rona S, Nir W. Technical Aspects of Laparoscopic Sleeve Gastrectomy in 25 Morbidly Obese Patients [J]. Obes Surg, 2007, 17(6): 722-727.

第二十章

单孔腹腔镜手术在胃肠外科的应用

第一节　概述

单孔腹腔镜技术是近年来在传统腹腔镜技术基础上发展起来的一种新兴微创技术，是通过腹壁单一小切口，置入多个穿刺器或一个带有多个操作孔道的穿刺器，并通过这些孔道放入腹腔镜器械来完成手术。这种方法降低了常规腹腔镜技术多处穿刺的创伤，隐蔽在脐窝内的单一小瘢痕进一步提高了美容效果，因此自出现以来，迅速引起了研究兴趣和尝试热情。单孔腹腔镜技术的出现，反映了外科界对进一步减少手术创伤、提高手术精细程度的不懈追求和探索，也是向未来"无瘢痕手术"的一大进步。研究表明，这种技术的优势并不仅限于减少切口数目和提高美容效果，其在术后疼痛程度、术中出血量、术后离床时间、术后住院时间、胃肠功能恢复速度等方面，也显现出了满意的改善效果。

单孔腹腔镜手术通常将切口建立于脐部，脐部是胎儿与胎盘通道的遗迹，相当于人体表面的一处天然瘢痕，由于个体差异的存在，脐部形态的轻微变化，不易引起注意，因此脐部切口遗留的瘢痕可以很好地隐蔽于脐窝内，达到近乎于"无瘢痕"的美容效果。同时脐部入路位于腹部中心位置，经此放入各种腹腔镜器械可以便捷地达到腹腔内各个角落，为完成各部位脏器手术提供了条件。然而，单孔操作也必然存在一定的局限性：所有器械都经由同一狭小切口放置，会相互干扰，限制操作空间和视野角度，增加手术操作难度；无法保证传统腹腔镜手术所遵循的"三角操作原则"，相互平行的器械之间形成"筷子效应"，给操作带来不便；复杂操作缺乏助手协同，只能由术者通过左右手两把器械完成。这些先天局限性必然在一定程度上增加手术难度，对术者经验和技术提出更高要求。因此，分析并掌握单孔腹腔镜条件下的操作特点，合理设计符合其特点的操作原则和规范步骤，是顺利实施单孔腹腔镜手术的保障。合理安排各操作器械的空间位置和角度，选择恰当的游离显露顺序，是顺利实施单孔腹腔镜手术的两个关键。

单孔腹腔镜技术自出现以来，首先在妇科、泌尿外科、胆道外科等领域初步尝试，1992 年 Pelosi 利用单孔腹腔镜技术施行子宫和双侧附件切除的同时进行了阑尾切除术，首次将这一技术引入胃肠手术领域。2008 年 Bucher 报告了首例单孔腹腔镜右半结肠切除术，术者在脐部设置 12mm 穿刺套管，放入带有 6mm 操作孔道的特制腹腔镜，配合缝合悬吊线，完成右半结肠的游离，最后扩大脐部切口，将游离完毕的肠管提出体外，进行肠系膜血管的处理和肠切除吻合。这种方法需要使用带有操作孔道的腹腔镜，并且只能放入一把操作器械，手术难度较大。美国的 Diego 在 2009 年报告了利用普通腹腔镜器械施行 13 例右半结肠切除的经验，术者经脐部 2.5cm 切口，放入一个多孔道套管，通过套管放入腹腔镜和两把操作器械，这种方法更接近于普通腹腔镜手术，是目前较为通用的单孔腹腔镜技术。2009 年，密歇根州大学 Saber 率先报道了经脐单孔腹腔镜胃短路手术。同年，Bucher 为一例进展期胰腺癌合并胃远端梗阻的患者施行经脐单孔腹腔镜胃肠吻合术，应用腹腔镜直线切割闭合器完全在腹腔内完成吻合，手术历时 117 分钟顺利完成，取得满意的术后效果。此后，单孔腹腔镜技术在胃肠手术中的应用研究迅速发展，目前已推广至腹部外科各类手术。

随着单孔腹腔镜技术的发展，一些专用手术器械也不断被开发和更新，各种品牌的多通道穿刺器，如Tri-port、Gelport、SILS port等，陆续被应用。弯曲器械、可转弯器械以及各种新型能量器械，也给单孔腹腔镜技术发展提供了新动力。当然，某些先进器械目前还难以在国内广泛普及，但据我们的经验，利用常规腹腔镜手术器械完成单孔腹腔镜手术，也完全是可行的。单孔腹腔镜胃肠手术常用设备包括：

1. 常规腹腔镜视频、光源、气腹设备；
2. 5mm和10mm 30°腹腔镜镜头；
3. 常规直线型操作器械，如无损伤肠钳、抓钳、分离钳、持针器、施夹器、吸引器等；
4. 超声刀、Ligasure等能量器械，可以简化血管处理步骤，保证术野清洁清晰；
5. 腹腔镜切割闭合器，便于完成胃肠道重建；
6. 腹腔镜手术标本袋，用于取出标本。

单孔条件下实施腹腔镜胃肠手术的方法，与常规腹腔镜手术基本一致，但针对不同部位和不同术式，在操作上也有一些独有特点，各种器械的安置方法和解剖游离顺序也需要相应调整，将在下文分别介绍。

（苏洋　吴硕东）

第二节　单孔腹腔镜结直肠手术

单孔腹腔镜技术在结直肠手术中的应用较为广泛，原因是结直肠解剖结构相对简单，肠管活动度良好，且围绕脐部环形分布，更适合经脐部入路的单孔腹腔镜技术。早期的单孔手术多应用于结直肠良性疾病治疗，随着手术技术的成熟，已逐渐推广到早期肿瘤治疗。近年来有学者将单孔与常规多孔腹腔镜结肠手术进行了比较研究，显示两者在手术时间、失血量、淋巴结清除方面可取得一致效果。

【适应证】

1. 结直肠息肉、溃疡性结肠炎等良性疾病。
2. 结直肠早期恶性肿瘤。

【禁忌证】

1. 晚期结直肠癌，肿瘤并发肠梗阻，或已经侵犯邻近组织器官，或肿瘤溃破穿孔引起腹膜炎等。
2. 严重心肺疾病等不能耐受较长时间气腹患者。
3. 凝血功能障碍患者。
4. 其他腹腔镜技术受限情况，例如病理性肥胖、腹腔广泛粘连等。

【手术器械】

超声刀、腹腔镜直线切割闭合器，直径25~29mm圆形吻合器，12mm穿刺套管。

【术前准备】

1. 纠正贫血、低蛋白血症，补充维生素，调节电解质平衡。
2. 术前晚生理盐水普通灌肠一次，术晨清洁灌肠。
3. 术晨留置胃管、尿管。

【麻醉】

气管插管全身麻醉

【手术步骤】

一、单孔腹腔镜右半结肠切除术

1. 体位与套管放置　患者平卧大字体位，术者位于患者左侧，监视器置于患者右上方（图20-1）。于脐窝上缘作2cm纵向切口，切开皮肤和皮下脂肪，保

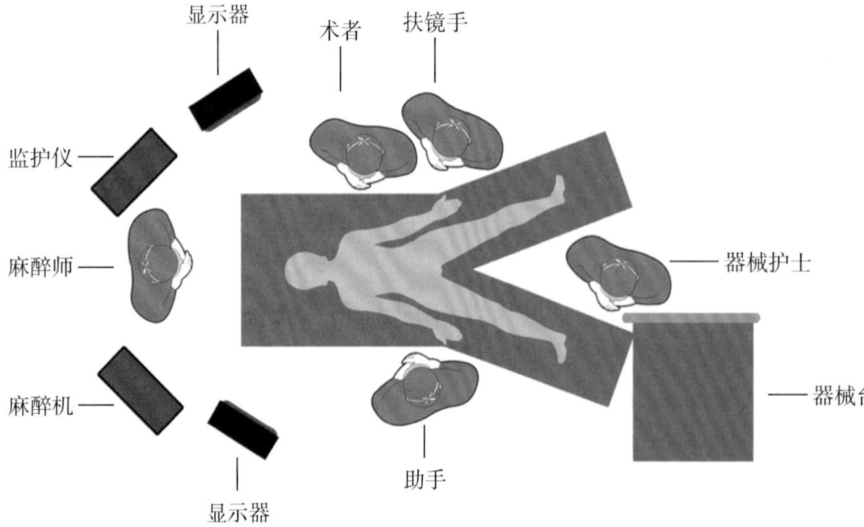

图20-1　单孔腹腔镜右半结肠切除术手术室布局

留深部腱膜完整。提起皮肤边缘，用气腹针穿刺建立气腹，压力维持在 13mmHg。在切口下缘穿刺置入 10mm 套管，用于放入 10mm 直径腹腔镜。拉开皮肤边缘，在第一枚套管上方两侧角分别穿刺置入 5mm 和 12mm 套管，三者呈倒三角形排列（图 20-2、图 20-3）。

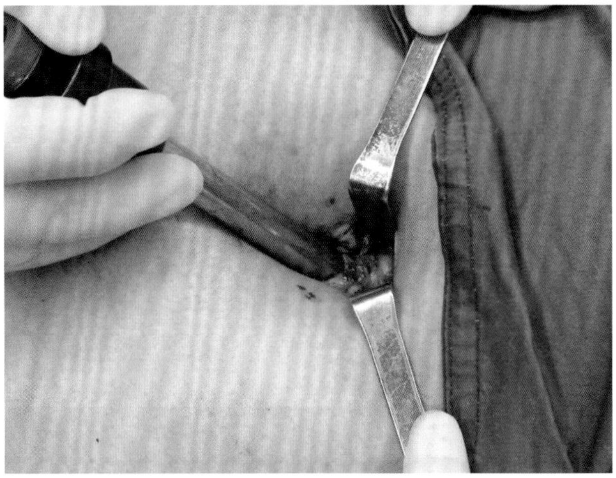

图 20-2　脐部切口

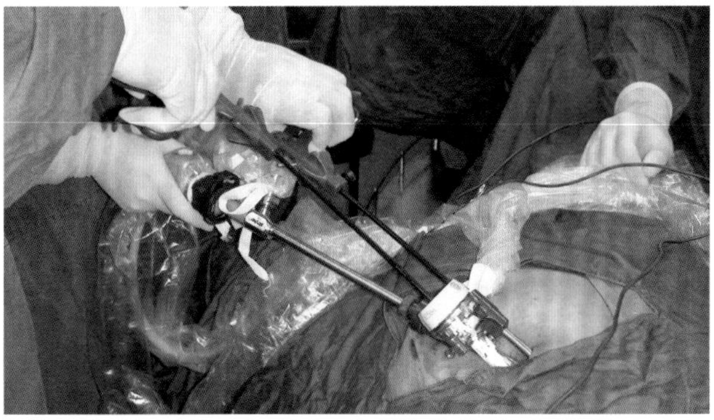

图 20-3　套管位置

2. 手术操作　左手无损伤肠钳提起升结肠，展露结肠系膜，右手以超声刀切开肠系膜（图 20-4），进入 Toldt 间隙自内侧向外侧分离，游离升结肠系膜。左手将升结肠向上提起，游离解剖出右结肠血管（图 20-5），血管远近端分别夹闭后，用 Ligasure 凝固切断（图 20-6、图 20-7）。左手向左内侧牵拉升结肠，显露结肠旁沟，右手超声刀沿其外缘切开侧腹膜，游离升结肠（图 20-8），并与从内侧分离的间隙相通。左手肠钳向内上方提起回盲部，右手超声刀于其下方游离回盲部外侧腹膜，直至将回盲部向左侧掀起，注意避免损伤输尿管（图 20-9）。左手向内下方牵拉横结肠肝曲，以右手超声刀在其上方游离右半横结肠系膜，注意保护后方的十二指肠（图 20-10）。放入腹腔镜直线切割闭合器，在中结肠血管的右侧切断闭合横结肠（图 20-11）。以皮肤拉钩拉开脐部切口，用电刀切开白线及腹膜，将切口扩大至 3~4cm（图 20-12）。将已充分游离的右半结肠经切口提出至体外（图 20-13）。在直视下于回肠末端距回盲部 10cm 切断肠管，并行荷包缝合（图 20-14）。将圆形吻合器钉砧置入回肠断端，荷包缝线打结固定，将回肠断端还纳腹腔（图 20-15）。拉开脐部切口，将横结肠断端经脐部切口提出体外，经断端放入圆形吻合器，经横结肠壁对系膜缘穿出（图 20-16）。再提出回肠断端，将吻合器与钉砧对合，击发完成回肠横结肠端 - 侧吻合，吻合完毕后检查吻合口血运情况、有无脱钉及遗漏（图 20-17）。以直线切割闭合器闭合横结肠断端，并将吻合完毕的肠管经脐部切口还纳腹腔（图 20-18）。缝合脐部切口，再次放置三枚套管，重建气腹，放入吸引器对腹腔进行冲洗检查，术毕前经脐部切口留置吻合口旁引流管（图 20-19）。

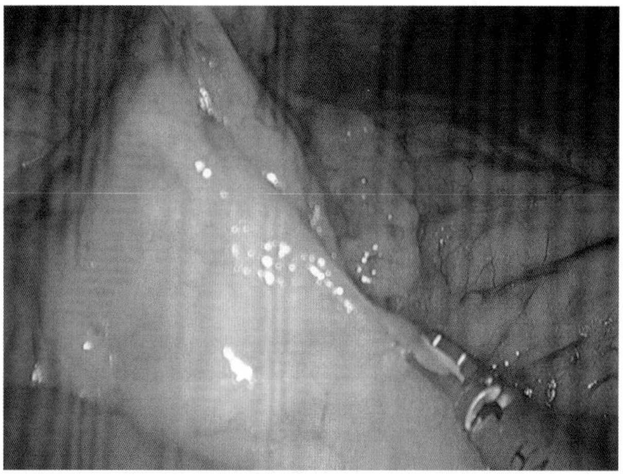

图 20-4　游离右结肠系膜

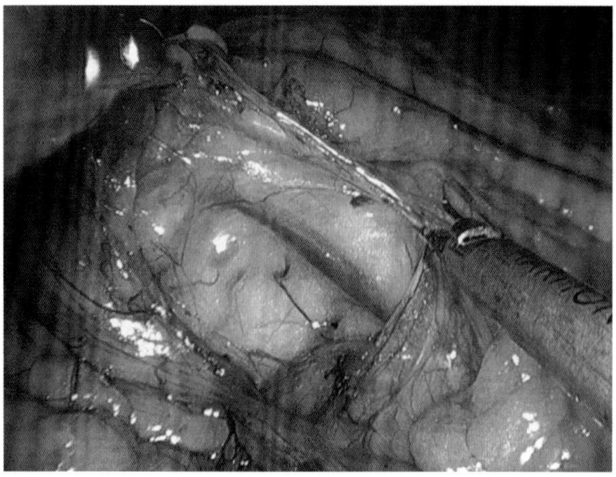

图 20-5　解剖右结肠血管

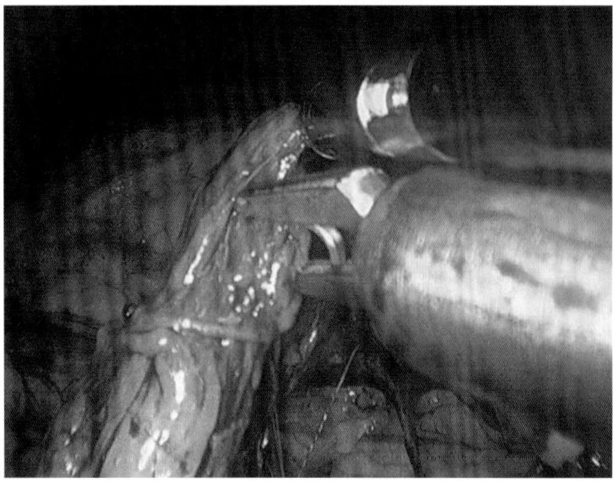

图 20-6　结扎右结肠血管

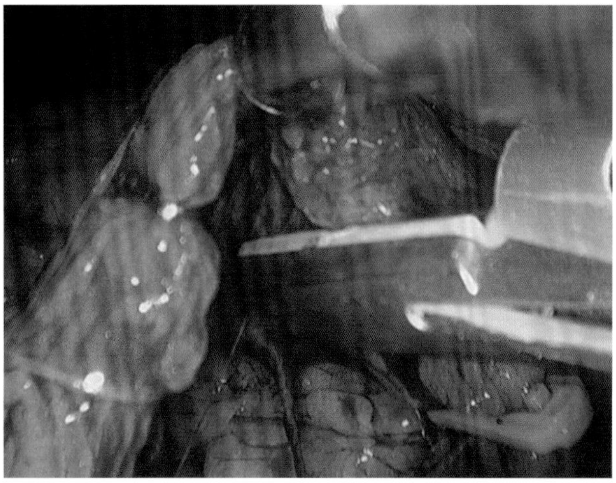

图 20-7　切断右结肠血管

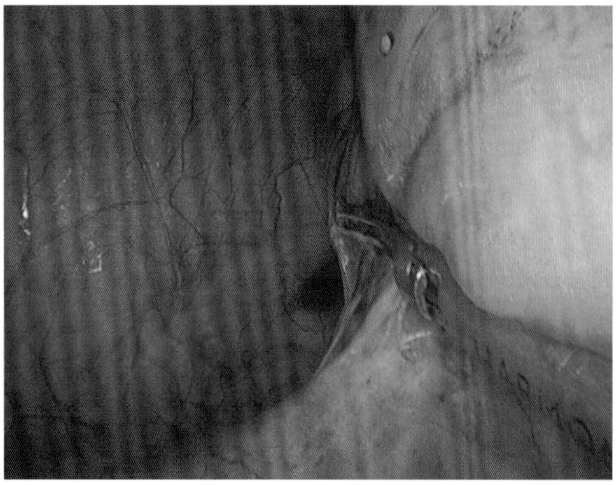

图 20-8　游离升结肠侧腹膜

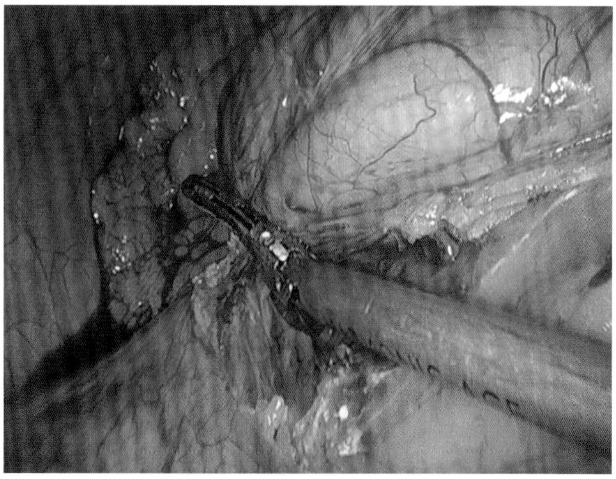

图 20-9　游离回盲部

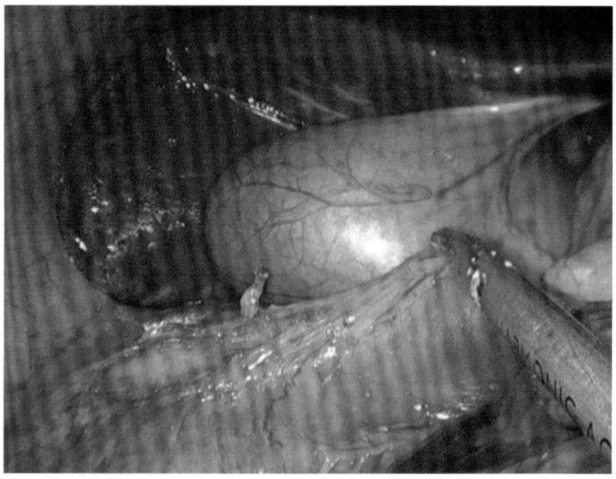

图 20-10　游离结肠肝曲

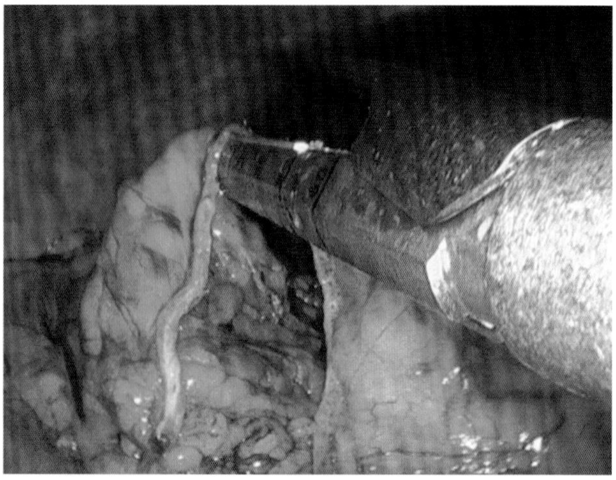

图 20-11　切断横结肠

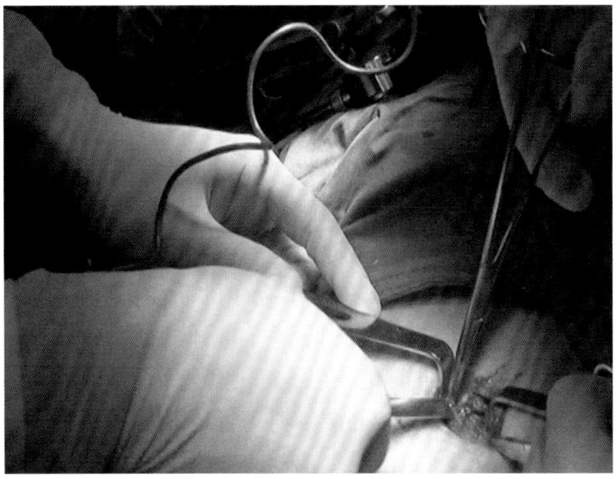

图 20-12　扩大脐部切口

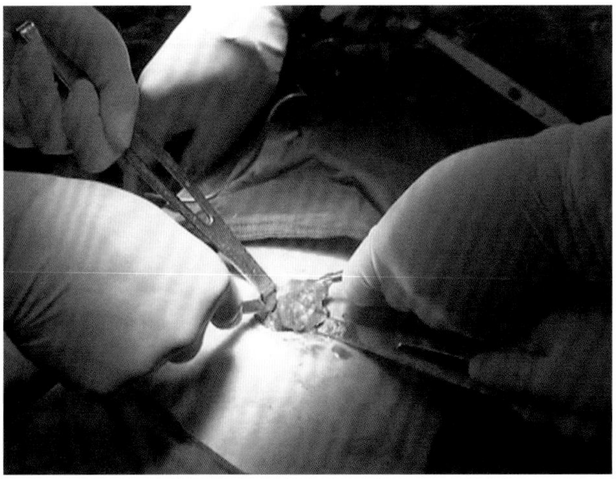

图 20-13　肠管提出体外

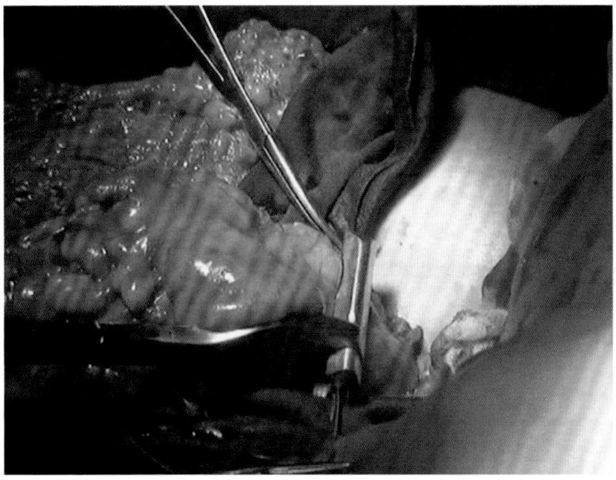

图 20-14　直视下切除病灶并荷包缝合

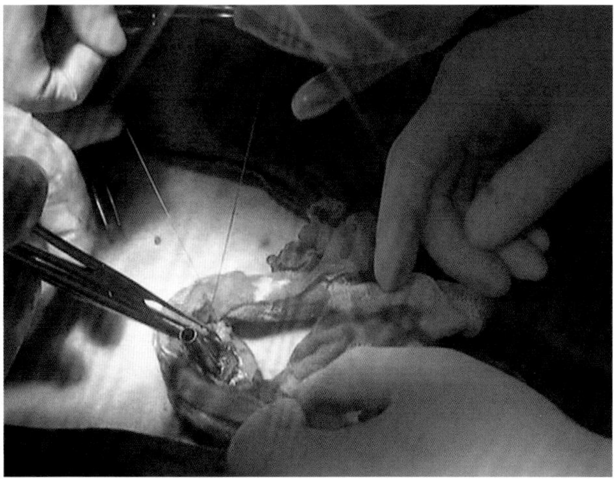

图 20-15　置入钉砧

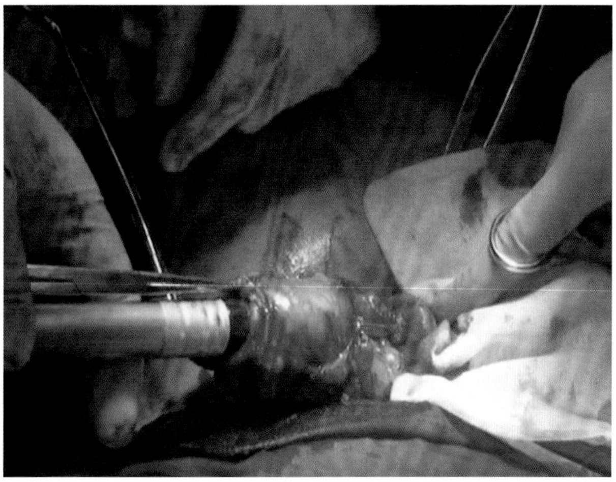

图 20-16　放入圆形吻合器

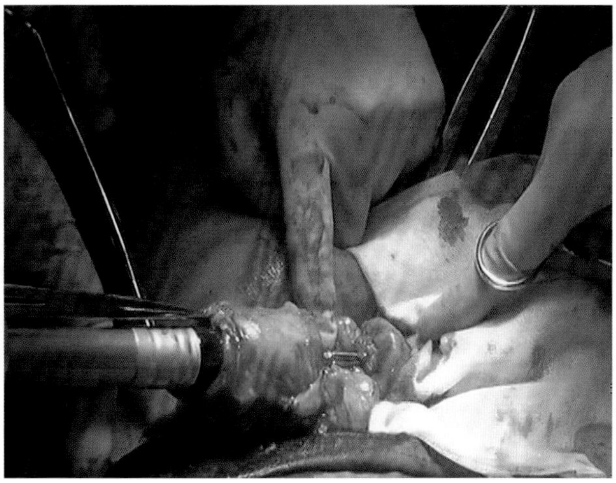

图 20-17　回肠与结肠吻合

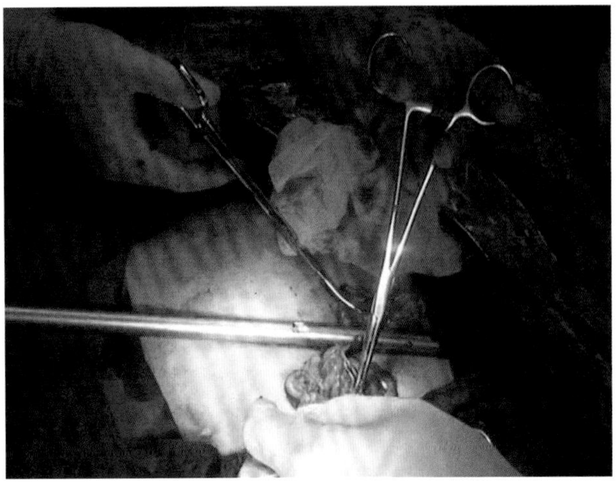

图 20-18 闭合横结肠断端

二、单孔腹腔镜直肠癌切除术(Dixon 术)

1. 体位与套管放置 患者取截石位,头低足高 15°~20°,手术台向右倾斜 15°,便于充分显露左下腹。术者位于患者右侧,监视器置于患者左下方(图 20-20)。于脐部靠下缘行 2cm 纵向切口,切开皮肤和皮下脂肪,保留深部腱膜完整。提起皮肤边缘,气腹针穿刺建立气腹。在切口上角的脐窝部穿刺置入 10mm 套管,用于放入腹腔镜。拉开切口下缘皮肤,分离显露腹直肌前鞘,在第一枚套管下方两侧分别穿刺置入 5mm 和 12mm 穿刺套管,三者呈三角形排列(图 20-21)。

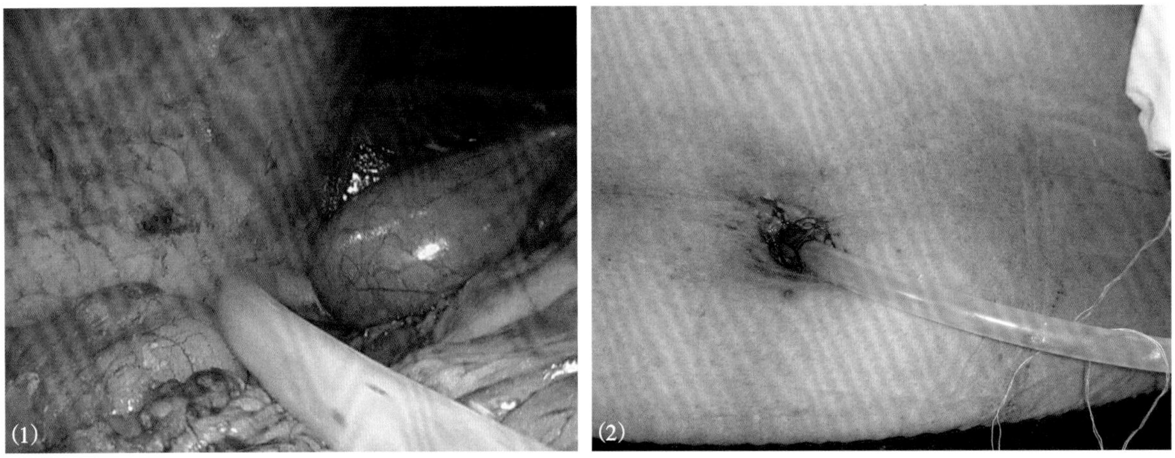

图 20-19 经脐部留置引流管

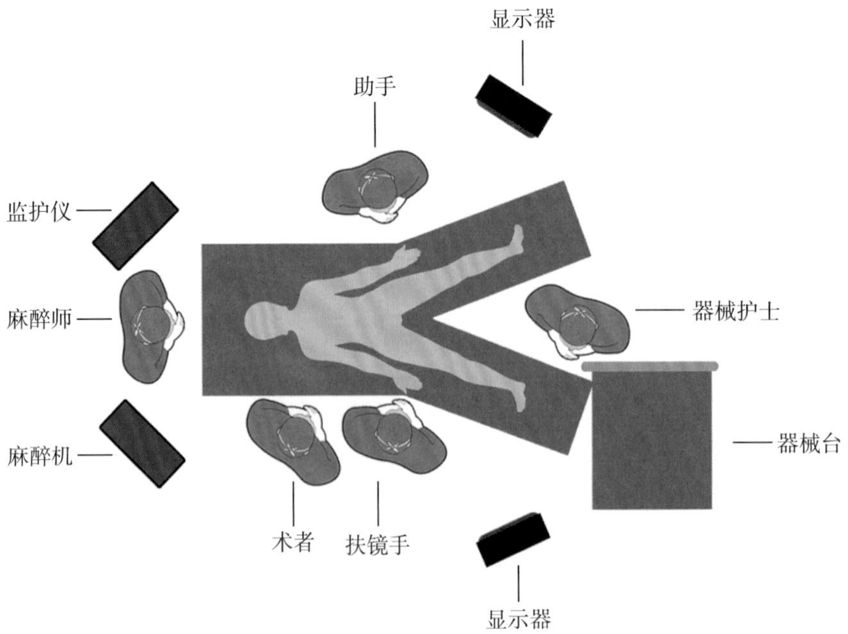

图 20-20 单孔腹腔镜直肠癌 Dixon 术手术室布局

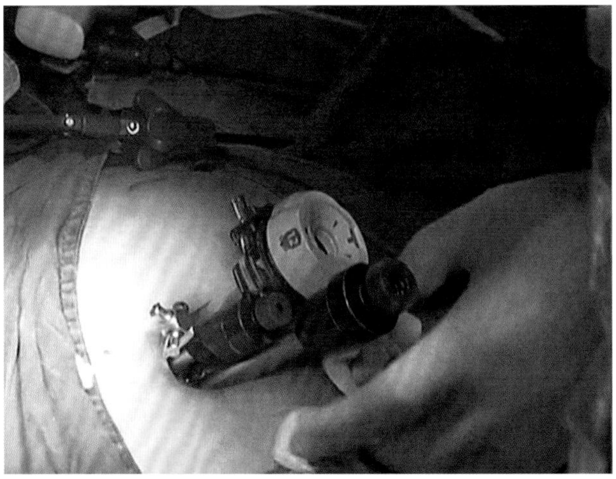

图 20-21　套管位置

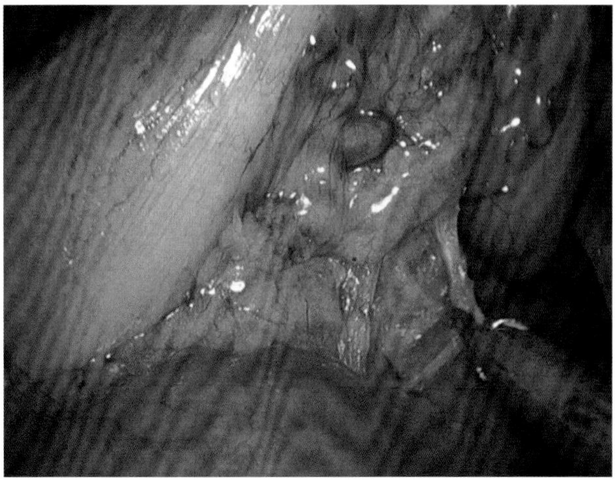

图 20-23　游离乙状结肠系膜

2. 手术操作　以左手无损伤肠钳向患者右侧牵拉乙状结肠，右手超声刀从左手上方越过，切开侧腹膜，松解乙状结肠（图 20-22）。再向左上方提起乙状结肠，以右手超声刀在其下方游离乙状结肠系膜（图 20-23）。逐步向下切开至盆底腹膜返折处。以超声刀游离显露乙状结肠血管和直肠上血管，远近端分别夹闭后切断（图 20-24）。逐层深入向乙状结肠后方游离，直至直肠上段（图 20-25）。为协助显露，配合使用经腹壁悬吊直肠的方法，以便于对盆腔部位的操作。经下腹部腹壁穿刺置入悬吊线（图 20-26），于直肠前壁行浆肌层缝合（图 20-27），环绕直肠后以钩针将线尾经腹壁提出，向上方悬吊牵拉直肠上段。在左手肠钳牵拉协助下，以右手超声刀

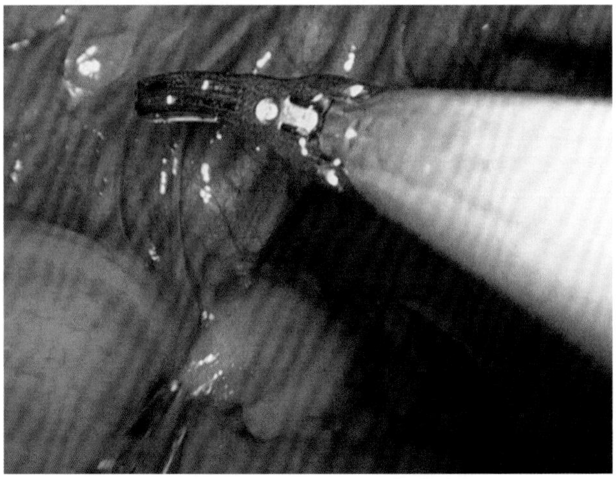

图 20-22　游离乙状结肠侧腹膜

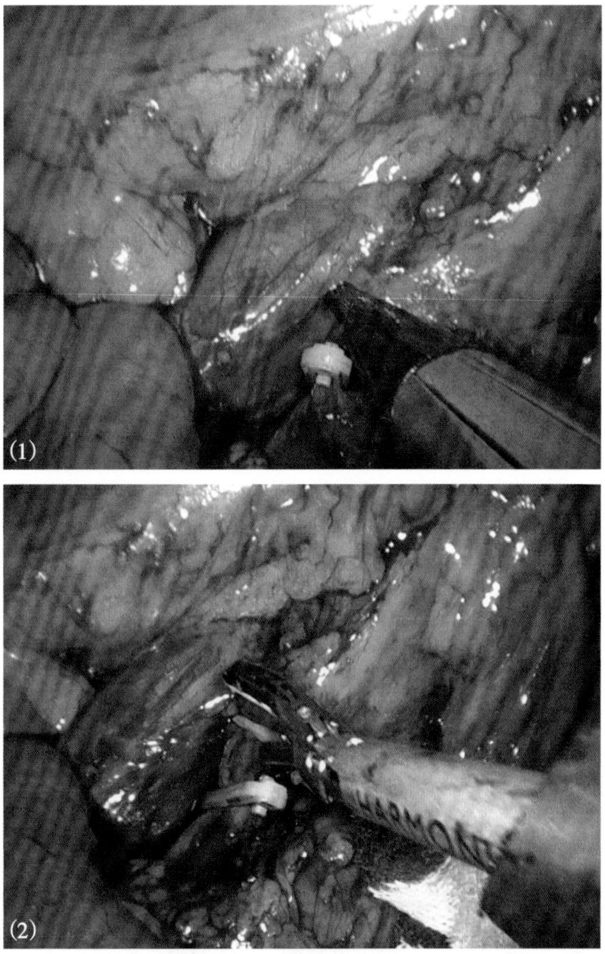

图 20-24　结扎切断乙状结肠血管

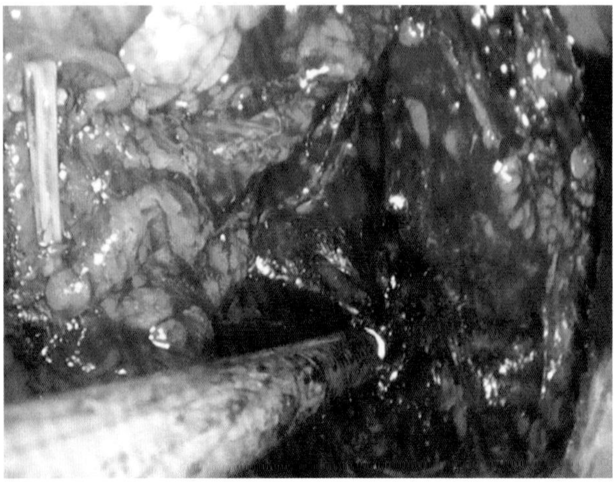

图 20-25　游离直肠上段

沿骶前间隙和直肠前间隙环绕直肠进行游离，直至病灶远端拟切断处（图 20-28）。经 12mm 套管置入直线切割闭合器，于直肠病灶远端横行切断闭合直肠。移除套管，扩大脐部切口至 3cm，将直肠断端经腹壁切口提出体外，切除病变段肠管（图 20-29、图 20-30）。肠管断端行荷包缝合，放入圆形吻合器钉砧后收线打结，并送回腹腔（图 20-31）。扩肛后经肛门置入圆形吻合器，在腹腔镜监视下使其中心杆从直肠断端钉合线中点穿出，与钉砧对合后击发完成肠管端 - 端吻合（图 20-32）。重建气腹和放置穿刺套管，腹腔冲洗检查后，于盆腔直肠吻合口旁留置一条引流管，经脐部切口引出体外，以可吸收线缝合脐部切口。

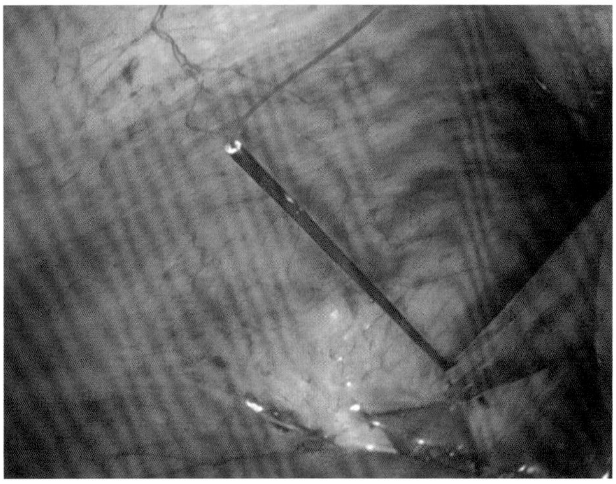

图 20-26　经腹壁穿刺置入悬吊缝合线

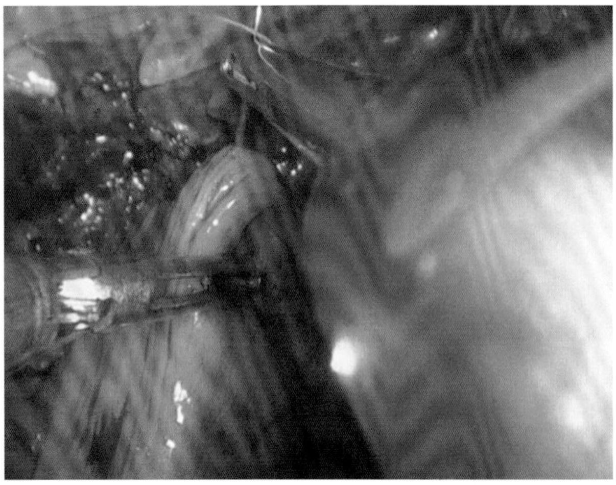

图 20-27　直肠上段前壁浆肌层缝合悬吊

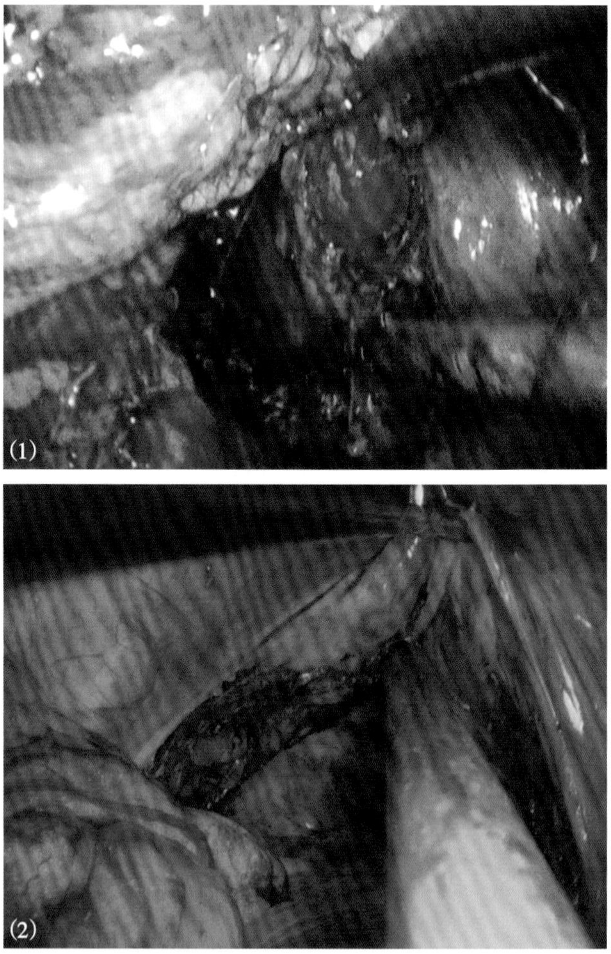

图 20-28　沿骶前间隙彻底游离直肠

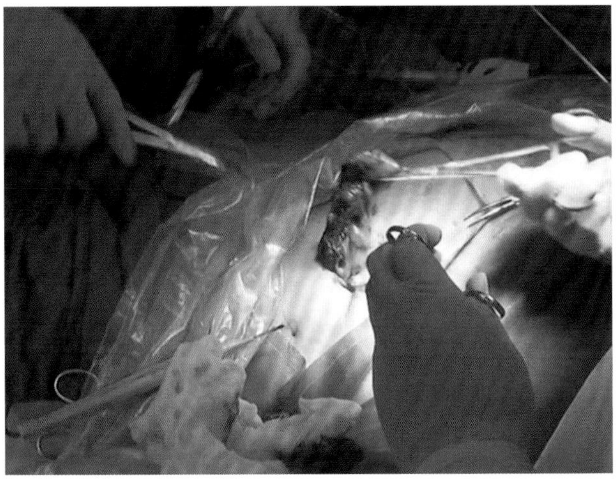

图 20-29　扩大脐部切口提出肠管

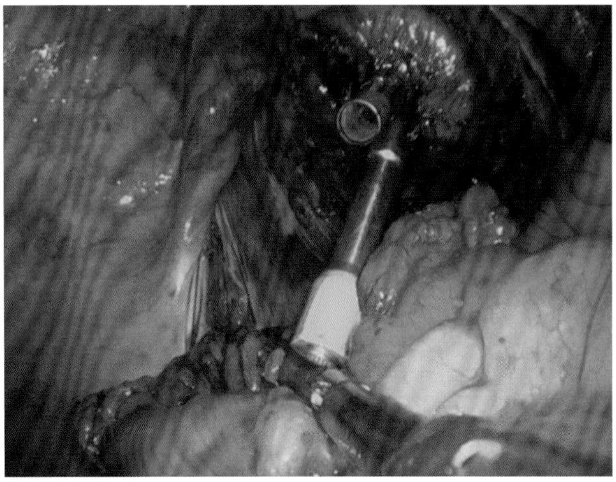

图 20-32　经肛完成结直肠吻合

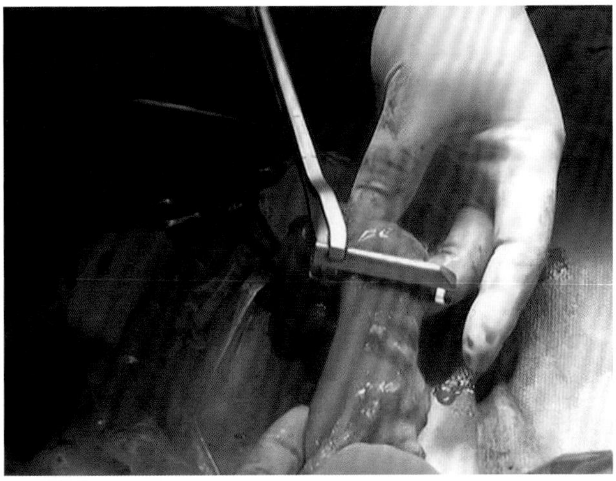

图 20-30　直视下切除病变肠段

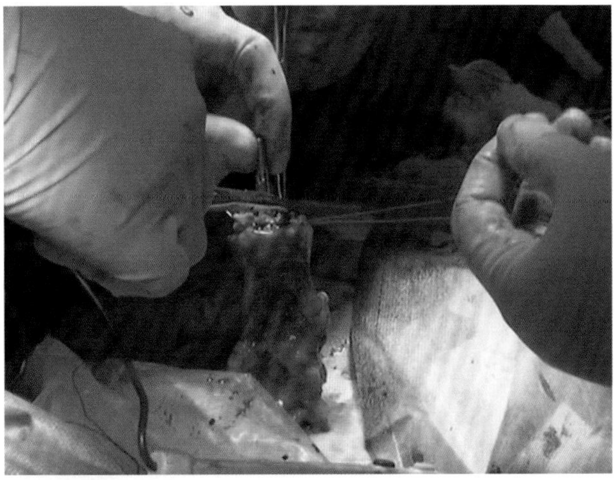

图 20-31　荷包缝合放置吻合器钉砧

三、单孔腹腔镜腹会阴联合直肠癌切除术(Miles 术)

1. 体位与套管放置　患者取截石位,术者位于患者右侧,监视器放置于患者左下方(图 20-33)。为便于右侧的术者操作,可将患者体位右倾 20°。腹壁切口选择在左下腹麦氏点对称位置(图 20-34),切除过程完毕后在该处直接建立人工肛门,在腹部不遗留其他切口瘢痕。切口处套管放置方式与单孔腹腔镜 Dixon 术式相同。

2. 手术操作　左手以无损伤肠钳向患者左侧提拉直肠,于其右缘以超声刀切开盆底腹膜和直肠系膜(图 20-35)。将直肠向前上方提起,沿骶前间隙游离直肠后方(图 20-36)。以超声刀逐层向深部游离直肠上段,将直肠中上段完全游离(图 20-37)。会阴部消毒后缝合关闭肛门,以避免直肠内容物及肿瘤组织污染术区(图 20-38)。沿肛门周围行椭圆形切口,以电刀逐层深入切开,向腹腔方向游离直肠下段(图 20-39)。向上游离直至与腹腔相通,将直肠连同肿瘤完整游离,经会阴部切口取出标本(图 20-40)。会阴部切口逐层缝合,留置盆腔引流管一条,经会阴部切口旁引出体外(图 20-41)。将左下腹切口扩大至约 3cm,十字切开腹肌腱膜(图 20-42)。将结肠近侧断端经此切口提出至体外(图 20-43)。间断缝合固定肠管断端于腹壁,建立人工肛门,凡士林纱条环绕包扎(图 20-44)。术毕在腹部仅见人工肛门口,不遗留其他手术瘢痕(图 20-45)。

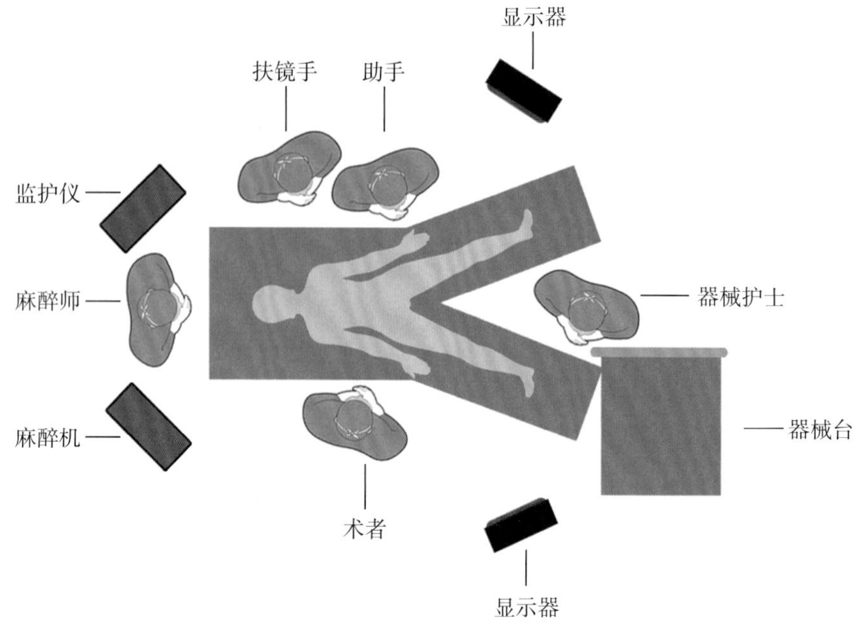

图 20-33　单孔腹腔镜直肠癌 Miles 术手术室布局

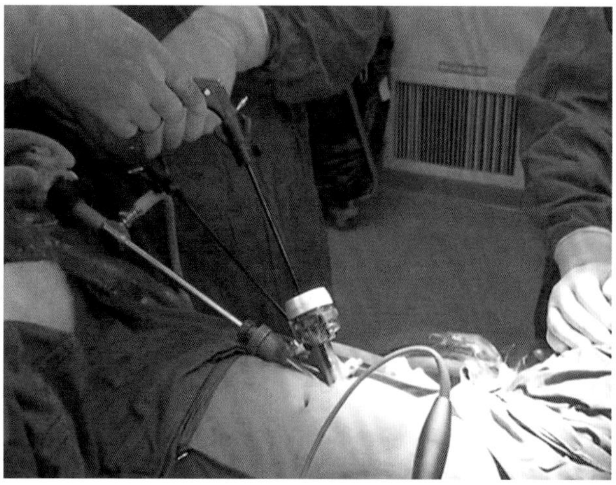

图 20-34　套管位置

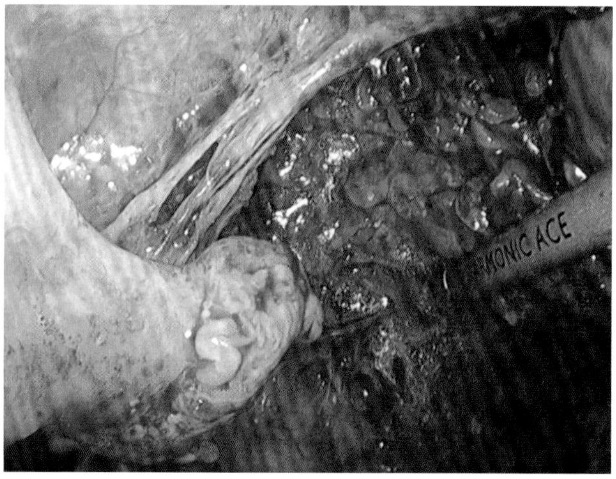

图 20-36　沿骶前间隙游离直肠

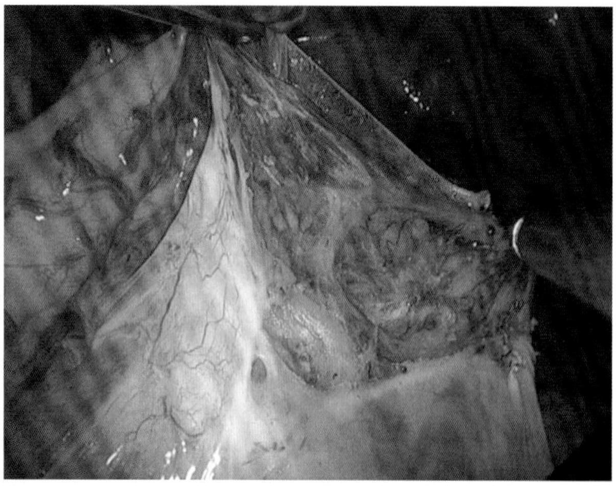

图 20-35　切开直肠周围盆底腹膜

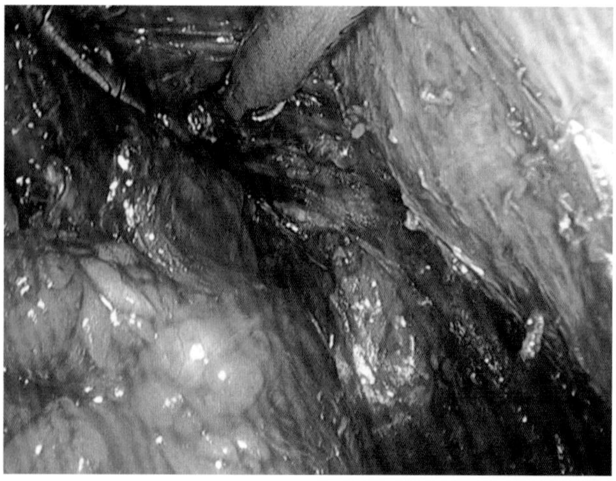

图 20-37　彻底游离上段直肠

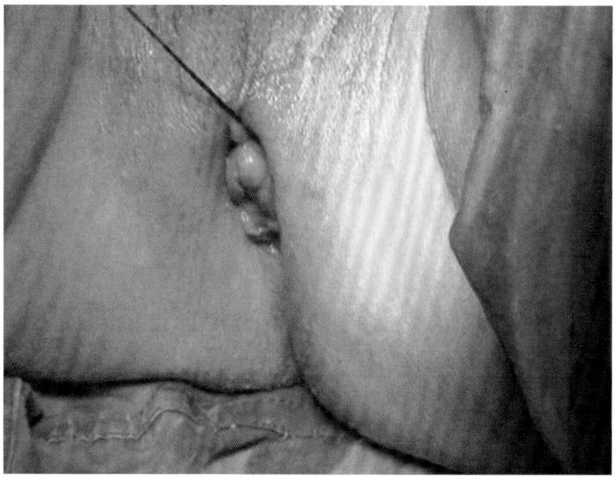

图 20-38 缝合关闭肛门

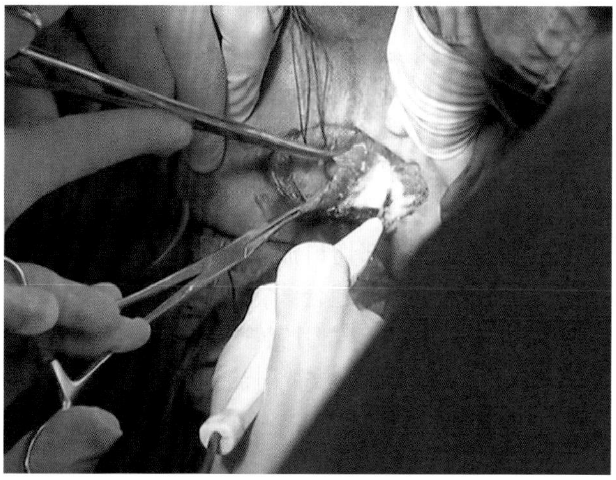

图 20-39 经会阴游离下段直肠

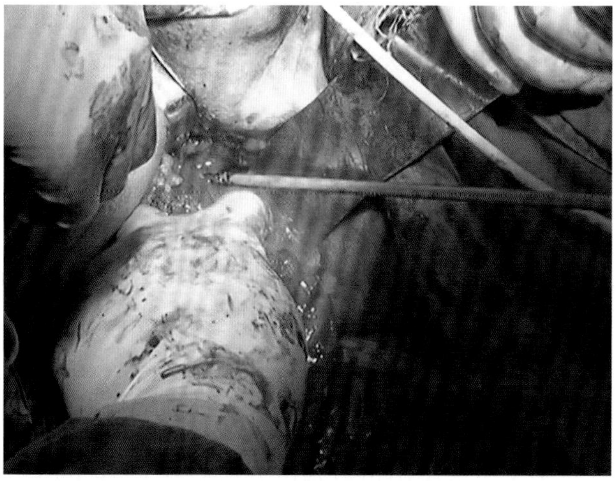

图 20-40 经会阴切口切除直肠肿瘤

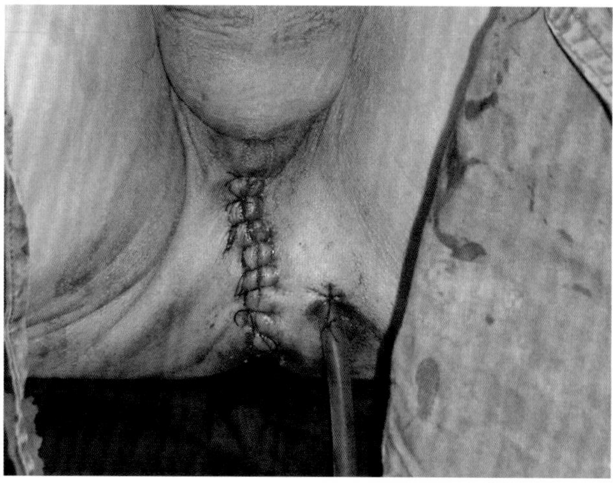

图 20-41 留置会阴部引流管

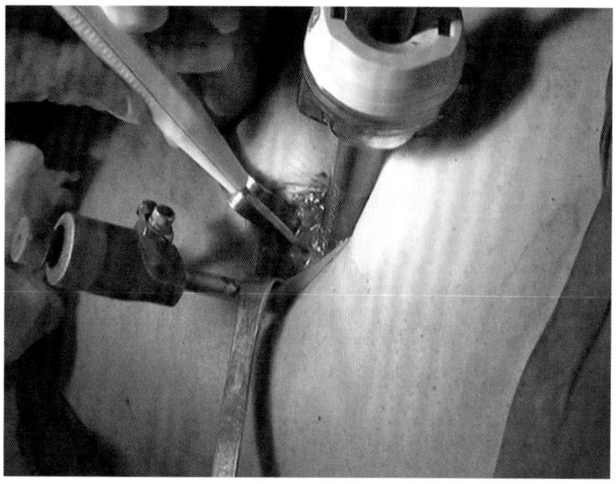

图 20-42 扩大腹壁切口

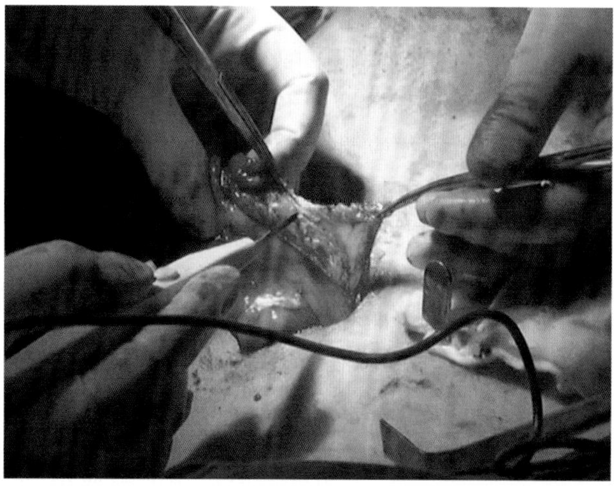

图 20-43 结肠断端经腹壁提出

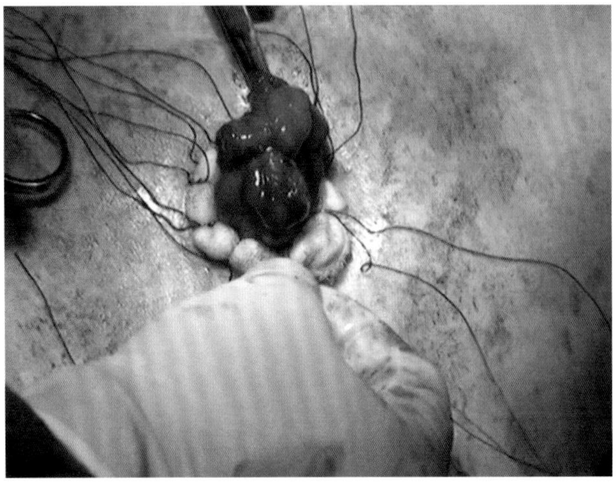

图 20-44　于腹壁切口处缝合固定肠管断端

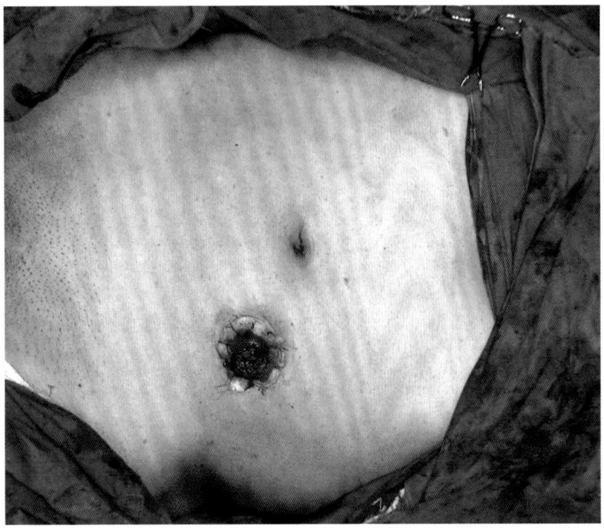

图 20-45　腹壁人工肛门建立完成

【要点分析】

结直肠在解剖结构上围绕脐部分布，因此根据病灶和拟切除肠段部位的不同，脐部切口的建立和穿刺套管放置需相应调整。如以下腹部操作为主的直肠手术，脐部切口宜建立在脐下缘，便于在切开皮下脂肪后向下方拉开并放置穿刺套管，第一枚用于放置腹腔镜的套管建立在切口上角，另两枚穿刺套管放置在其下方。而对于右半结肠或横结肠部位的手术，脐部切口宜建立在脐上缘或脐右缘，腹腔镜穿刺套管建立在切口的下角，另两枚穿刺套管放置在其上方。

单孔操作条件下，仅能同时使用两把器械，有时会因缺少协助牵拉影响术野显露，这时可通过调整体位或借助经腹壁的悬吊来增加显露。例如对乙状结肠手术，可以采用头低足高伴右倾体位，而对横结肠肝曲的手术可以采用头高足低伴左倾的体位，使周围脏器偏离术区，以增加术野操作空间。经腹壁的悬吊可用于协助盆腔操作时的显露，起到犹如增加一把器械的效果，而针孔几乎不遗留痕迹。

单孔手术时，腹腔镜与左右手的操作器械呈同轴运动，器械之间夹角小，互相限制运动范围，这必然给手术带来一定难度，因此更强调持镜助手对术者操作器械运动轨迹的配合，使腹腔镜镜体与手术器械保持同轴运动，追随操作器械的方向和角度变化，尽量避免相互抵抗和限制，这与常规腹腔镜手术存在明显区别，需要学习和熟练过程。

病灶切除后的肠道重建通常在体外完成，需将病变肠段经腹壁切口提出，因此要求将病变肠段充分游离松解。三枚建立在腹壁深筋膜上的穿刺孔，经连通扩大成为一个 3~4cm 的切口，一般经此切口肠管均可顺利提出体外。恶性疾病需要放置切口保护器。肠道重建完成后，重新缝合切口深部腱膜组织，并重新建立气腹放置套管，完成腹腔冲洗等收尾工作。

术毕通常经脐部切口放置引流管，并可在缝合脐部切口时留置荷包缝合线，在术后拔除引流管时收紧荷包缝线打结，闭合引流管遗留的裂孔，以保证脐部切口愈合。经脐部放置引流管虽然难以遵循就近、低位的引流原则，但据我中心经验，也可达到满意引流效果。

【术后处理】

1. 常规监测生命体征和腹部体征，注意有无出血及腹膜炎表现。
2. 观察腹腔引流液，注意有无活动性出血和吻合口漏，术后 3~5 天复查腹部超声，如无积液可拔除腹腔引流管。
3. 肠外营养支持，排气后逐渐过渡饮食。
4. 术后 8~12 小时即可试行离床。
5. 留置胃管者，术后排气后可拔除。
6. 应用抗生素 3~4 天，预防感染。
7. 术后处理要点与常规腹腔镜手术基本相同。

【并发症及处理】

单孔腹腔镜结直肠手术并发症种类及处理方法与常规腹腔镜手术基本一致，对于术中操作困难、术野显露不清或术中出血难以有效控制者，需及时中转多孔腹腔镜手术或开腹手术。

（苏洋　吴硕东）

第三节　单孔腹腔镜胃手术

一、单孔腹腔镜远端胃癌根治术

单孔腹腔镜远端胃癌根治术技术难度大，风险高，国内外均处于起步阶段，对于其淋巴结清扫效果目前还存在质疑。

【适应证】

1. 早期的黏膜内癌；

2. 直径 <1.5cm 的黏膜下癌。

【禁忌证】

1. 晚期胃癌，估计腹腔镜下难以将转移淋巴结清扫干净。

2. 合并心肺疾病不能行气管插管全身麻醉。

3. 凝血功能障碍。

4. 其他腹腔镜技术受限情况，例如病理性肥胖、腹腔广泛粘连等。

【手术器械】

超声刀、45mm、60mm 或 75mm 腹腔镜手术直线切割闭合器，其他单孔腹腔镜手术常规器械。

【术前准备】

1. 纠正贫血、低蛋白血症，调节电解质平衡。

2. 清洁灌肠。

3. 术前留置胃肠减压管、尿管。

【麻醉】

气管插管全身麻醉。

【体位与套管放置】

患者仰卧位，双下肢分开，呈人字位，头高脚低 15°，向右倾斜 10°。术者立于患者两腿之间，助手立于患者左侧，扶镜手立于患者右侧（图 20-46）。脐下缘纵行小切口，置入 10mm 套管（图 20-47），放入腹

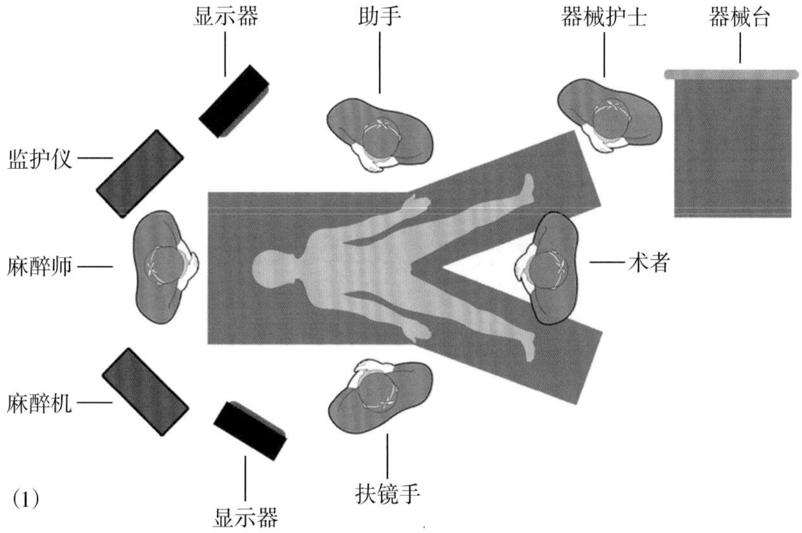

(1)

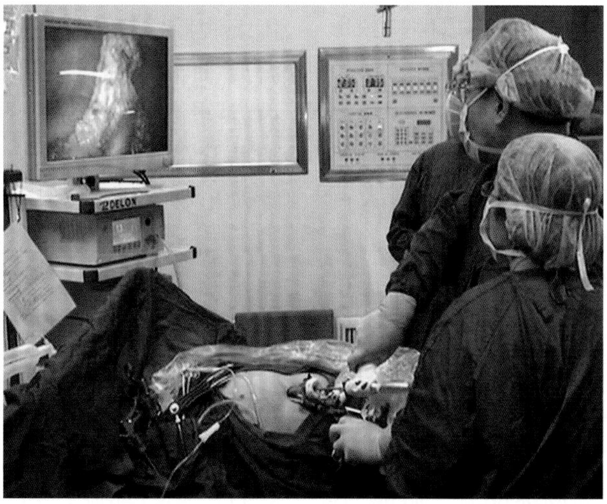

(2)

图 20-46　单孔腹腔镜胃癌根治术手术室布局

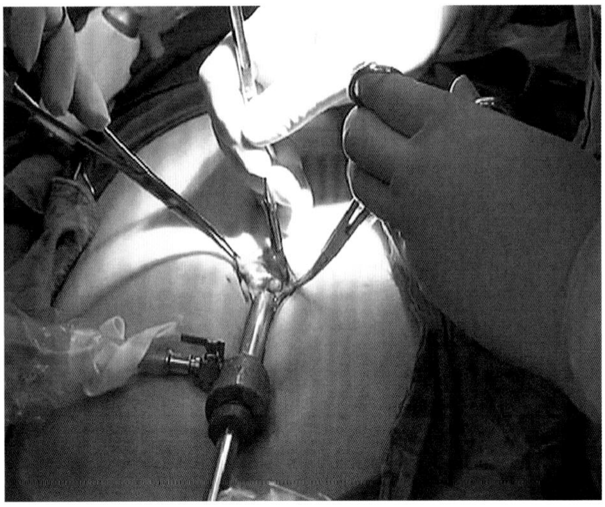

图 20-47　脐部切口

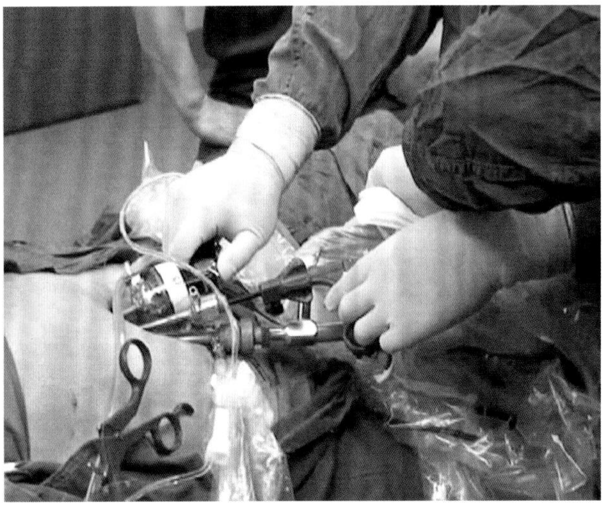

图 20-48　套管位置

腔镜探查，向上延长切口，在同一切口内以倒三角形布局另放置 5mm、12mm 套管（图 20-48）。

【手术步骤】

以无损伤肠钳于靠近横结肠处提起大网膜，使横结肠自然下垂，沿横结肠用超声刀游离大网膜，向左至结肠脾曲，于根部离断胃网膜左动静脉（图 20-49），向右分离至结肠肝曲（图 20-50）。游离横结肠系膜前叶及胰腺被膜，沿 Henle 干紧贴胰腺向右侧分离显露胃网膜右静脉（图 20-51），结扎离断后沿胰腺表面向上游离，显露胃网膜右动脉，结扎离断（图 20-52）。沿胃网膜右动脉断端分离显露胃十二指肠动脉（图 20-53），将十二指肠球部后方游离，胰腺包膜也随横结肠系膜前叶一并掀起，直至胰腺上缘。继续沿胃十二指肠动脉显露肝总动脉、肝固有动脉、胃右动脉，将胃右动脉结扎后离断（图 20-54）。沿肝总动脉向左侧游离依次显露脾动脉、腹腔干、胃冠状静脉、胃左动脉，将胃冠状静脉及胃左动脉分别结扎后离断（图 20-55）。继续沿此间隙向上分离达贲门胃体后方，并显露左、右膈肌脚。沿肝脏下缘切开肝胃韧带至贲门右侧，向下沿胃壁清除贲门右侧及小弯侧淋巴结（图 20-56）。将胃管后退至食管内。于十二指肠球部、幽门静脉远端用腹腔镜直线切割闭合器切断十二指肠（图 20-57）。从胃大弯开始以 60mm 或 75mm 腹腔镜直线切割闭合器（绿色或蓝色钉仓）分次切断胃体（图 20-58）。移除标本。提起胃断端，于胃后壁拟吻合处，以超声刀切开约 1cm 小切口。横结肠系膜开窗后，寻找 Treitz 韧带，以无损伤肠钳提起空肠，经横结肠系膜裂孔上提，于距离十二指肠空肠曲约 10~12cm 处空肠对系膜缘侧，以超声刀沿肠管长轴纵行切开约 1cm 小切口，将 45mm 腹腔镜直线切割闭合器前端一支经切口插入空肠肠腔内，向胃方向提起肠管，吻合器前端另一支经胃后壁切口插入胃腔内，拟切断线与胃长轴垂直，将胃肠对合整齐后，击发完成胃肠吻合（图 20-59）。将胃管重新送入残胃腔，经胃肠吻合口剩余开口寻找胃管，将之送入输入段肠袢。在腹腔镜下用 3-0 可吸收线行全层及浆肌层连续缝合，关闭胃肠吻合口剩余开口，胃肠吻合完毕（图 20-60）。将胃肠吻合口拉至横结肠系膜裂孔下方，将系膜裂孔边缘与距离吻合口 2cm 的胃壁浆肌层作间断缝合（图 20-61）。创面冲洗，检查吻合口无扭转、成角，无张力，留置引流管（图 20-62），术毕。

【要点分析】

1. 分离顺序　单孔腹腔镜胃癌根治术采用与传统腹腔镜胃癌根治术同样的游离顺序，自下而上游离，即从分离胃结肠韧带开始，沿横结肠系膜前叶后方间隙向上分离，达胰腺下缘后处理幽门下区，游离胰腺被膜，越过胰腺表面达胰腺上区域清扫幽门上及小弯侧、腹腔干周围淋巴结。

2. 幽门下区淋巴结的清扫　在游离大网膜及横结肠系膜前叶后，分离层面进入大网膜和横结肠系膜之间的融合筋膜间隙，此间隙为无血管间隙，沿中结肠静脉向上分离显露肠系膜上静脉和 Henle 干，沿 Henle 干紧贴胰腺向右侧分离则可显露胃网膜右静脉，结扎离断后沿胰腺表面向上分离显露胃网膜右动脉，结扎离断，从而清除幽门下区淋巴结。

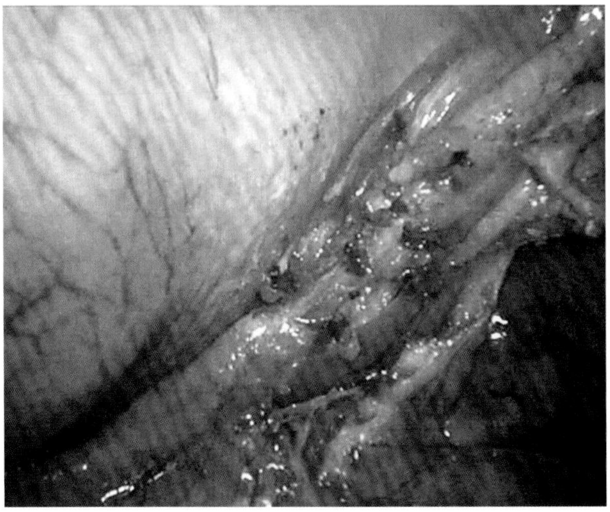

图 20-49　胃网膜左血管

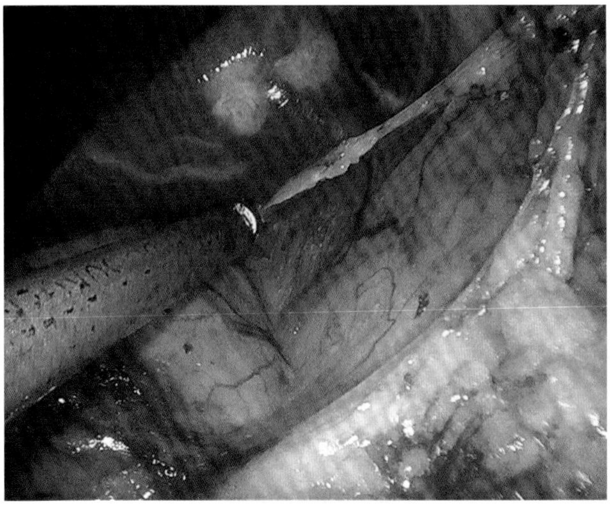

图 20-50　游离至结肠肝曲

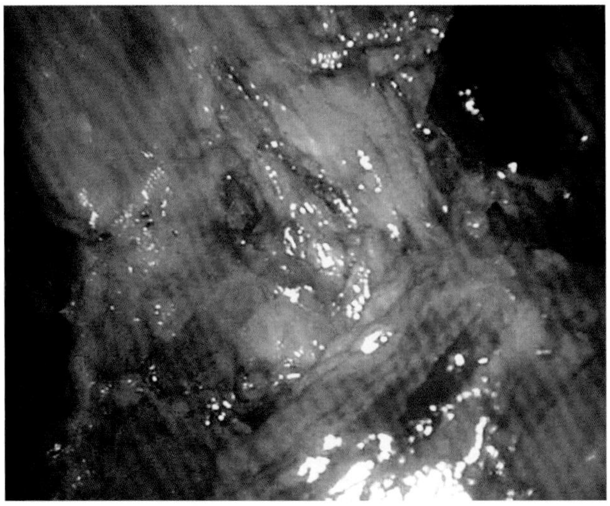

图 20-51　胃网膜右静脉

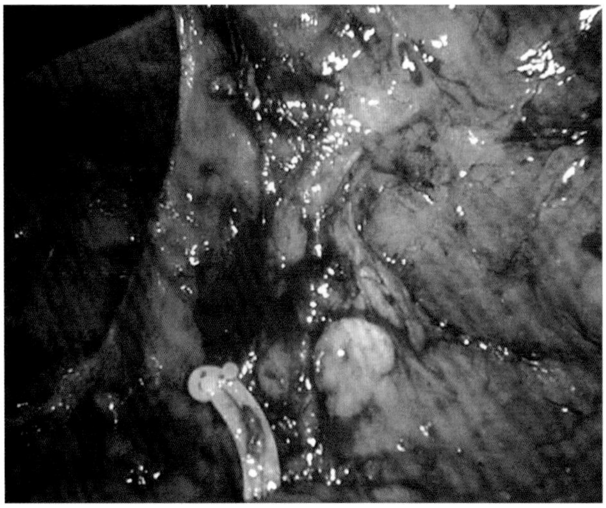

图 20-52　胃网膜右动脉

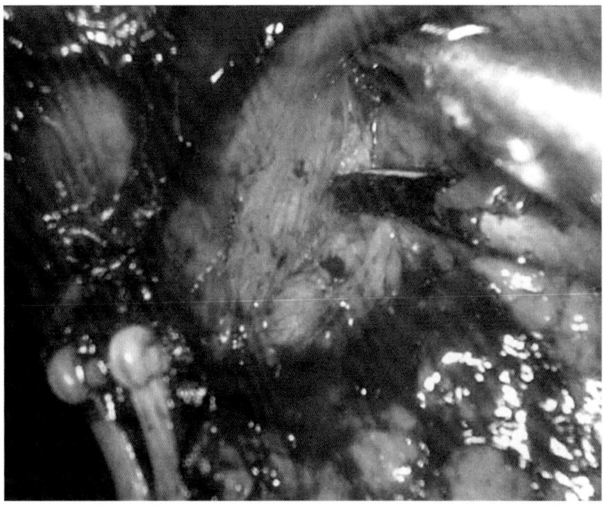

图 20-53　胃十二指肠动脉

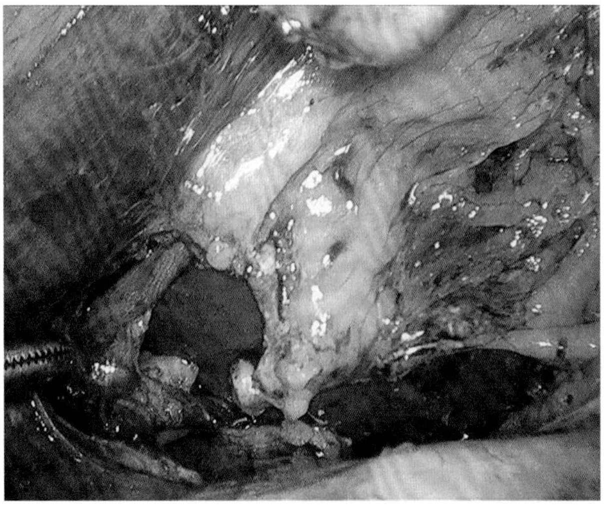

图 20-54　胃右动脉

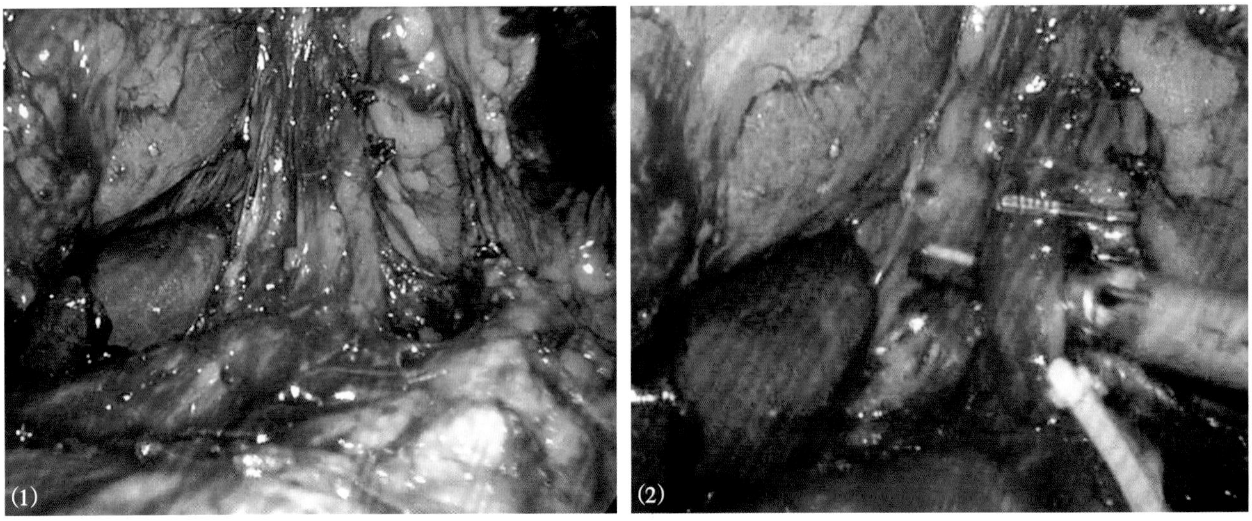

图 20-55
(1)胃冠状静脉;(2)胃左动脉

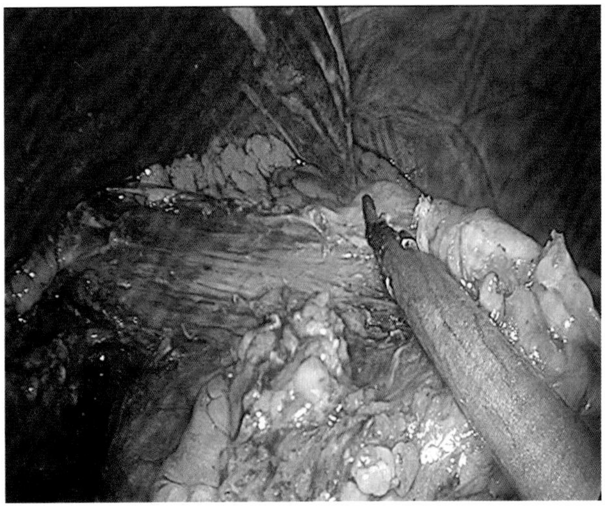

图 20-56　清扫贲门右侧淋巴结

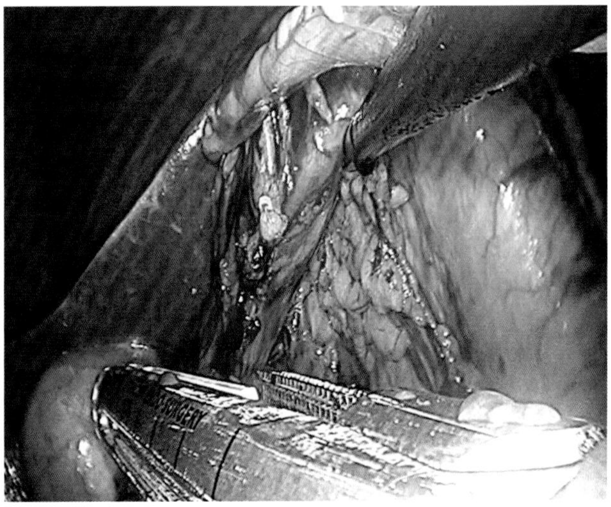

图 20-57　直线切割闭合器切断十二指肠

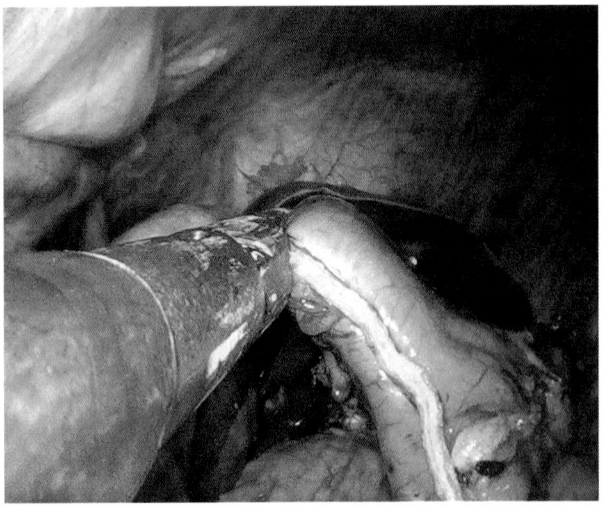

图 20-58　直线切割闭合器离断胃

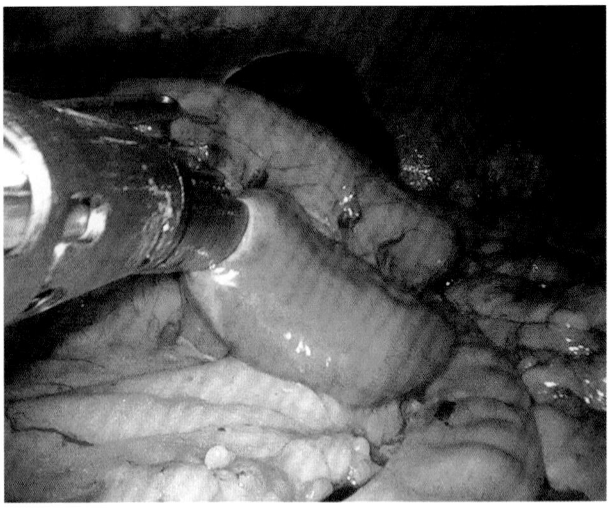

图 20-59　胃肠吻合

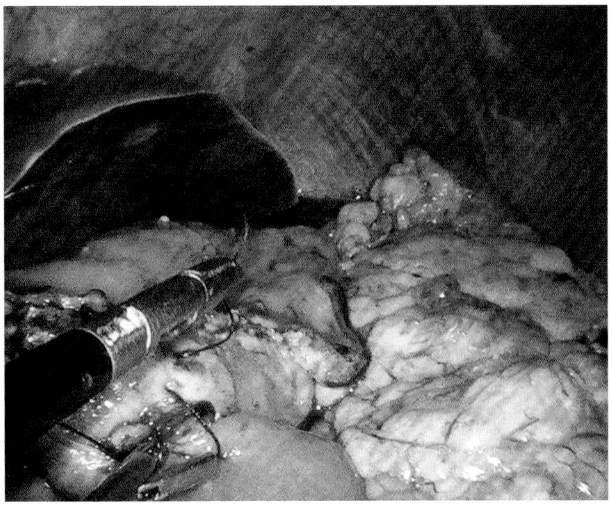

图 20-60　缝合胃肠吻合口剩余开口

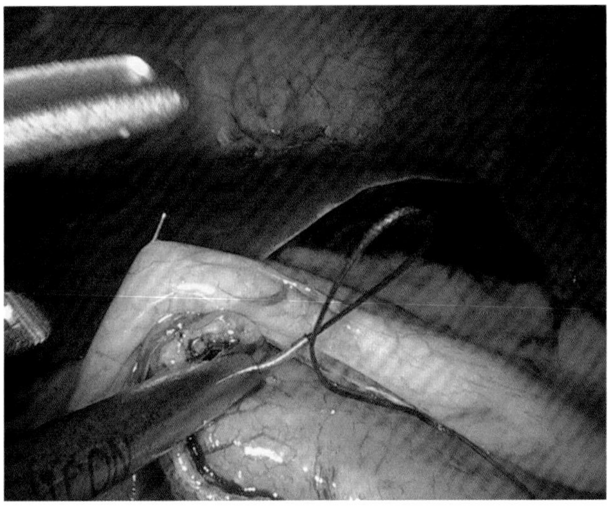

图 20-61　闭合横结肠系膜裂孔

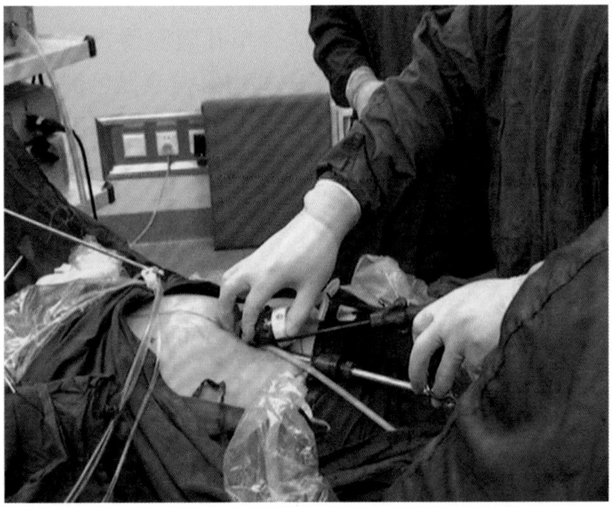

图 20-62　经脐部留置引流管

3. 幽门上区及腹腔干周围淋巴结的清扫　沿胃网膜右动脉分离显露胃十二指肠动脉，继续分离即可显露肝总动脉、肝固有动脉、胃右动脉、脾动脉、腹腔干及胃左动脉、胃冠状静脉等重要血管，于根部离断胃右动脉、胃左动脉、胃冠状静脉，清除幽门上区及腹腔干周围淋巴结。

【注意事项】

1. 体位　患者取仰卧人字位，术者站在患者两腿之间较利于操作。单孔条件下，仅能同时使用两把操作器械，有时会由于缺少协助牵拉影响术野显露，这时可以通过调整体位或借助经腹壁的悬吊缝合来增加显露空间。

2. 重要脏器保护　胃区域淋巴结沿血管、胰腺、脾脏、胆管旁分布，这些结构需要妥善保护，避免损伤。特别在处理胃网膜右静脉、胃冠状静脉时，由于静脉壁菲薄，位置深在，且与门静脉关系密切，处理不当很容易发生难以控制的出血，导致腹腔镜手术失败中转手术。

3. 消化道重建　在单孔腹腔镜操作下，胃癌根治性切除后的消化道重建需要更为复杂的腹腔镜外科技术，选择正确的重建方式及合适的吻合器械显得尤为重要。

4. 扶镜手与术者的配合　单孔手术时，腹腔镜与左右手的操作器械呈同轴运动，器械之间操作夹角小，互相限制运动范围，增加了手术难度，扶镜手应加强对术者操作器械运动轨迹的配合，使腹腔镜镜体与手术器械保持同轴运动，追随操作器械的方向和角度变化，尽量避免镜体与操作器械相互抵抗和限制，这与常规的腹腔镜手术在操作技巧上存在明显区别，需要学习和熟练过程。

二、单孔腹腔镜胃部分切除术

由于胃腔容积大，在胃周韧带游离后胃活动度明显增大，配合使用腹腔镜下直线切割闭合器，使得单孔腹腔镜胃部分切除术简单易行。

【适应证】

1. 胃良性肿瘤或低危险度间质来源肿瘤；

2. 肿瘤小于 5cm，且距离胃贲门及幽门大于 3cm

【禁忌证】

1. 肿瘤大于 5cm。

2. 肿瘤距离胃贲门及幽门小于 3cm，估计行胃部分切除后会导致胃入口或出口梗阻。

3. 其他不能耐受全麻手术及腹腔镜技术受限情况。

【手术器械】

超声刀、60mm 或 75mm 腹腔镜直线切割闭合器。

【术前准备】

1. 术前留置胃肠减压管、尿管。

2. 术前对病变大小、位置、来源进行评估，判断患者是否适合行胃部分切除术。

3. 对于病变小于 2cm，或病变向胃腔内突出等情况，术前需行胃镜下定位。

【麻醉】

气管插管全身麻醉。

【体位与套管放置】

患者仰卧位，双下肢分开，呈人字位，头高脚低 15°。脐下缘纵行小切口置入 10mm 套管，放入腹腔镜探查，向上延长切口，在同一切口内以倒三角形布局另放置5mm、12mm套管。术者立于患者两腿之间，助手立于患者左侧，扶镜手立于患者右侧。

【手术步骤】

术者首先判断胃部病变的大小、位置与术前预期是否一致，再次评估是否适合做胃部分切除术。如术中病灶寻找困难，可借助术中胃镜进行定位。以下步骤以病变位于胃底为例。用无损伤肠钳提起胃大弯，用超声刀在胃网膜血管弓外切断胃结肠韧带，进入网膜囊，显露胃后壁（图 20-63）。继续用超声刀游离切断脾胃韧带，暴露胃底（图 20-64）。待病变完整显露后，用 60mm 腹腔镜直线切割闭合器，在病灶基底部正常胃组织上夹闭切割，将病灶完整切除（图 20-65）。注意保证病变完整切除。如果一次切割无法完整切除病灶，可更换钉仓后继续切割，直至将拟切除胃壁完全离断。

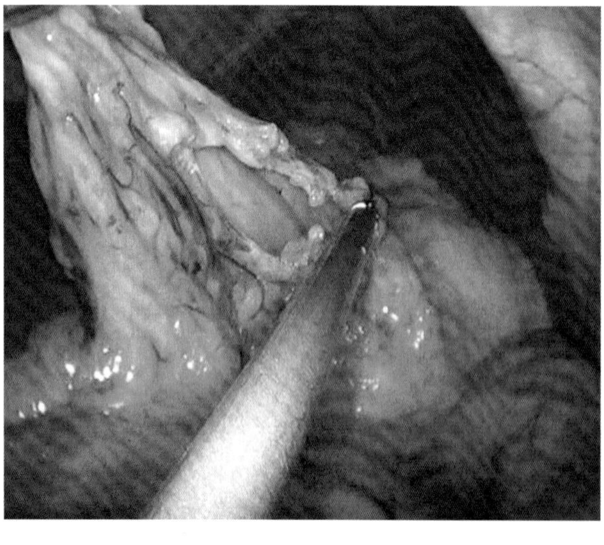

图 20-63　切开胃结肠韧带

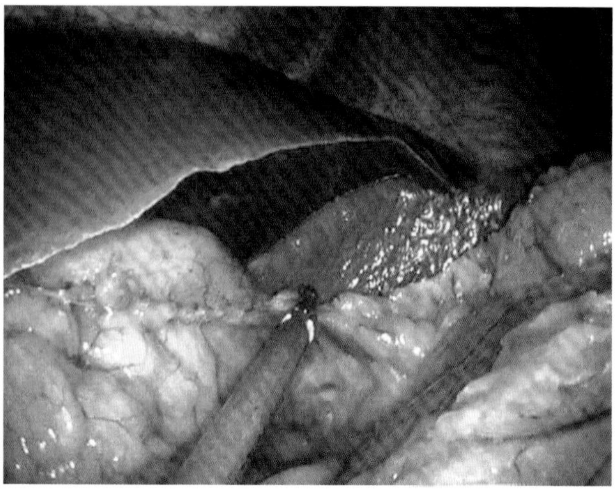

图 20-64　切开脾胃韧带

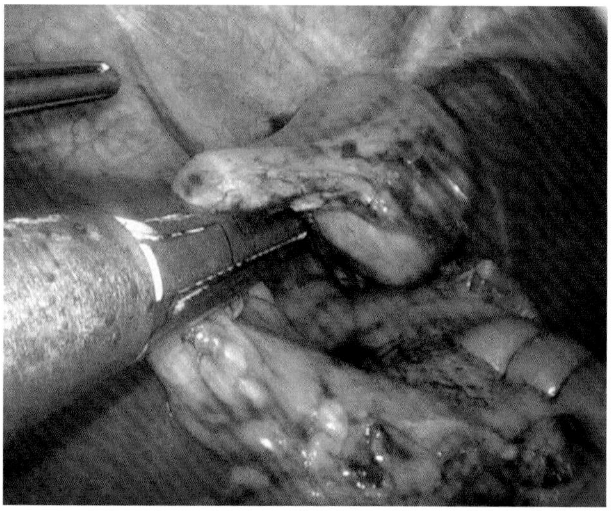

图 20-65　用直线切割闭合器切除病灶

【要点分析】

1. 病灶定位　术前根据胃镜、超声内镜、CT 等影像结果综合评估，选择适合单孔腹腔镜胃部分切除术的病例，同时术前、术中利用胃镜或显色剂标记等方法进行病灶定位，以发现小的或向胃腔内突出的病变。准确定位是手术成功的首要条件。

2. 术式选择　位于胃体大弯侧或胃底的病灶处理相对容易，以超声刀游离胃结肠韧带和胃脾韧带，可良好显露病变部位。位于胃体小弯侧的病灶，需同时游离肝胃韧带，充分暴露胃小弯。大弯和小弯病灶均可利用腹腔镜切割闭合器完成胃楔形切除，注意位于大弯侧及胃底的肿瘤应沿纵轴完成切割闭合，位于小弯侧的肿瘤应沿横轴完成切割闭合，以避免胃腔狭窄。位于胃前壁的病灶，如显露良好，可直接用腹腔镜切割闭合器行胃楔形切除。位于胃体后壁且向胃腔内突出的病灶,应用超声刀切开胃前壁,暴露后壁病灶,在胃腔内用直线切割闭合器切除后,手工缝合或以直线切割闭合器关闭胃前壁。

【注意事项】

1. 脾脏保护　处理脾胃韧带时,注意保护脾脏,避免术中、术后出血。

2. 术式改变　近胃窦或近贲门部的病灶,如大于 2cm,因切除病灶再缝合可能造成胃进出口狭窄,往往需行胃大部切除术。

【术后处理】

1. 术后常规监测生命体征和腹部体征,观察有无出血及腹膜炎表现,注意胃管内引流液性状,判断有无吻合口活动性出血。

2. 术后常规肠外营养支持,胃肠道功能恢复后逐步过渡饮食。

3. 其他综合治疗同常规腹腔镜手术。

【并发症及处理】

单孔腹腔镜胃手术并发症种类及处理方法与常规腹腔镜手术基本一致。若术中观察到患者病期晚,腹腔内粘连重,或因视野不清、解剖不熟、操作粗糙等出现副损伤时,均应及时中转为多孔或开腹手术。

(孔静　吴硕东)

参考文献

[1] Romanelli JR, Earle DB. Single-port laparoscopic surgery: an overview [J]. Surg Endosc, 2009, 23(7): 1419-1427.

[2] Pelosi MA, Pelosi MA. Laparoscopic appendectomy using a single umbilical puncture (minilaparoscopy) [J]. J Reprod Med, 1992, 37(7): 588-594.

[3] Bucher P, Pugin F, Morel P. Single port access laparoscopic right hemicolectomy [J]. Int J Colorectal Dis, 2008, 23(10): 1013-1016.

[4] Ramos-Valadez DI, Patel CB, Ragupathi M, *et al*. Single-incision laparoscopic right hemicolectomy: safety and feasibility in a series of consecutive cases [J]. Surg Endosc, 2010, 24(10): 2613-2616.

[5] Saber AA, El-Ghazaly TH, Minnick DB. Single port access transumbilical laparoscopic Roux-en-Y gastric bypass using the SILS Port: first reported case [J]. Surg Innov, 2009, 16(4): 343-347.

[6] Bucher P, Pugin F, Morel P. Transumbilical single-incision laparoscopic intracorporeal anastomosis for gastrojejunostomy: case report [J]. Surg Endosc, 2009, 23(7): 1667-1670.

[7] Geisler DP, Condon ET, Remzi FH. Single incision laparoscopic total proctocolectomy with ileopouch anal anastomosis [J]. Colorectal Dis, 2010, 12(9): 941-943.

[8] Rieger NA, Lam FF. Single-incision laparoscopically assisted colectomy using standard laparoscopic instrumentation [J]. Surg Endosc, 2010, 24(4): 888-890.

[9] Podda M, Saba A, Porru F, *et al*. Systematic review with meta-analysis of studies comparing single-incision laparoscopic colectomy and multiport laparoscopic colectomy [J]. Surg Endosc, 2016, Feb 23. [Epub ahead of print]

[10] Hirano Y, Hattori M, Douden K, *et al*. Single-incision laparoscopic surgery for colorectal cancer [J]. World J Gastrointest Surg, 2016, 8(1): 95-100.

[11] Keller DS, Haas EM. Single-Incision Laparoscopic Colon and Rectal Surgery [J]. Clin Colon Rectal Surg, 2015, 28(3): 135-139.

[12] Madhoun N, Keller DS, Haas EM. Review of single incision laparoscopic surgery in colorectal surgery [J]. World J Gastroenterol, 2015, 21(38): 10824-10829.

[13] Kunisaki C, Makino H, Takagawa R, *et al*. A systematic review of laparoscopic total gastrectomy for gastric cancer [J]. Gastric Cancer, 2015, 18(2): 218-226.

[14] Moreno-Sanz C, Morandeira-Rivas A, Sedano-Vizcaino C, *et al*. Single-incision laparoscopic bariatric surgery: a systematic review [J]. Surg Obes Relat Dis, 2015, 11(1): 248-257.

第二十一章

机器人辅助手术在胃肠外科的应用

第一节　机器人手术系统发展历史

机器人(robot),是用于快速准确、重复执行一项或多项任务的机器。“robot”一词最早出现于1920年捷克作家Karel Capek名为“罗莎姆的万能机器人”的幻想剧中。1959年,美国人英格伯格和德沃尔制造出世界上第一台工业机器人,取名“尤尼梅逊”,意为“万能自动”,应用在汽车制造生产中。20世纪60年代,随着微电子学和计算机技术的迅速发展,自动化技术也取得了飞跃性的变化,开始出现了现代意义上的机器人。第一代机器人由固定、非程序控制且无感应器的机电设备构成,第二代机器人诞生于20世纪80年代,内置了感应器和可编程控制器,而第三代机器人囊括了20世纪90年代迄今发明的所有机器人。

20世纪80年代中期,技术革命的第三次浪潮席卷整个世界,在这样的汹涌浪潮中,机器人技术逐波拍浪,引领前行。全球范围内的工业机器人总数以每年30%以上的速度增长,推动着汽车工业高速发展,并使之迅速成为全球规模的庞大产业。机器人家族可分为军用机器人和民用机器人两大类。军事栏目里时常出现的排爆机器人、无人侦察机、战斗机械狗等就属于军用机器人。民用机器人种类更多,如工业机器人、农业机器人、服务机器人、娱乐机器人等。大多数机器人并没有人的形象,并非科幻电影里有手有脚、能跑会跳的人形机器人。

与医疗密切相关的是手术机器人,但研发手术机器人的创意并非来自医疗界,而来自美国国家航空航天局(NASA)。20世纪80年代,NASA想要研制一台能够实现远程操控,为身在太空中的宇航员实施手术的机器人,就像科学家在地面操控航天飞机上伸出的机械臂,维修遨游在太空中的卫星和哈勃天文望远镜一样。美国军方从中看到了手术机器人在未来巨大的潜力,如果远在大后方的外科专家能够遥控操作手术机器人,为前线的伤病士兵进行手术,将会挽救更多士兵的宝贵生命。

手术机器人尚未走向前线战场,但外科医生们已经率先获益。1985年,美国医生Kwoh YS使用改装的Puma560工业机器人进行神经外科组织活检手术,准确性较传统手术有很大提高。1994年,第一代外科机器人系统“伊索”(AESOP)作为持镜助手应用于外科临床。1998年,第二代外科机器人系统“宙斯”(Zeus)面世。2001年,Zeus手术机器人进行了首例远程遥控操作手术,为一位患者成功切除了胆囊,这次手术的实施地点为法国斯特拉斯堡,而手术医生在3800英里外的美国纽约。2000年7月,美国FDA正式批准了Intuitive Surgical公司研发的第三代机器人手术系统应用于外科临床,这台机器人以意大利文艺复兴时期的科学艺术巨匠Da Vinci的名字命名。截至2015年9月30日,全球Da Vinci机器人装机数量已达3477台,其中美国2344台、欧洲586台、亚洲398台,我国大陆也已装机39台,近年有快速增长趋势。手术数量亦同步快速增长,2013年全球Da Vinci机器人手术量超过50万例,同比2012年增长16%,美国以外地区增长21%。目前,Da Vinci手术机器人已被应用于普通外科、肝胆外科、泌尿外科、妇科、心脏外科等多个领域,可以实施胃癌手术、结直肠癌手术、胰十二指肠手术、心脏血管搭桥手术、前列腺手术等,而越是复杂精细的手

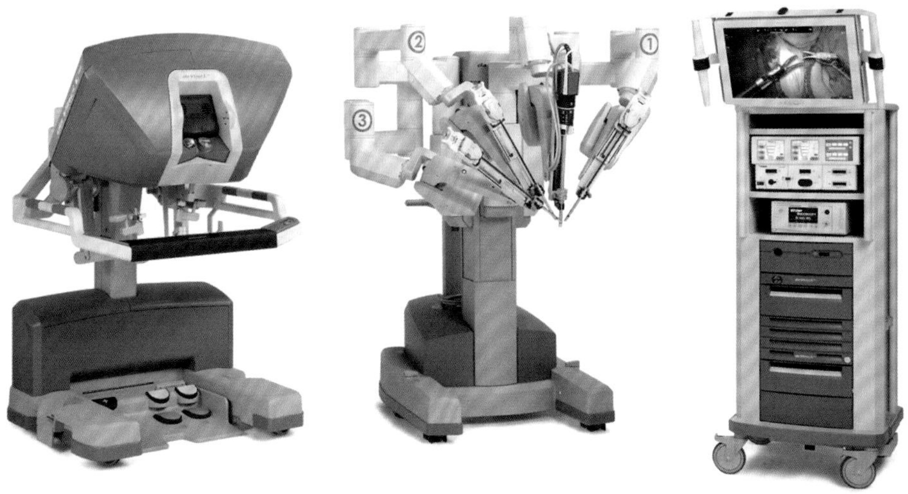

手术主控台　　手术台车　　三维成像视频系统

图 21-1　Da Vinci 手术机器人系统

术，越能显现出“Da Vinci 大夫”的优势。

Da Vinci 手术机器人系统由三部分组成：①主控台；②摄像臂和工作臂组成的手术台车；③三维成像视频系统（图 21-1、图 21-2）。主控台为手术医师的操作平台，系统的软硬件均整合其中，通过手指和脚踏板控制摄像头和工作臂的位置和方向。工作臂通过工程学技术驱动各种器械进行精细操作，器械尖端可进行六维活动，而器械本身具有七维活动自由度（图 21-3）。摄像臂通过标准 12mm 套管置入手术区域，工作臂通过 8mm 套管置入腹腔内。Da Vinci 手术系统具有精确、稳定和三维成像等特点，在普通外科方面，应用 Da Vinci 机器人手术系统已相继开展了胆囊切除术、胃底折叠术、胃旁路术、结肠切除术等腹部外科手术。

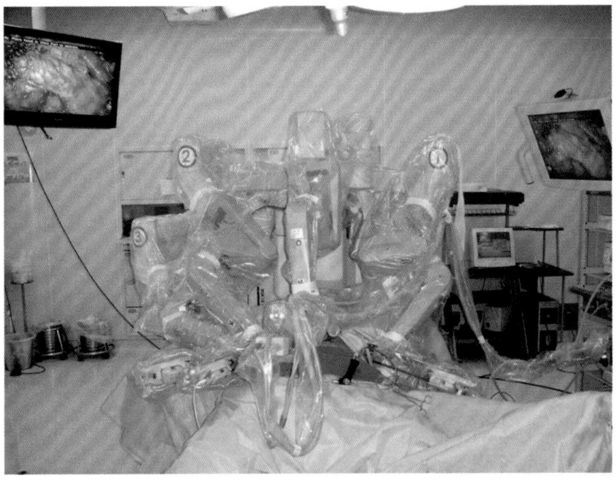

图 21-2　Da Vinci 手术机器人使用场景

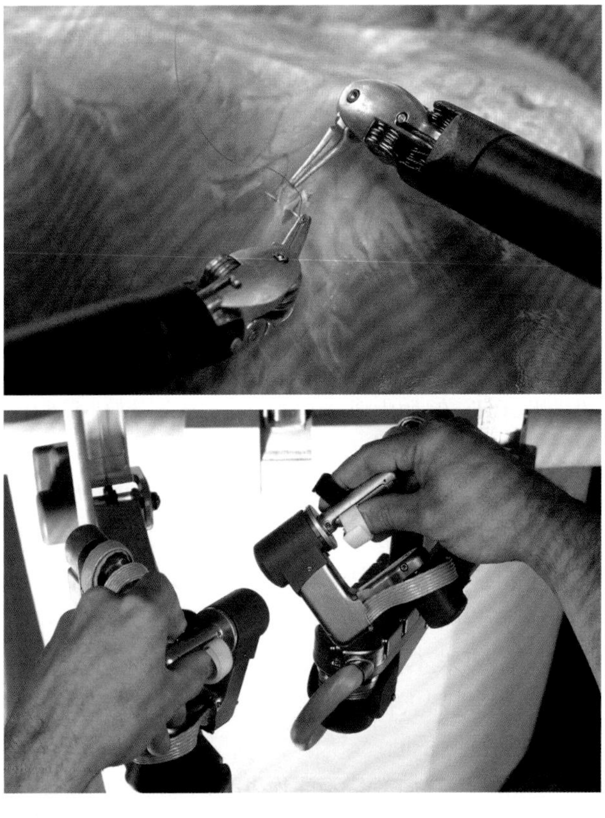

图 21-3　术者视野和主控台

第二节　Da Vinci 机器人手术系统在胃肠肿瘤手术的应用

我国自 2006 年开展 Da Vinci 机器人手术，手术数量快速递增，截至 2015 年 10 月，总计完成 20 477

台，主要集中在泌尿外科、胃肠外科、心胸外科、肝胆外科和妇科等领域，不同医院各有侧重。

从本质上说，当前的机器人手术仍然属于腹腔镜手术范畴，Da Vinci机器人手术除继承了腹腔镜手术的微创优点外，其特别的优越性表现在：手术器械上的关节腕具有多个活动自由度，更加灵活，拓展了手术操作能力，提高了手术精度；机械臂器械可滤除人手自然颤动；系统末端的手术器械具有牵引、切割、缝合等多种功能，能在狭小空间操作精细手术；高分辨率三维图像处理设备，使外科医生能清晰精确地进行组织定位和器械操作；术者可采取坐姿进行手术，利于完成长时间、复杂的手术。

早期手术机器人主要用于腹部外科，开展一些比较简单的手术，并没有表现出比腹腔镜手术更明显的优势，因而未推广应用。近年来，随着机器人手术在其他外科领域的成功开展，其在腹部外科的应用和研究又重新活跃，迅速开展了各种手术。根据其对第二代腹腔镜手术的影响程度，可将机器人腹部外科手术分为三类：①对常规腹腔镜手术基本没有影响的机器人手术，例如机器人胆囊切除、抗反流胃底折叠、疝修补、阑尾切除、可调节束带胃减容和良性胃肠肿瘤切除等；②可显著提高腹腔镜手术效果的机器人手术，范围比较广泛，包括机器人肝叶切除、复杂胆道重建、胃旁路减重术、胃癌根治、结直肠癌根治、胰腺部分切除和胰十二指肠切除等；③目前在腹腔镜下难以完成，唯有手术机器人能精准完成的一些手术，例如内脏动脉瘤切除吻合、细口径胆管空肠吻合、复杂的腹腔内淋巴结清扫等。国外统计资料表明手术机器人在腹部外科的应用仍不如心胸外科、泌尿外科广泛，其原因在于：①腹腔镜技术在腹部外科应用普及、技术成熟，绝大多数的腹部手术可在腹腔镜下完成；②常规腹部手术难度不大，对手术精度的要求不是很高；③有些腹部手术涉及范围广泛，手术机器人操作受限制；但对机器人胃肠手术的探索仍持续不断。

2002年，Hashizume首次报道Da Vinci机器人辅助胃癌根治手术，但由于手术难度大，技术要求高，手术设备昂贵，后来一直进展缓慢。2003年，Delaney CP首次报道了机器人辅助手术应用于2例右半结肠切除、3例乙状结肠切除和1例直肠悬吊术，显示机器人结直肠手术安全可行，但耗时较常规腹腔镜手术长。2006年，Pigazzi A等用新一代Da Vinci机器人系统对6例直肠癌患者进行了全直肠系膜切除（TME），其手术过程、术后并发症及出院时间均与对照组腹腔镜手术类似。2007年，Anderson报道了7例对早期胃癌的机器人辅助胃癌根治术，平均手术时间420分钟，平均淋巴结清扫数量24枚。2008年Kim WH等采用四臂法进行了9例机器人直肠癌手术，减少了机械臂相互干扰。2009年，Song报道了2005年7月至2007年10月，Da Vinci机器人胃癌根治手术100例，其中33例全胃切除，67例远端胃次全切除，平均手术时间231分钟。2009年Kim H等首次报道了56例机器人和57例腹腔镜手术的对照研究，机器人手术时间（190.1min ±45.0min）和腹腔镜手术时间（191.1min±65.3min）无显著性差异，在失血量、并发症、根治程度等方面亦无差异，说明经过一定的学习曲线后，机器人结直肠手术在手术过程及围术期特征方面与常规腹腔镜手术已无差异，而机器人手术更有操作稳定、视野立体、术者耗费体力小等优点。

2010年以后，越来越多的医院采用Da Vinci机器人辅助进行结直肠癌手术，多个临床对照研究均表明了机器人在直肠癌TME切除方面可行性高，Sovernigo G等在机器人右半结肠切除术方面有50例的成功尝试，另有外科医生开展了Da Vinci机器人左半结肠切除术，Kim NK还报道了47例机器人辅助经括约肌间的低位直肠癌手术。

2011年，Isogaki J报道61例机器人辅助胃切除术，其中远端胃大部切除术46例，全胃切除术14例，近端胃大部切除术1例，远端胃切除中有28例行D2淋巴结清扫，全胃切除中有11例行D2淋巴结清扫。2012年，韩国的Kim报道了436例Da Vinci机器人远端胃癌根治术，是已报道的最大宗病例，其中进展期胃癌占21.8%，术后并发症为10.1%，无中转常规腹腔镜手术或开腹手术。

国外临床实践表明，Da Vinci机器人胃肠癌根治手术安全可行，近期临床疗效好。在我国，腹部外科医生是开展腹腔镜手术的主力军，引入Da Vinci机器人手术系统后，胃肠外科和肝胆外科医生表现出极大兴趣，积极探索开展本专业各类机器人手术。截至2015年10月，总计完成的20 477例机器人手术中，泌尿外科8135例（占39.73%）、胃肠外科4370例（占21.34%）、心胸外科3510例（占17.14%）、肝胆外科2275例（占11.11%）、妇科2237例（占10.92%），不同医院各有侧重，而胃肠外科机器人手术比例显著高于国外。2015年全国Da Vinci机器人胃和结直肠手术共完成1887例，其中胃癌根治术558例，直肠癌根治术356例，乙状结肠癌根治术

203例,升结肠、横结肠和降结肠切除术185例。

Da Vinci手术机器人也存在一些缺点,除使用成本昂贵外,还有触觉反馈体系缺失;器械臂固定以后,其操作范围受限;整套设备的体积过于庞大,安装、调试比较复杂;术前准备及术中更换器械等操作耗时较长等。但手术机器人突破了腹腔镜技术发展的一些限制,提高了手术的精度和可行性,使腹腔镜技术得到更高层次的发展。作为微创外科的一项新技术,Da Vinci手术机器人凭借其智能化、人性化的操控台,高清晰三维立体图像系统,更加稳定、灵活的操作系统,为胃癌、结直肠癌手术提供了诸多便利。随着进一步向小型化、智能化、经济实用的方向进步,Da Vinci机器人手术将会是未来微创胃肠外科很有前景的发展方向。

第三节 Da Vinci机器人胃癌、结直肠癌手术适应证及术前准备

【适应证】

1. 早期胃癌、结直肠癌。

2. 病变范围较局限,尚未侵犯到周围组织的进展期胃癌、结直肠癌,手术前TNM分期$cT_{1-3}N_{0-2}M_0$。

3. 开展机器人手术初期,宜选择基本条件较好、体质指数(BMI)小于30、70岁以下、术前未做过化疗的病例。

4. 术前ASA评分≤3

【禁忌证】

1. 有全麻和气腹禁忌证。

2. 合并肠梗阻者。

3. 中、重度心肺功能不全。

4. 腹腔广泛致密粘连。

5. 严重凝血功能障碍。

6. 妊娠期患者。

【术前准备】

1. 术前患者准备与腹腔镜胃癌、结直肠癌手术相同。

2. 术前一天进流食,必要时术前服用磷酸钠盐口服溶液清洁肠道。

3. 清洁脐窝、腹部和会阴部皮肤。

4. 术前留置胃管、尿管。

【常用器械】

分离钳、肠钳、抓钳、血管夹、超声刀、电钩、持针器、吸引器、直线切割闭合器、圆形吻合器等(图21-4)。

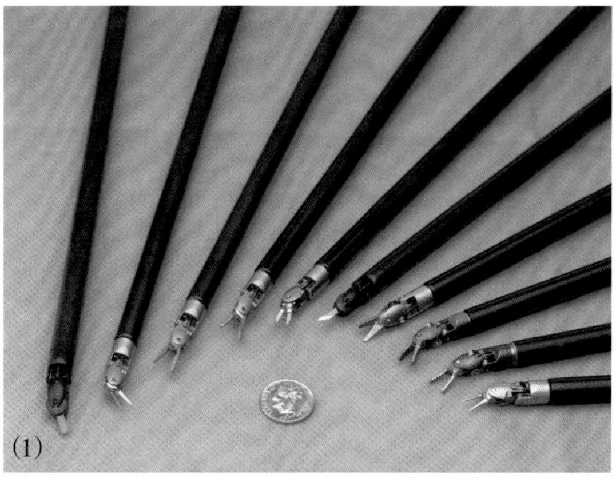
(1)

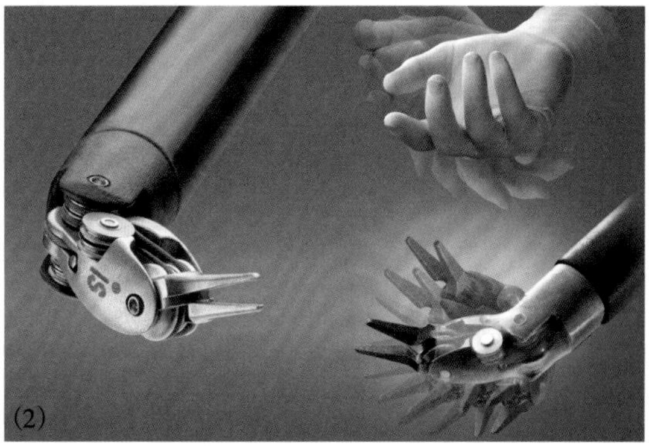
(2)

图21-4 Da Vinci机器人手术常用器械

第四节 Da Vinci机器人胃癌手术

气管插管全身复合麻醉。患者仰卧,两腿分开,头高脚低15°。手臂放在身侧,固定好患者身体。机器人手术台车立于患者头侧,无菌器械台和器械护士位于患者右侧偏下,助手位于患者两腿之间(图21-5、图21-6)。

腹壁消毒范围从锁骨平面至耻骨联合,两侧至腋后线。

腹壁套管孔位置采用与腹腔镜胃癌手术类似的“弧形五孔法”,各套管间距保持在8cm以上,避免相互干扰(图21-7)。镜头孔12mm(蓝),位于正中线,肚脐下方;器械孔①8mm(黄),位于左侧腋前线肋缘下1cm;器械孔②8mm(绿),位于右侧锁骨中线脐水平或脐水平上1cm;器械孔③8mm(红),位于右侧腋前线肋缘下1cm;辅助孔(A)12mm(白),位于左侧锁骨中线脐水平或脐水平上1cm。

用气腹针从脐下缘刺入腹腔,注入CO_2气体,压力维持在12mmHg,套管穿刺进入腹腔,作为镜头孔。先用腹腔镜镜头进入腹腔,观察膈肌、肝脏、盆腔、小肠、腹膜,对腹腔情况进行初步评估,明确肿瘤位置及与邻近组织的关系(图21-8)。判断能够施行

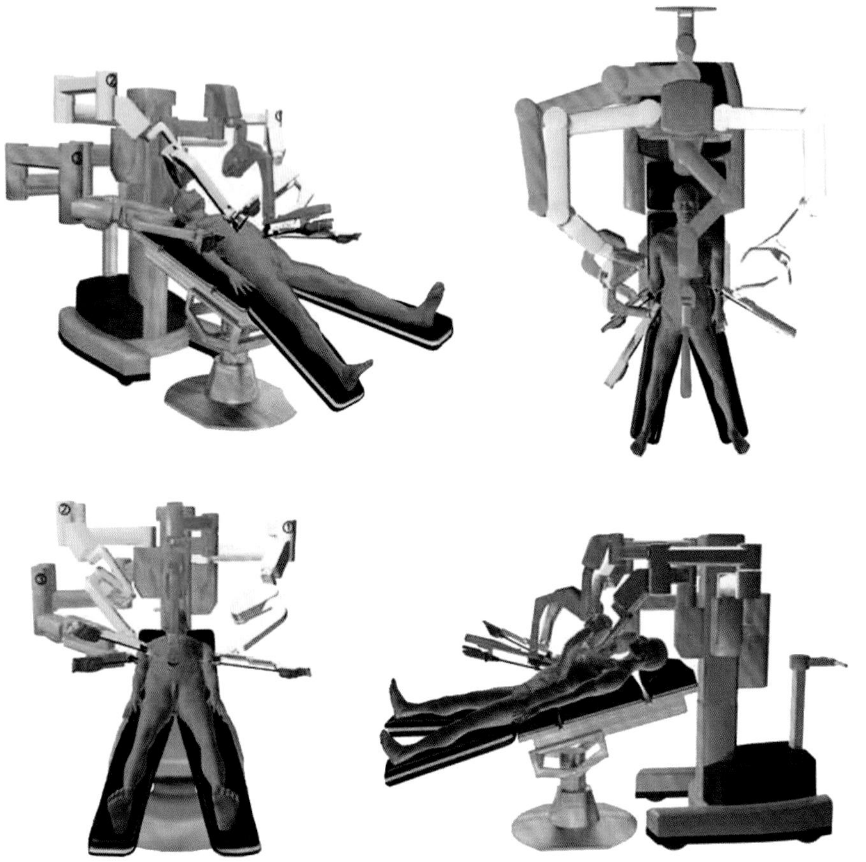

图 21-5　Da Vinci 机器人胃癌手术患者体位

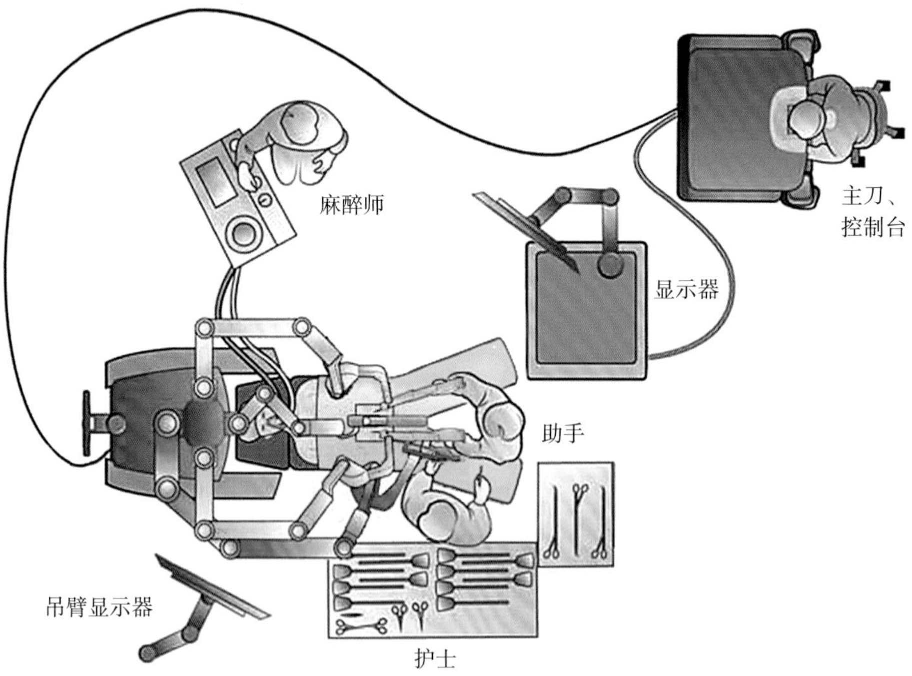

图 21-6　Da Vinci 机器人胃癌手术术者站位

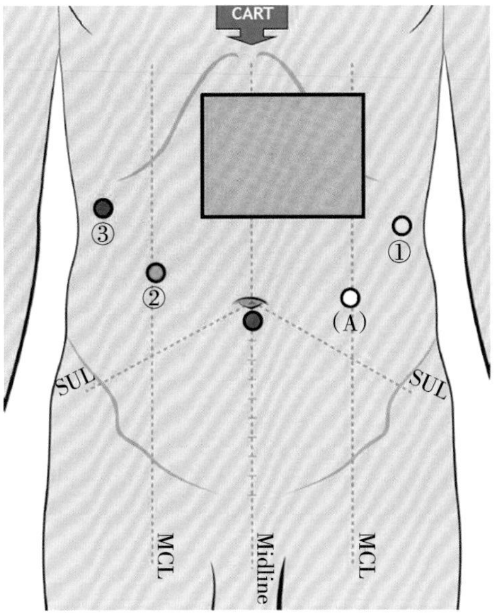

图 21-7　套管位置

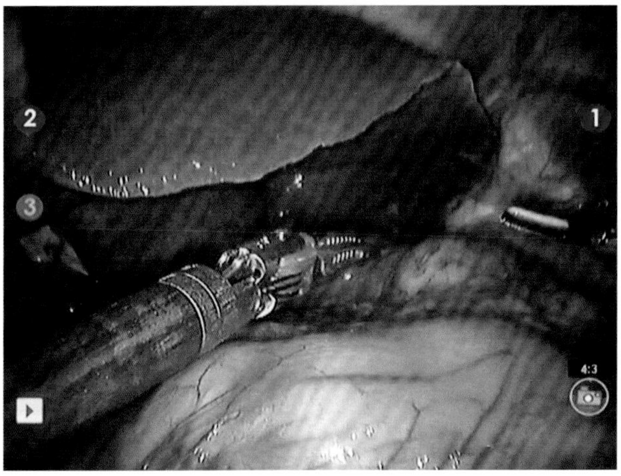

图 21-8　探查病灶

机器人胃切除手术后，确定套管位置及粘连情况，在视频监控下放置其他套管。在放置套管同时，巡回护士启动 Da Vinci 机器人手术系统，完成开机自检程序，给机械臂（图 21-9）套上无菌保护套。

将手术台车推到患者头侧。将镜头管插入镜头孔中对接。孔臂对接，接入器械臂。将超声刀接入 1 臂、单孔肠钳或尖嘴分离钳接入 2 臂、双孔肠钳接入 3 臂，在显示屏监视下插入腹腔，器械末梢高于小肠 1cm。在腹腔空间较大的患者，1、3 孔要更靠中间，2 臂位置要更高。若患者瘦小，套管孔应更分开一些。2 臂和 3 臂间距要尽量大，避免相互冲突。伸展 2 和 3 臂到最远位置，获得最大空间。

Da Vinci 机器人远端胃癌根治术（D2 根治术、

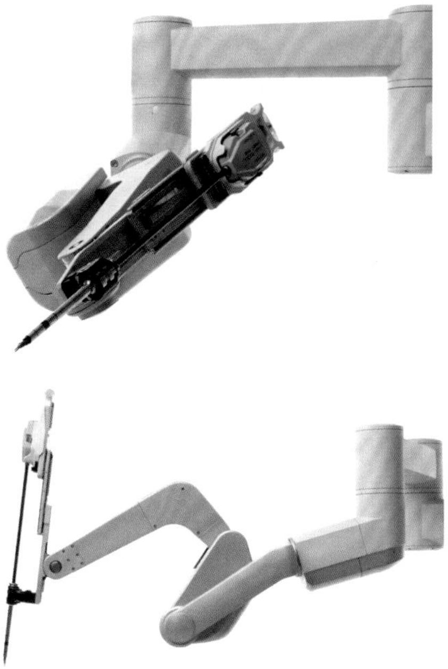

图 21-9　Da Vinci 机器人机械臂

毕Ⅱ式吻合）手术步骤如下。将大网膜向头侧翻起，从横结肠中部开始用超声刀贴近结肠离断胃结肠韧带，直至结肠脾曲（图 21-10）。于根部分离、夹闭、切断胃网膜左动静脉，并清扫第 4sb 组淋巴结（图 21-11）。向胃壁方向游离至胃大弯无血管区，紧贴胃壁向远端游离大网膜，直至胃角对侧。向右侧游离胃结肠韧带至十二指肠下方，分离铲除右半横结肠系膜前叶（图 21-12）。于胰腺下缘暴露肠系膜上静脉、胃肠干及胃网膜右动静脉，清扫第 14v 组淋巴结（图 21-13）。分别于根部夹闭、切断胃网膜右静脉及动脉，并清扫第 6 组淋巴结（图 21-14）。裸化十二指肠至距幽门远侧 3cm（图 21-15）。向上铲除胰腺被膜直

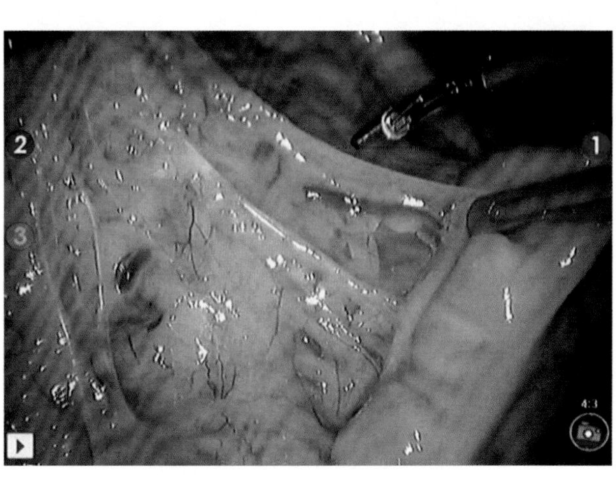

图 21-10　贴近结肠离断胃结肠韧带

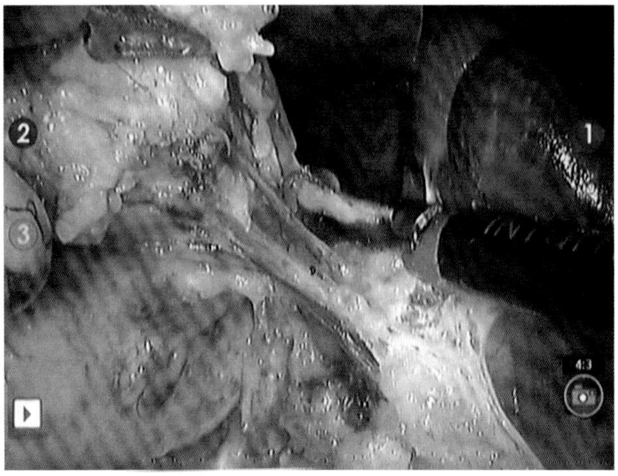

图 21-11 清扫第 4sb 组淋巴结

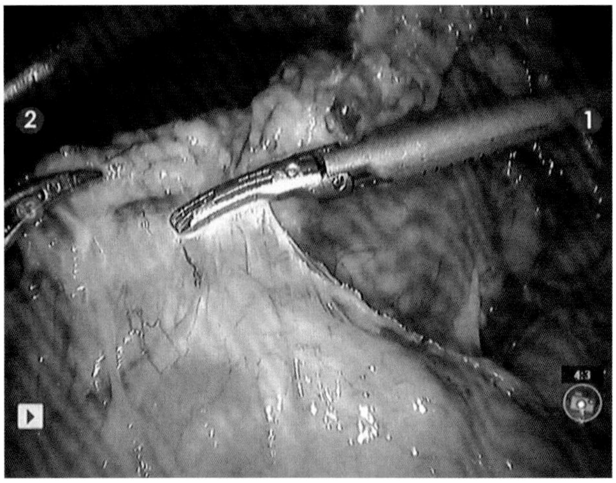

图 21-12 向右侧游离胃结肠韧带至十二指肠下方

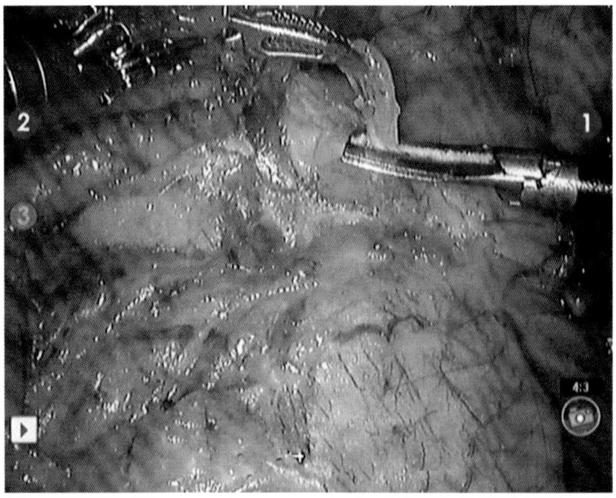

图 21-13 清扫第 14v 组淋巴结

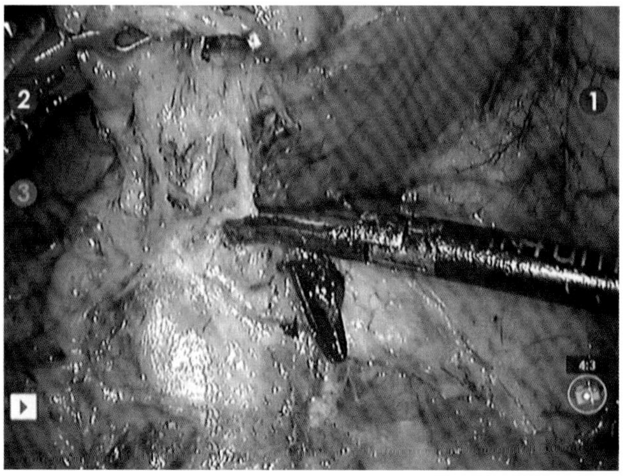

图 21-14 清扫第 6 组淋巴结

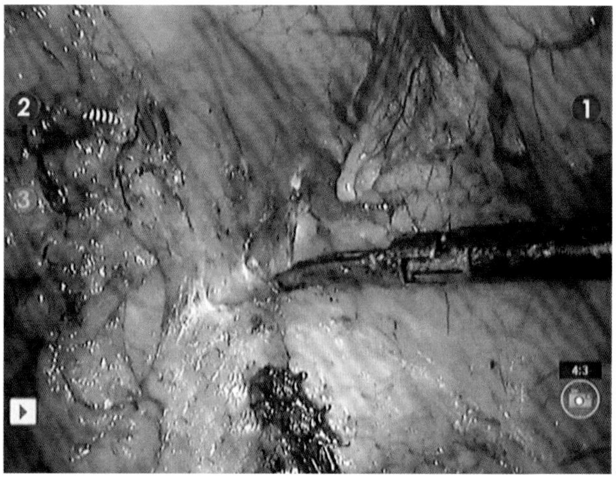

图 21-15 裸化十二指肠

至胰腺上缘（图 21-16）。分离、显露脾动脉近端、肝总动脉、胃左动静脉，清扫第 8a、7 和 11p 组淋巴结，于根部夹闭、切断胃左静脉及动脉（图 21-17~ 图 21-19）。沿腹腔干清扫第 9 组淋巴结，由胃后方继续向上分离贲门及食管后方疏松组织至食管膈肌裂孔。沿肝总动脉向右上游离，直至显露部分肝固有动脉，裸化胃右动脉，暂不予切断，清扫第 5 组淋巴结。于左肝下肝固有动脉左侧打开小网膜囊，显露肝固有动脉，清扫第 12a 组淋巴结。确认胃右动脉无误后于根部夹闭、切断（图 21-20~ 图 21-22）。紧贴肝脏向左侧游离肝胃韧带至贲门，沿贲门右侧由远端向近端游离小网膜，清扫第 1 组、第 3 组淋巴脂肪组织（图 21-23）。至此远端胃游离完毕。

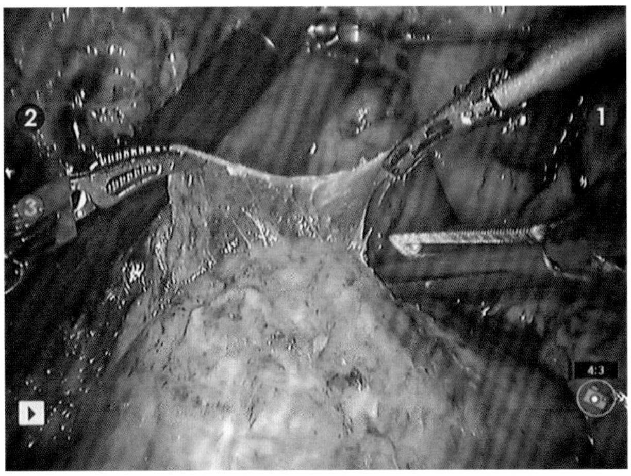

图 21-16　铲除胰腺被膜

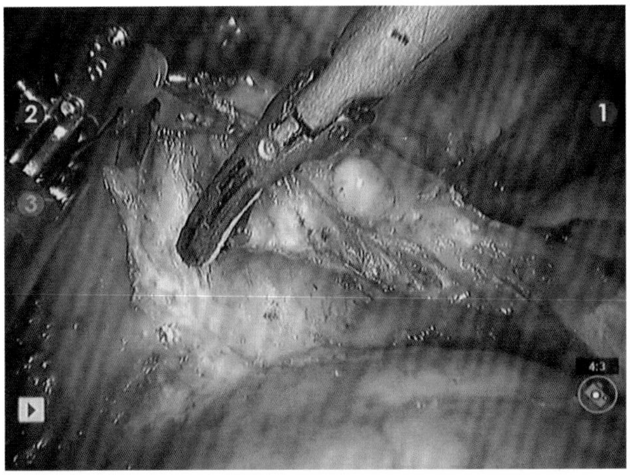

图 21-17　清扫第 8a 组淋巴结

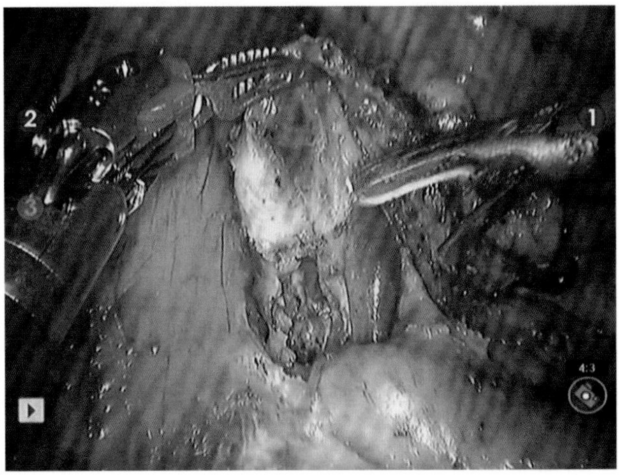

图 21-18　清扫第 7 组淋巴结

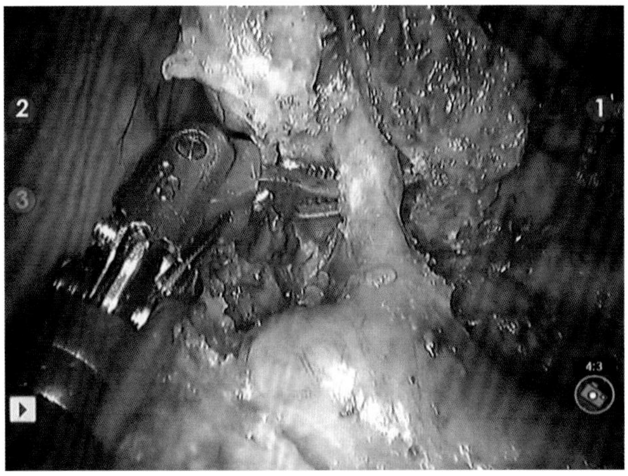

图 21-19　于根部切断胃左动脉

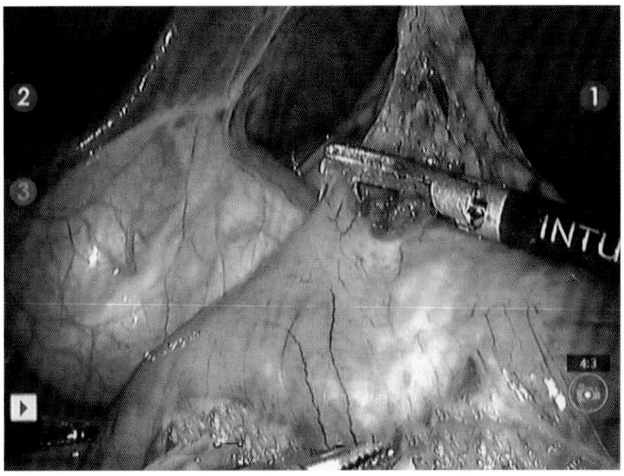

图 21-20　清扫第 5 组淋巴结

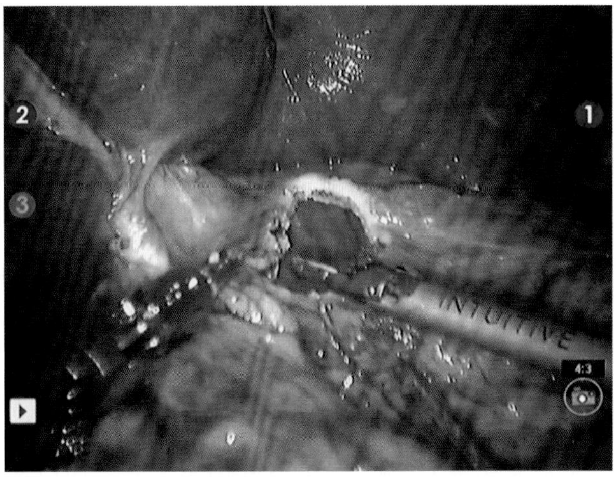

图 21-21　切开肝胃韧带

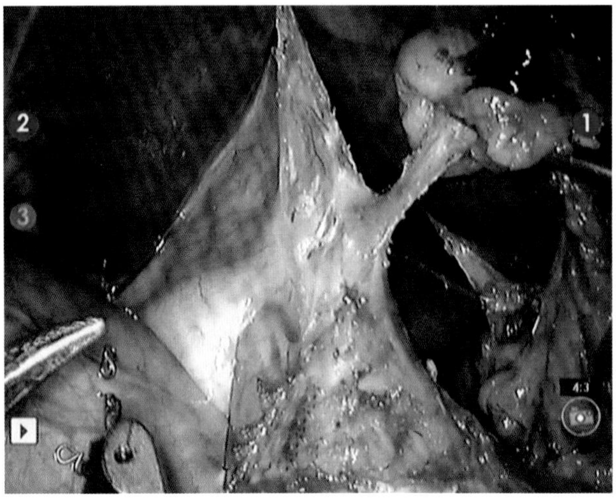

图 21-22 游离胃右动脉、清扫第 12 组淋巴结

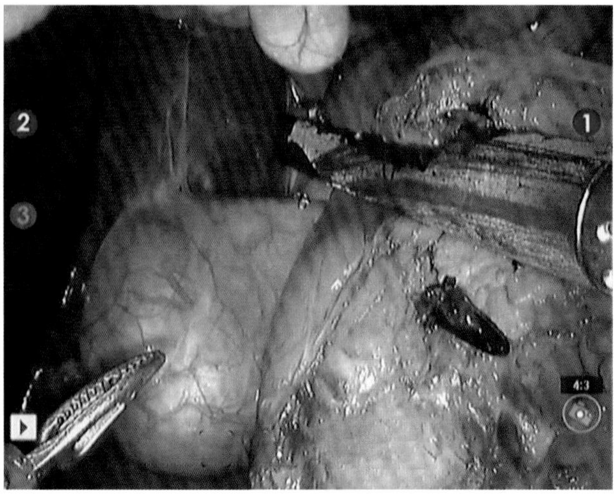

图 21-24 离断十二指肠

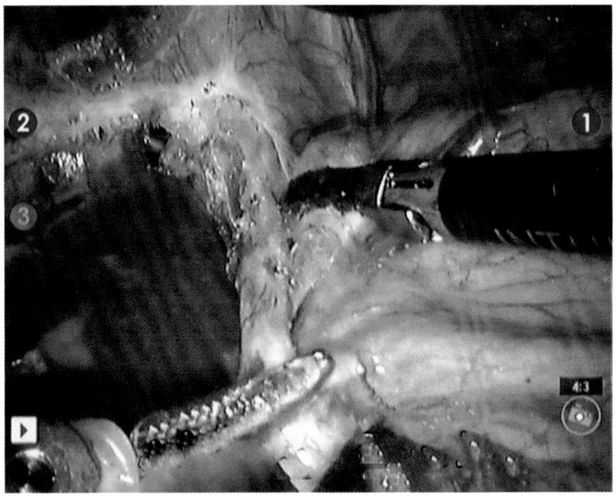

图 21-23 清扫第 1、3 组淋巴结

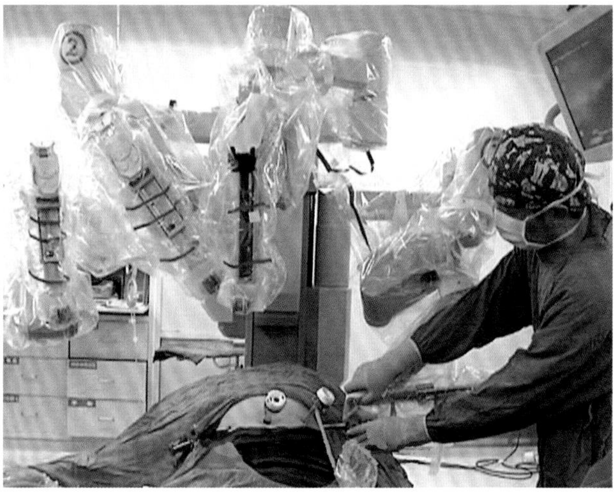

图 21-25 撤走手术台车

于幽门下方约 1.5cm 用腔内直线切割闭合器离断胃与十二指肠(图 21-24)。取出手术器械,移走 Da Vinci 机器人台车(图 21-25)。取上腹正中切口长约 5cm,逐层切开腹壁进腹,放置切口保护器,将胃及部分网膜从切口拖出(图 21-26、图 21-27)。于肿瘤近端 5cm 用直线切割闭合器切断胃体,移除标本(图 21-28)。在残胃大弯侧与距 Treitz 韧带 25cm 处空肠对系膜缘,用电刀各切开约 0.5cm 小口,置入 60mm 直线切割闭合器,行胃 - 空肠侧 - 侧吻合,间断缝合关闭吻合口剩余开口(图 21-29)。检查吻合口通畅,无张力,各闭合口血运良好。冲洗腹腔,左肝下放置引流管,从 2 臂套管孔引出。缝合切口和各套管孔,术毕。

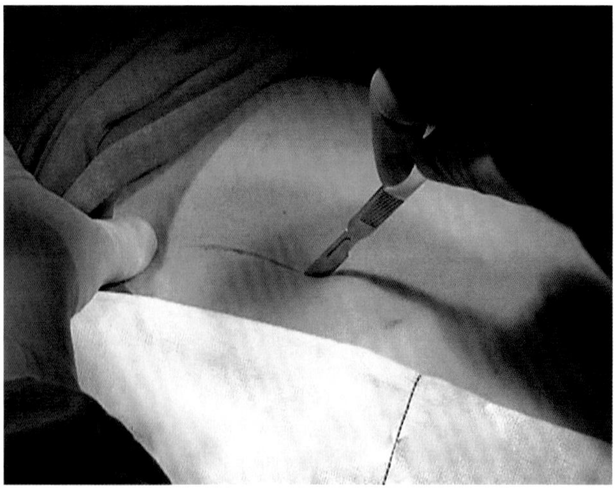

图 21-26 取上腹正中切口长约 5cm

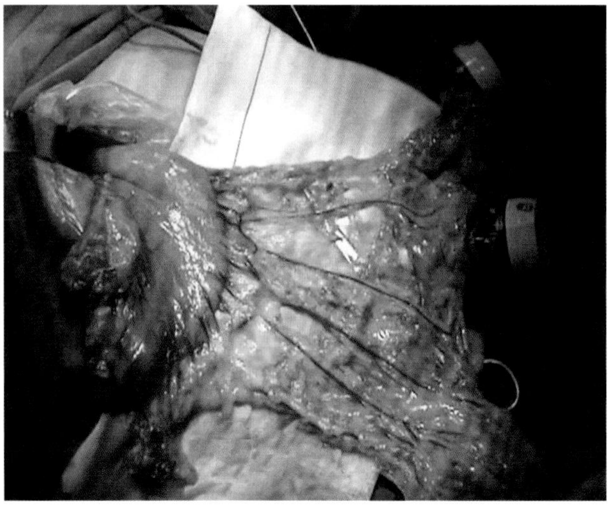

图 21-27　将胃及部分网膜从切口拖出

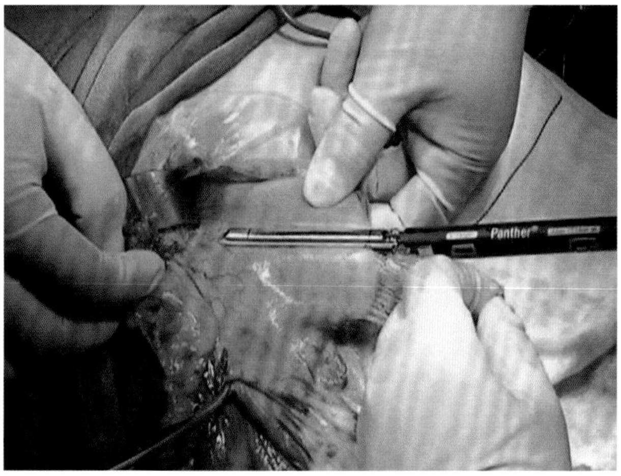

图 21-28　直线切割闭合器切断胃体

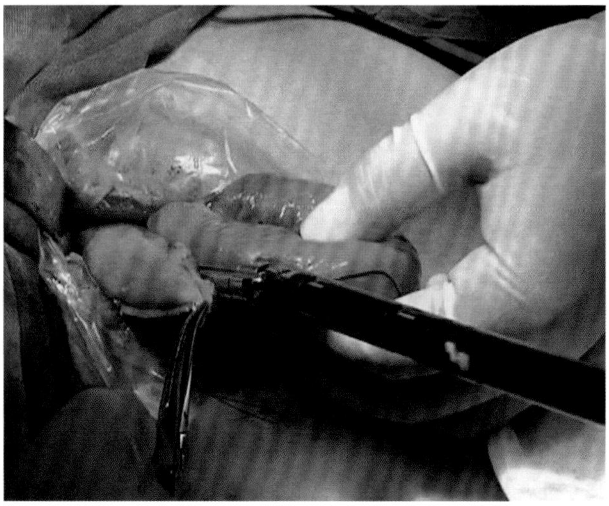

图 21-29　直线切割闭合器行胃 - 空肠侧 - 侧吻合

第五节　Da Vinci 机器人直肠癌根治术(Dixon 术)

气管插管全身复合麻醉。患者仰卧,两腿分开,头低脚高 15°。手臂放在身侧,固定好患者身体。在脐窝边缘用气腹针穿刺建立 CO_2 气腹,压力维持在 12mmHg。中等体型的患者在脐窝右上方约 3cm 放置 12mm 套管(蓝),作为镜头孔。先用腹腔镜镜头进入腹腔,常规探查,按照由远及近的原则,观察膈肌、肝脏、腹壁、肠系膜、盆腔等,对腹腔情况进行初步评估,明确肿瘤位置及与邻近组织的关系。判断能够施行机器人直肠癌切除手术后,确定套管孔位置及粘连情况,在视频监控下放置剩余的套管。器械孔①8mm(黄),位于麦氏点;器械孔②8mm(绿),位于脐窝左上方 5cm;器械孔③8mm(红),位于脐窝水平左侧锁骨中线外侧约 2cm;辅助孔(A)12mm(黑),位于右侧腋前线、脐窝水平上约 2cm 处。总体原则是套管孔要尽量拉开距离,避免器械臂相互碰撞。由于盆腔操作空间小,难免器械臂相互干扰,实际手术中常少安装一个器械臂,仅使用 1 臂和 3 臂,助手孔使用 2 臂的位置(图 21-30~ 图 21-32)。

若为女性患者,先在腹腔镜下完成子宫悬吊。取一段长约 4~5cm 橡胶引流管,两根 7 号线分别缝扎固定在管两端,将带线橡胶管置入腹腔,Endoclose 针从腹壁刺入腹腔并穿过子宫阔韧带后,将一侧 7 号线勾住带出腹腔,同法将对侧 7 号线带出腹腔,将橡胶管置于子宫体后壁,收紧两根 7 号线固定于腹腔外,将子宫悬吊于前腹壁。

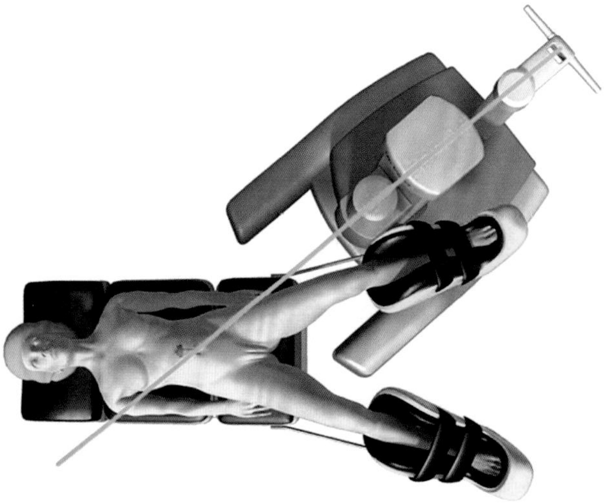

图 21-30　患者体位

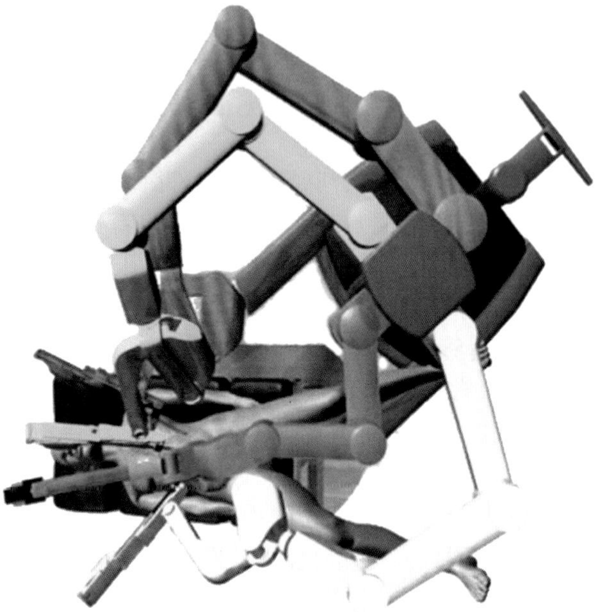

图 21-31 机械臂位置

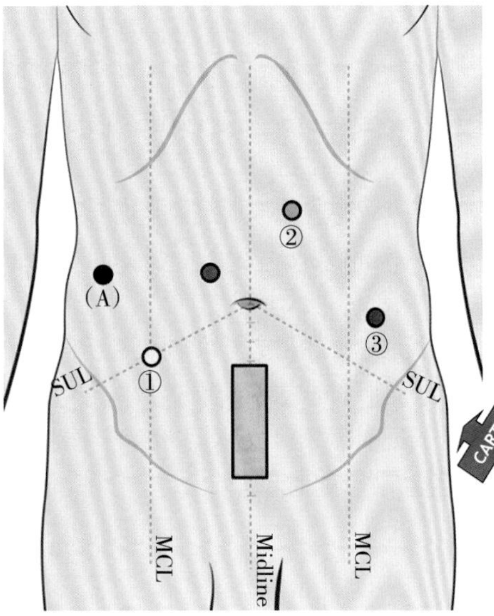

图 21-32 套管孔位置

在放置套管同时，巡回护士启动 Da Vinci 机器人手术系统，完成开机自检程序，给机械臂套上无菌保护套。将手术台车推到患者左足侧。将镜头管插入镜头孔中对接。孔臂对接，接入器械臂。将电凝钩接入 1 臂、单孔肠钳接入 2 臂，在显示屏监视下插入腹腔，器械末梢高于小肠 1cm。

用 2 臂提起乙状结肠和直肠上段系膜，用电钩从骶骨岬平面切开右侧腹膜，沿直肠深筋膜和盆侧壁腹膜分界处切开，电钩沿直肠后壁深筋膜外间隙锐性分离，进入骶前间隙（图 21-33~ 图 21-35）。沿

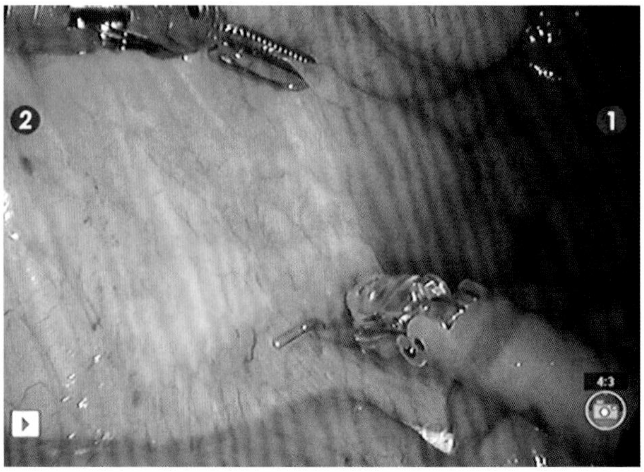

图 21-33 电钩从骶骨岬平面切开右侧腹膜

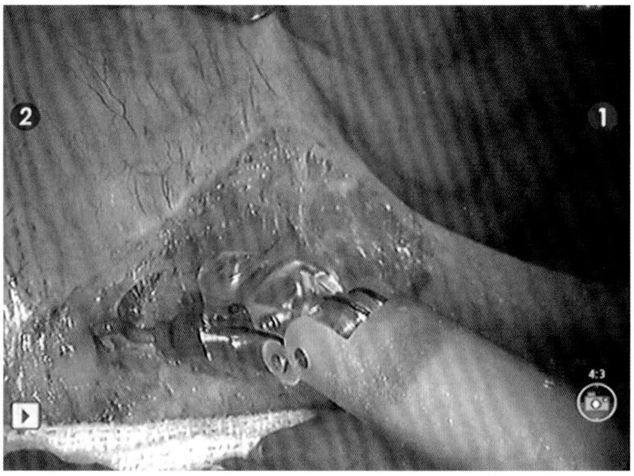

图 21-34 沿直肠深筋膜和盆侧壁腹膜分界处切开

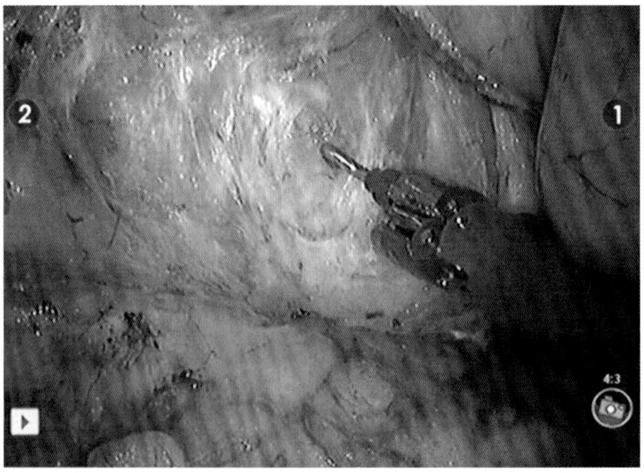

图 21-35 进入骶前间隙

骶前间隙向下锐性分离（图 21-36），扩大直肠后间隙后转向头侧。分离时保持解剖平面位于 Toldt 筋膜平面浅面，注意保护深面的输尿管和生殖血管。裸化肠系膜下动脉根部，清扫周围脂肪淋巴组织，打开

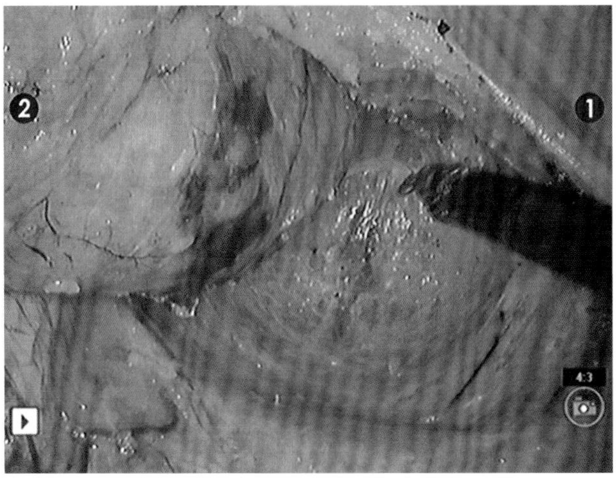

图 21-36　沿骶前间隙向下锐性分离

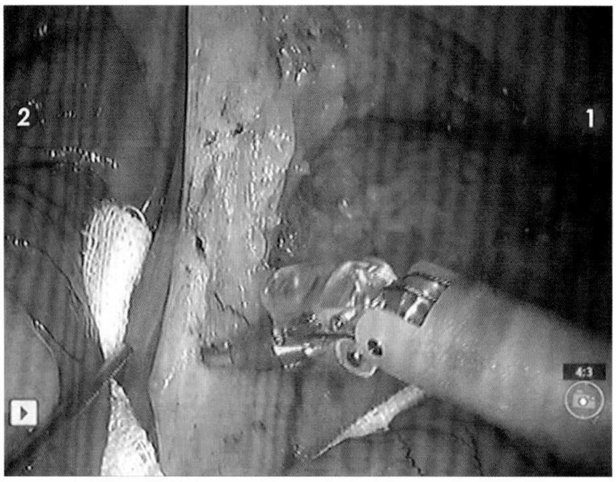

图 21-39　电凝钩切开盆侧壁腹膜至腹膜返折处

肠系膜下动脉血管鞘，在距根部 2cm 处钳夹、切断（图 21-37、图 21-38）。裸化肠系膜下静脉，清扫周围脂肪淋巴组织，钳夹、切断肠系膜下静脉。继续沿骶前间隙向下游离直肠深筋膜至预切平面，用电凝钩切开右侧盆侧壁腹膜至腹膜返折处（图 21-39）。电凝钩切开腹膜返折，男性患者显露精囊腺，在精囊腺、前列腺和直肠前壁间锐性分离，在精囊腺下缘平面切断 Denonvilliers 筋膜，继续向下游离至预切平面（图 21-40）。女性患者在直肠前壁和阴道后壁间锐性分离，游离至预切平面（图 21-41）。向下切开左

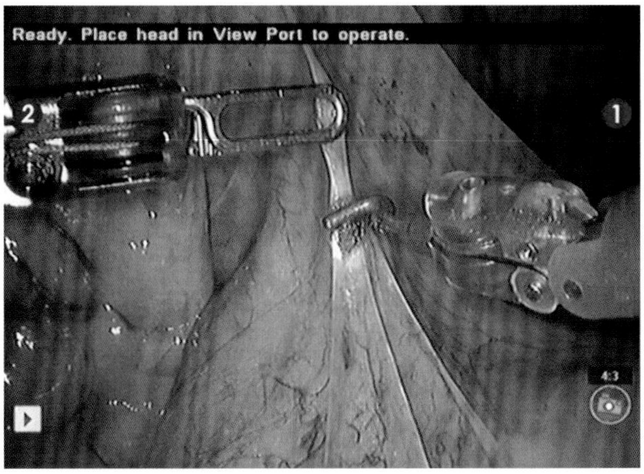

图 21-37　打开肠系膜下动脉表面腹膜

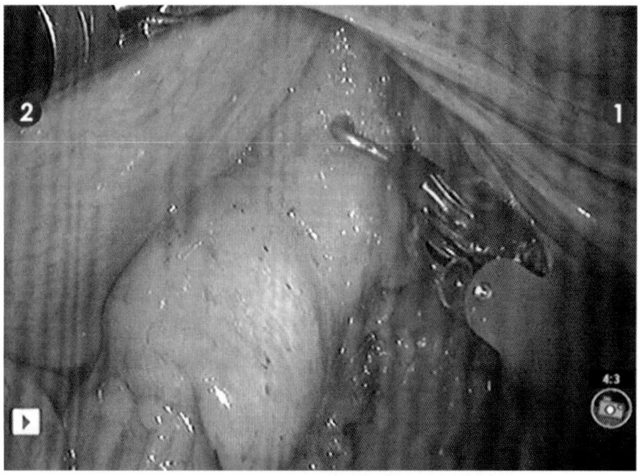

图 21-40　锐性分离直肠前壁

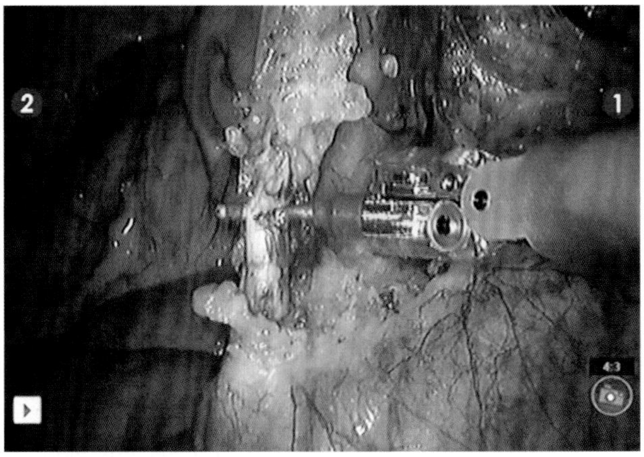

图 21-38　裸化肠系膜下动脉根部

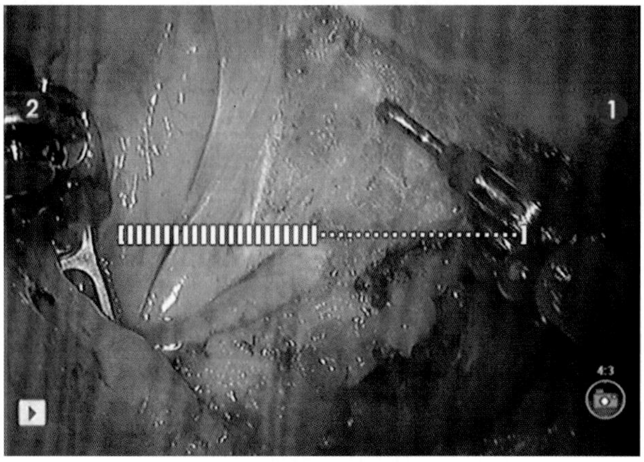

图 21-41　裸化直肠前壁

侧盆侧壁腹膜，游离直肠左侧壁，至腹膜返折平面与对侧会师。至此，直肠全系膜游离完毕。

用直线切割闭合器在癌肿远端预切平面切断直肠（图 21-42）。移除机器人机械臂，在左下腹切开 5cm 切口，放置切口保护器，将含肿瘤的直肠近端肠管从腹部切口移出体外，在肿瘤近端 15cm 处离断肠管，荷包缝合后置入圆形吻合器钉砧固定，放回腹腔。重建气腹，在腹腔镜下完成直肠远端与乙状结肠吻合（图 21-43）。冲洗腹腔，确认止血确切，盆底放置引流管从右下腹套管孔引出固定。缝合切口和各戳孔，术毕。

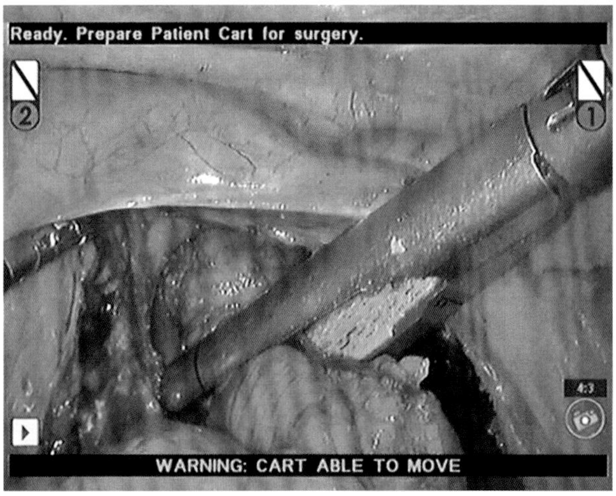

图 21-42 用直线切割闭合器切断直肠

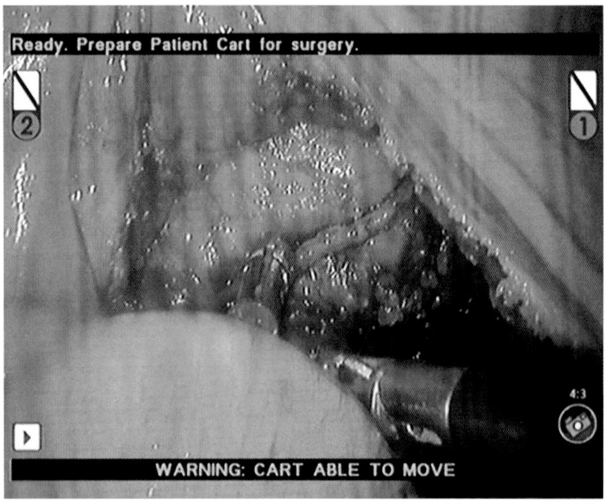

图 21-43 圆形吻合器吻合

【术后处理】

1. 术后患者酌情给予镇痛药物。
2. 术后 24 小时拔除胃管。
3. 术后 36 小时恢复喝水，术后 48 小时恢复流质食物，逐步过渡到软食。
4. 术后按照 NCCN 指南进行化疗。
5. 两年内每三个月随访复查一次，以后三年内每六个月随访一次，五年后每年随访一次。

（钱锋 唐波）

参考文献

[1] Xiong B, Ma L, Huang W, *et al*. Robotic versus laparoscopic total mesorectal excision for rectal cancer: a meta-analysis of eight studies [J]. J Gastrointest Surg, 2015, 19(3): 516-526.

[2] Yu P, Hao Y. Laparoscopic gastrointestinal surgery: 2D and 3D vs. robot-assisted. Robot-assisted surgery is superior to 2D and 3D laparoscopic surgery [J]. Zhonghua Wei Chang Wai Ke Za Zhi, 2015, 18(8): 767-768.

[3] Downs-Canner S, Van der Vliet WJ, Thoolen SJ, *et al*. Robotic surgery for benign duodenal tumors [J]. J Gastrointest Surg, 2015, 19(2): 306-312.

[4] Szold A, Bergamaschi R, Broeders I, *et al*. European association of endoscopic surgeons (EAES) consensus statement on the use of robotics in general surgery [J]. Surg endosc, 2015, 29(2): 253-288.

[5] Spinoglio G. Robotic Surgery: Current Applications and New Trends [M]. Springer-Verlag, 2015.

[6] Desiderio J, Jiang ZW, Nguyen NT, *et al*. Robotic, laparoscopic and open surgery for gastric cancer compared on surgical, clinical and oncological outcomes: a multi-institutional chart review. A study protocol of the International study group on Minimally Invasive surgery for GASTRIc Cancer—IMIGASTRIC [J]. BMJ Open, 2015, 5(10): e008198.

[7] Sylla P. Robotically assisted transanal total mesorectal excision: an exciting new trend in rectal cancer surgery [J]. Ann Surg, 2015, 261(5): e122.

[8] Shen W, Xi H, Wei B, *et al*. Robotic versus laparoscopic gastrectomy for gastric cancer: comparison of short-term surgical outcomes [J]. Surg Endosc, 2016, 30(2): 574-580.

[9] Kim HI, Han SU, Yang HK, *et al*. Multicenter prospective comparative study of robotic versus laparoscopic gastrectomy for gastric adenocarcinoma [J]. Ann Surg, 2016, 263(1): 103-109.

[10] Prathanvanich P, Chand B. Essentials and Future Directions of Robotic Gastric Surgery [M]. Essentials of Robotic Surgery. Switzerland: Springer International Publishing, 2015: 55-72.

[11] Zarak A, Castillo A, Kichler K, *et al*. Robotic versus laparoscopic surgery for colonic disease: a meta-analysis of postoperative variables [J]. Surg Endosc, 2015, 29(6): 1341-1347.

[12] Patel SV, Van Koughnett JA, Howe B, *et al*. Spin Is Common in Studies Assessing Robotic Colorectal Surgery: An Assessment of Reporting and Interpretation of Study Results [J]. Dis Colon Rectum, 2015, 58(9): 878-884.

[13] Vicente E, Quijano Y, Ielpo B, *et al*. Robot-assisted resection of gastrointestinal stromal tumors (GIST): a single center case series and literature review [J]. Int J Med Robot, 2015 Nov 9. [Epub ahead of print]

[14] Hyung WJ, Woo Y. Robotic Gastrectomy and D2 Lymphadenectomy [M]. Atlas of Upper Gastrointestinal and Hepato-Pancreato-Biliary Surgery. Springer-Verlag Berlin Heidelberg, 2016: 321-330.

第二十二章

腹腔镜手术在胃肠外科急诊中的应用

胃肠外科是一个多急诊的科室，急诊病例往往病情重，情况复杂，需要迅速准确的判断和最简捷有效的处理，常见情况有：①感染化脓性疾病，如急性阑尾炎；②胃肠穿孔或破裂；③胃肠道梗阻；④胃肠血运障碍性疾病（如脏器扭转、嵌顿性疝、动静脉栓塞等）；⑤消化道出血；⑥外伤致胃肠道损伤（图22-1~图22-11，视频78~88）。

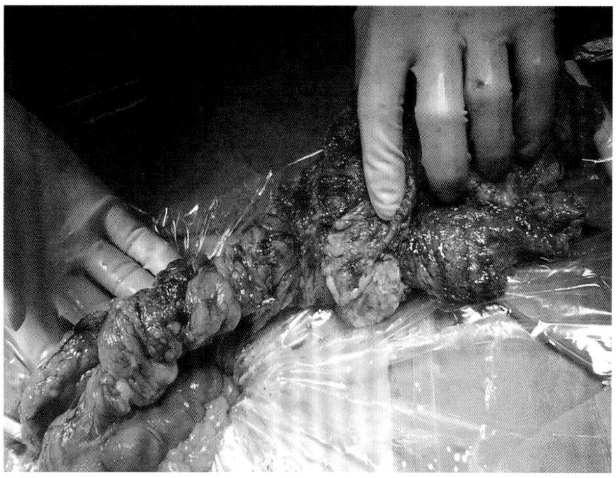

图22-1　大网膜扭转

视频78　大网膜扭转
（李明伟　夏利刚　深圳市人民医院）

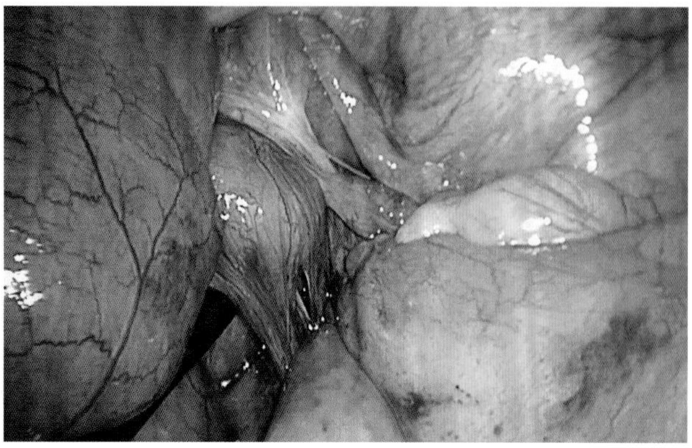

图22-2　粘连带压迫致肠梗阻

视频79　粘连带压迫致肠梗阻
（李明伟　夏利刚　深圳市人民医院）

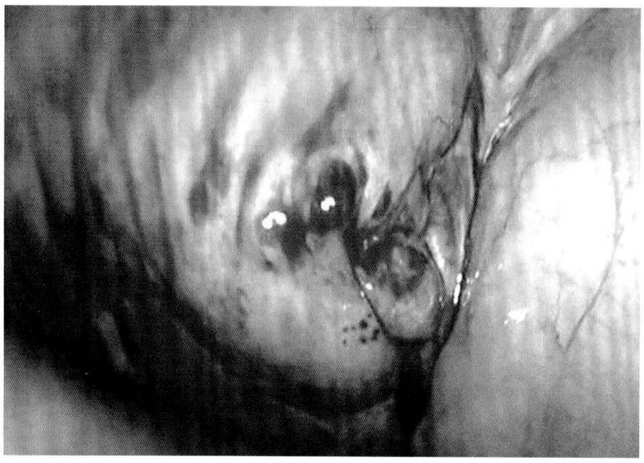

图 22-3　粘连带压迫致肠梗阻

视频 80　粘连带压迫致肠梗阻
（李明伟　夏利刚　深圳市人民医院）

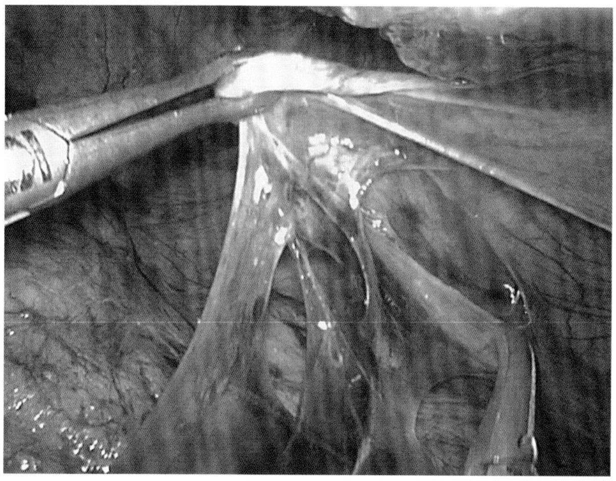

图 22-4　腹茧症

视频 81　腹茧症
（李明伟　夏利刚　深圳市人民医院）

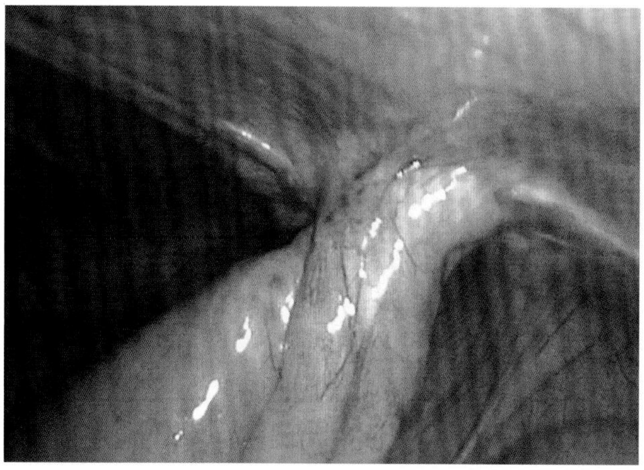

图 22-5　切口下粘连成角致肠梗阻

视频 82　切口下粘连成角致肠梗阻
（李明伟　夏利刚　深圳市人民医院）

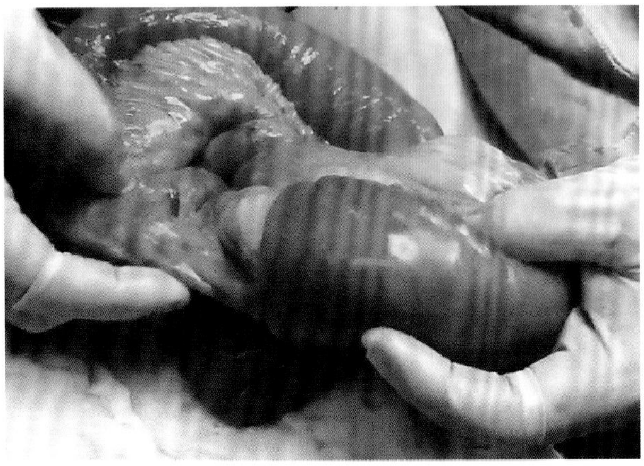

图 22-6　小肠肿瘤致肠套叠

视频 83　小肠肿瘤致肠套叠
（李明伟　夏利刚　深圳市人民医院）

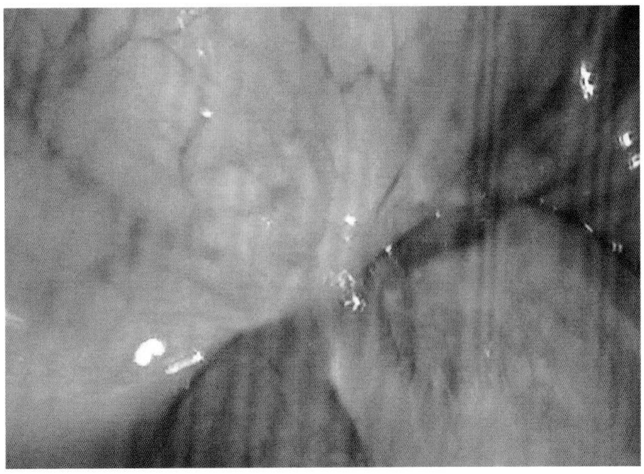

图 22-7　右侧闭孔疝

视频 84　右侧闭孔疝
（李明伟　夏利刚　深圳市人民医院）

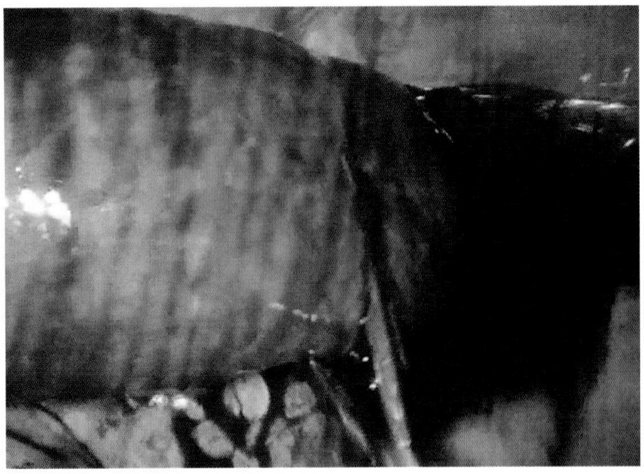

图 22-8　肠系膜血管栓塞

视频 85　肠系膜血管栓塞
（李明伟　夏利刚　深圳市人民医院）

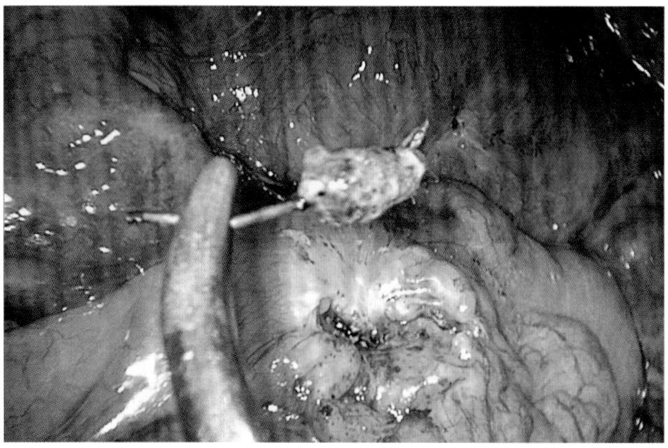

图 22-9　宫内节育器移位致乙状结肠穿孔

视频 86　宫内节育器移位致乙状结肠穿孔
（李明伟　夏利刚　深圳市人民医院）

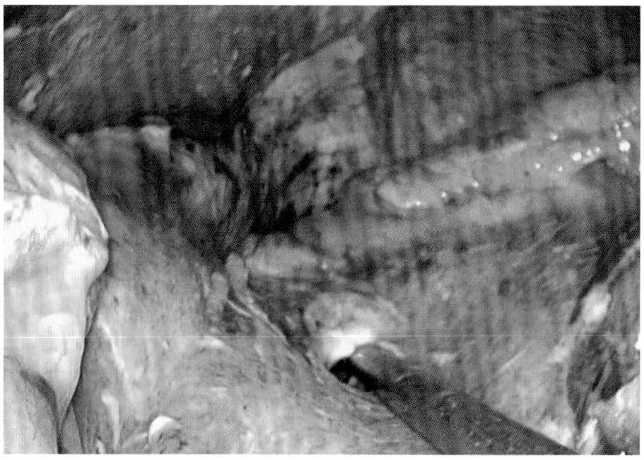

图 22-10　医源性胃穿孔（内镜治疗胃间质瘤术后）

视频 87　医源性胃穿孔（内镜治疗胃间质瘤术后）
（李明伟　夏利刚　深圳市人民医院）

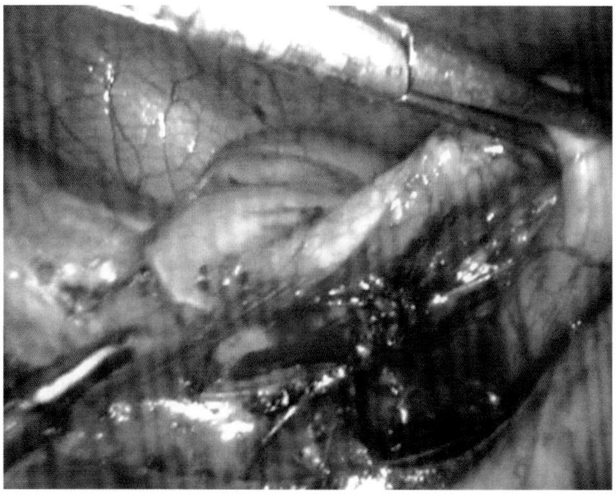

图 22-11　在升结肠后延伸至肝下的异位阑尾

视频 88　在升结肠后延伸至肝下的异位阑尾
（李明伟　夏利刚　深圳市人民医院）

胃肠外科急诊需按临床常规路径诊治,大多可得到正确及时的处理,但也常遇到临床诊断困难,或难以抉择手术时机的情况。腹腔镜手术为胃肠外科急诊提供了很好的工具,在胃肠外科急诊中应用腹腔镜探查,可在微小创伤下尽早明确诊断,并给予相应治疗。腹腔镜可达到腹盆腔的各个角落,视野放大、清晰,探查全面。即使是阴性探查结果,或不需手术处理的情况,以微小创伤的代价避免延误治疗的风险也是值得的。腹腔镜探查后如需手术治疗,可酌情决定行腹腔镜手术或转开腹手术,若决定行开腹手术,可根据探查所见设计切口位置及大小,也可达到尽量减少创伤的目的,避免了盲目剖腹探查术中被迫扩大切口的损伤。

胃肠外科急诊病例病因多样,临床表现复杂,病情变化迅速,且腹腔脏器毗邻复杂,常有与泌尿外科和妇科等难以鉴别的情况,应用腹腔镜技术时,必须培养规范有序的临床思维:首先,诊断能否明确;诊断不明时是否需要手术探查;若需手术处理,评估腹腔镜手术适应证和禁忌证。且需遵循以下原则。

一、抢救生命第一

胃肠外科急诊最威胁患者生命的是大出血、感染性休克、严重电解质紊乱等,对危重患者必须争分夺秒进行抢救,维持呼吸循环功能,在纠正休克同时积极手术治疗原发病。此时应严格遵守以最短时间、最简单方式解决问题的原则,采取止血、胃肠道造瘘、腹腔清洗引流等措施,力求控制原发病蔓延恶化,消除损伤因素,逆转病情继续向危重发展的趋势。此类情况下并不提倡施行腹腔镜探查和手术,因气腹本身就可造成对血流动力学和内环境的影响,腹腔镜手术可能无法迅速探明和控制大出血等原发病,危重患者对任何外加因素的耐受和代偿能力都很低,应尽量避免加重患者负担。

二、诊断未明前的处理

胃肠外科急诊病例往往发病快,发展迅速,病情重,接诊后有一些基本原则和措施需遵循。首先应评估患者全身情况,判断病情严重程度,再检查腹部体征和参考辅助检查,排列可能诊断,判断是否需要急诊手术。对老年和小儿患者,因临床表现常不典型,自身表达和医患交流常有困难,应特别重视,尽量从一些间接表现辅助判断,如少哭闹、反应迟钝的小儿患者常常提示病情严重,而老年患者的腹膜炎体征常不典型,但腹腔内病变可能已很严重。对于病程较早、腹膜刺激征不明显,或就诊较晚,经治疗腹膜炎局限,或可能有内出血但血压稳定,无继续大出血征象者,应先予积极非手术治疗,为进一步明确诊断、调整全身情况和完善手术准备争取时间,仓促进行手术并无益处。在处理上应注意以下几方面:

1. 严密观察症状和体征变化　对诊断不明的急诊患者,切忌主观武断和麻痹大意,应密切观察并辅以必要检查。

(1) 监测生命体征:体温、脉搏、呼吸、血压。反应能力和神志变化也很重要。

(2) 腹部情况:腹部外观,腹痛部位、性质、范围、程度、转归、影响因素,有无肿物,有无腹水,肠鸣音、腹膜刺激征变化。

(3) 胃肠道功能状态:饮食、呕吐、腹泻、排便、腹胀情况。

(4) 新症状和体征出现。

观察要定时反复进行,并辅以直肠指诊、腹腔穿刺、胃管引流、常规实验室检查、腹部 X 线片、B 超、CT 等。老、幼、妊娠妇女或异位阑尾炎,症状不典型的急性胃肠道穿孔,妇女嵌顿性斜疝或股疝,肠绞痛后尚可排便的肠梗阻(如肠套叠、不全性肠梗阻或高位肠梗阻)等都是容易被忽略和延误的情况,严密观察则是避免疏漏的基本措施。一般观察 24 小时,如全身情况无好转、腹痛加剧、腹膜炎扩散,应尽快腹腔镜探查或剖腹探查。

2. 病情危重的表现

(1) 昏迷、休克或急性弥漫性腹膜炎,脉搏 >120 次 / 分钟,体温 ≥ 39℃,烦躁、冷汗、皮肤苍白或花斑状,白细胞计数 $>20\times10^9$/L 或不升反降,白细胞分叶核细胞增多等。

(2) 多发外伤、复合外伤伴有休克、昏迷的患者。

(3) 胃肠外科急症伴有黄疸、高热的患者,提示门静脉炎、溶血或肝功能障碍,可能序贯出现多器官功能衰竭(MODS)。

(4) 患者因呕吐、肠梗阻、腹膜炎等出现明显水电解质平衡紊乱或酸碱失衡,如血清钾 <3.3mmol/L,二氧化碳结合力 <18mmol/L 或 >32mmol/L 等,尿量 <25ml/h。

(5) 长期慢性消耗性疾病、严重营养不良和低蛋白血症的患者发生急腹症。

(6) 腹部手术后短期内出现急腹症,多与手术并发症有关,如出血、吻合口漏、肠梗阻、腹腔脓肿、血管栓塞导致脏器梗死等。腹部大手术后急腹症的腹痛有时与术后疼痛很难鉴别,严密观察和综合判断仍是基本准则。

3. 保守治疗措施

(1) 卧位：斜坡卧位可使腹腔内炎性渗出物或漏出物引流至盆腔。盆腔腹膜吸收功能较弱，可减少毒素吸收，减轻全身中毒反应。休克患者应采取头、足分别轻度抬高的特殊卧位。

(2) "四禁"：在病情观察期间，应禁食水、禁止痛药物、禁泻药、禁大容量灌肠(必要时可试用200ml以内的小量灌肠)。进食会加重胃肠道穿孔、肠梗阻的病情，或加重腹痛、腹胀和呕吐等。腹痛是胃肠道急症病情变化的主要症状，凡诊断未确定者禁用镇痛药物，以免掩盖症状、延误诊断。大容量灌肠、服泻剂会加剧胃肠道蠕动，常扰乱临床征象，妨碍病情观察，对某些结直肠病变可能造成穿孔，导致医源性伤害。若诊断已明确或已决定尽快行手术探查，则可以使用镇痛药物，以缓解患者痛苦，减少应激反应。

(3) 抗生素：对有发热、白细胞总数及中性粒细胞比例增高的感染性疾病患者，先凭经验选用抗生素，后据取得的细菌培养及药敏试验结果调整。

(4) 胃肠减压：有效的胃肠减压可减轻腹胀，有利于呼吸，改善胃肠道血运，促进肠蠕动恢复，减少上消化道穿孔时胃肠内容物继续漏出，观察上消化道出血情况，并有利于麻醉安全。

(5) 维持水、电解质平衡：胃肠道急症患者常因禁食、呕吐、腹泻、肠漏、胃肠减压等造成水、电解质平衡紊乱。应根据体征、尿量和实验室检查按外科液体治疗原则及时补充。

三、急诊腹腔镜探查和手术

急诊腹腔镜探查和手术要求术者具备丰富的开腹手术和腹腔镜手术经验，能依据探查情况选择最佳处理方式，具有娴熟的腹腔镜手术操作技能，严格掌握禁忌证和适应证，对患者进行充分的术前准备，术中全面探查腹盆腔，根据自身手术水平决定是否施行腹腔镜下治疗性手术，对于难度高，需时过长的手术应转开腹处理。

1. 适应证

(1) 诊断明确的急性阑尾炎、上消化道穿孔等急腹症；

(2) 诊断不明，但需手术探查的急腹症；

(3) 腹部闭合性或开放性外伤，腹内脏器伤情不明。

2. 禁忌证

(1) 既往复杂腹部手术史，腹腔存在广泛粘连；

(2) 大出血、休克，合并重要器官功能障碍，病情危重，全身情况差；

(3) 因各种原因不能接受气管插管全身麻醉；

(4) 严重腹胀，难以建立腹腔内操作空间；

(5) 已确诊结直肠破裂或穿孔，病程较长，腹膜炎严重。

3. 套管位置选择

(1) 观察孔：观察孔一般选择在脐部，但在既往手术切口涉及脐部，其周围可能存在粘连时，应选择距离手术瘢痕有一定距离的侧腹部，也需距估计的病变部位较远。用开放法放置第一个套管。

(2) 操作孔：操作孔位置应根据置入镜头后的初步探查情况确定，选择在病变部位对侧。常用部位包括麦氏点及其左侧对称点，锁骨中线平脐处，锁骨中线肋缘下等。操作套管与病变部位之间应有距离，不要放置在病变正上方腹壁，如病变位于上腹部，则在中腹部放置套管，各套管之间尽量有10cm以上距离，并呈三角形排列，以利操作。

4. 探查方法 腹腔镜探查和手术同样遵循先止血、再详细探查和处理其他病变的原则。

(1) 止血：腹腔镜镜头进入腹腔后，首先用吸引器抽吸积血积液。有明显凝血块积聚处常是出血处。如有较大活动性出血，估计在镜下难以处理，应果断中转开腹。小血管破裂出血可在腹腔镜下用电凝、超声刀、或血管夹处理。止血后应观察相应脏器的血运情况，如有缺血需进一步处理。涉及重要血管区域(如肠系膜上动静脉)的出血不要草率止血，应先试图用无损伤钳控制出血，将局部清理干净或作小范围分离后观察清楚，不要进行可能伤及重要血管主干的止血操作，若无把握应果断转开腹手术。

(2) 腹腔积液的性质及常见原因：切开第一个套管孔时，应注意有无气体或液体逸出。置入腹腔镜探查后，腹腔积液往往是提示诊断的首要信息。血液多提示实质性脏器或血管破裂，在女性还应考虑异位妊娠破裂；脓性渗液提示急性阑尾炎、上消化道穿孔等感染性病变；血性浆液性液体提示内脏血液循环障碍，如肠系膜血管栓塞、绞窄性肠梗阻等；胃肠道内容物提示空腔脏器穿孔、破裂；粪样物或有粪臭积液多提示结直肠或阑尾病变；胆汁样液体提示胆囊或胃、十二指肠病变；淡黄色液体可见于肿瘤性腹水，可并存肝脏和腹膜转移灶，也可见于肝硬化腹水、肠梗阻等；黏液多见于阑尾黏液囊肿破裂、卵巢囊肿破裂、癌性黏液瘤等；米汤样液体应考虑小肠伤寒穿孔或腹膜结核。而凝血块、脓苔聚集处，水肿、粘连严重处，或大网膜集结处常为病变位置。

(3) 探查顺序：因腹腔镜有广泛的腹腔内视野，多数情况下可快速直观地发现病变或可疑部位。探查时应使用无损伤器械，动作轻柔，可调整患者体位协助暴露，必要时可加用辅助操作套管。大体顺序从结肠上区脏器开始，依次探查肝、胆、脾、胃、十二指肠，然后逐段探查空肠、回肠、结肠，最后探查盆腔。若未发现明显病变时，需将胃向上掀起，切开胃结肠韧带，进入小网膜囊探查。应特别注意易被疏忽的部位，如胃后壁、胃小弯、贲门附近，以及十二指肠、结肠的腹膜外部分等。探查时尽量钳夹网膜、系膜、韧带及肠脂垂等部位。小肠探查较复杂和耗时，也可从回盲部开始，用两把无损伤钳交替进行，直至 Treitz 韧带。注意大网膜的位置，大网膜集结处常为病变所在。大网膜和肠系膜上有皂化点是急性胰腺炎的特有表现；肠梗阻时梗阻近端肠管扩张，远端空瘪；癌性腹膜炎时，脏腹膜和壁腹膜上有肿瘤转移灶。

5. 治疗处理　原发病处理遵循基本外科原则，是否在腹腔镜下完成手术，应根据患者病情和术者技术水平决定。

(1) 切除病变：如急性阑尾炎行腹腔镜下阑尾切除术，绞窄性肠梗阻、肠坏死行小切口肠切除术。

(2) 修补：如十二指肠或胃窦穿孔行腹腔镜下穿孔修补术、早期结肠破裂可行腹腔镜下修补术，病程较长，污染严重的结直肠破裂应转开腹手术并行造瘘手术。

(3) 粘连松解：如粘连性肠梗阻行粘连松解术。

(4) 若预计行腹腔镜手术操作复杂，耗时较长时，应转开腹手术。

(5) 对急诊病例不宜行耗时长的复杂手术。如病变局部感染严重，解剖不清，或为恶性肿瘤时，只行引流、造瘘等姑息手术。

6. 冲洗腹腔　完成治疗性手术后，应尽量将腹腔内的积血、脓液、肠液、粪便、组织碎块、异物等清除干净，用等渗盐水反复冲洗，吸尽积液。吸出积液时可配合体位变化，使液体积存在易于抽吸的部位，如结肠旁沟、盆腔等，也应注意勿在这些部位残留污液。如已有脓肿形成，或炎症局限，吸除脓液后可局部小量冲洗，不要大面积冲洗，以免感染扩散。

7. 腹腔引流　在腹膜炎较重或止血后的病例，需放置腹腔或盆腔引流管，引流管多放至术野附近，从邻近套管孔引出。

8. 关于中转开腹　任何技术都有其局限性，腹腔镜探查和手术目前还不能完全代替开腹手术，中转开腹是为了保证患者安全和治疗效果，在必要时必须果断决策。常见中转开腹原因有：怀疑胰十二指肠等深部病变或损伤；因患者肥胖、腹腔感染粘连严重等导致探查困难；腹腔镜下修补或止血不可靠，或涉及重要血管而暴露不清；预计行腹腔镜手术操作复杂，耗时较长；复杂而广泛的腹腔粘连或肠间粘连，暴露困难，难以彻底探查。

四、腹腔镜胃肠外科急症手术的探索和发展

近年来，随着腹腔镜器械的不断发展，手术技术日益成熟，腹腔镜在腹部外科已几乎没有禁区，在胃肠外科急症诊治中发挥出更大作用。以往嵌顿疝、腹部手术后并发症等腹腔镜应用的相对禁忌证，已经转化为适应证。

1. 腹腔镜在嵌顿疝诊治中的应用　越来越多的临床研究证实，腹腔镜手术在腹股沟嵌顿疝的应用是安全可靠的。2013 年欧洲内镜外科协会(European Association of Endoscopic Surgery，EAES)制订的《腔镜腹股沟疝手术共识》中提出，腹股沟嵌顿疝可以用腹腔镜手术治疗，即使需行肠管切除也可使用补片修补。

用腹腔镜探查腹腔后，部分嵌顿肠管可自行还纳腹腔，或在无损钳辅助下还纳，如不能还纳，可以切开内环松解还纳。与开腹手术相比，腹腔镜手术可更好地观察和判断嵌顿内容物的血运情况，尤其是麻醉后已经回纳入腹腔的内容物，不会漏诊肠绞窄。尽管腹腔镜治疗腹股沟嵌顿疝具有可行性，但在具体应用上还应掌握适应证和禁忌证：①对年老体弱、心肺功能不全、不能耐受全麻的患者，应避免腹腔镜修补；②对术前已明确存在肠管穿孔、腹膜炎的患者，应尽快解除病因，避免使用补片修补，不推荐腹腔镜手术；③部分腹股沟嵌顿疝水肿明显，回纳困难，对于初学者需谨慎选择，并做好中转准备。

非腹股沟区的嵌顿疝(膈疝、膀胱上疝、半月线疝和闭孔疝等)较少见，用腹腔镜探查和治疗具有优势，可探明临床症状不典型的隐匿疝。

2. 腹腔镜胃肠手术后急性并发症的腹腔镜探查　在腹腔镜应用早期，腹腔镜术后急性并发症的处理常选择传统开腹手术，而随着技术的不断成熟与发展，一些常见的术后近期并发症多可通过腹腔镜手术诊治。例如，对于吻合口漏需行手术治疗的患者，治疗目的主要是充分冲洗、引流和上游肠管造

瘘，均可在腹腔镜下完成，使患者在二次手术中仍可从微创手术获益。

腹腔镜手术后腹腔粘连往往并不严重，多不会成为再次腹腔镜手术的障碍。此外，腹腔镜胃癌根治术毕Ⅱ式吻合后，部分病例出现输入袢内疝、旋转、梗阻，亦可通过腹腔镜手术明确诊断并进行复位。对于术后疑有机械性肠梗阻的患者，采用腹腔镜手术同样可达到探明病因和相应治疗的目的。需注意的是，在进行上述治疗时，梗阻肠段常影响手术视野及操作，故此类手术的病例选择非常重要。对于急性小肠梗阻伴腹膜炎，腹部平片提示小肠扩张直径 >4cm，以及远端小肠完全性梗阻的患者，不应选择腹腔镜手术。

3. 迷你腹腔镜在胃肠外科急症诊治中的应用 迷你腹腔镜又称微型腹腔镜或针式腹腔镜（needle laparoscopy），是指直径 <3mm 的腹腔镜及器械。与传统腹腔镜手术相比，迷你腹腔镜手术具有切口和创伤更小，出血、感染、皮下气肿、切口疝等并发症发生率更低等优点。早期的迷你腹腔镜镜头透光度和清晰度较差，一般仅用于关节镜或内腔镜检查。随着技术的发展和革新，迷你腹腔镜镜头的亮度及清晰度均大幅度提高，除手术视野较小外，5mm 腹腔镜已达最高等级高清数字显示的格式标准水平（1080 P）。传统腹腔镜（直径 10mm）诊断急腹症的准确率为 95%~100%，而国外临床实践表明迷你腹腔镜对于急腹症的诊断准确率与传统腹腔镜相近。

尽管迷你腹腔镜的诊断准确率同传统腹腔镜相近，但其治愈率却低于传统腹腔镜，归纳原因如下：①视野障碍，迷你腹腔镜在监视屏幕上仅在中央区域呈现圆形图像，仅占屏幕一半（如配有变焦摄像头可获得满视野图像），出血和烟雾对视野影响很大；②暴露困难，微型器械钳口小、抓力有限，存在肠胀气或组织粘连水肿时难以获得满意操作；③操作角度特殊，迷你腹腔镜常从侧腹壁置入，与传统腹腔镜从腹正中脐部的视角有所差异，需要视觉适应过程；④吸引困难，微型吸引器吸力较小，遇血块或粪渣、脓苔时难以确保畅通；⑤器械缺乏，微型腹腔镜器械并无全套的标准腹腔镜器械缩小版，如目前尚无 <5mm 的钛夹器。因此，当迷你腹腔镜探查发现病变而在治疗遇到困难时，可经脐孔使用标准腹腔镜器械进行操作，或可经脐孔交替使用 10mm 腹腔镜，即改良迷你腹腔镜手术。如遇难以处理的情况，应转为传统腹腔镜手术或开腹手术。

（宗华　李明伟　夏利刚）

参考文献

[1] Agresta F, De Simone P, Bedin N. The laparoscopic approach in abdominal emergencies: a single-center 10-year experience [J]. JSLS, 2004, 8(1): 25-30.

[2] Matsevych OY, Koto MZ, Motilall SR, *et al*. The role of laparoscopy in management of stable patients with penetrating abdominal trauma and organ evisceration [J]. J Trauma Acute Care Surg, 2016 Mar 30. [Epub ahead of print]

[3] Zimmermann M, Hoffmann M, Laubert T, *et al*. Laparoscopy for bowel obstruction-a contradiction? Results of a multi-institutional survey in Germany [J]. Int J Colorectal Dis, 2016 Mar 16. [Epub ahead of print]

[4] Coccolini F, Tranà C, Sartelli M, *et al*. Laparoscopic management of intra-abdominal infections: Systematic review of the literature [J]. World J Gastrointest Surg, 2015, 7(8): 160-169.

[5] Chestovich PJ, Browder TD, Morrissey SL, *et al*. Minimally invasive is maximally effective: Diagnostic and therapeutic laparoscopy for penetrating abdominal injuries [J]. J Trauma Acute Care Surg, 2015, 78(6): 1076-1083.

[6] Jimenez Rodriguez RM, Segura-Sampedro JJ, Flores-Cortés M, *et al*. Laparoscopic approach in gastrointestinal emergencies [J]. World J Gastroenterol, 2016, 22(9): 2701-2710.

[7] Mandrioli M, Inaba K, Piccinini A, *et al*. Advances in laparoscopy for acute care surgery and trauma [J]. World J Gastroenterol, 2016, 22(2): 668-680.

[8] Sangrasi AK, Talpu KA, Kella N, *et al*. Role of laparoscopy in peritonitis [J]. Pak J Med Sci, 2013, 29(4): 1028-1032.

第二十三章

腹腔镜与内镜联合在胃肠外科的应用

消化道内镜首先是作为胃肠外科的基本诊断方式，在治疗中与腹腔镜手术的联合应用也越来越常规，主要用于术中定位、验证吻合口、术中导引指示、处理内镜手术并发症等，是微创胃肠外科医生应该掌握的基本技术。

腹腔镜手术与内镜联合主要用于腹腔镜探查难以定位的胃肠道腺瘤、间质瘤等小型病灶（直径<5cm）。在腹腔镜下自胃肠道外观察或通过器械探查很难确定这些小型病变的位置，而事实上即使在开腹手术中，以手感直接探查胃肠道来确定此类病变位置也存在困难。消化道内镜可以发现胃、结肠内的息肉和小型肿瘤，并通过钳夹、圈套、电灼、内镜黏膜切除术（endoscopic mucosal resection，EMR），内镜黏膜下剥离术（endoscopic submucosal dissection，ESD）等方法切除小的病变，但某些广基、体积较大的病变也不适宜在内镜下安全处理。若将腹腔镜和内镜技术联合应用，则可以在腹腔镜状态下用术中内镜定位病变，通过腹腔镜手术切除，或进行内镜下切除，而腹腔镜手术作为保障，随时处理消化道穿孔等并发症。术中肠镜验证吻合口常用于直肠和乙状结肠切除术，可以发现肠腔内的钉合线出血，在术毕前及时处理，并同时进行腹腔内注水充气试验，提高了术毕前对吻合口评估的准确性（图 23-1）。在腹腔镜器械的帮助下，结肠镜可以更容易和安全地通过常规检查时通过困难的冗长、游离、扭曲或粘连肠管，用于诊断困难的小肠疾病、定位困难的消化道出血时，都可以充分发挥联合优势，提高诊断率，并争取在微小创伤下进行手术处理，改观此类疾病诊治困难，创伤、风险大的状况。

本章选择有代表性的“腹腔镜联合结肠镜结肠息肉切除术”和“腹腔镜联合胃镜胃内小肿瘤切除术”来介绍这种联合技术的应用。

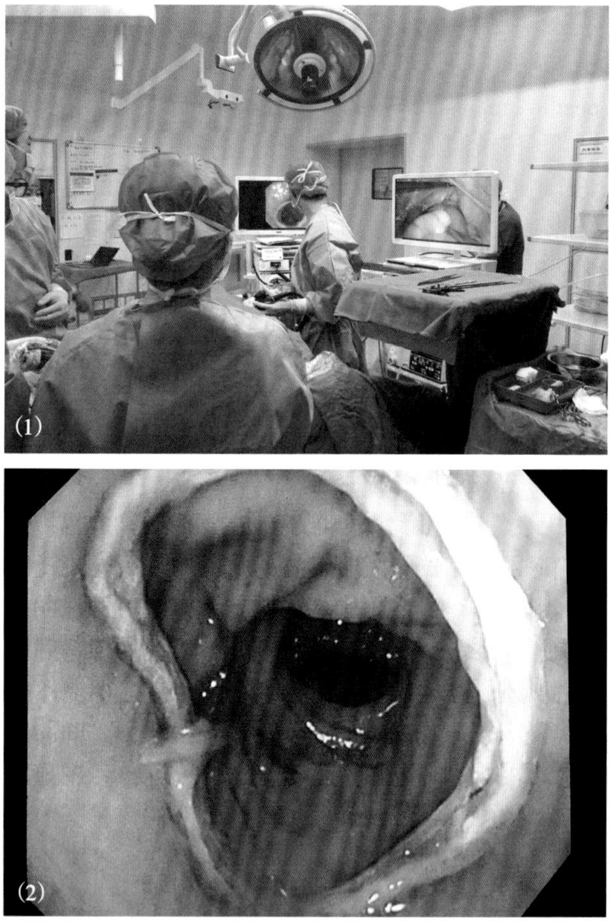

图 23-1
（1）术中肠镜检查吻合口；（2）肠镜所见直肠吻合口

第一节 腹腔镜联合肠镜结肠息肉切除术

【适应证】

不适宜内镜下处理的广基、较大（直径 >3cm）结肠腺瘤性息肉。

【禁忌证】

1. 有严重心肺疾患等不能耐受气管插管全身麻醉。

2. 腹部复杂手术史，存在腹腔广泛粘连。

【术前准备】

同腹腔镜结肠手术。

【麻醉】

气管插管全身麻醉。

【体位及套管位置】

患者取截石位，术中据需要调整手术台倾斜角度以协助暴露。术者根据需要立于患者左侧或右侧，即操作部位的对侧。扶镜手立于同侧的头端或足端，使腹腔镜镜头方向与操作器械方向一致，避免术者反向操作。监视器摆放在术者对面，结肠镜设备摆放于患者足端(图 23-2、图 23-3)。

在脐下缘放置 10mm 套管建立气腹，置入 30°镜。经腹腔镜和肠镜联合定位后，若病变在左半结肠或乙状结肠，则在麦氏点(主操作孔)、剑突至脐连线中点各置 5mm 套管(辅助操作孔)，左锁骨中线上置 10mm 套管(第二辅助操作孔)，位置依病变位置上下调整(图 23-4)。若病变在右半结肠，则在麦氏

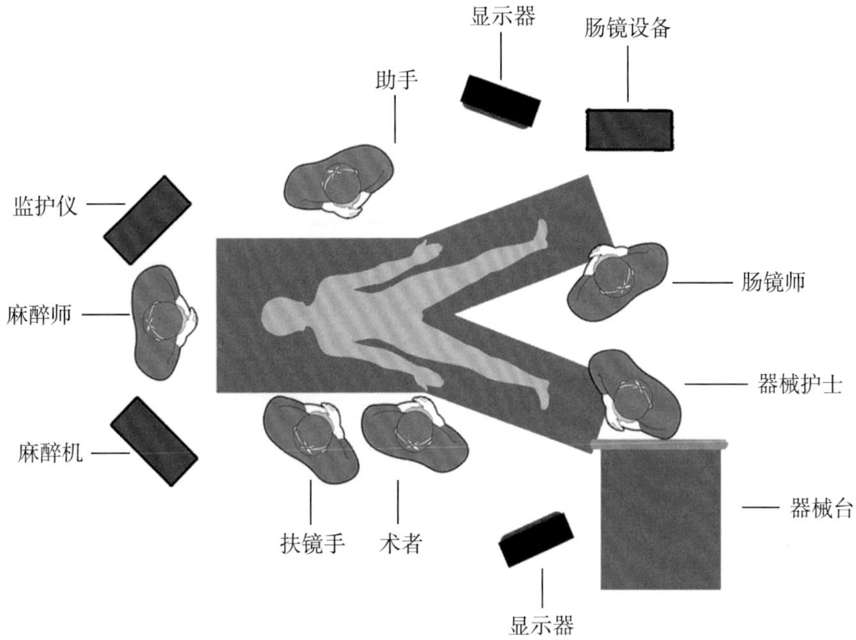

图 23-2　手术室布局

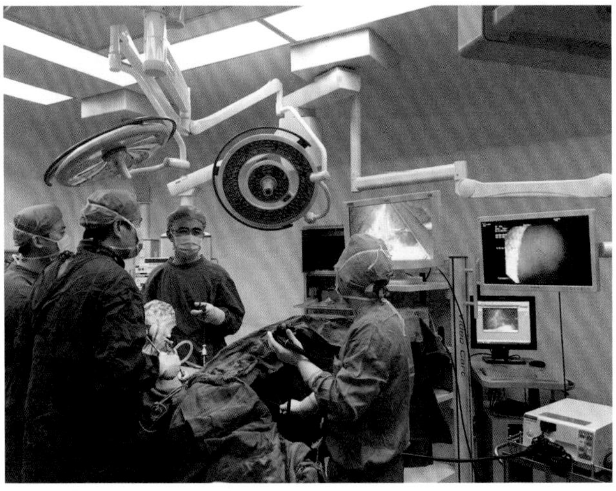

图 23-3　手术室实景

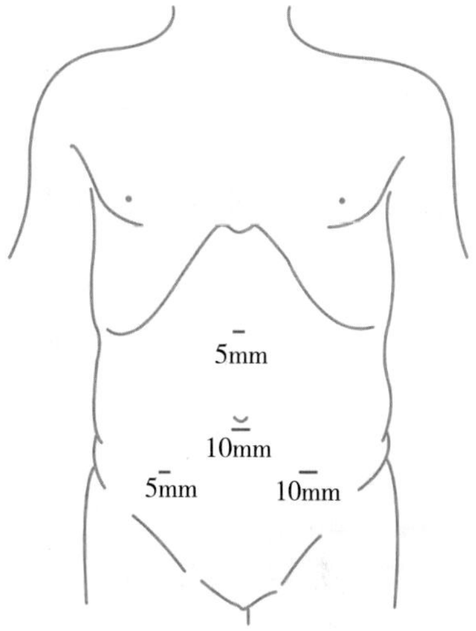

图 23-4　病变在左半结肠套管位置

点左侧对称点（主操作孔）及剑突至脐连线中点（辅助操作孔）置5mm套管，右锁骨中线上置10mm套管（第二辅助操作孔），位置依病变位置上下调整（图23-5）。若为横结肠息肉，在左侧腋前线肋缘下2cm放置5mm套管（主操作孔），左锁骨中线平脐处置5mm套管（辅助操作孔），根据需要在以上套管右侧对称位置放置1~2个5mm套管（第二辅助操作孔）。套管位置可根据情况适当调整。

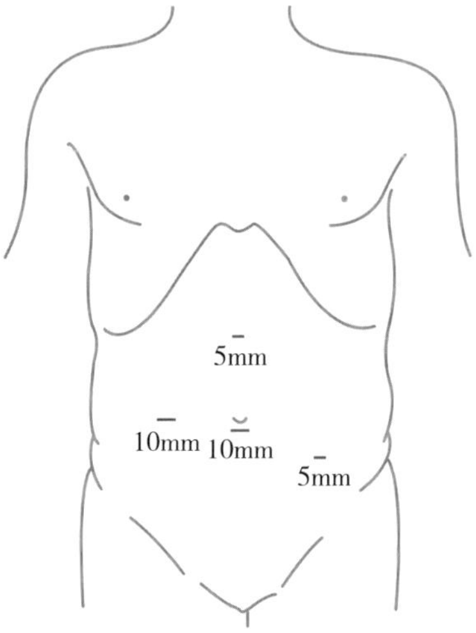

图23-5　病变在右半结肠套管位置

【手术步骤】

1. 定位　首先按常规全面探查腹盆腔。然后经肛门放入肠镜，按常规结肠镜检查法边充气、边吸引、边推进，检查全部结肠，仔细观察结肠黏膜情况（图23-6）。此时应将腹腔镜光源调暗，气腹压力降至10mmHg以下，可维持气腹观察空间即可。在腹腔镜下观察肠腔内的肠镜光源（图23-7）。在肠镜通过困难的肠段，可用无损伤腹腔镜器械予以帮助。全结肠检查结束后，尽量抽吸近端肠管气体，将肠镜退至病变处（图23-8），此时肠腔里的内镜光源在腹腔镜下可见。用无损伤钳在腹腔内钳夹或触压该处肠壁（图23-9），肠镜内即可见肠壁形状改变（图23-10），配合观察肠镜视野和腹腔镜视野，经反复几次调整后即可确定病变处肠壁位置。用结扎锁（或钛夹、缝线等）标记该处肠壁（图23-11、图23-12）。也可用抓钳抓持病变处肠壁（图20-13）。定位结束后退出肠镜，同时尽量吸除肠腔内气液体。

2. 切除　在邻近病变处腹壁设计3~4cm小切口，逐层进入腹腔后充分拉开切口，将定位处肠壁提出腹腔（图23-14）。若提出困难可先在腹腔镜下对肠管系膜进行游离。电刀沿肠管长轴切开该处肠壁

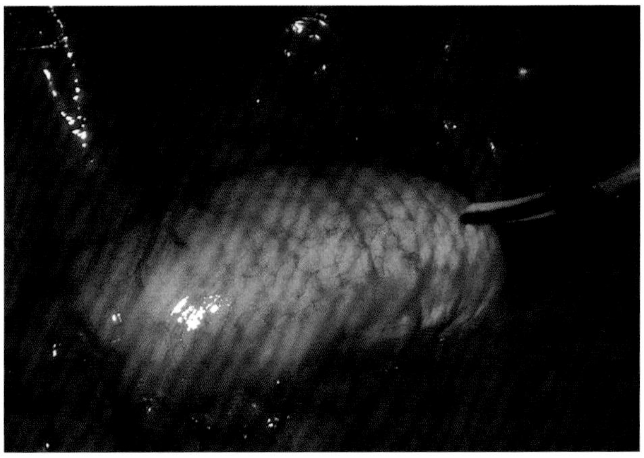

图23-7　腹腔镜下可见肠镜光源

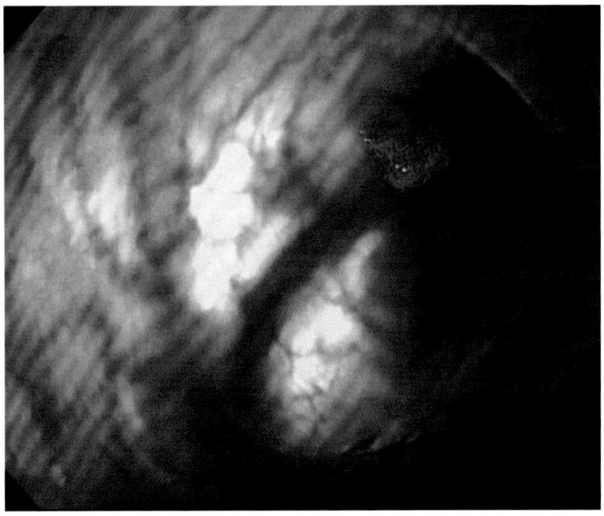

图23-6　肠镜检查

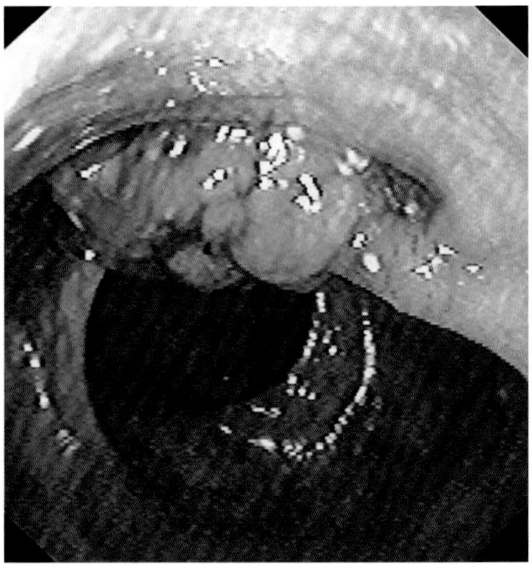

图23-8　肠镜发现息肉

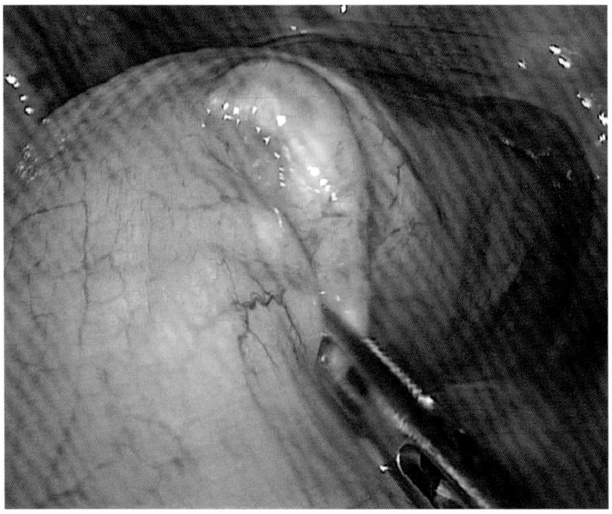

图 23-9　钳夹病变处肠壁

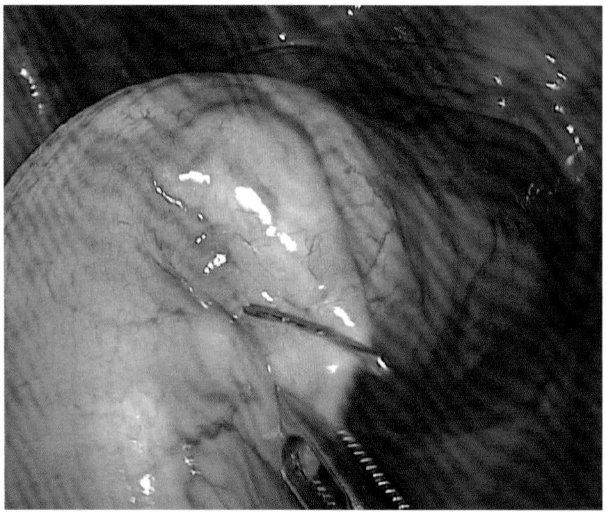

图 23-12　钛夹钳钳夹病变处脂肪垂

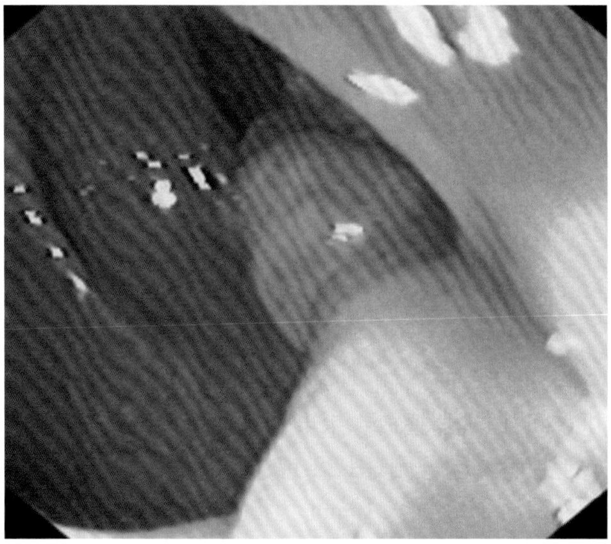

图 23-10　肠壁变形

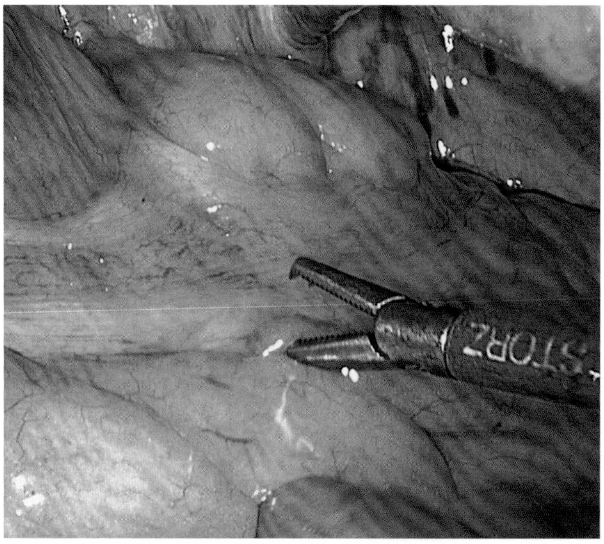

图 23-13　抓钳抓持病变处肠壁

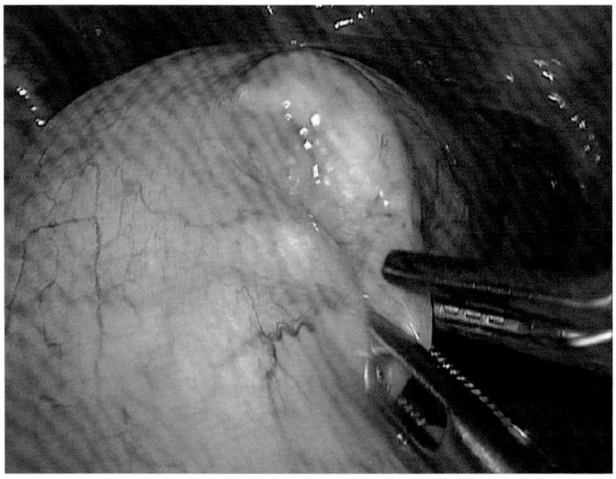

图 23-11　结扎锁定位

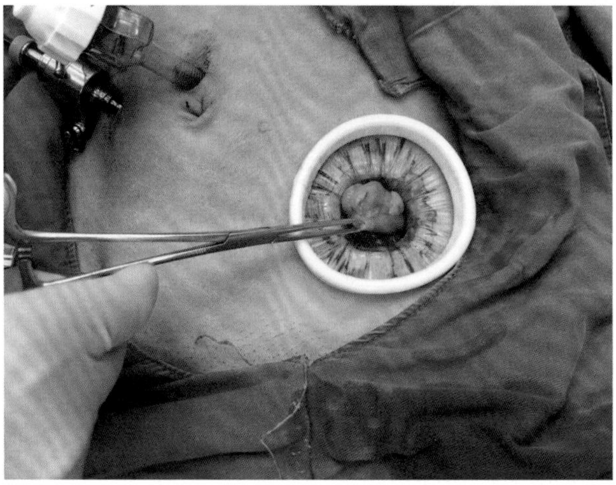

图 23-14　提出病变处肠壁

(图 23-15),注意避免肠内容物污染切口。撑开肠壁切口,用卵圆钳找到息肉(图 23-16),若息肉基底部未超过肠管 1/3 周径,则将息肉及所在肠壁一并切除,与肠管长轴垂直缝合肠壁切口放回腹腔,若息肉基底部超过肠管 1/3 周径,则分离系膜,行局部肠管切除吻合术。标本送冷冻病理检查,若为良性则缝合腹壁切口结束手术,若为恶性需行根治性手术则继续按常规腹腔镜手术方法处理。数个分散的多发息肉可逐个同法处理。

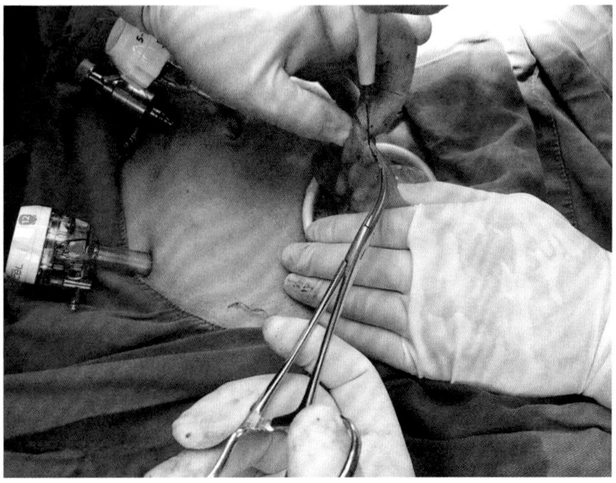

图 23-15 切开肠壁

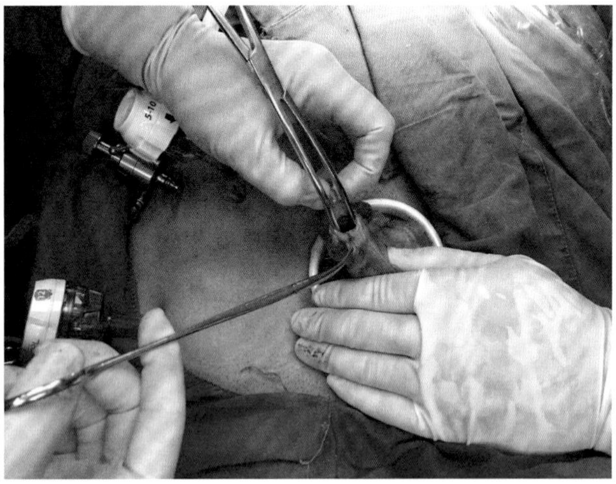

图 23-16 用卵圆钳找到息肉

【要点分析】

在实际情况中,结肠镜充气检查会影响腹腔空间,进行腹腔镜观察和操作是比较困难的,需要有一定腹腔镜手术经验的医生进行。结肠镜检查开始前应先用无损伤肠钳钳夹回肠末端,以避免气体进入小肠,引起过多肠管膨胀,导致操作困难。定位过程中需调暗腹腔镜光源才能观察肠镜光源。腹腔镜器械可从腹腔内帮助肠镜通过困难的肠段,定位完成后肠镜退出时应尽量吸除肠腔气液体。

【术后处理】

同腹腔镜结肠手术。

【并发症及其防治】

切口感染　由小切口将结肠壁提出腹腔操作时,结肠内容物可能溢出,污染切口,应放置切口保护套,缝合前清洗切口。

第二节　腹腔镜联合胃镜胃内肿物切除术

【适应证】

不适宜内镜处理的胃内小型病灶(直径 <5cm)、内生型间质瘤。

【禁忌证】

同第一节。

【术前准备】

同腹腔镜胃手术。

【麻醉】

气管插管全身麻醉。

【体位及套管位置】

患者取人字位,头高足低 30°。术者立于患者左侧,助手立于右侧,扶镜手立于术者左侧或患者两腿之间,监视器摆放在术者和助手对面,胃镜设备摆放于患者头端一侧(图 23-17、图 23-18)。

在脐下缘置入 10mm 套管,建立气腹,置入 30°镜。左腋前线肋缘下置入 12mm 套管作为主操作孔,左侧锁骨中线平脐处置入 5mm 套管作为辅助孔,两孔间距约 10cm,右锁骨中线平脐处置入 5mm 套管作为第二辅助孔(图 23-19)。

【手术步骤】

1. 定位　与麻醉师配合,适当调整气管插管角度,以利于胃镜进入。在患者口腔置入口垫后置入纤维胃镜(图 23-20)。按常规方法探查胃腔(图 23-21)。如为胃后壁息肉或小肿瘤需先游离胃结肠韧带,将胃向上掀起。发现病变后将胃镜前端靠近并对准病变,调暗腹腔镜光源,可透过胃壁看到胃腔内的胃镜光源(图 23-22)。用腹腔镜器械碰触光源处胃壁,胃镜内可见相应胃壁突出(图 23-23),同时观察胃镜和腹腔镜视野,反复调整后可准确定位肿瘤。缝线缝扎肿瘤旁胃壁作为标记(图 23-24),或用钛夹、结扎锁等标记。定位结束后退出胃镜并尽量吸尽胃内气液体。

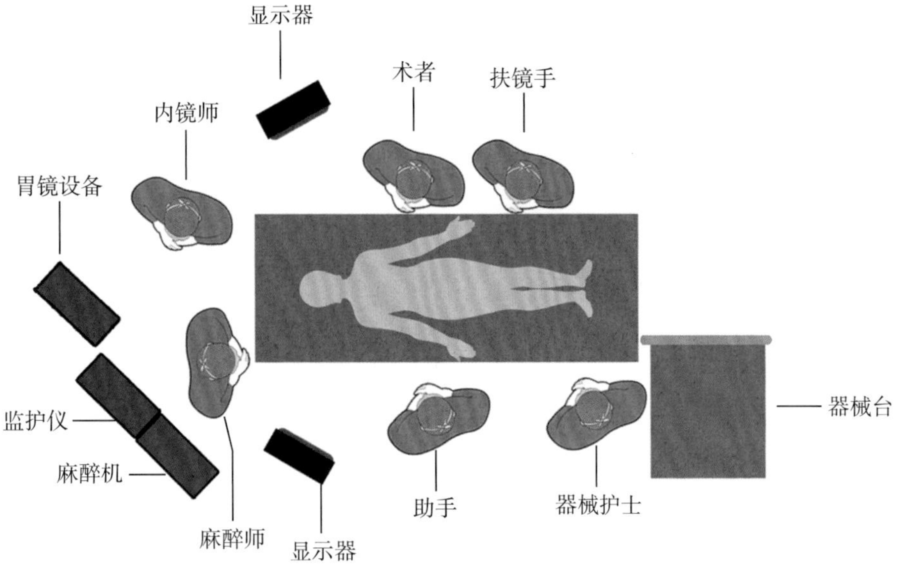

图 23-17 手术室布局

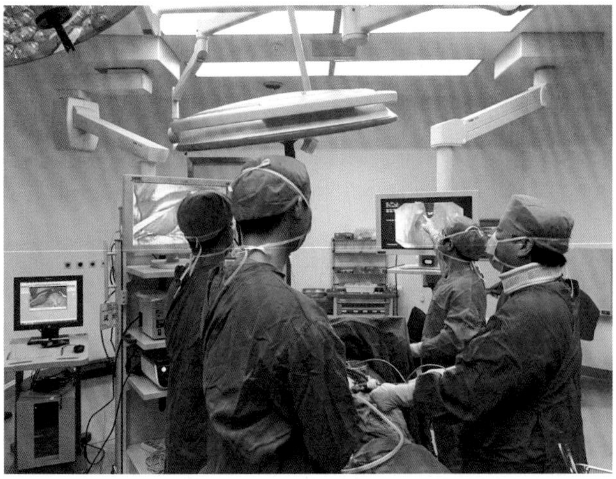

图 23-18 手术室实景

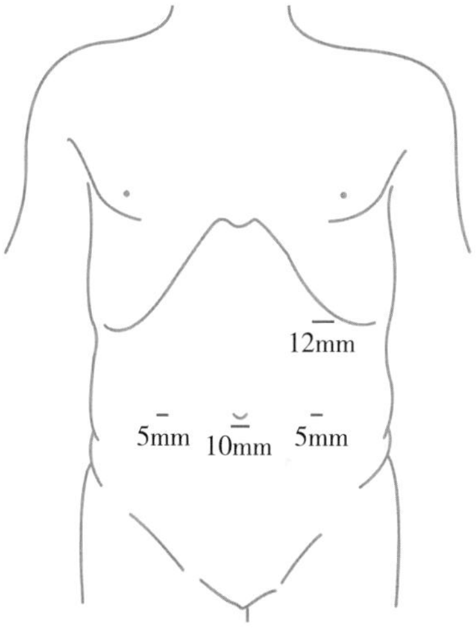

图 23-19 套管位置

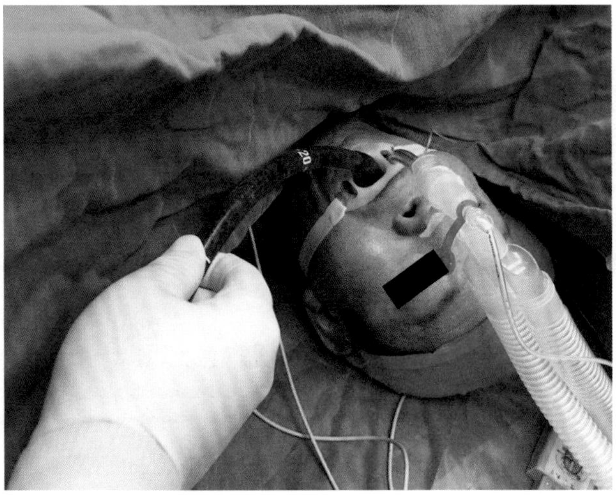

图 23-20 置入纤维胃镜

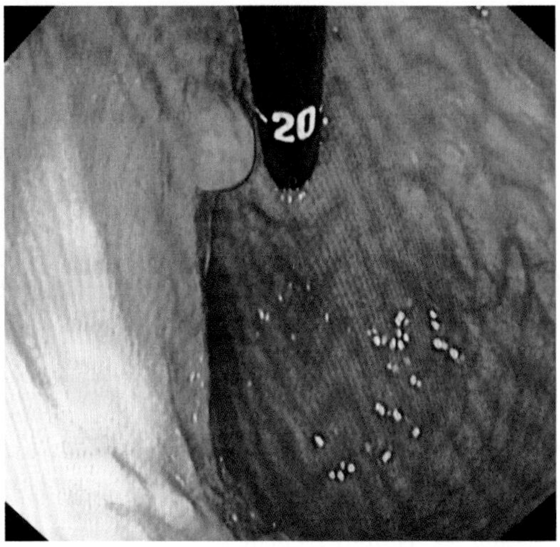

图 23-21 探查胃腔见肿瘤

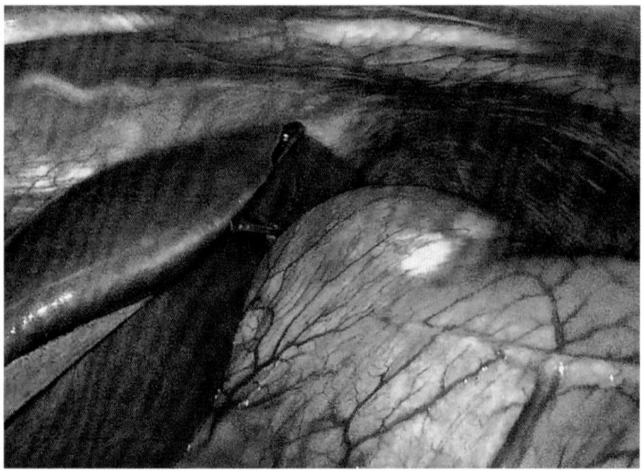

图 23-22 调暗腹腔镜光源可见胃镜光源

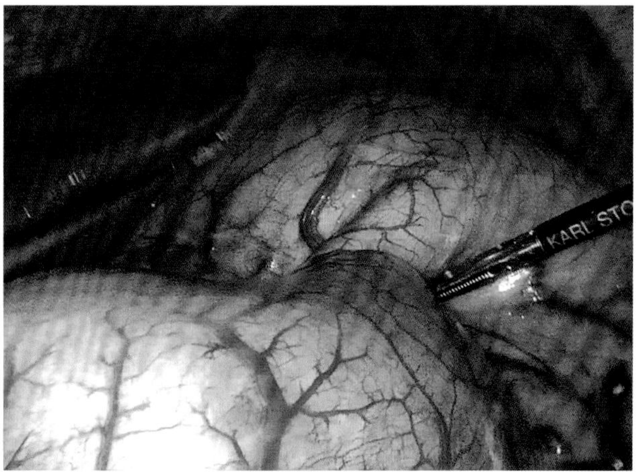

图 23-23 腹腔镜器械定位

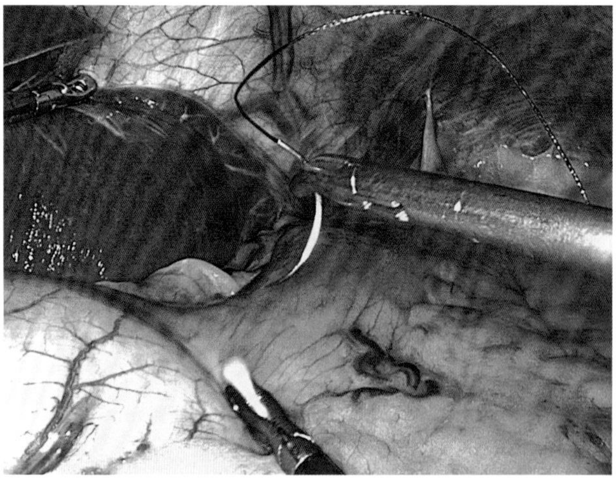

图 23-24 缝线标记

2. 切除 必要时先将大网膜向上掀起，超声刀游离胃结肠韧带，以充分游离拟切除范围的胃壁。在距肿瘤边缘 1cm 处用腹腔镜直线切割闭合器切割闭合胃壁，楔形切除胃肿瘤及周围部分胃壁（图 23-25~ 图 23-28）。标本装入标本袋（图 23-29），由扩大的主操作孔取出（图 20-30、图 20-31），送冷冻病理检查，如为恶性按根治性原则处理，如为良性则

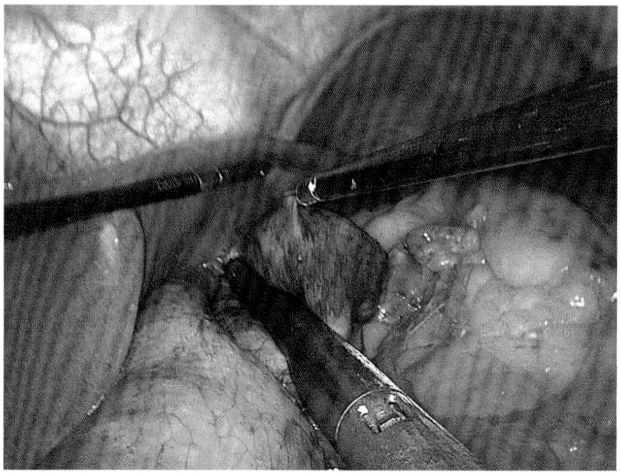

图 23-25 距离肿物 1cm 处切割闭合胃壁

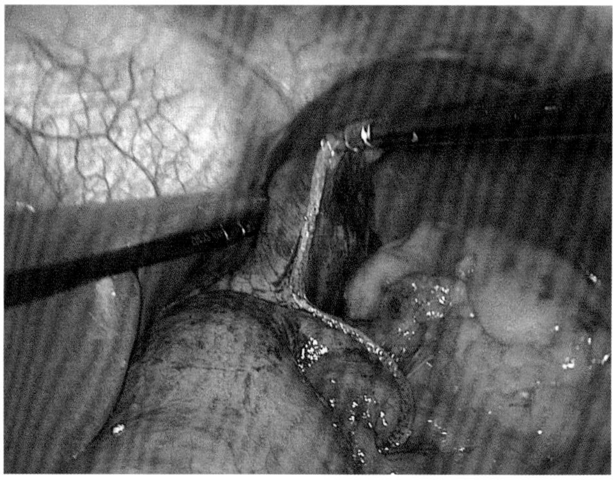

图 23-26 距离肿物 1cm 处切割闭合胃壁

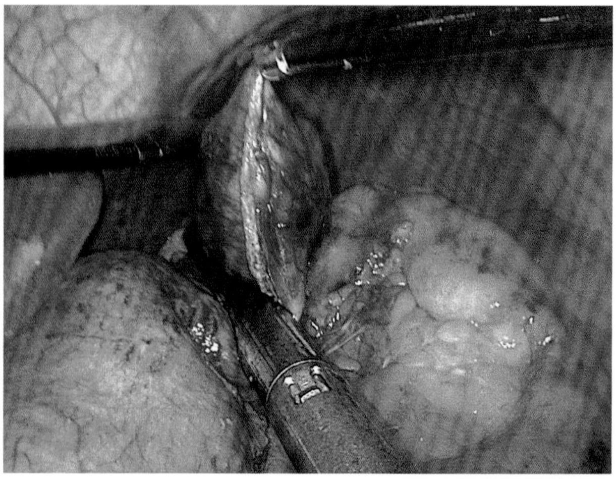

图 23-27 距离肿物 1cm 处切割闭合胃壁

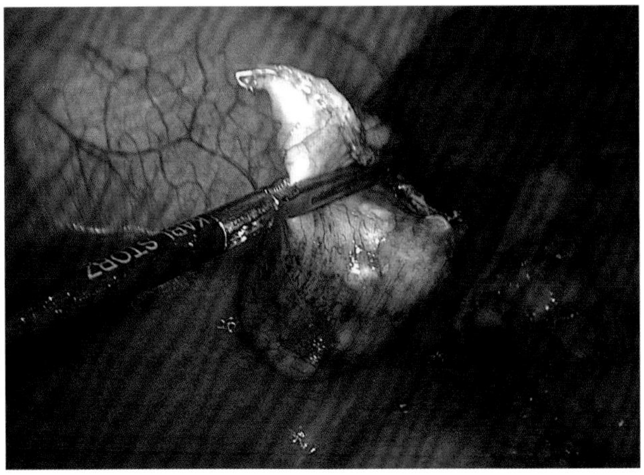

图 23-28　完整切除肿物

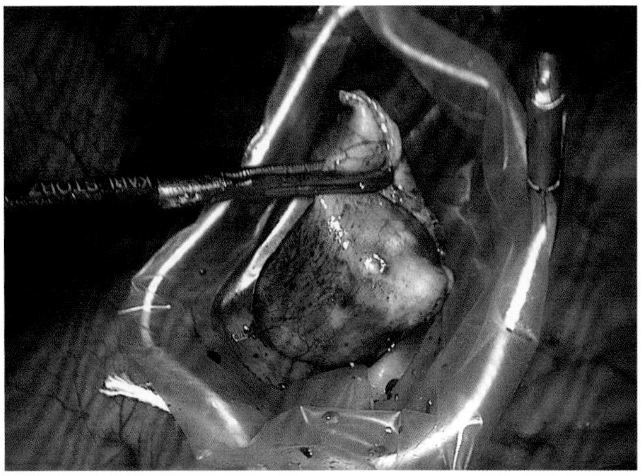

图 23-29　标本装袋

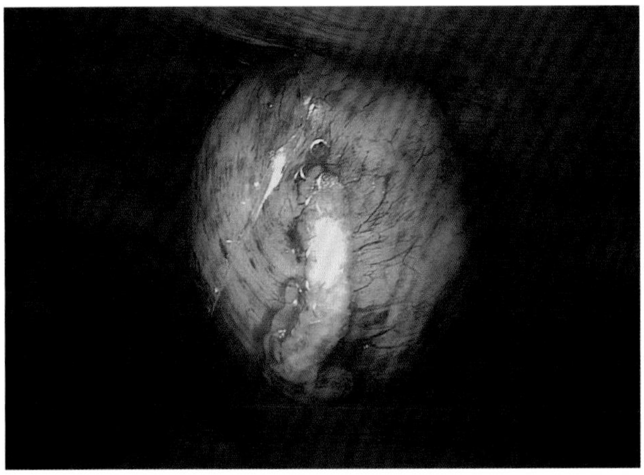

图 23-30　用撑开器扩大套管孔，取出标本

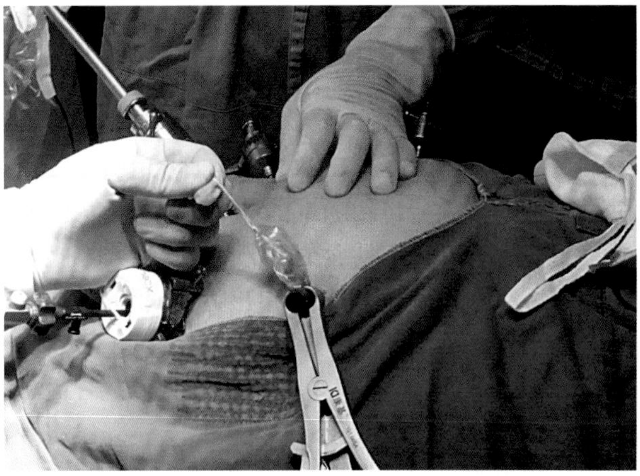

图 23-31　用撑开器扩大套管孔，取出标本

缝合取标本口后重建气腹，腹腔镜探查无活动性出血，胃壁切割闭合处无碍后放尽气腹，拔出各套管，切实缝合脐部套管孔。

【术后处理】

同腹腔镜胃手术。

（李明伟　夏利刚）

第二十四章

腹腔镜胃肠外科手术并发症

腹腔镜胃肠外科手术并发症有与开放手术类似之处，也有其特殊性。2014 年发表的多中心统计（1063 例）显示，腹腔镜胃肠外科手术并发症率为 23.9%~34%，包括吻合口漏、术后梗阻、切口感染等，其中大部分临床研究来自腹腔镜结直肠手术。2015 年发表的腹腔镜全胃切除术的多中心统计（1170 例）显示，术后并发症包括食管空肠吻合口漏（33 例），十二指肠残端漏（19 例），吻合口出血（33 例），胰漏（16 例），吻合口狭窄（38 例），术后死亡率 0.7%（8/1170）。2014 年发表的来自多中心的腹腔镜直肠癌手术对比研究显示（共 4539 例），腹腔镜组并发症率（31.8%）低于传统开腹手术组（35.4%）（$P<0.001$），腹腔镜组死亡率也低于开腹手术组（1.0% vs. 2.4%，$P = 0.048$）。2015 年一项多中心胃癌腹腔镜手术与开放手术对比统计（共 16 134 例）也得出同样的结论。2014 年发表的另一项多中心直肠癌腹腔镜手术和开放手术对比统计分析显示，腹腔镜组术中并发症发生率为 6.1%~21.2%，开放组为 12.4%~23.5%，无显著性差异，所包含的术中并发症有肠管和邻近器官损伤、出血及麻醉相关并发症；腹腔镜组术后并发症发生率为 2.4%~45.1%，开放组为 10.6%~52.1%，无显著性差异，这些并发症包括吻合口漏、切口感染及各种心肺肾和血管并发症。2013 年发表的一项 Meta 分析（4539 例）显示，直肠癌手术腹腔镜组的总并发症率（31.8%）低于开放手术组（35.4%），并特别指出两组的吻合口漏发生率没有差异。

腹腔镜胃肠外科手术并发症防治，首先应重视审慎的适应证评估。目前，大多数普通外科手术，都可以在腹腔镜下进行，而对于腹腔镜手术适应证，外科医生必须有客观的全局观念，重要原则是，实施和完成腹腔镜手术并非最终目的，手术安全和疗效才是最高决策依据。若术前和术中发现不适合行腹腔镜手术的因素，不要勉强进行，应果断决定转开放手术。腹腔镜手术在全麻和气腹下实施，手术时间过长会增加并发症发生率，不符合微创外科原则，故必须注意控制气腹手术时间，建议在成人最好不超过 4 小时，在年老体弱者和儿童最好不超过 2 小时。如果预计手术复杂，腹腔镜下操作耗时过长，应转开腹手术。

第一节　术中并发症

一、气腹相关并发症

腹腔镜手术需向腹腔充入 CO_2 气体制造气腹空间，CO_2 气腹可能造成高碳酸血症，术后肩背部疼痛或腹痛，皮下气肿、纵隔气肿或气胸，甚至致命的静脉气栓。危及生命的气腹相关并发症罕见。

高碳酸血症形成可能有两个方面的原因，气腹使腹腔压力增高，膈肌上抬，肺活量受限，导致 CO_2 潴留，腹腔压力过高和手术时间过长，也可使过多的 CO_2 经腹膜吸收溶解于血液，导致 CO_2 分压增高而致高碳酸血症。一般腹腔镜手术引起的 $PaCO_2$ 增高都在机体耐受程度之内，不会引起内环境失衡，仅少数患者在术后出现短时腰背部疼痛、四肢酸痛和腹壁疼痛，多可自动缓解。术后腰背部疼痛多见于中青年女性，腹壁疼痛在体征上可表现为压痛甚至有反跳痛，需注意鉴别。控制腹腔镜手术对呼吸及心血管系统的影响需麻醉医师良好配合，包括保持充足的潮气量，维持良好的肌松，给予适当的氧气吸入量，严密观察血压和心率变化等。术中需保持适当的气腹压力，成人 12~14mmHg，幼儿和儿童

9~12mmHg。需强调的是，过长时间的气腹可能造成严重并发症，预计行腹腔镜手术需时过长时，应重新评估手术方式。

在严格遵循操作规程的情况下，因气体误入腹膜腔以外部位而致的纵隔气肿或气胸都很少见，而皮下气肿相对常见。当气腹针或接气腹的套管误入皮下、腹膜外间隙甚至腹膜后时，若未及时发现，气体会沿这些间隙扩散，通过解剖裂孔、疏松组织或先天缺损进入胸膜腔、纵隔，甚至心包。术中套管脱落，重置套管与先前不在同一孔内，套管周围漏气，都可引起皮下气肿。皮下气肿区域可触及捻发感，而气胸、纵隔气肿或心包积气则会明显影响心肺功能。少量的 CO_2 气体异位积存不会造成严重后果，无须特殊处理，术后可自行吸收。而广泛的胸腹部皮下气肿、严重的颈部皮下气肿、纵隔气肿可导致通气功能障碍，造成低氧血症，高碳酸血症和酸中毒，甚至窒息。如发生应立即停止腹腔镜手术，放尽气腹，可用粗针头穿刺抽气，保持气管插管和调节机械通气模式。气胸和心包气肿按胸心外科原则处理，必要时进行胸腔闭式引流和心包穿刺。

腹腔镜手术中形成的血管内微小气栓并不引起明显临床症状，经食管超声心动图（transesophageal echocardiography，TEE）证实这种亚临床气栓在腹腔镜手术中非常常见。大量气体栓塞则是危及生命的严重并发症，罕有发生，文献报道多见于腹腔镜胆囊切除术、肝部分切除术及妇科手术。原因是腹腔镜术中较大的静脉破损，导致大量气体经呈负压的静脉血管进入血液循环，临床症状包括严重心律失常，血压下降，心搏骤停，低氧血症等，若在腹腔镜手术中发生以上情况，应快速考虑到气体栓塞可能，立即停止手术，放尽气腹，使患者取头低足高体位，利用重力作用使气体上浮，阻滞其进入心肺循环，予心肺复苏，纯氧吸入，必要时用粗针经静脉穿刺抽吸气栓或心脏穿刺抽吸。呼气末二氧化碳（end-tidal CO_2 concentration，ET CO_2）突然下降是发生静脉气栓的早期和灵敏指标，在腹腔镜手术中应常规监测。

二、穿刺误伤

放置穿刺套管时误伤腹内脏器多发生于初学者及腹腔存在粘连时。原因有操作时使用暴力，使穿刺套管猛然突入腹腔过深，或腹腔粘连致肠管、网膜固定于腹壁，穿刺时造成损伤。即使穿刺套管和气腹针头端都有弹出保护设计，不规范的操作仍可能造成损伤，包括刺破大网膜血管导致出血，刺伤肠管、肝、脾等腹内脏器等。刺破髂血管、主动脉和下腔静脉导致大出血罕见，但仍有发生，属危及生命的严重并发症，必须严格预防（图 24-1）。在体型较瘦的患者，腹主动脉与前腹壁的距离很近，放置脐部第一个观察套管时应特别注意。

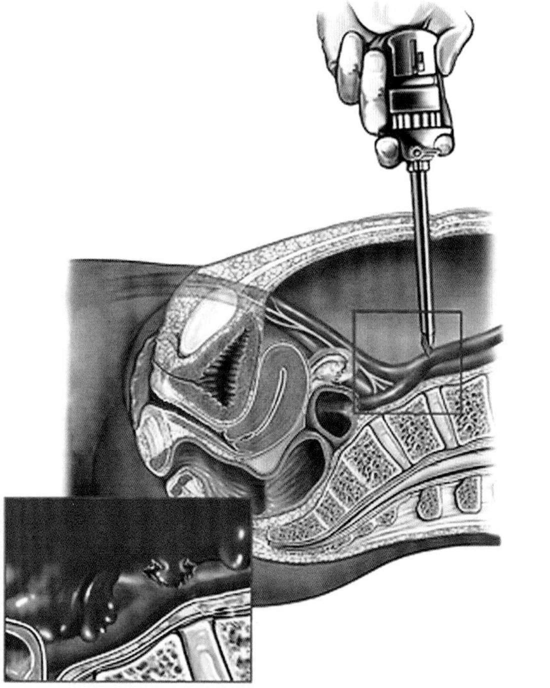

图 24-1　放置穿刺套管损伤腹腔大血管

穿刺误伤多发生在放置第一个套管（观察套管）时。避免误伤的关键是规范操作，建议放置第一个套管时选用钝头套管。放置套管的常规方式有开放法和闭合法（气腹针穿刺法）。开放法在直视下逐层切开腹壁，置入套管，安全性较好。在预计存在腹腔粘连时，应远离可能粘连部位（5~10cm）用开放法放置第一个套管，宜偏下腹，避免损伤实质脏器，在腹腔镜肠粘连松解术和有腹部手术史的腹腔镜探查术中，特别强调这一原则。套管孔切开至进入腹腔后，应用组织钳提起切口旁组织，使腹壁与腹内脏器分离，此时可见空腔，再小心置入套管。切忌使用暴力，应均匀用力反复回旋进入，推进方向应向空腔区域，穿刺方向过度偏斜可能刺伤粘连于套管孔旁壁的组织。套管孔皮肤切口应稍大于套管直径，以免因套管进入时受阻而用力，使套管突然深入腹腔。

在腹腔无粘连的情况下，按闭合法用气腹针刺入腹腔制造气腹也是安全的，但需有一定腹腔镜手术经验的医生进行，穿刺时用力持续均匀，垂直腹壁逐渐进入，有落空感和针头弹出感时即停止，在针尾滴一滴生理盐水，因腹腔处于轻度负压，液体将被吸入，确定针头进入腹腔后连通气腹机。气腹成功后腹壁隆起，与内脏分离，此时再放置套管，穿刺时应注意力度和方向，应与腹壁垂直，均匀用力，逐渐左右旋转推入，另一手需控制穿刺套管下端，避免套管突然深入腹腔（图 24-2）。有落空感和弹出感时，再少许推进后即停止。

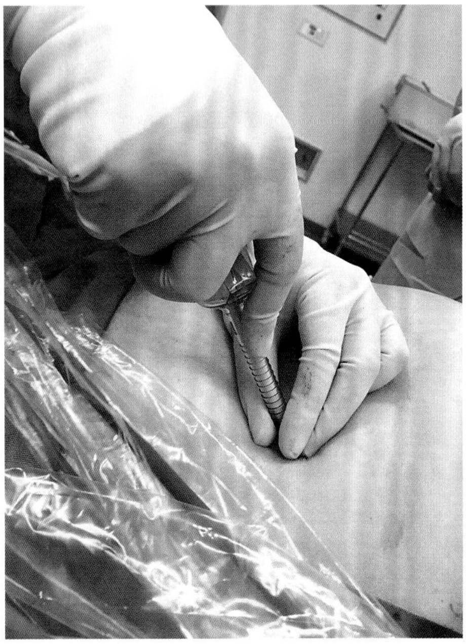

图 24-2　放置套管的手法

放置套管时需根据患者体型估计合适的置入深度，穿刺时控制置入部分在此范围内则较安全。儿童患者腹壁很薄，器官组织均很柔嫩，建议选择开放法操作，在大多数幼儿患者，套管头端进入腹腔 1cm 已足够。

经观察套管置入腹腔镜后，应首先探查穿刺位置下方是否有损伤，怀疑有损伤时必须排除后才能继续进行，遗漏的穿刺损伤可能导致术后肠漏等严重并发症。放置其他套管时，应将镜头调整至“仰望”位观察腹壁，在腹壁外压迫拟穿刺处，将镜头正对该区域。同时自腹壁外通过镜头发光透视腹壁血管走行，穿刺时避开较大血管分支。穿刺过程中必须保持穿刺器尖端在镜头内，当尖端达腹膜外时，需调整用力，安全穿透腹膜。小儿患者腹腔镜手术空间有限，腹壁组织非常柔软，延展性大，常致穿透腹膜困难，此时切勿急躁而用力过猛，可用皮肤钳或巾钳牵拉穿刺部位旁的皮肤以协助穿刺，但要避免用力过度撕裂皮肤。

对有腹腔手术史的患者，术前进行 B 超“滑动试验”有助于医生估计腹腔内粘连情况。方法是患者平卧，B 超探查手术区域，若见含气肠管，则让患者改变体位，侧卧或立起，同时在 B 超下观察，若无粘连，肠管会滑开，若有粘连固定，在多次变动体位时其位置不变。腹腔既往手术史及存在粘连并非腹腔镜手术的绝对禁忌证，在认真评估和严格安全操作的情况下，仍可实施腹腔镜手术。

三、操作误伤

腹腔镜手术技术可以完成钝性和锐性分离、结扎、缝合、电切和电凝、牵引暴露、冲洗吸引等所有手术动作，其特点是医生手持长柄器械进行操作，需要循序渐进的规范训练才能熟练掌握，否则易致损伤。另外还需重视一些特定因素。

腹腔镜胃肠外科手术中保持良好的肌松非常重要，这样才能获得足够的气腹空间，肌松不良将导致空间狭小，视野不佳，容易污染镜头，造成暴露和操作困难，使操作误伤的风险大大增加。术中严禁器械盲目急进急出，或器械脱手，插在套管里置于腹腔内，很多头端尖锐的器械都可能造成损伤，而抓钳等带有尖齿的器械，可能挂住组织，在盲目拔出时造成损伤。器械进出时应将腹腔镜适当退后，在大视野下监视器械动作。腹腔镜手术中需根据需要选择安全的器械，如抓持需保留的肠管时，必须用无损伤肠钳，以适当力度夹持牵拉，严禁因懒于更换器械而用有损伤钳抓持肠管。因牵拉夹持造成的肠管损伤可能当时被忽略，而在术后造成严重后果。

腹腔镜手术的锐性分离主要用剪刀、超声刀或电钩等进行，钝性分离则多使用分离钳。在分离复杂粘连时，若用力过度或在没确认结构的情况下盲目进行，很可能造成血管和肠管损伤。操作时应将腹腔镜推近，在放大清晰的视野下进行，剪断动作可在分离钳等的牵拉协助下分次进行，剪断前需确认其中无重要结构，勿一次大束剪断组织。利用分离钳进行钝性分离时勿使用暴力。强行在镜下分离粘连紧密成团的肠管风险很大，且在有较多渗血的情况下可能漏掉小裂口，造成术后严重后果。遇此情况不要勉强进行，需根据患者病情再次评估手术方案，是否有必要分离这些粘连，是否有更加安全简单的解决方案，如肠道短路手术等。如遇“腹茧症”或肠管广泛粘连、影响通畅，确需大面积分离时，应转开腹手术。

电凝和电切是腹腔镜手术常用的操作，主要器械有电钩、带电分离钳和剪刀等。带电操作造成副损伤的风险较高，分离钳或剪刀带电时，可能因操作不当而致热传导过深，损伤肠壁，这种损伤往往在当时未被发现，而术后热损伤的肠壁逐渐坏死穿孔，造成延迟性并发症。用电凝法止血时，无论是钳夹一点或在平面上电灼，都可能热损伤更大的血管分支，造成难以处理的出血，过长时间的持续电灼，或夹持大束组织的电灼，止血效果不好，还可能因热传导损伤深部组织，如肠管、系膜血管甚至重要大血管。带电操作时，视野外的器械金属部分可能接触其他组织，造成副损伤却没有发现。电凝和电切操作必须精细准确，通电时必须保证器械金属部分全部在视野内，未触及其他组织。电凝止血应准确夹持出血点，间断通电，勿一次夹持大束组织，在平面上止血时也需用器械尖端对准出血点间断通电，或用辅助钳将出血部位提起后对准电凝，严禁盲目大面积长时间对出血区域电灼。电切组织时应分束逐次进行，通电前应确认组织内无重要血管和管道。在靠近肠管、重要血管和管道处进行带电操作时，应尽量将电灼点远离这些结构，瞬时间断通电，这样精细的操作，必须由熟练的腹腔镜医生来完成。需紧贴血管和肠管进行分离时，应避免用电器械，建议使用超声刀。电灼含水量较高组织（如感染水肿组织）时会产生大量烟雾，此时可适当让镜头后撤躲开，并利用腹壁通道排烟，每一次带电操作前都应确认安全，严禁在模糊视野下勉强进行。

若术中发生操作误伤，应及时处理，肠管浆肌层裂伤、肠壁穿透伤可在镜下缝合修补。发现肠管壁的电灼损伤，即使肠壁没有穿透，也应该进行局部的浆肌层缝合，预防术后延迟性肠穿孔。

四、血管损伤

腹腔镜手术使外科医生可以进行更精细的分离，使用超声刀可明显减少出血，但血管损伤仍是腹腔镜手术特别重视的并发症，肠系膜上动静脉、腹腔干、肝总动脉等的损伤，会造成严重后果。血管损伤多发生在粘连严重、解剖层次不清、肿瘤侵犯主要血管时。腹腔镜外科医生必须熟悉腹腔解剖，包括层次和血管走行、变异。粘连和肿瘤生长的牵拉推挤，可能使血管走行改变正常的解剖位置。拟实施腹腔镜肿瘤切除手术的病例，在术前应常规做腹盆腔 CT 检查，CT 增强血管重建技术更有助于掌握术区重要血管与肿瘤的关系。

超声刀是腹腔镜胃肠外科手术的重要器械，应用好超声刀的工作面和保护面，即使在贴近血管和肠管处止血和切割也是安全的，但仍属风险较高的操作，需经大量规范训练掌握。虽然理论上超声刀可以安全处理直径 5mm 以内的血管，仍建议对重要血管的近端用血管夹结扎后再离断。一般疏松结缔组织在超声刀下 3 声提示音后即可切断，若切割时间延长，则需警惕是否夹持了组织致密的管道结构。腹腔镜手术血管损伤应以预防为主，因一旦发生较大血管出血，术者与助手最多持有 4 把器械，要同时进行吸引、压迫、止血操作较为困难，可能造成出血区域的进一步损伤（图 24-3、图 24-4）。

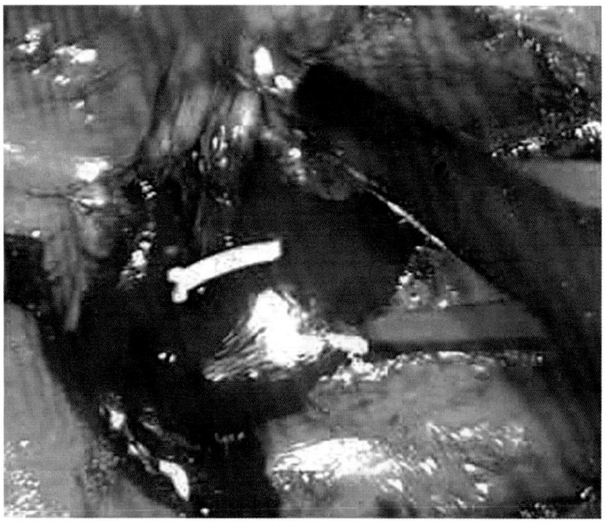

图 24-3　肠系膜下动脉出血

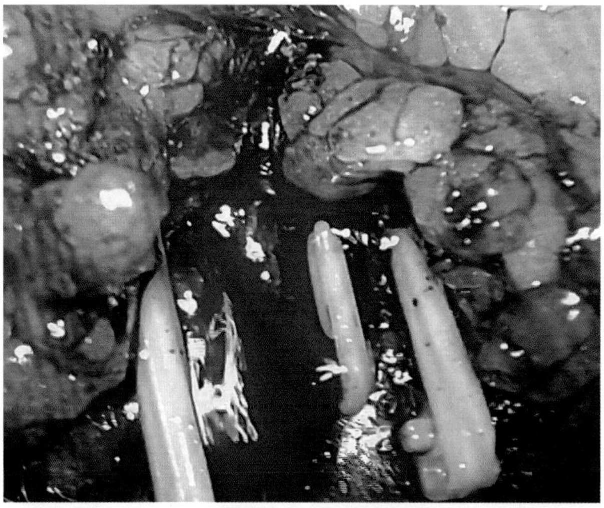

图 24-4　回结肠静脉出血

进行腹腔镜手术时，可在术野旁放置腹腔镜手术专用纱条，用于随时蘸干小的渗血，保持术野清洁，在发生较大出血时，可及时夹持纱条压迫出血部位，暂时控制，为另一手器械的动作争取时间。腹腔镜手术下如遇较大血管损伤，应迅速用纱条按压或用无损伤钳夹持，根据情况用电凝，超声刀或血管夹止血（图 24-5~ 图 24-7），若出血较快，未能及时控制而在术野积聚，需要反复更换吸引器和止血器械时，则往往不能控制而被迫中转开腹。发生出血时术者和助手的配合非常重要，此时必须沉着应对，如遇动脉喷血，扶镜手应及时将镜头向旁边躲开，否则镜头血染后擦镜，往往已经失去镜下处理的机会。第一助手应保持术野显露，为术者快速止血创造条件。如果术野出血难以控制，血液积聚、暴露不良，不要在积血中盲目钳夹和操作，应尽快用纱布压迫法控制，及时中转开腹。

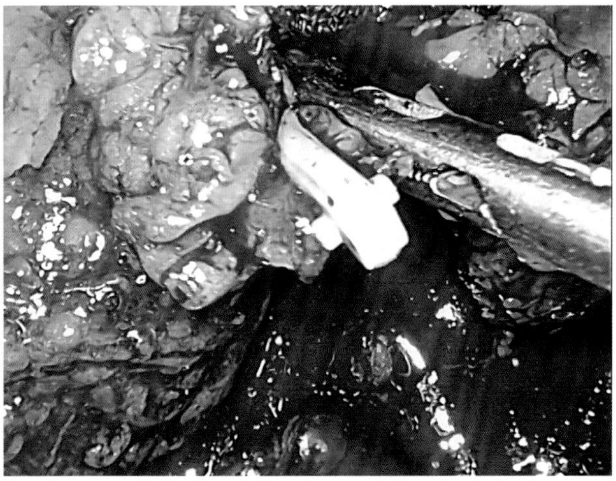

图 24-5　用无损伤钳控制出血

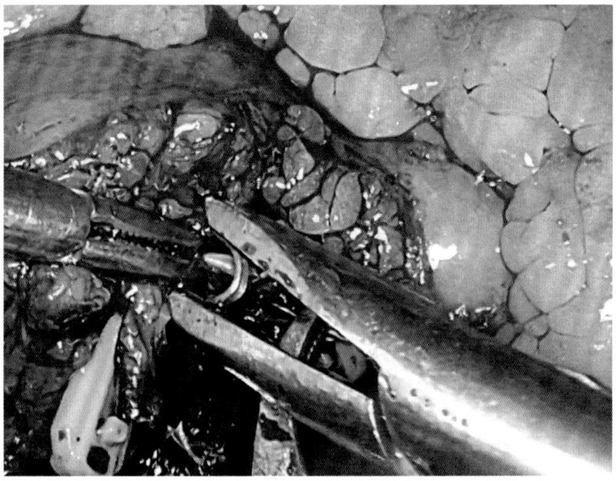

图 24-6　钛夹止血

肥胖患者的腹腔镜手术暴露困难，而过瘦患者的解剖层面往往不明显，对这些情况应特别谨慎。过瘦患者在进行后腹膜表面操作时，因没有脂肪层隔离，要注意控制深度，防止肾血管和主动脉、下腔静脉等的损伤。在三孔法阑尾切除术为追求美容效果而选择较低区域放置套管时，或在腹腔镜疝囊高位结扎术，应注意避免腹壁下动脉损伤。主动脉、门静脉、腹腔干、肠系膜上动静脉、肾静脉等的出血，一旦发生非常凶险，此时不要再试图镜下处理，应以最快的速度开腹止血和修补血管。腹腔镜直肠癌根治术中出现骶前静脉丛出血，多因分离直肠后方系膜时层面过深所致（图 24-8），易发生于初期开展该手术的医生及患者因素所致的层面难辨时，如新辅助放疗后的手术。在实际中骶前出血很少发生，一旦发生，镜下处理很困难，多需中转开腹，利用纱布压迫、骶前钉、止血纱、止血粉等方法处理。若术中无法彻底止血，可使用多条碘仿纱布按顺序层叠压迫的方法，每条纱布尾端连线及标记，术后 72 小时起按顺序（最后置入的纱条最先拔出）逐条拔出，每日拔出一条，直至全部拔出。

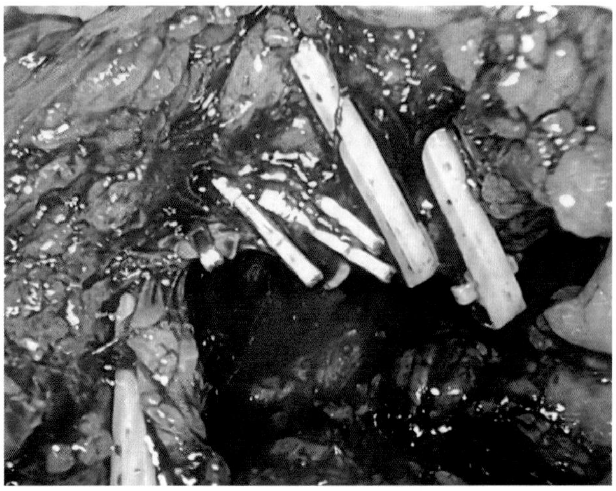

图 24-7　钛夹止血后清理术野继续手术

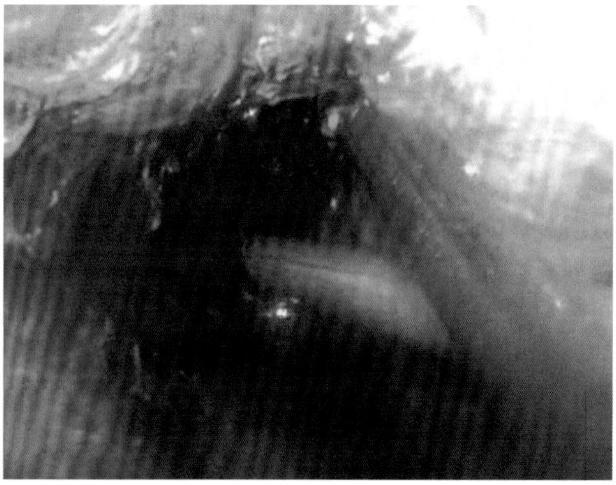

图 24-8　骶前静脉丛出血

五、直肠和阴道损伤

直肠壁和阴道损伤多见于腹腔镜直肠癌根治术，常由于术野不清，局部结构辨认不清造成。在骨盆狭窄、患者肥胖、暴露困难的情况下更易发生。腹腔镜术中发生直肠壁损伤时，可见肠内容物流出或见黏膜组织（图 24-9）。如果损伤了将要吻合直肠的远端壁，需在镜下修补或使断离直肠的闭合线在损伤部位远端，而在极低位直肠的损伤可以尝试经肛门修补，吻合后需预防性末段回肠造口，若修补处理不满意，无法顺利吻合，可以暂行近端结肠单腔造瘘，后期再行造口还纳和吻合术。但后种处理方法可能出现二次手术时盆腔粘连严重，直肠分离困难的情况，增加手术风险和难度，故倾向于尽量修补破口后一期吻合和末段回肠造瘘。

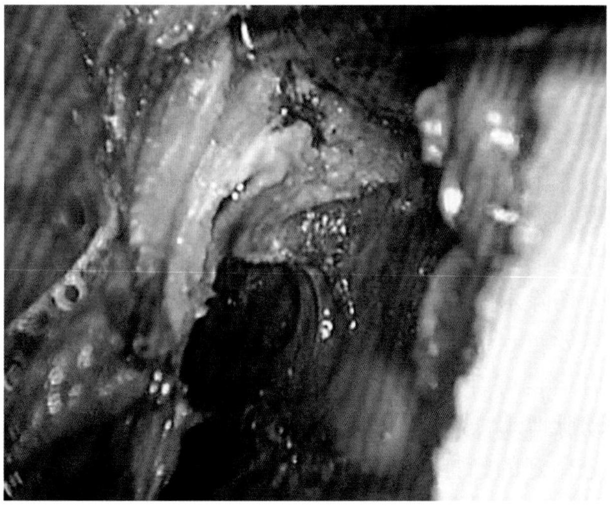

图 24-9　直肠损伤，可见裂口

阴道损伤多发生于腹腔镜全直肠系膜切除术中分离直肠阴道隔时，穿孔多在后穹隆部位，术中怀疑阴道壁损伤时可经阴道用手指或器械探查，在腹腔镜下可见破口处的手指或器械（图 24-10）。确认损伤后，可以经阴道修补。在暴露和操作角度允许的情况下，也可以在腹腔镜下缝合修补。缝合时可经阴道插入光滑坚硬的金属扩肛器，扩肛器头部顶至破口处，便于破口的暴露和缝合，阴道修补后仍可继续进行结直肠一期吻合。

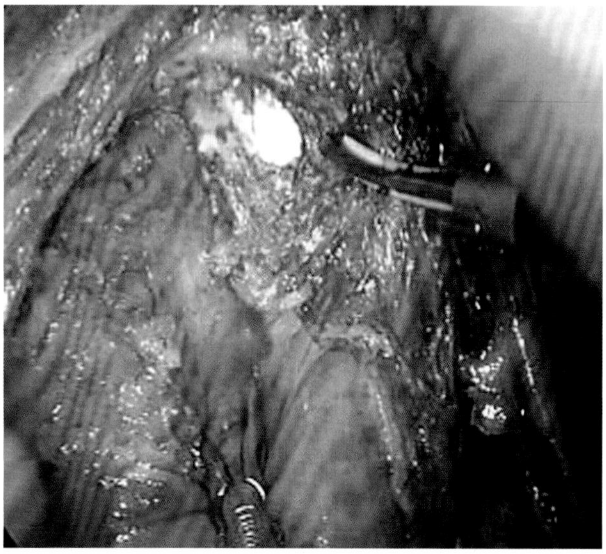

图 24-10　阴道损伤，可见破口内的手指

六、输尿管损伤

输尿管损伤可见于腹腔镜右半结肠切除术、左半结肠切除术和乙状结肠癌、直肠癌根治术。输尿管损伤发生的主要原因是解剖层面不清。输尿管壁损伤甚至被横断后（图 24-11），可引起血尿，后腹膜间隙积液（尿外渗），引起腹痛腹胀、腰痛、局部肿胀、包块和触痛，若尿液与腹壁创口、阴道或肠道创口相通，将形成尿瘘，经久不愈。若输尿管被结扎，则引

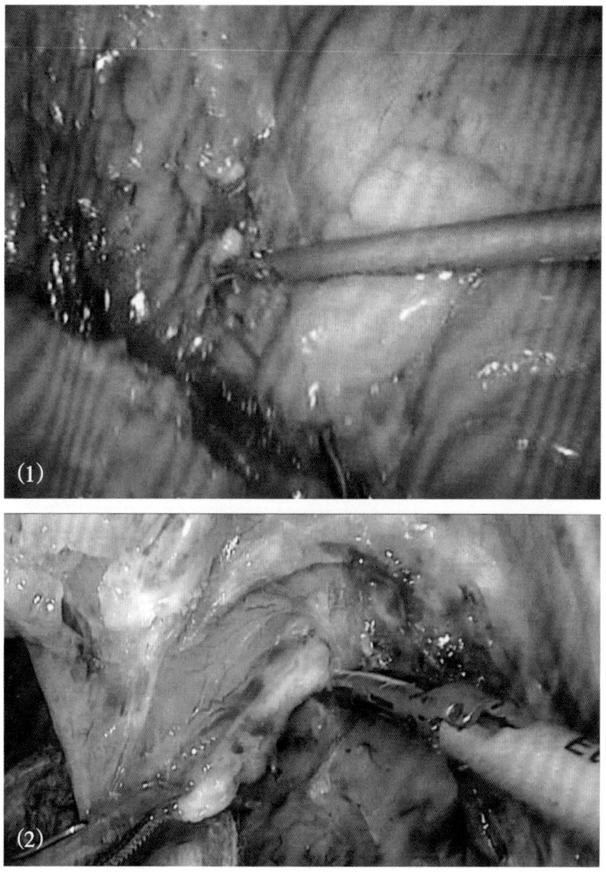

图 24-11　输尿管横断

起完全性梗阻，肾盂压力增高，患侧腰部胀痛，腰肌紧张，肾区叩痛和发热。若小的损伤未发现，在术后自动愈合，也可表现为输尿管狭窄所致的不完全性梗阻，出现腰部胀痛及发热症状。输尿管损伤将导致被迫中转开腹。输尿管损伤处可有尿液逐渐流出，而术中观察导尿管有无血色也是鉴别输尿管损伤的简单方法。

避免该并发症重在预防，在进行以上手术时，若沿 Toldt 筋膜间隙游离肠系膜，就可看见蠕动的输尿管位于薄层后腹膜之下，在其走行明确可见时，很少发生误伤，所以手术中需显露输尿管并将其置于视野内再继续推进，助手的协助牵拉暴露对保持正确的手术层面非常重要，切忌盲目大束切割组织，在肥胖患者尤其需要注意。手术结束后应常规检查输尿管走行区域和尿袋颜色。患者在术前需行腹部 CT 检查，评估输尿管与肿瘤的关系，位置有否偏离，如预计术中有输尿管损伤的可能，应在术前放置输尿管支架引流管，术中起指示和预防作用。若发生输尿管损伤，则在术后留置该管，待损伤愈合，7~10 天后拔除。未放置支撑管时术中若发生输尿管损伤需与泌尿外科协同处理，酌情行输尿管吻合、输尿管成形、放置输尿管支架引流管和输尿管皮肤造口等。

第二节　术后并发症

一、吻合口漏

据来自多中心的大样本(974 例)统计，腹腔镜胃肠手术后吻合口漏的发生率为 3.8%~4.8%，腹腔镜全胃切除术(1170 例)食管空肠吻合口漏的发生率为 1.1%~4.7%，与吻合方式有关。吻合口漏永远是胃肠外科手术最关注的并发症，主要原因是吻合技术缺陷，吻合口存在张力和血运不佳。老年患者、营养不良、低蛋白血症、重要器官功能障碍、吻合口癌残留、术前放化疗、吻合口血肿和感染等也是吻合口漏的相关因素。故吻合口漏的防治是一个需考虑多方因素的复杂问题。

胃肠外科手术的肠道准备非常重要，在没有梗阻的情况下，现常用聚乙二醇电解质散进行容量性腹泻肠道排空，效果良好，不会影响水电解质平衡，一般不需要再进行清洁灌肠，良好的肠道准备是吻合口安全的基本条件。结直肠肿瘤致肠道完全或不全梗阻时，不能使用容量腹泻法进行肠道准备，清洁灌肠效果亦不好。若肠道肿瘤切除术中发现上游肠管较多粪便积存，肠壁因长期梗阻而水肿肥厚，强行吻合发生漏的风险很大，即使行末段回肠保护性造口，上游结肠内的粪便仍可能经吻合口漏导致严重的腹膜炎。此时可选择术中肠道灌洗后吻合，同时上游肠管保护性造口，但会延长手术时间，且近端肠管可能水肿加重致吻合困难，需综合患者年龄、预后、全身状况等酌情选择。较安全的做法是在切除肿瘤后行结肠远端封闭近端造口，若行近端单腔造口可尽量将远端肠管设法固定于造口附近，以便还纳手术。因结肠血运不如小肠丰富，故结肠造口还纳手术时应小心保护肠系膜血供，如果损伤则需被迫扩大手术范围。

经过术前放疗的组织，癌细胞被杀灭同时正常细胞再生能力也受到破坏，且局部组织发生水肿，局部解剖层次相对不清，对手术及吻合口愈合均有影响。常见的是低位直肠癌经术前放疗，手术时机应选择在放疗结束后 6~8 周，局部组织水肿消退后进行，2016 年有 Meta 分析报道放疗结束 8 周以上再行手术治疗可获得更好的肿瘤病理学结果，并不增加并发症的发生率。

腹腔镜胃肠外科吻合口漏多发生在低位直肠癌根治术、乙状结肠癌根治术和左半结肠根治性切除术的吻合，而在右半结肠根治性切除术和小肠部分切除术的吻合较少发生。吻合口的张力和血运是需要重点关注的因素。首先，用于吻合的肠管必须血运良好，除观察肠管色泽外，断端附近的肠壁小动脉搏动，或切断肠管时的新鲜出血，都是吻合口血运良好的指标。在腹腔镜直肠癌根治术中，常规需结扎肠系膜下动静脉，并切除该血管区域系膜进行淋巴结清扫。对于低位直肠癌(距肛门 3~5cm)，若自根部结扎肠系膜下动脉，切除肿瘤肠段后近端结肠需依靠中结肠动脉经结肠旁动脉弓供血，中国人的乙状结肠普遍较长，故需考虑近端结肠的血供问题。可在分离肠系膜下动脉时向远端剥离 4~5cm，在左结肠动脉以下结扎切断肠系膜下动脉。若左结肠动脉缺如，断离肠系膜下动脉后近端肠管往往供血不佳，多需增加切除近端结肠的长度，并松解脾区结肠以保证吻合近端的长度。另一个方法是在断离肠系膜下动脉前常规行夹闭试验，即用无损伤钳夹闭肠系膜下动脉，观察远端肠管的肠壁小动脉搏动，估计肠管血供状况，有助于判断行何种血管断离方式。切除结直肠肿瘤时，需特别注意保护近端肠管系膜内的动脉弓，尤其在左半结肠、乙状结肠和直肠的手术中，损伤动脉弓会造成被迫切除更多的正常肠管和松解脾区。结肠旁动脉弓在距肠壁 5cm 左右的系膜内行走，保留近端肠管时要在此范围以外裁剪系膜。

无张力吻合是保证吻合口安全的基本条件。小肠切除和右半结肠切除后的吻合一般不会存在张力问题。而左半结肠、乙状结肠和直肠切除术需拉下近端结肠与远端吻合，全胃切除术需将空肠拉至食管裂孔处吻合，都要注意吻合口张力。必须在保护肠管血运的前提下充分游离，达到无张力吻合。在食管空肠吻合时，为减少吻合口张力，可在吻合口两侧加做两针浆肌层缝合。

在腹腔镜胃肠外科手术中，将吻合两端肠管提出腹腔处理的术式（如小肠部分切除术、右半结肠切除术），可用手工缝合吻合，也可用圆形吻合器、直线切割闭合器完成。而空肠食管吻合、结肠与直肠或肛管吻合多用圆形吻合器完成。首先应根据组织厚度选择适当规格的吻合器，如胃底、胃体及胃窦部的组织厚度不同，由近端向远端逐渐增厚，切割闭合时应选择不同规格的钉仓。吻合器闭合前需确定中间没有夹入其他组织，否则将影响吻合口的严密钉合，故吻合或闭合前应修整相应区域的胃肠壁，去除多余的脂肪组织。旋紧吻合器后应等待 20 秒以上再击发，以利用压力将水肿组织中的水分挤出，保证钉合充分。胃壁血运丰富，远端胃切除术的空肠胃吻合后，应从胃腔内检查吻合口，若有出血或形成血肿需作缝合止血。吻合口的局部减压也是避免吻合口漏的重要措施，如低位结直肠吻合后放置肛管 24~48 小时进行局部减压。远端胃切除或全胃切除术后可保留胃管至排气及全身情况稳定后拔除，也可将胃管前端放至胃空肠吻合输入袢减压，以预防十二指肠残端漏。

对于直肠及乙状结肠切除术，术毕前检查吻合口建议使用术中肠镜，既可以从肠腔内观察吻合口有无出血、是否完整，又可以同时在腹腔镜下进行注水充气试验检查其严密性（图 24-12）。

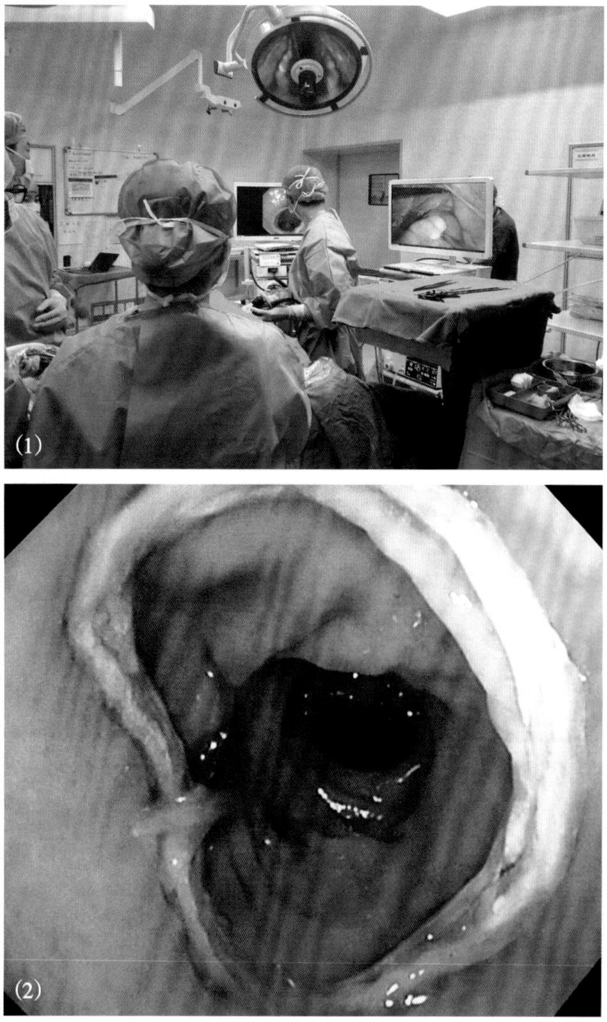

图 24-12　术中肠镜检查直肠吻合口

腹腔镜低位直肠癌根治术后，是否行预防性上游肠管造口，各中心观点不一，需根据手术情况，患者年龄、预后、是否行术前放化疗及全身情况等综合因素评估，但总体来讲，预防性造口和还纳手术的风险和创伤，仍小于吻合口漏对患者的打击。预防性造口以末段回肠造口选择较多，若术后无并发症，6~8 周以后行肠镜及钡灌肠造影检查，确认吻合口无渗漏和狭窄后再行还瘘手术。在术中未松解脾曲的情况下也可以选择横结肠预防性造口，其优点是粪便较成形，无大量肠液丢失，术后便于护理，缺点是肠管血运不甚丰富，还纳手术风险较大，可能因造口肠管血运不佳而扩大手术范围。末段回肠造口肠管游离，血运丰富，还纳术相对简单，但造口有大量碱性肠液排出，护理难度较大，水电解质平衡维持要求较高。常见因小肠液腐蚀而致局部皮肤红肿破溃疼痛，难以粘贴肛袋，对患者心理影响较大。可用水凝胶贴或专用防漏膏保护局部皮肤，一些具拔毒生肌功效的中药膏也有良好效果。

术后应严密观察患者生命体征、主诉、腹部体征、引流量和性状，部分患者在腹腔镜术后可能存在因气腹造成的腹壁疼痛和腹部压痛，应结合其他情况予以鉴别。引流液是重要的观察指标，引流量应在术后每日递减，性状从淡血性逐渐变为淡黄。吻合口漏发生的高峰在术后 3~4 天，若发现患者发热高于术后发热范围（>38.5℃），心率增快（>100 次 / 分），呼吸急促，全身情况转差，腹腔引流量大，含肠液或粪便成分，腹胀，肠鸣音减弱消失，应判断为吻合口漏，需在积极纠正水电解质失衡同时，急诊手术探查。若患者年龄大，病情急重，则不适宜再进行腹腔镜探查，应尽快开腹，清洗腹腔，修补吻合口，放置管充分引流，并行上游肠道造口。全身情况平稳的低位结直肠吻合口漏，无高热及心率增快，引流液量少并逐渐减少，无明显腹痛和弥漫性腹膜炎体征，提示微小渗漏且范围局限，可继续非手术治疗待其愈合，需保持引流通畅并严密观察，推迟进食时间，维持水电解质平衡及肠外营养支持。也可经肛门放置肛管起局部支撑引流减压的作用。经 1 周患者情况平稳后，可少量多次进食无渣肠内营养剂，以避免长期肠外营养支持。

二、肠瘘

腹腔镜手术后肠瘘并不多见，其主要原因是术中损伤肠管但没有及时发现，或术中肠壁的非全层损伤，在术后逐渐坏死穿孔，导致肠瘘。主要见于在腹腔镜下分离复杂肠粘连，或显露不好，渗血多，术野不清时。防治关键首先是合理评估手术适应证，在粘连复杂、暴露不清的情况下，不要强行进行腹腔镜下手术，应重新评估手术方案，权衡利弊，必要时中转开腹，可对难以分离的粘连成团肠管行部分切除术，或肠管短路吻合术。严格规范操作也是避免此并发症的关键，对保留肠管进行牵引和钳夹时必须使用无损伤器械以适当力度进行，分离粘连时应在中到近距清晰视野下细致操作，结合钝、锐性分离，不要在靠近肠管壁处进行带电操作，可以使用超声刀。术中随时观察有无肠壁损伤，若发现必须及时修补后再继续进行，肠壁的浆膜层撕裂和怀疑受到热损伤的部位，也应进行浆肌层缝合修补。若镜下修补不切实，可经邻近小切口将肠管提出腹腔修补。认为有损伤风险时均应留置腹腔引流管以便术后观察。

术中忽略的肠壁全层损伤导致的术后肠瘘在 1~2 天内很快表现，而非全层肠壁损伤和热力损伤在术后可表现为迟发性穿孔（术后 3~4 天或更晚），腹膜炎体征和引流液的量和性状都可以明确提示。一旦发现必须尽早手术探查，酌情行瘘口修补、部分肠切除或肠造口等手术，并清洗腹腔，充分引流。是否可再行腹腔镜探查目前尚无统一标准，我们认为再次腹腔镜探查在术后并发症处理中并非禁忌，应根据综合因素评估，如患者老年、腹膜炎体征明显而广泛、病情危重，则不应行腹腔镜探查，而在肠瘘发现及时、腹膜炎体征较局限、患者全身情况平稳的情况下，仍然可以考虑腹腔镜探查和手术，以减少手术创伤。

三、下肢深静脉血栓形成

腹腔镜手术因气腹使腹腔内压力升高，影响下腔静脉回流，长时间的头高脚底位手术影响下肢静脉回流，都增加了术后深静脉血栓形成的风险。其他危险因素包括老年患者、吸烟、术后少动、糖尿病、高脂血症和既往血栓病史等。中国患者腹腔镜术后下肢静脉血栓形成并不多见，出现该并发症的患者多有明确的高危因素或凝血功能异常病史。随着我国人群生活习惯的改变，高脂血症、糖尿病的增多，术后血栓形成应受到更多重视，术前评估应包括血栓形成高危因素。对无抗凝禁忌的患者，可以在围术期使用低分子肝素，预防血栓形成。对于有深静脉血栓形成高危因素（如活动受限、肥胖、既往有深静脉血栓病史）的患者，可适当延长抗凝时间至术后 7~10 天。其他预防措施包括术后按摩下肢，穿弹力袜和鼓励早期活动。控制腹腔镜手术时间也是重要的预防措施。

下肢深静脉血栓形成多表现为单侧或双侧的肢体肿胀、疼痛、皮温降低、感觉异常和活动受限，多普勒超声检查可明确诊断。治疗方法主要是抬高患肢和抗凝、溶栓治疗。随着血栓溶解或激化再通，临床症状可得到缓解。下肢深静脉血栓形成的严重后果是血栓脱落后随血液回流，引起肺动脉栓塞，可致猝死。

四、套管孔疝和腹内疝

经腹白线的 10mm 以上套管孔，以及不经白线的 12mm 套管孔均需切实缝合，否则会发生术后套管孔疝，在腹压高的肥胖患者和腹壁薄弱的老年患者更易发生，故建议这些患者不经白线的 10mm 套管孔也需缝合。腹腔镜胃肠道手术后内疝与开腹手术成因相同，较少发生，多见于游离度较大的小肠，可发生于行小肠部分切除术后未缝合的小肠系膜裂口，毕Ⅱ式吻合过长的输入袢疝入输出袢和横结肠系膜间，或胃旁路减重手术的空肠系膜间隙等。若术后出现肠梗阻症状，应考虑到内疝可能，行腹部立位平片检查有助于诊断，腹部 CT 检查则可进一步提示肠管壁病变，有助于判断病情进程，如 CT 见明显的肠管壁增厚，肠系膜水肿，腹腔积液及肠腔淤滞征象，则提示肠管病变已向绞窄发展。若诊断为术后腹内疝，可先予改变体位，胃肠减压，肠外营养支持等保守治疗，严密观察。若有绞窄性肠梗阻征象则需及时手术探查，对于一般情况尚好的中青年患者，在积极维持水电解质平衡和心肺功能平稳的情况下，可再次行腹腔镜探查，在较小创伤下探明腹腔内病情并酌情处理。若患者年龄大，病情重，已有休克，心肺功能差，合并症多，则不适宜再进行腹腔镜探查，应尽快剖腹探查。

五、直肠阴道瘘和直肠膀胱瘘

直肠阴道瘘和直肠膀胱瘘较少发生，多在腹腔镜直肠癌根治术后，特别是低位直肠癌根治术后。常见原因是进行直肠切割闭合和吻合时，将部分膀胱后壁或阴道后壁带入闭合器或吻合器，因组织层面和结构不同，术后该处无法愈合，逐渐出现瘘。症状可出现在术后3~10天，表现为有粪便自尿道或阴道排出，多合并尿路感染和阴道炎。发现直肠阴道瘘或直肠膀胱瘘后，应及时手术处理，进行瘘口修补，并行上游结肠造瘘或回肠末段造口，同时应用抗生素或阴道栓剂治疗尿路感染和阴道炎。低位的瘘口可在良好麻醉下经直肠或阴道直接修补，造口手术可考虑用腹腔镜进行或在相应部位开小切口进行。较高位的瘘口经直肠和阴道难以确切修补的，应行开腹手术修补和造口。修补和造口手术最好在上次术后2周内进行，此时腹腔尚无紧密粘连形成。3个月后经检查确认瘘口愈合后行造口还纳术。

避免直肠阴道瘘和直肠膀胱瘘的关键是精细操作，在男性直肠前壁分离至精囊腺和前列腺尖端水平，女性分离至子宫颈和阴道后穹隆水平，应仔细辨认，沿膀胱直肠间隙和直肠阴道间隙进行，切割和吻合肠管时应确认未带入膀胱壁和阴道壁。

六、尿潴留和性功能障碍

尿潴留和性功能障碍多见于腹腔镜直肠癌切除术后，特别是低位直肠癌术后，主要原因是相关内脏神经在手术中被破坏，所以，在进行此类手术时，外科医生需有神经保护的意识，尽量行保留盆腔自主神经(pelvic autonomic nerve preservation，PANP)手术，以提高术后生活质量。

控制膀胱排尿功能的副交感神经起自脊髓S_2~S_4节段骶副交感核，由2~4骶神经前支分出副交感神经纤维，节前纤维组成盆内脏神经，在膀胱附近或壁内神经节交换神经元，节后纤维分布于膀胱逼尿肌和括约肌，使逼尿肌收缩和括约肌扩张，完成排尿动作。分布于同区域的交感神经则起相反作用。这些神经纤维随下腹下丛(盆丛)分布于直肠、精囊前列腺和子宫颈阴道穹两侧，盆丛神经纤维伴髂内动脉分支组成直肠丛、膀胱丛、前列腺丛、子宫阴道丛、输精管丛等，支配各盆腔器官功能。当膀胱充盈400~500ml尿液时，膀胱壁牵拉感受器兴奋，将冲动经盆内脏神经传至脊髓S_2~S_4节段，即排尿反射的初级中枢通路，再向上传导至脑的高级排尿中枢，使排尿成为受意识控制的动作。腹腔镜直肠癌手术需行全直肠系膜切除(TME)，即沿盆腔壁向下完整切除包裹直肠的脂肪垫样系膜，容易损伤上述内脏神经纤维，影响排尿反射的初级中枢通路，所以术后尿潴留是常见并发症，有统计数据发生率为50%。另外手术后盆腔脏器向后移位、年老体弱和前列腺肥大，也是尿潴留的原因。因支配排尿功能的内脏神经纤维在神经丛及其传出神经中散在分布，所以手术损伤并不会完全切断排尿神经通路，受影响的排尿功能随着相关神经纤维的再生和代偿，是可以恢复的。

腹腔镜直肠癌手术前应常规留置尿管，对中老年男性应行前列腺B超检查，了解是否存在良性增生。术后尿管应常规停留至一周再拔除，术后3天起就应通过间断夹放尿管，试探患者尿意和锻炼膀胱功能。前列腺肥大者应在围术期服用坦索罗辛等药物。拔除尿管后，部分患者有排尿无力感，随时间延长可逐渐恢复。部分患者在拔除尿管后出现尿潴留，需再次停留尿管，等待神经纤维再生代偿，一般2~4周后排尿功能可恢复。个别患者需停留尿管至50天以上，但排尿功能仍可以恢复。外科医生应注意疏导患者的焦虑情绪，耐心等待。长时间停留尿管时需重视尿道口护理，若发现尿液混浊及膀胱区不适等尿路感染征象，应及时应用抗生素，更换尿管，并进行膀胱冲洗。

腹腔镜直肠癌手术后性功能障碍主要包括勃起和射精功能障碍，表现为阳痿或勃起功能不全，射精量减少或射精不能。射精神经即腹下神经或骶前神经，由骶丛两下角发出，呈束状，约3mm粗细，在盆腔壁腹膜外、盆腔脏层筋膜浅面沿髂内血管内侧下行，于腹膜返折下方直肠侧后方进入盆神经丛的后上角。勃起神经是盆内脏神经的一部分，阴部丛的脏支，为副交感神经，存在于盆内脏神经最粗的神经支中。盆丛若受到手术破坏，勃起神经功能多丧失。后正中线第3骶椎上缘平面以下2.3~2.6cm之间，和正中线旁2.5cm的区域，为盆内脏神经的位置，该神经紧贴直肠侧韧带外侧。以上神经在直肠手术中容易损伤，与支配排尿功能的神经纤维不同，射精神经和勃起神经损伤后则功能丧失，无法恢复。术后性功能障碍发生率高达 50%~100%。PANP 的应用可以降低性功能障碍的发生。

因腹腔镜手术在放大和多角度的视野下进行，外科医生可进行非常精细的解剖分离，术野出血很少，这些因素使腹腔镜 PANP 手术更有优势。PANP 的重要原则是在保证肿瘤根治效果的前提下进行。按日本学者北条庆一分型法，PANP 手术方式分为盆腔自主神经完全保留和部分保留两类。前者完整保留上腹下神经丛，双侧腹下神经，盆内脏神经，盆丛和直肠支以外的各器官支，适用于 Dukes A 期直肠癌，高中分化腺癌直肠深筋膜未被侵犯、直肠旁淋巴结无明显转移的病例。若肿瘤侵及直肠深筋膜或直肠旁淋巴结已有转移，盆丛多受侵犯，不应行此手术。部分保留盆腔自主神经的方式多样，各学者分类法不同，大致可分为：①保留单侧盆腔自主神经，即完整保留一侧腹主动脉丛，腰交感干，上腹下丛，腹下神经，盆内脏神经，盆丛，及直肠支外的其他内脏支，此术式适用于肿瘤已侵出直肠固有系膜但偏于一侧的情况；②保留盆内脏神经，盆内脏神经中的副交感成分在性功能和排尿功能中起重要作用，保留双侧或单侧的盆内脏神经，多可维持排尿功能和性功能，保留范围包括盆神经丛的后下角、前上角及两者之间的条索状神经纤维，及盆神经丛的传出支，此术式适用于大多数 Dukes B、C 期病例，在进行彻底的侧方淋巴结清扫时也保持排尿功能和性功能，但手术操作复杂，暴露难度大；③保留骶 4 盆内脏神经，盆内脏神经的分支中以骶 3~4 较粗而恒定，其中骶 4 与排尿功能最密切，而骶 4 支位置偏外，受侵犯机会少，所以 Dukes C 期肿瘤若骶 4 未受侵犯，仍可保留。以上术式的选择需结合术中所见肿瘤部位，局部浸润情况，以及肿瘤与神经和神经丛的关系等进行分析。在姑息性手术中应尽量避免损伤盆腔所有的自主神经。

腹腔镜下行 PANP 手术要求术野清晰，暴露良好，术者需熟悉解剖层次和神经走行。TME 术在包绕直肠的壁层和脏层盆腔筋膜间进行锐性分离，在直肠后间隙中，两层筋膜间为疏松结缔组织，较易分离。腹下神经和盆神经丛即位于两层筋膜内，游离直肠时必须在两层筋膜间进行，可清楚显露神经丛和神经，加以保护。在处理肠系膜下动脉时，离动脉根部 1~2cm 结扎可保护肠系膜下动脉神经丛。自腹主动脉分叉处自右向左剥离腹后壁腹膜，提起乙状结肠系膜，即可见分叉处下方的灰白色条索状上腹下神经丛，不要解剖和分离神经丛，神经丛的两下角发出 3mm 粗细的腹下神经，分离直肠侧后壁时应予充分保护。一般右侧腹下神经不易损伤，而牵拉乙状结肠时容易将左侧腹下神经提起后锐性切断，术中应特别注意。盆内脏神经位于第二骶椎平面以下，直肠侧韧带的深面，游离直肠侧后壁时应在盆筋膜壁层的浅面进行，靠近会阴部时切忌将盆筋膜从骶骨掀起，避免广泛分离肛提肌。盆神经丛位于直肠壶腹两侧，腹膜返折以下到肛提肌的间隙中，与直肠有一层致密的筋膜（直肠深筋膜）相隔，该筋膜与盆丛连接紧密而距直肠壁较远，游离直肠侧方时应在直肠侧壁外 1~2cm 范围进行。在游离直肠膀胱间隙时，应保持前列腺包膜和精囊包膜完整，从而保护盆丛膀胱支和前列腺精囊支，以及它们的次级神经丛。

七、套管孔和取标本口感染

腹腔镜手术创伤微小，腹壁仅作 3~12mm 小套管孔，小的标本如阑尾等可从 10mm 孔取出，胃肠道切除手术的标本也仅作 5~8cm 腹壁小切口取出。腹腔镜术后切口感染主要发生在取标本口，特别是取出感染标本时，如阑尾和坏死肠管等，其余小套管孔很少感染。避免感染的措施主要是切口保护和冲洗。自套管孔取小标本时，应常规装入标本袋，自腹壁小切口取标本时，应使用切口保护器。腹腔内感染严重，脓液较多时，在缝合皮下组织前用活力碘或生理盐水冲洗切口，可减低感染风险。对污染切口的缝合方法，可在缝合腹膜和腱膜层后，仅作疏松的皮下缝合，以便术后切口渗液排出，使切口顺利愈合。术后套管孔或取标本口感染的处理原则仍是敞开引流和换药，因这些切口都很小，经换药后可较快愈合，多不需二次缝合。另外，因脐部套管孔常用作观察孔和取出小标本，而脐部常积蓄较多污垢，所以术前清洗非常重要，可用生理盐水和酒精浸泡后彻底清洗。

八、套管孔和取标本口肿瘤种植

肿瘤异位种植与手术操作不当有关，也与肿瘤本身的生物学特性有关。因现在的腹腔镜胃肠肿瘤手术重视切口保护和无瘤原则，器械操作模式也大大减少了术中对肿瘤的触摸和挤压，套管孔和切口肿瘤种植已经很少发生。需重视的危险因素包括：术中套管脱落，腹内气体由套管孔喷出，或手术结束后直接拔掉套管，大量气体自套管孔急速放出，可能将腹腔内含有肿瘤细胞的液体带至套管孔；取出肿瘤标本时没有使用切口保护套，造成切口直接污染；肿瘤标本取出后，医生在切除肿瘤过程中用手直接接触肿瘤，再进行后续步骤。正确的做法是，在腹腔镜胃肠道肿瘤切除手术结束前，彻底冲洗腹腔后吸尽液体；放气腹时应抽出所有器械，关闭气腹管，打开套管上的气阀，使气体逐渐放出；取肿瘤标本时必须使用切口保护套；完成切除步骤后医生应更换手套，接触肿瘤标本的器械不再用于后续操作；缝合套管孔和取标本口前对切口进行冲洗，可减少切口种植转移。

（杨雪菲）

参考文献

[1] Liu-Hua Wang, Fang Fang, Chun-Ming Lu, *et al.* Safety of fast-track rehabilitation after gastrointestinal surgery: Systematic review and meta-analysis [J]. World J Gastroenterol, 2014, 20(41): 15423-15439.

[2] Wang G, Jiang Z, Zhao K, *et al.* Immunologic response after laparoscopic colon cancer operation within an enhanced recovery program [J]. J Gastrointest Surg, 2012, 16(7): 1379-1388.

[3] Vlug MS, Wind J, Hollmann MW, *et al.* Laparoscopy in combination with fast track multimodal management is the best perioperative strategy in patients undergoing colonic surgery: a randomized clinical trial (LAFA-study) [J]. Ann Surg, 2011, 254(6): 868-875.

[4] Van Bree SH, Vlug MS, Bemelman WA, *et al.* Faster recovery of gastrointestinal transit after laparoscopy and fast-track care in patients undergoing colonic surgery [J]. Gastroenterology, 2011, 141(3): 872-880.

[5] Veenhof AA, Vlug MS, van der Pas MH, *et al.* Surgical stress response and postoperative immune function after laparoscopy or open surgery with fast track or standard perioperative care: a randomized trial [J]. Ann Surg, 2012, 255(2): 216-221.

[6] Wang Q, Suo J, Jiang J, *et al.* Effectiveness of fast-track rehabilitation vs conventional care in laparoscopic colorectal resection for elderly patients: a randomized trial [J]. Colorectal Dis, 2012, 14(8): 1009-1013.

[7] King PM, Blazeby JM, Ewings P, *et al.* Detailed evaluation of functional recovery following laparoscopic or 52 open surgery for colorectal cancer within an enhanced recovery programme [J]. Int J Colorectal Dis, 2008, 23(8): 795-800.

[8] Basse L, Jakobsen DH, Bardram L, *et al.* Functional recovery after open versus laparoscopic colonic resection: a randomized, blinded study [J]. Ann Surg, 2005, 241(3): 416-423.

[9] MacKay G, Ihedioha U, McConnachie A, *et al.* Laparoscopic colonic resection in fast-track patients does not enhance short-term recovery after elective surgery [J]. Colorectal Dis, 2007, 9(4): 368-372.

[10] Chen Hu J, Xin Jiang L, Cai L, *et al.* Preliminary experience of fast-track surgery combined with laparoscopy-assisted radical distal gastrectomy for gastric cancer [J]. J Gastrointest Surg, 2012, 16(10): 1830-1839.

[11] Lemanu DP, Singh PP, Berridge K, *et al.* Randomized clinical trial of enhanced recovery versus standard care after laparoscopic sleeve gastrectomy [J]. Br J Surg, 2013, 100(4): 482-489.

[12] Wang G, Jiang ZW, Xu J, *et al.* Fast-track rehabilitation program vs conventional care after colorectal resection: a randomized clinical trial [J]. World J Gastroenterol, 2011, 17(5): 671-676.

[13] Akira Umemura, Keisuke Koeda, Akira Sasaki, *et al.* Totally laparoscopic total gastrectomy for gastric cancer: Literature review and comparison of the procedure of esophagojejunostomy [J]. Asian J Surg, 2015, 38(2): 102-112.

[14] Usui S, Nagai K, Hiranuma S, *et al.* Laparoscopy-assisted esophagoenteral anastomosis using endoscopic purse-string suture instrument "Endo-PSI(Ⅱ)" and circular stapler [J]. Gastric Cancer, 2008, 11(4): 233-237.

[15] Okabe H, Obama K, Tanaka E, *et al.* Intracorporeal esophagojejunal anastomosis after laparoscopic total gastrectomy for patients with gastric cancer [J]. Surg Endosc, 2009, 23(9): 2167-2171.

[16] Jeong O, Park YK. Intracorporeal circular stapling esophagojejunostomy using the transorally inserted anvil (OrVil™) after laparoscopic total gastrectomy [J]. Surg Endosc, 2009, 23(11): 2624-2630.

[17] Kinoshita T, Oshiro T, Ito K, *et al.* Intracorporeal circular-stapled esophagojejunostomy using hand-sewn pursestring suture after laparoscopic total gastrectomy [J]. Surg Endosc, 2010, 24(11): 2908-2912.

[18] Inaba K, Satoh S, Ishida Y, *et al.* Overlap method: novel intracorporeal esophagojejunostomy after laparoscopic total gastrectomy [J]. J Am Coll Surg, 2010, 211(6): e25-29.

[19] Topal B, Leys S, Ectors N, *et al.* Determinants of complications and adequacy of surgical resection in laparoscopic versus open total gastrectomy for adenocarcinoma [J]. Surg Endosc, 2008, 22(4): 980-984.

[20] Moisan F, Norero E, Slako M, *et al.* Completely laparoscopic versus open gastrectomy for early and advanced gastric

cancer: a matched cohort study [J]. Surg Endosc, 2012, 26(3): 661-672.
[21] Kim HS, Kim MG, Kim BS, *et al.* Comparison of totally laparoscopic total gastrectomy and laparoscopic-assisted total gastrectomy methods for the surgical treatment of early gastric cancer near the gastroesophageal junction [J]. J Laparoendosc Adv Surg Tech A. 2013, 23(3): 204-210.
[22] Kim HS, Kim BS, Lee IS, *et al.* Comparison of totally laparoscopic total gastrectomy and open total gastrectomy methods for gastric cancer [J]. J Laparoendosc Adv Surg Tech A, 2013, 23(4): 323-331.
[23] Noam Shussman, Steven D Wexner. Current status of laparoscopy for the treatment of rectal cancer [J]. World J Gastroenterol, 2014, 20(41): 15125-15134.
[24] Arezzo A, Passera R, Scozzari G, *et al.* Laparoscopy for rectal cancer reduces short-term mortality and morbidity: results of a systematic review and meta-analysis [J]. Surg Endosc, 2013, 27(5): 1485-1502.
[25] Hong-Na Tang, Jun-Hong Hu. A comparison of surgical procedures and postoperative cares for minimally invasive laparoscopic gastrectomy and open gastrectomy in gastric cancer [J]. Int J Clin Exp Med, 2015, 8(7): 10321-10329.
[26] Kwon HY, Hyung WJ, Lee JH, *et al.* Outcomes of laparoscopic gastrectomy after endoscopic treatment for gastric cancer: a comparison with open gastrectomy [J]. J Gastric Cancer, 2013, 13(1): 51-57.
[27] Shinohara T, Satoh S, Kanalya S, *et al.* Laparoscopic versus open D2 gastrectomy for advanced gastric cancer: a retrospective cohort study [J]. Surg Endosc, 2013, 27(1): 286-294.
[28] Gordon AC, Kojima K, Inokuchi M, *et al.* Long-term comparison of laparoscopy- assisted distal gastrectomy and open distal gastrectomy in advanced gastric cancer [J]. Surg Endosc, 2013, 27(2): 462-470.
[29] Bo T, Peiwu Y, Feng Q, *et al.* Laparoscopy-assisted vs. open total gastrectomy for advanced gastric cancer: long-term outcomes and technical aspects of a case-control study [J]. J Gastrointest Surg, 2013, 17(7): 1202-1208.
[30] Wan P, Yan C, Li C, *et al.* Choices of surgical approaches for gastrointestinal stromal tumors of the stomach: laparoscopic versus open resection [J]. Dig Surg, 2012, 29(3): 243-250.
[31] Oh SY, Kwon S, Lee KG, *et al.* Outcomes of minimally invasive surgery for early gastric cancer are comparable with those for open surgery: analysis of 1,013 minimally invasive surgeries at a single institution [J]. Surg Endosc, 2014, 28(3): 789-795.
[32] Lin, JX, Huang CM, *et al.* Laparoscopy-assisted gastrectomy with D2 lymph node dissection for advanced gastric cancer without serosa invasion: a matched cohort study from South China [J]. World J Surg Oncol, 2013, 11: 4.
[33] Zhao Y, Yu P, Hao Y, *et al.* Comparison of outcomes for laparoscopically assisted and open radical distal gastrectomy with lymphadenectomy for advanced gastric cancer [J]. Surg Endosc, 2011, 25(9): 2960-2966.
[34] Lee MS, Lee JH, Park do J, *et al.* Comparison of short- and long-term outcomes of laparoscopic-assisted total gastrectomy and open total gastrectomy in gastric cancer patients [J]. Surg Endosc, 2013, 27(7): 2598-2605.
[35] Kim KH, Kim MC, Jung GJ, *et al.* Comparative analysis of five-year survival results of laparoscopy-assisted gastrectomy versus open gastrectomy for advanced gastric cancer: a case-control study using a propensity score method [J]. Dig Surg, 2012, 29(2): 165-171.
[36] Lee JH, Park do J, Kim HH, *et al.* Comparison of complications after laparoscopy-assisted distal gastrectomy and open distal gastrectomy for gastric cancer using the Clavien-Dindo classification[J]. Surg Endosc, 2012, 26(5): 1287-1295.
[37] Yasunaga H, Horiguchi H, Kuwabara K, *et al.* Outcomes after laparoscopic or open distal gastrectomy for early-stage gastric cancer: a propensity-matched analysis [J]. Ann Surg, 2013, 257(4): 640-646.
[38] Ido Mizrahi, Haggi Mazeh. Role of laparoscopy in rectal cancer: A review[J]. World J Gastroenterol, 2014, 20(17): 4900-4907.
[39] Guillou PJ, Quirke P, Thorpe H, *et al.* Short-term endpoints of conventional versus laparoscopic-assisted surgery in patients with colorectal cancer (MRC CLASICC trial): multicentre, randomised controlled trial [J]. Lancet, 2005, 365(9472): 1718-1726.
[40] Kang SB, Park JW, Jeong SY, *et al.* Open versus laparoscopic surgery for mid or low rectal cancer after neoadjuvant chemoradiotherapy (COREAN trial): short-term outcomes of an open-label randomised controlled trial [J]. Lancet Oncol, 2010, 11(7): 637-645.
[41] Lujan J, Valero G, Hernandez Q, *et al.* Randomized clinical trial comparing laparoscopic and open surgery in patients with rectal cancer [J]. Br J Surg, 2009, 96(9): 982-989.
[42] Ng SS, Leung KL, Lee JF, *et al.* Long- term morbidity and oncologic outcomes of laparoscopic-assisted anterior resection for upper rectal cancer: ten-year results of a prospective, randomized trial [J]. Dis Colon Rectum, 2009, 52(4): 558-566.
[43] Ng SS, Leung KL, Lee JF, *et al.* Laparoscopic-assisted versus open abdominoperineal resection for low rectal cancer: a prospective randomized trial [J]. Ann Surg Oncol, 2008, 15(9): 2418-2425.

[44] Braga M, Frasson M, Vignali A, *et al*. Laparoscopic resection in rectal cancer patients: outcome and cost-benefit analysis [J]. Dis Colon Rectum, 2007, 50(4): 464-471.
[45] Zhou ZG, Hu M, Li Y, *et al*. Laparoscopic versus open total mesorectal excision with anal sphincter preservation for low rectal cancer [J]. Surg Endosc, 2004, 18(8): 1211-1215.
[46] Arezzo A, Passera R, Scozzari G, *et al*. Laparoscopy for rectal cancer reduces short-term mortality and morbidity: results of a systematic review and meta-analysis [J]. Surg Endosc, 2013; 27(5): 1485-1502.
[47] Derouin M, Couture P, Boudreault D, *et al*. Detection of gas embolism by transesophageal echocardiography during laparoscopic cholecystectomy [J]. Anesth Analg, 1996, 82(1): 119-124.
[48] Park CH, Lee JY, Kim YC, *et al*. Detection of carbon dioxide embolism using transesophageal echocardiography during thoracoscopic sympathicotomy [J]. Korean J Anesthesiol, 2006, 50(2): 173-178.
[49] Haroun-Bizri S, ElRassi T. Successful resuscitation after catastrophic carbon dioxide embolism during laparoscopic cholecystectomy [J]. Eur J Anaesthesiol, 2001, 18(2): 118-121.
[50] Hatano Y, Murakawa M, Segawa H, *et al*. Venous air embolism during hepatic rescection [J]. Anesthesiology, 1990, 73(6): 1282-1285.
[51] Fausto Petrelli, Giovanni Sgroi, Enrico Sarti, *et al*. Increasing the Interval Between Neoadjuvant Chemoradiotherapy and Surgery in Rectal Cancer. A Meta-analysis of Published Studies [J]. Ann Surg, 2016, 263(3): 458-464.
[52] Lyman GH, Khorana AA, Kuderer NM, *et al*. Venous thromboembolism prophylaxis and treatment in patients with cancer: American Society of Clinical Oncology clinical practice guideline update [J]. J Clin Oncol, 2013, 31(17): 2189-2204.
[53] 汪建平，詹文华. 胃肠外科手术学[M]. 北京：人民卫生出版社，2006：820-829.

第二十五章

腹腔镜胃肠外科相关肝胆外科问题

肝胆外科和胃肠外科同属普通外科，虽由于专业分工日趋细化而分为两个独立专科，但临床实践中两专科常常相互联系、相互渗透、相互影响，腹腔镜胃肠外科手术也常涉及肝胆外科问题，需两专科共同评估处理。

一、腹腔镜胆囊切除术

在腹腔镜D2胃癌根治手术中，需清扫肝十二指肠韧带内靠近肝固有动脉的淋巴结(12a组)，而胆囊动脉通常发自右肝动脉，但常有变异由肝固有动脉发出，因此在清扫这组淋巴结时，有可能损伤胆囊动脉。在该区域止血过程中，也可能将胆囊动脉夹闭或凝固，继而出现胆囊缺血坏死，需行胆囊切除术。若胃癌已侵及胆囊壁，也需同期切除胆囊以保证根治效果。

【适应证】

1. 腹腔镜胃癌根治术中损伤胆囊动脉，胆囊血供障碍，色泽变暗，张力疲软。

2. 腹腔镜胃癌根治术中见肿瘤与胆囊壁粘连或有浸润。

3. 术前有反复发作的胆囊结石、胆囊炎病史，腹腔镜术中可见胆囊呈慢性炎症改变。

4. 术前已诊断明确的胆囊腺肌增生症或胆囊腺瘤。

【禁忌证】

1. 局部有明显淋巴结肿大和融合，明显粘连，解剖不清。

2. 门静脉高压症患者。

【手术步骤】

1. 调整患者体位至头高10°~15°，左倾约10°。利用原胃癌根治术套管。

2. 无创抓钳钳夹胆囊壶腹部，向外上侧牵推，显露胆囊三角(图25-1)。

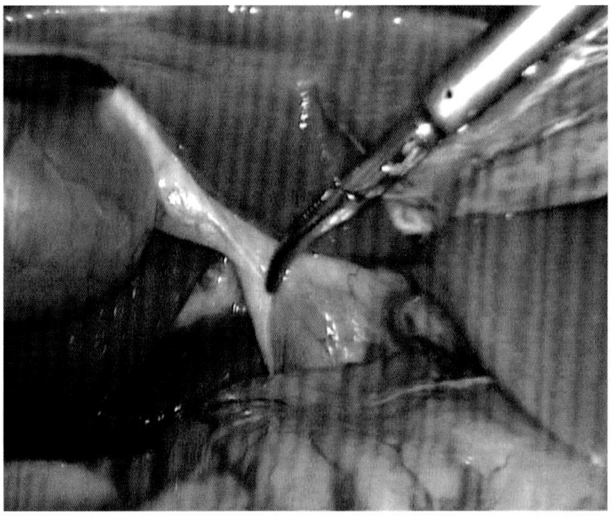

图25-1 显露胆囊三角

3. 电钩打开胆囊三角区前后浆膜。以胆囊后三角为入路，钝性锐性结合，分离解剖胆囊管，以壶腹部为起点，至胆总管汇入处为止，完全显露胆囊管(图25-2)。

4. 钝性分离胆囊三角，显露胆囊动脉，结扎锁夹闭后离断(图25-3)。

5. 确认胆总管位置，距胆囊管汇入处1cm处结扎锁夹闭胆囊管后剪断(图25-4)。

6. 将胆囊壶腹部向下、向外牵开后，超声刀将胆囊自胆囊床剥离(图25-5)。同时胆囊床确切止血(图25-6)。

7. 切除的胆囊标本装袋，待取胃标本时一起取出。冲洗胆囊床创面，可放置引流管于温氏孔处(图25-7)，经右上腹套管孔引出。

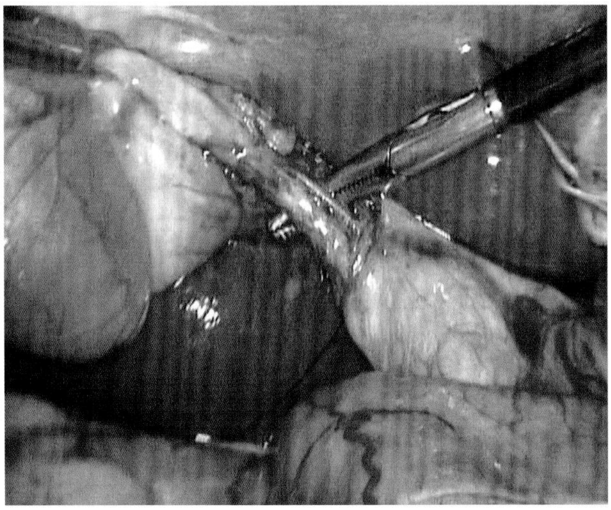

图 25-2　解剖胆囊管

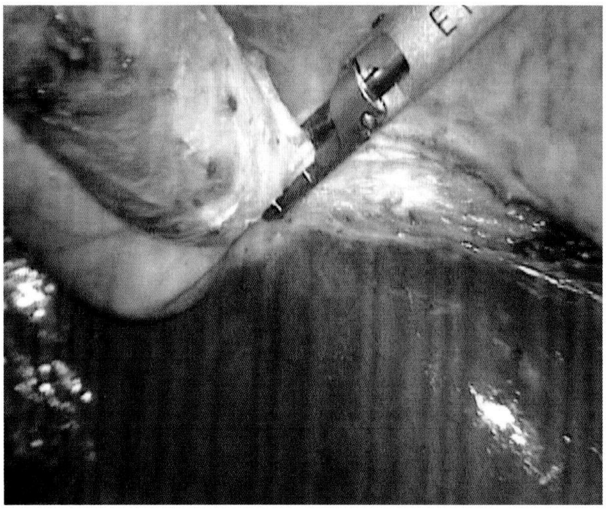

图 25-5　剥离胆囊

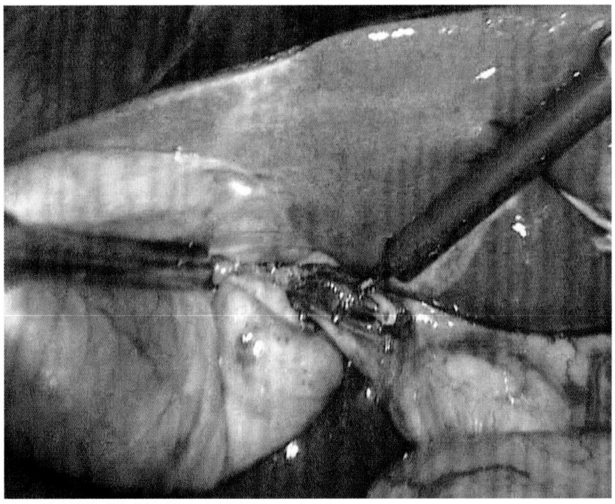

图 25-3　离断胆囊动脉

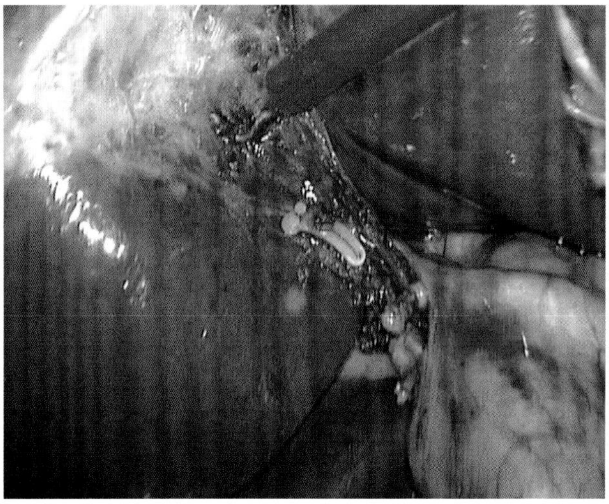

图 25-6　胆囊床止血

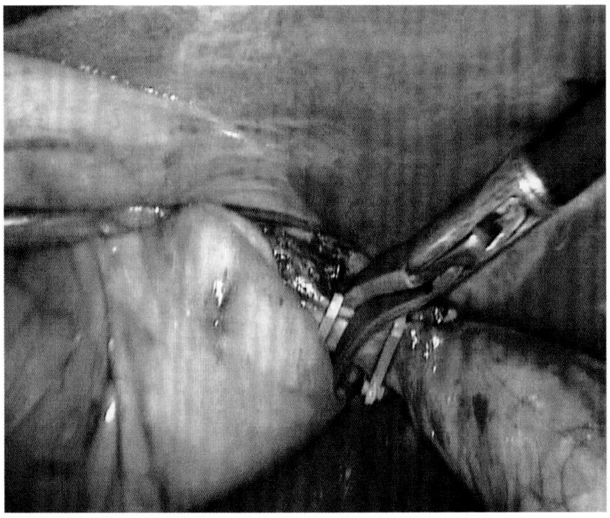

图 25-4　剪断胆囊管

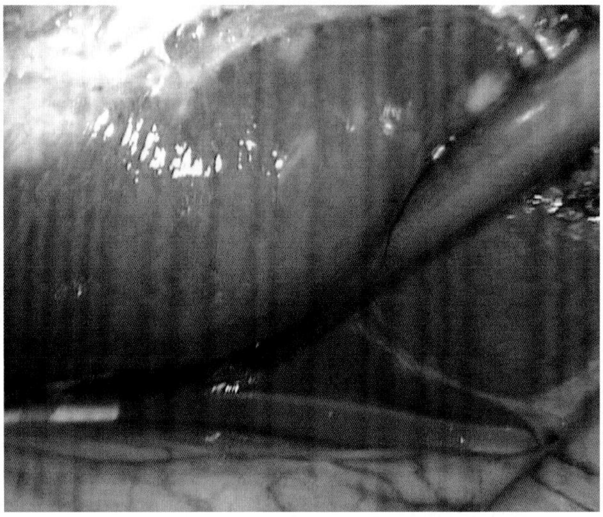

图 25-7　温氏孔置管引流

【要点分析】

1. 切断胆囊管前应予以充分游离，注意胆囊三角内有无右肝管、右肝动脉、副肝管等结构，以免误扎。

2. 胆囊动脉多起源于右肝动脉，行走于胆囊三角内胆囊管的内上方，于胆囊颈处可分出前后支进入胆囊壁。但其起源和走行多有变异，因此当解剖不清时，谨慎的做法是靠近胆囊壶腹和胆囊壁分离结扎胆囊动脉。

【并发症及其防治】

1. 术后出血　常由创面渗血或胆囊动脉钛夹脱落引起。创面渗血多为胆囊床剥离面过深伤及肝实质所致。钛夹脱落多由于夹闭胆囊动脉时，游离血管不够，将周围组织一并夹入，在其后手术中牵拉附近组织时引起钛夹松动脱落。术后应密切观察引流液性状，应用止血药物，同时监测生命体征、血红蛋白变化。如发现有持续活动性出血表现，应及时再次手术。可先选择腹腔镜探查，根据探查情况酌情处理，必要时应果断转开腹手术止血。

2. 术后胆汁漏　可由胆囊床毛细胆管漏、迷走胆管漏、胆囊管残端漏，甚至肝总管、胆总管损伤引起胆汁漏。少量胆漏可通过持续通畅引流、经 ERCP 胆总管内置支架和抗生素治疗等治愈。极少数持续胆漏并伴发弥漫性腹膜炎患者需剖腹探查手术。

3. 胆总管损伤　因视野不清或解剖变异，术中可能损伤胆总管，如术中及时发现，可行胆总管 T 管引流术（详见下文）。如术后患者黄疸持续加深，应立即行 CT 或 MRI 检查，一旦明确胆总管被误扎，应立即剖腹探查，行胆肠吻合术。

二、腹腔镜胆总管 T 管引流术

主要用于胃癌根治术中清除肝十二指肠韧带内淋巴结损伤胆总管、或合并胆总管结石梗阻等需要探查胆总管时。

【适应证】

1. 腹腔镜术中有明确的胆总管损伤；
2. 胆总管缺损长度≤2cm。

【禁忌证】

1. 局部有明显淋巴结肿大和融合，明显粘连，解剖不清。
2. 胆总管直径小于 0.6cm。
3. 胆总管缺损长度 >2cm。

【手术步骤】

1. 调整体位同腹腔镜胆囊切除术。利用原胃癌根治手术套管。

2. 首先辨认胆总管，电钩打开肝十二指肠韧带右前部浆膜，可见胆囊管汇入胆总管处，其左侧可见搏动的肝总动脉。了解胆总管损伤的范围及缺损的长度。

3. 解剖胆囊管并结扎锁夹闭，起牵引提吊作用（图 25-8）。

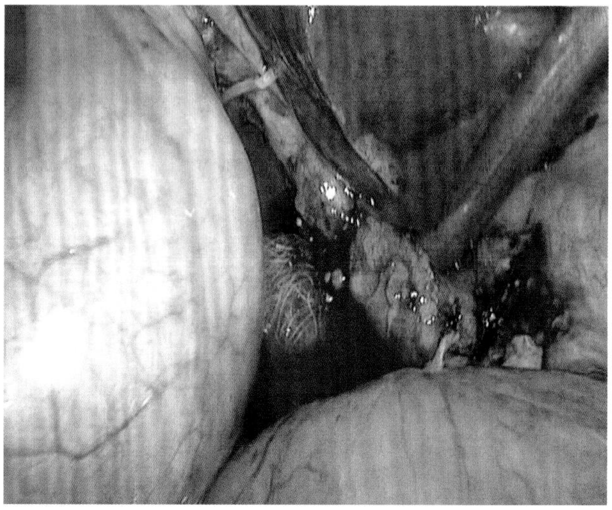

图 25-8　牵引胆囊管

4. 用剪刀将损伤处胆管壁全层纵行剪开约 1~1.5cm。将修剪后直径适宜的 T 管置入胆总管内，用可吸收 3-0 缝线间断全层缝合 T 管上下裂口，固定 T 管（图 25-9）。

5. 将 T 管尾端由右上腹套管孔引出，向 T 管内缓慢注入生理盐水 30~50ml，观察 T 管置入胆总管处有无溢出（图 25-10），必要时加针。

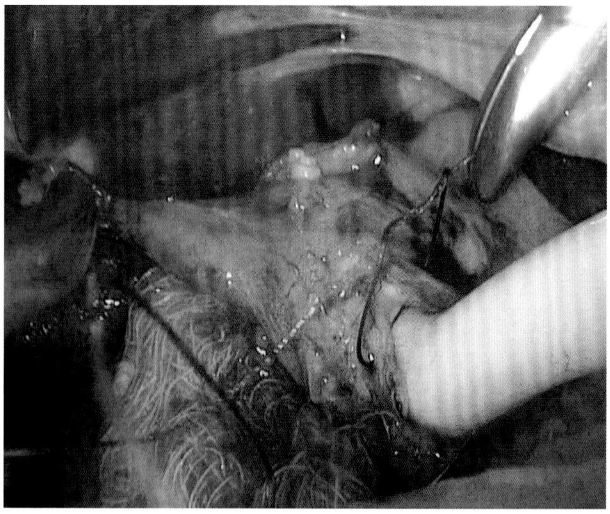

图 25-9　固定 T 管

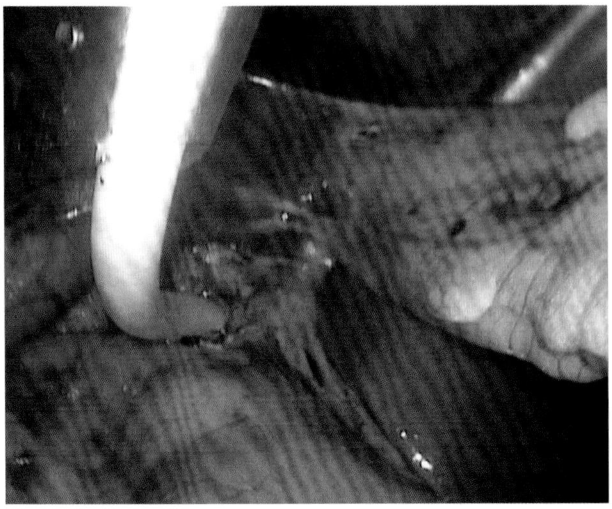

图 25-10　T 管注水试验

6. 剪断胆囊管（图 25-11），切除胆囊。放置引流管于温氏孔处。

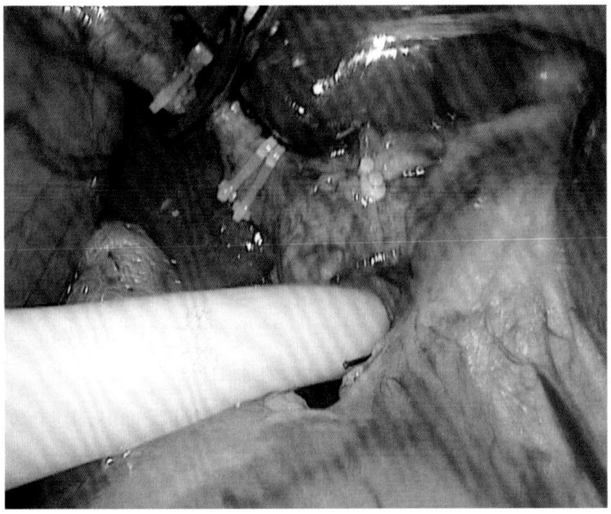

图 25-11　剪断胆囊管

【要点分析】

1. 胆总管损伤多在腹腔镜胃癌根治术中清扫 12 组淋巴结时发生，如果肝十二指肠韧带内淋巴结有融合粘连现象，说明肿瘤局部浸润深度已超过腹腔镜手术范围。标准的腹腔镜胃癌 D2 根治术，清除 12a 组淋巴结即可，12b、12p 组则不属清扫范围，因此发现这种情况应转开腹手术。

2. 若确定有胆总管损伤，游离胆总管时发现其直径小于 0.6cm，应及时转开腹手术放置适当大小的 T 管。在实际情况中，胆总管直径越大，其管壁越厚，直径越小则管壁越薄，所以向直径小的胆总管内放置 T 管是非常精细的操作，并需要更为细腻的薄壁胆总管缝合技术，腹腔镜下常常难以做到如此精准的缝合。

3. 当胆总管缺损长度 >2cm 时，对端吻合口张力大，应中转开腹行胆管空肠 Roux-en-Y 吻合术，并放置吻合口支撑管 6 个月以上。

4. 腹腔镜手术对腹腔扰动少，术后粘连形成少，腹腔镜 T 管引流术至少 8 周后才有确切窦道形成。在整体手术结束但不影响根治效果的前提下，适当保留部分远离肿瘤区的大网膜，将其放置在胆总管 T 管引流部位，有利于促使窦道形成。

【术后处理】

1. 术后待肛门排气后开始进流质，然后逐渐过渡到半流质和普通饮食。腹腔引流管颜色清亮且少于每天 20ml 方可拔除。

2. 术后 T 管敞开引流 7~10 天，然后间断试夹管 2~3 天，当持续夹管后无黄疸、无发热、无腹痛，经 T 管胆道造影无异常，即可彻底夹管。术后至少 8 周才可拔除 T 管，并完成相应的胆道镜等检查和治疗。年老或营养不良者应推迟拔管时间。

【并发症及其防治】

1. 术后胆汁漏　多见于胆管壁缝合处愈合不良，胆汁沿 T 管和胆总管间隙外溢。若发生首先要维持局部引流管通畅，加强支持疗法，必要时经 ERCP 胆总管内置支架，小量胆汁漏可逐渐治愈。如胆汁漏量大，且有广泛腹膜炎表现，应及时再次手术治疗。

2. 胆道狭窄　放置 T 管后缝合胆管壁组织过多，会造成术后胆总管狭窄，故细致的缝合技术非常重要，需掌握好分寸。需强调的是，胆总管直径小于 0.6cm 是腹腔镜 T 管引流术的禁忌。

三、腹腔镜脾切除术

【适应证】

1. 腹腔镜胃癌根治术中游离胃大弯，或结直肠癌根治术中游离结肠脾曲时，撕伤脾上下极血管或脾实质，止血过程中撕裂口逐渐增大。

2. 腹腔镜贲门、胃底、胃体癌根治性切除术中，脾门淋巴结明显增大、或有融合粘连者。

3. 胃结肠癌伴有脾脏转移者。

【禁忌证】

1. 脾包膜与侧腹壁及膈肌顶部广泛致密粘连者。

2. 脾门处与胃大弯或大网膜紧密粘连，无法暴露脾门者。

【手术步骤】

1. 调整患者体位至头高 10°~15°，右倾约 20°~30°，利用原胃癌根治手术套管，如行直肠、乙状结肠手术需在右上腹增加一个 5mm 套管。

2. 超声刀离断胃大弯近脾下极的胃结肠韧带、脾胃韧带(图 25-12),此过程中所遇血管应先夹闭再离断。在胰体尾上缘分离脾动脉主干,用结扎锁闭合,不必离断。从脾脏下极开始,用超声刀分离脾结肠韧带、脾胃韧带中下部及脾肾韧带,显露脾蒂。在脾门处自下而上逐支分离脾蒂血管分支(图 25-13),用结扎锁或钛夹夹闭后离断。也可用直线切割闭合器处理脾蒂(图 25-14)。如此逐渐向脾上极分离,最后处理胃脾韧带上部及脾膈韧带,切除脾脏。

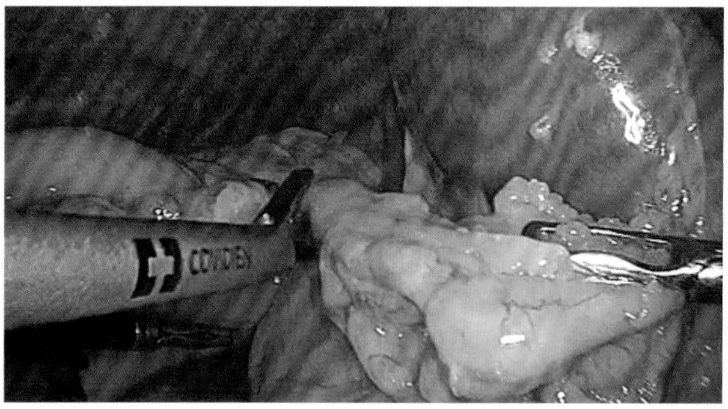

图 25-12 游离脾胃韧带

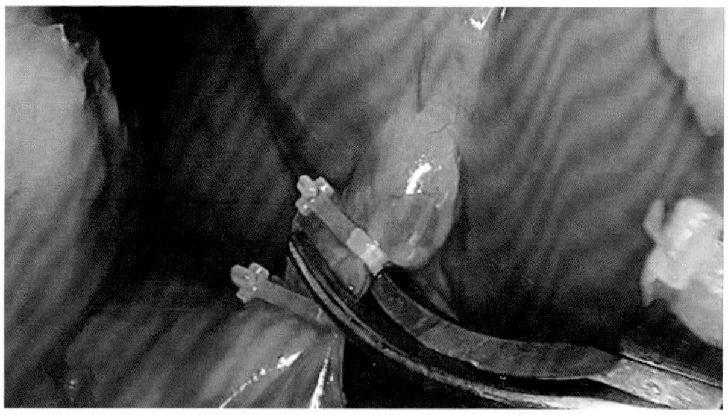

图 25-13 脾门处逐支结扎脾蒂血管

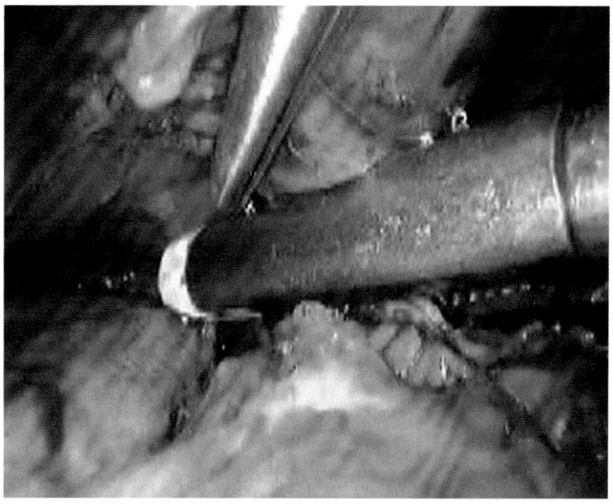

图 25-14 用直线切割闭合器结扎离断脾蒂

3. 将切除的脾脏标本放在脾窝处,待腹腔镜手术步骤结束后,与胃肠切除标本一并取出。

4. 创面严密止血,脾窝放置引流管,由左侧腹上方套管孔引出。

【要点分析】

1. 利用体位变化,暴露脾门区。沿胃大弯与脾门之间的间隙、自下而上分离。

2. 有时胰尾可深入到脾门内,分离时注意逐条结扎脾门血管,将胰尾逐步解离出加以保护。

3. 脾脏体积较大时,可先游离胰体尾上缘的脾动脉予以夹闭,待脾脏体积缩小后再行切除。

【术后处理】

1. 注意观察引流液性状,排除活动性出血、胰漏等,待引流液清亮并每日少于 5ml 后拔除。

2. 其他措施与腹腔镜胃癌根治手术后相同。

【并发症及其防治】

1. 术后出血　多由于创面渗血,脾血管钛夹或结扎线脱落导致。短时间内腹腔大量出血并出现低血压,应立即手术探查止血。

2. 膈下积液、积脓　临床表现为术后高热,左季肋部有叩击痛,多与脾窝引流管引流不畅及胰尾损伤有关。除抗生素治疗外,B 超检查监测积液变化,一旦脓肿形成,应行 B 超指引下穿刺置管引流。

3. 肺部感染、胸腔积液　多因手术操作刺激膈肌,引起反应性胸腔积液。若发生应给予有效抗生素,促进排痰,必要时行胸腔穿刺引流。

4. 血栓形成　较少见,与脾切除后血小板计数急剧升高相关。术后动态监测血小板计数,当超过 $500 \times 10^9/L$,易形成血管栓塞,应立即使用阿司匹林肠溶片或低分子肝素等血小板凝聚抑制剂,血小板计数少于 $300 \times 10^9/L$ 可停用。

四、腹腔镜脾部分切除术

腹腔镜脾部分切除术包括规则性与非规则性脾部分切除术。前者是根据脾脏内血管分布规律行脾段、脾叶甚至半脾切除。但临床常遇到患者脾脏的病变或损伤已超过理论上的解剖界线;另外脾脏手术易发生大出血,此时进行脾门血管精细解剖以判断血管平面也是不现实的。所以,在实际工作中往往选择行非规则性脾部分切除术。

【适应证】

1. 外生型或局限于上下极的脾脏良性肿瘤,在腹腔镜胃肠道手术中同期切除。

2. 术中分离导致脾脏上极或下极包膜撕裂，缝合修补止血无效者。

【禁忌证】

1. 脾脏恶性肿瘤。

2. 脾脏周围粘连严重。

3. 残留脾组织小于 1/3。

【手术步骤】

1. 探查腹腔（图 25-15），调整体位及根据需要增加操作孔，同腹腔镜脾切除。

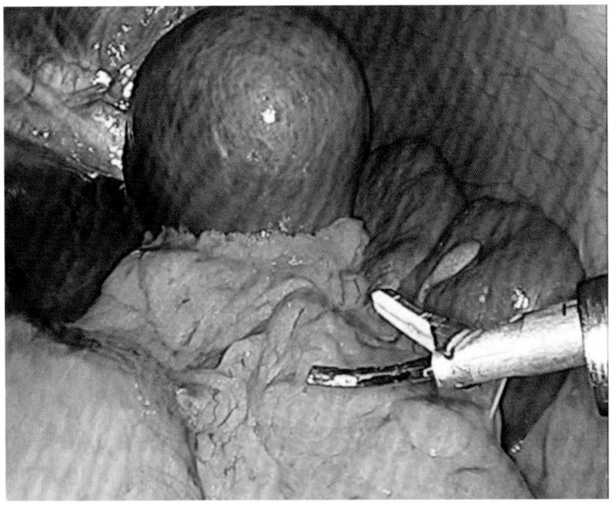

图 25-15　腹腔探查见脾脏良性肿瘤

2. 超声刀打开小网膜囊，在胰尾上缘解剖出脾动脉，行预阻断（图 25-16）。病灶位于脾上极时，超声刀打开脾胃韧带，结扎锁夹闭胃短血管后切断。病灶位于脾下极时，超声刀打开脾结肠韧带及脾肾韧带。病灶为外生型时，则不需行过多分离。

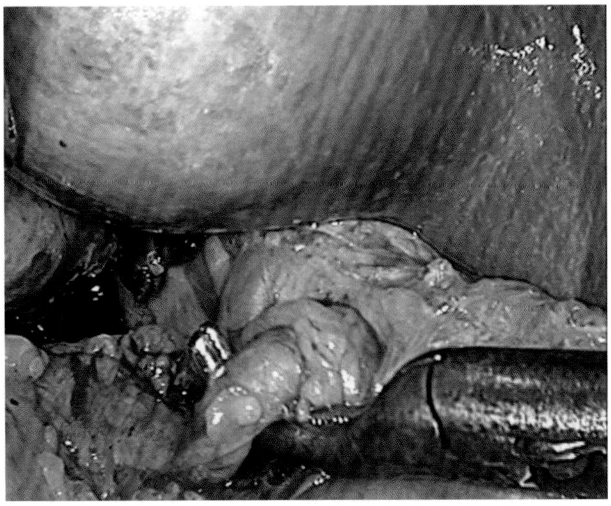

图 25-16　脾动脉预阻断

3. 电刀画出预切线（图 25-17），12# 硅胶管包绕病灶蒂部起牵引作用（图 25-18）。

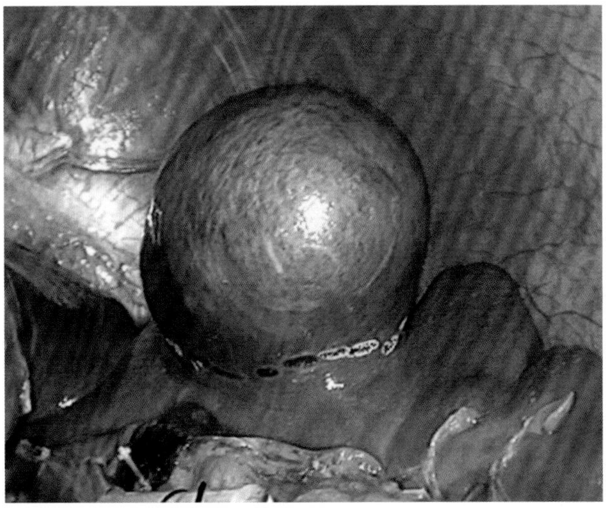

图 25-17　电刀画线

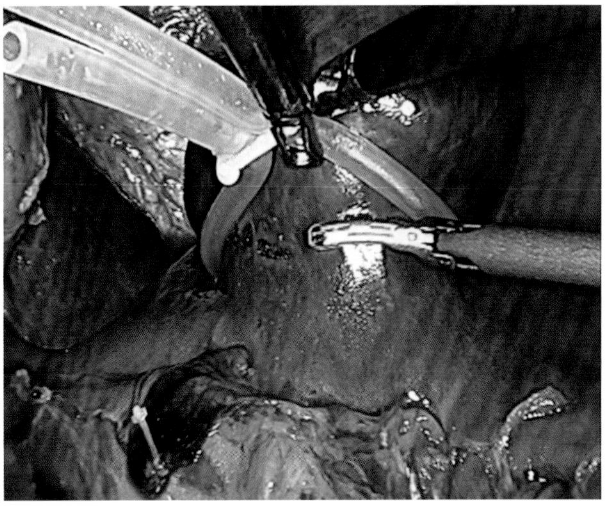

图 25-18　硅胶管包绕牵引

4. 超声刀切除病灶，超过 3mm 的血管结扎锁双重夹闭后切断，小的血管电刀喷洒或双极电凝止血（图 25-19）。

5. 标本装袋（图 25-20），待腹腔镜手术步骤结束后，与胃肠切除标本一并取出。

6. 创面彻底止血后，止血纱覆盖。脾周围放置引流管，置管时避免接触脾断面（图 25-21）。

【要点分析】

1. 术前常规行上腹部增强 CT 或 MRI 检查，明确病灶性质，脾门处血管与病灶的解剖关系。

2. 切线尽量远离脾门，注意保留脾门的组织。

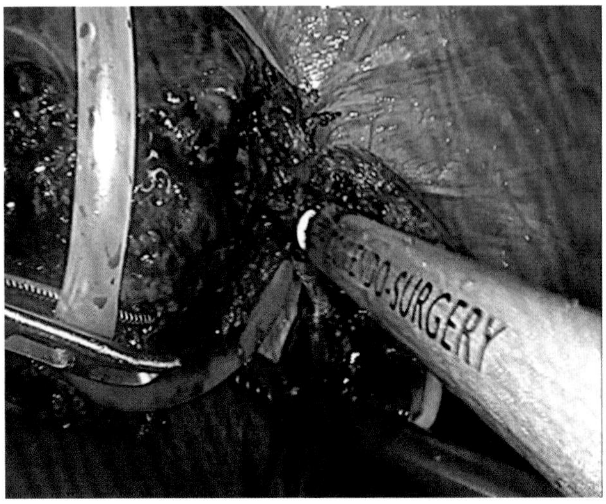

图 25-19　脾脏病灶切除

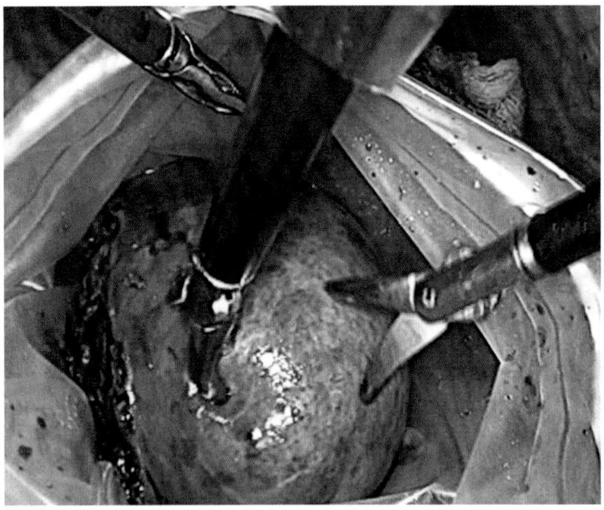

图 25-20　标本装袋

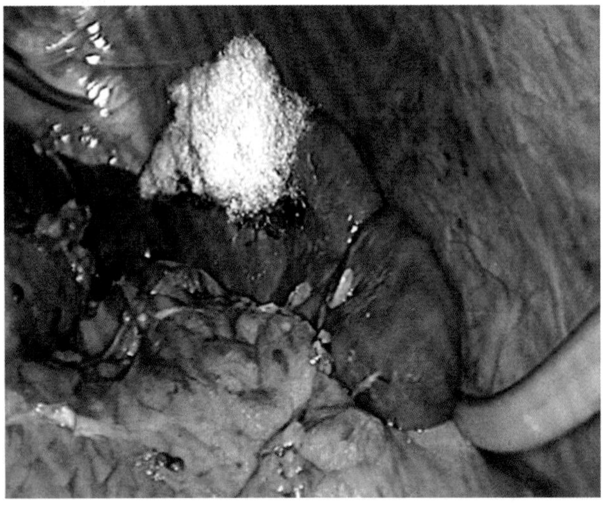

图 25-21　置管引流

3. 创面活动性出血经纱块按压无效时，4-0 prolene 线缝扎止血，必要时行脾切除术。

4. 残留脾组织颜色发暗、肿胀时，可经外周血管滴注稀释的肾上腺素，如见脾组织收缩，表面皱褶形成，提示血供存在。患者循环系统不稳定时此法禁用。

【术后处理】

1. 持续心电监护，严密观察血压、脉搏。

2. 注意观察引流液情况，如颜色清亮且引流量小于 10ml/d，可在术后 3 天拔除引流管。

3. 其他措施与腹腔镜胃癌根治手术后相同。

【并发症及其防治】

1. 术后出血　常发生在术后 24 小时。如果引流液颜色为鲜红或暗红，量大于 100ml/h，考虑脾脏创面活动性出血，应立即行剖腹探查。

2. 肺部感染　多见于老年患者，鼓励咳嗽并雾化促进排痰，同时给予有效抗生素治疗。

五、腹腔镜下消化道肿瘤肝转移的处理

约 15%~40% 消化道肿瘤（胃癌、结直肠癌）确诊同时已合并肝转移，既往的治疗策略是首先手术切除原发病灶，进行全身辅助化疗后，最后才选择适宜的病患行肝脏转移灶切除。但部分患者在化疗过程中出现转移灶进展，失去手术机会。随着腹腔镜技术的进步，消化道肿瘤及肝转移灶的同期处理已成为可能。腹腔镜下肝脏转移灶的处理方法主要包括射频消融治疗及手术切除。

（一）腹腔镜下结直肠癌肝转移灶同期射频消融治疗

【适应证】

1. 胃癌、结直肠癌经腹腔镜探查后确定可行根治性手术；

2. 术前 CT 或 MRI 提示肝转移，术中探查确定病灶数目≤3 个，直径≤5cm。

【禁忌证】

1. 穿刺通道及转移灶距离大血管 <3cm；

2. 凝血功能异常。

3. 安装心脏起搏器患者。

【手术器械】

RITA 1500X 射频治疗仪、XL 形射频治疗针、GEL5 型彩超

【手术步骤】

1. 根据转移灶所在部位调整患者体位，以利于暴露。

2. 无菌塑料套包裹彩超探头并涂抹无菌耦合剂，设计合适的进针点、路径及射频消融目标点（图25-22）。

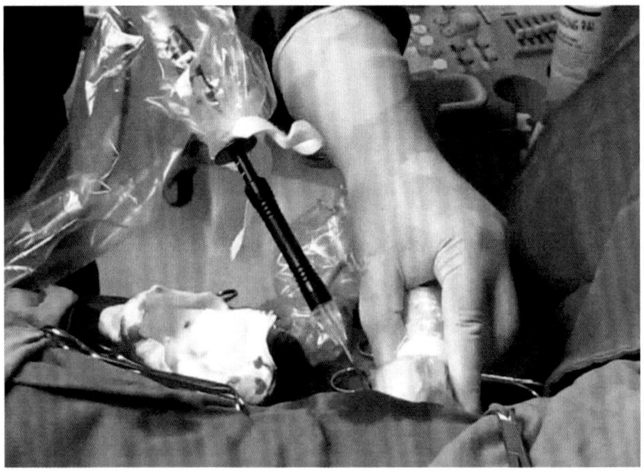

图 25-22　超声定位

3. 超声引导下沿既定穿刺路径穿入半自动型活检针，切割肿物组织条送病检。

4. 左右大腿外后侧粘贴耦合电极。依据肿瘤大小选择射频治疗针，与主机及注水泵连线。设定温度 105℃，功率 250kW。

5. 尖刀片刺开进针处皮肤 3mm。在超声引导下沿既定穿刺路径穿刺入肝，针尖进抵肿瘤近侧缘并固定针鞘（图 25-23）。

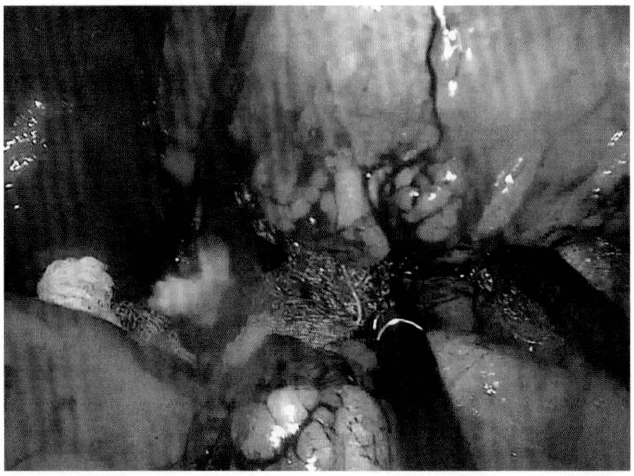

图 25-23　进针至肿瘤边缘并固定

6. 展开子针 2cm 后射频消融达靶温，每次展针 1cm 并达靶温，逐级展针至预设目标点，达靶温后持续消融 6 分钟。持续超声监控可见消融所形成之气化灶覆盖病灶及周围 1cm 的区域（图 25-24）。仪器自动检测终末状态温度理想。

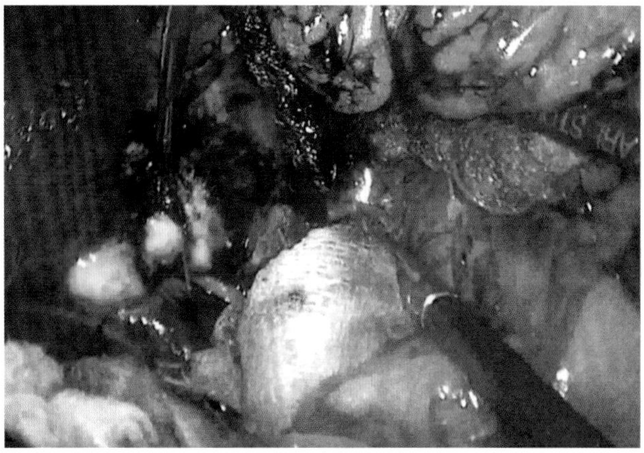

图 25-24　射频消融

7. 肿物消融完毕，收回子针行“针道消融”。

8. 退针后观察肝脏检查有无出血及胆漏。

【要点分析】

1. 注意对周围脏器的保护，避免损伤结肠或膈肌。病灶靠近胆囊时，消融易导致胆囊热损伤，必要时可切除胆囊。

2. 射频消融的范围应覆盖病灶及周围 1cm 的区域。肿块直径 >4cm 时，可进行多点射频消融。但目标点的数目不宜超过 6 个，操作时限应少于同期消化道肿瘤处理时间。消融覆盖周围正常肝组织不宜超过 2cm，以防肝衰竭。

3. 射频消融时注意温度过高出现炭化现象，可通过注水泵输入生理盐水降低温度，维持正常的阻抗，保证灭活肿瘤细胞的彻底性。

【术后处理】

1. 术后常规应用护肝药、止血药、抑酸药，监测肝功能、血常规的变化。

2. 其他支持疗法、对症处理、抗生素应用同腹腔镜胃癌根治术。

【并发症及其防治】

1. 术后发热：表现为低热，随着坏死组织的吸收，短期内可降至正常。当体温持续超过 39℃，考虑并发感染，予抗感染治疗。

2. 术后出血：多由针道出血所致，出血量一般不多，能自行停止。出血量大应手术止血。

3. 肝功能异常：以 ALT 升高为主，予护肝支持治疗 2 周可基本恢复正常。

4. 气胸：穿刺或消融时损伤膈肌所致。设计针道时应尽量避免经过膈肌，或在肝膈之间注入生理盐水以防止损伤。

5. 肿瘤播散种植：与消融范围不足、未能及时清除穿刺点出血、针道残留癌细胞等相关。当肿块较大时，应精确设计目标点，以防出现漏空现象。穿刺时及时吸除肝脏的出血，降低腹腔种植转移的风险。使用循环冷却电极针道有癌细胞残留可能，拔针前应对针道进行高能量烧灼。

（二）腹腔镜部分肝切除

【适应证】

1. 胃癌、结直肠癌经腹腔镜探查后确定可行根治性手术，同时发现左肝内、外叶下缘，右肝前叶或后叶下段下缘表面有单个、直径 <5cm 的转移灶。

2. 肿块数目≤3 个，局限于肝的一段或一叶内，排除其他部位转移。

【禁忌证】

1. 术中见肝表面边缘有转移灶，但术前影像学检查显示肝实质内有多个转移灶。

2. 肿块位于Ⅰ、Ⅷ段。

3. 肿块紧贴或侵犯肝门、肝静脉、下腔静脉。

【手术步骤】

1. 根据转移灶所在部位调整患者体位，以利于暴露（图 25-25）。

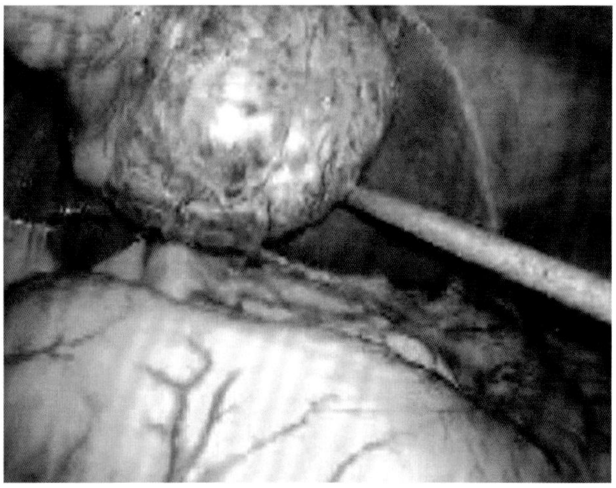

图 25-25　调整体位显露左肝边缘肿块

2. 肿瘤位于肝表面边缘可选择非规则性肝切除。电刀沿肿瘤边缘 1.5cm 标记切除线后，超声刀进行楔形切除，断面处理应采用先凝固后离断的方式。若遇直径 >3mm 管道应先用钛夹夹闭，再用超声刀离断（图 25-26）。创面仔细止血。

3. 选择规则性肝切除时（以左肝外叶切除为例）。先切断镰状韧带（图 25-27）、肝圆韧带、左三角韧带及冠状韧带，将左肝外叶完全游离，电刀在肝表面标记切除线（图 25-28）。沿肝镰状韧带左侧 1cm，

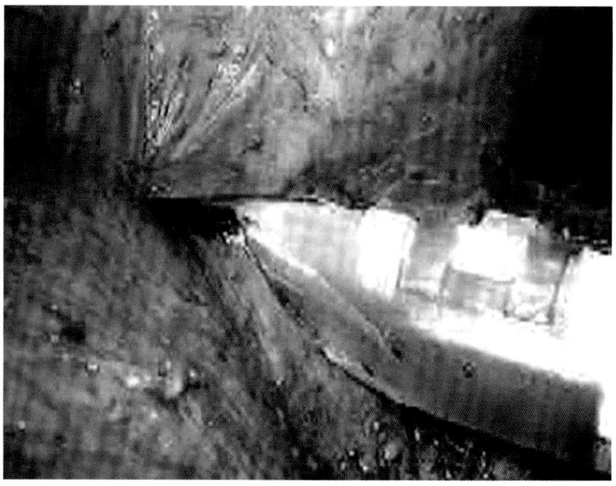

图 25-26　遇较大管道先用钛夹夹闭再用超声刀离断

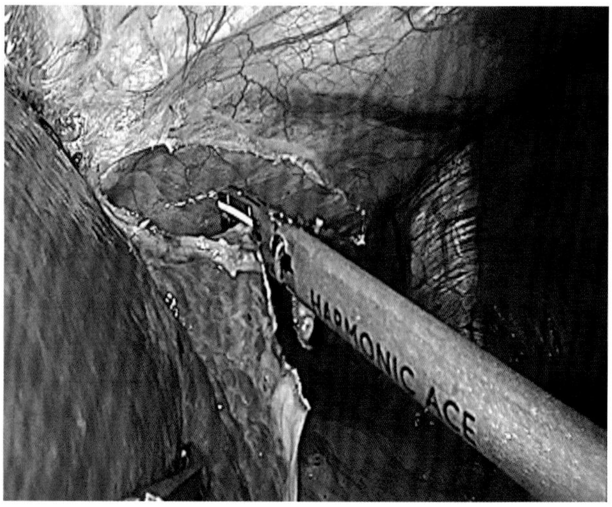

图 25-27　切断镰状韧带

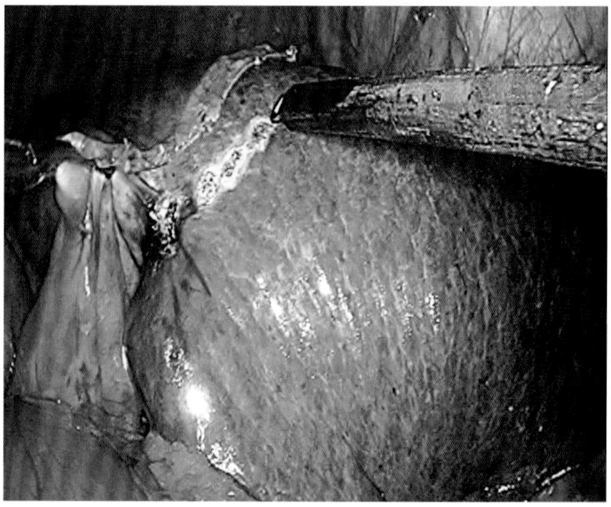

图 25-28　电刀标记切除线

自下而上，由浅而深，用超声刀分离。遇直径 >3mm 管道应先用钛夹夹闭，再用超声刀离断。也可使用直线切割闭合器切割离断Ⅱ、Ⅲ段肝蒂及左肝静脉(图 25-29)。肝断面严密止血，可用止血纱或生物胶涂于创面巩固止血效果。

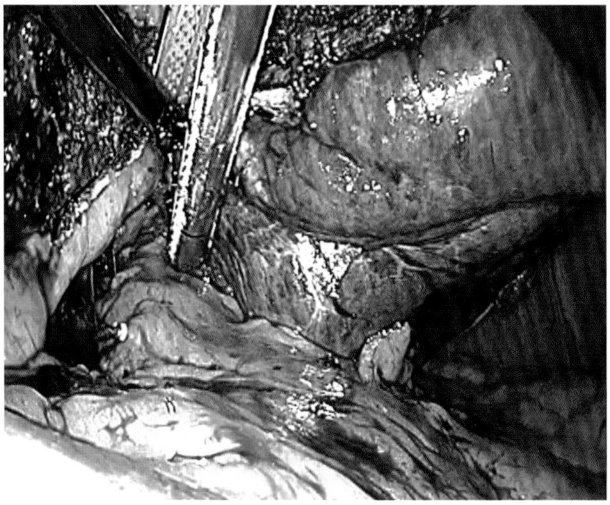

图 25-29 直线切割闭合器离断肝蒂

4. 放置引流管于肝切除创面，由上腹套管孔引出。

5. 将肝切除标本装袋后放置在右肝表面近侧腹壁处，待腹腔镜手术步骤结束后与胃肠切除标本一并取出。

【要点分析】

1. 拟行半肝切除时，应解剖第一及第二肝门，实施区域性血流预阻断，减少术中出血。

2. 肝静脉的离断一般在切肝结束前，包膜内离断，防止静脉撕裂导致的大出血及气栓发生。

3. 保证肿块距离切缘超过 1cm，术中冷冻病理切片证实切缘阴性。

【术后处理】

1. 术后常规应用护肝药、止血药，纠正贫血和低蛋白血症，监测肝功能变化。

2. 其他支持疗法、对症处理、抗生素应用同腹腔镜胃癌根治术。

【并发症及其防治】

1. 术后出血 多由于肝脏创面渗血，血管钛夹脱落所致。应用止血药物后，出血多可逐步控制。但若出血量大且有明显血压下降时，应及时手术探查止血。防止出血的措施在于：术前仔细阅读 CT 等影像资料，判断肿瘤与主要血管的关系。合理使用手术器械，细致操作，对大的血管先夹闭后凝切，逐层深入。

2. 肝脏部分切除后，常有一些小胆管漏，但随时间延长都会自行愈合停止。因此强调术后保持肝切除创面引流管通畅，待引流减少消失后，需做 B 超检查确定局部无异常积液后才能拔除。

(李明岳)

参考文献

[1] Wu W, Ruan JD, Zhang YD, *et al*. Combined laparoscopic surgery [J]. China Journal of Endoscopy, 2005, 9(1): 37-39.

[2] Nichitailo ME, Skums VV, Diachenko AN, *et al*. Simultaneous operations during laparoscopic Cholecysterctomy [J]. Klin Khir, 2004, 19(2): 5-7.

[3] Ihasz M, Hung CM, Regoly-Merei J, *et al*. Complications of laparoscopic cholecystectomy in Hungary: a multicentre study of 13,833 patients [J]. Eur J Surg, 1997, 163(4): 267-274.

[4] Bingener J, Richards ML, Strodel WE, *et al*. Reasons for conversion from laparoscopic to open cholecystectomy: a 10-year review [J]. J Gastrointest Surg, 2002, 6(6): 800-805.

[5] Prat F, Pelletier G, Ponchon T, *et al*. What role can endoscopy play in the management of biliary complications after laparoscopic cholecystectomy? [J]. Endoscopy, 1997, 29(5): 341-348.

[6] Lien HH, Huang CC, Huang CS, *et al*. Laparoscopic common bile duct exploration with T-tube choledochotomy for the management of choledocholithiasis [J]. J Laparoendosc Adv Surg Tech A, 2005, 15(3): 298-302.

[7] Tan KK, Shelat V, Liau KH, *et al*. Laparoscopic common bile duct exploration: our first 50 cases [J]. Ann Acad Med Singapore, 2010, 39(2): 136-142.

[8] Memon MA, Hassaballa H, Memon MI. Laparoscopic common bile duct exploration: the past, the present, and the future [J]. Am J Surg, 2000, 179(4): 309-315.

[9] Slater K, Strong RW, Wall DR, *et al*. Iatrogenic bile duct injury: The scourge of laparoscopic cholecystectomy [J]. ANZ J Surg, 2002, 72(2): 83-88.

[10] Habermalz B, Sauerland S, Decker G, *et al*. Laparoscopic splenectomy: the clinical practice guidelines of the European Association for Endoscopic Surgery (EAES) [J]. Surg Endosc, 2008, 22(4): 821-848.

[11] Yüney E, Höbek A, Keskin M, *et al*. Laparoscopic Splenectomy and LigaSure [J]. Surg Laparosc Endosc Percutan Tech, 2005, 15(4): 212-215.

[12] Kiarash K, Vesely SK, Terrell DR, *et al*. Splenectomy

for adult patients with idiopathic thrombocytopenic purpura: a systematic review to assess long-term platelet count responses, prediction of response, and surgical complications [J]. Blood, 2004, 104(9): 2623-2634.

[13] Thery G, Beemeur F, Mefat L, *et al*. Laparoscopic partial splentectomy: Indications and results of a multicenter retrospective study [J]. Surg Endosc, 2008, 22(1): 45-49.

[14] Breitenstein S, Scholz T, Schafer M, *et al*. Laparoscopic partial splenectomy [J]. Am Coll Surg, 2007, 204(1): 179-181.

[15] Treska V, Skalick T, Sutnar A, *et al*. Surgical management of the colorectal carcinoma liver metastases [J]. Rozhl Chir, 2009, 88(2): 69-74.

[16] Fahy BN, Fischer CP. Synchronous resection of colorectal primary and hepatic metastasis [J]. Gastrointest Oncol, 2012, 3(1): 48-58.

[17] Worni M, Shah KN, Clary BM. Colorectal cancer with potentially resectable hepatic metastases: optimizing treatment [J]. Curr Oncol Rep, 2014, 16(10): 407.

[18] Siperstein AE, Berber E, Ballem N, *et al*. Survival after radiofrequency ablation of colorectal liver metastases: 10-year experience [J]. Ann Surg, 2007, 246(4): 559-565.

[19] Kennedy TJ, Cassera MA, Khajanchee YS, *et al*. Laparoscopic radiofrequency ablation for the management of colorectal liver metastases: 10-year experience [J]. J Surg Oncol, 2013, 107(4): 324-328.

[20] Nguyen KT, Marsh JW, Tsung A, *et al*. Comparative benefits of laparoscopic vs. open hepatic resection: a critical appraisal [J]. Arch Surg, 2011, 146(3): 348-356.

[21] Pearce NW, Di Fabio F, Abu Hilal M, *et al*. Laparoscopic left hepatectomy with extraparenchymal inflow control [J]. Am Coll Surg, 2011, 213(5): 23-27.

第二十六章

腹腔镜胃肠外科相关妇产科问题

近二十多年来，腹腔镜手术在胃肠外科、妇科、肝胆外科和泌尿外科等领域得到广泛应用，并取得了令人瞩目的成果。由于女性解剖特点，其内生殖器位于腹腔下部的盆腔内，与胃肠道、泌尿道关联紧密，在妇科手术中常因病变累及胃肠道、泌尿道而需与外科医生协同处理，胃肠外科手术中也会遇到一些妇产科相关问题，因此，胃肠外科和妇产科医生都需要了解、掌握常见的交叉学科知识，以在临床工作中尽量减少误诊、误治发生。

第一节 异位妊娠

异位妊娠是指受精卵在子宫体腔以外部位着床的妊娠，是妇科最常见的急腹症，也是孕产妇主要死亡原因之一。异位妊娠最常见的部位是输卵管，约占 90% 以上，其他少见部位包括卵巢、腹腔、阔韧带、宫颈、子宫残角等（图 26-1）。输卵管妊娠又以壶腹部最为多见，约占 70% 以上，其次为峡部，约占 20%，伞部和间质部妊娠较少见（图 26-2~图 26-4）。输卵管妊娠如发生流产或破裂，可导致腹腔内大量出血，如未能及时诊断和抢救，将危及患者生命。

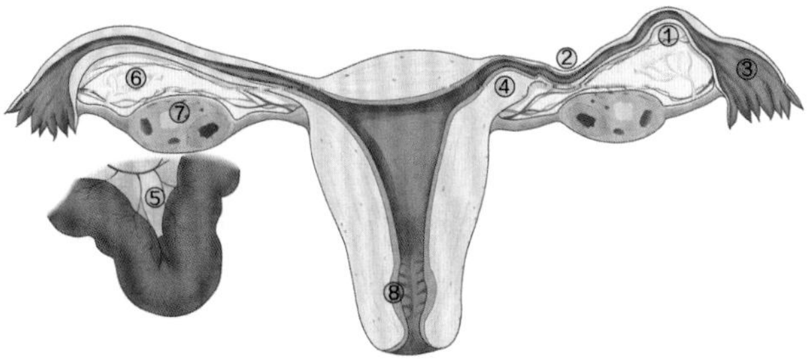

图 26-1 异位妊娠部位

①输卵管壶腹部妊娠；②输卵管峡部妊娠；③输卵管伞部妊娠；④输卵管间质部妊娠；⑤腹腔妊娠；⑥阔韧带妊娠；⑦卵巢妊娠；⑧宫颈妊娠

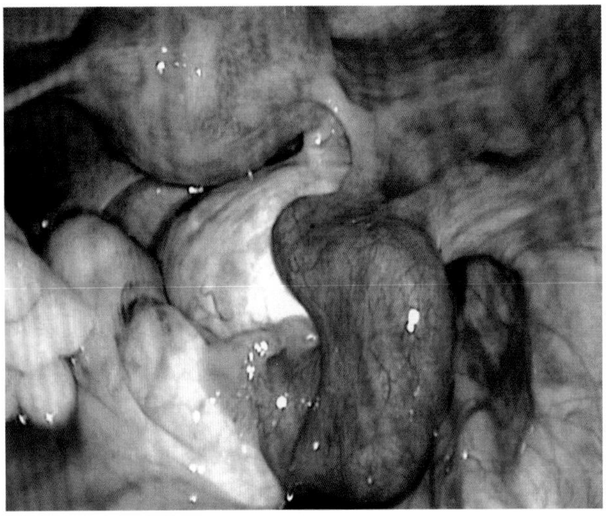

图 26-2 输卵管壶腹部妊娠

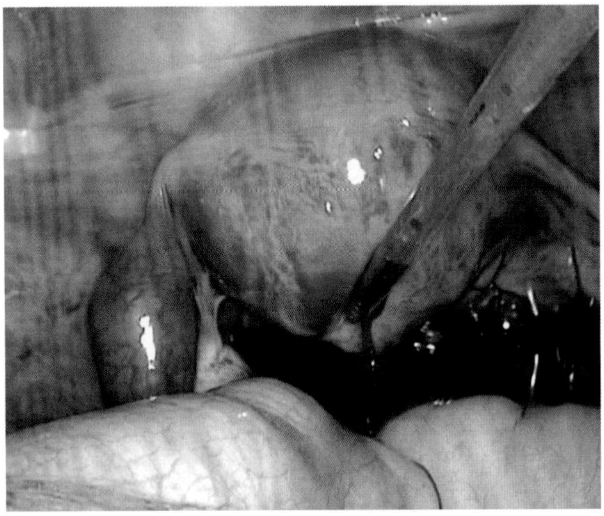

图 26-3 输卵管峡部妊娠

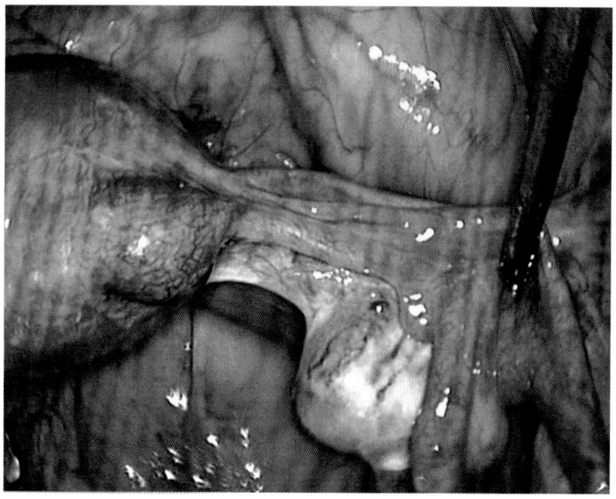

图 26-4 输卵管间质部妊娠

一、病因

1. 输卵管炎症 由于输卵管黏膜炎和输卵管周围炎，导致管腔狭窄、纤毛运动功能受损、输卵管与周围组织器官粘连、输卵管扭曲、管壁蠕动功能减弱等，使受精卵在输卵管内运行受阻、停留并着床。

2. 输卵管手术史 曾行输卵管绝育术或因不孕行输卵管粘连分离术、造口术、吻合术者，输卵管妊娠的发生率为 10%~20%。

3. 输卵管发育不良 输卵管先天过长、肌层发育差、黏膜纤毛缺乏、输卵管憩室或有副伞等均可导致输卵管妊娠。

4. 盆腔肿瘤压迫或盆腔子宫内膜异位症病灶可导致输卵管粘连、扭曲，影响管腔通畅和蠕动功能，使受精卵运行受阻。

5. 子宫发育异常 胚胎期苗勒管会合过程中出现异常，导致一侧苗勒管发育不全而形成残角子宫。残角子宫妊娠时因其肌层发育不良，不能承受胎儿生长发育，多在妊娠 14~20 周时发生子宫破裂而导致严重的腹腔内出血。

6. 辅助生育技术、人工流产术、宫内节育器、剖宫产术等各种手术操作可导致输卵管炎症、粘连、子宫峡部病变，从而增加输卵管妊娠、卵巢妊娠、宫颈妊娠、剖宫产瘢痕处妊娠的发生率。

二、临床表现

1. 停经史 大部分患者有 5~8 周的停经史，输卵管间质部妊娠和子宫残角妊娠或有更长时间的停经史，约有 20%~30% 的患者无明显停经史，而将不规则阴道流血误认为月经来潮，因此，仔细询问病史十分重要。

2. 腹痛 90% 以上的患者有腹痛，破裂型异位妊娠多为突发性撕裂样疼痛，并逐渐加重，早期或流产型异位妊娠多表现为一侧或双侧下腹隐痛。

3. 阴道流血 多为停经后有少量阴道流血，色暗红，偶见大量流血者，其流出的血中可见膜样物，个别患者可有蜕膜管型排出阴道。

4. 腹膜刺激征 多数患者因腹腔内出血引起腹肌稍紧张、下腹压痛、反跳痛，内出血较多时，腹部叩诊可有移动性浊音。

5. 妇科检查体征 宫颈举痛，子宫正常大小或轻度增大，有压痛或触痛，阴道后穹隆有触痛或饱胀感，多数患者盆腔内或一侧附件区可触及包块，包块形状不规则，有压痛。

6. 休克 内出血较多时，患者出现血压下降、脉搏增快，呈休克或休克前状态。

7. 贫血 因失血过多，患者出现面色苍白等贫血表现。

8. 其他症状 部分患者可表现为上腹疼痛、恶心、呕吐、腹泻、肛门坠胀、排尿疼痛不畅等，这些症状易被误诊为胃肠道疾病和泌尿道疾病。

三、诊断

早期异位妊娠未发生流产或破裂时，临床表现不典型，诊断较困难，常需采用辅助检查方法协助诊断。

1. 血 β-HCG 测定 血 β-HCG 放射免疫法测定是早期诊断异位妊娠的重要方法，也是异位妊娠保守治疗疗效评价的指标。

2. 超声检查 B 型超声检查是诊断异位妊娠的重要方法，经阴道超声检查比经腹超声检查准确性高。异位妊娠的超声声像特点：宫腔内无孕囊声像，宫腔外、宫旁出现孕囊样混合型包块，典型声像在其内可见胚芽及心管搏动，腹盆腔可见液性暗区或不规则高回声区(积血或凝血块形成)。

3. 阴道后穹隆穿刺 是一种简单快速的诊断方法，适用于已有腹腔内出血的患者，若穿刺抽出暗红色不凝血，说明有腹腔内出血，有助于诊断，但穿刺阴性不能否定异位妊娠的诊断。病情危急时，来不及摆体位做后穹隆穿刺，可直接行腹腔穿刺。

4. 诊断性刮宫 在不能排除异位妊娠时，也可以刮取子宫内膜组织进行病理分析。异位妊娠的子宫内膜可有多种表现：蜕膜样变、高分泌相或伴有 A-S 反应、分泌期或增生期改变等，根据镜下观察有无绒毛结构，可确定是否有宫内妊娠。

5. 腹腔镜探查　对诊断困难的病例，腹腔镜探查可以明确诊断，并同时行手术治疗。腹腔镜可探明异位妊娠的部位、与周围脏器的关系及粘连情况。输卵管妊娠着床部位常表现为局部肿胀、膨隆、表面呈暗紫色，流产型可在伞端见活动性出血，破裂型可在病灶局部见有不规则裂口，可有活动性出血，有时可见到绒毛或胎囊堵塞于破口处，盆腔内可有大量积血（图 26-5、图 26-6）。

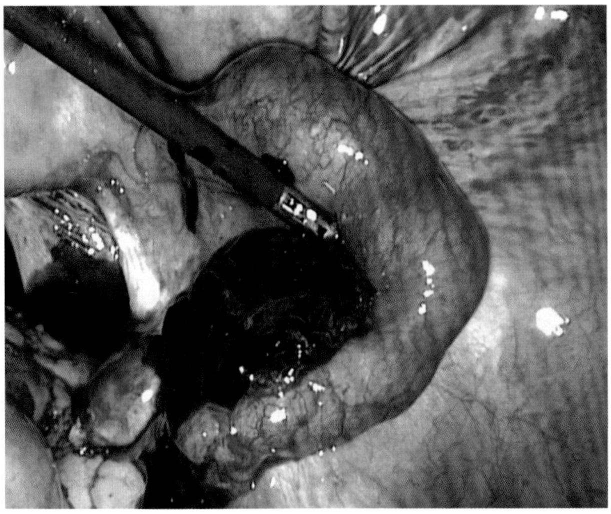

图 26-5　输卵管妊娠流产

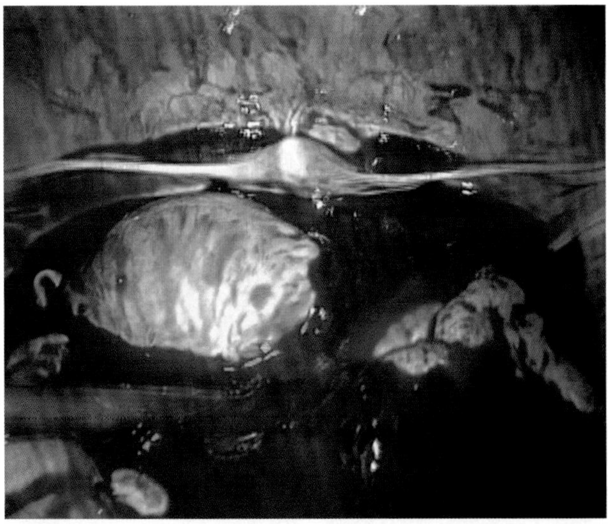

图 26-6　输卵管妊娠破裂

四、误诊原因

1. 病史询问不仔细，尤其是首诊于内外科者，接诊医生仅重视其消化道症状，如恶心、呕吐、胃痛、右下腹痛、腹泻等，或泌尿道症状，如尿频、尿痛、排尿困难等，而忽略了停经、阴道流血等症状，导致误诊为胃肠炎、阑尾炎、痢疾、泌尿道感染、结石等。

2. 对曾行输卵管结扎手术或使用宫内节育器的患者，如症状不重、无明显停经史，常将其阴道流血、轻微腹痛归咎于月经不调等。

3. 人工流产术后出现腹痛、阴道流血，易被误诊为人流术后常见表现。对术中吸出物未行仔细检查，对未见绒毛或仅见可疑绒毛病例未予重视，术后也未严密随访。

4. 首诊医生考虑不全面或病史询问不仔细，除停经史外，对可能致异位妊娠的相关病史未作全面询问，如盆腔炎史、各种下腹部手术史、分娩及产褥情况、人工流产和放置宫内节育器、阴道炎、性传播疾病、子宫内膜异位症等。

五、治疗

异位妊娠的治疗原则是以手术治疗为主，包括根治性手术和保守性手术，其次是非手术治疗，包括期待治疗和药物治疗。

1. 手术治疗　适用于生命体征不稳定、有腹腔内出血征象、诊断不明确、期待治疗中病情有进展、药物治疗失败的患者。对病情急重、出现休克的患者，应在积极抗休克、输血、输液、吸氧的同时，尽快手术治疗。

手术方式分为根治性手术和保守性手术，可行腹腔镜或开腹手术。根治性手术指切除患侧输卵管。保守性手术指手术清除妊娠物而保留输卵管，适用于有生育要求、一侧输卵管已被切除的年轻患者。行保守性手术的条件：患者病情稳定，内出血不急剧，休克已纠正，患侧输卵管无明显炎症、粘连及大范围的输卵管破损。

2. 非手术治疗

（1）期待治疗：随着诊断技术的提高，一些早期异位妊娠或临床症状轻微的患者可以被早期发现，部分患者的病变可以通过输卵管妊娠流产或溶解吸收而自然消退，无需手术。期待治疗期间必须密切观察临床表现、生命体征，定期测定血 β-HCG、复查 B 超。

（2）药物治疗：适应证为生命体征平稳的早期未破裂型异位妊娠、保守性手术失败的持续性异位妊娠及其他少见类型，如腹腔妊娠、宫颈妊娠等。药物治疗可以避免手术导致的盆腔粘连和其他并发症，提高患者未来的生育率。

六、腹腔镜手术治疗输卵管妊娠操作要点

1. 腹腔镜输卵管切除术　当患侧输卵管结构已被明显破坏时，须行输卵管切除术，切除方式有电凝式和套扎式，以电凝式最为常用。

操作要点：

(1) 快速吸出盆腔积血，寻找病灶。

(2) 电凝式切除：用单极或双极电凝钳自输卵管伞部系膜起，连续凝、切输卵管系膜至子宫角处(图 26-7、图 26-8)，距子宫角约 0.5~1cm 处凝切输卵管壁，切除整条输卵管(图 26-9)。在凝切系膜时，应尽量贴近输卵管壁，远离卵巢，以免电热传导损伤卵巢皮质而影响卵巢的激素分泌功能。

(3) 输卵管间质部妊娠应争取在病灶破裂前手术，以免破裂后出血凶猛而危及生命。手术应行患侧子宫角部楔形切除及患侧输卵管切除术，尽量清除宫角处的绒毛及胚胎组织，用 1-0 可吸收线间断缝合宫角。

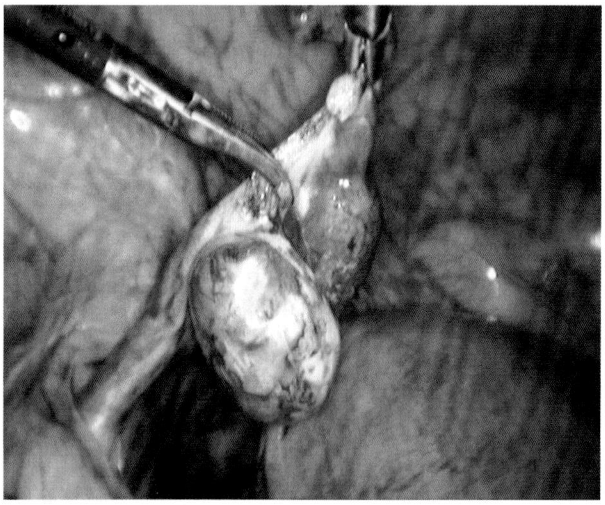

图 26-7　凝切输卵管伞部系膜

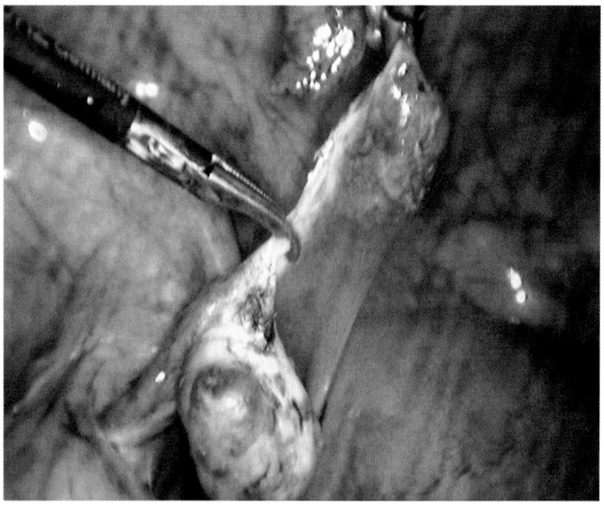

图 26-8　凝切输卵管系膜

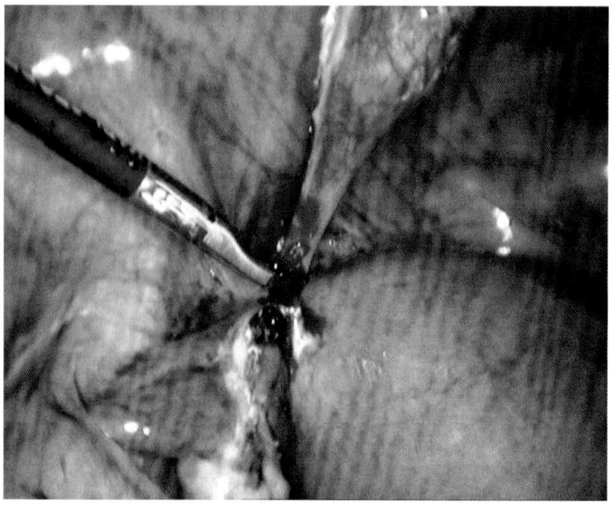

图 26-9　切除输卵管

(4) 切除的输卵管及其周围病灶经 10mm 套管孔取出后，须切开输卵管管壁仔细检查有无绒毛胚胎样物，并送病理检查。

2. 腹腔镜输卵管切开取胚术　适用于病情稳定、要求保留生育功能、妊娠部位在输卵管壶腹部或伞部、输卵管形态无明显破坏者。

操作要点：

(1) 同上述要点(1)。

(2) 用单极电凝钩或针纵向切开妊娠部位的输卵管壁约 1~2cm，钳夹出管腔内的绒毛胚胎组织和血块(图 26-10、图 26-11)，不宜在管腔内过度清除和

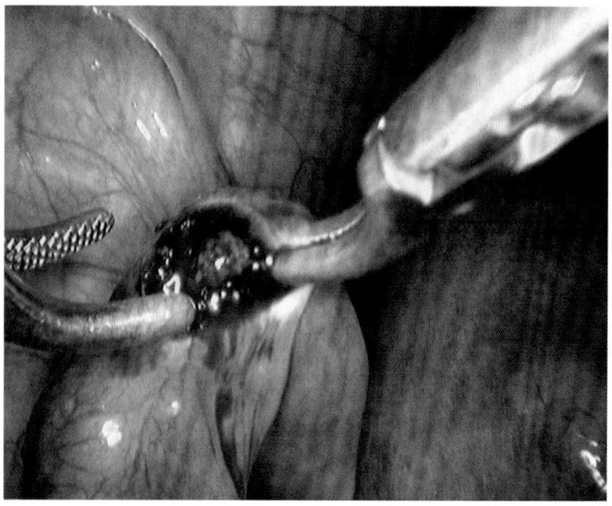

图 26-10　切开病变部位输卵管壁

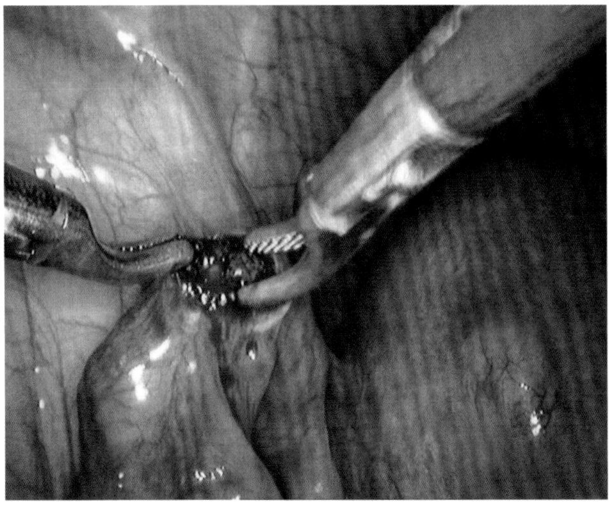

图 26-11　清除输卵管内妊娠组织

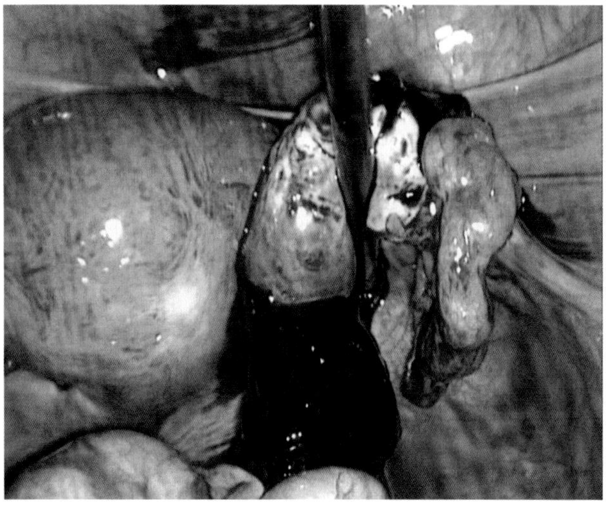

图 26-12　卵巢黄体破裂

搔刮，以免引起创面出血，增加输卵管损伤。生理盐水冲洗创面后，用电凝钳点状电凝管腔内的绒毛种植部位和管壁出血灶。

(3) 仔细检查取出物及积血中有无绒毛胚胎样组织，送病理检查。

保守性手术操作要轻柔，止血要确切，不宜反复过度电凝止血。术毕前冲洗盆腹腔，清除、吸净盆腹腔内的积血，腹腔内可留置低分子右旋糖酐液500ml 预防粘连。术后应监测血 β-HCG 下降情况，警惕发生持续性异位妊娠，如 HCG 下降不理想，需加用药物治疗，如 HCG 不下降反而上升，或出现腹腔内出血、急性腹痛，需再次手术切除病变输卵管。

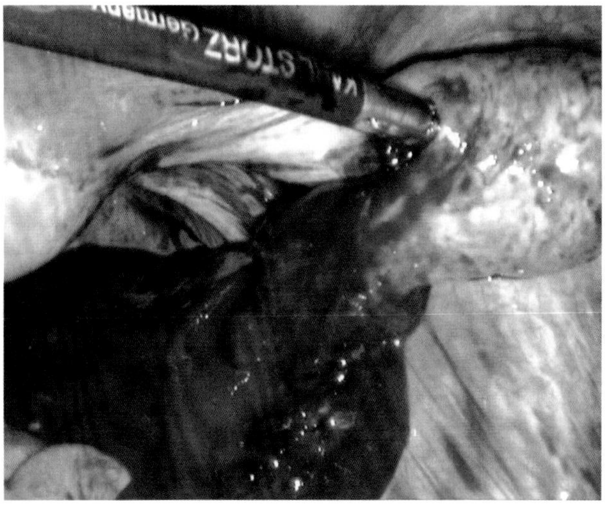

图 26-13　卵巢黄体破裂

第二节　卵巢黄体破裂

卵巢是产生卵子和分泌雌、孕激素的器官，自青春期起，卵巢在形态和功能上开始发生周期性变化，每个周期中一侧卵巢有一个优势卵泡发育、成熟、排卵、黄体形成及退化。发育成熟的卵泡排卵后形成黄体，在排卵后 7~8 天，其直径可达 1~2cm，若黄体腔内积液增多，直径≥ 3cm 者称黄体囊肿，但一般不会超过 5cm。妊娠早期黄体也可增大为囊肿，一般于妊娠 3 个月后自然消失。卵巢黄体破裂是指黄体血管化时，其卵泡膜血管破裂，若未能迅速止血，可使其囊内压力增大，继而引起黄体破裂、出血，严重者可导致腹腔内大出血、休克（图 26-12、图 26-13）。

一、诊断要点

1. 多见于育龄女性，一般无停经史，于月经前 1~10 天突发下腹痛，部分患者腹痛发生在性交后，疼痛呈持续性，可有阵发性加剧。

2. 可伴有恶心、呕吐、肛门坠胀及少量阴道流血。

3. 腹腔内出血过多时出现休克。

4. 妇科体征　宫颈有举痛，阴道后穹隆饱满、有触痛，子宫正常大小，一侧附件区可触及边界不清、触痛明显的包块。

5. 腹部体征　下腹有压痛、反跳痛，腹肌稍紧张，内出血较多时，腹部叩诊有移动性浊音。

6. 血 β-HCG 正常，妊娠黄体破裂时血 β-HCG 增高。

7. 腹部 B 超　患侧卵巢增大，周围可见混合性回声，盆腹腔可见积液。

8. 阴道后穹隆穿刺可抽出暗红色不凝血。

9. 腹腔镜探查可见患侧卵巢有破裂口，可有活动性出血。

二、治疗

1. 保守治疗　适用于内出血较少的患者，严密观察生命体征，卧床休息，应用止血剂，纠正贫血。

2. 手术治疗　可经腹腔镜手术或开腹手术行卵巢修补术。适用于内出血较多的患者，若出现休克，则在积极抗休克同时行手术治疗，术中应尽量多保留卵巢皮质，保护卵巢功能。

三、腹腔镜下卵巢修补术操作要点

1. 尽快吸出盆腹内积血，寻找出血灶。

2. 用分离钳剥离、剔除黄体囊肿的囊壁，取出送病理检查。

3. 用单极电凝钳点状电凝卵巢剥离面的出血点。

4. 若卵巢剥离创面弥漫性渗血，禁忌反复电凝止血，用可吸收缝线8字缝合止血(图26-14~图26-16)。

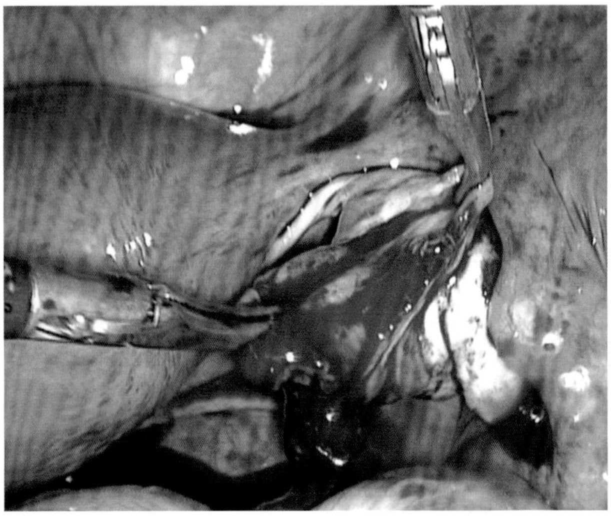

图26-14　剥除卵巢黄体

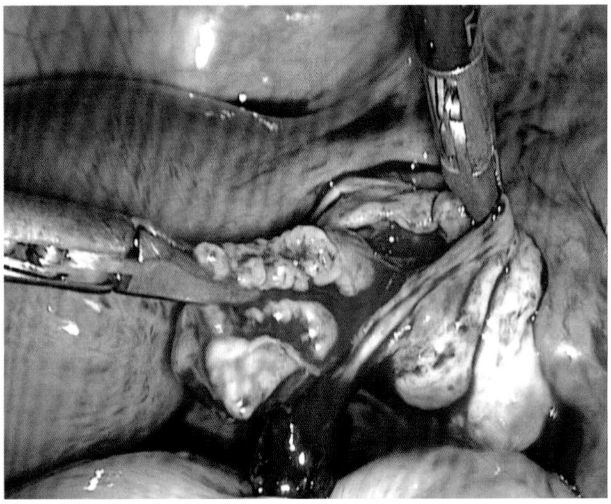

图26-15　剥除卵巢黄体

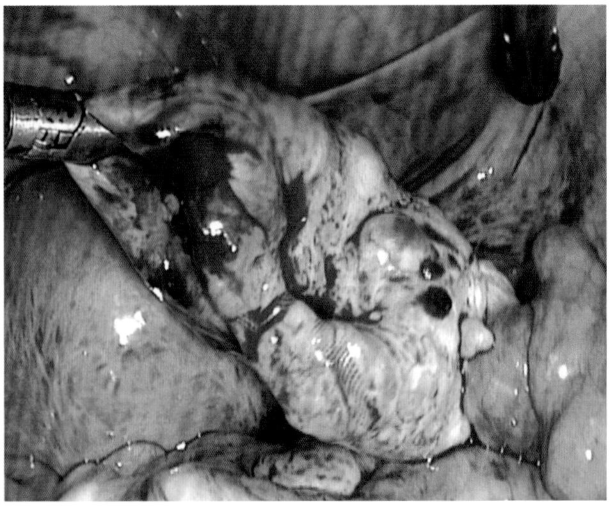

图26-16　卵巢黄体剥除后

第三节　急性盆腔炎

急性盆腔炎是指女性上生殖道及其周围组织的急性炎症，是妇科常见急腹症之一，主要包括：子宫内膜炎、输卵管炎、输卵管卵巢脓肿、盆腔腹膜炎。炎症可局限于一个部位，也可同时累及几个部位，其中最常见的是输卵管炎，其致病菌多为厌氧菌和需氧菌混合感染，常继发于流产、足月产、宫腔操作、不洁性交，或慢性盆腔炎急性发作，多发生于性活跃期且有月经的女性。严重者可导致弥漫性腹膜炎、败血症、感染性休克而危及生命。若未能彻底治愈，可转为慢性炎症，常反复发作，经久不愈，导致不孕、输卵管妊娠、盆腔疼痛等，严重影响女性身心健康。

一、临床表现

1. 下腹痛伴发热，腹痛多为双侧下腹，呈持续性，活动后或性交后加重。

2. 若有腹膜炎，可出现恶心、呕吐、腹胀、腹泻等消化系统症状。

3. 月经期发病者可出现经量增多、经期延长等。

4. 若有盆腔脓肿形成，可有局部压迫刺激症状，如尿频、尿痛、排尿困难、腹泻、里急后重和排便困难等。

5. 体征　急性痛苦面容、体温升高、心率加快、下腹部肌紧张、有压痛反跳痛、腹部膨胀、肠鸣音减弱或消失。

6. 妇科检查　阴道壁充血、有灼热感，有多量脓性分泌物，后穹隆有明显触痛，宫颈有摇举痛，宫体有压痛，两侧宫旁有增厚和压痛。若有输卵管脓肿或输卵管卵巢脓肿，在子宫后方或宫旁可触及边界不清的压痛性包块。若有盆腔脓肿形成且位置较低时，可在后穹隆触及有波动感的肿块。

二、诊断

根据病史、症状、体征可以初步诊断，必要时可行以下辅助检查：

1. 血常规、血沉、C- 反应蛋白；

2. 阴道宫颈分泌物涂片、细菌培养；

3. 阴道后穹隆穿刺，抽出物为炎性渗出物或脓液，行涂片和细菌培养；

4. B 超检查可在盆腔内见边界欠清、形态欠规则的混合型包块回声；

5. 腹腔镜探查可见盆腔腹膜充血，盆腔内可见黄色渗出液或脓液，双侧输卵管卵巢充血、水肿、粘连，表面多有炎性渗出物（图 26-17）。炎症严重时，输卵管伞端可粘连封闭，管腔内积脓（图 26-18）。

三、鉴别诊断

右侧病变较为严重的急性盆腔炎常与急性阑尾炎相混淆，易被误诊，应根据病史和临床表现仔细鉴别，并及时请胃肠外科会诊，以免延误诊治。

1. 急性盆腔炎发病前多有宫腔手术操作史、在经期有不洁性生活史、或有不孕症病史，而急性阑尾炎则无。

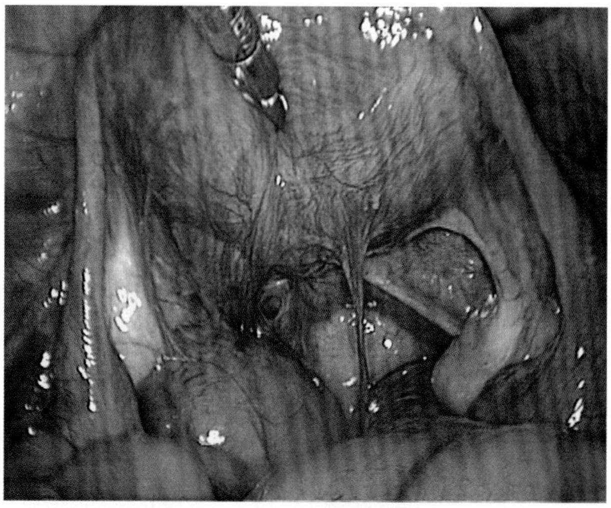

图 26-17　盆腔腹膜充血、炎性渗出

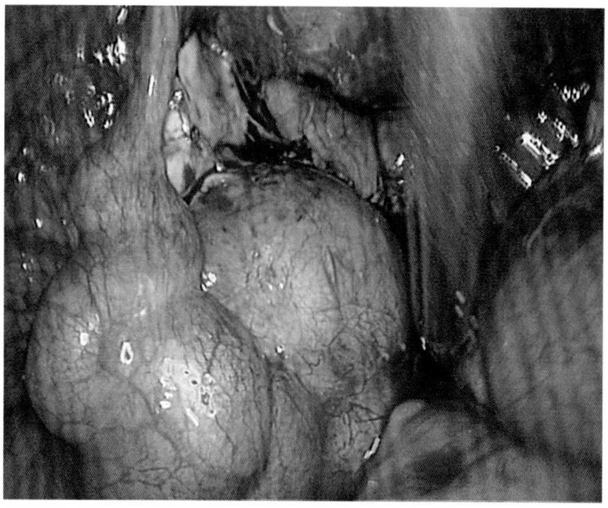

图 26-18　输卵管管腔内积脓

2. 急性盆腔炎腹痛多位于两侧下腹部，体检下腹部有腹肌紧张、压痛、反跳痛，而急性阑尾炎腹痛多初发于脐周或上腹部，逐渐转移至右下腹，体检多在右下腹麦氏点有压痛、反跳痛，左下腹多无异常。

3. 急性盆腔炎妇科检查常有宫颈举痛，阴道及宫颈口有脓性分泌物，宫体及双侧宫旁有压痛，有脓肿形成时子宫后方或宫旁可触及边界不清的压痛性包块。而急性阑尾炎行妇科检查一般不易扪及发炎的阑尾，阑尾位置较低时，子宫右侧可有触痛。

4. 如诊断不能确定，不能排除急性阑尾炎时，应及早行腹腔镜探查术，以免延误诊断，造成阑尾穿孔、周围脓肿形成，病情加重而危及生命。

四、治疗

1. 药物治疗　应首选抗生素治疗，根据细菌培养药敏试验结果选用药物。在等待药敏结果之前可选用广谱抗生素 1~3 种联合用药，最好能同时覆盖需氧菌、厌氧菌及沙眼衣原体等，同时需进行营养支持及维持水电解质平衡，避免不必要的妇科检查，以免引起炎症扩散。若药物治疗 5~7 天效果不佳，症状持续或加重，应考虑有盆腔脓肿形成，宜及时手术。

2. 手术治疗　原则上以切除局部炎症病灶为主，对年轻有生育要求的患者，要尽量保留其卵巢功能，宜采用保守性手术，清除脓肿或切除患侧附件脓肿，对侧附件如外观尚可应予保留。对年龄较大无生育要求且反复发作患者，可考虑行全子宫双附件切除术。

手术方式可根据患者情况选择腹腔镜或开腹手术。随着腹腔镜技术的广泛应用，临床医生对急性盆腔炎的治疗观念也发生了转变，不再固守传统治疗方法，而是主张早期腹腔镜干预。大量研究证实，在盆腔炎性疾病急性期，组织间的粘连比较疏松，特别在感染发生的1周内，各脏器表面的炎性渗出物尚未机化，粘连带较软，未形成致密粘连，手术时仅行钝性分离即可，并且不易出血。

早期施行腹腔镜手术治疗急性盆腔炎不仅能明确诊断，还可以在病灶部位取脓液进行病原学检查和药敏试验，指导临床选用抗生素。术中可以清除病灶、冲洗盆腔、放置引流，从而促进炎症消退，减轻疼痛，缩短病程。通过腹腔镜手术及早清除脓液和纤维素炎性渗出，加上彻底的抗感染治疗，可以减少盆腔粘连，减少复发，从而保存生育能力。

对于输卵管卵巢脓肿及盆腔脓肿患者，腹腔镜手术 + 药物治疗优于单纯药物治疗，因此除了药物治疗无效、脓肿持续存在、脓肿破裂的患者，对于临床诊断不明确、盆腔包块较大、反复发作且有生育要求的患者，也应积极考虑手术治疗。

进入腹腔后首先抽吸腹腔液或脓液送检，进行病原体培养加药物敏感试验，然后探查腹腔及盆腔，根据患者的年龄、生育要求、盆腔情况进行相应的盆腔粘连松解术、输卵管造口术、输卵管或脓肿切除术、一侧附件切除术等，尽量彻底地清除脓肿病灶和粘连带（图26-19~图26-22）。

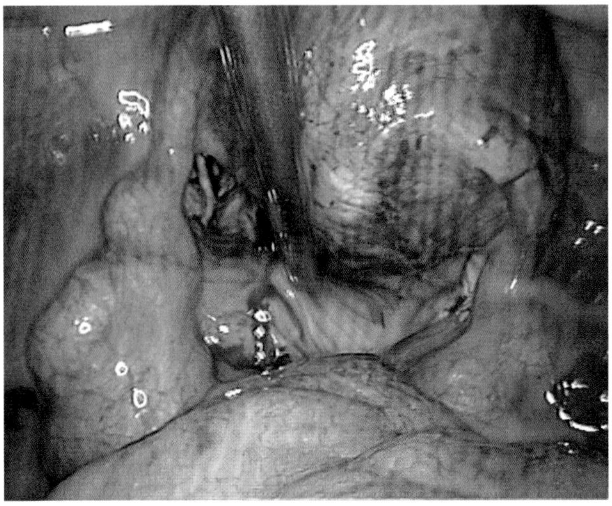

图 26-20　抽吸盆腔脓液

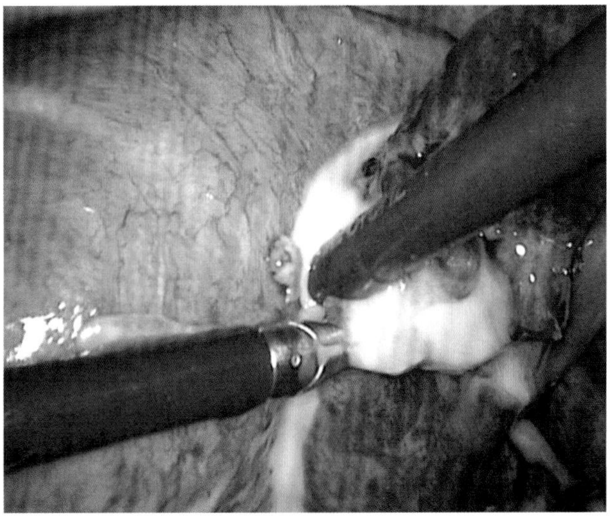

图 26-21　输卵管切开排脓

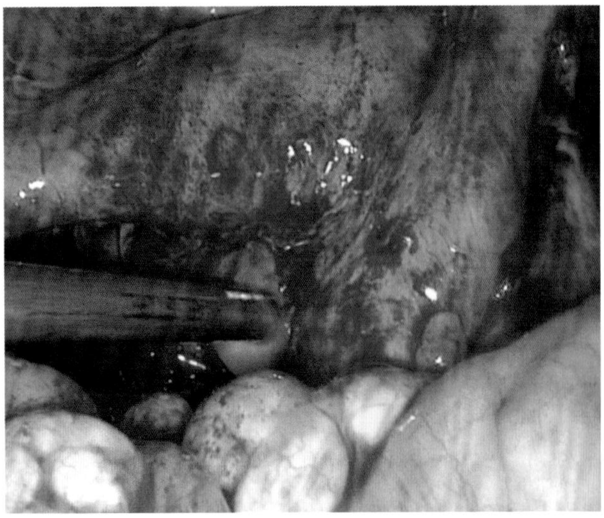

图 26-19　抽吸盆腔脓液

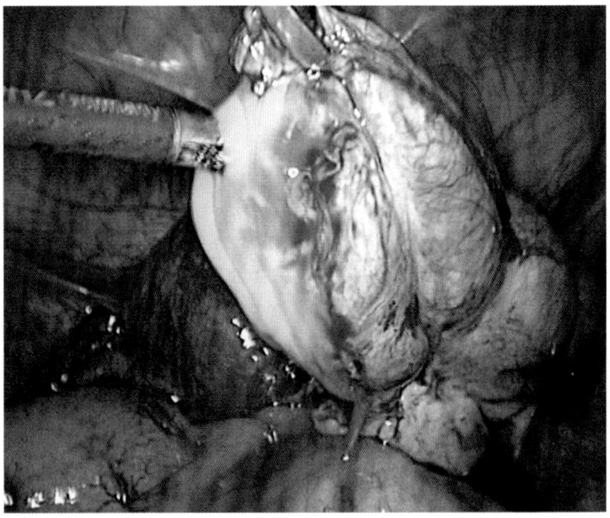

图 26-22　输卵管切开排脓

炎症急性期的粘连带尚无新生血管，容易松解且不易出血，但组织质脆易撕裂，故操作要轻柔，以防损伤。切除组织经套管取出后，用温生理盐水自上而下反复冲洗盆腔直至流出液清亮为止，在冲吸时要防止液体向上腹部倒流，应调整体位为轻度头高脚低位。术后留置管腔较大的腹腔引流管，以免脓苔堵塞管腔。

若盆腔脓肿周围严重粘连、解剖层次不清，应行开腹手术，以免造成脏器损伤。若盆腔脓肿位置较低，突向阴道后穹隆，可经阴道后穹隆切开排脓，或置管引流，同时也可向脓腔内注入抗生素（图 26-23~ 图 26-25）。

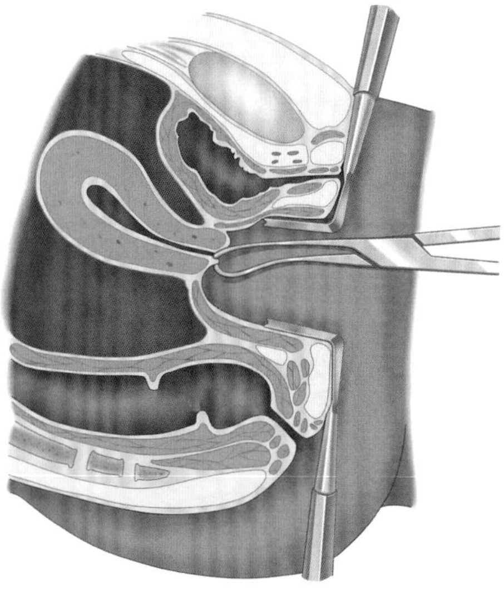

图 26-23 经阴道暴露后穹隆

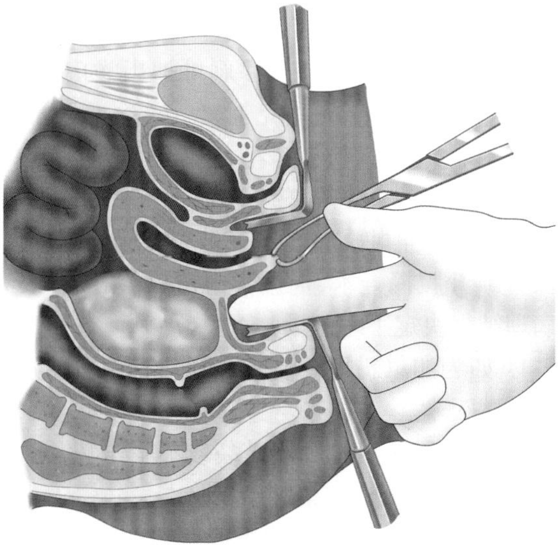

图 26-24 经阴道后穹隆触诊波动感

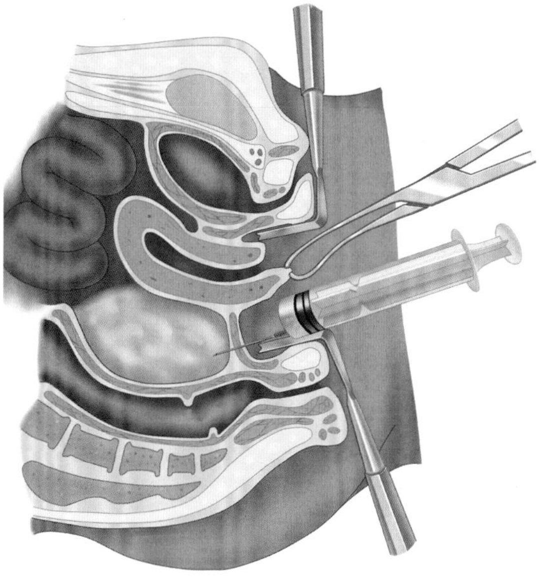

图 26-25 经阴道后穹隆穿刺证实脓腔后切开排脓

五、术后处理

1. 加强支持治疗 取半坐卧位以利于脓液积聚引流，给予高热量、高蛋白、高维生素流质或半流质饮食。

2. 彻底抗感染治疗 根据病原体培养及药敏结果选用敏感抗生素最合理，但在获得实验室结果前，可选用能涵盖需氧菌、厌氧菌及衣原体的广谱抗生素联合用药，疗程要及时、充分及个体化。

3. 充分引流 引流管可放置 5~7 天，充分引流。

第四节 卵巢肿瘤蒂扭转、破裂

卵巢肿瘤是女性生殖系统常见肿瘤。卵巢组织较复杂，是肿瘤类型最多的部位。卵巢肿瘤蒂扭转、破裂是较常见的妇科急腹症，也是卵巢肿瘤常见的并发症，发生率各为 10% 和 3%。卵巢肿瘤沿着蒂的方向发生扭转，可为顺时针或逆时针。如仅是不全扭转，有可能自然松解复位，因此有的患者症状较轻，出现反复下腹痛且腹痛可自行缓解。如扭转不能复位，瘤蒂中的静脉首先受压致回流障碍，瘤体淤血或血管破裂致瘤内出血，整个肿瘤颜色变紫变黑，体积迅速增大，周围发生腹膜炎性反应。若动脉血流进一步受阻，肿瘤可发生缺血坏死、破裂和继发感染（图 26-26~ 图 26-28）。

一、病因

1. 卵巢肿瘤蒂扭转多继发于跳跃、翻滚、倒立

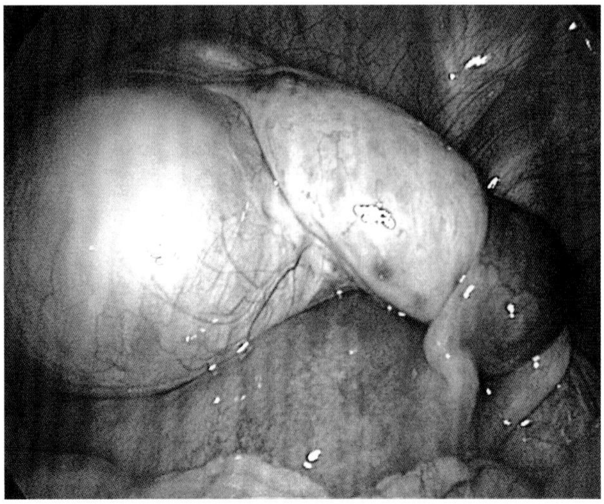

图 26-26　卵巢肿瘤蒂扭转

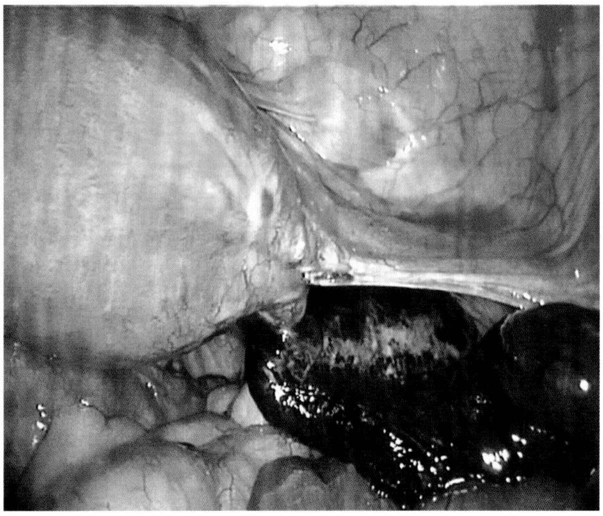

图 26-27　卵巢肿瘤缺血坏死

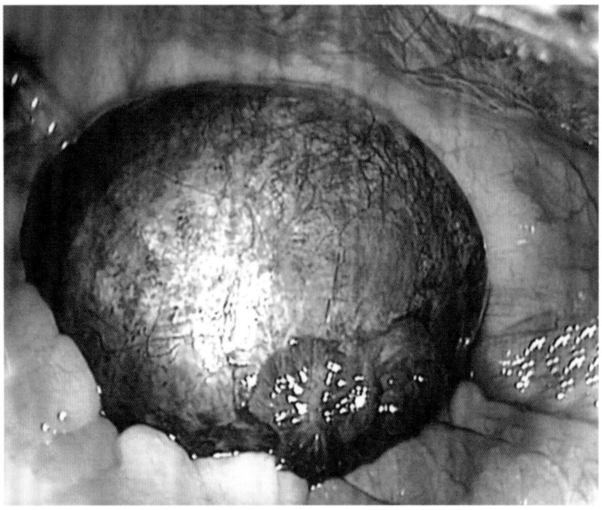

图 26-28　卵巢肿瘤缺血坏死

等急剧的体位变化，或妊娠中期、产后腹腔容积压力改变，或肠蠕动过强时，如排便后。肿瘤的大小、蒂长短也与蒂扭转的发生有关。

2. 卵巢肿瘤破裂有外伤性破裂及自发性破裂，前者多因外力所致，如腹部撞击、分娩、性交、妇科检查用力不当或行囊肿穿刺等，后者因肿瘤生长迅速，囊壁血供不足而导致破裂。

二、临床表现

1. 突发一侧下腹痛，呈持续性或阵发性加剧，可伴有恶心、呕吐、肛门坠胀、低热等，若蒂扭转小于 360°，则有自然复位可能，表现为腹痛逐渐减轻。

2. 肿瘤破裂导致内出血过多时可出现休克。

3. 腹部体征　一侧或双侧下腹部压痛、反跳痛、腹肌紧张，较大囊肿破裂可出现腹部膨隆或移动性浊音。

4. 妇科检查　蒂扭转患者可在一侧附件区触及边界清楚的肿块，肿块与子宫连接处有明显触痛。肿瘤破裂者在妇科检查时可发现原有肿瘤缩小或消失，子宫或肿块有漂浮感。如为恶性肿瘤破裂，可导致盆腹腔种植转移，子宫后方或阴道后穹隆可触及质地较硬的肿块和结节。

三、诊断

根据病史、症状、体征，诊断并不困难，必要时可行以下辅助检查：

1. 盆腹腔 B 超　蒂扭转者可于一侧附件区探及肿块回声，破裂者于盆腹腔探及液性暗区，肿块较前缩小。

2. 腹腔穿刺或后穹隆穿刺　B 超探及有盆腹腔积液、怀疑肿瘤破裂时，穿刺可抽出囊内液或血性液。

四、治疗

凡疑有卵巢肿瘤蒂扭转或破裂者应立即行腹腔镜探查或开腹探查术，根据术中情况及肿瘤冷冻切片病理结果决定手术范围：

1. 如为卵巢恶性肿瘤，按照原则行经腹卵巢肿瘤细胞减灭术。

2. 如为卵巢良性肿瘤破裂或不全扭转，卵巢血供未受影响者，可行卵巢肿瘤剔除术。

3. 如为卵巢交界性肿瘤或蒂扭转已导致卵巢血供中断坏死时，应行患侧附件切除术。

五、腹腔镜手术操作要点

1. 腹腔镜下卵巢囊肿剔除术

(1) 将不全扭转的卵巢肿瘤复位，用单极电凝钳点凝卵巢表面皮质达囊肿壁，尽量不要穿破囊肿壁，分离钳钝性分离卵巢皮质与囊肿壁间隙，逐步剥离并完整剔除肿瘤(图 26-29、图 26-30)。

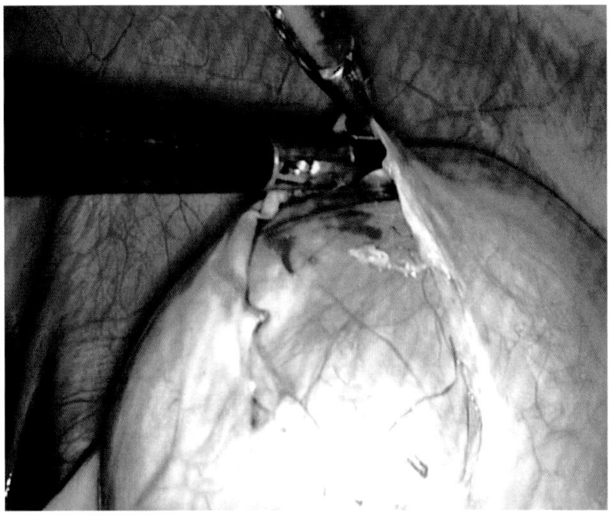

图 26-29　切开、分离囊肿壁

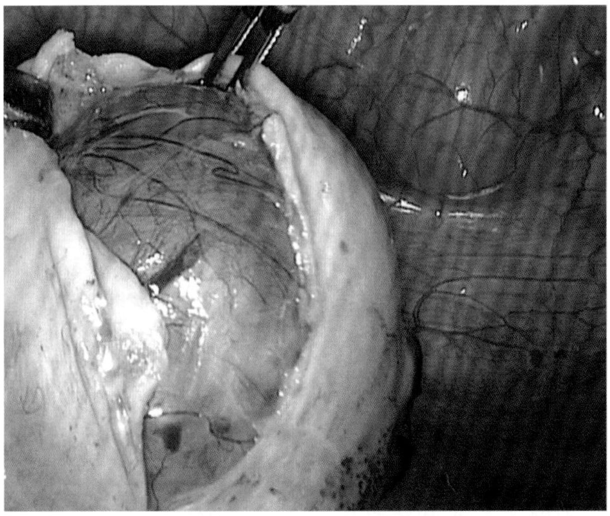

图 26-30　分离、剥除囊肿

(2) 若为良性囊肿破裂，用剪刀剪除破口处部分卵巢皮质和囊壁，再用分离钳沿卵巢皮质切口分离剔除囊壁。

(3) 若卵巢皮质剥离面有活动性渗血，可用双极电凝钳止血，少量渗血可用单极电凝钳点凝。若渗血面较大或电凝止血效果不佳时，不宜反复电凝，可用 2-0 或 3-0 可吸收缝线缝合卵巢皮质止血。

(4) 将剥除的卵巢肿瘤或囊壁组织放入标本袋(图 26-31)，经 10mm 套管孔取出，送冷冻病理检查。取出标本时注意不要弄破标本袋，以免造成肿瘤播散种植。

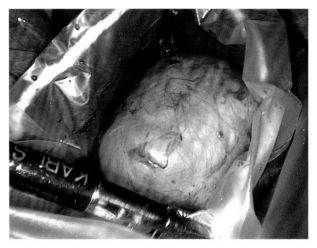

图 26-31　卵巢肿瘤装袋取出

2. 腹腔镜下单侧附件切除术

(1) 卵巢肿瘤蒂扭转致卵巢和输卵管血供中断发生坏死时，术中不能将扭转的肿瘤复位，以防止血栓脱落造成重要器官栓塞。

(2) 在辨认清楚输尿管位置和走行后，用单极或双极电凝钳凝切扭转的蒂部，包括骨盆漏斗韧带、阔韧带、输卵管峡部和卵巢固有韧带，切除患侧附件，放入标本袋中经 10mm 套管孔取出，送冷冻病理检查。凝切蒂部时注意避免损伤输尿管(图 26-32~ 图 26-34)。

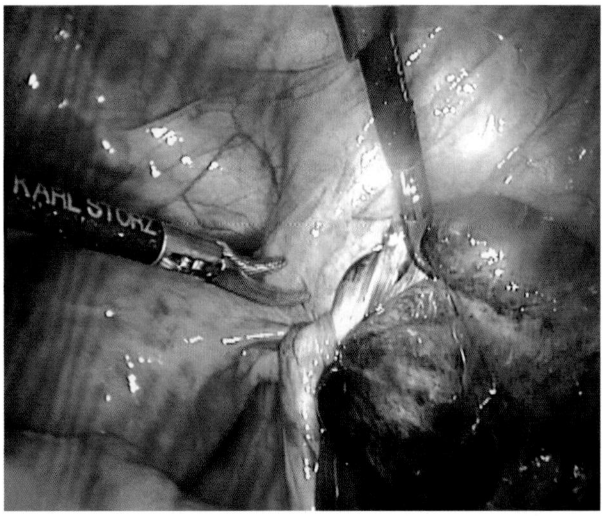

图 26-32　蒂扭转根部

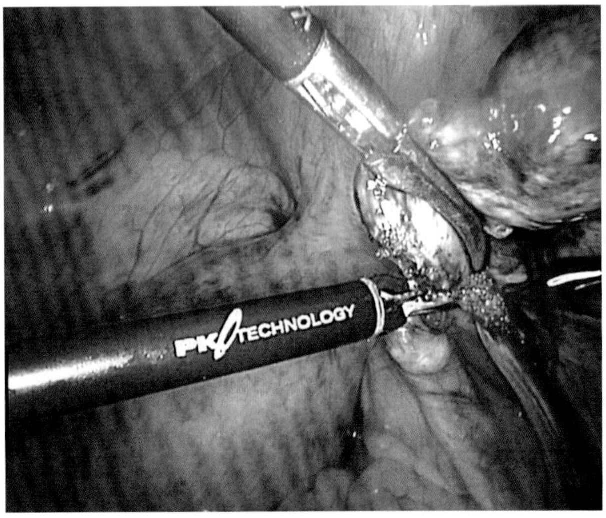

图 26-33 凝切带根部

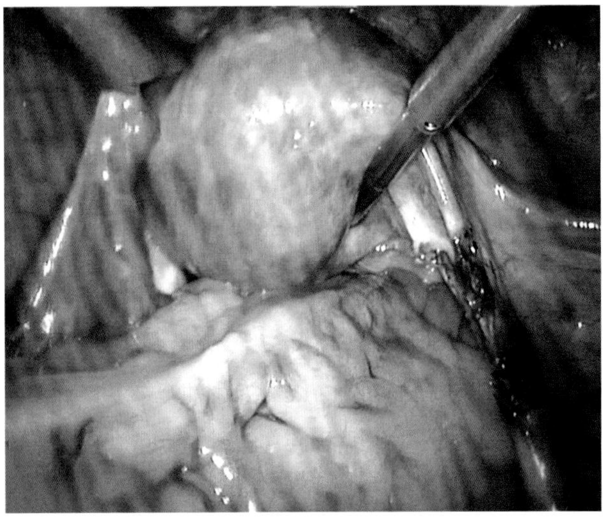

图 26-34 患侧附件切除术后

第五节 子宫内膜异位症

子宫内膜异位症是指子宫内膜组织(内膜腺体和间质)出现在子宫腔及肌层以外,是妇科最常见的良性疾病,但具有类似恶性肿瘤的远处转移和种植生长特点。子宫内膜异位症常见部位是盆腔脏器和腹膜,其中以卵巢最为常见,其他常见部位有子宫骶韧带、直肠子宫陷凹、子宫下段前后壁浆膜、乙状结肠和直肠表面及肌层、阴道直肠隔、剖宫产腹壁切口、会阴侧切切口等,罕见部位有脐、膀胱、肾、输尿管、肺、胸膜、乳腺、会阴、手臂、大腿等。按发病部位、临床表现和处理方式不同分为腹膜型、卵巢型及深部浸润型。深部浸润型子宫内膜异位症(deep infiltrating endometriosis,DIE)是指异位病灶在盆腔腹膜下浸润深度超过 5mm,主要分布于子宫骶韧带、直肠子宫陷凹、阴道直肠隔、肠道及膀胱等,是一种特殊类型的子宫内膜异位症(图 26-35)。

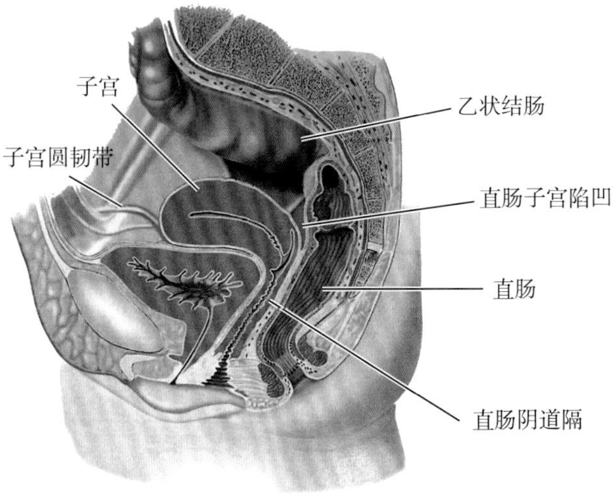

图 26-35 深部浸润型子宫内膜异位症好发部位

一、临床表现

1. 痛经、下腹痛、性交痛 痛经多为继发性,并随局部病变加重而逐渐加剧。部分患者可有下腹深部疼痛,无明显规律性,疼痛程度与病变大小不成正比。直肠子宫陷凹及阴道直肠隔有异位病灶时可出现深部性交痛,且在经前期更明显。

2. 不孕 约 40% 患者有不孕病史。

3. 月经异常 15%~30% 患者出现经量增多、经期延长或经前点滴出血。

4. 其他症状 肠道子宫内膜异位症患者可出现经期加重的下腹坠痛、肛门坠胀、排便疼痛、排便频次异常、腹泻、便秘等,甚至可出现周期性血便。膀胱有子宫内膜异位病变受累时可出现周期性血尿、尿频、尿痛。异位病灶侵犯或压迫输尿管时,可引起输尿管狭窄、阻塞,出现腰痛和血尿,严重者可导致肾盂积水和肾脏皮质萎缩。腹壁或会阴瘢痕异位病灶可在经期出现瘢痕部位胀痛,并可触及触痛性肿块,经后症状可缓解。

5. 体征 妇科双合诊及三合诊检查,在子宫后壁、子宫骶韧带、直肠子宫陷凹等处可触及痛性结节,子宫常呈后位固定,一侧或双侧附件区可触及与子宫粘连的囊性包块,常有压痛、活动度欠佳。阴道直肠隔病灶向阴道生长突起时,在阴道后穹隆可见紫蓝色结节。直肠有病变累及时,肛诊可触及突向肠腔的痛性结节。

二、诊断

1. B超　经腹和经阴道B超检查是诊断卵巢子宫内膜异位囊肿的重要方法，典型图像为卵巢内囊肿，囊壁较厚，囊内见密集细小光点。经直肠超声与经阴道超声结合有助于探测直肠子宫陷凹、阴道直肠隔、阴道壁、直肠壁等部位的异位病灶。

2. MRI　是深部浸润型子宫内膜异位症（DIE）的最佳检查手段，按MRI成像及病灶发生部位特点，DIE可分为3型：Ⅰ型，阴道直肠隔型，约占10%，病灶较小，直径小于2cm，未侵犯宫颈，可与阴道后穹隆病灶同时存在；Ⅱ型，阴道后穹隆型，临床上较为常见，约占65%，其中20%患者合并阴道直肠隔DIE；Ⅲ型，沙漏型或哑铃形，病灶较大，直径大于3cm，从阴道后穹隆、宫颈后方延伸至直肠，常常浸润直肠肌层。Ⅲ型患者术前需做超声肠镜、IVP等检查。此分型对术前准备及手术方式有指导意义。

3. 血CA125测定　中、重度子宫内膜异位症患者的血CA125可升高，其特异性可达80%，但敏感度偏低，约为20%~50%。

4. 腹腔镜探查　是目前诊断盆腔子宫内膜异位症的最佳方法（金标准）。

腹腔镜下子宫内膜异位症特征性表现包括：

（1）盆腔腹膜表面的黑色、咖啡色或紫蓝色结节，含有陈旧性出血的小囊肿，红色种植灶、白色斑块或瘢痕、黄棕色斑点等（图26-36、图26-37）。

（2）卵巢内巧克力囊肿形成，多与子宫、盆腔侧壁腹膜及肠管粘连，内含浓稠咖啡色囊液（图26-38、图26-39）。

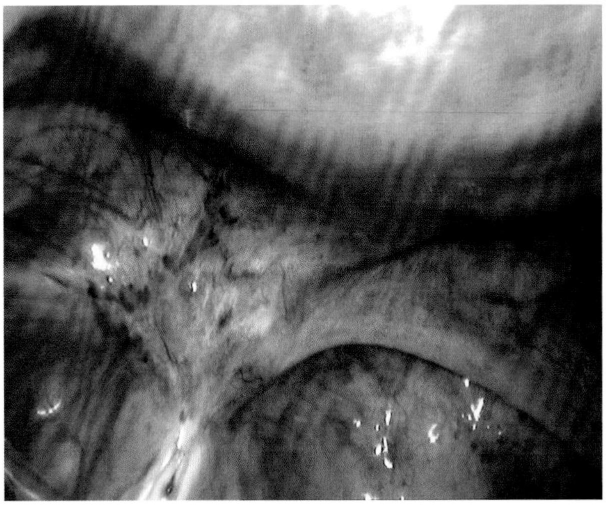

图26-37　子宫骶韧带异位症病灶

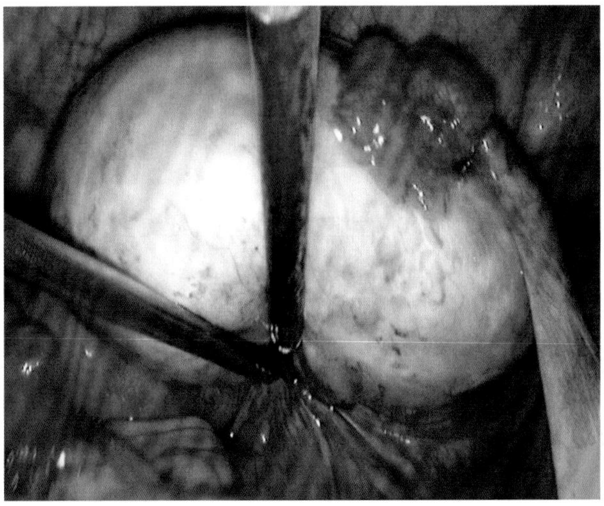

图26-38　卵巢巧克力囊肿与盆壁腹膜粘连

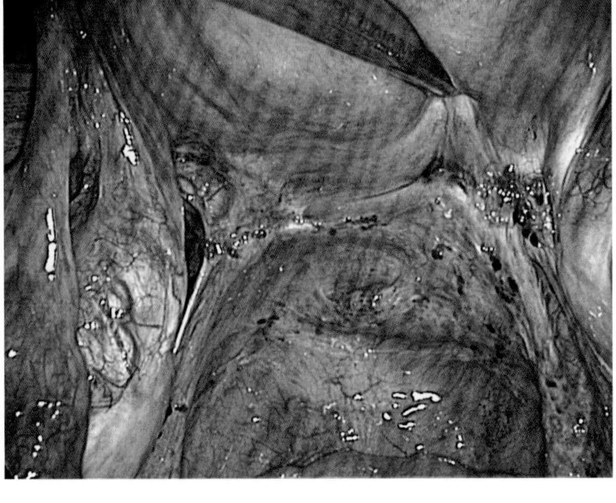

图26-36　盆底腹膜异位症病灶

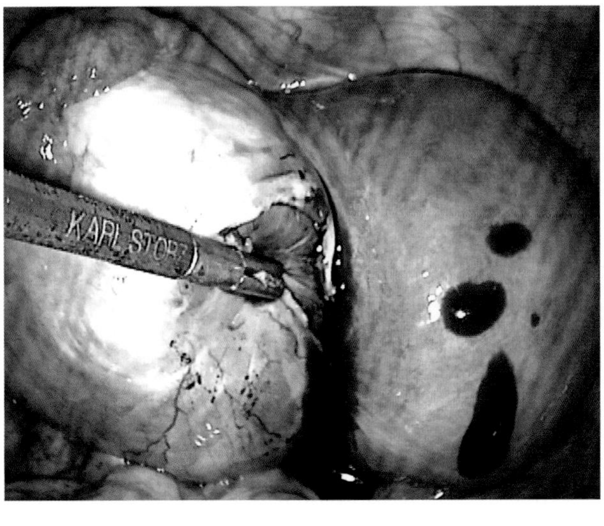

图26-39　卵巢巧克力囊肿

因 DIE 的病灶均在腹膜下，所以腹腔镜探查在 DIE 的诊断上有一定局限性，腹腔镜对于直肠子宫陷凹已封闭或隐藏在腹膜后的异位病灶无法观察，需要联合腹腔镜下的器械触诊及阴道直肠触诊来判断病变范围，腹腔镜下可以观察到子宫骶韧带增粗、挛缩和结节，直肠子宫陷凹变浅或消失（图 26-40），侵犯结肠和直肠者可见受累的肠管壁僵硬、结节增厚。

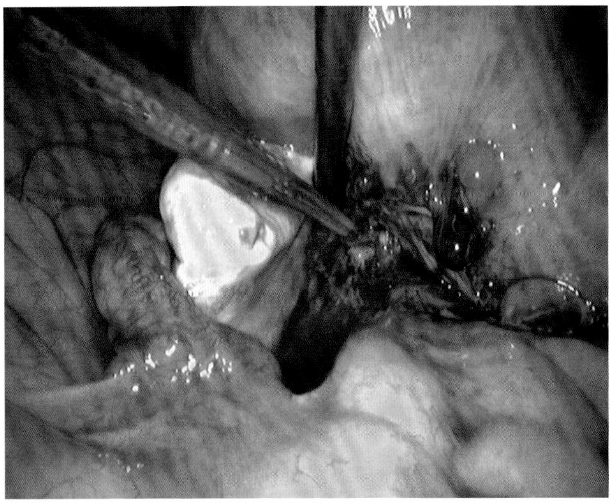

图 26-40　直肠子宫陷凹异位症病灶

5. 直肠镜、膀胱镜或输尿管镜检查　对可疑有直肠或膀胱 DIE 的患者进行检查，以确定病变部位、大小，侵犯深度，管腔有无狭窄，在可疑病变部位取活检，以助诊断并排除肿瘤。

三、治疗

应根据患者的年龄、症状、病变部位、范围及生育要求等情况全面考虑。

1. 药物治疗　适用于症状较轻、囊肿较小的患者，常用药物有：

（1）口服避孕药：短效避孕药，每日 1 片，连续服用 6~9 个月。

（2）孕激素：甲羟孕酮，每日 30mg；炔诺酮，每日 5mg；甲地孕酮，每日 40mg，连续服用 3~6 个月。

（3）米非司酮：每日 25~100mg，连续服用 3~6 个月。

（4）孕三烯酮：2.5mg，每周 2 次，连续服用 3~6 个月。

（5）丹那唑：200mg，每日 2~3 次，连续服用 3~6 个月。

（6）促性腺激素释放激素激动剂（GnRH-a）：戈舍瑞林，3.6mg 皮下注射，每 28 天一次，共 3~6 次。

药物治疗期间要注意肝功能受损、水钠潴留、骨质疏松等副作用。

2. 手术治疗　适用于药物治疗后症状无缓解、局部病变加重、生育功能未恢复及卵巢囊肿 ≥ 5cm 者。根据患者年龄、病变严重程度、生育状况及要求，决定手术方式和手术范围，可行腹腔镜手术或开腹手术，手术方式包括：

（1）保留生育功能的手术：剔除卵巢子宫内膜异位囊肿，切除或破坏腹膜表面异位病灶，保留子宫、双侧或一侧附件。适用于年轻、有生育要求的患者，术后复发率约为 40%。

（2）保留卵巢功能的手术：将盆腔内异位病灶及子宫切除，保留至少一侧卵巢或部分卵巢组织，以维持内分泌功能，适用于 45 岁以下、无生育要求的重症患者，术后复发率约为 5%。

（3）根治性手术：切除子宫、双侧附件，并清除盆腔内所有异位病灶，适用于大于 45 岁的重症患者。

四、子宫内膜异位症的腹腔镜手术操作要点

1. 腹腔镜下卵巢子宫内膜异位囊肿剔除术

（1）患者取截石位，自阴道置入举宫器，可前后左右摇摆子宫，以便术中暴露及处理。

（2）分离囊肿与子宫、盆壁腹膜或肠管的粘连，分离中囊肿多会破裂，吸净囊内液并反复冲洗囊腔。

（3）修剪破口处组织，在囊肿壁与卵巢皮质的间隙中分离，完整剥除囊肿壁，放入标本袋经腹壁套管孔取出，送病理检查（图 26-41~ 图 26-44）。

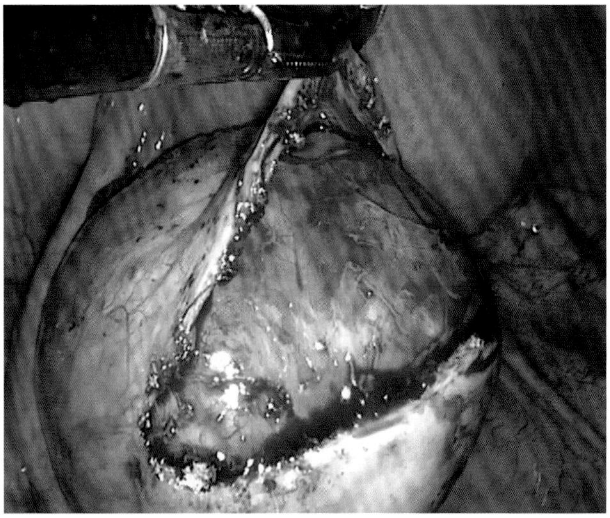

图 26-41　切开、分离囊肿壁

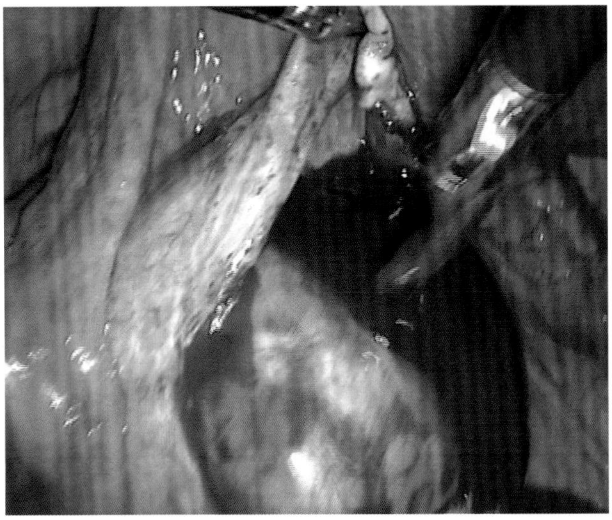

图 26-42　切开、分离囊肿壁

（4）卵巢剥离创面如有少量渗血，可用单极或双极电凝止血，但不宜反复电凝，如止血效果不佳可用2-0或3-0可吸收缝线缝合卵巢皮质止血。

（5）分离囊肿与盆侧壁腹膜粘连的创面渗血时，如用单极电凝止血，要注意勿损伤输尿管，必要时可打开盆侧壁腹膜，游离并推开输尿管后再电凝止血。

2. 腹腔镜下全子宫、一侧或双侧附件切除术

（1）患者取截石位，自阴道置入举宫器，可前后左右摇摆子宫，以便术中处理子宫韧带和血管。

（2）如果保留一侧附件，则用双极电凝钳或PK刀凝切患侧输卵管峡部、卵巢固有韧带，再向下凝切圆韧带、阔韧带前后叶至子宫峡部水平（图26-45、图26-46）。

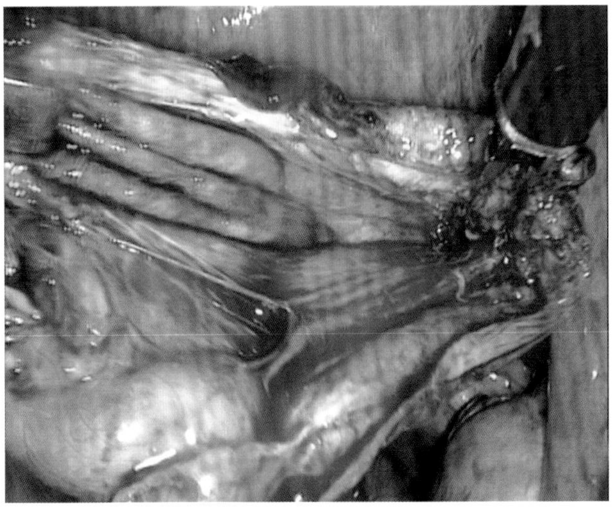

图 26-43　剥除囊肿壁

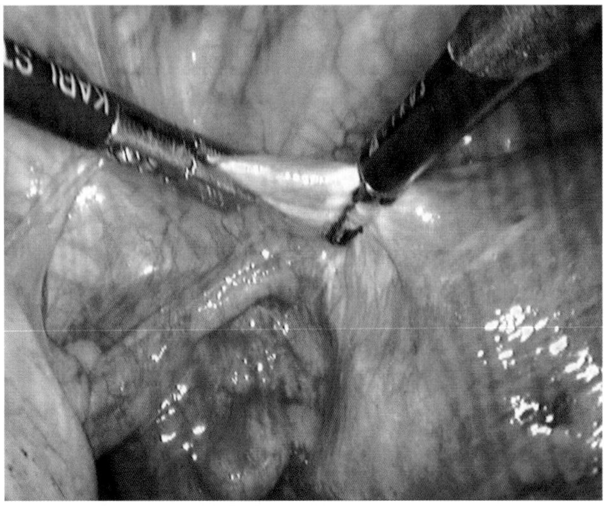

图 26-45　凝切圆韧带

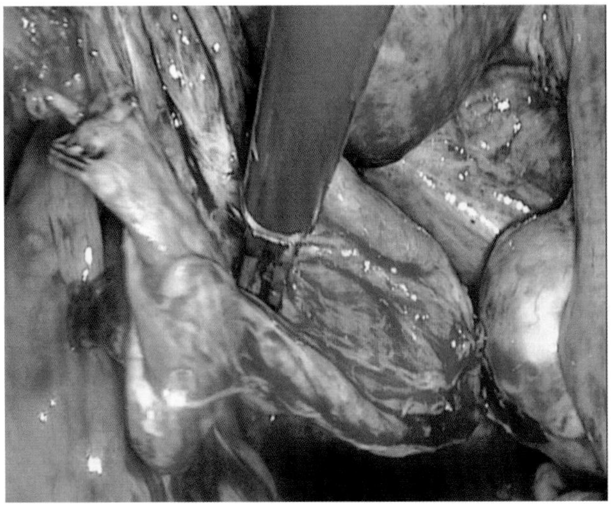

图 26-44　剥除囊肿壁

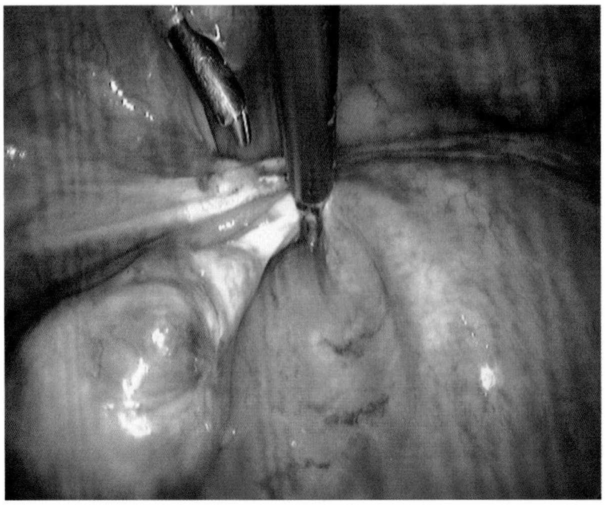

图 26-46　凝切输卵管峡部、卵巢固有韧带（保留附件）

(3) 如果不保留附件,则用双极电凝钳或 PK 刀在近卵巢门处分别凝切骨盆漏斗韧带(图 26-47)、盆侧壁腹膜、圆韧带及阔韧带前后叶,凝切骨盆漏斗韧带时需注意避免损伤输尿管。

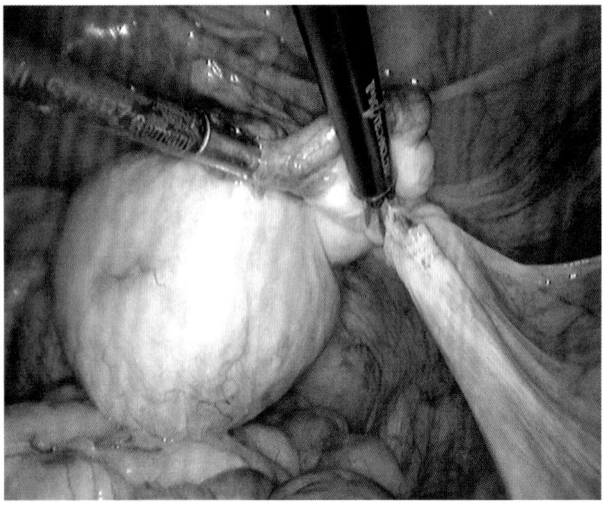

图 26-47 凝切骨盆漏斗韧带(不保留附件)

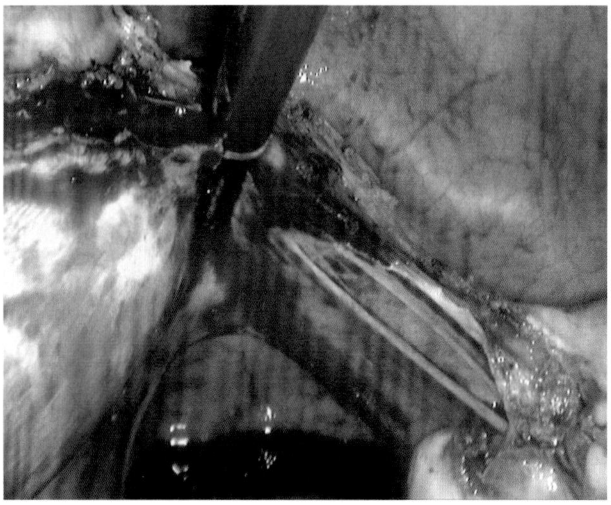

图 26-49 凝切子宫血管

(4) 切开膀胱子宫腹膜返折(图 26-48),向下推开膀胱至宫颈下方。助手将子宫向左侧倾斜,暴露子宫右侧血管,紧贴子宫峡部侧壁凝切子宫血管(图 26-49),此处距输尿管仅约 2cm,注意避免损伤。同法处理左侧子宫血管。

(5) 分离直肠子宫陷凹处的粘连,切开腹膜返折,向下分离并推开直肠。紧贴宫颈分次凝切双侧子宫骶韧带、子宫主韧带至阴道穹隆(图 26-50、图 26-51)。

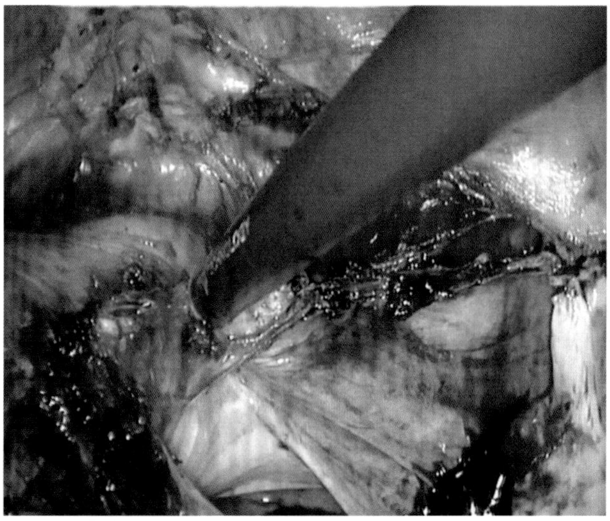

图 26-50 凝切子宫主韧带

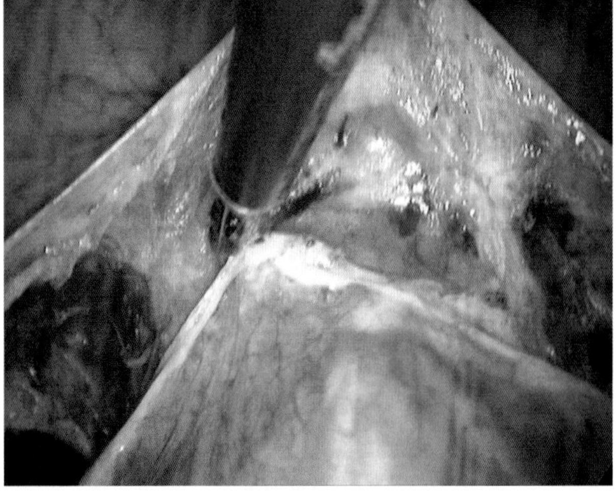

图 26-48 切开膀胱子宫腹膜返折,下推膀胱

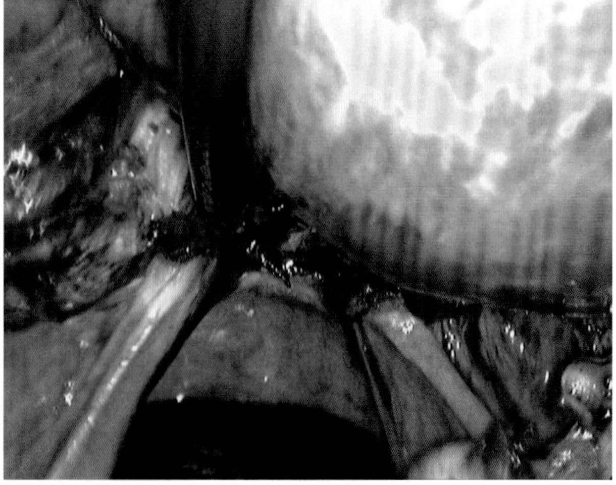

图 26-51 凝切子宫骶韧带

(6) 转阴道操作：电刀环形切开阴道前后穹隆进入腹腔，切断双侧部分主韧带，切除子宫后经阴道取出，用 1-0 可吸收缝线间断缝合阴道前后壁。

(7) 腹腔镜下再次仔细检查盆腔内各断端、创面，彻底止血，必要时放置腹腔引流管自左下腹穿刺孔或自阴道断端引出（图 26-52）。

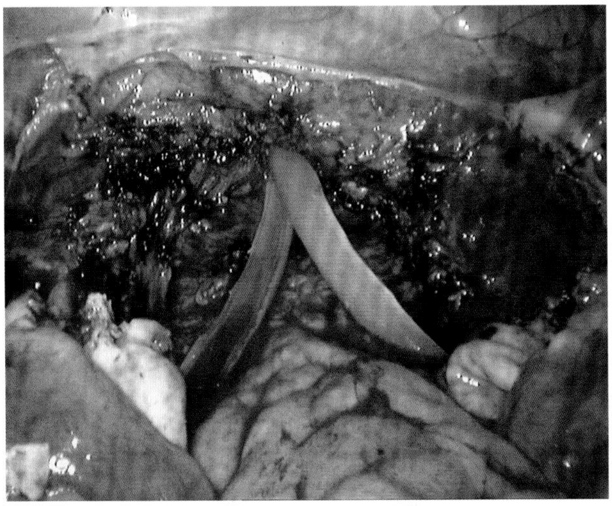

图 26-52　经阴道放置引流管

3. 深部浸润型子宫内膜异位症的腹腔镜手术

(1) 如有卵巢子宫内膜异位囊肿和盆腔粘连，应先处理，以免术野被这些病变遮挡（图 26-53、图 26-54）。

(2) 用超声刀或 PK 刀游离双侧输尿管（图 26-55、图 26-56），并向外侧推开。

(3) 分离直肠侧窝，以便将直肠从子宫骶韧带上推开，暴露骶韧带深浅部。

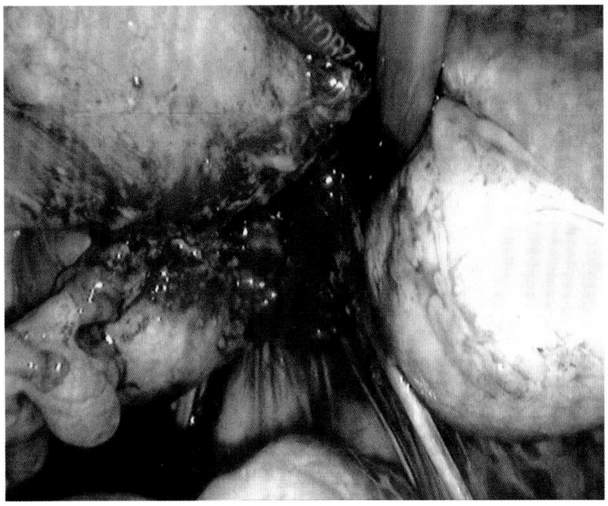

图 26-54　分离盆腔粘连

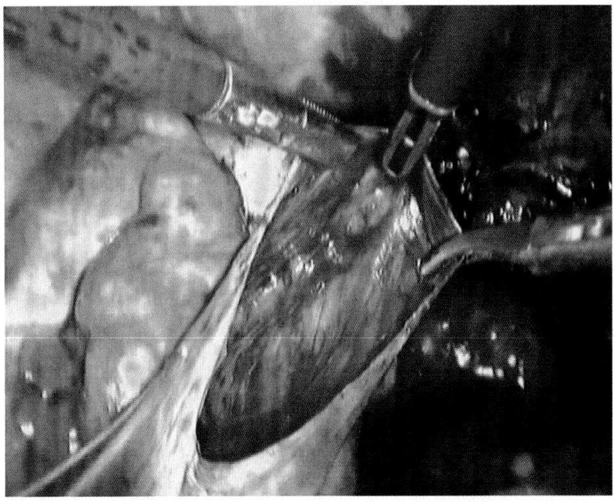

图 26-55　分离输尿管

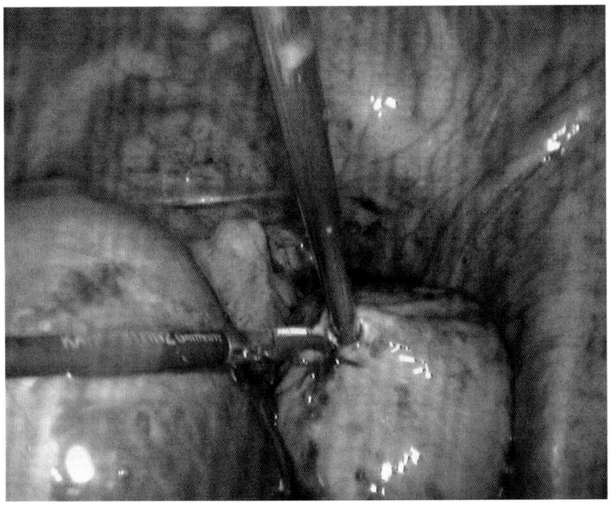

图 26-53　剔除卵巢巧克力囊肿

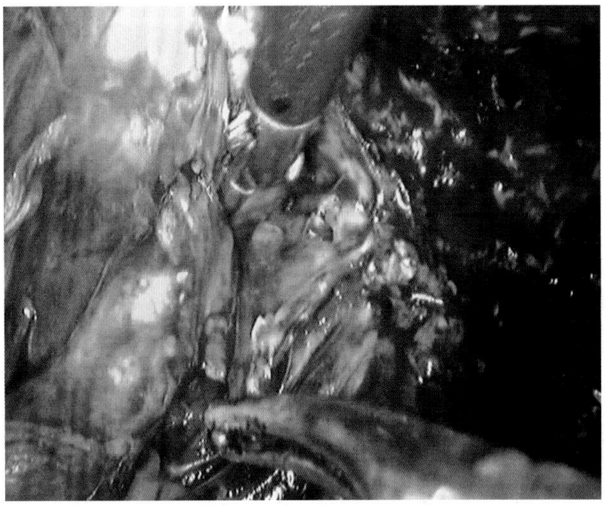

图 26-56　分离输尿管

（4）如病变未累及直肠壁，则沿直肠表面分离阴道直肠间隙，暴露阴道直肠隔病灶，切除骶韧带、宫颈后的病灶结节及阴道后壁病灶（图 26-57~ 图 26-59）。

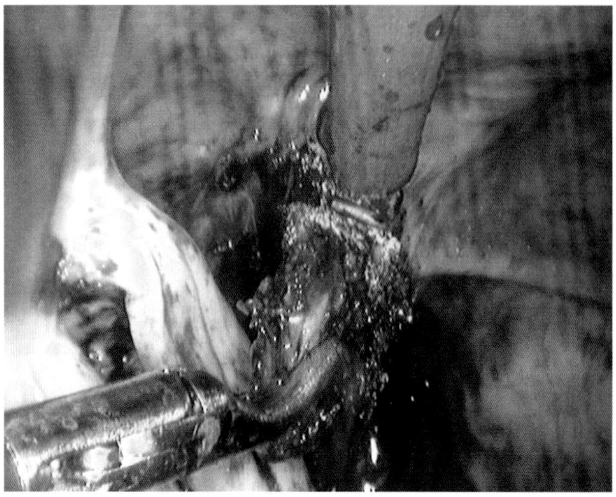

图 26-57　切除骶韧带病灶

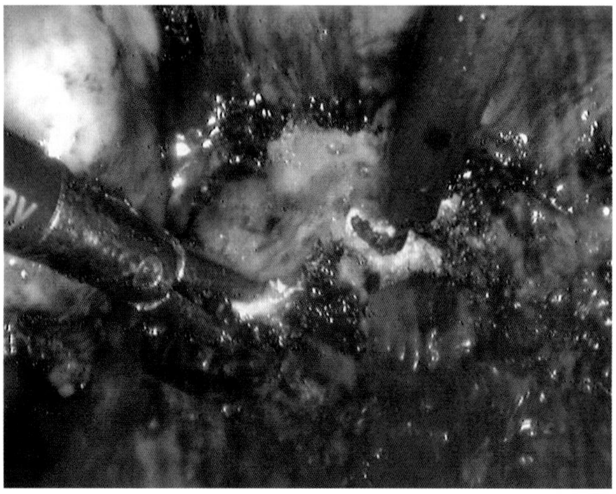

图 26-58　切除宫颈后壁病灶

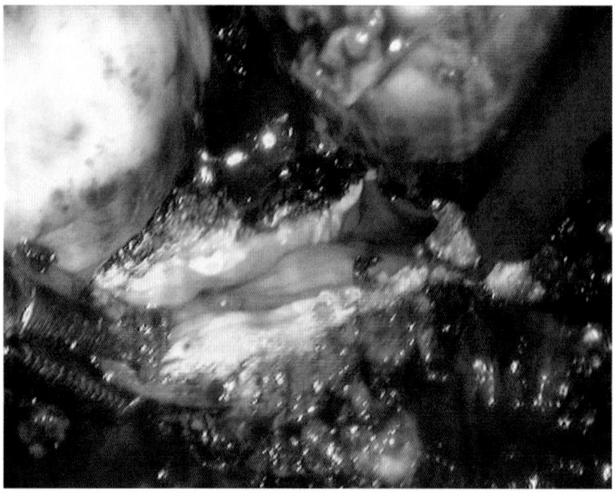

图 26-59　切除阴道后壁病灶

4. 肠壁子宫内膜异位症病灶的切除

（1）如病变仅累及肠壁浅层，可单纯切除肠壁表面病灶，手术可用超声刀和剪刀切除，不建议用电凝切除，以避免热损伤，影响创面愈合，病灶切除后用可吸收线间断缝合创面浆肌层。

（2）如病灶 <2cm 但浸润肠壁深肌层或全层，可行肠壁病灶碟形切除，用超声刀和剪刀切除病灶肠壁全层，肠壁切口缺损用可吸收线双层缝合修补。

（3）如病变累及直肠壁全层且单个病灶直径 >2cm，或病灶浸润大于 1/2 肠管周径，或多个病灶同时存在，则行节段性肠切除吻合术（图 26-60~ 图 26-62），手术步骤参照本书腹腔镜直肠手术章节。这种方法切除病灶彻底，治疗效果确切，但手术难度较大，并发症发生率升高。

（4）肠道异位病灶切除难度较大，手术并发症发生率高，术前需与胃肠外科医生一起评估病变严重

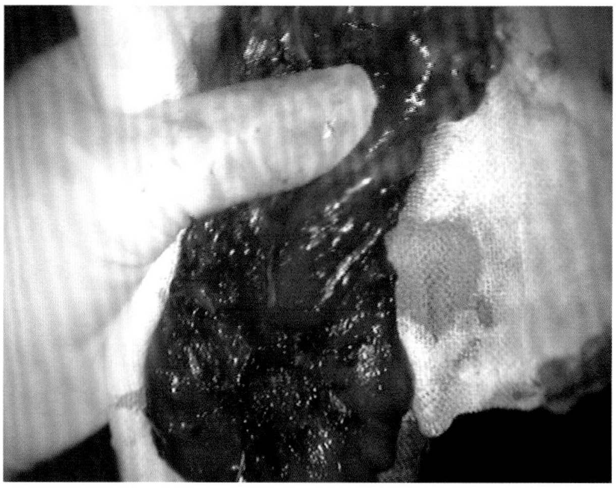

图 26-60　切除受累的肠管

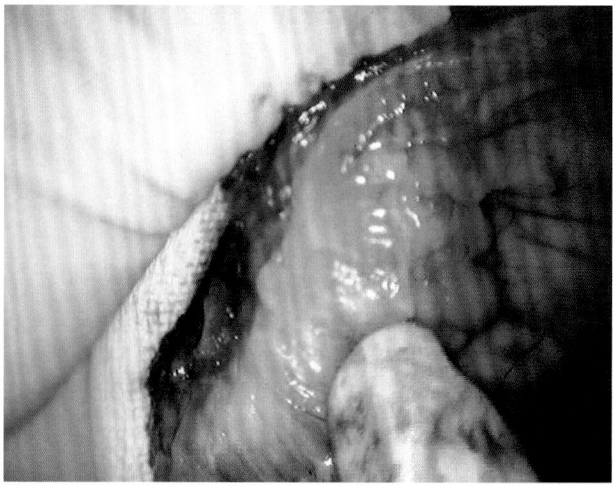

图 26-61　病变累及肠管全层

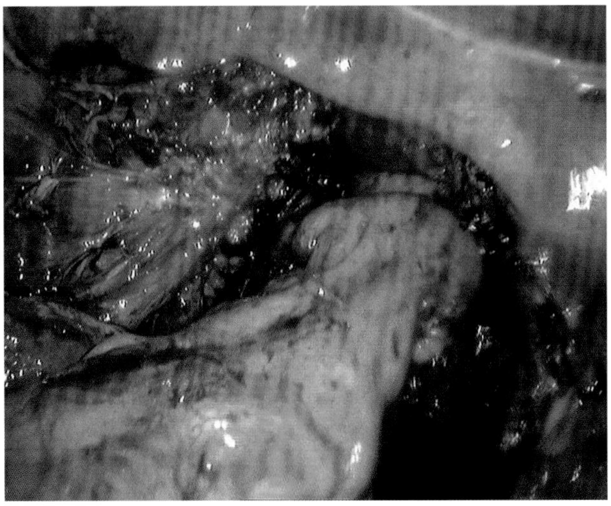

图 26-62　直肠部分切除吻合后

程度、手术难度，做好充足的术前准备，讨论并制订详细的手术方案，将手术的风险和防范措施向患者和家属言明，并由两专科医生共同完成手术。手术结束前应常规行阴道检查和直肠充气检查，判断病灶切除是否彻底，以及肠壁有无损伤或吻合口漏。

第六节　妊娠相关胃肠道疾病

妊娠期随着子宫增大，腹内脏器特别是胃肠道的原有位置会发生改变，从而影响胃肠道功能以及胃肠道疾病的临床表现。由于部分影像学诊疗方法在妊娠期应用受到限制，导致一些胃肠道疾病诊断困难。虽然多数妊娠期胃肠道疾病可经保守治疗好转，但仍有部分急腹症需手术处理以挽救母儿生命。手术多由外科医生实施，在围术期需与妇产科医生密切沟通，以确保母儿安全。

一、妊娠合并急性阑尾炎

急性阑尾炎是妊娠期最常见的外科急腹症，其发病率与非孕期相同，为 0.5‰~1‰，可发生在妊娠各期，但分娩期及产后少见。妊娠期由于子宫增大、阑尾位置改变，其临床表现常不典型，但病情较非孕期发展快，易发生阑尾穿孔、腹膜炎、流产、早产、死胎等，严重者可危及母儿生命。因此，掌握妊娠期急性阑尾炎的特点，早期诊断和及时处理极为重要。妊娠期急性阑尾炎的特点包括：

1. 妊娠期出现的恶心、呕吐、食欲不振等症状与阑尾炎表现相似，不易区分。

2. 随着妊娠子宫增大，阑尾位置发生改变。回盲部可由右侧髂窝上升，使阑尾向上、向外、向后移位。增大的子宫可将腹前壁与感染部位分隔开，阑尾位置较深，故压痛部位常不典型，腹肌紧张不明显。

3. 增大的子宫将大网膜推向上腹部，故在阑尾穿孔后不易被包裹和局限，易扩散、发展为腹膜炎。

4. 妊娠期皮质激素分泌增多，抑制妊娠妇女免疫功能，可促进炎症发展。阑尾炎症可刺激子宫收缩，宫缩又使粘连不易形成，炎症不易局限。同时，宫缩痛又可混淆诊断，易误认为先兆流产或早产而延误治疗。

5. 妊娠期血白细胞计数可较非妊娠期高。

6. 妊娠期其他疾病如肾盂肾炎、输尿管结石、胎盘早剥、子宫肌瘤变性等均可能与阑尾炎相混淆。

（一）临床表现

1. 转移性右下腹痛伴恶心、呕吐，与非孕期阑尾炎相似。起病初期有上腹疼痛或脐周疼痛，逐渐转至右下腹，妊娠晚期疼痛部位可上移，但仍在右下腹区域。

2. 发热，多数患者体温低于 38℃。若阑尾穿孔、合并腹膜炎时，体温多超过 38℃。

3. 腹部体征　右下腹麦氏点或稍高处压痛、反跳痛，大部分患者可有腹肌紧张，但不如非孕期明显。妊娠晚期增大的子宫使阑尾向上移位，压痛点偏高。

4. 肛门指诊　直肠前壁右侧可有触痛，但因妊娠晚期阑尾移位，故触诊阴性时不能排除阑尾炎。

5. 常有慢性阑尾炎病史。

（二）诊断

因妊娠期急性阑尾炎的临床表现不典型，术前诊断准确率仅为 50%~75%，约 20% 患者在阑尾穿孔或并发腹膜炎时才被确诊。以下检查有助于诊断：

1. 血常规　血白细胞计数增高，中性粒细胞比值增高。

2. B 超　可见增大的阑尾，呈不可压缩的暗区和多层管状结构，其诊断的敏感性为 86%~100%，特异性为 81%~96%。

3. CT 或 MRI 检查　可用于 B 超检查未见到阑尾时，以减少阴性探查率。CT 诊断阑尾炎的敏感性为 77%~100%，特异性为 83%~100%，MRI 诊断的敏感性为 100%，特异性为 93.6%。目前认为妊娠期 X 线暴露小于 50mGy 不会导致流产和胎儿畸形，而拍摄一个腹部平片的暴露剂量为 2.5mGy，一次腹部 CT 扫描的暴露剂量为 30mGy，因此，在没有条件做

MRI 检查时，可以考虑选择 CT，但应尽可能缩短暴露时间，只扫描一次，早孕期做 CT 检查建议使用铅板遮挡盆腔。

4. 腹腔镜检查　当临床上高度怀疑阑尾炎而影像学无支持依据时，腹腔镜检查可提高诊断的准确率。腹腔镜探查适用于妊娠 20 周以内，根据探查结果决定手术方式，行腹腔镜阑尾切除术或中转开腹手术。妊娠 20 周以后不建议行腹腔镜探查术。

（三）治疗

不论妊娠期限和病变程度，妊娠期急性阑尾炎一旦确诊，应立即手术。因漏诊、误诊或延误治疗而导致阑尾穿孔、腹膜炎，将明显增加母儿的患病率和死亡率，高度怀疑妊娠合并急性阑尾炎时，宜放宽手术探查适应证，一定比例的阴性探查率是允许的。

手术注意事项：

1. 手术方式　妊娠早期或中期（<20 周），可行腹腔镜阑尾切除术。≥20 周者，因子宫体积过大，应行开腹阑尾切除术。

2. 手术切口　妊娠早期（≤12 周）患者可采取麦氏切口，妊娠中晚期患者宜取经右腹直肌探查切口，同时可将手术床向左侧倾斜 20°~30°，使增大的子宫左移，以便暴露阑尾。

3. 手术操作要轻柔，注意保护切口，尽量避免刺激子宫。手术中应尽量避免缺氧和低血压，以免胎儿受损。

4. 如已形成阑尾周围脓肿，应在腹腔放置引流，不宜经阴道引流。

5. 除非有产科适应证，原则上仅处理阑尾病灶，不同时行剖宫产。如在妊娠晚期已形成腹膜炎或腹腔脓肿时，可先行腹膜外剖宫产术，再行阑尾切除术，但这样将增加产褥病率。

6. 术后应给予大剂量抗生素，如离预产期尚远，应予镇静和抑制宫缩等安胎治疗。如已临近预产期或胎儿已发育成熟（≥ 37 周），可任其自然分娩。

7. 腹腔镜手术时，患者取仰卧位，手术床向左倾斜 30°，使子宫向左移位，有利于暴露阑尾，同时有利于下腔静脉回流。CO_2 气腹压力应≤12mmHg，尽量缩短手术时间，以防止 CO_2 气腹导致胎儿酸中毒。

二、妊娠合并肠梗阻

妊娠合并肠梗阻较为罕见，其发病率为 1/17 000~1/150 000，与非妊娠期肠梗阻发病率无明显差异，但病情较为严重，导致孕产妇、围生儿的病死率高。其病因约 60%~70% 与既往手术所致的粘连有关，约 20% 病因为肠扭转，其他少见病因有肠套叠、嵌顿疝、肠道肿瘤等。妊娠期肠梗阻一旦发生肠穿孔，如诊断处理不及时，可导致孕产妇和胎儿死亡。妊娠期易发生肠梗阻的时间是：妊娠中期（孕 3~4 个月）子宫增大由盆腔升入腹腔时；妊娠接近足月（孕 8~9 个月）胎头入盆时，增大的子宫挤压、牵扯肠袢；分娩和产褥早期，子宫体积迅速缩小时。

（一）临床表现

肠梗阻的主要病理生理改变是肠膨胀和肠坏死、体液丧失和电解质紊乱、感染和毒素吸收。妊娠期肠梗阻的临床表现与非妊娠期肠梗阻相似，其典型的临床表现有：

1. 腹痛　持续性或阵发性腹部绞痛，伴发热、恶心、呕吐、腹胀，如呕吐物为血性，应考虑有绞窄性肠梗阻。

2. 肛门停止排气、排便。

3. 腹部可见肠型或蠕动波，腹部有压痛、反跳痛、腹肌紧张，听诊肠鸣音亢进，有气过水声或金属声。若有腹肌紧张、肠鸣音消失、出现移动性浊音时，应考虑有绞窄性肠梗阻。

（二）诊断

1. 影像学检查　B 超、X 线摄片、CT 检查均可用于妊娠期肠梗阻的诊断，三者诊断的符合率无明显差异。超声检查可动态观察，且可以避免胎儿受到放射线暴露，是妊娠合并肠梗阻的首选检查方法，对绞窄性肠梗阻有较高的诊断价值，诊断准确率可达 75.4%。对高度怀疑妊娠期肠梗阻，超声诊断不明确时，应行 X 线腹部平片检查，此时误诊的危害远大于 X 线对胎儿的影响。若腹平片见肠管扩张和液 - 气平面，可诊断肠梗阻。首次 X 线摄片检查不明确时，可在 6 小时后复查。CT 对肠梗阻的病因、部位、类型判断及诊断绞窄性肠梗阻有明显优势，孕期单次应用相对安全，但在妊娠 8~15 周时，胚胎暴露放射线可能导致严重的大脑发育迟滞，且这种损害并非剂量依赖性，因此这一阶段选择放射线检查应慎重。MRI 对妊娠合并肠梗阻的诊断价值并不优于 CT，孕早期不建议应用。

2. 实验室检查　血常规检查对妊娠合并肠梗阻的诊断无特殊价值，由于患者不能进食、频繁呕吐，体液大量丧失，可导致血容量减少、血液浓缩、电解质紊乱、酸碱平衡失调，应动态监测血清电解质、血气分析、二氧化碳结合力、尿素氮、血细胞比容、尿比重等。

（三）治疗

治疗原则同非孕期，根据梗阻的性质、程度、类别、部位及胎龄选择方案，纠正肠梗阻引起的水、电解质紊乱及酸碱失衡，解除肠道梗阻，并进行恰当的产科处理。

1. 非绞窄性肠梗阻，可在严密观察下保守治疗，包括禁食、胃肠减压、营养支持、维持水电解质平衡、预防感染等。如观察 12~24 小时症状无缓解或出现腹膜炎时，应尽快手术。

2. 绞窄性肠梗阻，不论发生在妊娠何期，均应尽早手术。

3. 手术方式以开腹为宜，应取正中或经右腹直肌探查切口，术中应仔细探查所有肠管，手术方式根据病因不同可分别行肠粘连松解术、肠扭转复位术、肠管部分切除术及肠造瘘术等。术中应尽量少干扰刺激子宫，补充足够的血容量，以减少血压波动导致损害胎儿。

4. 妇产科处理　妊娠合并肠梗阻经保守治疗缓解者，可继续妊娠。发生在妊娠早期（小于 12 周）而需手术治疗的患者，应先行人工流产术，部分患者流产后梗阻可以自行缓解。对孕 12~28 周患者，外科手术操作对妊娠子宫影响不大，如无产科指征，无须终止妊娠，术后除胃肠外科常规治疗外，应给予镇静和抑制宫缩等安胎治疗。孕 28~34 周的患者，因手术操作对妊娠子宫有较大影响，应在促胎儿肺成熟的基础上，同时行剖宫产手术。妊娠晚期，尤其是孕 34 周以后的患者，胎儿肺已近成熟，胎儿存活率较高，可先行剖宫产术再行肠梗阻手术，以利于腹部术野的暴露。

妊娠合并肠梗阻是妇产科与胃肠外科的急危重症，病因复杂，应尽快检查以明确诊断，多科协同合作、及时处理，充分考虑母亲与胎儿两方面因素，经保守治疗无缓解或加重应及时手术探查，保证母儿安全。

（杨菊芳）

参考文献

[1] 曹泽毅．中华妇产科学(上册). 第 3 版[M]. 北京：人民卫生出版社，2014：609-612.

[2] 王丹丹，毕芳芳，杨清．腹腔镜在诊断和治疗盆腔炎症性疾病方面的应用[J]. 国际妇产科学杂志，2014，41(5)：555-557.

[3] Donnez J，Squifflet J. Laparoscopic excision of deep endometriosis [J]. Obstet Gynecol Clin North Am，2004，31(3)：567-580.

[4] 陈淑琴，范莉，金文艳，等．腹腔镜诊断盆腔深部浸润型子宫内膜异位症的临床价值[J]. 中国实用妇科与产科杂志，2014，30(8)：603-607.

[5] 姚书忠，梁炎春．肠道子宫内膜异位症诊断及治疗[J]. 中国实用妇科与产科杂志，2013，29(1)：14-17.

[6] Meuleman C，Tomassetti C，Hoore A，*et al*. Surgical treatment of deeply infiltrating endometriosis with colorectal involvement [J]. Hum Reprod Update，2011，17(3)：311-326.

[7] Debnath J，Sharma P，Maurya V. Diagnosing appendicitis during pregnancy：which study when? [J]. Am J Obstet Gynecol，2016，214(1)：135-136.

[8] Yoo KC，Park JH，Pak KH，*et al*. Could laparoscopic appendectomy in pregnant women affect obstetric outcomes? A multicenter study [J]. Int J Colorectal Dis，2016 Apr 12. [Epub ahead of print].

[9] Kosai NR，Amin-Tai H，Gendeh HS，*et al*. Pregnant and severe acute abdominal pain：A surgical diagnostic dilemma [J]. Clin Ter，2015，166(3)：110-113.

[10] Webster PJ，Bailey MA，Wilson J，*et al*. Small bowel obstruction in pregnancy is a complex surgical problem with a high risk of fetal loss [J]. Ann R Coll Surg Engl，2015，97(5)：339-344.

[11] Bouyou J，Gaujoux S，Marcellin L，*et al*. Abdominal emergencies during pregnancy [J]. J Visc Surg，2015，152(6 Suppl)：S105-115.

第二十七章

腹腔镜胃肠外科相关泌尿外科问题

泌尿系统主要位于人体的腹膜后和盆腔，与胃肠外科涉及的脏器毗邻。胃肠外科疾病可以累及泌尿系统，如肿瘤侵犯，泌尿系统疾病也可能引起胃肠外科问题，如良性前列腺增生患者因排尿困难而长期利用腹压排尿，可导致腹股沟疝。腹腔镜胃肠外科手术也常涉及泌尿系统器官，如胃肠道肿瘤累及输尿管、膀胱，有时需泌尿外科和胃肠外科医生协同处理。

一、胃肠外科相关泌尿系统解剖

泌尿系统器官与胃肠道器官正常情况下有腹膜、筋膜和疏松结缔组织间隔，胃肠外科腹腔镜手术如按正确层次分离，可以避免损伤泌尿系统器官。

肾上腺、肾、输尿管位于壁腹膜与腹后壁之间，周围充填以脂肪为主的疏松结缔组织。肾上腺和肾脏位于腹膜后间隙的上方，共同被肾周筋膜和脂肪包绕。右肾上腺上方与肝右叶相邻，内侧靠近下腔静脉。右肾的前面与肝右叶相邻，下方与结肠肝曲相邻，内侧毗邻十二指肠。左肾上腺隔网膜囊与胃贲门相邻，前下方是胰尾和脾动脉，左肾前上方为胃底，中部前方为胰尾，下部与结肠脾曲毗邻。经腹腔手术，如果需要处理肾脏问题，一般是沿着Toldt线切开侧腹膜进入肾周腹膜后间隙，可以见到一层腹膜外脂肪，其深部为融合筋膜（fusion fascia）。融合筋膜是由十二指肠、胰、升降结肠等次生腹膜后位器官的系膜在胚胎发育过程中与腹后壁腹膜融合而成，其深面即是肾筋膜的前层。融合筋膜和肾筋膜前层之间为一无血管间隙，沿此间隙分离，在左侧，可将降结肠、胰尾向内游离，显露左肾门前方和腹主动脉；在右侧，可将升结肠、十二指肠、胰头和胆总管向内游离，显露右肾门前方和下腔静脉。由于融合筋膜和壁腹膜的间隙内有次生腹膜后位器官和血管，故尽量不要在此间隙内分离。在肾筋膜的外侧，融合筋膜的后方，可见到侧椎筋膜。侧椎筋膜是独立于Gerota筋膜的一层纤维膜，在Gerota筋膜的外侧，与腹横筋膜延续。侧椎筋膜在深面与Gerota筋膜后层之间也形成一无血管平面，其内无脂肪；在浅面与胸腰筋膜和前腹壁肌之间形成一容纳肾旁脂肪的间隙。手术中可以在其与Gerota筋膜后层之间的无血管平面游离肾外侧和后外侧。融合筋膜、肾筋膜和侧椎筋膜组成一个无血管三角。沿Toldt线切开结肠外侧间隙后即进入此三角。肾筋膜前层与融合筋膜之间（肾筋膜前间隙）、肾筋膜后层与侧椎筋膜之间（肾筋膜外间隙）、腰大肌腰方肌与肾周脂肪之间（腰肌前间隙），都存在无血管平面。这些层面即为肾手术时经腹腔途径的正确平面（图27-1）。

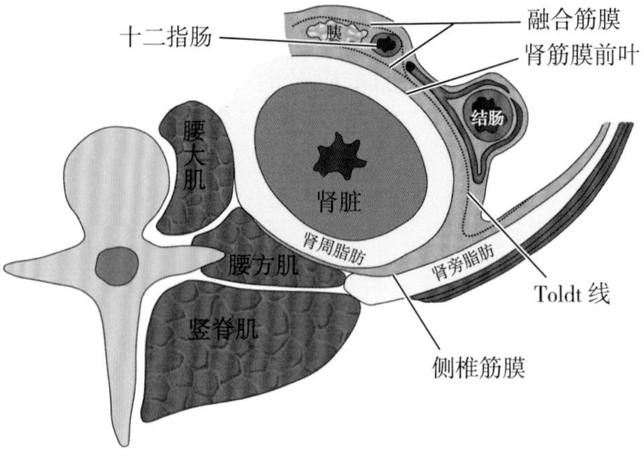

图27-1 肾周围筋膜示意图

肾蒂是肾门最重要的解剖结构，肾蒂的处理对于肾脏手术十分重要，肾蒂的一般排列顺序为：由前向后依次为肾静脉、肾动脉和肾盂；由上向下依次为肾动脉、肾静脉和肾盂。肾前、后筋膜相延续，其内容纳肾周脂肪、肾和肾盂输尿管鞘。肾盂输尿管鞘内容纳肾盂输尿管及周围脂肪，输尿管被包裹于脂肪中沿腰大肌表面行走，自肾盂至膀胱长约25~30cm，长度与身高有关。输尿管分为上、中、下三段，分别位于腰部、髂部、盆部。上、中段输尿管与胃肠道器官相邻，右侧输尿管前面自上而下依次为十二指肠降部、胰头、升结肠、阑尾，左侧输尿管前面自上而下依次为十二指肠空肠曲的右端、降结肠、乙状结肠及其系膜。输尿管向下跨越髂血管分叉处进入盆腔，在骶髂关节前内侧下行，经直肠前外侧壁与膀胱后壁之间斜行进入膀胱。胃肠道肿瘤有时可压迫或侵犯输尿管，造成上尿路梗阻。

膀胱及男性的前列腺、输精管和精囊腺位于盆腔。腹膜沿腹前壁下行，移行于膀胱表面，覆盖膀胱底、部分膀胱顶壁和侧壁，与膀胱表面有疏松结缔组织间隔，易于分离。腹膜向后覆盖输精管壶腹和精囊，在女性则覆盖子宫大部和阴道上部，并继续向后覆盖直肠前表面和两侧，再向上延续为后壁腹膜。腹膜在盆腔形成凹陷，为腹腔最低部位，男性为膀胱直肠陷凹，女性有膀胱子宫陷凹和直肠子宫陷凹。膀胱出口与尿道前列腺段延续，膀胱和前列腺的后方与直肠相邻，其间有 Denonvilliers 筋膜和疏松结缔组织。Denonvilliers 筋膜分前后 2 层，前层致密厚实，后层覆盖于直肠表面，前后层之间填充疏松结缔组织，并有膀胱和前列腺的供应血管和支配神经走行，是分离膀胱前列腺和直肠的入路，在此间隙内操作时，沿前层表面分离可减少血管神经损伤。

二、手术相关问题

（一）肾和肾上腺

腹腔镜胃肠外科手术涉及肾和肾上腺的情况不多，主要见于严重的消化道疾患，如结核，可造成腹膜后粘连、瘘道，累及肾上腺和肾脏。胃肠道肿瘤扩散转移也可侵及肾周组织、肾上腺和肾脏。如预计有此类情况，术前应重视全身情况的评估和支持治疗，行血肌酐（Cr）、尿素氮（BUN）检查了解总肾功能，因术中存在切除受累肾脏的可能，术前还应检查分肾功能，尤其是未受累肾脏是否正常或存在隐患，以判断术后单肾功能的代偿能力，这一点十分重要。

腹腔镜胃肠外科手术中，经腹腔探查肾脏，可以沿着 Toldt 线切开侧腹膜进入肾周腹膜后间隙（图 27-2），注意辨认腹膜外脂肪、融合筋膜、肾筋膜、肾脂肪囊和肾表面的纤维膜。肾筋膜质地细密，

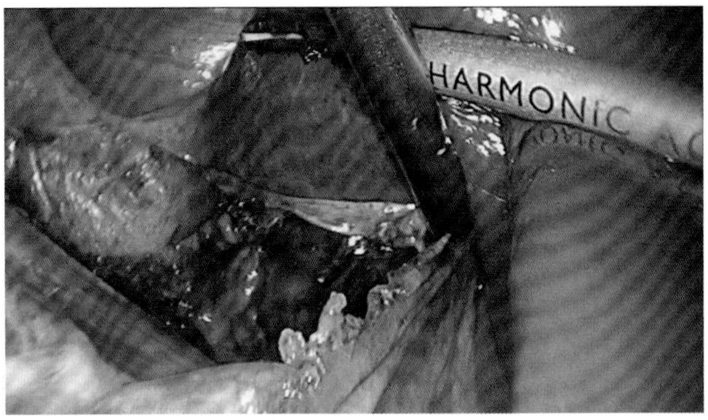

图 27-2　经腹腔切开后腹膜探查左肾

肾纤维膜与肾表面疏松相连，沿这些结构间隙分离时层次清晰，不易损伤肾脏和肾上腺（图 27-3~图 27-5）。如果病变范围广，已侵及肾脏实质、肾门血管和肾盂，或拟切除受累肾脏，应先分离并控制肾蒂血管后再继续进行，以避免出血导致手术困难（图 27-6）。对于较瘦的患者，在后腹膜表面操作时容易损伤左肾静脉（如行腹腔镜左半结肠切除时），应特别注意。

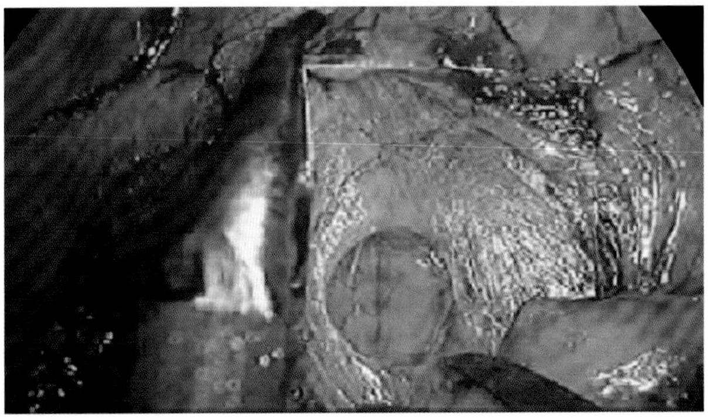

图 27-3　肾筋膜及其下的脂肪囊

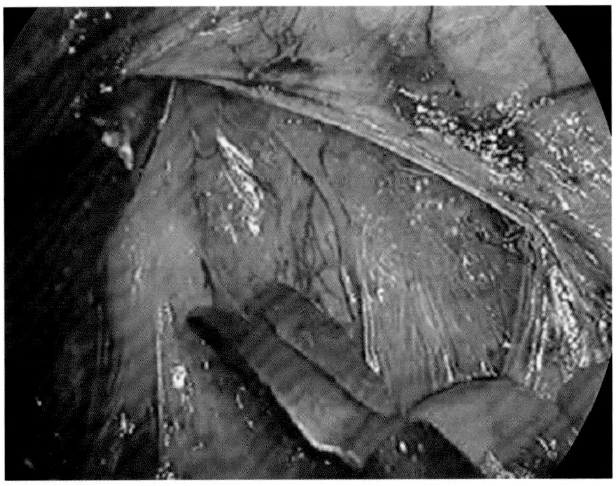

图 27-4　剪开肾脂肪囊至肾脏表面

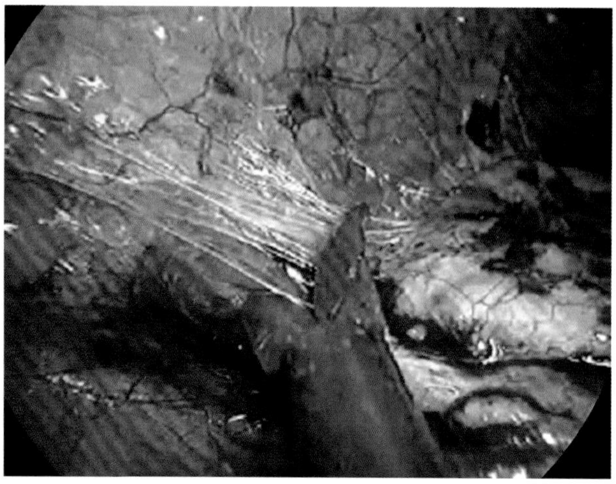

图 27-5　沿肾被膜表面游离肾脏

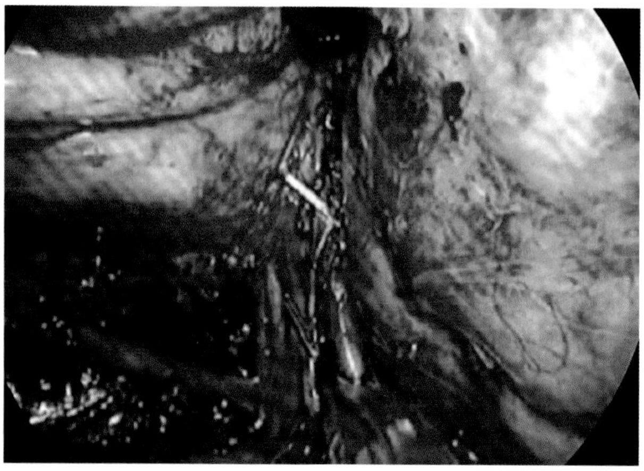

图 27-6　肾蒂血管

（二）输尿管

输尿管在腹膜后贯穿腰、髂、盆部，行程较长，与多个消化系统器官相邻，腹腔镜胃肠外科手术中应十分重视输尿管的辨认和保护。

可能涉及输尿管的胃肠外科疾病很多，如邻近输尿管的阑尾发生急性炎症时，可表现为镜下血尿；结肠肿瘤压迫、粘连输尿管，造成输尿管梗阻、上段积水、肾盂扩张，术中分离时也可能造成输尿管损伤；胃癌种植转移、结肠肿瘤淋巴转移也可压迫、包裹局段输尿管，导致梗阻、积水，严重时可发生感染、积脓，必需解除梗阻，有时为彻底切除病变需切除部分输尿管。

若术前考虑到输尿管受累的可能，应行肾功能和泌尿系 B 超检查，而 CT 和 MRI 检查可以提供更多的信息。如果发现肾积水，提示病变可能已经压迫或侵犯输尿管。如果肾功能失代偿，且双侧肾积水，应在术前放置双 J 输尿管支架管，若双侧置管均失败，应考虑肾穿刺造瘘，引流尿液，改善肾功能。若影像学检查提示病变广泛，虽未造成肾积水，但考虑术中输尿管损伤风险大，也应在术前经膀胱镜放置双侧输尿管导管，以便术中辨认输尿管行径。如果胃肠道病变已至晚期，已无手术切除指征，若发生输尿管梗阻以至肾功能受损，可以放置双 J 输尿管支架管，解除梗阻，保护肾功能，改善生存质量。若梗阻严重，双侧置管均失败，则选择肾功能较好的一侧行肾穿刺造瘘引流尿液。晚期患者如果一侧肾功能尚能代偿，则不必作特殊处理。

腹腔镜胃肠外科手术中，如果病变仅是邻近、或外压但尚未侵蚀输尿管，可以仔细分离切除病变，而不必处理输尿管。如果因术中电切电凝等操作造成输尿管壁表浅的小面积损伤，可以在手术结束后在膀胱镜下放置双 J 管，保留 1 个月，以防止狭窄。当病变已侵犯输尿管时，术中可以从梗阻处上段寻找和分离输尿管，因病变上段多有积水扩张，易于寻找，分离容易，再自此段向病变处游离（图 27-7）。若病变广泛侵及腹膜后，如肠道结核粘连、肿瘤扩散等，术中易致输尿管损伤，尤其是在分离结扎卵巢漏斗韧带或子宫动脉时，应注意输尿管的行程。若发生术中损伤，或需要切除部分输尿管时，可酌情行输尿管吻合、成型或造瘘术。

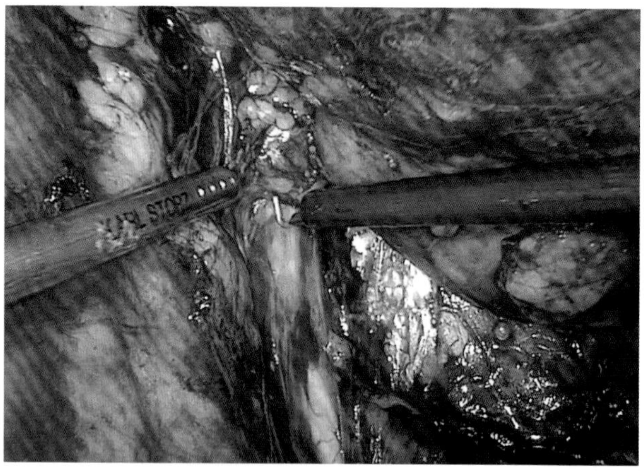

图 27-7　游离输尿管

输尿管行程较长，沿途有多支血液供应，上段来自肾动脉分支，中段来自腹主动脉、髂总动脉、睾丸/卵巢动脉、子宫动脉的分支，下段来自膀胱下动脉分支。这些血管在输尿管表面和进入外膜后形成广泛的交通网，因此部分供应血管的破坏不会影响输尿管血供。但长段输尿管游离，尤其是贴近管壁的长段游离则可能造成管壁缺血，所以，在游离较长段输尿管时，应注意保护外膜的完整性并保留一些管周组织，尽可能减少对交通支的破坏，以免节段性缺血。

腹腔镜胃肠外科手术中需行输尿管节段性切除时，若切除长度小于 3cm，可以直接在腹腔镜下游离其上、下段输尿管，切除后行无张力端 - 端吻合。吻合前需置入双 J 支架管（图 27-8），断端做成斜行切口，修剪齐整，吻合时黏膜对黏膜，避免内翻或外翻，用 4-0 可吸收线均匀间断全层缝合 6 针。如果切除后缺损过长，直接吻合会存在张力。若为上段输尿管缺损，可游离肾脏和肾蒂，游离后可使肾脏连同肾盂向下轻度移位。下段输尿管缺损可以游离部分膀胱壁以减轻张力。如果缺损段过长致无法吻合时，可以在腹膜后大血管前做通道，将输尿管断端与健侧输尿管行端 - 侧吻合，或行输尿管皮肤造口。如果连接肾盂的输尿管较短，可以行自体肾移植，游离后将肾脏置于同侧髂窝，输尿管与膀胱吻合。输尿管膀胱吻合时，应内留双 J 支架管，将输尿管全层与膀胱黏膜层用 4-0 可吸收线作均匀的 6 针间断缝合，再将输尿管外膜与膀胱肌层用 4-0 可吸收线作均匀的 6 针间断缝合，并可用周围结缔组织包埋吻合口（图 27-9）。有报道利用阑尾或肠管连接输尿管断端的吻合方式，因有分泌黏液、易于感染等并发症，较少应用。

（三）膀胱

膀胱是位于盆腔的腹膜外器官，腹腔镜胃肠外科手术一般不会损伤膀胱。临床常见的是因乙状结肠或直肠肿瘤侵犯而需作膀胱部分切除。若术前怀疑膀胱侵犯，应行泌尿系统 B 超检查，了解肾、输尿管是否有积水，而 CT 和 MRI 检查则更利于显示下段输尿管是否受累，及膀胱壁受侵犯的范围和深度。膀胱镜检查可更直观地了解膀胱内病变情况，也可同时置入输尿管导管以便于术中辨认。

当腹腔镜乙状结肠、直肠肿瘤切除术中需要切除部分膀胱时，可在腹膜外沿距受累部位边缘 0.5~1cm 处的正常膀胱壁分离（图 27-10~ 图 27-12），将受累及的膀胱壁和附带脂肪组织全部切除，膀胱内留置三腔导尿管，便于术后冲洗。缝合时将膀胱壁黏膜和肌层对位良好，用 2-0 可吸收线分 2 层连续缝合。缝合后经尿管注入 150ml 生理盐水，检查是否有渗漏，并放置术野引流。如果肿瘤同时侵犯输尿管下段和膀胱壁内段，应将受累输尿管一并切

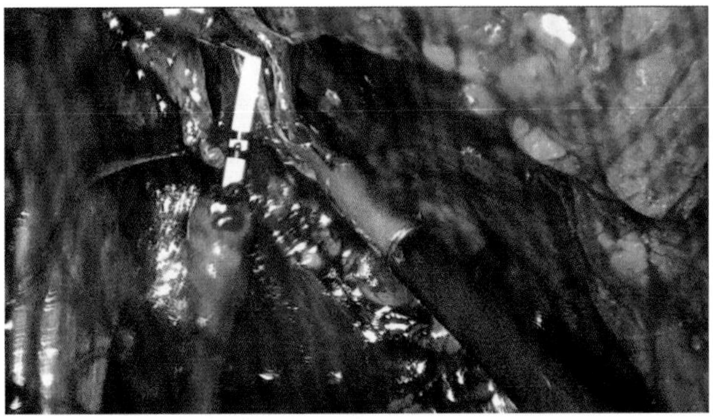

图 27-8　输尿管吻合，留双 J 支架管

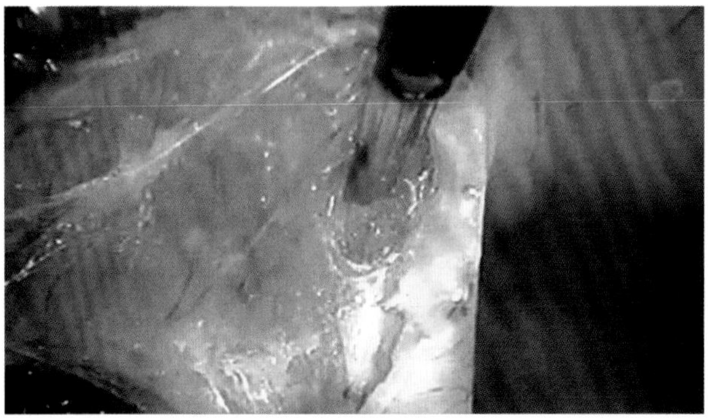

图 27-10　切开膀胱被覆腹膜

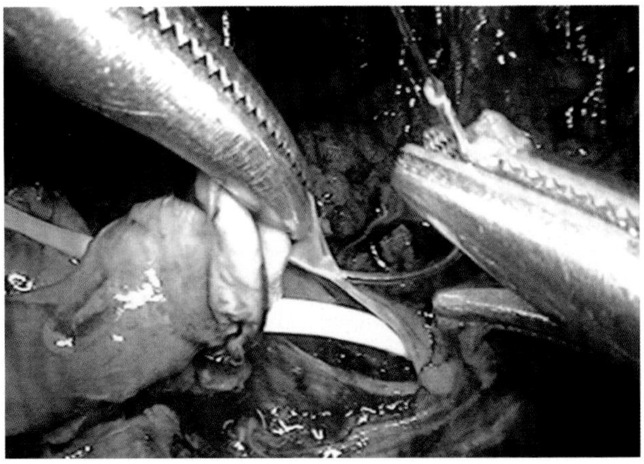

图 27-9　输尿管膀胱吻合，留双 J 支架管

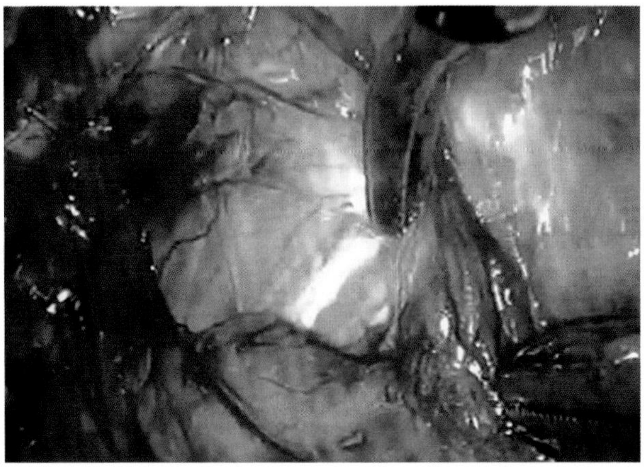

图 27-11　分离膀胱侧壁

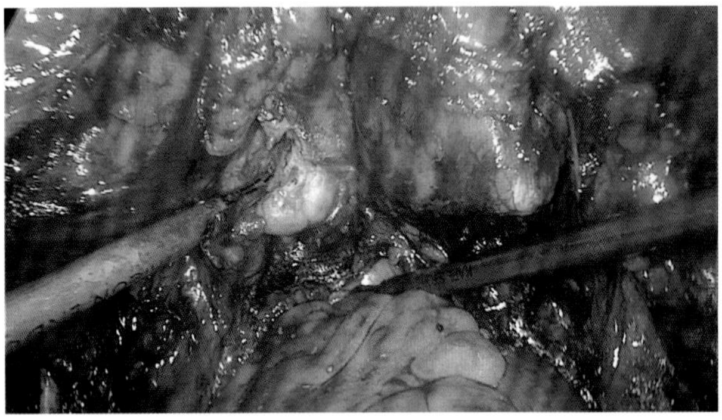

图 27-12　分离膀胱后壁和左侧精囊腺

除，将输尿管断端吻合于正常膀胱壁，输尿管内留置双 J 支架管。

涉及盆腔的腹腔镜胃肠外科手术，如直肠癌根治术，应注意保护膀胱的支配神经，以防术后排尿功能障碍。膀胱的神经主要来源于下腹下丛的交感神经和盆神经的副交感神经，共同构成膀胱神经丛。其中交感神经自 T_{11-12} 和 L_{1-2} 脊髓节段，经上腹下丛和下腹下丛到达膀胱，作用是松弛逼尿肌，兴奋括约肌，使膀胱贮尿；副交感神经自 S_{2-4} 脊髓节段，经盆内脏神经到达膀胱，作用为兴奋逼尿肌，松弛括约肌，使膀胱排尿。直肠癌手术时，如果在骶前筋膜表面分离，可能损伤此神经，造成术后排尿困难。这些神经损伤所致的排尿困难有可能在数周后恢复，可暂时间歇自行导尿或膀胱造瘘。若排尿困难长期未能改善，尿动力学检查明确逼尿肌和括约肌功能障碍，需考虑永久性膀胱造瘘，在女性患者也可以间歇自行导尿。

（江洪涛）

参 考 文 献

[1] 夏术阶 . 微创泌尿外科手术学[M]. 济南：山东科学技术出版社，2006：38-41.

[2] 吴阶平 . 吴阶平泌尿外科学[M]. 济南：山东科学技术出版社，2004：37-49.

[3] Wein AJ，Kavoussi LR，Partin AW，*et al*. Campbell-Walsh Urology. 10th ed [M]. Philadephia：Elsevier Saunders，2012：3-32.

[4] 那彦群，叶章群，孙颖浩，等 . 中国泌尿外科疾病诊断治疗指南 . 2014 版[M]. 北京：人民卫生出版社，2013：475-479.

第二十八章

腹腔镜胃肠外科手术后护理

【一般护理】

患者术毕返回病房后与麻醉师作好交接工作，如是否留置深静脉导管和镇痛泵等。检查患者静脉输液、各引流管是否固定通畅，身体受压部位皮肤是否完好。去枕平卧位6小时，头偏向一侧，禁食禁饮，以防误吸。年老及体型瘦弱者应使用气垫床，防止压疮。予低流量吸氧、心电监护24~48小时，每15~30分钟记录生命体征一次，4~6次后如平稳改为每小时一次。摇高床头30°以减轻切口张力，减轻疼痛，利于腹腔引流。若听到痰鸣音及时吸痰。患者清醒后使用翻身枕（图28-1）协助其定时翻身，鼓励患者深呼吸、咳嗽咳痰、多漱口，指导佩戴腹带（图28-2）以减轻伤口张力、减轻疼痛。注意观察腹部伤口情况，有无渗血渗液，有无皮下气肿等。重视患者主诉，发现异常及时报告医生。患者术后可能会出现体温下降（<36℃），与术中体表大面积暴露、输入大量冷液体或冷藏血液、手术室气温低等有关，要重视保暖，为患者加盖棉被、毛毯，并注意观察体温变化，随时调整。鼓励患者早下床活动，以利肠道功能恢复，防止肠粘连。

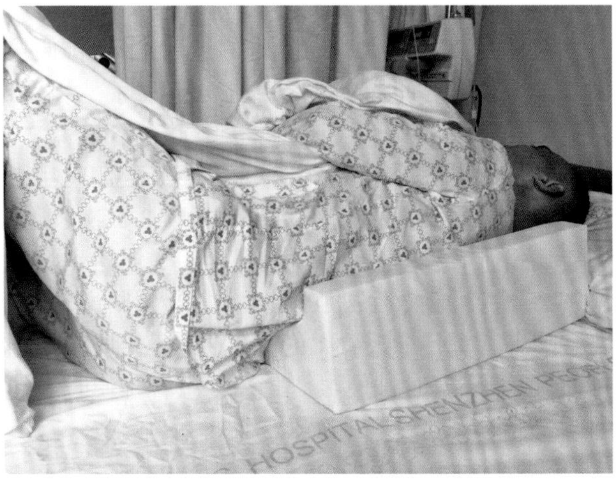

图28-1　翻身枕

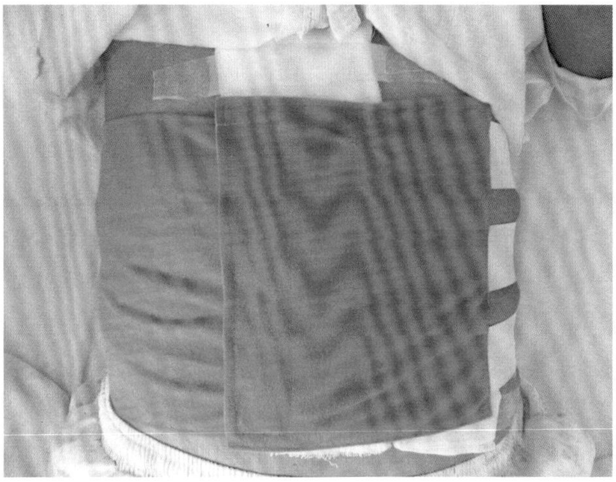

图28-2　腹带

患者术后可能会留置各种引流管，如胃管、尿管、腹腔管、肛管等，各引流管应标识清楚、妥善固定于床边并留有足够长度，以免翻身或活动时牵拉脱落。防止引流管扭曲、受压、堵塞，经常顺向挤压各管，保持通畅。保持引流袋低于患者身体，使用具有防逆流设计的抗反流引流袋，可减少换袋频率和感染的发生。定时准确记录引流液的量、颜色、性状，出现异常及时报告医生，如引流液中含有混浊的消化液，且患者出现发热、脉速、腹痛等症状，要考虑肠漏的发生，引流液呈胆汁样，且拔除引流管后出现腹膜炎症状时，应考虑胆漏可能。保持充分、有效的引流是治愈部分低位吻合口漏的重要措施，必要时可在医生指导下进行引流管持续负压冲洗（图28-3）。引流液自管周渗漏较多时，可用一件式泌尿造口袋

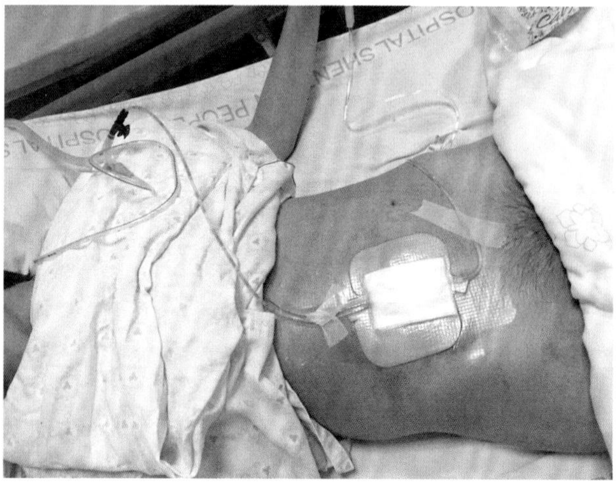

图 28-3　持续负压冲洗

(图 28-4)套入引流管后贴在皮肤管口处,不仅可以收集渗液,还可保护皮肤。引流管拔除后部分患者有发热现象,体温在 37.5~38℃之间,在排除其他感染存在的前提下,原因可能是原放置引流管处的残液吸收所致,属正常现象,应向患者解释,令其不必过分紧张。可适当采取一些物理降温法(如冰敷)降温。胃管负压引流盒要持续处于负压状态,及时更换固定胃管的鼻贴,嘱患者用温开水漱口,或每天用生理盐水为患者行口腔护理 2 次。指导患者定时关闭和开放尿管,有助于锻炼膀胱功能,拔除尿管后可顺利小便。第 1 天每关闭 2 小时开放 5 分钟,夜间持续开放;第 2 天每关闭 3 小时开放 5 分钟;第 3 天关闭至有尿意时才开放。留置尿管期间每天用 0.1% 聚维酮碘消毒会阴部 2 次,然后用长效抗菌材料喷洒会阴部 2~3 次,可有效防止尿路感染。计划拔除尿管前指导患者定时关闭和开放尿管,也可使用低频电子脉冲膀胱治疗仪(图 28-5)进行膀胱刺激治疗,每日 2 次,可预防拔除尿管后发生尿潴留,导致再次导尿。

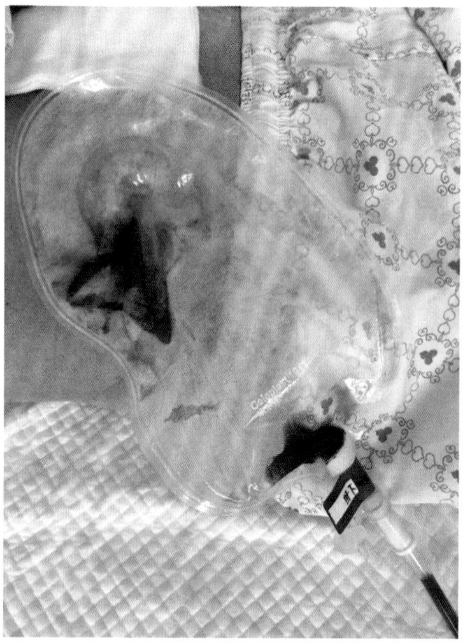

图 28-4　泌尿造口袋引流

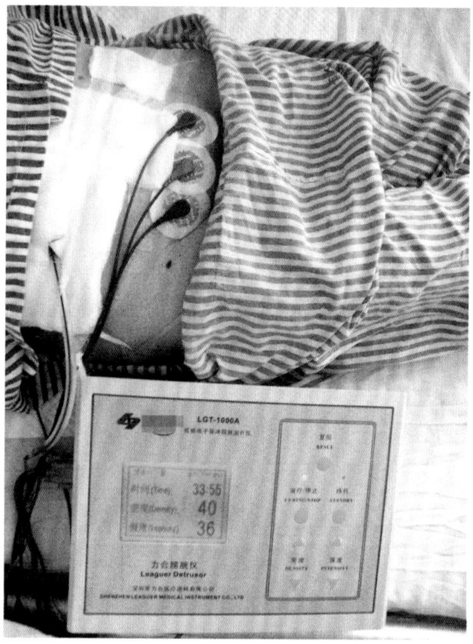

图 28-5　膀胱治疗仪

【促进肠蠕动恢复的护理】

胃肠道手术患者术后多有不同程度的腹胀,术后应鼓励患者早下床活动,也可经肛门使用开塞露或磷酸钠盐灌肠液诱导排气排便,有助于恢复肠蠕动。

【肛门括约肌功能锻炼】

行低位直肠癌保肛切除术的患者,术后排便控制功能下降,应加强肛门括约肌功能锻炼。术后 1 周开始进行肛门收缩训练,早晚各进行 30~50 次。指导患者做提肛运动,下蹲时肛门放松,立起时用力缩紧肛门,每天做 2~3 组,开始时每组 3~5 次,根据患者病情及耐受程度逐渐增加,术后 2 周达到每组连续 20 次,可有效促进肛门收缩功能和排便反射恢复。嘱患者每日早饭后无论有无便意都定时坐便桶排便,以养成定时排便习惯。指导患者排便时躯体前倾、臀部抬高,尽量一次排空大便。

【静脉通路的护理】

1. 静脉留置针的护理　每天输液完毕,用预冲式导管冲洗器脉冲式冲管后正压封管，注意冲管力度不可过大，以免损伤血管。封管时要边推冲洗液边退针，最后将管夹夹在留置针 Y 形延长管的近心端，以免血液倒流发生堵管。注意观察置管血管有无红肿疼痛或渗液，一旦出现应及时拔除留置针，重新选择血管穿刺，并用片状水凝胶敷贴（图 28-6）外敷于红肿区域，同时抬高患肢，予激光治疗仪照射红肿区域，有助于减轻静脉炎症状。留置针最多可保留 3 天。

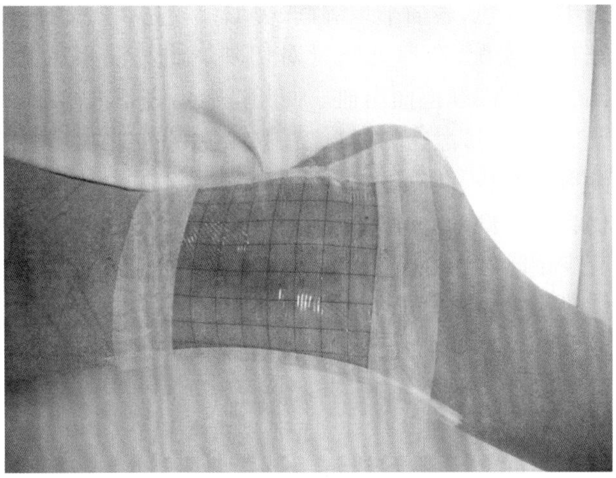

图 28-6　片状水凝胶敷贴

2. 深静脉留置导管护理　每天检查置管口及周围皮肤，评估是否有红肿、渗血等情况。常规每 3 天用 0.5% 安多福消毒一次，并更换透明敷料贴膜及无针密闭式输液接头。敷料卷边或被血液、汗液浸渍时随时更换。每天输液前先用预冲式导管冲洗器脉冲式冲管以确保管道通畅，若为双腔深静脉管，注意分别做好标识，每天交替使用各腔，以防其中一腔因长期不用而发生堵管、感染等。输液完毕后再用预冲式导管冲洗器脉冲式冲管、正压封管，并在管的最向心端夹管。

3. PICC 及输液港护理　需每周换药、冲管，以预防感染，保持导管通畅。每天输液前先用预冲式导管冲洗器脉冲式正压冲管后再接补液，输液完毕后先用 100ml 生理盐水静脉滴注冲管，再用预冲式导管冲洗器脉冲式推注以保证正压封管。发现有渗血、汗湿、敷料松动时，应及时换药，以防感染。

【常见并发症护理】

1. 恶心呕吐　与麻醉药物反应、全麻气管插管刺激及腹腔镜手术 CO_2 气腹刺激消化道等有关。术后应取去枕平卧位，头偏向一侧，便于及时清理分泌物和呕吐物，防止误吸。轻度的恶心呕吐一般术后 1~2 天可消失，症状严重者首先需排除消化道梗阻等病症，可遵医嘱予肌内注射甲氧氯普安，或静脉注射恩丹西酮等止吐药对症处理。

2. 术后出血　术后密切观察生命体征、伤口敷料及引流液情况。切口敷料被血浸湿应及时更换，并检查是否有切口内活动性出血，必要时可用沙袋或腹带压迫止血。若引流液持续为鲜红色，患者出现心率增快、血压下降、烦躁、面色苍白等情况时，应考虑有活动性内出血，须及时报告医生，尽早诊治。

3. 伤口感染　常与伤口污染、血肿、异物存留、局部组织血供不良、全身免疫力下降等有关，表现为术后体温升高，伤口和周围皮肤红肿热痛。伤口感染发生后应及时敞开引流，可结合湿性愈合原理，使用新型伤口敷料给予换药（图 28-7）。

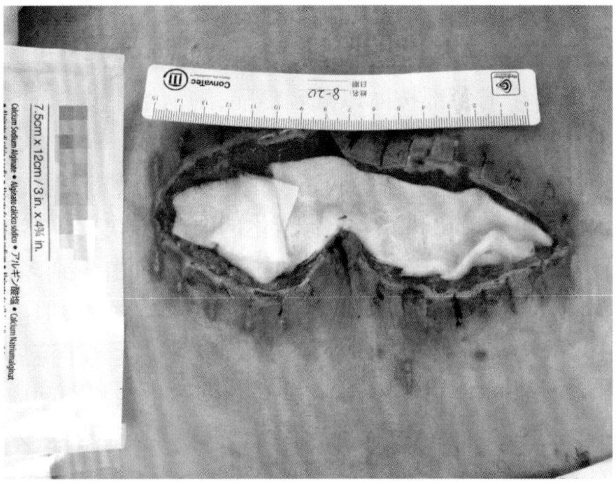

图 28-7　新型伤口敷料

4. 肺部感染　患者常因术后切口疼痛等原因而惧怕翻身拍背，加之经全身麻醉气管插管等因素，容易并发肺部感染，特别是年老体弱患者。当患者术后病情平稳时，应协助其多翻身并拍背，鼓励和帮助其咳嗽排痰，同时应重视口腔护理，保持口腔清洁，必要时可予氧气雾化吸入或静脉使用化痰药。

5. 下肢深静脉血栓形成　气腹和术中体位改变均可影响深静脉回流，使术后发生深静脉血栓的风险增高。术后应帮助患者按摩和活动下肢，未下床活动前指导患者在床上做抬腿伸腿运动。可垫高双下肢，穿弹力袜，鼓励患者早下床活动。不能下床者可予气压治疗（图 28-8），通过空气波压力仪由远心端至近心端依次充、放气过程，促进淤血静脉排空及肢体血液循环，预防深静脉血栓形成。

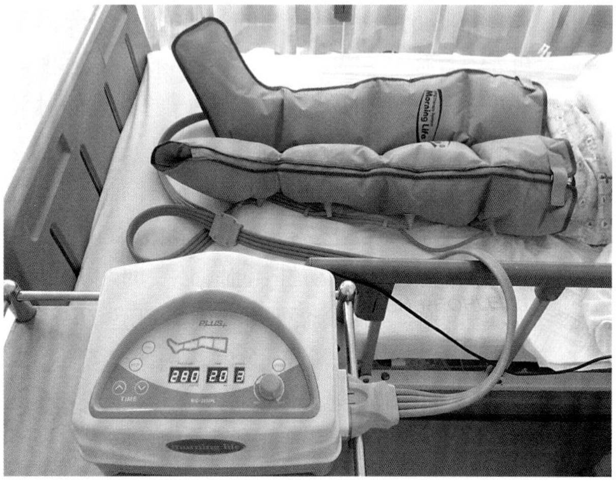

图 28-8 气压治疗仪

6. 术后肩背部酸痛 腹腔镜手术制造气腹的 CO_2 气体刺激双侧膈神经可引起，常于术后 1 天出现肩背部酸痛，3~5 天后可消失。术后鼓励患者早下床活动可减轻症状，一般不需特殊处理。症状较重者可予肩背部按摩以减轻疼痛，酌情给予止痛剂。

【饮食护理】

术后待肛门排气、肠道功能恢复后，可先少量饮水，无不适后可进清淡、易消化的全流质饮食，如米汤、面汤等，也可用专门的肠内营养剂，量由少到多，如无不适可进食高蛋白食物，如鱼汤、肉汤等，但应避免牛奶、豆浆等产气食物。以后逐渐过渡到半流质饮食（面条、汤米粉等）和普通饮食。饮食恢复期间应避免辛辣、油炸、坚硬、浓茶、咖啡、黏质等刺激性、不易消化的食物，鼓励患者多吃蔬菜、水果以利通便。

胃手术后应“少食多餐、细嚼慢咽”，结肠术后应注意脂肪、牛奶和膳食纤维的合理摄入，不易进食过多脂肪，建议饮用脱脂牛奶，多吃蔬菜。肠造口术后造口排气排便时就可开始逐渐恢复饮食，恢复普食后要养成定时定量进食习惯，防止暴饮暴食，应注意少吃易产气（豆类、卷心菜、芥菜、黄瓜、青椒、韭菜、萝卜、洋葱、番薯、西瓜、哈密瓜、苹果、巧克力、碳酸饮料等）、易产生异味（卷心菜、花椰菜、芦笋、洋葱、大蒜、玉米、鱼类、蛋类、香辛类调味品）的食物，及易引起腹泻（卷心菜、菠菜、绿豆、赤豆、丝瓜、咖啡、酒类等）、便秘（巧克力、隔夜茶、番石榴）的食物。进食绿叶蔬菜、酸奶、去脂奶可以控制粪臭。回肠造口者不宜多吃高纤维素食物（芹菜、玉米、番薯、南瓜、绿豆、花椰菜）以免引起造口梗阻。

【造口护理】

1. 心理护理 患者术后第一次看到自己的肠造口时多会产生恐惧、自卑、焦虑、依赖等心理，医护人员及家属应多关心、体贴和安抚患者，给予心理支持，鼓励患者触摸自己的肠造口，逐渐从害怕、抵触情绪过渡到接受现实，为后期自我护理打下心理基础。

2. 指导患者自我护理 循序渐进地教会患者造口护理。护士进行造口护理时让患者及家属全程观看 2 次，之后鼓励他们共同参与，待掌握基本要领后，护士观看患者独立操作 2 次并给予必要指导，以确保患者出院前能完成自我护理。

3. 造口观察 正常的肠造口外露黏膜呈粉红或牛肉红色，表面平坦湿润，类似口腔黏膜。因由内脏神经支配，造口处肠管对切割烧灼等没有痛觉。黏膜容易因摩擦而出血。回肠造口多在术后第 2 天开始排泄，排泄物为大量黏稠、绿色液体，之后（量逐渐有所减少）呈褐色、牙膏样且量逐渐减少，但每日仍会有 500~800ml。结肠造口术后肠功能恢复前仅有少量暗红血性液排出，肠功能恢复后，造口会有气体排出，继而是水质粪便—糊状粪便—软便—成形便的逐渐变化。造口护理时除观察排出物性状外，需特别注意观察黏膜，若黏膜呈暗红或紫蓝色提示缺血，呈黑色则已坏死，而淡红或苍白色可提示贫血。如见异常情况应及时报告医生。

4. 更换造口袋 准备造口袋、剪刀、造口量度表、治疗巾、生理盐水或温水、大棉枝数支、弯盘、棉纸、垃圾袋、吹风筒、护肤粉、防漏膏等。首先向患者解释更换造口袋的目的和过程，让患者先禁食 1 小时。铺治疗巾于患者身下，协助其取合适体位，解开衣服露出造口，将盛有大棉枝的弯盘放于治疗巾上。小心揭除造口袋，注意动作要缓慢轻柔，以免撕破皮肤。先用棉纸简单清洁造口上的粪便，再用湿棉枝由外向里清洗造口及周围皮肤（图 28-9），最后用干

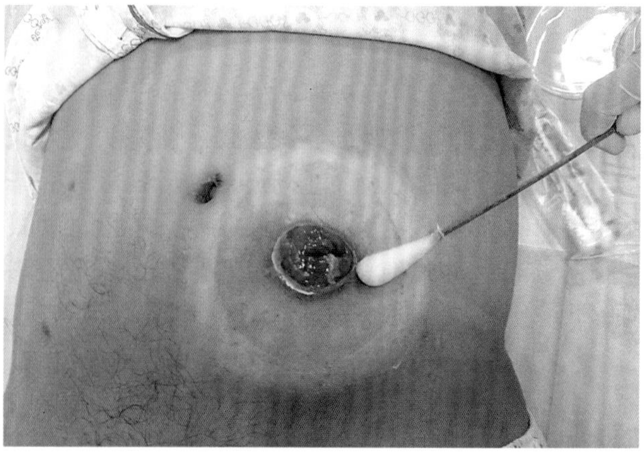

图 28-9 清洁造口

棉枝将周围皮肤擦干(若用棉纸擦干,应先将棉纸揉软,以免损伤造口)。造口黏膜易出血,护理过程中小的擦伤用棉枝轻压片刻即可止血,向患者解释不必担心。用造口量度表测量造口大小,用笔在造口底板上画出尺寸。用剪刀裁剪造口袋,一般要比实际尺寸大2mm。粘贴造口袋之前先用手指将裁剪口抚平,以免划伤造口。将造口袋底板保护纸撕下,依造口位置由下而上粘贴(应注意造口袋的粘贴方向,以方便患者使用为准),轻压底板内侧周围,再由内向外加压,使底板紧贴于皮肤。最后撕开外围保护纸,平整地贴于皮肤上,指导患者用手掌按压造口袋10~15分钟,增加粘贴的牢固性。天气寒冷时可在粘贴前用吹风筒将底板预热,加压时间稍延长,使粘贴牢固。

5. 常见造口并发症的护理

(1) 水肿:常发生于术后早期,表现为造口肿胀、绷紧、发亮(图28-10)。轻微者不用处理,严重者用高渗盐水(10%NaCl)或50%硫酸镁稀释1倍后湿敷,造口袋的底板直径应裁剪的比造口稍大,以免挤压造口。

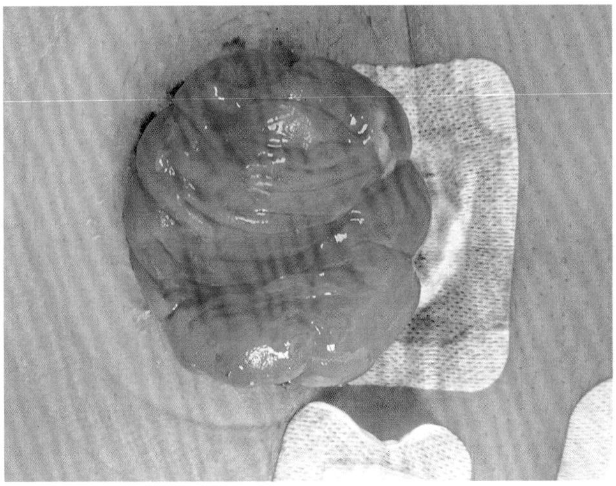

图28-10 造口水肿

(2) 出血:常发生于术后72小时内,多是造口黏膜的毛细血管及小静脉出血(图28-11),可以涂上护肤粉后用棉签或柔软的棉纸轻压止血。若出血量较多,可用1‰的肾上腺素液纱布轻压或用云南白药粉外涂后压迫止血。

(3) 狭窄:表现为造口皮肤开口正常,但指诊时肠管周围组织紧缩,手指难以进入,或造口皮肤开口缩小,黏膜回缩(图28-12)。为预防狭窄发生,应定期扩张造口,术后2周开始用戴手套的示指涂液状石蜡轻轻插入造口至第2关节处,停留3~5分钟,每日1~2次,使造口内径保持在约2.5cm。结肠造口狭窄者要观察是否存在便秘,便秘粪块可以堵塞造口导致梗阻,可用示指小心将粪块抠出。

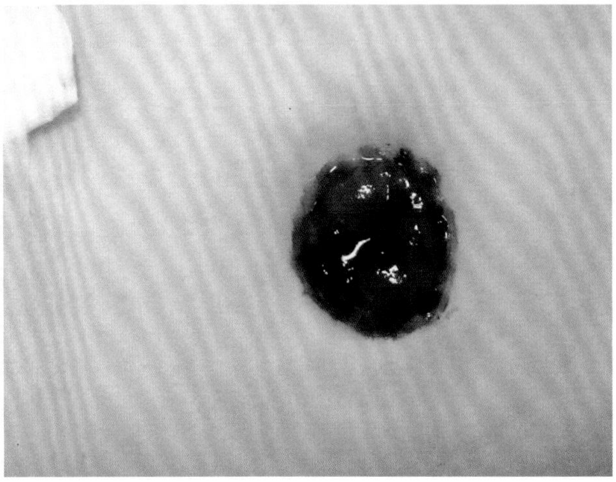

图28-11 造口出血

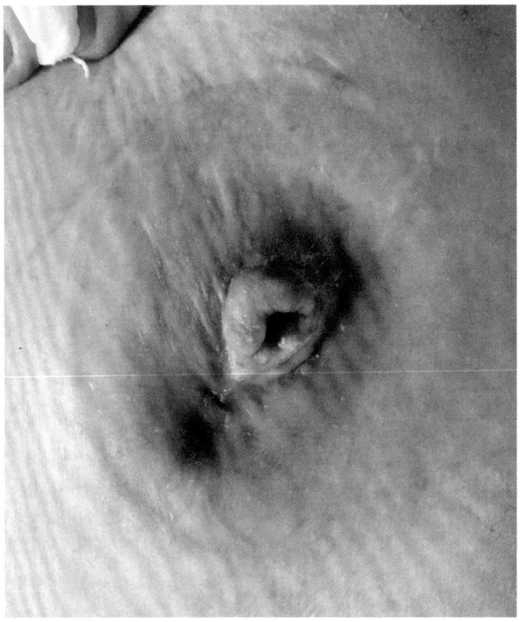

图28-12 造口狭窄

(4) 皮炎:多为过敏性皮炎和粪水性皮炎(图28-13),经常不必要地更换造口袋也会引起皮炎。对过敏性皮炎可以更换造口产品,也可在贴袋前先外涂类固醇药物10分钟,用清水洗净后再贴袋。针对粪水性皮炎,应注意造口袋底板不可裁剪过大,使过多皮肤受排泄物浸泡。造口周围不平整者,应先用防漏膏填平后再贴袋。造口周围皮肤糜烂者可清洁后先以水胶体敷料保护创面再贴袋。回肠造口因排

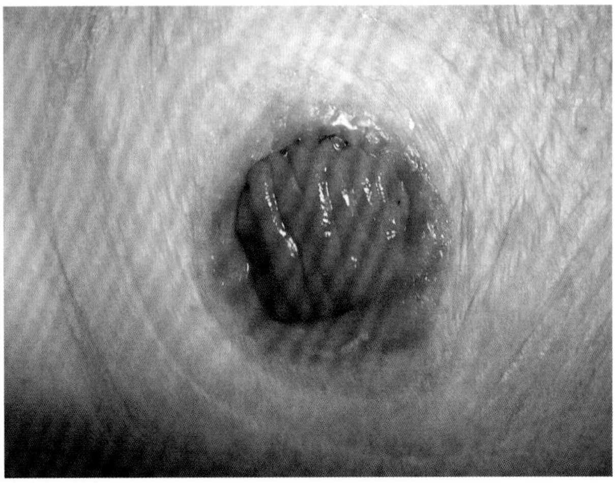

图 28-13 粪水性皮炎

出的粪便为含大量强碱性肠液的稀水样便，护理难度大，极易发生严重的粪水性皮炎，建议早期应用护肤粉、皮肤保护膜预防，并选择空腹时换袋。也可早期应用水胶体敷料保护皮肤后再贴造口袋（图 28-14）。

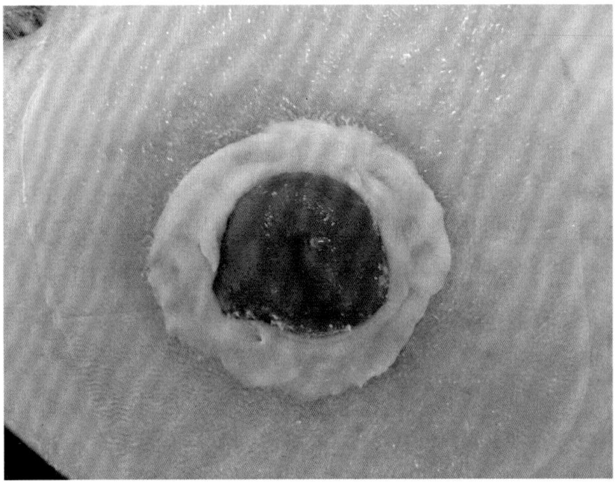

图 28-14 水胶体敷料保护皮肤，防漏膏填平

（5）造口旁疝：造口旁疝在永久性造口患者发生率较高（图 28-15）。术后 6~8 周内应避免做增加腹压的动作，咳嗽时用手按压造口部位，便秘者要多活动并调整饮食，尽量保持大便通畅。永久性造口患者在拆线后应佩戴造口专用腹带，预防造口旁疝。

6. 生活指导　除避免过紧衣裤压迫造口外对服装无特殊要求。沐浴前可用防水胶纸贴在造口袋底板四周，避免因水渗入而脱落，也可将袋子取下沐浴。患者康复后可以恢复适度工作，但应避免重体力劳动。普通运动对造口不会有影响，如散步、游泳、跑步等，但要避免过于剧烈的对抗性运动，如摔跤、

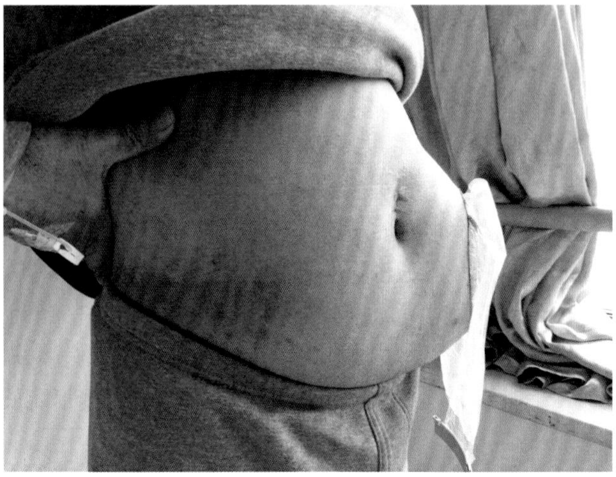

图 28-15 造口旁疝

篮球、足球等。患者可以乘坐飞机、火车或轮船，旅行时注意携带充足的造口护理用品。患者在手术康复后可以过性生活，注意先检查造口袋密闭性，排空或更换新袋以减少异味，最好佩戴迷你型造口袋防止因声响过大影响气氛。建议患者参加造口联谊会，认识新朋友，互相鼓励，交流经验，可减轻患者的孤独感，促进心理康复。

（谢海珊）

参考文献

[1] Spanjersberg WR, van Sambeeck JD, Bremers A, *et al*. Systematic review and meta-analysis for laparoscopic versus open colon surgery with or without an ERAS programme [J]. Surg Endosc, 2015, 29 (12): 3443-3453.

[2] Gray M. Context for Practice: Setting the Standard for Ostomy Nursing[J]. J Wound Ostomy Continence Nurs, 2015, 42(3): 213-214.

[3] Prinz A, Colwell JC, Cross HH, *et al*. Discharge planning for a patient with a new ostomy: Best practice for clinicians [J]. J Wound Ostomy Continence Nurs, 2015, 42 (1): 79-82.

[4] Coca C, Fern ά ndez de Larrinoa I, Serrano R, *et al*. The Impact of Specialty Practice Nursing Care on Health-Related Quality of Life in Persons With Ostomies [J]. J Wound Ostomy Continence Nurs, 2015, 42 (3): 257-263.

[5] Wang LH, Fang F, Lu CM, *et al*. Safety of fast-track rehabilitation after gastrointestinal surgery: Systematic review and meta-analysis [J]. World J Gastroenterol, 2014, 20 (41): 15423-15439.

[6] 万德森，朱建华，周志伟，等. 造口康复治疗[M]. 北京：中国医药科技出版社，2006：210-211.

第二十九章

腹腔镜胃肠外科医师和团队培训

经过近十余年的发展，目前国内腹腔镜手术已得到广泛应用，以腹腔镜技术为主体的微创外科手术在胃肠外科、肝胆外科、妇科、泌尿外科等领域，已经成为常规选择。腹腔镜胃肠外科是术式最多，发展最迅速的领域，近5年来又有许多新的进展，诸如机器人手术、3D腹腔镜应用、单孔腹腔镜手术、脾门淋巴结清扫技术、倒穿刺吻合技术、结肠癌全结肠系膜切除术（complete mesocolic excision，CME）、经肛门直肠癌全直肠系膜切除术（transanal total mesorectal excision，TaTME）、肛提肌外腹会阴联合直肠癌切除术（extralevator abdominoperineal excision，ELAPE）、混合型经自然腔道手术（hybrid natural orifice transluminal endoscopic surgery，Hybrid-NOTES）等已在各大临床中心开展。目前国内中心城市技术先进的腹腔镜胃肠外科中心，都有较完整的专科医生层级培训体系，且建立培训基地，通过进修或短期学习班为其他中心培养腹腔镜外科医师，各级学术组织也不断通过不同规模的学术会议，推动腹腔镜胃肠外科的技术交流和传播。经过近十年的努力，很多中小城市、经济欠发达地区的二级以上医院，都已经开展不同级别的腹腔镜胃肠外科手术，令更广大范围的患者受益。

腹腔镜胃肠外科手术已经成为胃肠外科医师必须掌握的常规技术，故其培训需求非常庞大，国内在此方面的规范性和体系化仍有待提高。腹腔镜技术的学习应该分阶段进行，内容涵盖理论、观念、心理素质、实践操作各个方面。培训必须循序渐进，强调细节，并着重培养应用腹腔镜手术的客观评估能力，使医师在具备娴熟技术的同时，能够合理应用腹腔镜手术，发挥优势，降低风险，并在打下扎实基础后进行更深层次的技术探索，在风险可控范围内推动技术进步。

一、初级阶段

初级阶段的理论学习十分必要，可为后续实践阶段打下牢固基础。学习者需掌握腹腔镜外科的基本知识，包括发展史、手术模式、基本设备、常规器械、基本操作规范等，这些学习主要通过阅读专业著作进行。现在互联网和数字资源库可提供非常丰富的影音资料，有良好的直观性、时效性和国际通用性，可以大大提高学习效率。上级医师应指导学习者制订计划，规划重点，并对学习效果进行考评。初学者在起始阶段建立正确的微创外科观念十分重要，需要指出的是，微创外科并不仅仅是缩小手术切口，而是将人体作为一个整体，通过全身情况管理、手术评估、精细解剖、控制出血、防止污染、降低风险等诸多方面所达到的综合结果。

理论学习合格后，即可开始操作训练，可通过专门的腹腔镜训练箱进行，也可根据个人情况针对性地设计训练方法。腹腔镜训练箱可以帮助培训者习惯腹腔镜手术操作模式。训练箱系统包括模拟腹腔空间的训练箱、摄像装置和显示器，现有多种可与普通电脑或便携式数码设备相连的训练箱，方便在办公区域台面随时练习(图29-1)。训练模型多种多样，有传递短棒（训练腹腔镜下定位与持物）（图29-2、图29-3)、剥葡萄皮（训练精细解剖技术)、剪切纸张（训练精确切割技术)、缝合(图29-4)、打结(图29-5)、施夹器和切割闭合器使用等。在这些模型基础上，可以根据需要有重点地设计各种训练程序。需强调的是，在这个阶段扶镜和操作训练应交替进行。腹腔镜手术非常强调团队配合，腹腔镜医师都应从作扶镜手和助手逐渐成长，学习者可在此过程中训练镜头与操作的基本配合技巧，这对腹腔镜手术非常

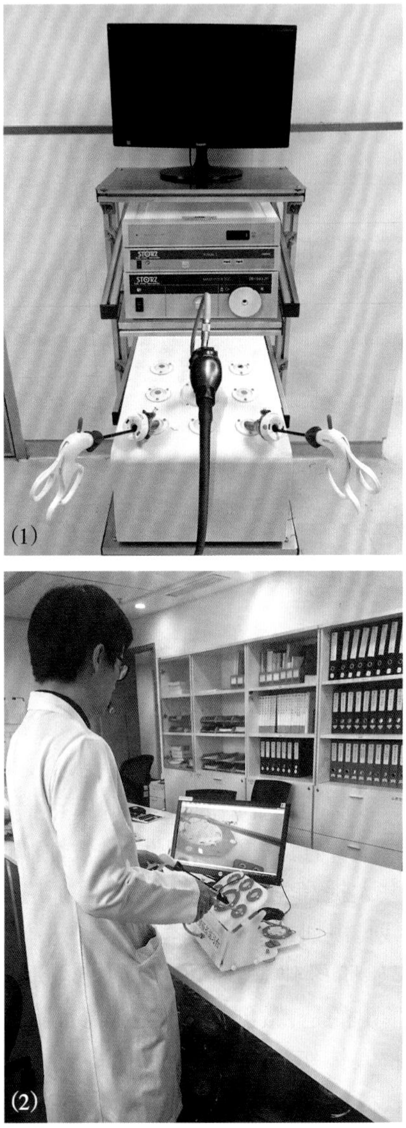

图 29-1　腹腔镜手术模拟训练设备

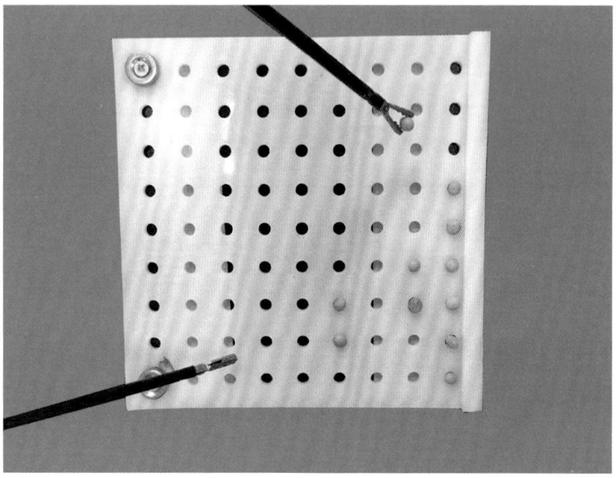

图 29-3　夹豆定位练习

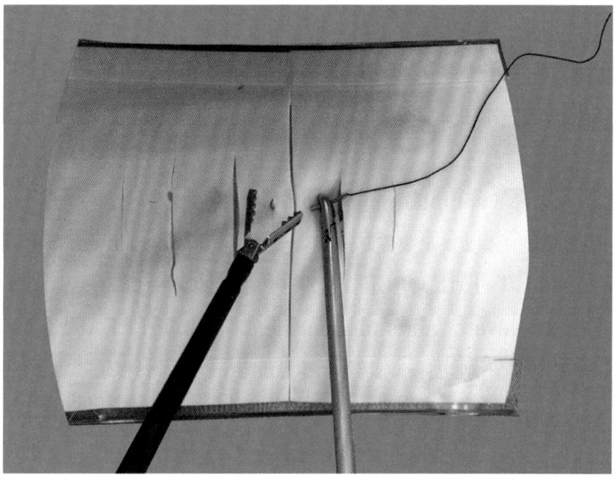

图 29-4　持针缝合练习

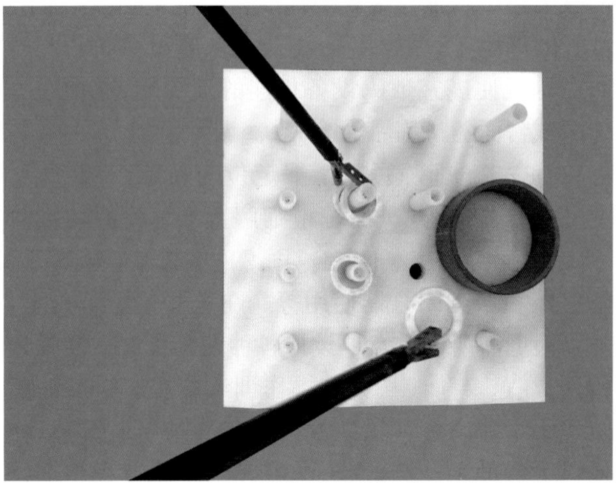

图 29-2　定位套圈练习

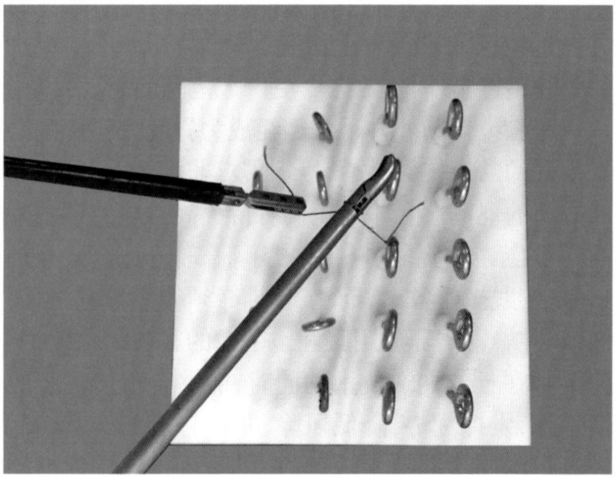

图 29-5　打结练习

重要。一名合格的腹腔镜医师必须在学会团队配合的基础上获得组织和控制整个手术的能力。

在较好地掌握基本技术后，可以开始参与简单的手术，如腹腔镜阑尾切除术、上消化道穿孔修补术、小儿疝囊高位结扎术等，从作扶镜手和助手逐渐过渡到术者。这些手术程度较简单，但包括了腹腔镜下分离、暴露、结扎、缝合、止血、冲洗吸引、留置引流等基本操作，是腹腔镜医师必经的训练阶段。

二、中级阶段

在可以独立完成简单手术后，即进入中级阶段训练，主要是提高技术难度，深入理解腹腔镜手术特殊的解剖视角（如解剖层面内、隧道式操作等），学习各种更难的术式，如腹腔镜肠粘连松解术、小肠部分切除术、肠造口术、疝修补术、胃大部切除术等，逐渐积累手术经验，学习处理常见并发症。此阶段文献资料学习和实践训练都很重要，每次手术前都应先做好充分的理论准备，并通过进修、会议演示等积极吸取同行经验，促进自己对各种术式的理解。

动物模型训练在该阶段很有帮助，可训练较复杂的操作技术，如腹腔镜下消化道重建（图 29-6），以在真实手术前做好充分准备，提高心理自信，降低手术风险。以猪的降结肠切除为例，猪的体形大小与人接近，降结肠走行较直，比较适合进行腹腔镜肠管切除吻合等训练。按常规手术需要配备完整的腹腔镜设备和器械，包括常用钳剪、结扎锁或钛夹、吸引器、超声刀、吻合器等（图 29-7）。选用 20kg 左右的幼年公猪，静脉麻醉后以仰卧位捆绑，按常规腹腔镜降结肠手术放置套管和建立气腹。由于猪的膀胱是腹膜内位器官，需先用超声刀切开膀胱，吸引器洗净

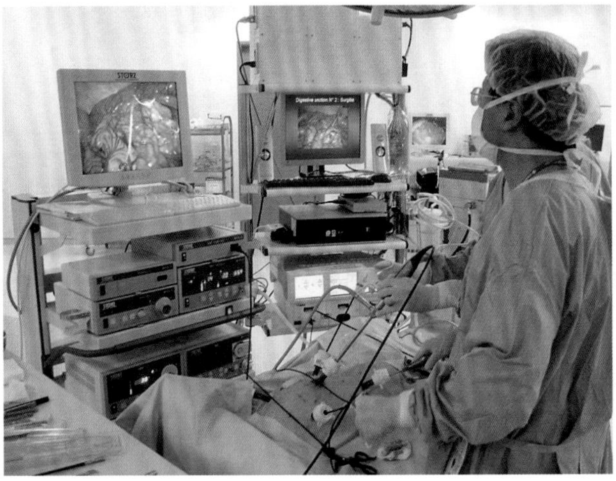

图 29-6　腹腔镜猪小肠吻合术

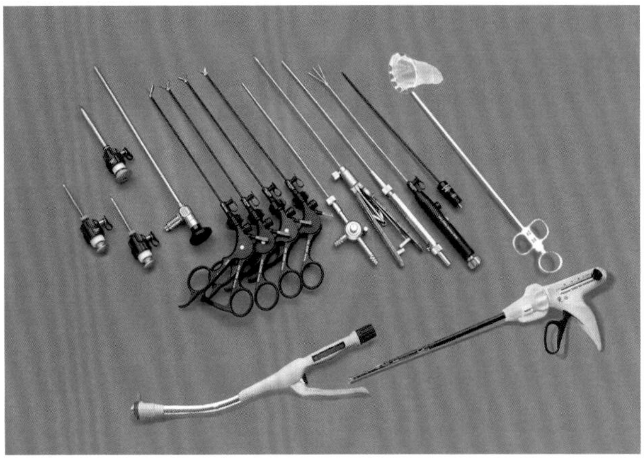

图 29-7　腹腔镜手术器械

尿液以利于暴露。幼年公猪的降结肠系膜脂肪组织很少，容易确定降结肠动脉，分项练习使用超声刀分离系膜，使用结扎锁、钛夹或丝线结扎血管，血管处理完成后使用切割闭合器切断肠管，再使用吻合器完成吻合。进行动物模型训练应遵循动物实验伦理学原则。

腹腔镜仿真模拟训练器为腹腔镜技术培训提供了良好平台，理想的仿真模拟训练器可以高度模拟实际手术影像和触觉，实时准确地反馈动作信息，如处理不当时的出血或渗漏，其优点是可以实现量化评分。但目前仿真模拟训练器价格仍非常昂贵，不利于普及。

三、高级阶段

循序渐进地开展各种高难度的胃肠外科肿瘤根治手术，包括结直肠癌根治术、胃癌根治术、腹膜后或盆腔肿瘤切除术等。开展这些手术之前应作好充分准备，首先是作为扶镜手和助手熟悉手术流程，了解各种术式的重点和难点，学会显露术野的技巧和处理术中常见情况，并针对性地进行训练箱、动物模型训练，重点练习血管处理和术野显露技术。

掌握腹腔脏器解剖层次对开展腹腔镜胃肠肿瘤根治性手术尤为重要。与开放手术不同，胃肠外科腹腔镜手术非常强调解剖层面，经常以侧视或仰视的视角进行层面内操作，故要求医师必须以不同角度重新理解原有解剖知识。虽然普及尸体训练难度很大，但应用尸体进行腹腔镜手术训练的确有其特殊优势，是技术培训规范化建设中可以发展的项目。与其他训练方式相比，尸体训练可最真实地展现解剖结构，不会出血，可以保持视野清晰，更有利于辨认各解剖标志，如在腹腔镜手术中常用的 Toldt 筋膜

间隙等，可以使训练者较快掌握和适应腹腔镜手术解剖特征。

开展根治性手术应由易到难，从乙状结肠癌根治术开始，逐步进行左半结肠、右半结肠、横结肠、直肠、全结肠、远端胃和全胃根治性切除术，再进行更高难度的全腹腔镜下胰十二指肠切除术。术者应逐步积累经验，杜绝急躁情绪，逐步缩短手术时间，还应正确对待中转开腹问题，每次术后认真总结。在追求技术进步的同时，应严格遵守以患者安全和治疗效果为决策标准的原则。

除专业技能培训外，要成为一名优秀的腹腔镜外科医师，致力于从事微创外科事业，必须重视自身心理训练和性格培养，养成科学思维习惯，恪守谦虚谨慎作风，不畏困难与挑战，不断向国内外同行学习，关注领域科技进展，拓展视野，并乐于接受和尝试新鲜事物。总之，现代微创外科使外科学进入了更高的发展层次，必然对外科医师提出更高的要求。

四、团队建设

胃肠外科腹腔镜手术需要应用多种器械、设备，常需综合应用消化道内镜诊疗等多种技术，体内和体外操作配合，步骤复杂，且胃肠道游离度大，手术范围广，腹腔镜下术野暴露难度大，故非常强调团队配合，只有扶镜手、助手、术者，包括器械护士默契配合，才能保证手术安全顺利完成，而配合不佳，则会导致手术困难，时间延长，风险升高。在腹腔镜手术培训的每个阶段，都应重视团队意识的培养。

腹腔镜胃肠外科手术的术者，必须具备掌控全局的能力，可以对助手和扶镜手进行技术指导，掌握全部手术流程的节奏，协调整个团队的配合，有能力处理各种非常规情况和并发症，对手术安全和标准进行质量控制。助手的主要工作是帮助术者牵拉暴露术野，为分离操作造成张力，保护重要器官免受损伤，发生出血时及时控制出血点，吸引清理术野，为术者止血创造条件。扶镜手应通过各种扶镜技巧，为手术团队提供稳定清晰的图像，保持适当视野距离，特别是在出血等突发情况时，尽量保持术野可见，为处置创造条件。扶镜手和助手必须熟悉手术流程和基本操作，在术中专心投入，提醒术者可能忽略的损伤和环节，与术者进行多例共同训练，才能做到运行如一，并在此过程中深入理解腹腔镜手术的特点、重点和难点，磨炼各种高难度技术细节，积累处理突发情况的经验，为自己走向更高层次打好坚实基础，这也是一名合格腹腔镜外科医师成长的必经之路。腹腔镜设备和器械种类繁多且更新很快，器械护士也需要专门训练，以提高手术效率（图 29-8）。

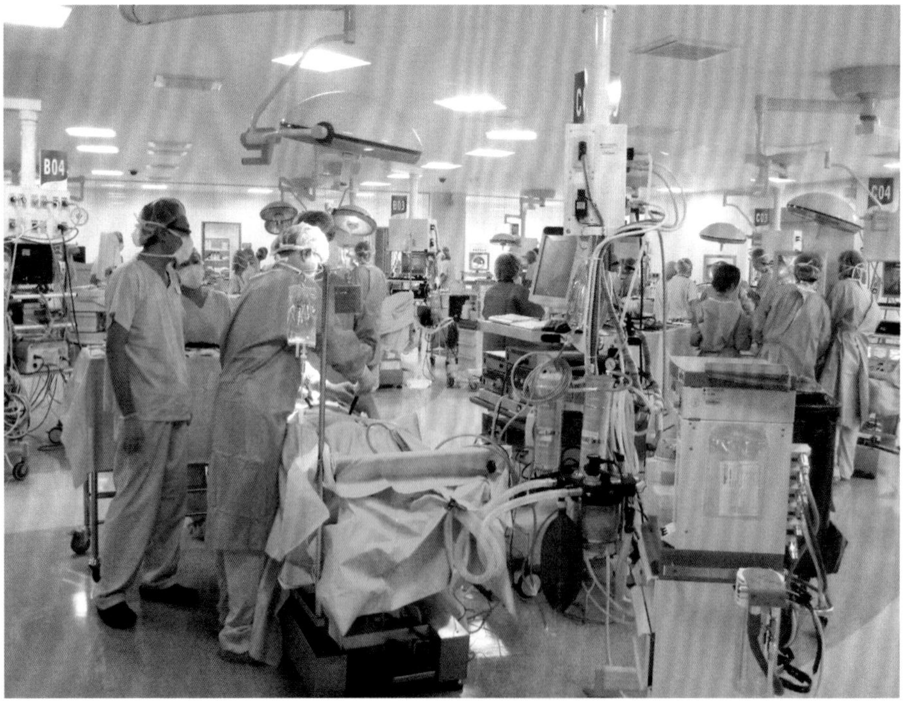

图 29-8　腹腔镜手术团队培训课

（朱畅　赖箭波）

参考文献

[1] Orzech N, Palter VN, Reznick RK, *et al*. A comparison of 2 ex vivo training curricula for advanced laparoscopic skills: a randomized controlled trial [J]. Ann Surg, 2012, 255(5): 833-839.

[2] Bökeler U, Schwarz J, Bittner R, *et al*. Teaching and training in laparoscopic inguinal hernia repair (TAPP): impact of the learning curve on patient outcome [J]. Surg Endosc, 2013, 27(8): 2886-2893.

[3] Gallagher AG, Seymour NE, Jordan-Black JA, *et al*. Prospective, randomized assessment of transfer of training (ToT) and transfer effectiveness ratio (TER) of virtual reality simulation training for laparoscopic skill acquisition [J]. Ann Surg, 2013, 257(6): 1025-1031.

[4] Zevin B, Aggarwal R, Grantcharov TP. Simulation-based training and learning curves in laparoscopic Roux-en-Y gastric bypass [J]. Brit J Surg, 2012, 99(7): 887-895.

[5] Passerotti CC, Franco F, Bissoli JC, *et al*. Comparison of the learning curves and frustration level in performing laparoscopic and robotic training skills by experts and novices [J]. Int Urol Nephrol, 2015, 47(7): 1075-1084.

[6] Castillo R, Buckel E, León F, *et al*. Effectiveness of Learning Advanced Laparoscopic Skills in a Brief Intensive Laparoscopy Training Program [J]. J Surg Educ, 2015, 72(4): 648-653.

[7] Mackenzie H, Cuming T, Miskovic D, *et al*. Design, delivery, and validation of a trainer curriculum for the national laparoscopic colorectal training program in England [J]. Ann Surg, 2015, 261(1): 149-156.

[8] Pérez Escamirosa F, Ordorica Flores R, Minor Martínez A. Construction and Validation of a Low-Cost Surgical Trainer Based on iPhone Technology for Training Laparoscopic Skills [J]. Surg Laparosc Endosc Percutan Tech, 2015, 25(2): e78-82.

索　引